U0227991

人体骨学研究

丁士海 著

科学出版社

北京

内 容 简 介

本书分7章，分别为骨学总论、骨骼的性别鉴定、骨骼的年龄鉴定、由骨骼推算身高、骨骼的测量、骨骼的观察、骨骼的种族和民族差异。本书综合了国人测量或观察数据，通过计算得出国人骨质特征，图文并茂、创新性强、系统性强。全部章节、表格和插图的标题均辅以英文，利于学术交流。

本书对解剖学工作者、法医学工作者、体质人类学工作者、临床医师（外科、五官科等学科的医师）和医学生具有一定的参考价值。

图书在版编目（CIP）数据

人体骨学研究 / 丁士海著 . —北京：科学出版社，2021.11
ISBN 978-7-03-070380-4

Ⅰ.①人… Ⅱ.①丁… Ⅲ.①骨学—研究 Ⅳ.① R322.7

中国版本图书馆 CIP 数据核字（2021）第 222356 号

责任编辑：高玉婷 / 责任校对：郭瑞芝
责任印制：赵　博 / 封面设计：龙　岩

科 学 出 版 社 出版
北京东黄城根北街 16 号
邮政编码：100717
http://www.sciencep.com

三河市春园印刷有限公司　印刷
科学出版社发行　各地新华书店经销

*

2021 年 11 月第　一　版　开本：889×1194　1/16
2021 年 11 月第一次印刷　印张：47
字数：1 522 000
定价：458.00 元
（如有印装质量问题，我社负责调换）

　　12年前丁士海教授编纂其从教50周年纪念册时嘱我作序，我通过与其25年的交往深感他的勤奋、刻苦钻研、谦逊等美德，在高等医学教育中桃李满园，在人类学科研中硕果盈枝，成绩值得骄傲，精神令人钦佩，因此欣然命笔为之作序共襄盛举。

　　时光荏苒，日月如梭，当年的两位古稀老翁已经进入耄耋之年，所幸我尚能工作，但是效率大不如前，而丁士海教授却老骥伏枥壮心不已，仍旧活跃在教学第一线，并配合青岛公安系统鉴定犯罪嫌疑人的年龄共计184例，碎尸案4例。近年又展雄风，编纂了《人体骨学研究》这一鸿篇巨著，总结其毕生科研成就。

　　我国是人口大国，由于种种原因，关于中国近代人的骨学资料已不能满足科学蓬勃发展和人民保健事业的需要，我国学者最近半个多世纪在填补这一领域的巨大空白上做了大量的工作。丁士海教授即是其中的一位多产者，他自1957年发表第一篇骨学论文，以后无论是顺境还是逆境，都没有停止对科学探求的脚步，埋头研究人类学和法医骨学，为中国人体质数据的积累、分析和总结做出了重要的贡献，至2004年共发表关于骨学的研究论文近70篇。因此，他对中国近代人骨学资料了解之全面是很少有人可以与之媲美的，他是将我国近代人体骨学方面的研究成果加以概括，集于一册的最佳人选。他的这部新书，包括人类学和临床骨学中的大量资料。他将凡是能收集到的中国近代人骨学的主要数据和结论，都汇集其中，篇幅最大的是第五章骨骼的测量和第六章骨骼的观察。这些对于研究工作涉及中国人骨学的学者们是十分有用和方便的参考资料。

中国科学院资深院士　中国科学院古脊椎动物与古人类研究所研究员

吴新智

2016年6月9日

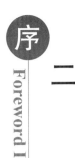

"用尽登山力，方知走路难；若将世路比山路，世路更多千万盘。"见到经历了60年整整一个甲子周期，凝聚着艰辛奋斗的这部《人体骨学研究》专著时，深切体验到"不经一番寒彻骨，怎得梅花扑鼻香"，并提示我们饮水思源，数典忆祖。忆当年，新中国成立后，我们登上解剖学讲台的教师们，困惑难堪，全国竟然没有中国人书写的解剖学教科书，更谈不上拥有人体结构有关的国人数据。

"万点落花舟一叶，载将春色到江南。"在全国解剖学会的领导下，自力更生、填补空白的首要科研任务，就是中国人体质调查的研究。响应解剖学会号召，当年的丁士海老师，充分利用教研室有大量骨骼资源的优势，为中国解剖学会建国后出版的里程碑式的专著《中国人体质调查》做出了重要的贡献。丁士海教授先后担任过中国解剖学会体质调查委员会委员、体质测量及运动器官组副组长、人类学专业委员会副主任。

"操千曲而后晓声，观千剑而后识器。"这部中国人骨学研究的专著，在集思广益、博采众长的基础上，又有其显著的特色：既以中国人资料为主，又涉及种族和民族相关资料；既有观察、测量精准的基本功，又有推算、构建、分析的高超能力；以正常人的调查统计数据为主，又能为法医学的鉴定提供依据。这些宝贵的资料，对于解剖学、法医学、体质人类学工作者、临床医师和医学生都具有重要的参考价值。

"何当共剪西窗烛，却话巴山夜雨时。"丁士海教授与我，是同一年代进入解剖学讲坛传道、授业、解惑的教师；我们早期都曾在青岛医学院拜师学艺，沐浴过名师沈福彭老教授师德教育的春风；我们都经历过"三十年河东，三十年河西"的社会变迁，都是"辛勤劳苦依然笑，赢得遍地桃李香"的教师。由于天涯远隔，久未联系，音讯冷稀。突然喜讯从天降，收到《人体骨学研究》专著手稿。这部专著，反映了"苍龙日暮还行雨，老树春深更著花"，而且是"老树著花无丑技"，欣喜之时，敬为之序。

中国工程院资深院士 南方医科大学教授

锺世镇

2016年夏于广州

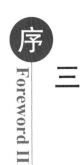

　　我第一次见到丁士海教授的这部《人体骨学研究》是在2010年8月。那时，在中国解剖学会支持下，山东大学齐鲁医学院承办了"首届全国人骨考古讲习班"，会议邀请了吴新智院士、丁士海教授、席焕久教授和方辉教授等著名学者授课，丁老师的这部《人体骨学研究》初稿被指定为这届讲习班的主要教材。当时，大家均认为这部书内容系统，创新性强，学界急需，应尽快出版发行。丁老师是做事认真，学风严谨，对自己要求极其严格之人。历经十余年的补充、修改和提炼，该书最近终于定稿，准备付梓了。当我再一次看到这部巨著时，其面貌已焕然一新，真是"千淘万漉虽辛苦，吹尽狂沙始到金"。丁老师嘱我为之写序，着实令我这后辈深感荣幸之至和惶恐不安。恭敬不如从命，这是老师布置的作业，学生不敢违拗，只能认真完成。

　　丁老师一生酷爱人体骨学，研究人体骨学，为之"衣带渐宽终不悔，为伊消得人憔悴"，为之付出了一切。这部《人体骨学研究》是对他老人家60余年研究成果的系统总结，是我国第一部系统介绍人类骨骼解剖、骨骼测量、性别鉴定、年龄鉴定与种族差异的专著。我反复拜读，认为它具有以下特色：第一，这是一部原创性较强的人体骨学专著。它总结了作者骨学研究的主要成果，在骨骼和颅面活体测量方法、骨骼的性别和年龄鉴定、由骨骼推算身高和生前面貌、骨骼的种族和民族差异等方面有许多作者原创性的研究成果，特别是在颅容积测量方面在国内外具有重要影响。第二，这是一部独具匠心的人类各民族比较骨学的权威性著作。丁士海教授是国际知名的法医人类学家，多次应邀赴国外讲学和合作研究，曾任中国解剖学会人类学专业委员会副主任委员，在我国体质人类学领域具有重要地位。这部书不仅收集、总结了大量汉族及我国各主要少数民族的骨骼资料，还与国际上各主要民族的骨骼数据进行了比较。因此，这是一部体现了国人体质特征的骨骼体质人类学的集大成之作。在大力鼓励建立中国气派科学体系的今天，这一特点是十分难能可贵的。第三，这是一部详细介绍骨学研究方法的工具书。这部书不仅重视研究成果，同样重视研究方法。大量插图使很多抽象的骨骼测量方法和形态学差异一目了然，增加了该书的可读性和趣味性。许多有关骨骼测量、年龄鉴定、性别鉴定和种族差异的方法精确实用，定会受到广大解剖学、人类学、考古学和法医学领域工作者的欢迎。第四，这是一部饱含父子深情的骨学专著。一谈到人类骨骼，大家往往毛骨悚然。但是这部书中的骨骼却是有温度的，因为书中的骨骼图片是摄自作者父亲的。丁老师在家中书房里保存着自己生身父亲的全套骨骼，时时用于科研和教学，已经摸得十分光滑。这种感觉是何等神圣和特别！这是一腔真正的解剖学家的情怀，这是一种切入父亲骨髓的科学研究，这是一股温情脉脉的父子交流，这是一颗儿子对父亲的拳拳孝心。鉴于这部书具有以上四项特色，我特向广大读者竭诚推荐。

　　曹孟德有诗曰："老骥伏枥，志在千里；烈士暮年，壮心不已。"这是对丁老师的最好诠释。丁老师是我的解剖学启蒙老师，在我的解剖学生涯中他时时在鼓励我、支持我和鞭策我。他老人家尽管已九十岁高龄，仍然对科学研究这样充满着激情，这样忘我的工作，真真正正是我们学习的好榜样。我相信，这部书必将铭刻在人类骨学的研究历史上，历久弥新。

中国解剖学会副理事长　　　刘树伟

山东大学齐鲁医学院解剖学教授

2021年4月16日

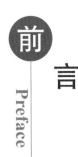

　　1949年我刚入医学院学解剖学时，还没有我国自己的解剖学教科书，更谈不上国人人体结构的数据。周恩来总理号召，一定要在我们这一代完成国人解剖学数据的测量。于是我们在全国解剖学会的领导下开展了一系列的研究。教研室有大量的骨骼标本，我们就从测量骨骼数据开始，并逐步对骨骼的性别鉴定、身高推算和年龄推断、骨骼测量方法的改进等方面进行了研究。68年来我的主要科研领域，是中国人骨学。骨学的科研方向主要有四个：一是主要从骨骼化石研究人种发展的古人类骨学，吴汝康和吴新智两位院士在这方面做出了杰出的贡献；二是主要研究现代人体质特征的今人类骨学，贾兰坡、吴汝康院士和何光篪教授在这方面做出了重要贡献；三是主要为临床各科提供解剖学依据的临床骨学，特别是外科，这方面钟世镇院士做出了杰出的贡献；四是主要研究涉及法医方面的法医骨学，这方面我国公安部的张继宗同志，做了大量的工作。

　　至今我国尚未见系统的骨学研究专著，本书旨在将本人从事骨学研究68年的经验体会总结成专著，为该领域添砖加瓦。本书主要内容有骨学总论、骨骼的性别鉴定和年龄鉴定、由骨骼推算身高、骨骼的测量和观察及国人相关数据、骨骼的种族和民族差异。本书的特色为图文并茂，且全部章节、表格和插图标题均辅以英文。本书收集的资料尽可能包括全部国人骨学的研究数据，创新性强，本人在骨学测量方法上有一些创新方法，如颅容积、颅骨角度的测量，喉软骨年龄判断，肱骨上端骨松质的年龄判断等，综合国人测量或观察数据，通过计算得出国人骨质特征。这些数据和资料对国内外解剖学工作者、法医学工作者、体质人类学工作者和临床医师（外科、五官科等学科的医师）及医学生具有一定的参考价值。

　　本书在编写过程中得到了多人的帮助，特此致谢。其中，王子轩、丁晶同志提供了数张X线片，单涛和金立新同志提供了部分标本的制作和照片，丁洲同志为索引部分提供编程，电脑制图得到了陈忠恒同志的指导。特别是吴新智院士、钟世镇院士和刘树伟教授为本书写序，引以为荣。本书之所以能够出版，要感谢刘树伟教授的推荐。由于水平所限，书中失误在所难免，恳请同道批评、指正。

青岛医学院

2021年4月

第一章 骨学总论
Introduction of the Osteology

第一节　骨学概述　General Survey of the Bone

　　骨学（osteology）是人体结构中的基础，它确定了人体的形态、身高和面貌。我国早在宋代就有宋慈［1186～1249，建阳（今福建南平）人］，于宋淳祐七年（1247）著《洗冤集录》五卷问世，其中详细记载了人体全部骨骼的名称、数量、形态，并附有检骨图，这是世界上最早的法医学专著。另外，同时代著名画家李嵩［1166～1243，钱塘（今杭州）人］，就画过著名的《骷髅幻戏图》（图1-1），现存于故宫博物院。

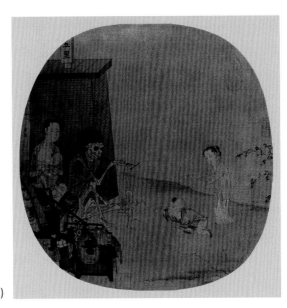

图1-1　李嵩《骷髅幻戏图》　Skull Fantasy（by Li Song）

　　骨学的科研方向主要有四个：一是古人类骨学（paleo-osteology），主要从骨骼化石研究人种的发展。吴汝康和吴新智两位院士在这方面做出了杰出的贡献。二是今人类骨学（modern osteology），主要研究现代人的体质特征，贾兰坡1954年出版了《骨骼人类学纲要》，吴汝康院士曾撰书《今人类学》和何光篪教授在这方面做出了大量贡献。三是临床骨学（clinic osteology），主要为临床各科提供解剖学依据，特别是外科的骨科，这方面钟世镇院士做出了杰出的贡献，他创刊的《中国临床解剖学杂志》至今已38年。四是法医骨学（forensic osteology），主要研究涉及法医方面的骨学问题，这方面我国公安部的陈世贤和张继宗同志做出了大量的工作。

　　骨学是人体运动系统（locomotor system）的基础，运动系统由骨、关节和骨骼肌组成，占人体总重的60%～70%，形成人体的基本轮廓，对人体起着支持、保护内脏和杠杆运动的作用。它们在神经系统的支配和其他系统的营养和调节配合下，形成统一的整体，可完成各种随意运动，以适应外界环境的需要。从运动的角度看，骨是被动部分，肌是主动部分，关节是运动轴。由于每块肌肉从一骨起至少跨过一个关节附着于另一骨，当该肌收缩时，以跨过的关节为运动轴，使被附着的两骨或多骨相互靠近而运动。三者中任何一部分损伤或有疾患，都将影响其正常功能。运动系统是人体解剖学中的基础部分，掌握好它，对学习其他系统起重要作用。

人体骨是由200余块骨构成，骨（bone）作为一个器官，由骨细胞、胶原纤维和骨基质构成，随不同年龄和活动状况而不断发生变化。经常活动锻炼的人，骨发育粗壮而坚实；长期不活动时，就会变得细小而骨质疏松。成人约有骨206块（图1-2），约占体重的20%。按部位可分为颅骨29块、躯干骨51块、上肢骨64块和下肢骨62块。骨的数量不是绝对的，因人而异，有些人一生中也会有变化。

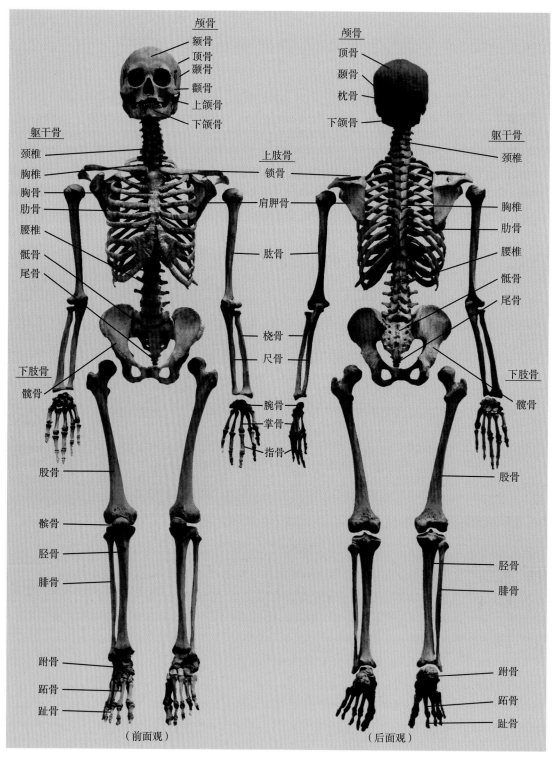

图1-2 全身骨骼 The Human Skeleton

一、骨的分类（Classification of the Bone）

（一）按骨的形状分类（Classification of the Bone According to Bony Shape）（图1-3）

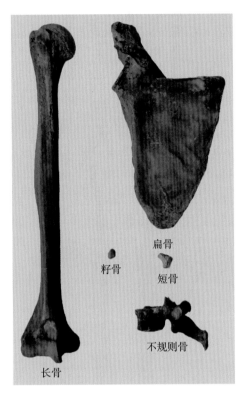

图1-3　骨的形态分类　Classification of the Bone According to Bony Shape

1.长骨（Long Bone）　呈长管状，骨的三维径线中一个特别长，多分布于四肢，如上肢的肱骨和下肢的股骨等。骨的两端膨大称骺（epiphysis），其表面有光滑的关节面（articular surface），新鲜的骨，其上还有一层关节软骨（articular cartilage），保护关节面的摩擦，并起到润滑的作用；中部细长称骨干（diaphysis）或骨体（shaft），体内为空腔称髓腔（medullary cavity），髓腔内充满骨髓（bone marrow），新鲜的骨干表面有一层结缔组织的骨膜（periosteum），其深层有成骨细胞，起到保护、营养和使骨干发育的作用。

2.短骨（Short Bone）　呈立方形，骨的三维径线大致等长，分布于手腕和足的后半部，如手的腕骨和足的跗骨等。

3.扁骨（Flat Bone）　呈板状，骨的三维径线中一个特别短，主要分布于颅腔、胸腔和盆腔周围，如颅的顶骨和盆部的髋骨，对其内部器官起保护作用。

4.不规则骨（Irregular Bone）　形状不定，分布于脊柱和颅底。主要起支柱和保护重要内脏的作用。

5.籽骨（Sesamoid Bone）　形如黄豆状，位于手掌和足底，它位于肌腱内，全身最大的籽骨为髌骨（即膝盖骨），它主要起保护肌腱防止摩擦和使运动转折传递的作用。

（二）按骨的部位分类（Classification of the Bone According to Bony Region）

1.中轴骨（Axial Bone）　位于人体的中轴，即头、颈、胸和腹。其中，头部为颅骨，后三部分为躯干骨。

2.附肢骨（Appendicular Bone）　位于四肢，附着于躯干骨，可再分为上肢骨和下肢骨（图1-4）。

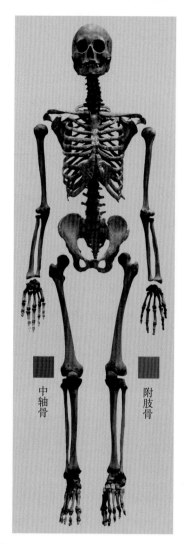

中轴骨　附肢骨

图1-4　骨的部位分类　Classification of the Bone According to Bony Region

二、骨的构造（Structure of the Bone）

（一）骨的大体结构（Macro-structure of the Bone）

1. 骨膜（Periosteum）　亦称骨外膜，覆盖于骨的表面（关节面除外），是一层结缔组织的纤维膜，呈淡红色，质地薄而坚韧，富有血管、淋巴管和神经。骨膜的内面有大量成骨细胞（osteoblast），对骨的生长和再生具有重要作用。骨膜有大量的神经感受器，发生炎症时较疼痛。在关节面上没有骨膜，而代之以关节软骨，它具有减少摩擦和增加灵活性的作用。

2. 骨质（Bone Substance）　骨质（图1-5）是骨的实质，实验室的干骨标本主要是骨质部分，它分为骨密质和骨松质。骨密质（compact bone）分布于骨的表面，骨干处较厚，它由紧密排列成层的骨板构成，其抗压力极强，新鲜骨密质的抗压力可达15 kg/mm²。骨松质（spongy bone，cancellous bone）主要分布于长骨两端，短骨、扁骨和不规则骨内，呈海绵状，由大量相互交错排列的骨小梁（trabeculae）构成。骨小梁是按骨的压力曲线和张力曲线排列的。运动可使骨小梁增粗，长期不活动可使其变细导致骨质疏松症。

3. 骨髓（Bone Marrow）　是充满在骨髓腔和骨松质内的软组织，成人总量约1500ml，占体重的4.6%。可分为两种：红骨髓（red bone marrow）呈红色，人体内的红细胞和大部分白细胞是由它产生出来的。因此，它是重要的造血组织，再生障碍性贫血就是红骨髓造血功能损害的结果。胎儿和婴幼儿的骨髓都是红骨髓。随着年龄的增长，红骨髓逐渐减少，成人主要分布于长骨的两端，短骨、扁骨和不规则骨的骨松质内。黄骨髓（yellow bone marrow）呈黄色，它分布于长骨骨髓腔内，主要成分为脂肪组织，已不具备造血

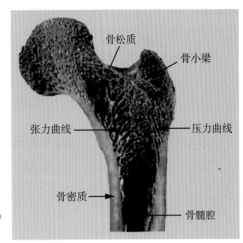

图1-5 骨质的结构（股骨冠切面） Structure of the Bone Substance（coronary section of femur）

的功能。但当大失血后，它仍可能转化为红骨髓进行造血。一般5～7岁时开始出现黄骨髓，成人时二者总量约各占50%。

（二）骨的微体结构（Micro-structure of the Bone）

骨是一种血液供给丰富的钙化结缔组织，主要由骨细胞和骨基质组成。骨基质（bone matrix）中含有大量的羟基磷灰石（亦称碱性磷酸钙）[$Ca_{10}(PO_4)_6(OH)_2$]和少量镁、钾、钠的无机质，以及骨胶原纤维和黏多糖蛋白等有机质；前者使骨坚硬，后者使骨具有韧性和弹性。骨基质的构造位于骨膜和骨内膜（endosteum）两层结缔组织之间，靠近骨膜有数层外环骨板（outer circumferential lamella），靠近骨内膜有数层内环骨板（inner circumferential lamella），其间夹有许多骨单位（osteon）[亦称哈弗斯系统（Haversian system）]，以及一些间骨板（interstitial lamella），各骨板间有大量的骨陷窝（bone lacuna），其中有骨细胞（osteocyte）。每个骨陷窝向骨板内伸出大量骨小管（bone canaliculus），其中容纳骨细胞的突起。骨单位是由数层环形骨板构成，最内层的管称中央管（central canal），亦称哈弗斯管（Haversian canal），中央管分出许多穿通管（perforating canal），亦称福尔克曼管（Volkmann's canal），中央管和穿通管内有滋养动脉通过，对所有骨组织起到营养作用（图1-6）。

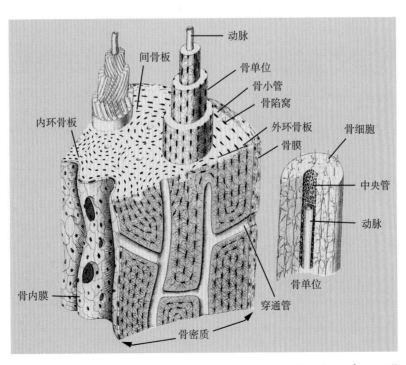

图1-6 骨的微体结构示意图（仿Junqueira，1971） Micro-structure of the Bone（according to Junqueira）

至于不同形态骨的微体结构特征，张继宗（2008）从法医学角度研究了人类不同部位的骨组织结构，进行了观察和研究，对骨骼残片的法医鉴定具有重要意义。

1.扁骨（Flat Bone）　颅骨外板的环骨板薄厚不均，板层为8～10层，走行不规则，不连续状。近颅缝处骨单位数目明显增加。骨陷窝呈菱形，骨小管分支较多。颅骨内板的环骨板为连续规则的骨板，骨板平均为10～12层。近内板处偶见骨单位，该处骨板变薄。此处骨单位的哈弗斯环形骨板不明显。

2.长骨（Long Bone）　股骨干横断面显示外环骨板走行不规则，波状弯曲，骨板8～10层。骨膜上可见骨单位开口。内环骨板较厚，骨板15～18层，波状走行，连续。近内环骨板处可见密集的直径较小的骨单位，近髓腔处骨单位直径变大。骨单位哈弗斯环形骨板向腔内突入，形成骨小梁。骨小梁腔内壁为哈弗斯环形骨板。

3.不规则骨（Irregular Bone）　下颌角前1/3处横断面：外环骨板16～18层，外环骨板下，骨单位密集，与长骨横断面类似。内环骨板不规则，与骨小梁腔壁相连。骨小梁粗壮，可见大量新月形间骨板及新生的骨单位。骨小梁内壁为典型的哈弗斯环形骨板。

总之：①外环骨板的形态与骨外表面的光滑程度有关，骨骼外表面光滑则走行规则，反之则走行不规则，外环骨板的厚薄不一；②内环骨板分三种，即规则的内环骨板、不规则内环骨板和环纤维骨板形内环骨板；③骨单位分三类，即典型骨单位、原始骨单位和小梁腔；④间骨板分两种，即新月形结构和原始板层结构。

三、骨的发育（Development of the Bone）

骨的发育：从胚胎第8～9周起，中胚层的间充质以两种方式发育成骨，一种方式是膜内成骨，另一种是软骨内成骨（图1-7）。

1.膜内成骨（Intramembranous Ossification）　亦称膜化骨，即胚胎时的间充质先发育成胶原纤维的膜状，在其中心部位出现成骨母细胞（osteoprogenitor cell），再分化为成骨细胞（osteoblast），该处逐渐发育扩大成初级骨化中心（primary ossification center），亦称骨干骨化中心（diaphysis ossification center），最后发育成骨，故亦称间充质化骨（mesenchymal ossification），颅骨的颅顶部分和锁骨是以这种方式发育成骨的。

2.软骨内成骨（Intracartilaginous Ossification）　亦称软骨化骨，即胚胎时的间充质先发育成透明软骨

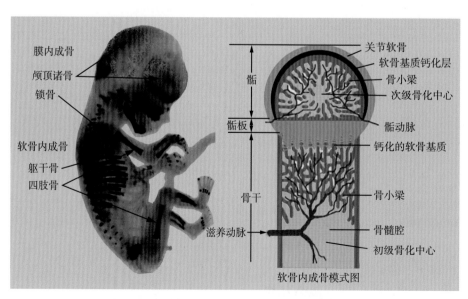

图1-7　骨的发育（11周人胚，骨染色透明标本）

Development of the Bone（Transparent Specimen of an 11-week Human Fetus with Stained Bone）

雏形，然后在长骨骨干中部出现初级骨化中心，其中含有成骨细胞、破骨细胞和沉积的钙盐而发育成骨，颅底和全身其他骨骼是以这种方式发育的。四肢长骨的长度发育，胚胎早期在骨干的中部软骨内出现骨化，逐渐成为骨干（diaphysis），以后主要位于长骨两端的软骨内出现次级骨化中心（secondary ossification center），亦称骺骨化中心（epiphyseal ossification center），逐渐骨化成为骺（epiphysis），骨干的两端称干骺端（metaphysis），干骺端和骺的骨化不断增长，使其间的骺软骨（epiphysial cartilage）不断被骨化成骨而逐步变薄，形成一层软骨板，称为骺板（epiphysial plate）；再进一步发展，骺板完全被骨化，使骨干与骨骺融合成一体，骺板的部分在X线片上显示为骺线（epiphysial line），此时长骨即停止增长，人的身高即停止到最高值。长骨的粗度发育及扁骨如髋骨、肩胛骨和下颌骨体的发育，主要是骨膜下的成骨细胞不断地形成骨组织使骨发育增粗，骨内膜的破骨细胞（osteoclast）不断地破坏吸收骨组织，使骨髓腔不断扩大，于是骨干逐渐长粗，其主要机制是钙化成骨的过程。

这种替代过程从胚胎时到成年逐渐演变而成，大体有一定的规律，所以人们可根据其发育的不同时期判断骨的年龄，对法医工作者和人类学家具有重要的意义。人体的骨骼主要是依这种形式成骨的，如四肢骨、躯干骨和颅底诸骨等。

四、骨的功能（Function of the Bone）

综合上述，骨有以下功能：①支持身体和承受压力；②运动中起杠杆作用；③对脑、脊髓和胸、腹、盆部内脏起保护作用；④红骨髓有造血作用；⑤黄骨髓有储存脂肪和能量的作用；⑥骨质是体内钙和磷的储藏库，它与血液中的钙和磷经常保持着动态平衡的关系；⑦骨膜对骨的再生和愈合起重要作用。

五、骨的化学成分和物理特性（Chemical Composition & Physical Property of the Bone）

骨的化学成分，成人约65%为无机物和35%为有机物。无机物（inorganic substance）主要有磷酸钙羟基磷灰石（碱性磷酸钙）[$Ca_{10}(PO_4)_6(OH)_2$]和碳酸钙（$CaCO_3$）等，它使骨具有硬度；有机物（organic substance）主要是由骨胶原纤维和黏多糖组成，它使骨具有韧性和一定的弹性。一生中骨的无机物与有机物不断变化，年龄越大，其无机物的比例越高；因此，老年人易发生骨折。骨的相对密度为1.87～1.97，新鲜股骨的承受压力可达263～400 kg，肱骨可达174～276 kg。

第二节　躯干骨　Bones of the Trunk

成人躯干骨一般由24块椎骨、1块骶骨、1块尾骨、12对肋和1块胸骨组成。

一、椎骨（The Vertebrae）

椎骨（vertebra）未成年前有32～34块，即颈椎7块、胸椎12块、腰椎5块、骶椎5块和尾椎3～5块。成年时5块骶椎融合成1块骶骨，全部尾椎在30～40岁融合成1块尾骨。

（一）椎骨的一般形态结构（General Feature of a Vertebra）

椎骨为不规则骨，每一椎骨均由椎体和椎弓两部分组成。

1. 椎体（Vertebral Body）　位于椎骨的前方，呈矮圆柱形，它承受着头颅和躯干的重量，因此，越向下位的椎体，其横断面积和体积也越大。

2. 椎弓（Vertebral Arch）　是附在椎体后方的弓状骨板，它与椎体围成椎孔（vertebral foramen），所有椎孔连接形成椎管（vertebral canal），它保护着其中的脊髓。椎弓与椎体相接的部分较细，称椎弓根（pedicle of vertebral arch），其上方有较浅的切迹称椎上切迹（superior vertebral notch）、下方较深的为椎下切迹（inferior vertebral notch），相邻的上、下切迹围成椎间孔（intervertebral foramen），孔内有脊神经和血管通过，由于椎间孔有一定的厚度，故也可以称为椎间管（intervertebral canal）。椎弓的后部称椎弓板

（lamina of vertebral arch）。从椎弓板上发出7个突起：正中向后的突起称棘突（spinous process），向两侧突出的称横突（transverse process），椎弓板两侧向上和向下分别突出的称上关节突（superior articular process）和下关节突（inferior articular process）。四个关节突上各有一个小关节面（articular facet）。

（二）各部椎骨的特征（Regional Vertebral Characteristics）

1.颈椎（Cervical Vertebrae）　上承颅脑下连胸椎，其特点是活动度大而稳定性相对较差，临床上退变性疾病及创伤的发生率均较高。从解剖结构和功能上看，第1～2颈椎结构特殊，属于特殊椎体，习惯上被称为上颈椎（superior cervical vertebrae）；第3～7颈椎的解剖结构和功能大同小异，被称为下颈椎（inferior cervical vertebrae），由于位于第二颈椎（枢椎）之下，故亦被称为枢椎下颈椎（subaxial cervical vertebrae）。第3～7颈椎椎体两侧有向上的椎体钩（uncus of vertebral body），亦称颈椎钩突（uncus of cervical vertebra），这是颈椎独有的特征，横突上均有一孔称横突孔（transverse foramen），这也是颈椎所独有的特征，孔内通过椎动脉和椎静脉，孔的外侧有脊神经沟（sulcus for spinal nerve）。以第四颈椎为代表。

（1）寰椎（atlas）：又称第一颈椎（C$_1$）（图1-8），呈环形，没有椎体、棘突和关节突，而由前弓（anterior arch）、后弓（posterior arch）和两个侧块（lateral mass）构成。前弓稍短，其前方有前结节（anterior tubercle），供前纵韧带和颈长肌斜部附着，后方有一小关节面称齿突凹（dental fovea），它与枢椎的齿突相关节。侧块的上下各有一个关节面，上者特大称上关节面（superior articular surface），亦称上关节凹（superior articular fovea），与枕髁形成寰枕关节，下者称下关节面（inferior articular surface），与枢椎的上关节面相关节，形成寰枢关节的主要部分。后弓后方正中有后结节（posterior tubercle），为项韧带附着处。在后弓上方两侧上关节凹后方有椎动脉沟（groove for vertebral artery）。

（2）枢椎（axis）：又称第二颈椎（C$_2$）（图1-9），在椎体上方伸出一个突起称齿突（dens, odontoid process），其前后各有一个关节面，分别称为前关节面（anterior articular facet）和后关节面（posterior

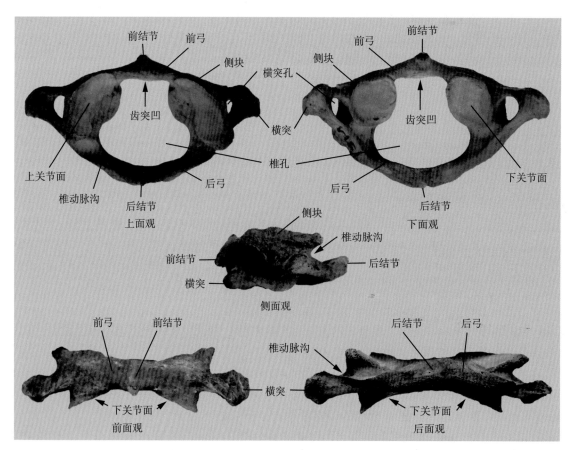

图1-8　寰椎（第一颈椎）　The Atlas（First Cervical Vertebra）

articular facet），分别与寰椎齿突凹和寰椎横韧带的软骨相关节，这样齿突成为头部旋转的支柱和中轴。椎体两侧上方有上关节面（superior articular surface）与寰椎下关节面形成寰枢关节的主体；椎体前方弯向下形成前唇（anterior lip）。椎弓根前方有部分上下关节面所占据，横突孔和脊神经沟明显，孔的方向偏向后外上方；棘突末端分叉，可能不等大。

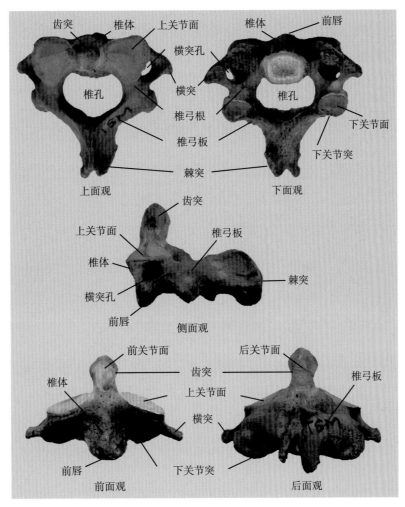

图1-9 枢椎（第二颈椎） The Axis（Second Cervical Vertebra）

（3）隆椎（vertebra prominens）（图1-10）：又称第七颈椎（C_7），在我国古书上称大椎，它的棘突特别长，不分叉，稍低头时很容易在颈后正中线上看到和摸到，其下方凹陷处即"大椎穴"。临床上常通过第七颈椎棘突来确定下位的椎骨。其余结构与一般颈椎相同（如第四颈椎，图1-10a），不再赘述。

2.胸椎（Thoracic Vertebrae） 自上而下共计12块（第一至第十二胸椎分别以$T_1 \sim T_{12}$表示）（图1-11），由于胸椎两侧与肋骨相接，故椎体两侧和横突末端形成胸椎独有的小关节面肋凹（costal fovea）：椎体两侧上、下分别称为上肋凹（superior costal fovea）和下肋凹（inferior costal fovea），横突末端的称横突肋凹（transverse costal fovea），它们分别与肋骨头和肋结节构成肋椎关节和肋横突关节。上肋凹明显大于下肋凹，第1和第10～12胸椎的上肋凹呈完整的肋凹，而第11～12胸椎没有下肋凹，有时第11～12胸椎缺少横突肋凹。棘突细长并向后下方倾斜，但第11～12胸椎的棘突呈三角形，且方向逐渐改为向后，如同腰椎。椎体上下观之似心形，自上而下，逐渐增大，适应支持上半身重量。椎孔相对较小，呈圆形。上、下关节面基本呈额状位，但末两个胸椎逐渐过渡到矢状位。椎下切迹明显大于椎上切迹，与相邻椎下或椎上切迹形成椎间孔，供脊神经和伴随的血管出入。

3.腰椎（Lumbar Vertebrae） 共5块（第一至第五腰椎分别以$L_1 \sim L_5$表示）（图1-12），在全部椎骨中

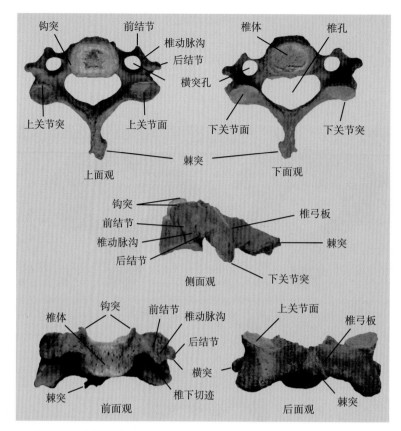

图1-10　隆椎（第七颈椎）　The Vertebra Prominens（Seventh Cervical Vertebra）

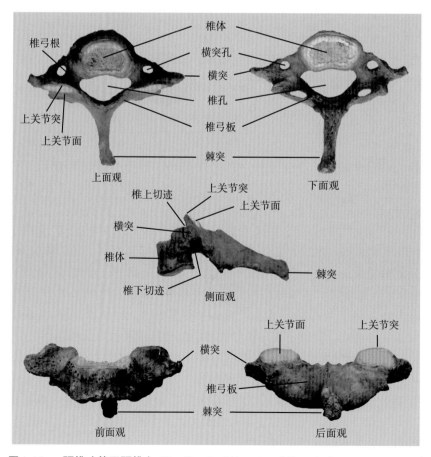

图1-10a　颈椎（第四颈椎）　The Cervical Vertebra（Fourth Cervical Vertebra）

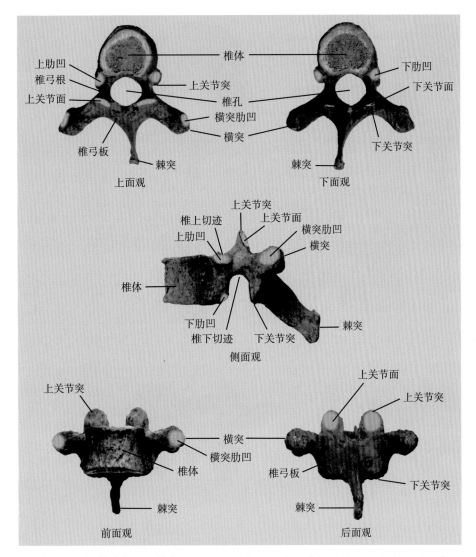

图 1-11　胸椎（第六胸椎）　The Thoracic Vertebra（Sixth Thoracic Vertebra）

椎体最大，横径大于矢状径，上下观之呈肾形，前面高于后面以适应腰曲。椎弓发达，椎孔较大，近似三角形，且三角的两前角出现侧隐窝（lateral recess），容纳下行的脊神经根。棘突宽大，呈矢状位后伸，末端圆钝，且棘突间隙较宽，腰椎穿刺易于从较宽的棘突间隙中进行。横突细小，几乎呈水平位；在横突根部出现腰椎特有的向后突出的副突（accessory process），上关节突后方较突出，形成腰椎的又一特征，即乳突（mamillary process），上、下关节面呈矢状位。第五腰椎有时一侧或两侧的横突特大，形成腰椎骶化（sacralization）（参阅第六章），极个别人只有4块腰椎。

二、骶骨（The Sacrum）

　　骶骨（sacrum）（图 1-13）　一般在12～15岁前，尚为5块分离的骶椎（sacral vertebrae），分别以S_1～S_5表示，随着年龄的增长，骶椎先后从S_3～S_4、S_4～S_5、S_2～S_3和S_1～S_2逐渐完全融合为一个骶骨，一般需要到17～20岁才会融合为骶骨，此骨是判断年龄的较好的依据。另外，骶骨具有明显的性别差异，对法医骨学和人类学鉴别性别非常重要。总体观之，男性长而窄，女性适应分娩的需要，短而宽。骶骨分骶骨底、侧部、骶骨尖、盆面和背侧面。

　　1.骶骨底（Base of Sacrum）　位于上方，相当于第一骶椎椎体上面，其前缘突出称岬（promontory），女性骶骨岬是产科测量骨盆入口大小的重要标志之一。骶骨底与骶骨宽度相比，男性明显大于女性。侧部（lateral part）亦称骶翼，它的外侧有耳状面（auricular surface），与髋骨的耳状面相对应，形成骶髂关节；

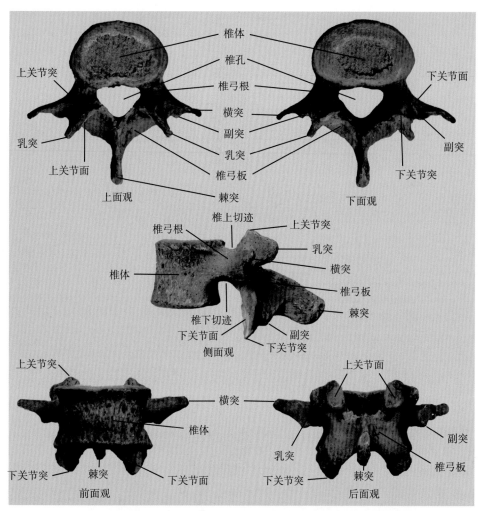

图1-12 腰椎（第四腰椎）The Lumbar Vertebra（Fourth Lumbar Vertebra）

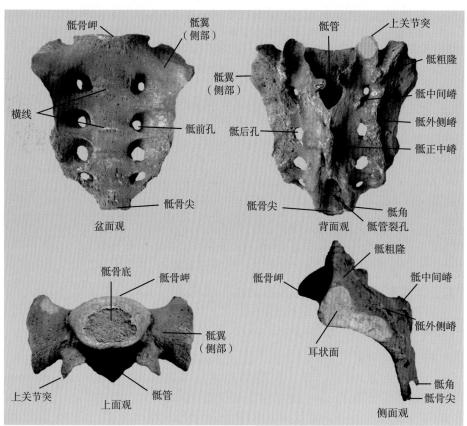

图1-13 骶骨（男性）The Sacrum（male）

耳状面后方有骶粗隆（sacral tuberosity），有骶髂韧带附着，男性较发达。

2. 盆面（Pelvic Surface） 朝前下方，可见明显的4对骶前孔（anterior sacral foramina），相当于椎间孔，有脊神经前支通过，各骶椎体相连接处，形成4条横线（transverse line），或称横嵴（transverse ridge）。

3. 背侧面（Dorsal Surface） 朝后上方，中线处有棘突融合而成的骶正中嵴（median sacral crest），其外侧有与其平行的骶中间嵴（intermediate sacral crest），它是由关节突融合而成，再外侧有与骶前孔相对应的4对骶后孔（posterior sacral foramina），有脊神经后支通过，骶后孔是针灸"八髎穴"的位置。骶后孔外侧还有横突融合的骶外侧嵴（lateral sacral crest）；骶正中嵴下方有形状不整齐的骶管裂孔（sacral hiatus），此孔两侧有明显的骶角（sacral cornu, sacral horn），临床以它为标志进行骶管麻醉；裂孔向上通骶管（sacral canal）。

4. 侧部（Lateral Part） 亦称骶翼（ala of sacrum），即骶前孔和骶后孔的外侧部分，上宽下窄，由原始的骶椎横突形成。外侧面有形如耳的耳状面（auricular surface），与髂骨的耳状面构成骶髂关节。

5. 骶骨尖（Apex of Sacrum） 是第五骶椎椎体的下面，与尾骨相连，有时可见尾椎与骶骨尖融合。

骶骨常出现变异，如第五腰椎或第一尾椎与骶骨融合为六个椎骨，除腰椎骶化外，也可能第一骶椎一侧或两侧形如腰椎横突，形成骶椎腰化（lumbarization）（参阅第六章），骶管上、下口常有不同程度的裂开，甚至全部裂开，形成骶管后裂。本图的标本，即第一骶椎椎板未融合。

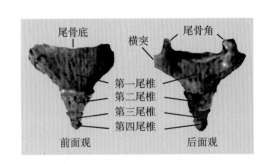

图1-14 尾骨 The Coccyx

三、尾骨（The Coccyx）

尾骨（coccyx）（图1-14）由3～5块退化的尾椎（coccygeal vertebrae）融合而成，分别以C_{O1}～C_{O5}表示，由于人类尾椎的退化，故尾骨呈倒三角形，第一尾椎（C_{O1}）的椎体上面为尾骨底（base），其后面有向上突出的两个尾骨角（coccygeal cornu, coccygeal horn），有韧带与骶骨角相连，第一尾椎还可以看出有向两侧突出的原始横突（transverse process）。一般30～40岁几个尾椎才融合成尾骨。

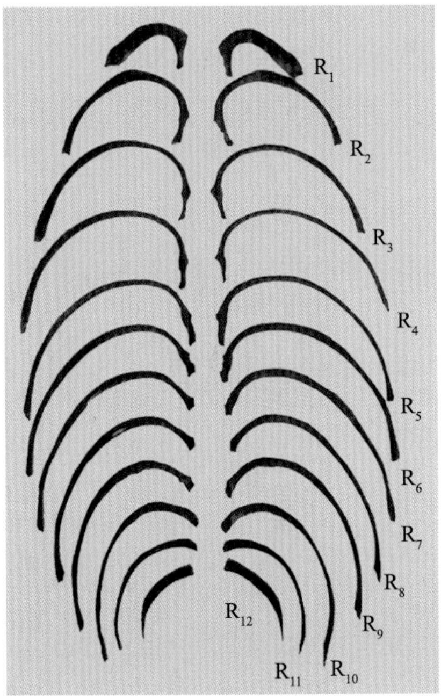

图1-15 肋骨前面观 The Ribs（anterior view）

四、肋骨（The Ribs）

肋骨及其前端的肋软骨合称肋，共12对附着于胸椎两侧，肋骨分别以R_1～R_{12}表示（图1-15）。

1. 肋骨（Costal Bone） 上7对肋骨称为真肋（true ribs），下5对称为假肋（false ribs），而末2对又可单独称为浮肋（floating ribs），真假决定于肋骨前端的肋软骨的连接形态。典型肋骨的构造（图1-15和图1-16），每一条肋骨后端（posterior costal end），亦称脊柱端（vertebral end），包括后端膨大的部分称肋头（costal head），其关节面上有一条横向的肋头嵴（crest of costal head），亦称横嵴（transverse ridge），将关节面分为上下两半，分别与胸椎椎体的下、上肋凹相关节，构成肋椎关节；肋头外侧稍细部称肋颈（costal neck），颈的外侧有向后突出的肋结节（costal tubercle），其上有一小关节面称肋结节关节面（articular facet of costal tubercle），与横突肋凹相关节，形成肋横突关节。肋结节向外侧连接肋体（shaft of rib），肋体上缘较钝，下缘锐利，肋体转向处为肋角（costal angle），亦称后角（posterior angle），肋体内面近下缘处有一浅沟称肋沟（costal groove, costal sulcus），肋间神经与肋间后动、静脉行于其中；肋的前端（anterior end）亦称肋前端（anterior costal end）。第一肋

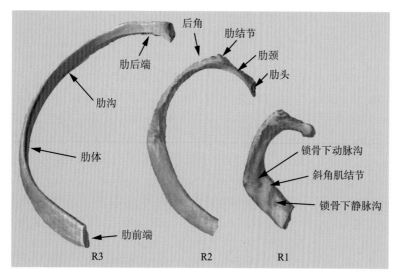

图1-16　肋骨前上面观　The Ribs（antero-superior view）

骨（R_1）形状稍异，扁而宽短，分上、下面和内、外缘，近水平位。其上面中部有前斜角肌附着的斜角肌结节（scalene tubercle），亦称前斜角肌结节（tubercle for scalenus anterior），它的前后分别有锁骨下静脉沟（sulcus for subclavian vein）和锁骨下动脉沟（sulcus for subclavian artery），分别有同名的血管跨过；第1肋骨下面平滑。第11、12肋骨的肋头关节面是完整的关节面，没有肋头嵴。

2. 肋软骨（Costal Cartilage）　上7对肋软骨前端都与胸骨肋切迹相连，形成胸肋关节，第8～10肋软骨前端逐个与其上一条肋软骨相连形成肋弓（costal arch），第11～12肋软骨前端游离，故称浮肋，我国人第10肋软骨，80%不与第9肋软骨相连。

五、胸骨（The Sternum）

胸骨（sternum）（图1-17）位于胸前正中，全部可从体表摸到，从上向下由胸骨柄、胸骨体和剑突组成。胸骨柄（manubrium of sternum）上部宽厚而下部窄薄，上缘有3个凹陷，中部的称颈静脉切迹（jugular notch），因为其后面有大的静脉横过而得名，亦称胸骨上切迹（suprasternal notch）；外侧的与锁骨相关节称锁切迹（clavicular notch）；胸骨柄最外侧有与第一肋软骨相接触的第1肋切迹。柄与体相连处稍向前突称胸骨角（sternal angle），它是确定第2肋的重要标志，有助于心脏叩诊和肺听诊的定位

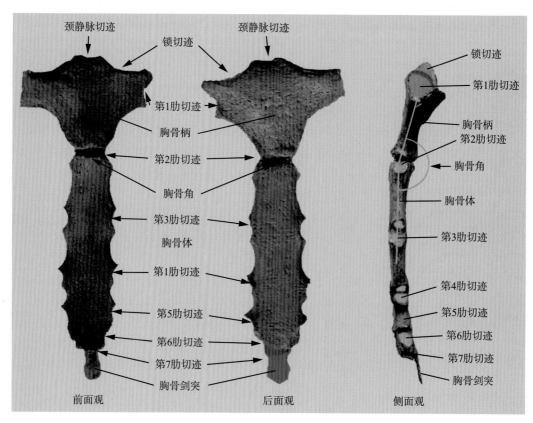

图1-17　胸骨　The Sternum

和计数肋骨。胸骨体（body of sternum）为长方形扁骨，其侧面有第2至第7肋软骨压成的肋切迹（costal notch）。剑突（xiphoid process）窄而薄，末端游离，剑突中部常有一孔，有时末端分叉，年幼时剑突为软骨，一般成年时开始骨化。25岁前，胸骨三部仍呈分离状态，至少在40岁时，胸骨的三部分才能融合为一整骨。

六、脊柱（The Vertebral Column）

脊柱（vertebral column）是由全部椎骨、骶骨和尾骨及其间的结构构成，形成一个整体，上支持颅骨及其内的脑，中部构成胸廓（thoracic cage）。成人的脊柱有4个弯曲，自上而下为颈曲、胸曲、腰曲和骶曲。胸曲（thoracic curvature）和骶曲（sacral curvature）凸向后，是先天所有；颈曲（cervical curvature）和腰曲（lumbar curvature）凸向前，是后天代偿形成的。一般婴儿第3个月能抬起头时出现颈曲，1岁左右能站立时出现腰曲。脊柱的整体运动：脊柱可在冠状轴上做前屈和后伸、矢状轴上做侧屈（侧倾）、垂直轴上做旋转，以及3个轴轮流交替的环转运动；此外，还可在4个弯曲和椎间盘间做弹拨运动，如同弹簧一样，可以减缓对颅内脑的冲击和适应不同路面的运动。由于颈曲和腰曲的活动度较大，故临床的病变或损伤多在此处。由于脊柱直接关系到身高，为了第四章骨骼推算身高的需要，特介绍以下骨学相关内容。

（一）椎间盘（The Intervertebral Discs）

椎间盘（intervertebral disc）（图1-18）位于相邻两椎体之间。由两种结构组成：中央部为柔软富有弹性的髓核（nucleus pulposus），其周围为十余层的纤维环（anulus fibrosus），由纤维结缔组织和纤维软骨组成，各层的方向相互交错排列，各层间也有纤维交错。腰椎的椎间盘纤维环前半部较厚，后半部较薄，受外力压迫或组织变性时，髓核易于从后外侧薄弱处脱出，即临床常见的椎间盘脱出症。根据髓核脱出的多少，可能不同程度地压迫该处的脊神经，产生下肢疼痛。脱出的部位绝大多数在第4～5腰椎间。髓核含水80%～85%，随年龄增长而相对减少，因此，老年人的身高要低些。正常人一日之内的身高也有1 cm的变化，这也就是为什么测量身高最好在清晨起床后最高时进行。椎间盘的生理功能除连结椎体，使脊柱成为一活动的整体外，还可缓冲跑、跳和走路时对颅脑的震荡。

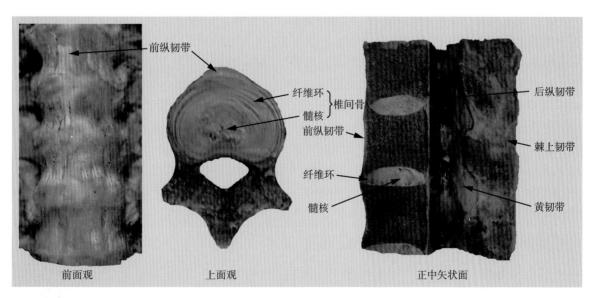

前面观　　　　　　　上面观　　　　　　　正中矢状面

图1-18　椎间盘和脊柱韧带　The Intervertebral Discs & Ligaments of Vertebral Column

（二）关节突关节（The Zygapophysial Joint）

关节突关节（zygapophysial joint）是由相邻两椎骨上、下关节面及其周围的关节囊组成，此关节的活动范围较小，但就脊柱整体而言，联合起来的范围仍然不小；例如，前屈可达45°、后伸达30°、侧屈达30°、旋转达45°。位于颈椎体的两侧，多数成人形成钩椎关节（uncovertebral joint）（亦称Luschka关节），它是由椎体两侧向上的椎体钩和相应的椎体部分形成的关节，此处受损或增生是造成临床常见颈椎病的主要因素之一。

（三）韧带（The Ligaments）

韧带有两类，一类纵贯脊柱全长，一类位于相邻椎骨之间。

1.前纵韧带（Anterior Longitudinal Ligament）　位于脊柱之前，上起自枕骨，下达骶骨，紧贴各椎体上、下缘和椎间盘的前面，胸椎椎体处窄而厚。它对脊柱的稳固起重要作用，并可防止脊柱过度后伸。有时前纵韧带与椎体上、下缘连结处损伤，导致该处的骨质增生，形成肥大性脊柱炎，老年发生率很高。

2.后纵韧带（Posterior Longitudinal Ligament）　位于椎管内、椎体和椎间盘的后面。远较前纵韧带窄且薄弱，在椎间盘处较宽。它对脊柱起一定的稳固作用，可防止脊柱过度前屈。

3.棘上韧带（Supraspinal Ligament）　位于第7颈椎到骶正中嵴之间所有棘突之后，全部附着于棘突，第7颈椎之上延续为项韧带（ligamentum nuchae）。

4.黄韧带（Ligamentum Flavum）　位于相邻两椎弓板之间，由大量的弹性纤维（黄纤维）构成，富有弹性。黄韧带两侧与关节突关节囊相连。个别人黄韧带增生而肥大，严重时可压迫椎管内脊髓或脊神经根。其作用与后纵韧带相同。

此外，在相邻横突间有横突间韧带（intertransverse ligament），相邻棘突间有棘间韧带（interspinous ligament）。

第三节　颅骨　Bones of the Skull

成人颅（skull）一般由23块颅骨（cranial bone）组成，另外有3对听小骨位于颞骨内。除下颌骨和舌骨外，各颅骨相互连成一个整体，对脑和感觉器官起保护和支持作用。按颅骨所在的位置，颅骨分为脑颅骨和面颅骨两部分。脑颅骨（cerebral cranium）亦称神经颅骨（neurocranium），围成颅腔，容纳脑，有8块：前方突出的额骨（frontal bone），头顶两侧各一块顶骨（parietal bone），路世才等（1984）考证我国医学对顶骨有顶心骨、脑盖骨、天灵盖等名称；后方突出的枕骨（occipital bone），两侧各一块颞骨（temporal bone），下方颅底中部有一块形如蝴蝶的蝶骨（sphenoid bone）及其前方的筛骨（ethmoid bone）。面颅骨［facial cranium，亦称内脏颅骨（viscerocranium）］，构成面部支架，容纳视觉、嗅觉和味觉器官，有15块：下方有牙齿可活动的下颌骨（mandible），上方有牙齿的一对上颌骨（maxilla），紧靠上颌骨后方各有一腭骨（palatine bone），两上颌骨之间有形成鼻梁的一对鼻骨（nasal bone），上颌骨外上方有向外上突出的颧骨（zygomatic bone），它形成面的颧部。鼻腔正中有一犁骨（vomer），鼻腔外侧壁下方各有下鼻甲（inferior nasal concha）。眶内侧壁各有一个小的泪骨（lacrimal bone）。此外，尚有位于颈部上方游离的一块舌骨（hyoid bone）和位于颞骨内的3对听小骨（auditory ossicles），即锤骨（malleus）、砧骨（incus）和镫骨（stapes）。

一、颅骨上面（Superior Aspect of the Skull）

颅骨上面即颅顶（calvaria），亦称颅盖（skull cap）（图1-19），其上可见呈工字形的三条缝：前方的称冠状缝（coronal suture），位于额骨鳞部（squamous part）与顶骨之间；两顶骨之间的称矢状缝（sagittal suture），此缝后部两侧常有顶孔（parietal foramen），其中有导静脉通过；顶骨后方与枕骨鳞部（squamous part）之间的称人字缝（lambdoid suture），矢状缝的前端与冠状缝的交点称前囟点（bregma），矢状缝的后端与人字缝的交点称人字点（lambda）。这些缝在颅顶外面，一般在40岁以后逐渐融合。颅顶内面三条缝的融合一般早于颅顶外面，除顶孔外，前方额骨正中可见突起的额嵴（frontal

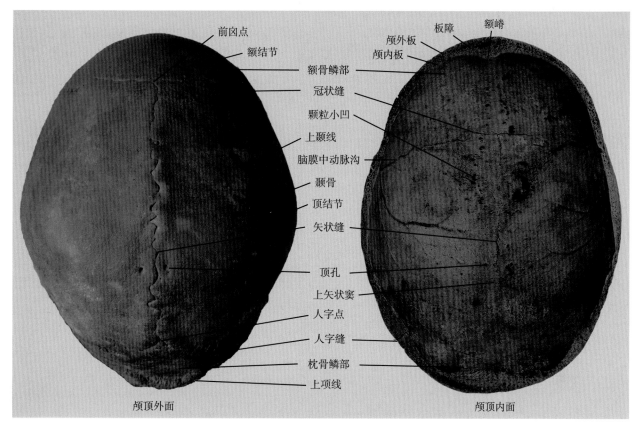

图1-19　颅顶　The Calvaria

（前囟点、额结节、额骨鳞部、冠状缝、颗粒小凹、上颞线、脑膜中动脉沟、颞骨、顶结节、矢状缝、顶孔、上矢状窦、人字点、人字缝、枕骨鳞部、上项线、颅顶外面、颅外板、颅内板、板障、额嵴、颅顶内面）

crest）供大脑镰附着，向后可见明显容纳上矢状窦的上矢状窦沟（groove for superior sagittal sinus），其沿途两侧可见许多容纳蛛网膜颗粒的颗粒小凹（granular foveolae），此外可见两侧有脑膜中动脉沟（sulcus for middle meningeal artery）。

二、颅的侧面（Lateral Aspect of the Skull）

颅的侧面（图1-20）中部下方有外耳门（external acoustic pore），向内通外耳道（external acoustic meatus），外耳门外侧下部骨片为鼓板（tympanic plate），有时在其内侧部出现一孔，称胡施克孔（foramen of Huschke），它是鼓板发育遗留的孔，一般5岁时即封闭。自外耳门向前有颞骨颧突（zygomatic process）和颧骨颞突（temporal process）形成的颧弓（zygomatic arch）、后方有向下突出的颞骨的乳突（mastoid process），二者均为颅骨的重要标志，易于摸到。颧弓之上大而浅的凹陷为颞窝（temporal fossa），它是由顶骨、颞骨鳞部、蝶骨大翼和额骨鳞部组成。颞窝的周界有清晰的上颞线（superior temporal line）和下颞线（inferior temporal line），窝内额骨、顶骨、颞骨和蝶骨四骨相交于翼点（pterion），此点实际是一个区域，故又称翼区（pterion area），相当于针灸的"太阳穴"，常见的形式（见第六章图6-27和图6-28）是呈蝶顶缝的H形，其次为该区出现游离的翼上骨型，另外还有额颞缝的I形和极少数的四骨交于一点的X形。此处骨质最薄，内有明显的沟，其中有脑膜中动、静脉通过，有时此沟的一部分形成骨管，此区的外伤或骨折，容易损伤该血管引起颅内硬膜外血肿压迫脑，血肿大者可致命。颞窝下方有颞下嵴（infratemporal crest），在其下的窝称颞下窝（infratemporal fossa），窝内有三角形间隙称翼腭窝（pterygopalatine fossa），此窝经蝶腭孔通向鼻腔、经眶下裂通向眶腔、经翼腭管和腭大孔通向口腔，以及经翼管通向颅腔。

三、颅的前面（Anterior Aspect of the Skull）

颅的前面（图1-21）中部有一对容纳眼球的眼眶和位于其间的骨性鼻腔。

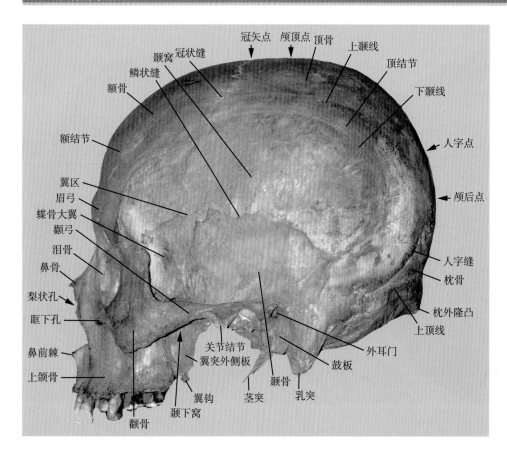

图 1-20　颅骨侧面观
The Lateral Aspect of Skull

冠矢点　颅顶点　顶骨
上颞线
鳞状缝　颞窝　冠状缝　顶结节
额骨
下颞线
额结节
人字点
翼区
颅后点
眉弓
蝶骨大翼
颧弓
泪骨
人字缝
鼻骨
枕骨
梨状孔
枕外隆凸
眶下孔
上顶线
鼻前棘
关节结节
上颌骨
翼突外侧板
外耳门
鼓板
颞骨
颧骨
翼钩　茎突
乳突
颞下窝

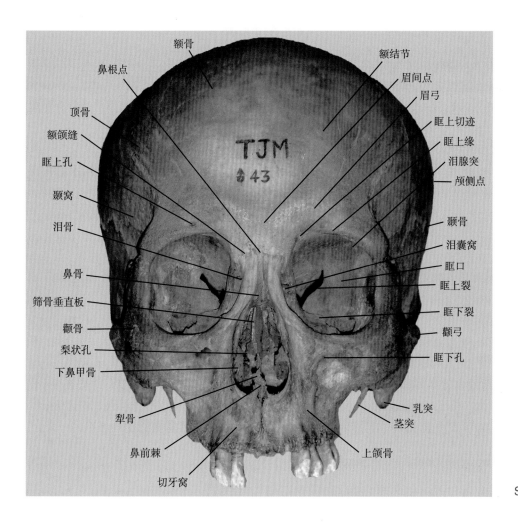

图 1-21　颅骨前面观
The Anterior Aspect of Skull

额骨
鼻根点
额结节
眉间点
顶骨
眉弓
额颌缝
眶上切迹
眶上孔
眶上缘
颞窝
泪腺突
泪骨
颅侧点
颞骨
泪囊窝
鼻骨
眶口
筛骨垂直板
眶上裂
颧骨
眶下裂
梨状孔
颧弓
下鼻甲骨
眶下孔
犁骨
乳突
茎突
鼻前棘
上颌骨
切牙窝

TJM
43

（一）眼眶（The Orbit）

眼眶（orbit）（图1-22）为四边锥体形腔，尖向后内侧，有视神经管外口（external aperture of optic canal），再经视神经管（optic canal）与颅中窝相通；眼眶的底向前称眶口（orbital aperture，orbital opening）；眶口由眶上缘（supraorbital margin）、眶下缘（infraorbital margin）、眶内侧缘（medial orbital margin）和眶外侧缘（lateral orbital margin）组成，此口的倾斜度具有种族差异。眶上缘的内、中1/3交界处有一眶上切迹（supraorbital notch）或眶上孔（supraorbital foramen），眶下缘的中点下方有眶下孔（infraorbital foramen），以上均有同名的血管和神经通过上述孔或切迹；眶外侧缘中点处有一向内侧的突起眶隆起（orbital eminence），有学者亦称眶结节（orbital tubercle），睑外侧韧带附于此结节。眶有四个壁：内侧壁（medial wall）由泪骨和筛骨眶板组成，前下部有泪囊窝（fossa for lacrimal sac），此窝向下经鼻泪管（nasolacrimal canal）通向鼻腔的下鼻道，窝的前后界有明显的泪前嵴（anterior lacrimal crest）和泪后嵴（posterior lacrimal crest）；眶的上壁（superior wall）或称眶顶（roof of orbit）由额骨眶板和蝶骨小翼组成，前外侧部有一容纳泪腺的泪腺窝（fossa for lacrimal gland）；下壁（inferior wall）或称眶底（floor of orbit）由上颌骨眶面和小部分颧骨组成，中部有眶下沟（infraorbital groove），此沟向前经眶下管（infraorbital canal）与眶下孔相通，其中通过同名的血管和神经；外侧壁（lateral wall）最厚，主要由颧骨眶面和蝶骨大翼组成。在上壁和外侧壁之间有眶上裂（superior orbital fissure），其中有第Ⅲ、Ⅳ、Ⅴ1和Ⅵ脑神经通过，并与颅中窝相通；在外侧壁和下壁之间的后方有眶下裂（inferior orbital fissure），它与颞下窝相通。眶上缘上方有与其平行的眉弓（superciliary arch），或称眉嵴（ciliary crest），一般白色人种较明显，两眉弓之间为眉间点（glabella），是重要的人类学测量点。

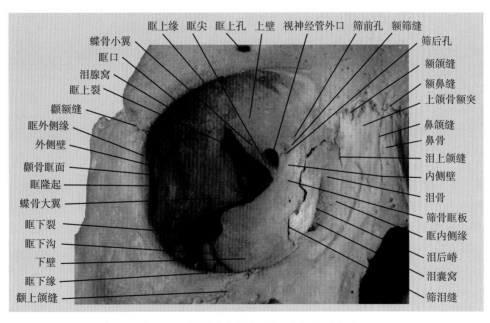

图1-22　眼眶（右侧）　The Orbit（right）

（二）骨性鼻腔（The Bony Nasal Cavity）

骨性鼻腔（bony nasal cavity）（图1-23）的正中有骨鼻中隔（bony septum of nose），将腔分为左、右两部分，前方共同的开口称梨状孔（piriform aperture），后方有2个鼻后孔（posterior nasal aperture）。鼻腔外侧壁自上而下有3个突起，分别称上鼻甲（superior nasal concha）、中鼻甲（middle nasal concha）和下鼻甲（inferior nasal concha）。各自的下方为鼻道，分别称上鼻道（superior nasal meatus）、中鼻道（middle nasal meatus）和下鼻道（inferior nasal meatus）。在上鼻甲和蝶骨体之间的浅窝称蝶筛隐窝（spheno-ethmoidal recess）。此外，鼻道内有鼻旁窦（paranasal sinus）的开口：上颌窦（maxillary sinus）、额窦（frontal sinus）和前、中筛窦（anterior & middle ethmoidal sinuses）均开口于中鼻道，后筛窦（posterior ethmoidal sinus）开口于上鼻道，蝶窦（sphenoid sinus）开口于蝶筛隐窝。此外，鼻泪管开口于下鼻道。

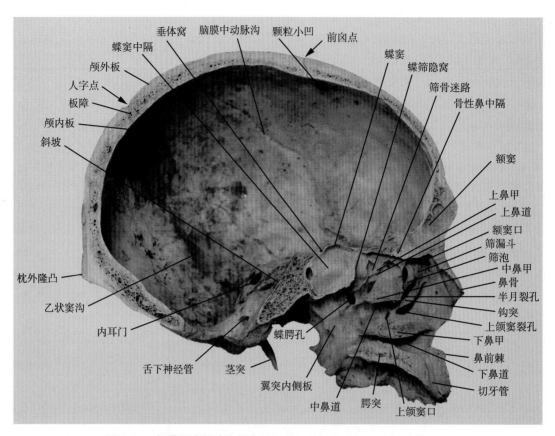

图1-23　颅骨正中切（左侧）　The Median Section of Skull（left）

四、颅底外面（External Surface of the Cranial Base）

颅底外面（图1-24）的后部正中有一大孔称枕骨大孔（foramen magnum），其两侧有向下隆起的枕髁（occipital condyle），它和寰椎的上关节凹形成寰枕关节。枕髁的前方有一边缘不整的孔称破裂孔（foramen lacerum），枕髁前外侧有一孔称颈静脉孔（jugular foramen），此孔有颈内静脉和第Ⅸ、Ⅹ、Ⅺ脑神经通过。枕髁后常有一髁管（condylar canal），其中通过导静脉。紧贴在颈静脉孔前方有颈动脉管外口（external aperture of carotid canal），此口向前内侧弯曲经颈内动脉管（carotid canal）和颈内动脉管内口（internal aperture of carotid canal），再通过破裂孔进入颅腔。在乳突前内侧有一尖锐的茎突（styloid process），它与乳突间有一小孔称茎乳孔（stylomastoid foramen），其中通过第Ⅶ脑神经。枕髁根部有一向前外方向开口的舌下神经管外口（external aperture of hypoglossal canal），其中通过第Ⅻ脑神经。茎突的前外侧有明显的容纳下颌骨髁突的关节窝称下颌窝（mandibular fossa），窝前的突起称关节结节（articular tubercle）。枕骨大孔后部正中的嵴状突起称枕外嵴（external occipital crest），向后连接着的突起称枕外隆凸（external occipital protuberance），体表很易摸到此隆凸。它向两侧横向突起的嵴称上项线（superior nuchal line），枕外嵴的中部有向两侧与上项线平行的下项线（inferior nuchal line），它们都是项部肌肉的附着区。颅底外面前部上颌牙齿围绕的部分称骨腭（bony palate），它是由两侧的上颌骨腭突（palatine process of maxilla）和腭骨水平板（horizontal plate of palatine bone）组成，其间的中缝称腭中缝（median palatine suture），它又可分为前部的上颌间缝（intermaxillary suture）和后部的腭间缝（interpalatine suture），上颌骨与腭骨间的缝称腭上颌缝（palato-maxillary suture），两侧合称腭横缝（transverse palatine suture）。其前部正中的窝称切牙窝（incisive fossa）或切牙孔（incisive foramen），向上连着两侧的外侧切牙孔（lateral incisive foramen），再向上连切牙管（incisive canal）通向鼻腔，骨腭前部有时在年轻的颅骨可见切牙骨（incisive bone）及其与上颌骨腭突之间的切牙缝（incisive suture），骨腭后部两侧位于磨牙内侧的孔称腭大孔（greater palatine foramen），其后方的孔称腭小孔（lesser palatine foramen），这些孔都有同名的血管和神经通过。牙齿后方的突起称翼突（pterygoid process），它是由翼突内侧板（medial pterygoid plate）、翼突外侧板（lateral pterygoid plate）及其之间的翼窝（pterygoid fossa）组成，它们都是翼肌的附着处。翼突根部的后外侧依次有一卵圆孔（foramen ovale）和棘孔（foramen spinosum）；前者有下颌神经（V₃）通过，后者有脑膜中动脉和静脉通过。棘孔内侧有明显向下的蝶棘（spine of sphenoid bone）。

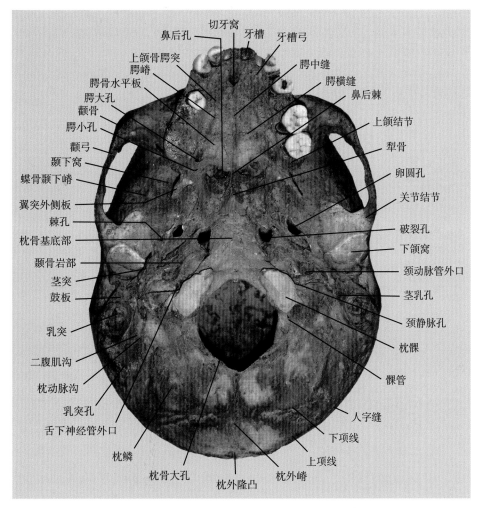

图 1-24 颅底外面 The External Surface of Cranial Base

五、颅底内面（Internal Surface of the Cranial Base）

颅底内面（图1-25）由前向后明显地分为3个窝：①颅前窝（anterior cranial fossa），由额骨眶部、筛骨筛板和蝶骨小翼组成，其正中有一向上的突起称鸡冠（crista galli），其两侧为筛骨筛板（cribriform plate），其上的许多小孔称筛孔（cribriform foramina），这些孔通过第Ⅰ脑神经的嗅丝。②颅中窝（middle cranial fossa），由蝶骨大翼、蝶骨体、颞骨的岩部和鳞部组成，蝶骨体上方为蝶鞍（sella turcica），其中有一容纳垂体的垂体窝（hypophysial fossa），此窝前方有横行的交叉前沟（sulcus prechiasmaticus），二者之间为鞍结节（tuberculum sellae），交叉前沟向两侧通向视神经管（optic canal），由蝶骨小翼向后突出的尖端称前床突（anterior clinoid process），亦称小翼突（process of lesser pterygoid wing）。垂体窝后壁为鞍背（dorsum sellae），鞍背向两侧突出的部分称后床突（posterior clinoid process），亦称鞍背突（process of dorsal sellae）。垂体窝两侧为颈动脉沟（carotid sulcus），其中通过颈内动脉，再向两侧由前向后依次有眶下裂（inferior orbital fissure）、圆孔（foramen rotundum）、卵圆孔（foramen ovale）和棘孔（foramen spinosum），它们分别通过眶下神经、上颌神经、下颌神经和脑膜中动、静脉。蝶导静脉孔（sphenoid emissary foramen），亦称韦萨留斯孔（Vesalius foramen），是位于卵圆孔前内侧一个不恒定的小孔，其中通导静脉，连接颅内的海绵窦和颅外的翼状静脉丛。在颅中窝外侧的鼓室上方有一层薄骨片称鼓室盖（tegmen tympani），颞骨岩部的中部有弓状隆起（arcuate eminence），岩部的尖端处有一三叉神经压迹（trigeminal impression），其中容纳三叉神经半月神经节。③颅后窝（posterior cranial fossa），位置最低，由枕骨基底部、侧部和鳞部，以及颞骨岩部组成，容纳小脑和脑干。中央有枕骨大孔（foramen magnum），孔后有附着小脑镰的枕内嵴（internal occipital crest），向上延续到与枕外隆凸相对应处的枕内隆凸（internal occipital protuberance），此凸向外侧有容纳横窦的横窦沟（sulcus for transverse sinus），此沟至颞骨则弯向下前延续到S形沟称乙状窦沟（sulcus for sigmoid sinus，sigmoid sulcus），其中容纳乙状窦，再经颈静脉孔（jugular foramen）出颅，颈静脉孔除通过颈内静脉外，还有第Ⅸ、Ⅹ和Ⅺ脑神经。枕内嵴两侧为明显的容纳小脑半球的窝，颅后窝的前外侧，与外耳道方向一致处有内耳门（internal acoustic pore）及内耳道（internal acoustic meatus），其中通过第Ⅶ、第Ⅷ脑神经和迷路动、静脉。

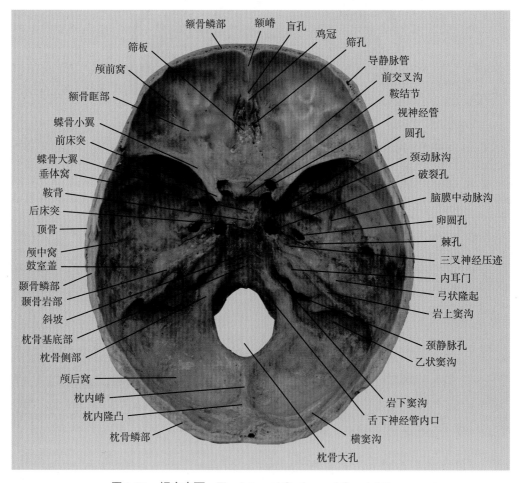

图 1-25　颅底内面　The Internal Surface of Cranial Base

六、下颌骨（The Mandible）

下颌骨（mandible）（图1-26）分中部有牙齿的下颌体和两侧的下颌支，二者相交处为下颌角（angle of mandible）。

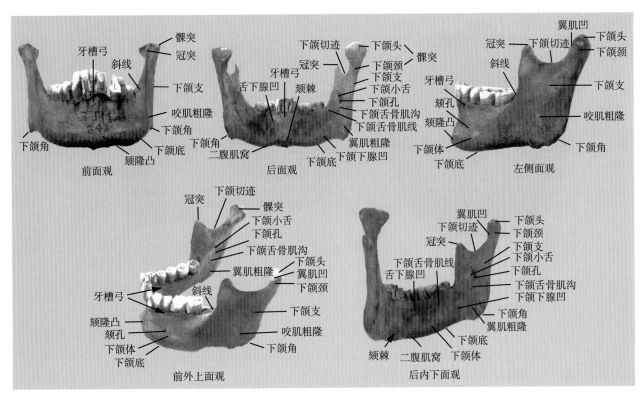

图1-26　下颌骨　The Mandible

（一）下颌体（The Body of Mandible）

下颌体的下缘称下颌底（base of mandible），上缘为牙槽弓（alveolar arch），体的前面正中下部有一三角形隆起称颏隆凸，其两侧各有一颏孔（mental foramen），其中通过同名的血管和神经，体的后面正中有供肌肉附着的颏棘（mental spine），从颏棘向后延伸到下颌支有供下颌舌骨肌附着的下颌舌骨肌线（mylohyoid line），其上部有一容纳舌下腺的浅窝称舌下腺凹，其下部有一容纳下颌下腺的三角形浅窝，称下颌下腺凹（submandibular fovea, fossa），此凹之前和颏棘外侧可见二腹肌附着处的浅窝，称二腹肌窝（digastric fossa）。

（二）下颌支（The Ramus of Mandible）

下颌支向上有两个突起，前方尖锐的称冠突（coronoid process），后方宽大的称髁突（condylar process），二者间称下颌切迹（mandibular notch）。髁突又分为上端膨大的下颌头（head of mandible）及其下缩细的下颌颈（neck of mandible）。下颌支内面中央有一开口向后上方的下颌孔（mandibular foramen）及其内侧突出的下颌小舌（mandibular lingula），此孔有下牙槽血管和神经通过，再经下颌管（mandibular canal）通向颏孔。下颌支下半内、外面分别有翼内肌附着的翼肌粗隆（pterygoid tuberosity）和咬肌附着的咬肌粗隆（masseteric tuberosity）。

七、新生儿颅骨及其生后变化（Skull at Birth and Its Changes after Birth）

新生儿颅骨（图1-27）高度与身高比较，相对较大，约为身高的1/4，而成人约占1/7。由于牙齿尚未萌出，故面颅仅为脑颅的1/8，而成人为1/4。骨与骨间尚有一定的间隙，颅顶部由结缔组织膜、颅底部由软骨所代替，其中较大的位于矢状缝前后，分别称前囟（anterior fontanelle）［亦称额囟（frontal fontanelle）］和后囟（posterior fontanelle）［亦称枕囟（occipital fontanelle）］。前囟一般于一岁半左右才闭合，后囟于生后3个月即闭合。此外，每侧位于翼区有前外侧囟（anterolateral fontanelle）［亦称蝶囟（sphenoidal fontanelle）］，位于顶骨后下角处有后外侧囟（posterolateral fontanelle）［亦称乳突囟（mastoid fontanelle）］，二者于生后很快闭合。前囟闭合的早晚可作为婴儿发育的标志和颅内压力变化的测试窗口。

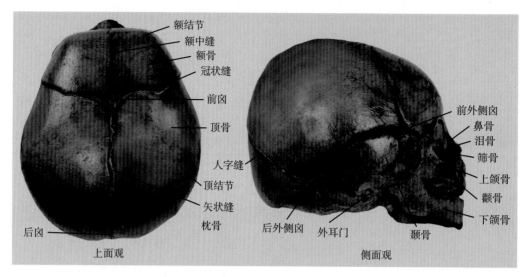

图1-27　新生儿颅骨　The Skull of a Newborn Infant

新生儿的颅盖只有一层骨板，一般于4岁开始逐渐分化为内、外两层，即颅内板（inner plate）和颅外板（outer plate），至成年时达到最发达的地步，两板之间有明显的板障（diploë）。牙萌出后，下颌角也随其发育而减小，老年牙齿脱落后，下颌角又变大。

第四节　上肢骨　Bones of Upper Limb

人类由于身体直立，前肢从支撑体重解放出来，成为劳动器官。在漫长的进化过程中，手的功能变得特别灵巧，于是上肢骨比下肢骨小，而手指骨特别发育。上肢骨包括上肢带骨（bones of shoulder girdle）（含锁骨和肩胛骨）、上臂骨（bone of arm）（即肱骨）、前臂骨（bones of forearm）（含桡骨和尺骨）和手骨（bones of hand）（含8块腕骨、5块掌骨、14块指骨和几个籽骨）。上肢骨通过胸锁关节与躯干连接，其本身各部分由上而下形成灵活的肩关节、肘关节、前臂骨连结、桡腕关节和手关节。路世才等（1984）考证我国医学对锁骨称缺盆骨，肩胛骨称琵琶骨，桡骨称缠骨。

一、锁骨（The Clavicle）

锁骨（clavicle）（图1-28）位于颈部和胸部之间，全长均可在体表摸到，是重要的骨性标志。锁骨呈"～"形，分两端一体。内侧端粗大称胸骨端（sternal end），与胸骨柄相连形成胸锁关节。外侧端扁平称肩峰端（acromial end），与肩胛骨的肩峰形成肩锁关节。锁骨体（shaft of clavicle）有两个弯曲，内侧凸向前，外侧凸向后。锁骨的外、中1/3交界处较细，骨折易发生于此处。锁骨上面光滑，全部可以在体表摸到，下面粗糙，近胸骨端可见肋锁韧带压迹（impression for costoclavicular ligament），有时较明显成为肋结节（costal tubercle），近肩峰端处可见斜方线（trapezoid line）和锥状结节（conoid tubercle），它们是喙锁韧带的附着处；锁骨体下面有容纳锁骨下肌的锁骨下肌沟（subclavian groove）。锁骨是上肢骨唯一与躯干骨构成关节的骨，它对固定上肢、支持肩胛骨、便于上肢灵活运动起重要作用。此外，它还对行经其下方的上肢大血管和神经起保护作用。

二、肩胛骨（The Scapula）

肩胛骨（scapula）（图1-29）位于胸廓后外侧，通常平对第2～7肋，为一三角形扁骨，分两面、三缘和三个角。前面（anterior surface）又称肋面（costal surface），为一大而浅的窝称肩胛下窝（subscapular fossa），供肩胛下肌附着；后面（posterior surface）上方有一向前外上方突出的骨嵴，称肩胛冈（spine of

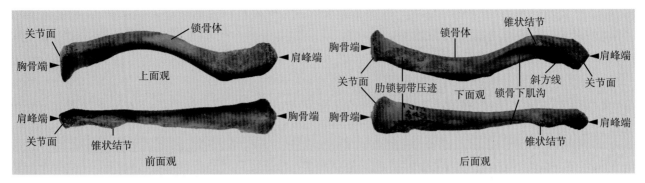

图 1-28 锁骨（右侧） The Clavicle（right）

scapula），冈的外侧端扁平称肩峰（acromion），它居肩部的最高点。冈的上、下各有一窝，分别称冈上窝（supraspinous fossa）和冈下窝（infraspinous fossa），分别供同名肌肉附着。内侧缘（medial border）对向脊柱，故又称脊柱缘（vertebral border），当上肢上举时，此缘正是肺斜裂的体表投影。外侧缘（lateral border）较厚，对向腋窝，故又称腋缘（axillary border）。上缘（superior border）最短，近外侧有一小切迹称肩胛切迹（scapular notch）或称上切迹（superior notch），其中有肩胛上神经和血管通过。自切迹的外侧向前突出一手指状的突起称喙突（coracoid process），有 3 块肌肉附于其上。上角（superior angle）在内上方，与第 2 肋相对应。下角（inferior angle）对应第 7 肋，易于摸到，后者是确定肋骨序数的体表标志。外侧角（lateral angle）膨大，有一梨形的关节面称关节盂（glenoid cavity），与肱骨头形成肩关节。关节盂的上、下各有一粗隆，分别称盂上结节（supraglenoid tubercle）和盂下结节（infraglenoid tubercle），它们是肌肉的附着点。关节盂根部缩细处称肩胛颈（neck of scapula），肩胛颈与肩胛冈根部连接处形成肩胛颈切迹（notch of scapular neck），其中通过肩胛上动脉的冈下支。有学者将关节盂和喙突之间的切迹称作肩胛骨关节盂切迹（scapular notch of glenoid cavity）。肩胛骨的性别差异也比较大，一般男性各径线均大于女性。

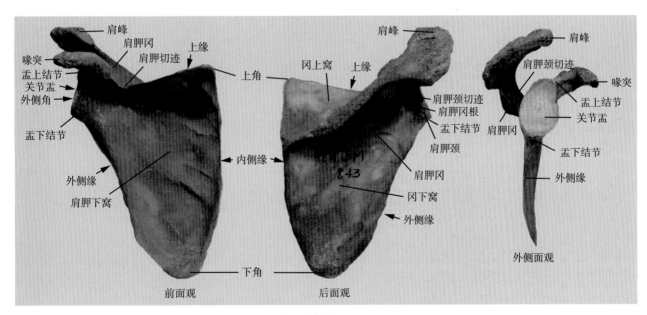

图 1-29 肩胛骨（右侧） The Scapula（right）

三、肱骨（The Humerus）

肱骨（humerus）（图 1-30）位于上臂，是典型的长骨，分两端和一体。

1.上端（Upper End） 上端有朝向后上内侧的半球形肱骨头（head of humerus），与肩胛骨的关节盂形成肩关节。肱骨头周围的环形窄沟称解剖颈（anatomical neck）。上端向外侧的突起称大结节（greater tubercle），向前突出的称小结节（lesser tubercle），两结节向下延伸到肱骨体部的骨嵴，分别称大结节嵴（crest of greater tubercle）和小结节嵴（crest of lesser tubercle），大、小结节嵴之间的纵沟，称结节间沟（intertubercular sulcus），其中有肱二头肌长头腱经过；大小结节和嵴都是肌肉的附着处。上端与肱骨体交界处，称外科颈（surgical neck），因此处易骨折，需进行外科治疗而得名。

2.肱骨体（Shaft of Humerus）　肱骨体外侧面中部有一"V"形隆起的粗糙面，称三角肌粗隆（deltoid tuberosity），这是三角肌的附着处。在粗隆的后外侧有一螺旋状浅沟，称桡神经沟（sulcus for radial nerve, groove for radial nerve），桡神经紧贴沟中经过，因而此段骨折易损伤桡神经，形成特有的"腕垂征"。

3.下端（Inferior End）　下端略向前弯曲，前后扁、内外侧宽，可分为内侧髁（medial condyle）和外侧髁（lateral condyle）两部分，末端有两个关节面，内侧的形如滑车，称肱骨滑车（trochlea of humerus），与尺骨的滑车切迹相关节；外侧呈球形称肱骨小头（capitulum of humerus），与桡骨头关节凹相关节。滑车和小头前上方各有一窝，分别称冠突窝（coronoid fossa）和桡窝（radial fossa）；滑车的后上方有一个大窝，称鹰嘴窝（olecranon fossa）。这些窝均由相应的骨突起压迫而成。下端的两侧各有一突起，分别称内上髁（medial epicondyle）和外上髁（lateral epicondyle），二者是上肢重要的体表标志，易于摸到。两个上髁向上延伸分别为较锐的内上髁嵴（medial supracondylar crest，亦称内侧髁上嵴）和外上髁嵴（lateral supracondylar crest，亦称外侧髁上嵴），内上髁后面有尺神经经过的浅沟，称尺神经沟（sulcus for ulnar nerve）。

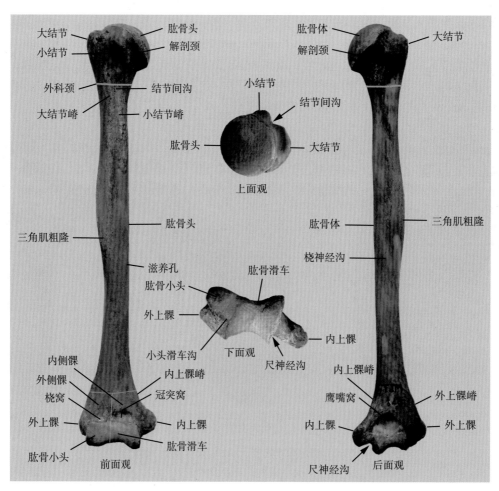

图1-30　肱骨（右侧）　The Humerus（right）

四、桡骨（The Radius）

桡骨（radius）（图1-31）位于前臂的外侧，上端小，下端大，中部为桡骨体。①上端（superior end）：

有鼓形的桡骨头（head of radius），头上面有关节凹（articular fovea），它与肱骨小头形成肱桡关节。头的周围为环状关节面（articular circumference），与尺骨桡切迹形成桡尺近侧关节，上述两个关节和肱尺关节合成肘关节。桡骨头下方缩细的部分为桡骨颈（neck of radius），颈下有向前内侧突出的桡骨粗隆（radial tuberosity），这是肱二头肌的附着处。②桡骨体（shaft of radius）：呈三棱柱状，内侧缘锐利称骨间缘（interosseous border），它与尺骨骨间缘是前臂骨间膜的附着处，体的下段可以摸到。③下端（inferior end）：略向前弯曲，左右较宽。下面有腕关节面（carpal articular surface），它与腕骨形成桡腕关节。下端后面有突出的背侧结节（dorsal tubercle），亦称李斯特结节（Lister's tubercle），下端外侧向下突出的部分称茎突（styloid process），是重要的体表标志，下端内侧有凹形关节面称尺切迹（ulnar notch），与尺骨头相邻成桡尺远侧关节。

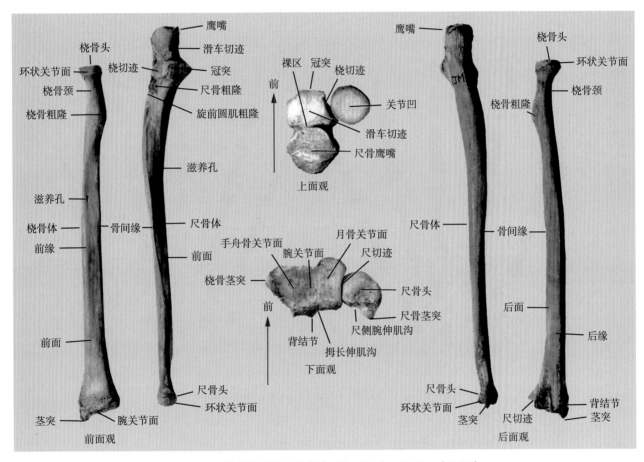

图1-31 桡骨和尺骨（右侧） The Radius & Ulna（right）

五、尺骨（The Ulna）

尺骨（ulna）（图1-31）位于前臂的内侧。上端大、下端小，中部为尺骨体。①上端（superior end）：向前有两个突起，上方大者称鹰嘴（olecranon），下方小者称冠突（coronoid process），二者间的半月形关节面称滑车切迹（trochlear notch），它与肱骨滑车形成肱尺关节，切迹内中部没有关节面的部分称裸区（bare area），Wang等（2003）建议治疗肱骨髁上骨折时，裸区可以成为尺骨鹰嘴截骨的标志。鹰嘴向后突出，是上肢的重要体表标志。在滑车切迹的下外侧有一小关节面称桡切迹（radial notch），与桡骨环状关节面相关节，形成桡尺近侧关节。切迹向前内侧突起形成前内侧面，其非关节部分也有一小隆起，称高耸结节（sublime tubercle），它是内侧副韧带前束和指浅屈肌的附着处。临床上单纯的尺骨冠突骨折很少见，常合并复杂的肘关节骨折脱位（张世民等，2007）。冠突的高度对维持肘关节前方的稳定有重要作用。在冠突稍下方有一不明显的粗糙隆起，称尺骨粗隆（ulnar tuberosity），这是肱肌的附着处。②尺骨体（shaft of

ulna）：后面全长可以被摸到，体的外侧缘锐利，有前臂骨间膜附着，故称骨间缘（interosseous border）。
③下端（inferior end）：有球形的尺骨头（head of ulna），头的四周有环状关节面（articular circumference），其后内侧有向下的突起称茎突（styloid process），此突形成腕部后内侧的明显突起，是重要的体表标志。

六、手骨（The Bones of Hand）

（一）腕骨（The Carpal Bones or Carpus）

腕骨（carpal bones）（图1-32）共有8块，均属短骨，分上、下（或近侧和远侧）两列，由外侧向内侧排列，上列依次为手舟骨、月骨、三角骨和豌豆骨；下列依次为大多角骨、小多角骨、头状骨和钩骨。8块腕骨并列，后方凸，前方凹陷成腕骨沟（carpal groove，sulcus of wrist）。

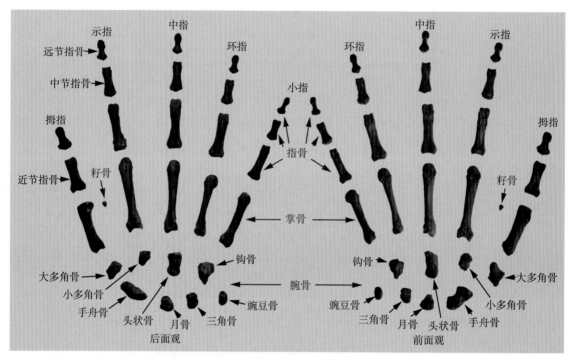

图1-32　手骨（右侧）　The Bones of Hand（right）

1.手舟骨（Scaphoid Bone）　为上列最大的骨（图1-33），其上外侧有桡骨关节面（articular facet for radius），内侧有半月形的月骨关节面（articular facet for lunate bone），下面有凹陷的头状骨关节面（articular facet for capitate bone），再向下外侧依次有小多角骨关节面（articular facet for trapezoid bone）和大多角骨关节面（articular facet for trapezium bone）。手舟骨的下外侧端为舟骨结节（tubercle of scaphoid bone），整骨的中部较细，临床称腰部（lumbar part），易于骨折。

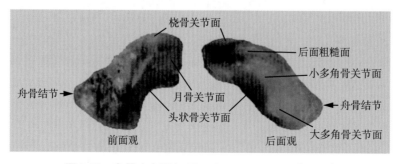

图1-33　舟骨（右侧）　The Scaphoid Bone（right）

2.月骨（Lunate Bone） 由于近似半月形而得名（图1-34），其上面光滑凸起，与桡骨和关节盘相关节，外侧有半月形的手舟骨关节面（articular facet for scaphoid bone），内侧面有三角骨关节面（articular facet for triquetral bone），在内侧与下面之间有钩骨关节面（articular facet for hamate bone）。下面有较深的头状骨关节面，前后面较粗糙。

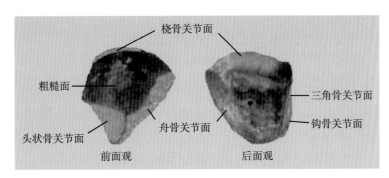

图1-34 月骨（右侧） The Lunate Bone（right）

3.三角骨（Triquetral Bone） 呈三角锥状，上端宽，下端窄，骨的下前面有椭圆形的豌豆骨关节面（articular facet for pisiform bone），上外侧有方形的月骨关节面（articular facet for lunate bone），下外侧有小的钩骨关节面（articular facet for hamate bone）（图1-35）。

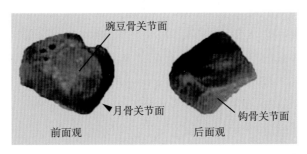

图1-35 三角骨（右侧） The Triquetral Bone（right）

4.豌豆骨（Pisiform Bone） 形如豌豆而得名（图1-36），后面有三角骨关节面，此骨并非原始的腕骨，应属于籽骨性质。

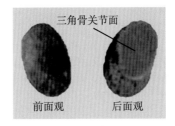

图1-36 豌豆骨（右侧） The Pisiform Bone（right）

5.大多角骨（Trapezium Bone） 前面可见突出的结节，紧贴在其上有一条沟，上面可见明显的两个关节面，外侧为手舟骨关节面（articular facet for scaphoid bone），内侧为小多角骨关节面（articular facet for trapezoid bone）。下面为较大的第一掌骨关节面（articular facet for first metacarpal bone），内侧面可见较小的第二掌骨关节面（articular facet for second metacarpal bone）（图1-37）。

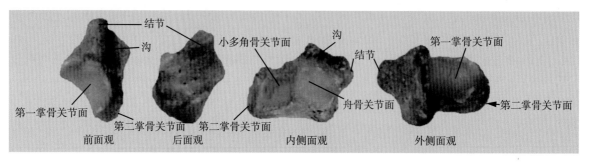

图1-37　大多角骨（右侧）　The Trapezium Bone（right）

6.小多角骨（Trapezoid Bone）　前面和后面均为粗糙的骨面，后大前小，上面有手舟骨关节面（articular facet for scaphoid bone），内侧有头状骨关节面，外侧有大多角骨关节面（articular facet for trapezium bone）。下面有第二掌骨关节面（articular facet for second metacarpal bone）（图1-38）。

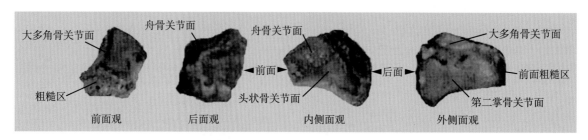

图1-38　小多角骨（右侧）　The Trapezoid Bone（right）

7.头状骨（Capitate Bone）　是8块腕骨中最大的（图1-39），头状骨的头向上，有月骨关节面（articular facet for lunate bone）和手舟骨关节面（articular facet for scaphoid bone），下面有第三掌骨关节面（articular facet for third metacarpal bone），在其内、外侧分别有第四掌骨关节面（articular facet for fourth metacarpal bone）和第二掌骨关节面（articular facet for second metacarpal bone）。外侧有小多角骨关节面（articular facet for trapezoid bone），内侧面有较大的钩骨关节面（articular facet for hamate bone）。

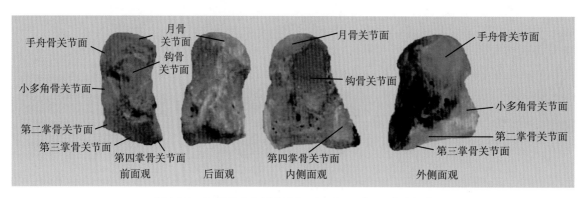

图1-39　头状骨（右侧）　The Capitate Bone（right）

8.钩骨（Hamate Bone）　由于骨的前面有突出的钩骨钩（hamulus，hook of hamate bone）而得名，钩弯向外侧，下面有第四掌骨关节面和第五掌骨关节面（articular facet for fifth metacarpal bone），内侧面有三角骨关节面，外侧面有头状骨关节面，后面为粗糙的面（图1-40）。

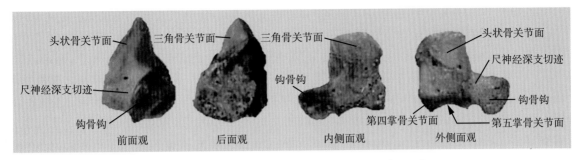

图 1-40 钩骨（右侧） The Hamate Bone（right）

（二）掌骨（The Metacarpal Bones）

掌骨（metacarpal bone）（图1-41）属长骨，共5根。从外侧向内侧依次排列为第一～五掌骨，各掌骨的上端（近侧）为掌骨底（base of metacarpal bone）、中部为掌骨体（shaft of metacarpal bone）、下端（远侧）为掌骨头（head of metacarpal bone）。掌骨头与近节指骨形成掌指关节。

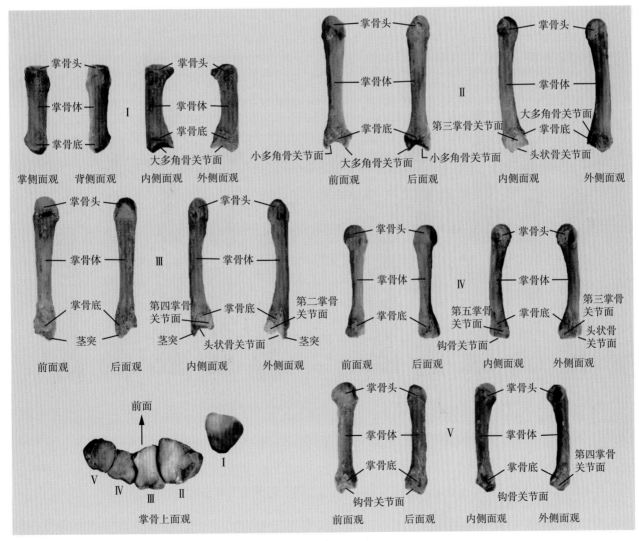

图 1-41 掌骨（右侧） The Metacarpal Bone（right）

1.第一掌骨（First Metacarpal Bone） 最短，掌骨底有大多角骨关节面（articular facet for trapezium bone）。

2.第二掌骨（Second Metacarpal Bone） 最长，掌骨底有大多角骨关节面（articular facet for trapezium bone）、小多角骨关节面（articular facet for trapezoid bone）和头状骨关节面（articular facet for capitate bone），此外在底的内侧有第三掌骨关节面（articular facet for third metacarpal bone）。

3. 第三掌骨（Third Metacarpal Bone） 稍短于第二掌骨，掌骨底有头状骨关节面（articular facet for capitate bone），底的内外侧分别有第四掌骨关节面（articular facet for fourth metacarpal bone）和第二掌骨关节面（articular facet for second metacarpal bone），在底的后外上方有突出的第三掌骨茎突（styloid process of third metacarpal Bone）。

4. 第四掌骨（Fourth Metacarpal Bone） 稍短于第三掌骨，掌骨底有钩骨关节面（articular facet for hamate bone），底的内侧有第五掌骨关节面（articular facet for fifth metacarpal bone），底的外侧前方有单独的第三掌骨关节面（articular facet for third metacarpal bone），后方有单独的头状骨关节面（articular facet for capitate bone）。

5. 第五掌骨（Fifth Metacarpal Bone） 稍短于第四掌骨，掌骨底有钩骨关节面（articular facet for hamate bone），底的外侧有第四掌骨关节面（articular facet for fourth metacarpal bone）。

（三）指骨（The Phalanges or Bones of Finger）

指骨（phalanx）（图1-42）属长骨，共14块，除拇指2节外，余均3节。由上向下依次称近节指骨（proximal phalanx）、中节指骨（middle phalanx）和远节指骨（distal phalanx）。每个指骨均分为指骨底（base of phalanx）、指骨体（shaft of phalanx）和指骨头（head of phalanx），头的关节面称指骨滑车（trochlea of phalanx），远节指骨的末端为远节指骨粗隆（tuberosity of distal phalanx）。

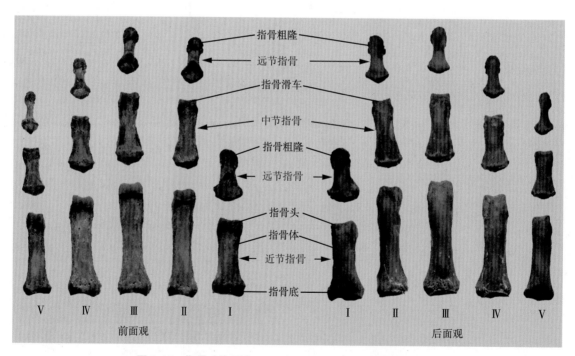

图1-42　指骨（右侧） The Phalanges of Fingers（right）

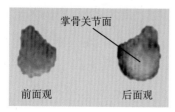

图1-43　籽骨（右侧） The Sesamoid Bone（right）

（四）籽骨（The Sesamoid Bone）

籽骨（sesamoid bone）（图1-43）是包于肌腱内如豆状的小骨，通常在第一掌骨头前方有2个，第五掌骨头前方有1个，一般很小，后面有掌骨关节面（articular facet for metacarpal bone）。

第五节 下肢骨 Bones of the Lower Limb

人类下肢的功能主要是支持躯体、承受体重和运动，一般下肢骨（除趾骨外）均较上肢骨粗大。下肢骨包括下肢带骨（bones of pelvic girdle，即髋骨），大腿骨（bone of thigh，即股骨），小腿骨（bones of leg，含内侧的胫骨和外侧的腓骨），足骨（bones of foot，含7块跗骨、5块跖骨和13～14块趾骨）；位于大小腿之间有髌骨。下肢骨的连结主要有骨盆、髋关节、膝关节、小腿骨的连结、踝关节和足关节。路世才等（1984）考证我国医学对股骨称大腿骨，腓骨称劳堂骨。

一、髋骨（The Hip Bone）

髋骨（hip bone）（图1-44）又称无名骨（innominate bone），属扁骨，由髂骨、耻骨和坐骨三骨组成，一般在16岁前三骨之间由软骨结合，16岁后软骨逐渐骨化才融合为一骨。三骨在外侧融合处为一大而深的窝称髋臼（acetabulum）。

1.髂骨（Ilium） 位于髋骨的后上部，分体和翼两部。髂骨体（body of ilium）构成髋臼的上部，肥厚粗壮，对承受身体重量起重要作用。髂骨翼（ala of ilium）在体的上方，为宽阔的骨板，中部较薄。上缘称髂嵴（iliac crest），髂嵴的前、中1/3交界处向外侧突出部称髂结节（tubercle of iliac crest），它是一个重要骨性标志，临床常在此处进行骨髓穿刺抽取红骨髓检查其造血功能。两侧髂嵴最高点的连线，一般平对第四腰椎棘突，这是从下部确定椎骨序数的方法，临床上腰椎穿刺或麻醉多用此法定位。髂嵴的前后突起分别为髂前上棘（anterior superior iliac spine）和髂后上棘（posterior superior iliac spine），二者是重要的体表标志，易于摸到；各自下方的突起分别称髂前下棘（anterior inferior iliac spine）和髂后下棘（posterior inferior iliac spine），它们都是肌肉的附着处。髂骨翼内面平滑稍凹称髂窝（iliac fossa），窝的下界为突出的弓状线（arcuate line），窝的后上方有粗糙的隆起称髂粗隆（iliac tuberosity），髂腰韧带附于其上，后下方为耳状面（auricular surface），它与骶骨耳状面形成牢固的骶髂关节。

2.坐骨（Ischium） 位于髋骨后下部，分体和支两部。坐骨体（body of ischium）构成髋臼的后下部，肥

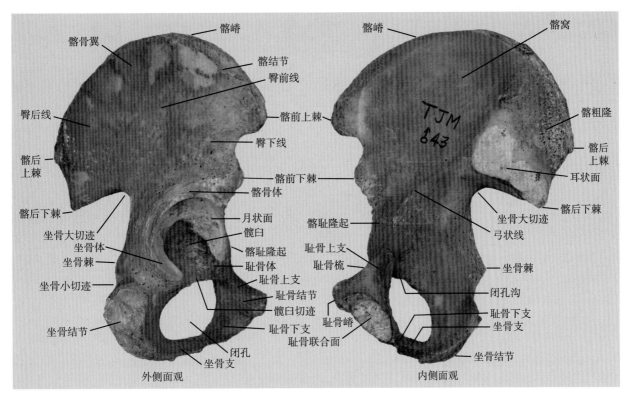

图1-44 髋骨（右侧） The Hip Bone（right）

厚粗壮，体向后下延续为粗大的坐骨结节（ischial tuberosity），坐位时接触椅面，由坐骨结节转向前上为坐骨支（ramus of ischium）。髂后下棘与坐骨结节之间有两个切迹和一个突起，上方大而深的切迹称坐骨大切迹（greater sciatic notch），下方小而浅的称坐骨小切迹（lesser sciatic notch），二者间的尖锐突起称坐骨棘（ischial spine）；两个切迹供血管和神经通过。坐骨大切迹具有明显的性别差异，一般男性窄而深，女性宽而浅。

3.耻骨（Pubis） 位于髋骨前下部，分体和上、下两支。关于耻骨体（body of pubis）的位置，国内外均有两种说法，没有统一的标准：以著名的《Gray解剖学》为首的著作中，定义为在耻骨的前下方，即近耻骨联合面处的方形扁骨，由体分出上、下两支；另一说法，是由目前国内多数教科书（如柏树令，2005）主编的《系统解剖学》和国外Gilroy等（2008）的《解剖学图谱》所主张的。本书采用后者的定义，即耻骨体构成髋臼的前下部，较肥厚。它与髂骨融合处形成稍凸的突起，称髂耻隆起（iliopubic eminence）。从体向前下延伸为耻骨上支（superior ramus of pubis），再转向后下为耻骨下支（inferior ramus of pubis）。两支转弯处内侧有一椭圆形的粗糙面，称耻骨联合面（symphysial surface），与对侧合并及其间的软骨形成耻骨联合。此面具有性别和年龄差异，法医工作者可从其形态判断性别和推测生前年龄（见第二章和第三章）。耻骨上支的前端有一突起，称耻骨结节（pubic tubercle）。自结节向后上延伸到髂耻隆起为一条较锐利的嵴，称耻骨梳（pecten pubis）。自结节向内侧延伸到耻骨联合面上缘也有一嵴，称耻骨嵴（pubic crest）。耻骨与坐骨围成的大孔称闭孔（obturator foramen），孔的上方有一沟称闭孔沟（obturator groove），容纳同名的血管和神经通过。

二、股骨（The Femur）

股骨（femur）（图1-45）俗称大腿骨，位于大腿部，是人体最粗最长的长骨，约占身长的1/4，可分上、下两端和中间部的体。

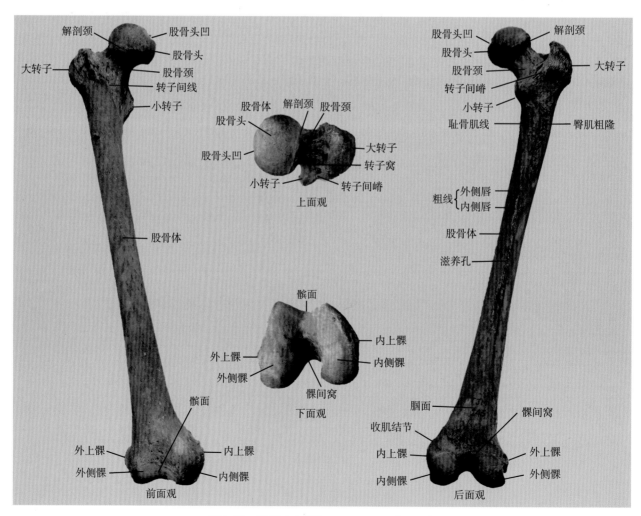

图1-45 股骨（右侧） The Femur（right）

1.上端（Upper End，Extremity） 有朝向内上方呈半球状的股骨头（femoral head），其中部稍下为一小凹称股骨头凹（fovea of femoral head），股骨头韧带附于此凹。头下缩细部称股骨颈（neck of femur），它与体之间形成一个约130°的颈体角（collo-diaphyseal angle of femur），此处有向外上突出的粗糙隆起称大转子（greater trochanter），向后内突出的隆起称小转子（lesser trochanter）；两转子间，前面有转子间线（intertrochanteric line）、后面有转子间嵴（intertrochanteric crest）相连。大、小转子均有肌肉附着，转子间线有韧带附着。股骨大转子是测量下肢长度，判断股骨颈骨折或髋关节脱位的一个重要体表标志。

2.股骨体（Shaft of Femur） 呈略凸向前的圆柱形骨管，粗壮结实有力，体的后方有纵行的骨嵴称粗线（linea aspera），它是由内侧唇（medial lip）和外侧唇（lateral lip）合并而成，外侧唇向上延续为粗糙的突起称臀肌粗隆（gluteal tuberosity），它是臀大肌的附着处。内、外侧唇向下逐渐分离，其间三角形的平面称腘面（popliteal surface），有腘肌附着。在股骨体的中部，粗线附近有一明显的孔称滋养孔（nutrient foramen），营养股骨的主要血管经此孔出入。

3.下端（Lower End，Extremity） 向两侧膨大并向后弯曲形成内侧髁（medial condyle）和外侧髁（lateral condyle），两髁之间的深窝称髁间窝（intercondylar fossa），两髁的关节面在前面相连，与髌骨相关节的部分称髌面（patellar surface），两髁侧面上方分别有突出的内上髁（medial epicondyle）与外上髁（lateral epicondyle），易于从体表摸到。内上髁的上方可见大收肌附着的收肌结节（adductor tubercle）。

三、髌骨（The Patella）

髌骨（patella）（图1-46）位于膝关节前方，是全身最大的籽骨，略呈三角形，股四头肌腱包于它的前面，髌骨后面与股骨髌面相关节，参与构成膝关节。髌骨可完全从体表摸到。外伤可导致骨折，如粉碎性骨折，可手术取出，并不太影响膝关节的功能。髌骨的上缘呈水平样边缘，称髌底（base of patella），髌骨的下端称髌尖（apex of patella）。前面（anterior surface）粗糙，可见股四头肌腱纤维一致的许多纵沟，后面有光滑的关节面（articular surface），在其中部有纵向的突出，分成内、外侧两个关节面，分别与股骨的内、外侧髁相关节。

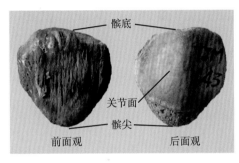

图1-46 髌骨（右侧） The Patella（right）

四、胫骨（The Tibia）

胫骨（tibia）（图1-47）位于小腿内侧，对支持体重起重要作用。胫骨是典型的长骨，分上、下两端和一体。

1.上端（Upper End） 粗大，形成与股骨内、外侧髁相对应的内侧髁（medial condyle）和外侧髁（lateral condyle），两髁之间有向上的隆起称髁间隆起（intercondylar eminence），它是交叉韧带的附着处。上端与体移行处的前面有粗糙的隆起称胫骨粗隆（tibial tuberosity，tuberosity of tibia），它是股四头肌腱的附着处，是明显的体表标志。外侧髁的后外侧有一小关节面称腓关节面（fibular articular facet），与腓骨头相关节形成胫腓关节。

2.胫骨体（Shaft of Tibia） 位于小腿内侧，为三棱柱形，有三个缘和三个面；三缘为内侧缘（medial border）、骨间缘（interosseous border）［亦称外侧缘（lateral border）］和前缘（anterior border），三个面为内侧面（medial surface）、外侧面（lateral surface）和后面（posterior surface）；前缘和内侧面可全部在体表摸到。体的后面上方有一斜行的比目鱼肌线（soleal line），供比目鱼肌附着，其下可见一滋养孔（nutrient foramen）。

3.下端（Lower End） 下端的下面为下关节面（inferior articular surface），下端向内下方突出的部分称内踝（medial malleolus），是重要的体表标志，其外侧的关节面称内踝关节面（articular facet of medial malleolus），它与距骨的内踝面共同与距骨相关节。下端的外侧面有一容纳腓骨下端的腓切迹（fibular notch），二者形成胫腓连结。

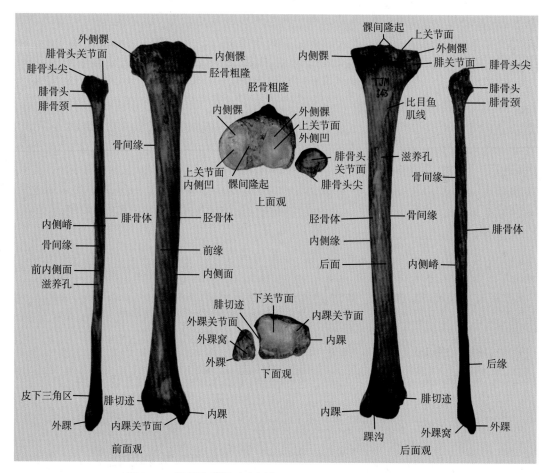

图1-47 胫骨和腓骨（右侧） The Tibia & Fibula（right）

五、腓骨（The Fibula）

腓骨（fibula）（图1-47）位于小腿部的后外侧，不参与支持体重，主要作为小腿肌的附着部，并与胫骨下端和距骨共同组成踝关节。腓骨细而长，分上、下两端和一体。

1.上端（Upper End） 上端膨大称腓骨头（fibular head），头上有腓骨头尖（apex of fibular head），其前内侧的关节面称腓骨头关节面（articular surface of fibular head），与胫骨相关节形成胫腓关节。头向下缩细的部分为腓骨颈（neck of fibula）。

2.腓骨体（Shaft of Fibula） 腓骨体内侧接近中点处有滋养孔（nutrient foramen），体部也分为三个面和三个缘，但不如胫骨的分明。内侧缘（medial border）较锐利，亦称骨间缘（interosseous border），为小腿骨间膜附着处，另有前缘（anterior border）和后缘（posterior border）。骨间缘和前缘在腓骨体上2/3部接近，因此该段的前面较窄，不足1 cm，外侧面（lateral surface）较宽，骨间缘与后缘之间为前内侧面（anteromedial surface），亦可称为前面（anterior surface）或内侧面（medial surface），该面的中部有一明显的内侧嵴（medial crest），此嵴的内侧有胫骨后肌附着，而嵴的外侧上有腓骨长肌、下有姆长屈肌附着；后缘与内侧嵴之间的骨面可单列为后面（posterior surfae）。

3.下端（Lower End） 下端膨大部称外踝（lateral malleolus），较内踝约低一横指，其内侧有外踝关节面（articular surface of lateral malleolus），参与形成踝关节。关节面的后下方有一深窝，称外踝窝（lateral malleolar fossa），其中有小腿外侧肌群的肌腱通过。外踝窝可作为鉴别腓骨侧别的主要标志，也即此窝是位于下位、朝向内侧并靠后方。腓骨头和外踝都是重要的体表标志。临床常截取一段带血管的腓骨体，自身移植替代所缺之骨。

六、足骨（The Bones of Foot）

足骨（bones of foot）（图1-48）由7块跗骨、5根跖骨和13～14块趾骨组成，此外还有数目不定的籽骨。

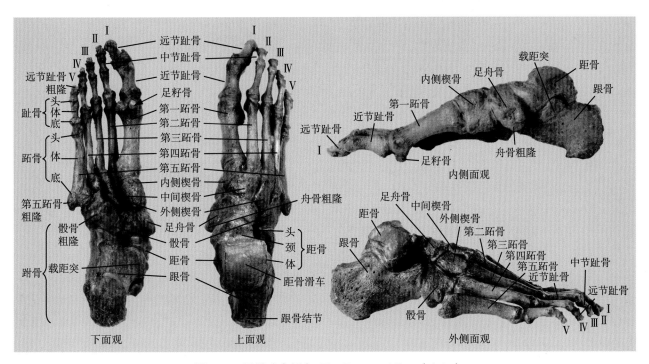

图1-48　足骨（右侧）　The Bones of Foot（right）

（一）跗骨（The Tarsal Bones）

跗骨（tarsal bone）相当于腕骨，共7块，但主要功能是支持体重，因此形态完全与腕骨不同。上方有距骨，它起三脚架传递作用，体重经距骨向前分两个方向和向后一个方向传导。即向前内侧经距骨头传向足舟骨、内侧楔骨、中间楔骨和外侧楔骨到第一～三跖骨，向前外侧经跟骨、骰骨到第四和第五跖骨，向后直接传向跟骨粗大部分的跟骨结节。

1.距骨（Talus）　距骨（图1-49）可分为前方的距骨头及其后的距骨颈，再后方的距骨体。

（1）距骨头（head of talus）：朝向前下内侧，头有向前突出的舟关节面（navicular articular surface）。

（2）距骨颈（neck of talus）：颈的下面有较深的距骨沟（sulcus of talus，sulcus tali），此沟与距骨体轴成约150°角。

（3）距骨体（body of talus）：上面有与胫骨下关节面相关节呈鞍状的距骨滑车（trochea of talus）或称滑车面（trochlear surface），滑车面的内、外侧分别有内踝面（medial malleolar facet）和外踝面（lateral malleolar facet）。体的后方有突出的内侧结节（medial tubercle）和外侧结节（lateral tubercle），后者临床常称为距骨尾（tail of talus），两结节之间为拇长屈肌腱沟（groove for tendon of flexor hallucis longus），供同名肌腱通过。外踝面向外侧延伸为外侧突（lateral process），体的下面由前向后依次有前跟关节面（anterior calcanean articular surface）、中跟关节面（middle calcanean articular surface）和后跟关节面（posterior calcanean articular surface），分别与跟骨的前、中和后距关节面形成关节。

2.跟骨（Calcaneus）　跟骨（图1-50）是跗骨中最大的骨，其长轴方向为前上后下，与地面约成25°角；前端较细，后端粗大为跟骨结节（calcaneal tuberosity或称跟骨粗隆）。跟骨上面由前而后可分三段：前段有两个关节面，分别称前距关节面（anterior talar articular surface）和中距关节面（middle talar articular surface），其后有跟骨沟（calcaneal sulcus，sulcus of calcaneus），它与距骨形成跗骨窦（tarsal sinus）；中

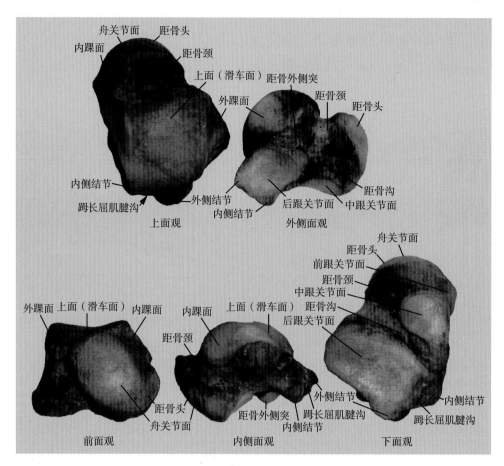

图1-49　距骨（右侧）　The Talus（right）

段为大的后距关节面（posterior talar articular surface），后段较窄紧接跟骨结节。跟骨内侧面有突出的载距突（sustentaculum tali），其上即为中距关节面，下面有踇长屈肌腱沟（sulcus for tendon of flexor hallucis longus）。跟骨外侧面有腓骨肌滑车（peroneal trochlea），亦称腓骨肌结节（peroneal tubercle），其下有腓骨长肌腱沟（sulcus for tendon of peroneus longus）。跟骨下面粗糙，后方的跟骨结节有向前突出的跟骨结节内侧突（medial process of calcaneal tuberosity）、跟骨结节外侧突（lateral process of calcaneal tuberosity），前方有跟骨小结节（lesser calcaneal tuberosity），又称前结节（anterior tubercle），其上有足底长韧带附着。

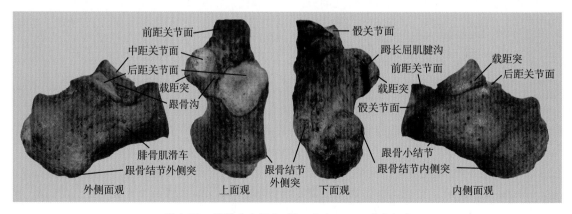

图1-50　跟骨（右侧）　The Calcaneus（right）

　　3.足舟骨（Navicular Bone）　足舟骨（图1-51）呈船型舟状，近侧面凹陷，有距骨关节面（articular facet for talus），远侧凸，可见三个楔骨关节面（articular facet for cuneiform bone）。上面和内侧面连续，呈隆凸状粗糙面，内侧面朝下方突出为舟骨粗隆（tuberosity of navicular bone），活体可以摸到。下面凹陷粗糙，外侧面有骰骨关节面（articular facet for cuboid bone）。

4. 内侧楔骨（Medial Cuneiform Bone） 内侧楔骨（图1-52）近侧面有足舟骨关节面（articular facet for navicular bone），外侧面的后半有中间楔骨关节面（articular facet for intermediate cuneiform bone），其前方有小的第二跖骨关节面（articular facet for second metatarsal bone），外侧面中部粗糙，有坚韧的楔骨骨间韧带将中间楔骨紧密相连。上面尖锐呈嵴状，下面较宽，胫骨后肌附于其上。

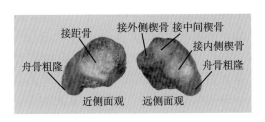

图1-51 足舟骨（右侧）The Navicular Bone（right）

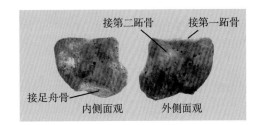

图1-52 内侧楔骨（右侧）The Medial Cuneiform Bone（right）

5. 中间楔骨（Intermediate Cuneiform Bone） 中间楔骨（图1-53）位于足背高处，上面粗糙较宽、下面窄，有胫骨后肌附着，近侧面有足舟骨关节面（articular facet for navicular bone），远侧有第二跖骨关节面（articular facet for second metatarsal bone），内侧面有内侧楔骨关节面（articular facet for medial cuneiform bone），外侧面有外侧楔骨关节面（articular facet for lateral cuneiform bone）。

6. 外侧楔骨（Lateral Cuneiform Bone） 外侧楔骨（图1-54）近侧面有中间楔骨关节面（articular facet for intermediate cuneiform bone），远侧有第三跖骨关节面（articular facet for third metatarsal bone），内侧面后部有中间楔骨关节面，前部有小而窄的第二跖骨关节面（articular facet for second metatarsal bone），外侧面后方有较大的骰骨关节面（articular facet for cuboid bone），而前方为小而窄的第四跖骨关节面（articular facet for fourth metatarsal bone）。内外侧面的中部粗糙，分别有楔骨间韧带和楔骰韧带附着。

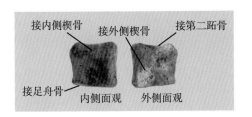

图1-53 中间楔骨（右侧）The Intermediate Cuneiform Bone（right）

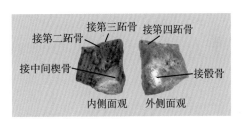

图1-54 外侧楔骨（右侧）The Lateral Cuneiform Bone（right）

7. 骰骨（Cuboid Bone） 骰骨（图1-55）大致呈立方形，近侧有跟骨关节面（articular surface for calcaneus），远侧有第四跖骨关节面（articular facet for fourth metatarsal bone）和第五跖骨关节面（articular facet for fifth metatarsal bone），内侧面后部有较大的外侧楔骨关节面（articular facet for lateral cuneiform bone），其后有小的足舟骨关节面（articular facet for navicular bone），上面和外侧面连续稍凸隆，其下方有

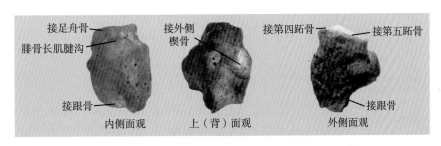

图1-55 骰骨（右侧）The Cuboid Bone（right）

一小而椭圆形的腓骨长肌腱内籽骨关节面（articular facet for sesamoid bone），紧在其前为明显的腓骨长肌腱沟（sulcus for tendon of peroneus longus）。

（二）跖骨（The Metatarsal Bones）

跖骨（metatarsal bone）（图1-56）相当于手的掌骨，共5根，由内侧向外侧依次称第一至第五跖骨。每根跖骨均分为后端的跖骨底（base of metatarsal bone）、中部的跖骨体（shaft of metatarsal bone）和前端的跖骨头（head of metatarsal bone）三部分，第五跖骨的底特别粗大称第五跖骨粗隆（tuberosity of fifth metatarsal bone）。力（体重）的传导主要经第一和第五跖骨，着力点均在跖骨头部。

1.第一跖骨（First Metatarsal Bone）　5根跖骨中最粗最短，跖骨头最大，其下面有前后方向的两条纵沟，分别容纳内、外侧籽骨，跖骨体呈三棱柱形，跖骨底粗大而有内侧楔骨关节面（articular facet for medial cuneiform bone），此关节面中部稍突出的横嵴，正与内侧楔骨中部凹陷的跖骨关节面相适应。

2.第二跖骨（Second Metatarsal Bone）　5根跖骨中最长，最大的特点是在跖骨底的内侧面有内侧楔骨关节面（articular facet for medial cuneiform bone），稍后有窄的中间楔骨关节面（articular facet for intermediate cuneiform bone），底的外侧有外侧楔骨关节面（articular facet for lateral cuneiform bone）和稍前的第三跖骨关节面（articular facet for third metatarsal bone），外侧的这两个关节面均分为上下两部分。

3.第三跖骨（Third Metatarsal Bone）　较第二跖骨略短，跖骨底呈扁平的三角形，底的后面有外侧楔骨关节面（articular facet for lateral cuneiform bone），底的内、外侧分别有第二跖骨关节面（articular facet for second metatarsal bone）和第四跖骨关节面（articular facet for fourth metatarsal bone）；前者关节面多分为两个面。

4.第四跖骨（Fourth Metatarsal bone）　较第三跖骨略短，跖骨底的后面有骰骨关节面（articular facet for cuboid bone），底的内侧有前后两个相邻的关节面，分别是第三跖骨关节面（articular facet for third metatarsal bone）和外侧楔骨关节面（articular facet for lateral cuneiform bone），二个关节面之间呈嵴状。底的外侧有第五跖骨关节面（articular facet for fifth metatarsal bone）。

5.第五跖骨（Fifth Metatarsal Bone）　与第四跖骨长度相当，但最大的特点是跖骨底倾斜，有明显向后外侧突出的第五跖骨粗隆（tuberosity of fifth metatarsal bone）。腓骨短肌腱附于其上。底的后内侧有骰骨关节面（articular facet for cuboid bone），内侧有第四跖骨关节面（articular facet for fourth metatarsal bone）。

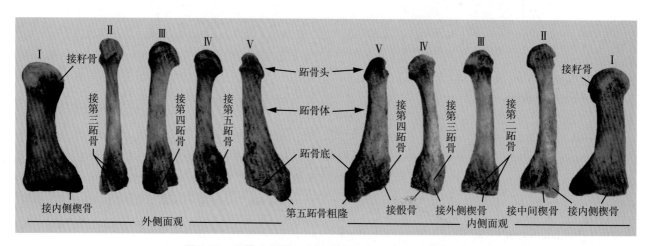

图1-56　跖骨（右侧）　The Metatarsal Bones（right）

（三）趾骨（Phalanges of Toes or Bones of Toes）

趾骨（phalanx）不参与传导体重，因此趾骨比指骨相对较短且小，骨的数目也多半较少，除𨂿趾两节外，其余各趾均为三节。但我国人小趾多为两节。临床常截取第二趾代替手的拇指再造。各节趾骨的名称和结构名称均与手指骨相同，不再重复。

（四）足籽骨（The Sesamoid Bones）

足籽骨（sesamoid bone）通常位于第一跖骨头下，有内、外侧并排的两个，少数人在第五跖骨头或姆趾趾间关节下还有一个。

七、骨盆（The Pelvis）

骨盆（pelvis）（图1-57）由骶骨、尾骨、髋骨及其间的软组织结构组成。它对躯干和下肢起承上启下的作用，另外还保护着盆内器官。骨盆可分为上方的大骨盆（greater pelvis）和下方的小骨盆（lesser pelvis）。两者以骨盆上口为界，直立时此口的平面与水平面成向后上方开放的50°～60°角。骨盆上口（superior pelvic aperture）亦称骨盆入口（inlet of pelvis），由前向后依次为耻骨联合、耻骨梳、弓状线和骶骨岬。骨盆的下口称骨盆下口（inferior pelvic aperture），亦称骨盆出口（outlet of pelvis），其周界由前向后依次为耻骨联合、耻骨弓、坐骨结节、骶结节韧带和尾骨。上、下口之间为盆腔（pelvic cavity）。成年骨盆具有明显的性别差异（见图2-5），女性适应分娩的需要，一般盆腔较宽大且矮浅，上、下口的口径大而圆。两耻骨弓之间的夹角称耻骨下角（subpubic angle），与坐骨大切迹向后下开放的坐骨大切迹上角，女性均明显大于男性。女性骨盆的形状与盆腔的大小对正常分娩或难产有很大的关系。临床产科通过产前检查和测量几条径线，可预防难产。主要的测量径线有髂前上棘间径、髂嵴间径、髂结节间径、坐骨结节间径、骨盆下口矢径、骶耻外径和骶耻内径。前三种可推算出骨盆上口横径。

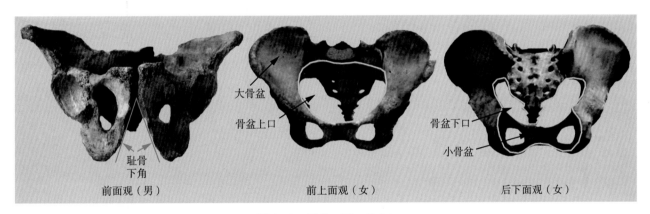

图1-57　骨盆　The Pelvis

第六节　骨学与法医骨学的关系
Relationship between Osteology and Forensic Osteology

一、法医骨学的定义（The Definition of the Forensic Osteology）

法医骨学是用医学及其他自然科学的理论和方法，研究解决公安司法中涉及的骨骼问题。法医骨学是法医人类学中重要的一部分。

二、法医骨学在医学中的地位（The Position of the Forensic Osteology in Medicine）

医学是自然科学中重要的一部分，可分为基础医学和应用医学。

（一）基础医学（Basic Medicine）

基础医学是研究医疗和临床各专业学科的基础理论学科的总称。其分类包括：①探讨人体结构和生命活动规律的学科：如人体解剖学、组织胚胎学、生理学、生物化学等；②研究疾病的发生、发展过程及其原理的学科：如病理解剖学、病理生理学、微生物学、寄生虫学等；③研究治疗方法和原理的学科：如药理学等。

（二）应用医学（Applied Medicine）

应用医学又可分为临床医学、预防医学和法医学。

1. 临床医学（Clinical Medicine）　是研究与疾病发生、发展和治疗相关的临床各科学，如内科学、外科学、妇产科学、小儿科学、耳鼻喉科学等。

2. 预防医学（Preventive Medicine）　我国的医疗卫生方针是预防为主。预防医学是研究各种疾病如何预防不使疾病发生，改善和创造有利于健康的生产环境和生活条件的科学。它与临床医学不同之处在于它是以人群为对象，而不仅限于以个体为对象。

3. 法医学（Forensic Medicine）　是应用医学中一门不断发展的科学，它是采用医学、生物学、化学和其他自然科学的理论和技术，研究解决涉及人身伤亡的有关医学理论和实际问题，为侦查刑事案件提供科学资料和证据，解决法律中的问题。法医学又包括许多分支科学：①法医人类学；②法医骨学；③法医牙科学；④法医毛发学；⑤法医肤纹学；⑥法医物证学［包括血痕、体液（唾液、精液）或体液斑、毛发、组织碎片、血型等］；⑦法医痕迹学；⑧法医毒理学（研究中毒的原因、症状、病理变化、致死量及中毒方式）；⑨法医病理学（以尸体为对象，研究死亡原因、死亡方式和死亡机制等）；⑩法医遗传学；⑪法医化学；⑫法医工程学。

法医学和法医人类学的范畴（图1-58），随着时间的推移和科学的进步，是不断变化的。例如，本书作者于1987年参加第十一届国际法医学大会（International Association of Forensic Sciences）时法医人类学包括22项，1996年第十四届时改为21项。但实际内容是增加的，因为之前的某些项合并为了一项，如将前者中的血液和体液合并为"blood stains & body fluids"等，其他如临床法医学（clinic forensic medicine）、刑事学（criminalistics）、法医心理学（forensic psychiatry）、交通事故和损伤（traffic accidents & injury）等。1978年Warren对法医人类学范畴见图1-58。

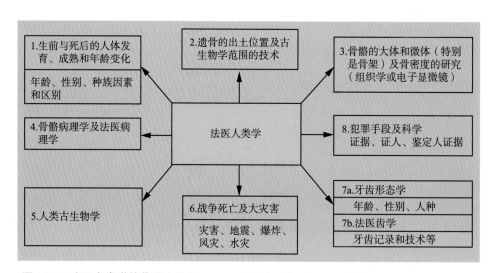

图1-58　法医人类学的范畴（仿Warren，1978）　The Range of Forensic Anthropology

三、法医骨学研究的内容（The Contents of the Forensic Osteology）

法医骨学主要研究的是骨骼，如骨骼的性别鉴定、年龄推测，一般也包括由牙齿的磨耗判断年龄，由骨骼推算身高，骨骼的种族及民族鉴定，从颅骨重建生前面貌等。还可根据四肢骨判断生前习惯用手的侧别，印度Selvaraj（1998）对肱骨结节间沟的4项参数进行测量分析，得出根据结节间沟参数判断惯用手的判别方程，准确率为89%。另外，对骨质损伤的检验、损伤的机制、性质、着力点、方向、后果等也应包括在内。

参 考 文 献

柏树令，2005．系统解剖学．北京：人民卫生出版社：31．

陈　华，2002．法医人类学研究进展．解剖学研究，24（4）：59-61．

陈世贤，1997．法医人类学．北京：人民卫生出版社．

贾静涛，1991．法医人类学．沈阳：辽宁科学技术出版社：244-245．

贾兰坡，1954．骨骼人类学纲要．上海：商务印书馆．

路世才，侯文学，1984．对祖国医学骨学部份的考证．解剖学通报，7（增）：27．

吴汝康，1991．今人类学．合肥：安徽科学出版社．

张继宗，2001．骨骼种属鉴定的组织学研究．法医学杂志，17（3）：139-141．

张继宗，2008．人类骨组织特征研究．人类学学报，27（4）：325-330．

张继宗，2009．法医人类学．2版．北京：人民卫生出版社．

张继宗，赵树民，2000．烧骨残片种属鉴定的研究．刑事技术，（6）：5-6．

张世民，袁　锋，俞光荣，2007．尺骨冠突骨折与复杂型肘关节骨折脱位．中国矫形外科杂志，15（18）：1403-1405．

Krogman W M，İşcan M Y，1986．The human skelton in forensic medicine．2nd ed．Springfield，IL：Charles C Thomas，1-14．

Obafunwa J，1996．14th meeting of the International Association of Forensic Sciences．Tokyo Japan．August 26-30，7-10．

Selvaraj K G，Selvakuhmar V，Indrasingh I，et al，1998．Handedness identification from intertubercular sulcus of the humerus by discriminant function analysis．Forensic Sci Int，98：101-108．

Vancouver B C，1987．11th meeting of the International Association of Forensic Sciences．Ottava，Vancouver，B.C．Canada．August 2-7，7-12．

Wang A A，Mara M，Hutchinson D T，2003．The proximal ulna：An anatomic study with relevance to olecranon osteotomy and fracture fixation．J Shoulder Elbow Surg，12（3）：293-296．

Warren C P，1978．Forensic anthropology-Theory and practice．Proceedings of the Indianna Acad Sci for 1977，87：83-89．

Warwick R，Williams P L，1973．Gray's Anatomy．35th ed．Philadelphia：WB Saunders Co，348．

第二章

骨骼的性别鉴定
Sexual Determination of the Bone

　　骨骼的性别鉴定，是人类学和法医学中非常重要的内容，经常会遇到一些尸骨的性别、年龄和身高不明的案件，要求法医进行鉴定，甚至更进一步要求了解其生前面貌和生活状态。一般而言，骨骼存在着性别差异，尤其是骨盆骨（髋骨和骶骨），但有时存在着较大的个体差异，如体弱的男性和强壮的女性，其骨骼的性别就非常难于鉴别。因此，个案对骨骼的性别鉴定，要注意现场的遗留物及陪葬品，有助于鉴定其性别。如果尸骨齐全，有经验的法医一般按其形态，正确性别判断率可达100%，如Krogman（1955）检查了750套美国白种人和黑种人的骨骼，按整套的正确判别率达100%，按盆骨达95%，按颅骨达92%，按盆骨加颅骨达98%，按四肢长骨达80%，如长骨加盆骨可达98%。Stewart（1948，1951）对整套骨、成人盆骨或成人一侧髋骨的正确判别率为90%～95%，单独成年颅骨（不含下颌骨）达80%，如含下颌骨可达90%。他对100例成年美国黑种人做性别鉴定时，对成套骨骼的判别率达94%，而对仅用颅骨不含下颌骨的判别率仅为77%。随着研究的不断发展，除了单纯从形态特征鉴别外，又有形态加测量的指数鉴别法和判别分析法，特别是后者。自1936年以来利用判别分析法，即使对骨骼性别特征不是很熟悉的人员，也可提高其正确判断率，如丁士海等（1984）不含下颌骨颅骨的正确判别率可达94.3%。性别差异最明显的髋骨和骶骨，美国Phenice（1969）的正确判别率高达96%，对不成套的骨骼，则视骨骼的类别和数量而不同；一般的正确判断率，颅骨可达90%（缺下颌骨者达80%），骨盆骨可达90%。兹简述骨骼的性别鉴定方法。

第一节　按骨骼的形态鉴定性别
Sexual Determination of the Bone by Morphology

　　人体骨骼从总体看，具有明显的性别差异，但个体则不然，如前述男性中有身矮、体弱及体重轻者，反之，女性中也有身高、体壮及体重者，因此易造成一定的误判率。然而，骨骼中有的性别差异比较明显，如髋骨和骶骨性别差异最明显，主要原因是女性的骨盆具有妊娠和分娩的功能，从而形成女性某些独有的特征。

一、髋骨的性别差异（Sexual Difference of the Hip Bone）

　　髋骨的性别差异（图2-1），主要决定于盆腔内性器官的差异，女性生殖器官独具妊娠和分娩的功能，因此与其相邻的髋骨和骶骨的性别差异就比较明显，如女性的盆腔较男性为大。在骨骼鉴定中，此二骨最为重要。就群体而言，仅从形态的正确鉴别率可达90%。如果采用指数法或判别分析法鉴定甚至可高达98%。当然，生物体均具有个体差异，即使资深的专家，也不敢说具有完全的把握。以下仅就女性盆骨的要点简述如下：

　　耻骨联合面一般较薄而短，耻骨下角一般大于直角，耻骨弓较细且向外侧凸出，因而扩大了骨盆出口，便于分娩，一旦分娩，则有可能形成女性特有的耻骨背凹，坐骨大切迹和骶骨相对较宽，也是适应扩

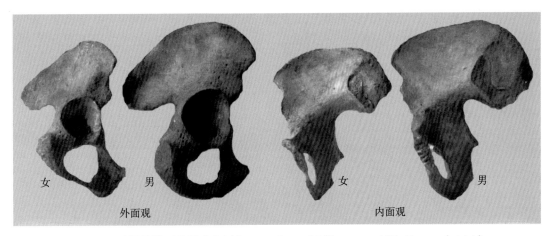

图2-1 髋骨的性别差异（右侧） The Sexual Difference of Hip Bones（right）

大骨盆各径。其余的结构也具有性别差异，详见表2-1。

表2-1 髋骨的性别差异 The Sexual Difference of Hip Bones

骨骼	结构	男	女
髋臼	髋臼直径	较大，朝向外下稍偏前	较小，朝向外下偏前
闭孔	闭孔	大，椭圆形，内侧角100°～110°	小，三角形，内侧角70°
耻骨	耻骨联合面	长而厚	短而薄
	耻骨联合前缘	腹侧嵴	腹侧弓
	耻骨联合下部	宽阔	窄，呈嵴状
	耻骨背凹	无	有
	耻骨上支	粗，较短	细，较长
	耻骨结节-联合面上端距	短	长
	耻骨结节	较圆钝	较锐利
	耻骨上下支间骨块前面观	近三角形	近方形
	耻骨弓（耻骨下支+坐骨支）	粗大，稍外翻，向内侧凸	细小，明显外翻，向内侧凹
	耻骨下角	＜80°，倒V形	＞80°，倒U形
坐骨	坐骨大切迹	窄而深，上角70°	宽而浅，上角85°
	坐骨结节	宽大，外翻	窄小，不外翻
	坐耻支嵴	多出现明显骨嵴	多无
髂骨	耳状面	大而直，对应上三个骶椎	小而斜，对应上两个半骶椎
	耳前沟	常无，且窄	常有，且宽
	耳后沟	很少出现	很少不出现
	髂粗隆	较大且粗糙	较小，粗糙，较轻
	髂结节	多丘状	很少有丘状，或出现小窝

1.耻骨背凹（Dorsal Pitting of Pubis） Putschar（1931）首先提出，在耻骨联合背侧附近的凹陷为女性特有的形态特征。以后美国Stewart（1957）认为此凹与妊娠分娩有关，由于妊娠时垂体分泌松弛素，耻骨联合和骶髂关节处的韧带松弛，继而过度增生，分娩时韧带撕裂、出血，累及耻骨形态上有所改变。因此，他称此凹为"分娩损伤（parturition scar）"，可以肯定判断为女性，且生前有分娩的历史。随着研究的不断深入，人们发现并非分娩过的妇女一定形成"分娩损伤"，也并非未分娩过的妇女就没有"分娩损伤"，于是人们目前普遍接受耻骨背凹（图2-2）这一名称。20世纪70年代，Stewart将耻骨背凹按其大小分为两级：可察觉到的小而浅凹或深度小于2 mm的清楚凹，为一级；深度大于2 mm且较宽者，为二级。许多研究发现，二级背凹的出现与以下因素有关：①分娩者明显多于未分娩者（表2-2）；②足月妊娠超过6次以上者，明显多于足月妊娠5次以下者（表2-3）；③末次分娩时间在15年以上者明显多于14年以下

者（表2-4）；④大于30岁的妇女明显多于小于30岁者，而30岁以内者，年龄越小，其二级背凹的出现越少（表2-5）。纵观，耻骨背凹的多少和大小，随末次分娩的时间、足月妊娠次数及年龄的增长而增多、增大。另外，耻骨背凹的形成原因，亦需考虑其他因素，如疾病、胎儿大小、母体发育情况、体重及骨盆大小等。尽管如此，耻骨背凹仍不失为判断性别的重要因素。

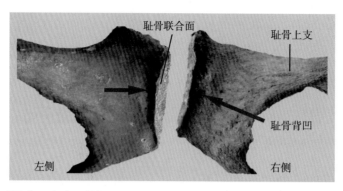

图2-2　耻骨背凹（后面观）　The Female Dorsal Pitting of Pubis（posterior view）

（1）耻骨背凹与分娩的关系（Relationship between the dorsal pitting of pubis and parturition）：综合分析未产妇334例、产妇480例，耻骨背凹出现率分别为（41.92±2.70）%和（77.92±1.89）%，二者出现率比较u值为10.92，$P < 0.01$，说明耻骨背凹产妇的出现率显著多于未产妇，详见表2-2。

表2-2　耻骨背凹与分娩的关系　Relationship between the Dorsal Pitting of Pubis and Parturition					
作者（年份）	国别	未产妇		产妇	
		例数	出现率［%（n）］	例数	出现率［%（n）］
Suchey等（1979）	美国	148	73.65（109）	338	93.49（316）
Kelly（1979）	美国	107	23.36（25）	91	43.96（40）
张忠尧（1982）	中国	79	7.59（6）	51	35.29（18）
合计（%±Sp）（例数）		334	41.92±2.70（140）	480	77.92±1.89（374）

（2）耻骨背凹与足月妊娠次数的关系（Relationship between the dorsal pitting of pubis and number of full term pregnancy）：按Suchey等统计的美国人的资料，足月妊娠1～5次302例和6～17次36例，一级和二级出现率差异u值分别为2.98和3.88，P均< 0.01，说明耻骨背凹的出现率不论一级还是二级，足月妊娠次数越多，出现率越高，而且二级更多。但按张忠尧的资料统计，足月妊娠1～2次和3～5次的差异比较u值分别为1.63和1.63，P均> 0.05，说明我国足月妊娠在5次内，难以支持美国人资料的结论，这可能与我国很少有足月妊娠5次以上有关，详见表2-3。

表2-3　耻骨背凹与足月妊娠次数的关系　Relationship between the Dorsal Pitting of Pubis and Number of Full Term Pregnancy						
作者（年份）	国别	足月妊娠次数	例数	无耻骨背凹［%±Sp（n）］	一级［%±Sp（n）］	二级［%±Sp（n）］
Suchey等（1979）	美国	0	148	26.35±3.62（39）	62.16±3.99（92）	11.49±2.66（17）
		1～5	302	7.28±1.50（22）	54.97±2.86（166）	37.75±2.79（114）
		6～17	36	0（0）	30.56±7.68（11）	69.44±7.68（25）
张忠尧（1982）	中国	0	79	92.40±2.98（73）	3.80±2.15（3）	3.80±2.15（3）
		1～2	27	77.78±8.00（21）	11.11±6.05（3）	11.11±6.05（3）
		3～5	24	50.00±10.21（12）	29.17±9.28（7）	20.83±8.29（5）

（3）耻骨背凹与末次分娩时间的关系（Relationship between the dorsal pitting of pubis and interval since last parturition）：综合末次分娩时间1～14年者187例，15年以上者196例，无耻骨背凹、一级和二级出现率比较u值分别为6.71、0.95、5.92，无耻骨背凹和二级P均＜0.01，而一级无差异，说明耻骨背凹的出现与末次分娩时间有关，时间越长，耻骨背凹出现率越高，级别也越高，详见表2-4。

表2-4　耻骨背凹与末次分娩时间的关系
Relationship between the Dorsal Pitting of Pubis and Interval since Last Parturition

作者（年份）	国别	末次分娩时间	例数	无耻骨背凹［%±Sp（n）］	一级［%±Sp（n）］	二级［%±Sp（n）］
Suchey等（1979）	美国	＜15年	152	13.16±2.74（20）	59.87±3.98（91）	26.97±3.60（41）
		≥15年	180	1.11±0.78（2）	46.11±3.72（83）	52.78±3.72（95）
张忠尧（1982）	中国	＜15年	35	82.86±6.37（29）	8.57±4.73（3）	8.57±4.73（3）
		≥15年	16	25.00±10.83（4）	37.50±12.10（6）	37.50±12.10（6）
合计（%±Sp）（例数）		＜15年	187	26.20±3.22（49）	50.27±3.66（94）	23.53±3.10（44）
		≥15年	196	3.06±1.23（6）	45.41±3.56（89）	51.53±3.57（101）

（4）耻骨背凹与年龄的关系（Relationship between the dorsal pitting of pubis and age）：综合小于30岁241例和大于30岁375例两组进行比较，无耻骨背凹、一级和二级耻骨背凹出现率，u值分别为13.53、3.08、11.84，三组P均＜0.01，说明耻骨背凹与年龄显著相关，即耻骨背凹的出现＞30岁的妇女明显多于＜30岁者，而30岁以内者，年龄越小，其二级背凹出现率越低；详见表2-5。

表2-5　耻骨背凹与年龄的关系
Relationship between the Dorsal Pitting of Pubis and Age

作者（年份）	国别	年龄（岁）	例数	出现率［%（n）］		
				无耻骨背凹	一级	二级
Suchey等（1979）	美国	＜30	149	33.56（50）	59.06（88）	7.38（11）
		≥30	337	3.26（11）	53.71（181）	43.03（145）
张忠尧（1982）	中国	＜30	92	92.39（85）	4.35（4）	3.26（3）
		≥30	38	55.26（21）	23.69（9）	21.05（8）
合计（%±Sp）（例数）		＜30	241	56.02±3.20（135）	38.17±3.13（92）	5.81±1.51（14）
		≥30	375	8.53±1.44（32）	50.67±2.58（190）	40.80±2.54（153）

2.耳前沟（Preauricular Sulcus）　耳前沟（图2-3）是位于髂骨耳状面之前的沟。Derry（1909，1911）首先报道了此沟，Houghton（1974，1975）认为耳前沟较耻骨背凹对分娩是更优越的标志，因为妊娠期该处长时间负重；他将耳前沟分为两类：韧带沟（ligamentous sulcus）和妊娠沟（sulcus of pregnancy），后者又分为宽而浅和明显两种。但也有人持反对意见，认为耳前沟的形态与体重无关。

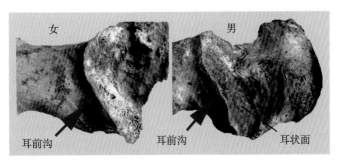

图2-3　耳前沟（前面观）　The Preauricular Sulcus（anterior view）

现将Kelly（1979）的观察数据及其未产妇和产妇两组差异进行比较：χ^2分别为24.56和15.20，$P < 0.001$，说明耳前沟产妇显著，而且明显妊娠沟型出现率也越高，详见表2-6。

作者（年份）	国别	Houghton 分级	出现率[%±Sp（n）]	
			未产妇（107例）	产妇（91例）
Kelly（1979）	美国	韧带沟	54.21±4.82（58）	20.88±4.26（19）
		妊娠沟：宽而浅	25.23±4.20（27）	35.16±5.01（32）
		明显	20.56±3.91（22）	43.96±5.20（40）

表2-6　耳前沟与分娩的关系
Relationship between the Preauricular Sulcus and Parturition

3.耳后沟（Postauricular Sulcus）　位于髂结节和耳状面后缘之间。İşcan等（1984）提出男性很少出现耳后沟，女性一般存在；并提出随着年龄增长，耳后沟可能消失，由耳状面的塌陷所致。

现将Kelly（1979）观察数据及其未产妇和产妇两组差异进行比较：χ^2分别为19.15和15.20，$P < 0.001$，说明耳后沟产妇显著，而且明显妊娠沟型出现率也越高，详见表2-7。

作者（年份）	国别	分级	出现率[%±Sp（n）]	
			未产妇（107例）	产妇（91例）
Kelly（1979）	美国	无耳后沟	67.29±4.54（72）	36.26±5.04（33）
		微现耳后沟型	15.89±3.53（17）	31.87±4.88（29）
		明显耳后沟型	16.82±3.62（18）	31.87±4.88（29）

表2-7　耳后沟与分娩的关系
Relationship between the Postauricular Sulcus and Parturition

4.耳后间隙（Postauricular Space）　位于骶髂关节后方，İşcan等（1984）提出此间隙是一个很可靠的性别因素，男性此间隙很窄，偶尔还会在前结节处出现一个额外的关节面。我们曾在CT片上进行过测量，结果显示男女具有明显差异。

5.髂粗隆（Iliac Tuberosity）　İşcan等（1984）提出髂粗隆在男性为一小丘状结构，而在女性没有丘状结构，其变化多端，也可以不存在，如果不存在，则会有一大窝。

6.坐骨大切迹（Greater Sciatic Notch）　如果将坐骨大切迹（图2-4）上端的髂后下棘最低点与切迹下端坐骨棘尖端连一线，男性明显短于女性，找出切迹最深点，分别从此点连线到上述两点，其间的夹角，女性明显大于男性。

7.耻骨上下支间骨块（Bony Mass between Superior & Inferior Rami of Pubis）　如前所述，Gray解剖学将此处定义为耻骨体，邵象清（1978）曾对男99副、女112副已知性别的骨骼进行观察，其结果：①耻骨上下支间骨块前面观，女性为方形占99%，而男性为三角形占98%；②坐耻支下缘，即耻骨弓，男性呈向内侧凸形弧占100%，女性为凹形弧占99%；③坐耻支嵴，男性出现率为96.0%，而女性仅为2.7%。

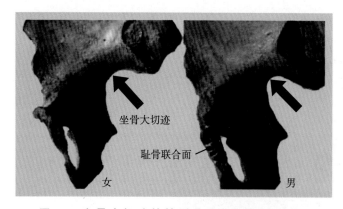

坐骨大切迹
耻骨联合面
女　　男

图2-4　坐骨大切迹的性别差异（右侧）The Sexual Difference of Greater Sciatic Notch（right）

二、骶骨的性别差异（Sexual Difference of the Sacrum）

骶骨的性别差异（图2-5）和髋骨一样，是性别差异最明显的骨骼之一（表2-8），原因很简单，成年女性具有妊娠和分娩的功能，而男性无此功能。因此，小骨盆腔及其骨盆入口和出口的横径和矢径越大，越有利于分娩。大体而言，女性的骶骨明显宽于男性，而骶骨的高则反之。

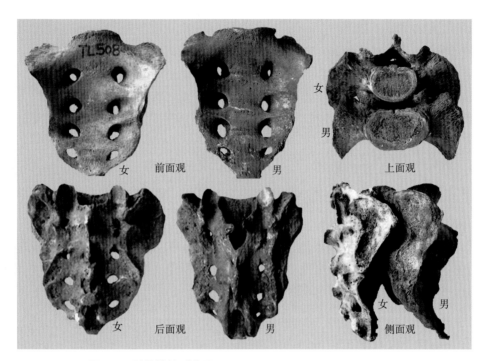

图2-5　骶骨的性别差异　The Sexual Difference of Sacrum

结　构	男	女
表2-8　骶骨的性别差异　The Sexual Difference of Sacrum		
骶骨侧面观	骶骨前曲曲度大	骶骨前曲曲度小
耳状面	大而直，对应上三个骶椎	小而斜，对应上两个半骶椎
骶骨前面观	骶骨整体高而窄	骶骨整体矮而宽
骶骨上面观	骶骨宽度大	骶骨宽度小
骶骨底（第一骶椎上面）	骶骨底宽＞骶骨宽的1/3	骶骨底宽＜骶骨宽的1/3

三、骨盆的性别差异（Sexual Difference of the Pelvis）

骨盆骨骼的性别差异概括为图2-6和表2-9。

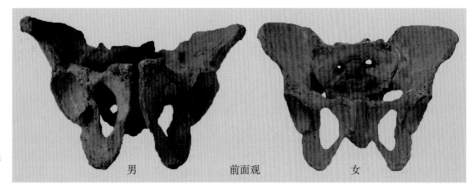

图2-6　骨盆的性别差异
The Sexual Difference of Pelvis

结构	男	女
表2-9　骨盆的性别差异　The Sexual Difference of Pelvis		
骨盆整体	粗壮，厚重，肌嵴明显	细弱，薄轻，肌嵴不明显
大骨盆	较窄，髂骨高，较矢状位	较宽，髂骨低，较水平位
小骨盆	盆径小而深，横径约120 mm	盆径大而浅，横径约125 mm
髂嵴间径	相对小	相对大
骨盆上口	心形，口径小，骶岬明显	椭圆形，口径大，骶岬不明显
结节间径（出口横径）	小，约85 mm	大，约118 mm
骨盆下口前后径	短小，约80 mm	长阔，约125 mm
斜径（骶髂关节中点 - 对侧坐耻联合处）	较小，约100 mm	较大，约118 mm

四、颅骨的性别差异（Sexual Difference of the Skull）

通常骨骼的性别鉴定，主要集中在盆骨和颅骨。按照它们形态上的性别差异，资深的人类学家或法医学工作者，其群体正确判别率很高。但很少可达到100%的准确，因为不论哪个民族或种族群中均有个体差异。颅骨的性别差异（图2-7），总体而言，除一般规律男性较大、较重、骨突起明显外，有时一个简单的办法就可鉴别，即将不带下颌骨的颅骨置于桌面上，男性稳定不动，而女性往往左右摇摆，这是由于枕髁和两侧颞骨乳突的突出度不同而致，男性两侧乳突较大，与上颌牙齿成三点稳定的平面，而女性两侧乳突高于枕髁平面，于是枕髁与上颌牙齿两点着地，因而不稳。

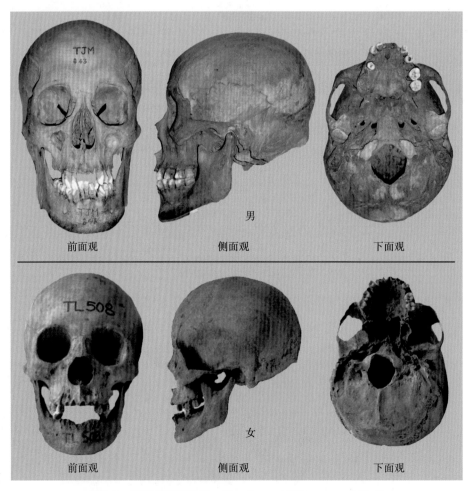

男

前面观　　　　　　　　侧面观　　　　　　　　下面观

女

前面观　　　　　　　　侧面观　　　　　　　　下面观

图2-7　颅骨的性别差异　The Sexual Difference of Skull

Hoshi（1962）用乳突后面观形态判别性别，他将其分为三种类型：男型（M型）、女型（F型）和中性型（N型），男型乳突尖垂直朝下，并在乳突根部上方成一凹陷，于是乳突外侧面出现乳突上嵴（supramastoid crest），女型乳突尖朝向内下，与颅骨一起呈平滑的凸面。此方法正确判别率男性为69%，女性为46%。

Demoulin（1972）测量了10项颅骨指标，发现性别差异较大的项目是乳突高×乳突宽。乳突高的测量方法是乳突尖至Frankfurt平面的垂直距，乳突长采用星点（ast）至耳门上点（po）间的直线距离。

Teixeira（1981）测量了巴西男、女各20个成年颅骨，发现枕骨大孔面积的性别差异明显，该方法是先测量枕骨大孔的长径和宽径，取二者均值作为圆的直径，再计算出其面积。结果显示：男性枕骨大孔面积为963 mm^2，而女性为805 mm^2。

综合颅骨的性别差异见表2-10：

表2-10　颅骨的性别差异　The Sexual Difference of Skull			
颅骨	结构	男	女
整颅	整体外观	大，壁厚，重，肌嵴明显	小，壁薄，轻，肌嵴不明显
	颅容积	大（约1500 ml）	小（约1300 ml）
	面颅整体	发育显著，窄而高	发育较弱，宽而低
	眶口	相对小，多似方形	相对大，多似圆形
额骨	额骨鳞部	向后上均匀倾斜	向上急转向后
	额骨结节	不明显	较明显
	额窦	大	小
	眉间和眉弓	发育显著	发育较弱，不明显
	眶上缘	较厚而钝	较薄而锐利
鼻腔	梨状孔	窄而高，大	宽而低，小
口腔	牙齿	高，粗壮，下第一磨牙多5个牙尖	低，薄弱，下第一磨牙多4个牙尖
颧弓	颧弓	粗大	细小
	颧骨	较高，粗壮	较低，薄弱
颞骨	乳突	大，颅平放桌面时稳固	小，颅平放桌面时多数不稳
	乳突导静脉孔	出现率多	出现率少
	乳突尖方向	直向下或外翻	向下内或内翻
	茎突	长，粗壮	短，薄弱
	外耳道上棘	显著者多，占60%	显著者少，占20%
枕骨	枕髁	粗壮，宽约为长径的1/2	细弱，宽小于长径的1/2
	枕外隆凸	粗大，明显	不明显
	枕骨大孔	大（长>35 mm）	小（长<35 mm）
上颌骨	鼻后孔	相对小	相对大
	切牙窝	深	浅
	齿弓	多抛物线形	多U形
下颌骨	下颌体	较高，下缘前翻，颏隆凸较突出	较低，下缘后翻，颏隆凸不突出
	下颌支	较宽，咬肌粗隆较明显	较窄，咬肌粗隆不太明显
	下颌角	粗糙外翻，小于120°	细致不外翻，大于120°
	下颌头	粗壮	细弱
	颏部	近方形，较大	弧形，较小
	下颌角间距	大（>100 mm）	小（<100 mm）

第二节　按指数鉴定骨骼性别
Sexual Determination of the Bone by Index

按形态鉴定骨骼性别需要具有一定的造诣和经验，为了更加普及鉴定性别，人类学家和法医学工作者将形态上差异较大的因素（项目），分别测量男女相应的骨骼，再通过简单的数学公式演算，即指数＝100×（测项1÷测项2），变成指数加以区别，就更加方便。其优点为即使不是很熟练掌握形态差异的一般工作人员，只要选准骨骼的测量点，同样可以获得较高的判别率（指数是没有单位的）。

一、坐耻指数（The Ischium-pubic Index）

Schultz（1930）首先提出猕猴的坐耻指数（ischium-pubic index）具有非常明显的性别差异，且无性别重叠。Washburn（1948）将Schultz法应用于300例美国人，证实坐耻指数的性别鉴定率高达90%，如结合坐骨大切迹的测量，性别鉴定率会更高。Hanna（1953）对因纽特人、Davivongs（1963）对100副澳大利亚人的髋骨与骶骨进行了多项测量，也证实其中坐耻指数一项对性别鉴定有较高的价值。国内吴新智等（1982）测量了新疆出土的汉族髋骨169例，指出坐耻指数是比较有价值的判断性别的项目，如与髋骨其他项目配对坐标比较，可提高鉴定性别的能力。

髋骨早已被认为是人体最具有性别差异的骨之一（Letterman，1941），任光金等（1982）也对已知性别的成年髋骨100副，采用几种不同的测量标准（图2-8）进行了比较，结论是Schultz法判别率最高。四种不同方法在于如何选取髋臼内测点，测量结果见表2-11。

$$坐耻指数＝100×（耻骨长/坐骨长）\hspace{3cm}（式2-1）$$

1. Schultz法　髋臼内测点位于月状关节面内缘前部小切迹最凹处A点，然后A点测至耻骨联合面最高点P的直线距离（AP）为耻骨长，再由A点测至坐骨结节的最大直线距离S点（AS）为坐骨长，按上述公式算出。

2. 髋臼中心法　任光金等（1982）由一人先目测标出髋臼中心点C，用直脚规按上法测出耻骨长Ⅱ（CP）及坐骨长Ⅱ（CS），按公式2-1计算出。

3. 吴新智等Ⅰ法　髋臼内测点在髋臼内两弧线相交处B点。用直脚规按上法测出耻骨长Ⅰ（BP）及坐

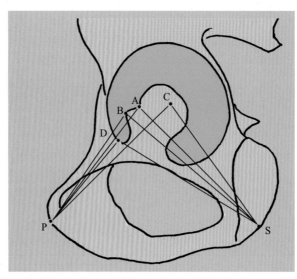

图2-8　四种坐耻指数的测量点　Four Methods of the Measuring Center Point in Acetabulum
（A.Schultz法；B.吴新智等Ⅰ法；C.髋臼中心法；D.吴新智等Ⅱ法；P.耻骨点；S.坐骨点）

骨长Ⅰ（BS），按公式2-1计算出坐耻指数Ⅰ。

　　4.吴新智等Ⅱ法　髋臼内测点位于髋臼缘至耻骨联合上缘最短距离的D点，用直脚规按上法测出耻骨长Ⅱ（DP）及坐骨长Ⅱ（DS），按公式2-1计算出坐耻指数Ⅱ（表2-11）。

表2-11　几种坐耻指数的比较　Comparison of the Different Ischium-pubic Indices					
作者（年份）	方法	国别	例数	重叠率（%）	性别重叠指数范围
Washburn（1948）	Schultz法	美国白种人	200	10.0	91～95
Washburn（1948）	Schultz法	美国黑种人	100	19.0	84～89
Washburn（1949）	Schultz法	班图人	169	—	87～92
Hanna（1953）	Schultz法	因纽特人	224	—	91～93
Davivongs（1963）	Schultz法	澳大利亚人	161	28.0	81～88
吴新智等（1982）	吴新智Ⅰ法	中国人	169	20.7	92～98
吴新智等（1982）	吴新智Ⅱ法	中国人	169	32.6	66～74
任光金等（1982）	Schultz法	中国人	200	10.0	87～92
任光金等（1982）	髋臼中心法	中国人	200	36.7	103～111

　　结论：Schultz法判别率最高，髋臼中心法判别率最低。
　　判别标准：根据重叠指数，即凡小于低指数者为男性，凡大于高指数者为女性。

二、髂骨翼高指数（Index of the Iliac Wing's Height）

　　此指数是根据髂骨翼和弓状线的性别差异而设计的，即弓状线长（length of arcuate line）和髂骨翼高（iliac Wing's height）。前者测量髂耻点至耳点的直线距离，后者测量髂结节点至弓状线中点的距离。

$$髂骨翼高指数＝100×（弓状线长/髂骨翼高）\qquad（式2-2）$$

　　赵文潭（1984）测量了210副420侧髂骨，结果显示指数＜42为男性，占46.2%；＞48为女性，占43.3%；两性重叠区占10.5%。

三、骶骨底宽指数（Index of the Sacral Base and Breadth）

　　骶骨底宽指数需要测量两项因素，即骶骨最大宽（maximum breadth）和骶骨底宽（breadth of base of sacrum）。用游标卡尺依次可测量骶骨的最大宽度和骶骨底的最大宽度见图2-9。

$$骶骨底宽指数＝100×（骶骨底宽/骶骨最大宽）\qquad（式2-3）$$

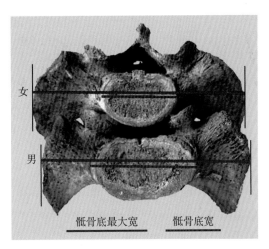

图2-9　骶骨底宽指数的测量　The Measurements of the Index of Sacral Base & Breadth

任光金（1982）曾测量已知性别骶骨，结果显示判别率高达90.6%，性别重叠指数范围为36～40（占9.4%）。指数判别：＜36为女性，＞40为男性。

四、坐骨大切迹指数（Index of the Greater Sciatic Notch）

丁士海等（1982）测量了青岛地区出土的已知性别、完整的成年髋骨90副（180侧）。结果显示：虽然坐骨大切迹具有明显的性别差异，但用指数计算，其指数性别重叠范围为54～68。指数判别：＞68.0为男，＜53.9为女。重叠率太高（52.3%），不具备实用价值。坐骨大切迹指数需要测量切迹最大宽（AB）和切迹最大深（CD）（图2-10），代入公式算出。

$$坐骨大切迹指数 = 100 \times （切迹最大深/切迹最大宽） \tag{式2-4}$$

测量工具为带深度的游标卡尺或通过测量三点（A.髂后下棘最低点，B.坐骨棘点，C.坐骨大切迹最高点），再用三角余弦和正弦定理输入电子计算机算出。

Boucher（1955）应用此指数对30例美国白种人和96例美国黑种人的胎儿标本进行测量，得出结论：指数在5.0～6.0多为女性，指数在3.9～5.0多为男性；随后1957年他又提出，耻骨或坐骨，或坐耻指数不论胎儿的骨性或软骨性标本，均无性别差异。

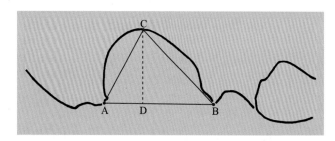

图2-10　坐骨大切迹指数的测量　The Measurement of the Index of Greater Sciatic Notch
（A.髂后下棘最低点；B.坐骨棘点；C.坐骨大切迹最深点）

五、髋臼耻骨指数（The Acetabulum-pubic Index）

$$髋臼耻骨指数 = 100 \times （髋臼直径/耻骨联合上缘至髋臼缘距） \tag{式2-5}$$

任光金（1982）测量髋臼直径和耻骨联合上缘至髋臼缘距，性别指数重叠范围为72～82，判别率为72%。

六、髋臼耻骨结节指数（Acetabulum Diameter/Pubic Tubercle-acetabular Rim Index）

$$髋臼耻骨结节指数 = 100 \times （髋臼直径/耻骨结节至髋臼缘距） \tag{式2-6}$$

七、坐骨髋臼高/耻骨联合上缘至髋臼缘距指数（Ischium-acetabular Height/Pubic Symphysis-acetabular Rim Index）

$$坐骨髋臼高/耻骨联合上缘至髋臼缘距指数 = \\ 100 \times （坐骨结节至髋臼上缘距/耻骨联合上缘至髋臼缘距） \tag{式2-7}$$

第三节 按判别分析法鉴定骨骼性别
Sexual Determination of the Bones by Discriminant Function Analysis

判别分析法是目前对成年骨骼判别性别最好的方法，其特点是结合形态的性征进行定量检查。此法为 Fisher（1936）首创，此后，Keen（1950）、Pons（1955）、埴原和郎（1958）、田中武史等（1979）、Schulter-Ellis 等（1983，1985）、丁士海等（1984）、舟山真人（1985）、冈田吉郎（1987）、李春彪等（1990）等许多人做过此方面的工作，其正确判别率均较高。例如，埴原和郎对全套骨骼的判别率高达98.9%，李春彪等为95.1%，田中武史等为94.9%，丁士海等对颅骨仅用两项因素，判别率高达94.3%。对四肢骨的判别率也可高达90%以上，如对肩胛骨的判别率达97.6%（任光金，1987），髋骨达96.1%（周盛斌等，1997），锁骨达92.5%（张继宗等，2001），腕骨达91.2%（丁洲等，2000），指骨达91.9%（张庆等，2003）。这在过去用形态法或指数法判别四肢骨如此高的判别率是不可想象的。因此，即使对骨骼形态不是很熟悉者，只要对判别式中的测量项目测量准确，即可达到较高的正确判别率。

判别式的通式：$Z = aX_1 + bX_2 + cX_3 + dX_4 + eX_5 + fX_6 + \cdots + nX_n$

公式中的 $a, b, c, d, e, f, \cdots$ 为一定的函数，而 $X_1, X_2, X_3, X_4, X_5, X_6, \cdots, X_n$ 为骨骼的某些测量因素（项目），

每一个判别公式有一个判别值（Zo），一般大于判别绝对值判为男性，反之为女性，即 $Z > |Zo|$ 判为男，$Z < |Zo|$ 判为女。通常判别式后应附有正确判别率。

逐步判别式的通式：$Y_1 = aX_1 + bX_2 + cX_3 + dX_4 + eX_5 + fX_6 + \cdots + nX_n$

$$Y_2 = aX_1 + bX_2 + cX_3 + dX_4 + eX_5 + fX_6 + \cdots + nX_n$$

两个公式中的 $a, b, c, d, e, f, \cdots$ 为不相同的函数，而 $X_1, X_2, X_3, X_4, X_5, X_6, \cdots, X_n$ 为两个公式中相同的骨骼某些测量因素（项目），计算出 Y_1 和 Y_2 值后，一般 $Y_1 > Y_2$ 判为男性，反之判为女性。通常两个判别式后应附有正确判别率。

研究判别分析法的前提是必须具备大样本已知性别的骨骼标本或 X 线片，要遵循随机取样的原则。选取的测量因素，其性别差异越大越好。现将不同骨骼的判别式及其判别值和判别率介绍如下。

一、颅骨性别的判别分析（Sexual Discriminant Function Analysis of the Skull）

1. *颅骨颅容积的测量*（Measurement of the Cranial Capacity） 丁士海等（1984）对已知性别青岛出土的成年颅骨70例，研究应用颅容积测量因素的判别方程式，其判别率均较高（表2-12）。颅容积的测量采用汞介质，其误差均值降低到国际最低标准（平均2.3ml）。由于汞的测量需要大量汞，研究者通常难以达到，因此，他们提出了采用测量颅周长、耳上颅高、颅高和颅顶正中弧（亦称颅矢状弧）推算回归图（见图5-32），则很容易推测出颅容积量。上述测量项目的要求，按一般人类学测量方法进行，即颅周长和颅顶正中弧用卷尺，颅高用弯脚规，耳上颅高则需有 Mollison 颅骨定位仪或用回归方程推算（参阅第五章）。

朱永泽等（1985）对青岛地区男142例、女107例采用颅矢状弧、颅矢状弦、颅横弦和颅周长而提出的颅容积的性别判别方程式，其判别率远不如前者（63.5～75.9）。金东洙等（1988）对延边地区108例，采用 hor-sta 距（X_1）、hor-i 距（X_2）、hor-l 距（X_3）、ba-o 距（X_4）、enba-o 距（X_5）和枕骨大孔宽（X_6），提出的多元颅容积的性别判别方程式，判别率达到79.6%。其判别式为 $Z = 0.4439X_1 + 0.1529X_2 + 0.1603X_3 + 0.6963X_4 - 0.5727X_5 + 0.0526X_6$，判别值（Zo）为62.285。

2. *颅骨测量*（Measurement of the Skull） 埴原和郎（1959）根据对日本人颅骨的测量提出的性别判别分析方程式见表2-13。

3. *颅骨和下颌骨的测量*（Measurement of the Skull & Mandible） 结合颅骨和下颌骨的测量进行性别判断，比单纯下颌骨的判断，正确率可提高到90%以上。根据王令红等（1988）对太原地区和王令红（1989）对香港地区颅骨的研究，提出的颅骨和下颌骨性别的判别分析方程式，见表2-14。

表2-12　颅骨的性别判别方程式
Formulae of the Sexual Discriminant Function Analysis from Skull

判别式（mm，颅容积ml）	判别值（Zo）	判别率（%）
$Z=$耳上颅高 $-0.154\,36$ 颅容积	-101.54	94.3
$Z=$颅长（g-op）$+0.229\,93$ 颅容积	499.41	92.9
$Z=$颅宽（eu-eu）$-1.084\,63$ 颅容积	-1392.23	92.9
$Z=$颅高（ba-b）$-0.239\,46$ 颅容积	-201.95	92.9
$Z=$颅长×耳上颅高 $+3421.373\,18$ 颅容积	$4\,849\,069.03$	92.9
$Z=$颅长×颅宽×颅高 $-18\,161.751\,53$ 颅容积	$-22\,335\,647.63$	92.9
$Z=$颅长 $-2.349\,18$ 耳上颅高 $+0.370\,84$ 颅容积	425.19	92.9
$Z=$颅长 $+0.885\,52$ 颅宽 $+0.343\,46$ 颅高	343.72	88.6
$Z=$颅长 $+0.510\,14$ 颅高	244.38	87.1

注：Z值大于判别值（Zo）或小于负判别值判为男性，反之判为女性。

表2-13　日本人颅骨的性别判别方程式
Formulae of the Sexual Discriminant Function Analysis from Japanese Skull（Hanihara）

判别式（mm）	判别值（Zo）	判别率（%）
$Z=X_1+2.6139\,X_3+0.9959\,X_4+2.3642\,X_7+2.0552\,X_8$	850.66	89.7
$Z=X_1+2.5192\,X_3+0.5855\,X_4+0.6607\,X_6+2.7126\,X_8$	807.40	89.2
$Z=X_1+2.5602\,X_3+1.0836\,X_4+2.604\,45\,X_8$	809.72	88.9
$Z=X_1+2.2707\,X_3+1.3910\,X_4+2.7075\,X_7$	748.34	88.8
$Z=X_1+0.7850\,X_4+0.4040\,X_6+1.9808\,X_8$	428.05	86.4
$Z=X_1+0.0620\,X_2+1.8654\,X_3+1.2566\,X_4$	579.96	86.4
$Z=X_6+2.2354\,X_7+2.9493\,X_8+1.6730\,X_9$	388.53	85.6
$Z=X_1+0.2207\,X_2+1.0950\,X_4+0.5043\,X_5$	380.84	83.1

注：$X_1=$颅最大长（g-op），$X_2=$颅最大宽（eu-eu），$X_3=$颅高（ba-b），$X_4=$上面宽（fmt-fmt），$X_5=$上面高 I（n-sd），$X_6=$下颌角间宽（go-go），$X_7=$下颌联合高（id-gn），$X_8=$下颌支高（cdl-go），$X_9=$下颌支最小宽（即下颌支宽）；Z值大于判别值（Zo）判为男性，反之判为女性。

表2-14　颅骨和下颌骨的性别判别方程式
Formulae of the Sexual Discriminant Function Analysis from Skull & Mandible

判别式（mm）	判别值（Zo）	判别率（%）
$Z=-0.0723$ 颅底长 $+0.1438$ 颅高 $+0.1281$ 鼻高 -0.1950 内侧两眶宽 -0.1212 额侧面角 $+0.1470$ 左下颌切迹深 -29.7566	0	93.1
$Z=0.3054$ 颅底长 $+0.0623$ 颅周长 $+0.1050$ 颧宽 -0.8970 鼻梁至mf-mf矢高 -0.1966 额侧面角 $+0.1570$ 下颌联合高 $+0.2500$ 左M_1-M_2处下颌体高 $+0.0228$ 左下颌支高 -67.8047	0	92.5
$Z=0.0504$ 颅底长 $+0.1051$ 颧宽 $+0.0183$ 颅周长 $+0.1323$ 鼻高 -0.0772 额侧面角 $+0.0557$ 鼻颧角 $+0.0591$ 前眶间宽矢高 -36.6935	0	90.4
$Z=0.0271$ 颅底长 $+0.0719$ 颧宽 $+0.0489$ 颅周长 -0.1182 额侧面角 -0.1767 左M_1-M_2处下颌体高 $+0.2522$ 前眶间宽矢高 $+0.1312$ 下颌联合高 $+0.0988$ 左下颌支高 -28.0182	0	90.2
$Z=0.2184$ 颅底长 $+0.0618$ 颅周长 $+0.0308$ 颧宽 -0.7851 鼻梁至mf-mf矢高 $+0.4133$ 鼻高 -0.1508 额侧面角 -57.9408	0	89.5
$Z=0.2267$ 下颌髁间宽 $+0.6835$ 左M_1-M_2下颌体高 $+0.3688$ 左下颌切迹深 -50.3731	0	89.5

注：Z值大于判别值（Zo）判为男性，反之判为女性。

4.颅骨弧度和颅骨弦的测量（Measurements of the Cranial Arc and Cranial Chord）　从判断正确率可以看出此方法较测量颅骨的长度、宽度和高度，似乎稍逊一筹。毛成龙等（1986）提出的判别方程式（mm）：$Z = 0.006\,035$额骨矢状弧$+ 0.016\,154$额骨矢状弦，判别值（Zo）0.2532，判别率（%）男80.49、女67.8。金东洙等（1986）对颅骨男55例、女53例提出的性别判别方程式见表2-15。

表2-15　颅骨弧弦及有关长宽度的性别判别方程式
Formulae of the Sexual Discriminant Function Analysis from Cranial Arc & Cranial Chord

判别式（mm）	判别值（Zo）	判别率（%）
$Z = 0.0703$颅周长$+ 0.1861$枕骨矢状弧$+ 0.2361$顶骨矢状弦	83.9319	87.96
$Z = 0.0626$颅周长$+ 0.1963$枕骨矢状弧$+ 0.1946$顶骨矢状弦$+ 0.1847$（n-o弦）	101.02	87.96
$Z = 0.2204$枕骨矢状弧$+ 0.2765$顶骨矢状弦	56.1286	84.25
$Z = 0.4726$左乳突长$+ 0.1701$左ms-i距	292 331	77.77
$Z = 0.4295$左乳突长$+ 0.1213$左乳突宽$+ 0.1711$左ms-i距	31.1107	76.85

注：Z值大于判别值（Zo）判为男性，反之判为女性。

5.颅骨按Fourier变换的性别判别分析（Sexual Discriminant Function Analysis from the Skull by Fourier Transform）　李春彪等（1992）对东北地区汉族18～62岁男55例、女46例，采用Fourier变换法测量取得了较高的判别率，详见表2-16。

表2-16　颅骨性别非标准化判别分析
Formulae of Sexual Discriminant Function Analysis from the Skull by Fourier Transform

判别式（mm）	判别值（Zo）	判别率（%）
$Z = 0.1626\,X_1 + 0.3354\,X_2 + 0.2377\,X_3 + 0.5419\,X_4 + 0.0128\,X_5 - 0.8847\,X_6 + 0.5810\,X_7 - 0.8671\,X_8 - 1.5285\,X_9 - 0.6847\,X_{10} - 0.7516\,X_{11} + 1.0525\,X_{12} - 0.9901\,X_{13} + 1.6158\,X_{14} - 0.6839\,X_{15} + 1.4035\,X_{16} - 14.4367$	0.107 88	90.10
$Z = -0.3207\,X_3 + 1.0596\,X_6 + 0.9747\,X_8 + 1.4338\,X_9 + 1.2766\,X_{10} - 0.7709\,X_{14} - 0.8342\,X_{16} - 4.3855$	-0.100 37	89.11

注：$X_1 \sim X_{16}$为额骨正中矢状弧（n-b）等分32份XY坐标Fourier转换合成的16个振幅数值。

　　Z值大于判别值（Zo）或小于负值判为男性，反之判为女性。

6.颞骨的测量（Measurement of the Temporal Bone）　如果仅从一块颞骨进行性别判定，以往是难以设想的。张跃明等（1998）对东北地区颅骨的研究采用判别分析法，亦可达到正确判别率近80%，这对于判断颅骨不全的个案，具有重要的意义，见表2-17。

表2-17　颞骨的性别判别方程式
Formulae of the Sexual Discriminant Function Analysis from Temporal Bone

判别式（mm）	判别值（Zo）	判别率（%）
$Z =$外耳门纵径$+ 0.714$外耳门横径$+ 3$外耳道鼓室深$+ 0.429$外耳门蝶点径$+$外耳门乳突径$- 0.143$外耳门指数	123.00	80.42
$Z =$外耳门纵径$+ 0.375$外耳门横径$+ 2.5$外耳道鼓室深$+ 0.375$外耳门蝶点径$+ 0.875$外耳门乳突径	111.36	79.22
$Z =$外耳门横径$+ 2.75$外耳道鼓室深$+ 0.375$外耳门蝶点径$+$外耳门乳突径$- 0.125$外耳门指数	99.25	79.52
$Z =$外耳道鼓室深$+ 0.087$外耳门蝶点径$+ 0.348$外耳门乳突径$- 0.044$外耳门指数	33.04	79.22

注：外耳门指数$= 100 \times$（外耳门横径/外耳门纵径）；Z值大于判别值（Zo）判为男性，反之判为女性。

7.颅骨性别的逐步判别方程式（The Sexual Stepwise Discriminant Function Analysis from Skull） 李仁（1996）根据对湖北地区104例X线片的研究提出颅骨性别的逐步判别方程式，见表2-18。

表2-18　颅骨的性别逐步判别方程式 Formula of the Sexual Stepwise Discriminant Function Analysis from Skull	
逐步判别方程式（mm）	判别率（%）
Y_1＝1.89颅高＋1.16全面高＋9.41鼻宽＋0.35眉间突度指数＋3.13全面宽-521.94	85.32
Y_2＝1.79颅高＋1.00全面高＋9.06鼻宽＋0.06眉间突度指数＋3.03全面宽-466.78	

注：$Y_1 > Y_2$判为男，反之判为女。

8.颅底测量（Measurement of the Cranial Base） Francesquini等（2007）通过测量巴西20～55岁男女各100个颅底的几条径线（图2-11）：切牙孔点B至颅底点A点距，即A-B距（X_1），左右乳突切迹前根点C点间距，即C-C距（X_2）。

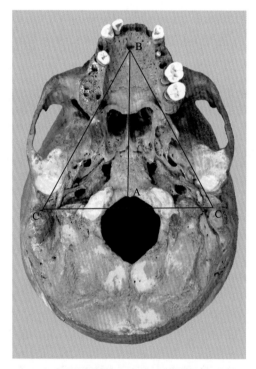

图2-11　颅底测量法（仿Francesquini，2007）
Measurement of the Cranial Base（according to Francesquini，2007）
（A.颅底点；B.切牙孔点；C.乳突切迹前根点）

判别分析式：功率值（power value）＝25.2772-0.1601X_1-0.0934X_2，正确判别率达79.9%。将功率值代入公式：P＝e的功率值平方/（1＋e的功率值平方）则可推断出女性概率。

9.下颌骨测量（Measurement of the Mandible） 刘美音等（1991）通过对山东地区男女各100例下颌骨的测量，取得较高的判别率，详见表2-19。

通过下颌骨某些项目的测量进行性别判别分析，国内外的数据显示，判别率多在85%上下，其中贡献率较大的项目多数为横向的测量，如下颌髁间宽、喙突间宽、下颌角间宽等。杨茂有等（1988）对东北地区成年男性113例、女70例提出的性别判别方程式见表2-20。

表2-19 下颌骨的性别判别方程式
Formulae of the Sexual Discriminant Function Analysis from Mandible

回归方程式（mm）	F值	R值
$Z_1 = 0.35X_7 + 0.09X_{11} + 0.74X_{14} + 0.55X_{15} - 57.37$	120.12	0.9646
$Z_2 = 0.37X_7 + 0.74X_{14} - 1.5X_{15} + 63.35$	150.73	0.9114
$Z_1 = 0.40X_1 + 0.53X_4 + 0.23X_8 + 0.69X_9 + 0.10X_{15} - 6.07$	53.33	0.9402
$Z_2 = 0.40X_1 + 0.53X_4 + 0.23X_8 - 0.09X_9 + 0.10X_{15} - 6.07$	53.33	0.9402
$Z_1 = 0.71X_3 - 0.13X_{12} + 0.15X_{13} + 0.11X_{16} + 7.33$	53.39	0.9251
$Z_2 = 0.73X_3 - 0.15X_{12} + 0.14X_{16} + 11.41$	65.70	0.9136
$Z_1 = 0.83X_5 + 0.19X_9 + 0.19X_{11} - 0.37X_{13} + 0.76X_{14} - 1.31X_{16} + 141.71$	32.33	0.9224
$Z_2 = 0.20X_{11} + 084X_{14} - 1.34X_{16} + 124.78$	49.24	0.8943
$Z_1 = 0.27X_3 + 0.37X_{15} + 0.90X_{16} - 42.16$	63.66	0.9153
$Z_2 = 0.27X_3 + 0.37X_{15} + 1.10X_{16} - 42.16$	63.66	0.9153

注：X_1=下颌联合高，X_3=颏孔处高，X_4=M_{1-2}处高，X_5=颏孔处厚，X_7=颏孔至颏联合距离，X_8=颏孔-下颌缘距，X_9=下颌体夹角，X_{11}=髁突间宽，X_{12}=喙突间宽，X_{13}=下颌支最小宽，X_{14}=下颌支高，X_{15}=下颌角，X_{16}=髁突高；Z_1=男性，Z_2=女性。

表2-20 下颌骨的性别判别方程式
Formulae of the Sexual Discriminant Function Analysis from Mandible

判别式（mm）	判别值（Zo）	判别率（%）
Z＝下颌髁间宽＋34.4615喙突间宽＋29.8294下颌角间宽-12.7883 颏孔间宽＋44.8053下颌体长＋25.2469下颌联合高-6.0635 下颌体高Ⅱ＋135.5637下颌支高-31.7360下颌支最小宽	17 192.37	87.4
Z＝喙突间宽＋0.8033下颌角间宽＋0.9231下颌体高Ⅰ＋3.1461下颌支高	399.42	87.4
Z＝下颌髁间宽＋6.0342喙突间宽＋5.2116下颌角间宽＋1.2329 颏孔间宽＋22.1985下颌支高	2662.30	86.9
Z＝喙突间宽＋0.8507下颌角间宽＋3.4241下颌支高	394.60	86.9
Z＝下颌髁间宽＋5.8113喙突间宽＋5.1527下颌角间宽＋21.5532下颌支高	2537.79	86.3
Z＝下颌髁间宽＋29.3627喙突间宽＋21.6922下颌角间宽-9.4738 颏孔间宽＋26.7633下颌体长＋19.4136下颌联合高-8.9911 下颌体高Ⅱ＋102.3690下颌支高	13 407.07	86.3
Z＝喙突间宽＋0.7069下颌角间宽＋0.8725下颌体长＋0.6431 下颌联合高-0.3471下颌体高Ⅱ＋3.4260下颌支高	445.97	85.8
Z＝下颌髁间宽＋3.0286喙突间宽＋2.6959下颌体长＋0.2675 下颌体高Ⅱ＋22.1958下颌支高	1189.26	85.8
Z＝下颌角间宽＋0.6425下颌联合高＋3.6577下颌支高-0.1920 下颌支最小宽	344.62	85.8
Z＝下颌角间宽＋0.6335下颌联合高＋3.6633下颌支高	350.90	85.2
Z＝下颌角间宽＋1.0343下颌体长＋0.9573下颌联合高-0.6872 下颌体高Ⅱ＋4.1401下颌支高	448.8	85.2

注：Z值大于判别值（Zo）判为男性，反之判为女性。

金东洙等（1985）对延边地区提出的判别方程式（mm），其判别率高达92.05%；公式为$Z = 1.3735$下颌髁间宽-1.3377下颌联合弧＋0.5586下颌骨重量，判别值Zo＝157.01。刘美音等（1991）对山东地区男女各100例提出的判别方程式（mm）其判别率高达93.5%；公式为$Z = 0.06$下颌联合高＋0.05颏角距离-0.14颏孔处厚＋0.02下颌角间宽＋0.04下颌支高＋0.03喙突高-11.42，判别值Zo为0。曹文强等（1998）对东北地区97例提出的判别方程式，其判别率最高达75.5%。

　　为了解国外的研究，介绍Giles（1970）提出的美国白种人和黑种人下颌骨的性别判别方程式，见表2-21。

表2-21　美国白种人和黑种人下颌骨的性别判别方程式
Formulae of the Sexual Discriminant Function Analysis from Mandible in American White & Black

判别方程式（mm）	判别值 （Zo）	判别率 （%）
适用于美国白种人 Z＝1.39下颌联合高＋2.304下颌支高＋下颌角间宽	287.43	83.2
Z＝22.206下颌联合高-30.265下颌体高＋下颌体长＋19.708下颌支高＋7.36下颌角间宽	1960.05	85.9
Z＝2.862下颌联合高＋2.54下颌体长-下颌体厚-5.954下颌支最小宽＋1.483下颌支最大宽＋5.172下颌支高	524.79	84.1
适用于美国黑种人 Z＝1.065下颌联合高＋2.105下颌支高＋下颌角间宽	265.74	84.8
Z＝2.02下颌联合高-2.292下颌体高＋2.606下颌体长＋3.076下颌支高＋下颌角间宽	549.82	86.9
Z＝3.982下颌联合高＋10.568下颌体长-9.027下颌体厚-3.27下颌支最小宽＋下颌支最大宽＋10.486下颌支高	1628.79	86.5

注：Z值大于判别值（Zo）判为男性，反之判为女性。

　　10. 牙齿的测量（Measurement of the Teeth）　可单纯从牙齿判断性别。根据富伟能等（1994）对辽宁地区汉族成人已知性别的前牙508颗（男306，女202）的判别分析，前牙的性别判别正确率也可达到87%，其中以上颌尖牙最佳，详见表2-22。

表2-22　前牙的性别判别方程式　Formulae of the Sexual Discriminant Function Analysis from Teeth

牙齿	判别方程式（mm）	判别值（Zo）	判别率（%）
上颌尖牙	$Z＝-15.86+0.32X_1+0.19X_2-1.17X_3+2.76X_4-0.45X_5+0.33X_6$	-0.14	87.50
下颌中切牙	$Z＝-12.88+0.65X_1-0.37X_2+0.54X_3+0.19X_4+0.58X_5$	-0.14	72.37
下颌侧切牙	$Z＝-16.14+0.4X_1-0.98X_2+1.8X_3+0.11X_4-5.34X_5+5.54X_6$	-0.20	79.03
下颌尖牙	$Z＝-16.22+0.86X_1+0.9X_2+0.15X_3+1.44X_4-0.32X_5+1.05X_6$	-0.25	83.33
上颌尖牙	$Z＝-15.81+0.35X_1+0.22X_2-1.06X_3+2.86X_4$	-0.14	86.36
下颌中切牙	$Z＝-9.84+0.41X_1-0.32X_2-3.26X_5+4.92X_6$	-0.17	77.36
下颌侧切牙	$Z＝-16.12+0.41X_1+1.82X_3-5.36X_5+5.58X_6$	-0.20	77.63
下颌尖牙	$Z＝-15.89+0.846X_1+1.56X_4+0.87X_6$	-0.25	83.33

注：X_1＝牙根长，X_2＝牙冠高，X_3＝牙冠宽，X_4＝牙颈宽，X_5＝牙冠厚，X_6＝牙颈厚；Z＞Zo，则判为男性，反之判为女性。

二、上肢骨性别的判别分析（Sexual Discriminant Analysis from the Bones of Upper Limb）

　　1. 肩胛骨的测量（Measurement of the Scapula）　自从有了肩胛骨性别的判别分析方法后，其性别判别率得到了显著提高，如任光金（1987）对青岛地区男66例、女18例进行肩胛骨的性别判别，判别率高达97.6%（值得怀疑的是材料的随机化选择可能有一定问题），见表2-23。

　　2. 锁骨的测量（Measurement of the Clavicle）　锁骨的性别判别分析率可达90%以上，如张黎明等（1994）对长春和通辽成年锁骨男104例、女100例进行分析后提出的判别方程式，见表2-24。

　　张继宗等（2001）对江西等九省区成人干燥锁骨279副（男性241，女性38）进行性别逐步判别分析，所提出的逐步判别方程式判别率高达92.5%，见表2-25a和表2-25b。

表2-23　肩胛骨的性别判别方程式　Formulae of the Sexual Discriminant Function Analysis from Scapula

判别方程式（mm）	判别值（Zo）	判别率（%）
Z＝肩胛冈长＋2.2835关节盂长	205.99	97.6
Z＝－肩胛总高＋37.4303肩胛冈长＋84.812关节盂长	7544.75	97.6
Z＝肩胛总高＋5.4695关节盂长	330.98	96.4
Z＝－肩胛总高＋1.7816肩胛宽＋1.8249关节盂长	91.49	96.4
Z＝肩胛宽＋0.6539肩胛冈长	180.44	92.9

注：Z值大于判别值（Zo）判为男性，反之判为女性。

表2-24　锁骨的性别判别方程式　Formulae of the Sexual Discriminant Function Analysis from Clavicle

判别方程式（mm）	判别值（Zo）	判别率（%）
Z＝锁骨体最小宽＋0.1598锁骨体弦长＋0.5553锁骨体中部高	35.74	92.2
Z＝锁骨最大长＋2.8415锁骨体弦长＋18.0957锁骨体中部周长	662.67	92.2
Z＝锁骨体最小宽＋0.1334锁骨体弦长＋0.000 07锁骨最大长	226.69	91.2
Z＝锁骨体最小宽＋0.000 076锁骨最大长＋1.01538锁骨体中部高	22.59	90.2

注：Z值大于判别值（Zo）判为男性，反之判为女性。

表2-25a　左侧锁骨的性别逐步判别方程式
Formulae of the Sexual Stepwise Discriminant Function Analysis from Left Clavicle

左侧锁骨的性别逐步判别式（mm）	判别率（%）
Y_1＝2.278锁骨最大长－0.288曲度高Ⅰ＋1.620肩峰曲度高－0.136锁骨干全长＋3.716锁骨中部高＋0.455骨干中部矢径＋0.899骨干中部周长－223.973 Y_2＝2.060锁骨最大长－0.354曲度高Ⅰ＋1.429肩峰曲度高－0.116锁骨干全长＋3.196锁骨中部高＋0.638骨干中部矢径＋0.576骨干中部周长－173.665	92.5
Y_1＝2.137锁骨最大长＋1.650肩峰曲度高＋3.525锁骨中部高＋0.989骨干中部周长－223.412 Y_2＝1.928锁骨最大长＋1.458肩峰曲度高＋2.919锁骨中部高＋0.712骨干中部周长－172.961	92.5
Y_1＝2.559锁骨最大长－0.353锁骨干弦长＋5.481锁骨中部高－204.210 Y_2＝2.281锁骨最大长－0.304锁骨干弦长＋4.384锁骨中部高－158.815	90.7
Y_1＝2.201锁骨最大长＋5.191锁骨中部高＋1.822锁骨中部矢径－208.830 Y_2＝1.976锁骨最大长＋4.154锁骨中部高＋1.490锁骨中部矢径－159.799	90.7
Y_1＝2.280锁骨最大长＋5.646锁骨中部高－202.863 Y_2＝2.040锁骨最大长＋4.526锁骨中部高－157.813	90.7
Y_1＝2.109锁骨最大长＋2.231骨干中部周长－201.625 Y_2＝1.907锁骨最大长＋1.756骨干中部周长－156.465	90.3
Y_1＝2.165肩峰曲度高＋1.758锁骨干弦长＋6.197锁骨中部高－159.177 Y_2＝1.907肩峰曲度高＋1.577锁骨干弦长＋5.029锁骨中部高－122.439	88.2
Y_1＝1.856肩峰曲度高＋0.612锁骨干中部矢径＋3.075锁干中部周长－88.984 Y_2＝1.642肩峰曲度高＋0.807锁骨干中部矢径＋2.447锁干中部周长－63.910	88.2
Y_1＝1.584锁骨干弦长－0.386锁骨干中部矢径＋3.282锁干中部周长－144.051 Y_2＝1.431锁骨干弦长－0.098锁骨干中部矢径＋2.628锁干中部周长－109.548	88.2
Y_1＝2.214锁骨最大长＋0.792曲度高Ⅰ－180.495 Y_2＝2.005锁骨最大长＋0.530曲度高Ⅰ－142.896	87.1
Y_1＝2.270锁骨最大长＋1.919肩峰曲度高－200.256 Y_2＝2.028锁骨最大长＋1.666肩峰曲度高－158.645	86.7
Y_1＝2.209锁骨最大长＋2.906骨干中部矢径－185.668 Y_2＝1.982锁骨最大长＋2.358骨干中部矢径－146.888	86.7

注：$Y_1 > Y_2$判定为男性，反之判定为女性。

表2-25b 右侧锁骨的性别逐步判别方程式 Formulae of the Sexual Stepwise Discriminant Function Analysis from Right Clavicle

右侧锁骨的性别逐步判别式（mm）	判别率（%）
Y_1＝2.222锁骨最大长-0.375曲度高Ⅰ+1.494肩峰曲度高-0.127锁骨干全长+0.865锁骨中部高-0.136骨干中部矢径+2.150骨干中部周长-219.615 Y_2＝2.015锁骨最大长-0.423曲度高Ⅰ+1.325肩峰曲度高-0.104锁骨干全长+0.496锁骨中部高-0.095骨干中部矢径+1.788骨干中部周长-170.928	91.0
Y_1＝2.059锁骨最大长+1.520肩峰曲度高+2.253骨干中部周长-218.421 Y_2＝1.867锁骨最大长+1.342肩峰曲度高+1.771骨干中部周长-169.958	90.3
Y_1＝2.506锁骨最大长-0.308锁骨干弦长+4.619锁骨中部高-195.770 Y_2＝2.246锁骨最大长-0.265锁骨干弦长+3.591锁骨中部高-153.338	88.5
Y_1＝2.157锁骨最大长+4.134锁骨中部高+2.812锁骨中部矢径-200.828 Y_2＝1.952锁骨最大长+3.203锁骨中部高+2.284锁骨中部矢径-156.596	88.5
Y_1＝2.268锁骨最大长+4.737锁骨中部高-194.820 Y_2＝2.041锁骨最大长+3.963锁骨中部高-152.634	88.5
Y_1＝2.128锁骨最大长+2.556骨干中部周长-206.488 Y_2＝1.928锁骨最大长+2.039骨干中部周长-160.651	87.8
Y_1＝1.673锁骨干弦长+4.878锁骨中部高+4.235锁骨中部矢径-141.053 Y_2＝1.518锁骨干弦长+3.877锁骨中部高+3.566锁骨中部矢径-108.045	87.1
Y_1＝1.676锁骨干全长+3.250骨干中部周长-149.156 Y_2＝1.523锁骨干全长+2.666骨干中部周长-113.927	86.7
Y_1＝1.151曲度高Ⅰ+1.636锁骨干弦长+5.154锁骨中部高-132.452 Y_2＝0.918曲度高Ⅰ+1.495锁骨干弦长+4.141锁骨中部高-101.552	86.4
Y_1＝2.062肩峰曲度高+3.164骨干中部周长-91.091 Y_2＝1.834肩峰曲度高+2.598骨干中部周长-65.200	85.7
Y_1＝1.861曲度高Ⅰ+3.768锁骨中部高+4.046锁骨中部矢径-75.922 Y_2＝1.606曲度高Ⅰ+2.900锁骨中部高+3.486锁骨中部矢径-53.438	85.7
Y_1＝2.175锁骨最大长+3.839骨干中部矢径-185.793 Y_2＝1.965锁骨最大长+3.079骨干中部矢径-147.571	85.3

注：$Y_1 > Y_2$判定为男性，反之判定为女性。

3. 肱骨的测量（Measurement of the Humerus） 刘武（1989）根据对长春地区上肢长骨100副（男50，女50）的研究提出肱骨的性别判别分析方程式，见表2-26。

表2-26 肱骨的性别判别方程式 Formulae of the Sexual Discriminant Function Analysis from Humerus

判别方程式（mm）	判别值（Zo）	判别率（%）
Z＝上端宽+0.1521下端宽+3.2895头最大横径+2.7306滑车与小头宽	292.0	87.0
Z＝上端宽+3.0408头最大横径+2.6479滑车与小头宽	270.6	87.0
Z＝头最大横径-0.3094中部最大径+0.8343滑车与小头宽	66.4	87.0
Z＝全长+26.8610头最大横径+21.7050滑车与小头宽	2219.0	86.0
Z＝下端宽+15.5323头最大横径+11.1452滑车与小头宽	1114.5	86.0
Z＝上端宽+3.8704头最大横径+3.8613滑车与小头宽+0.5506头周长	420.2	86.0
Z＝头最大横径+0.7629滑车与小头宽	70.1	86.0
Z＝头最大横径+0.4505头最大矢径+0.8694滑车与小头宽	91.5	86.0
Z＝最大长+28.6343头最大横径	1451.5	85.0
Z＝头最大横径+0.9448滑车与小头宽+0.1726头周长	98.7	85.0
Z＝头最大横径+0.2957头周长	77.4	85.0
Z＝上端宽+0.0410滑车矢径+0.1717中部周长	56.3	84.0
Z＝头周长-0.0974滑车矢径+0.2275体最小周长	135.7	84.0
Z＝上端宽+0.1755中部周长	55.6	84.0
Z＝滑车与小头宽+0.4548头周长	95.7	84.0
Z＝下端宽+10.0409滑车与小头宽+4.8668头周长	1052.1	84.0
Z＝上端宽+1.0144滑车与小头宽	84.2	83.0
Z＝全长+17.8346上端宽+20.6657滑车与小头宽-4.0705体最小周长	1660.3	82.0

注：Z值大于判别值（Zo）判为男性，反之判为女性。

4.桡骨的测量（Measurement of the Radius） 刘武（1989）根据对长春地区上肢长骨100副（男50，女50）的研究，提出桡骨的性别判别分析方程式见表2-27。

表2-27 桡骨性别的判别方程式 Formulae of the Sexual Discriminant Function Analysis from Radius		
判别方程式（mm）	判别值（Zo）	判别率（%）
Z＝小头横径-0.0561骨干矢径＋0.1649骨干周长＋0.1635体最小周长	31.6	86
Z＝小头横径＋0.1573骨干矢径＋0.2064体最小周长	28.3	85
Z＝生理长＋33.8196小头横径＋1.4245小头周长＋8.5855体最小周长	1257.0	84
Z＝生理长＋39.9757小头横径＋4.6491骨干矢径＋8.5707体最小周长	1332.6	84
Z＝骨干矢径＋1.9797小头周长＋1.1052体最小周长	175.3	84
Z＝小头横径＋0.2326小头周长	33.5	84
Z＝骨干矢径＋0.6587体最小周长	87.1	84
Z＝小头矢径＋0.2315体最小周长	27.8	84

注：Z值大于判别值（Zo）判为男性，反之判为女性。

5.尺骨的测量（Measurement of the Ulna） 刘武（1989）根据对长春地区上肢长骨100副（男50，女50）的研究，提出尺骨的性别判别方程式，见表2-28。

表2-28 尺骨的性别判别方程式 Formulae of the Sexual Discriminant Function Analysis from Ulna		
判别方程式（mm）	判别值（Zo）	判别率（%）
Z＝生理长＋2.6246上部横径＋8.9718骨干矢径	356.3	85.0
Z＝生理长＋9.3444骨干矢径＋4.3157鹰嘴深	403.7	84.0
Z＝生理长＋2.3243上部横径＋8.5105骨干矢径＋4.1521鹰嘴深	434.2	84.0
Z＝生理长＋1.0325上部矢径＋8.7199骨干矢径＋4.36鹰嘴深	421.0	83.0
Z＝最大长＋4.2455鹰嘴深	324.8	83.0
Z＝最大长＋11.6188骨干矢径＋4.7654鹰嘴深	467.0	83.0

注：Z值大于判别值（Zo）判为男性，反之判为女性。

6.腕骨的测量（Measurement of the Carpal Bones） 丁洲等（2000）根据对167名青岛地区大学生X线片的研究，提出腕骨的性别判别方程式，判别率也可高达90%以上，见表2-29。

表2-29 腕骨的性别判别方程式 Formulae of the Sexual Discriminant Function Analysis from Carpal Bones		
判别方程式（mm）	判别值（Zo）	判别率（%）
Z＝右大多角骨长＋0.0495右大多角骨宽＋0.2019右头状骨宽＋0.7060右头状骨长＋0.5289右月骨长-0.0446右月骨宽＋0.5983右舟骨宽＋0.2234右舟骨长	59.99	91.2
Z＝右舟骨长＋1.1260右舟骨宽＋1.5760右大多角骨长＋0.1057右大多角骨宽	67.78	91.0
Z＝右舟骨长＋1.2906右舟骨宽＋1.9342右头状骨长＋0.5535右头状骨宽	91.58	90.4
Z＝右大多角骨长＋0.1181右大多角骨宽＋1.0425右头状骨长＋0.2710右头状骨宽	23.96	90.4
Z＝右大多角骨长＋0.8919右头状骨长＋0.5838右月骨长＋0.0920右舟骨长＋0.1326右钩骨长	53.29	90.4
Z＝右大多角骨长＋0.6779左大多角骨长＋1.6298右头状骨长-0.4601左头状骨长＋0.2193右月骨长＋0.8865左月骨长	77.64	89.8
Z＝左舟骨长＋1.3576左舟骨宽＋1.2234左头状骨长＋0.8163左头状骨宽	78.92	89.8
Z＝左舟骨长＋1.0146左舟骨宽＋1.2769左大多角骨长＋0.1116左大多角骨宽	60.48	89.8
Z＝左舟骨长＋1.7101左舟骨宽＋1.3236左月骨长＋0.0104左月骨宽	68.85	89.8
Z＝右舟骨长＋1.1283右舟骨宽＋0.1506右月骨长＋0.5467右月骨宽	60.65	89.8
Z＝左舟骨长＋1.0146左舟骨宽＋1.2769左大多角骨长＋0.1116左大多角骨宽	48.80	89.8

判别方程式（mm）	判别值（Zo）	判别率（%）
Z＝右大多角骨长＋0.6655左大多角骨长＋1.5856右头状骨长−0.4614左头状骨长＋0.1977右月骨长＋0.8712左月骨长＋0.0621右舟骨长＋0.0836右钩骨长	79.02	89.8
Z＝左大多角骨长−0.1253左大多角骨宽＋0.5817左头状骨宽＋0.5286左头状骨长−0.2428左月骨宽＋0.7194左月骨长＋0.9293左舟骨宽＋0.2956左舟骨长	64.6	89.8
Z＝左大多角骨长＋0.7746左头状骨长＋0.6422左月骨长＋0.1887左舟骨长	51.68	89.2
Z＝左大多角骨长＋0.1180左大多角骨宽＋0.8646左头状骨长＋0.4946左头状骨宽	24.03	88.6
Z＝右舟骨长＋1.0385右舟骨宽	36.26	88.6
Z＝左舟骨长＋1.0359左舟骨宽	35.86	88.0
Z＝左大多角骨长＋1.3790右大多角骨长	43.19	86.8
Z＝左大多角骨长＋1.3562右大多角骨长＋0.7227左大多角骨宽−0.2151右大多角骨宽	50.82	86.8
Z＝左月骨长＋0.4204左月骨宽＋0.2676左三角骨长＋0.7006左三角骨宽	19.91	86.2
Z＝右头状骨长＋0.5212左头状骨宽＋0.1813左头状骨长−0.1254右头状骨宽	32.43	86.2
Z＝左大多角骨长＋0.3615左大多角骨宽	23.81	86.2
Z＝右大多角骨长＋0.2708右大多角骨宽	22.59	85.6
Z＝左头状骨长＋0.4156左头状骨宽	28.41	85.6
Z＝右头状骨长＋0.2608右头状骨宽	26.58	85.0
Z＝右月骨长＋0.5542右月骨宽	25.26	83.8
Z＝左月骨长＋0.3977左月骨宽	23.30	82.6

注：Z值大于判别值（Zo）判为男性，反之判为女性。

7.掌骨的测量（Measurement of the Metacarpal Bone）　刘丰春等（2003）对青岛大学生186人X线片掌骨的测量和努尔买买提·巴哈夏尔等（2010）对哈萨克族200人X线片掌骨的测量，分别提出掌骨的性别逐步判别方程式，其判别率均高达90%左右，分别见表2-30和表2-31。

表2-30　掌骨的性别逐步判别方程式
Formulae of the Sexual Stepwise Discriminant Function Analysis from Metacarpal Bone

逐步判别方程式（mm）	判别率（%）
Y_1＝9.666掌Ⅰ宽＋3.490掌Ⅱ宽＋5.121掌Ⅳ长＋5.737掌Ⅳ宽−232.86	男86.7
Y_2＝8.242掌Ⅰ宽＋2.904掌Ⅱ宽＋4.893掌Ⅳ长＋4.182掌Ⅳ宽−191.49	女88.5
Y_1＝8.347掌Ⅰ宽＋5.144掌Ⅳ长＋2.798掌Ⅳ宽＋0.641身高−5.312掌Ⅲ长−580.937	男90.6
Y_2＝6.928掌Ⅰ宽＋4.648掌Ⅳ长＋1.240掌Ⅳ宽＋0.603身高−4.759掌Ⅲ长−500.624	女89.1

注：$Y_1 > Y_2$判为男性，反之判为女性。

表2-31　由掌骨和身高推算性别的逐步判别方程式
Formulae of the Sexual Stepwise Discriminant Function Analysis from Metacarpal Bone & Stature

逐步判别方程式（mm）	判别率（%）
Y_1＝2.824右掌Ⅰ长＋0.614左掌Ⅱ长＋2.563右掌Ⅳ长−0.039左掌Ⅳ长−0.654右掌Ⅴ长＋2.425左掌Ⅴ长−212.186	男89.67
Y_2＝2.350右掌Ⅰ长＋0.445左掌Ⅱ长＋2.377右掌Ⅳ长−0.046左掌Ⅳ长−0.995右掌Ⅴ长＋2.966左掌Ⅴ长−191.622	女86.55
Y_1＝0.393身高＋3.152右掌Ⅰ长＋0.435右掌Ⅴ长＋1.250左掌Ⅴ长−463.734	男90.0
Y_2＝0.362身高＋2.785右掌Ⅰ长＋0.028右掌Ⅴ长＋1.834左掌Ⅴ长−404.748	女87.5

注：$Y_1 > Y_2$判为男性，反之判为女性。

李明等（2011）通过测量拉萨1360例藏族7～18岁掌指骨X线片，提出各年龄组推算性别的逐步判别方程式，结果显示接近成年的判别率最高（83.0～85.8），仅选择该年龄组的逐步判别方程式，见表2-32。

表2-32　由掌骨和身高推算性别的逐步判别方程式
Formulae of the Sexual Stepwise Discriminant Function Analysis from Metacarpal Bone & Stature

年龄（岁）	逐步判别方程式（cm）	判别率（%）	
		男	女
17	$Y_1 = -255.07 + 68.462X_3 + 113.568W_5$	83.0	83.9
	$Y_2 = -224.79 + 65.711X_3 + 93.480W_5$		
18	$Y_1 = -386.87 + 37.831X_3 + 63.647W_5 + 40.890P_5 + 223.926W_1$	85.8	83.0
	$Y_2 = -328.58 + 35.375X_3 + 50.565W_5 + 38.521P_5 + 203.297W_1$		

注：X＝掌骨长，W＝掌骨宽，P＝近节指骨长；1＝拇指，3＝中指，5＝小指；$Y_1 > Y_2$判为男性，反之判为女性。

8. 指骨的测量（Measurement of the Phalanges）　刘丰春等（1995）根据对山东地区X线片的测量，提出示指基节指骨与身高的性别判别方程式，见表2-33。

表2-33　示指基节指骨的性别判别方程式
Formulae of the Sexual Discriminant Function Analysis from Phalanges & Stature

判别式（mm）	判别值	判别率（%）	F值
Z＝右指骨宽-1.9602左指骨宽-1.7679身高	-37.80	94.1	130.6
Z＝右指骨长-7.9256右指骨宽-1.6688身高	-308.08	93.1	121.4
Z＝右指骨长-9.5753左指骨长-7.0533身高	-115.18	93.1	85.7
Z＝左指骨长$+9.0119$左指骨宽	120.30	88.1	106.2
Z＝右指骨长$+8.9723$右指骨宽	120.85	81.2	91.4

注：Z值大于判别值（Z_0）或小于负判别值判为男性，反之判为女性。

张庆等（2003）根据对青岛市汉族大学生男90人、女96人指骨的X线测量，提出除示指外其他四指指骨推算性别的逐步判别方程式，见表2-34。二者的判别率均相当高，具有实用的意义。此外，还有李慧等（2012）通过对藏族男、女各840例青少年X线片的测量提出的逐步判别方程式，判别率达83%左右。

表2-34　汉族指骨X线片测量推算性别的逐步判别方程式
Formulae of the Sexual Stepwise Discriminant Function Analysis from X-film of Phalanges in Han Nationality

逐步判别式（mm）	判别率（%）
$Y_1 = 3.487 X_2 + 4.709 X_{10} + 3.792 X_{11} - 1.555 X_{13} + 5.562 X_{15} + 12.517 X_{20} + 5.856 X_{24} + 1.930 X_{27} - 236.632$	91.9
$Y_2 = 2.926 X_2 + 5.407 X_{10} + 3.432 X_{11} - 1.904 X_{13} + 4.772 X_{15} + 11.157 X_{20} + 4.049 X_{24} + 0.718 X_{27} - 189.685$	
$Y_1 = 3.442 X_2 + 3.365 X_{10} + 4.000 X_{11} + 5.881 X_{15} + 13.036 X_{20} + 6.475 X_{24} - 234.150$	90.9
$Y_2 = 2.927 X_2 + 3.753 X_{10} + 3.593 X_{11} + 5.046 X_{15} + 11.480 X_{20} + 4.027 X_{24} - 186.626$	
$Y_1 = 7.573 X_{15} + 16.170 X_{20} + 8.108 X_{24} + 3.389 X_{27} - 159.171$	90.3
$Y_2 = 6.723 X_{15} + 14.623 X_{20} + 6.405 X_{24} + 2.292 X_{27} - 118.245$	
$Y_1 = 6.094 X_2 + 7.474 X_{15} + 19.750 X_{20} - 196.676$	89.9
$Y_2 = 5.572 X_2 + 6.439 X_{15} + 17.031 X_{20} - 152.257$	
$Y_1 = 8.377 X_{11} + 16.798 X_{20} + 9.196 X_{24} - 198.766$	89.5
$Y_2 = 7.855 X_{11} + 14.962 X_{20} + 6.857 X_{24} - 155.080$	
$Y_1 = 25.971 X_{20} - 130.309$	86.8
$Y_2 = 22.534 X_{20} - 98.278$	
$Y_1 = 9.040 X_{11} + 20.619 X_{24} - 167.006$	86.6
$Y_2 = 8.446 X_{11} + 17.031 X_{24} - 129.881$	
$Y_1 = 6.965 X_2 + 13.408 X_{15} - 133.697$	86.0
$Y_2 = 6.323 X_2 + 11.556 X_{15} - 105.425$	

注：X_2＝拇指远节指骨长，X_{10}＝环指中节指骨长，X_{11}＝环指远节指骨长，X_{13}＝小指中节指骨长，X_{15}＝拇指近节指骨宽，X_{20}＝中指近节指骨宽，X_{24}＝环指中节指骨宽，X_{27}＝小指中节指骨宽；$Y_1 > Y_2$判为男性，反之判为女性。

9.上肢骨的测量（Measurement of the Bones of Upper Limb）　刘武（1989）通过测量男、女各50副上肢骨提出上肢长骨推算性别的逐步判别方程式，见表2-35。

表2-35　上肢长骨推算性别的逐步判别方程式
Formulae of the Sexual Stepwise Discriminant Function Analysis from Long Bones of Upper Limb

骨骼	逐步判别方程式（mm）	判别率（%）
肱骨、桡骨和尺骨	Y_1＝6.7492肱骨上端宽－4.0741肱骨中部横径＋2.5748肱骨滑车与小头宽＋3.8344桡骨小头矢径＋5.8158桡骨干矢径＋0.0238桡骨小头周长＋1.1744尺骨生理长＋0.3688尺骨干矢径＋2.5135尺骨鹰嘴深－399.05 Y_2＝6.3353肱骨上端宽－3.6880肱骨中部横径＋2.0977肱骨滑车与小头宽＋2.1001桡骨小头矢径＋4.8546桡骨干矢径＋0.4138桡骨小头周长＋1.1216尺骨生理长＋0.3207尺骨干矢径＋2.1971尺骨鹰嘴深－325.24	92.0
肱骨和桡骨	Y_1＝－2.1815肱骨中部横径＋2.6059肱骨滑车与小头宽＋1.8525肱骨头周长＋4.6989桡骨小头矢径＋3.4777桡骨干矢径＋0.2786桡骨小头周长－230.56 Y_2＝－1.8833肱骨中部横径＋2.1440肱骨滑车与小头宽＋1.7151肱骨头周长＋3.2420桡骨小头矢径＋2.8442桡骨干矢径＋0.5174桡骨小头周长－181.67	91.0
肱骨和尺骨	Y_1＝4.7134肱骨头最大横径＋2.2008肱骨滑车与小头宽＋1.0683尺骨生理长＋2.8078尺骨鹰嘴深－293.25 Y_2＝4.2292肱骨头最大横径＋1.8880肱骨滑车与小头宽＋0.9988尺骨生理长＋2.3969尺骨鹰嘴深－238.43	90.0
桡骨和尺骨	Y_1＝5.2454桡骨小头矢径＋5.3981桡骨干横径＋2.3895桡骨干矢径＋1.1795尺骨生理长＋2.0161尺骨上部横径＋0.7763尺骨干矢径＋1.9576尺骨鹰嘴深－0.5460尺骨体最小周长－276.70 Y_2＝4.4396桡骨小头矢径＋4.9392桡骨干横径＋1.8178桡骨干矢径＋1.1170尺骨生理长＋1.7731尺骨上部横径＋0.0624尺骨干矢径＋1.6785尺骨鹰嘴深－0.3205尺骨体最小周长－222.85	90.0

注：Y_1＞Y_2判定为男性，反之判定为女性。

三、下肢骨性别的判别分析（Sexual Discriminant Analysis from the Bones of Lower Limb）

1.髋骨的测量（Measurement of the Hip Bone）　由于髋骨具有明显的性别差异，采用判别分析法可以获得较高的正确判别率。皮永浩等（1986）根据对延边地区男女各62副髋骨的研究提出髋骨的性别判别方程式，见表2-36。

表2-36　髋骨的性别判别方程式
Formulae of the Sexual Discriminant Function Analysis from Hip Bone

判别方程式（mm）	判别值（Zo）	判别率（%）
Z＝－0.0025髋骨最大长－0.0235髋骨最大宽＋0.1919坐骨大切迹深－0.1279坐骨大切迹宽后段长＋0.0847髋臼前后径－0.5076髋臼深－0.0275耻骨长＋0.1126耻骨联合面长－0.275耻骨联合面宽＋0.4837耻骨上支上下径＋0.2352闭孔宽－0.2994坐耻支愈合处厚＋0.8104髋臼上缘至髂耻隆起间距＋0.0023髋骨重＋0.1507盆缘线长－0.3777盆缘线后段长＋0.0588最大髂骨宽＋0.071耳状面上宽纵径＋0.2049坐骨长Ⅱ	63.35	97.6
Z＝0.2568坐骨大切迹深＋0.5738髋臼上缘至髂耻隆起间距－0.2625盆缘线后段长＋0.212坐骨长Ⅱ	42.35	93.6
Z＝0.71髋臼上缘至髂耻隆起间距＋0.2797盆缘线后段长	14.06	91.1
Z＝0.5007坐骨大切迹深－0.2446髋臼前后径＋0.3479髋臼上缘至髂耻隆起间距	41.92	85.5
Z＝－4.4984髋臼前后径＋0.6179髋臼深－0.2751髋臼切迹宽＋1.4798坐骨体宽－4.9043坐骨体厚－0.0079坐骨长Ⅱ－8.303盆缘线后段－1.8212髋臼上缘-髂耻隆起间距＋1.5525坐骨大切迹深	－408.33	84.68

注：Z值大于判别值（Zo）或小于负值判为男性，反之判为女性。

孟舒等（2011）根据对贵州地区203例X线片髋骨的测量提出的性别判别方程式，判别率可高达95%，见表2-37。

表2-37 髋骨性别的判别方程式
Formulae of the Sexual Discriminant Function Analysis from Hip Bone

判别方程式（长度mm，面积mm², 角度°）	判别值（Zo）	判别率（%）
$Z = 0.022X_2 - 0.011X_3 + 0.127X_4 - 0.008X_5 + 0.001X_6 + 0.019X_8 + 0.021X_9 - 18.577$	0.025	95.1
$Z = 0.030X_2 + 0.127X_4 + 0.021X_9 - 19.412$	0.0245	95.1
$Z = 0.137X_4 - 16.167$	0.0215	93.6
$Z = 0.037X_5 - 4.403$	-0.014	85.2

注：X_2＝髂前上棘-髂前下棘距，X_3＝髂前下棘-耻骨联合上端距，X_4＝联合面与耻骨下支夹角，X_5＝耻骨联合面宽高指数，X_6＝髂骨宽，X_8＝髂后上棘-联合面上端距，X_9＝髋臼前缘-坐骨结节下点距。

Z值大于判别值（Zo）或小于负值判为男性，反之判为女性。

日本木村（Kimura，1982）仅用易于掌握的耻骨长、坐骨长和髂骨宽2～3项因素判别髋骨性别的判别方程式，正确判别率可在90%以上。其测量的标准：①耻骨长：耻骨联合最上点至髋臼的最近距离；②坐骨长：坐骨结节最下点至髋臼缘的最大距离；③髂骨宽：髂前上棘至髂后上棘间直线距离。详见表2-38。

表2-38 日本人和美国人髋骨的性别判别方程式
Formulae of the Sexual Discriminant Function Analysis from Hip Bone in Japanese or American

国别	判别方程式（mm）	判别值（Zo）	判别率（%）
日本人	Z＝耻骨长-1.655坐骨长＋0.192髂骨宽	57.14	96.7
美国白种人	Z＝耻骨长-1.412坐骨长＋0.122髂骨宽	27.75	94.3
美国黑种人	Z＝耻骨长-1.655坐骨长＋0.192髂骨宽	-9.27	95.6
日本人	Z＝耻骨长-1.325坐骨长	53.03	96.5
美国白种人	Z＝耻骨长-1.244坐骨长	30.17	94.2
美国黑种人	Z＝耻骨长-0.904坐骨长	23.10	95.5
日本人	Z＝耻骨长-0.317髂骨宽	60.17	94.4
美国白种人	Z＝耻骨长-0.283髂骨宽	36.09	91.0
美国黑种人	Z＝耻骨长-0.397髂骨宽	-2.162	90.8

注：Z值大于判别值（Zo）或小于负值判为男性，反之判为女性。

（1）髋骨分级性别判别分析（Grading Discriminant Function Analysis of the Hip Bone）：王子轩等（2000）在对东北地区82副髋骨应用性别判别分析方法的基础上，选取16项髋骨指标（见表2-39），提出一种新方法——分级性别判别分析法，与传统单因素及多因素判别分析法进行比较，多因素判别分析法的正确判别率可由34.1%逐级提高到97.0%，单因素判别分析法可由52.2%提高到85.4%，提出的髋骨性别的判别分析方程式正确判别率也可提到92.1%，见表2-39和表2-40。

表2-39 髋骨分级性别判别分析表
List of the Grading Discriminant Function Analysis of Hip Bone

级别	指标	累积正判率（%）	累积误判率（%）	模糊率（%）[*]
1	AAS、APX、BPA、AX	34.1	0	65.9
2	AX、IL$_2$、IAL	51.8	0	48.2
3	AAS、BPA、LAS、SAC、SAG	64.0	0	36.0
4	BPA、IPX、AAS、HGSN、LAS	65.9	0	34.1
5	PSL、BPA、APX、AAS	71.4	0.6	28.0
6	SAG、AAS、PSL	76.2	0.6	23.2
7	SAG、BPA、PSL	82.3	1.2	16.5
8	SAG、AAS、SAC	86.0	1.8	12.2
9	IL、HGSN、IPX	88.4	1.8	9.8
10	IL$_2$、AAS、IAL、LAC、BGSN	89.7	1.8	8.5
11	SAC、AAS、IL$_2$、LAS	91.5	2.4	6.1
12	PSL、AAS、AX	92.1	2.4	5.5
13	IL$_2$、SAG、PSL	92.7	2.4	4.9
14	LAC、AAS、BPA、APX	93.3	2.4	4.3
15	SAC、BPA	93.9	2.4	3.7
16	AX、LGSN	95.2	2.4	2.4
17	IAL、APX	95.8	2.4	1.8
18	BPA、SAG	96.4	2.4	1.2
19	[**]任选一项	97.0	3.0	0

注：坐骨大切迹宽（BGSN），耻弓最小宽（BPA），坐骨大切迹高（HGSN），坐臼高（IAL），坐骨长（IL），坐骨长Ⅱ（IL$_2$），髋臼最大径（LAC），耳状面长（LAS），坐骨大切迹前长（LGSN），联合面高（PSL），髋臼径（SAC），坐骨大切迹上角（SAG），耳状面面积（AAS），臼耻指数（APX），耳状面指数（AX），坐耻指数（IPX）。

[*] 为模糊项数×100/总例数，[**] AAS、APX、AX、BGSN、BPA、HGSN、LGSN、IL、IL$_2$、IAL、IPX、LAC中任选一项。

表2-40 髋骨的性别判别分析方程式
Formulae of the Sexual Discriminant Function Analysis from Hip Bone

判别式（长度mm，面积mm^2，角度°）	判别值（Zo）	判别率（%）
Z＝髋臼径＋7.1863坐骨大切迹前角＋1.6051耳状面面积-1.0050耳状面宽＋1.6693耻骨弓最小宽＋2.2558坐骨大切迹高-0.6185坐耻指数-9.1337坐骨大切迹后段长＋7.6091坐骨大切迹上角	2563.18	92.07
Z＝-坐骨大切迹上角＋1.3577耻骨弓最小宽＋1.1267髋臼径＋1.4222坐耻指数	-118.71	89.63
Z＝-坐骨大切迹宽＋4.3724耳状面指数＋4.9272坐耻指数＋3.7990坐骨大切迹上角-1.0995坐骨大切迹后段长	[*]690.68	88.41
Z＝坐骨长＋5.8849耻骨弓最小宽-6.1078坐耻指数＋4.0914髋臼径	-157.53	87.80
Z＝坐骨大切迹上角＋1.7583坐耻指数-1.8419耻骨弓最小宽	[*]198.40	87.20
Z＝坐骨长-1.6009坐耻指数＋1.4544髋臼径	21.02	87.20
Z＝耻骨联合面高＋4.3724耳状面面积＋10.1960耻骨弓最小宽＋4.8450坐骨长＋1.4535髋臼最大径＋3.4565耳状面长＋6.6518髋臼径	6302.05	86.59
Z＝坐骨长-2.4329坐耻指数＋2.5021耻骨弓最小宽	-92.62	85.98
Z＝臼齿指数＋2.7848髋臼最大径＋3.0196髋臼径	370.33	84.76
Z＝髋臼径＋1.0422坐骨长	138.26	84.76

注：Z值大于判别值或小于负值判为男性，反之判为女性。式中具有[*]号者，Z值小于判别值判为男性。

通过以上比较可知，分级判别分析法优于单因素或多因素判别分析法，此法为法医骨学和人类学工作者提供了一种进一步提高判别率的新方法。

（2）髋臼的测量（Measurement of the Acetabulum）：贺智等（2001）对长春和通辽地区175副（男91，女84）测量髋臼，提出的性别判别方程式判别率可高达87%，对于保留髋臼的残骨性别判断具有重要意义，见表2-41。

表2-41　髋臼的性别判别分析方程式
Formulae of the Sexual Discriminant Function Analysis from Acetabulum

判别方程式（$X_1 \sim X_4$，mm）	判别值（Zo）	判别率（%）
$Z = 0.746X_1 - 0.232X_2 + 0.143X_3 - 0.906X_5 - 0.003X_6 + 1.280X_7$	31.219	87.43
$Z = -0.422X_1 - 0.306X_2 + 0.141X_3 + 1.161X_4 + 0.453X_5 + 0.012X_6$	84.734	87.43
$Z = -0.031X_1 + 0.619X_2 + 0.109X_5 - 0.175X_6 - 0.599X_7$	64.114	87.43
$Z = -0.022X_1 - 0.276X_2 + 0.855X_5 + 0.377X_7$	68.730	86.28
$Z = 0.680X_2 + 1.248X_7$	48.700	86.28
$Z = 0.599X_4 + 0.595X_7$	62.806	86.86
$Z = -0.623X_2 + 1.141X_4$	119.424	86.56

注：X_1＝髋臼前后径，X_2＝臼耻长，X_3＝臼耻结节长，X_4＝臼坐结节长，X_5＝臼耻指数，X_6＝臼耻结节指数，X_7＝坐耻臼指数；Z值大于判别值（Zo）判为男性，反之判为女性。

2.股骨的测量（Measurement of the Femur）　刘武等（1989）根据对长春地区男74例、女67例股骨的测量，提出的性别判别方程式判别率可高达近88%，见表2-42。

表2-42　股骨的性别判别分析方程式
Formulae of the Sexual Discriminant Function Analysis from Femur

判别式（mm）	判别值（Zo）	判别率（%）
Z＝股骨最大长＋0.5312股骨中部周长＋6.9691股骨上端宽＋5.7888股骨上髁宽−3.4722股骨外髁长	1309.1	87.9
Z＝股骨最大长＋10.9605股骨上部矢径＋6.9846股骨上端宽＋7.2925股骨头最大径	1621.2	87.9
Z＝股骨转子全长−1.0875股骨中部周长＋9.5904股骨上端宽＋13.0077股骨头垂直径＋4.277股骨上髁宽	3032.9	87.2
Z＝0.13股骨生理长−0.3225股骨中部周长＋1.9159股骨上部矢径＋股骨上端宽＋0.5392股骨上髁宽	203.6	87.2
Z＝股骨最大长−0.8186股骨生理长＋2.3556股骨中部周长＋1.3640股骨上端宽	258.4	86.5
Z＝股骨上端宽＋1.0152股骨头矢径＋0.0430股骨外髁长＋0.3997股骨内髁长	157.3	85.1
Z＝股骨上端宽＋1.4832股骨上部矢径	126.1	84.4
Z＝股骨中部周长＋10.1281股骨上部矢径＋5.6270股骨外髁长	648.7	83.7
Z＝股骨最大长＋6.6819股骨中部横径	582.8	83.0
Z＝股骨转子全长＋3.5559股骨中部周长	671.6	82.3

注：Z值大于判别值（Zo）判为男性，反之判为女性。

刘晓炜等（2009）根据对全国14省180例（男150，女30）X线片的21项股骨的测量，提出的性别判别方程式判别率可高达97.2%，其判别方程式为：Z＝−0.056股骨最大长＋0.006股骨生理长−0.010转子内髁长＋0.019转子全长＋0.026转子外髁长＋0.024骨干长＋0.082骨干中矢径＋0.22骨干中横径−0.018骨干中部周长＋0.096骨干下部最小矢径−0.105骨干下部横径−0.026股骨颈头前长−0.116股骨头垂直径＋0.095股骨头矢径＋0.057股骨头周长＋0.146股骨颈垂直径−0.045股骨颈矢径＋0.173股骨颈矢径＋0.020股骨外髁长−0.010股骨内髁长−0.11股骨颈干角−23.166，判别值（Zo）−1.3618，判别率97.2%。为简化选择其中的六项，判别率也达到94.3%，判别方程式为：$Z=-24.054+0.014$转子全长$+0.131$骨干下部最小矢径-0.112骨干下部横径-0.031股骨颈头前长$+0.151$股骨颈垂直径$+0.203$股骨颈矢状径，判别值（Zo）-1.2445，判别率94.3%。Z值大于判别值的绝对值判为男性，反之判为女性。

　　股骨下端的测量（Measurement of the lower end of femur）：有时法医的案例只有股骨下端，修勤等（2000）根据对青岛地区33～76岁194例（男138、女56）健康成人的股骨下端X线片的测量，提出的股骨下端性别的判别方程式判别率也可高达近90%，具有重要意义，见表2-43。

表2-43　股骨下端的性别判别方程式
Formulae of the Sexual Discriminant Function Analysis from Lower End of Femur

判别方程式（mm）	判别值（Zo）	判别率（%）
$Z=$外侧髁高-1.0619上髁宽-0.188外侧髁宽$+0.5696$外侧髁长-1.8960内侧髁高$+0.3652$内侧髁长$+1.5556$髁高指数	100.49	89.73
$Z=$上髁宽-0.5507外侧髁长-0.3411内侧髁长$+0.0256$外侧髁宽$+0.6484$外侧髁高$+0.0999$内侧髁高	57.19	88.97
$Z=$外侧髁高$+1.5411$上髁宽-0.8271外侧髁长-0.3989内侧髁长-0.1073外侧髁宽-0.1138髁宽指数	72.26	88.97
$Z=1.7925$上髁宽$+0.0474$外侧髁宽$+1.3150$外侧髁高$-$外侧髁长-0.5942内侧髁长$+0.1265$髁高指数	114.25	88.97
$Z=$上髁宽$+0.0278$外侧髁宽$+0.6944$外侧髁高-0.5854外侧髁长-0.2907内侧髁长	55.55	88.59
$Z=$外侧髁宽-1.5354上髁宽$+0.4442$外侧髁长-0.2587内侧髁长$+0.5039$髁宽指数	-9.05	81.75
$Z=1.5889$上髁宽$-$外侧髁长$+0.1637$内侧髁长	81.44	75.45

　　注：Z值大于判别值（Zo）的绝对值判为男性，反之判为女性。

　　3.股骨和胫骨的测量（Measurement of the Femur and Bones of Leg）　刘武等（1989）根据对长春地区股骨141例、胫骨135例和腓骨119例的测量，提出三骨性别的逐步判别程序，见表2-44。

表2-44　下肢长骨的逐步判别方程式
Formulae of the Sexual Stepwise Discriminant Function Analysis from Long Bones of Lower Limb

骨骼	逐步判别式（mm）	判别率（%）
股骨和胫骨	$Y_1=3.1389$股骨上部矢径-1.5022股骨下部最小矢径$+2.2164$股骨上端宽$+2.2376$股骨上髁宽$+2.6575$胫骨上端宽$+3.1617$胫骨下端宽$+2.3831$胫骨滋养孔处横径-1.1892胫骨体最小周长-375.5147 $Y_2=2.6260$股骨上部矢径-1.1986股骨下部最小矢径$+1.9726$股骨上端宽$+1.9652$股骨上髁宽$+2.3592$胫骨上端宽$+2.8065$胫骨下端宽$+1.7909$胫骨滋养孔处横径-0.9646胫骨体最小周长-293.8074	96.3
股骨和腓骨	$Y_1=2.1253$股骨最大长-1.7639股骨生理长$+2.1092$股骨上端宽$+0.4199$股骨头垂直径-3.5336股骨头矢径$+6.5727$股骨头最大径$+1.4310$腓骨最大长-0.7430腓骨小头外踝长$+1.5829$腓骨下端宽$+4.2652$腓骨中部最小径-420.4198 $Y_2=1.8643$股骨最大长-1.5208股骨生理长$+1.8309$股骨上端宽$+0.7203$股骨头垂直径-2.9017股骨头矢径$+5.3018$股骨头最大径$+1.0572$腓骨最大长-0.3948腓骨小头外踝长$+1.2395$腓骨下端宽$+3.4018$腓骨中部最小径-346.3106	92.4

　　注：$Y_1>Y_2$判定为男性，反之判定为女性。

　　4.髌骨的测量（Measurement of the Patella）　髌骨的性别判别分析率可高达96.1%，在没有判别分析法鉴别性别之前，难以想象如此高的判别率。周盛斌等（1997）根据对中国十省汉族骨标本男178副、女78副的测量，详见表2-45和表2-46。

表2-45 髌骨性别的逐步判别方程式
Formulae of the Sexual Stepwise Discriminant Function Analysis from Patella

判别指标	左侧髌骨		右侧髌骨	
	逐步判别式（mm）	判别率（%）	逐步判别式（mm）	判别率（%）
髌骨体积（ml）（X_1）	$Y_1 = 0.3433X_1 - 2.9391ml$ $Y_2 = 0.2215X_1 - 1.2646ml$	94.2	$Y_1 = 0.3180X_1 - 2.7280ml$ $Y_2 = 0.2001X_1 - 1.1215ml$	94.9
髌骨宽（X_2）	$Y_1 = 0.5523X_2 - 12.3835ml$ $Y_2 = 0.4796X_2 - 9.3554ml$	86.4	$Y_1 = 0.561X_2 - 12.5455ml$ $Y_2 = 0.485X_2 - 9.2927ml$	86.7
髌骨高（X_3）	$Y_1 = 0.6213X_3 - 13.4081ml$ $Y_2 = 0.5454X_3 - 10.3477ml$	86.0	$Y_1 = 0.692X_3 - 14.8615ml$ $Y_2 = 0.6083X_3 - 11.5001ml$	85.2
髌骨厚（X_4）	$Y_1 = 0.7147X_4 - 7.5343ml$ $Y_2 = 0.6171X_4 - 5.6342ml$	85.2	$Y_1 = 0.939X_4 - 9.8055ml$ $Y_2 = 0.8112X_4 - 7.3345ml$	83.6
外侧关节面宽（X_5）	$Y_1 = 0.6303X_5 - 8.7823ml$ $Y_2 = 0.5439X_5 - 6.5569ml$	83.3	$Y_1 = 0.5405X_5 - 7.5666ml$ $Y_2 = 0.4684X_5 - 5.6989ml$	84.4

注：$Y_1 > Y_2$ 判定为男性，反之判定为女性。

表2-46 髌骨性别的逐步判别方程式
Formulae of the Sexual Stepwise Discriminant Function Analysis from Patella

侧别	多元逐步判别方程式（mm）（体积ml）	判别率（%）
左侧	$Y_1 = 0.6081X_7 + 0.7393X_6 + 0.6221X_5 - 0.5872X_1 - 21.7914$ $Y_2 = 0.6254X_7 + 0.7489X_6 + 0.5917X_5 - 0.7084X_1 - 19.9753$	95.3
	$Y_1 = 0.5929X_3 + 0.0743X_1 - 8.886$ $Y_2 = 0.5604X_5 + 0.0237X_1 - 6.5769$	94.6
	$Y_1 = 0.6764X_3 + 0.4064X_2 + 0.6371X_4 + 0.6721X_8 + 0.2841X_7 + 0.2459X_6 + 0.5044X_5 - 1.505X_1 - 33.2994$ $Y_2 = 0.6365X_3 + 0.4245X_2 + 0.6301X_4 + 0.1522X_8 + 0.3004X_7 + 0.27.39X_6 + 0.461X_5 - 1.629X_1 - 31.3981$	93.8
	$Y_1 = 0.9441X_2 - 0.6300X_1 - 15.8526$ $Y_2 = 0.9525X_2 - 0.7604X_1 - 14.4092$	93.4
	$Y_1 = 0.4010X_3 + 0.0744X_2 + 0.2547X_4 + 0.3238X_5 - 17.4721$ $Y_2 = 0.3594X_3 + 0.0616X_2 + 0.2149X_4 + 0.2765X_5 - 13.2709$	89.9
	$Y_1 = 0.4001X_3 + 0.2985X_2 - 15.3131$ $Y_2 = 0.3585X_3 + 0.2522X_2 - 11.7075$	88.3
右侧	$Y_1 = 0.5778X_7 + 0.4521X_6 + 0.5324X_5 - 0.3096X_1 - 17.906$ $Y_2 = 0.5587X_7 + 0.4522X_6 + 0.4968X_5 - 0.4161X_1 - 15.5555$	96.1
	$Y_1 = 0.5009X_5 + 0.1248X_1 - 8.036$ $Y_2 = 0.4686X_5 + 0.0237X_1 - 5.8267$	96.1
	$Y_1 = 0.4893X_3 + 0.3073X_2 + 0.5952X_4 + 0.2083X_8 + 0.1969X_7 + 0.038X_6 + 0.38X_5 - 0.8211X_1 - 27.5825$ $Y_2 = 0.4663X_3 + 0.3115X_2 + 0.5602X_4 + 0.1999X_8 + 0.20784X_7 + 0.0535X_6 + 0.3471X_5 - 0.9115X_1 - 25.5264$	94.5
	$Y_1 = 0.7896X_2 - 0.3865X_1 - 14.3995$ $Y_2 = 0.7765X_2 - 0.4927X_1 - 14.4092$	94.9
	$Y_1 = 0.4366X_3 + 0.0989X_2 + 0.3895X_4 + 0.269X_5 - 19.3708$ $Y_2 = 0.3947X_3 + 0.0769X_2 + 0.3331X_4 + 0.2326X_5 - 17.4734$	91.0
	$Y_1 = 0.4831X_3 + 0.2879X_2 - 16.8013$ $Y_2 = 0.4347X_3 + 0.2393X_2 - 12.8397$	89.1

注：测量项目 $X_1 \sim X_5$ 同表2-45，X_6＝外侧关节面高，X_7＝内侧关节面宽，X_8＝内侧关节面高。$Y_1 > Y_2$ 判定为男性，反之判定为女性。

5.胫骨的测量（Measurement of the Tibia） 刘武等（1989）根据对男69例、女66例胫骨的测量提出的性别判别方程式，判别率可高达83.0%，见表2-47。

表2-47　胫骨的性别判别方程式　Formulae of the Sexual Discriminant Function Analysis from Tibia		
判别方程式（mm）	判别值（Zo）	判别率（%）
Z＝胫骨上端宽＋1.0478胫骨下端宽＋0.9194胫骨滋养孔处周长−0.9236胫骨体最小周长	132.7	82.2
Z＝胫骨内侧髁踝长＋35.9836胫骨上端宽＋24.9689胫骨下端宽−3.8189胫骨体最小周长	3728.5	83.0
Z＝胫骨下端宽＋0.8538胫骨滋养孔处周长−0.5960胫骨体最小周长	77.5	83.0
Z＝胫骨内侧髁踝长＋34.2655胫骨上端宽−0.9113胫骨上内矢径	2648.9	82.2
Z＝胫骨上端宽＋0.6850胫骨下端宽−0.1083胫骨下段矢径	97.4	82.2
Z＝胫骨上端宽−0.0404胫骨上内矢径＋0.7860胫骨滋养孔处横径	83.6	82.2
Z＝胫骨下端宽＋0.6510胫骨下段矢径−0.1224胫骨上内矢径	94.3	82.2
Z＝胫骨下端宽＋0.3461胫骨下段矢径＋1.3843胫骨滋养孔处横径	87.4	81.5

注：Z值大于判别值（Zo）判为男性，反之判为女性。

单涛等（1996）根据对长春、通辽127副（男71，女56）胫骨的测量提出性别判别方程式，其判别率达81.8%，见表2-48。

表2-48　胫骨的性别判别方程式　Formulae of the Sexual Discriminant Function Analysis from Tibia		
判别方程式（mm）	判别值（Zo）	判别率（%）
Z＝胫骨上端宽＋3.53胫骨上外面宽＋1.65胫骨中部周长	296.43	81.8
Z＝胫骨最大长＋10.47胫骨上端宽＋9.69胫骨滋养孔处矢状径	1405.22	80.6
Z＝胫骨上外面宽＋0.29胫骨中部周长＋0.36胫骨滋养孔处矢状径	62.01	81.3
Z＝胫骨上外面宽＋0.12胫骨体最小周长＋0.57胫骨滋养孔处矢状径	54.53	80.6
Z＝胫骨髁踝长＋6.95胫骨中部周长＋3.78胫骨滋养孔处矢状径	960.22	77.9

注：Z值大于判别值（Zo）判为男性，反之判为女性。

李玉莲等（1998）根据对东北地区62副（男30，女32）胫骨仅用胫骨上端的测量，提出的胫骨性别的判别分析方程式，判别率基本可达近80%，详见表2-49。

表2-49　胫骨的性别判别方程式　Formulae of the Sexual Discriminant Function Analysis from Tibia		
判别方程式（mm，面积mm²）	判别值（Zo）	判别率（%）
Z＝上外侧关节面面积＋0.2080胫骨上端宽−0.4176上关节面总面积	117.36	79.82
Z＝−上内侧关节面面积＋3.0745上外侧关节面面积＋0.7881胫骨上端宽	1892.03	79.82
Z＝−上内侧关节面面积＋0.1434胫骨上端宽＋1.2938上关节面总面积	1551.23	79.82
Z＝−上外侧关节面矢径＋1.6648上外侧关节面宽＋6.8236上外侧关节面面积＋0.5463胫骨上端宽−2.7470上关节面总面积	957.44	79.63
Z＝−上外侧关节面矢状径＋1.2054上外侧关节面宽＋4.3764上外侧关节面面积−0.4894胫骨上端宽	4103.72	78.18
Z＝−上内侧关节面矢状径＋0.1298上外侧关节面矢状径＋0.3611胫骨上端宽＋0.9309上关节面总面积	1867.03	75.47
Z＝−上内侧关节面矢状径＋0.1306上内侧关节面宽＋0.6334上外侧关节面矢状径＋0.7824上外侧关节面宽＋1.1724胫骨上端宽	91.74	75.13

注：Z值大于判别值（Zo）判为男性，反之判为女性。

单涛等（2001）根据对长春、通辽东北地区成年胫骨294侧（男158，女136），先抽取126侧（男68，女58）作为预计组，再抽取168侧（男90，女78）为实验组，分别测量16项指标进行分级比较，则累积判别率逐级升高，最后判别率可高达近90%，详见表2-50。

表2-50　胫骨分级性别判别分析
Sexual Discriminant Function Analysis from the Tibia by Different Levels

级别	指标	预计值		实验值	
		累积正判率（%）	累积误判率（%）	累积正判率（%）	累积误判率（%）
1	长厚指数，胫骨最大长，胫骨倾斜角	28.8	1.6	29.2	3.6
2	胫骨后倾角，胫骨最大长，下端宽	42.4	2.4	48.5	5.45
3	骨干曲度指数，胫骨指数，上内关节面宽	55.2	4.0	60.1	7.7
4	长厚指数，胫骨全长，上外关节面矢状径	65.6	5.6	65.5	10.1
5	胫骨后倾角，下端宽，体曲度高	71.2	6.4	70.2	10.7
6	下端宽，胫骨倾斜角，胫骨指数	74.4	6.4	70.2	10.7
7	胫骨后倾角，胫骨指数，上内关节面宽	76.8	6.4	71.4	12.5
8	中部断面指数，下端宽，胫骨倾斜角	80.0	7.2	75.0	12.5
9	中部横径，体弦长，体曲高度	81.6	7.2	76.2	13.1
10	下端宽，胫骨扭转角，粗隆处横径	84.0	8.0	78.6	13.7
11	胫骨两轴角，功能长，上内关节面矢状径	85.6	8.0	79.8	14.9
12	胫骨长厚指数，体弦长，胫骨指数	86.4	8.0	79.8	14.9
13	胫骨最大长，体曲度高，胫骨指数	88.0	8.0	82.7	15.5
14	胫骨后倾角，胫骨两轴角，滋养孔处横径	88.8	8.8	83.9	15.5
15	胫骨全长	89.6	10.4	84.5	15.5

6.腓骨的测量（Measurement of the Fibula）　刘武等（1989）根据对男63例、女56例腓骨的测量，提出腓骨性别的逐步判别分析方程式，其判别率不如胫骨，但基本可达80%，见表2-51。

表2-51　腓骨性别判别分析　Formulae of the Sexual Discriminant Function Analysis from Fibula

判别方程式（mm）	判别值（Zo）	判别率（%）
Z=腓骨上端宽＋2.7774腓骨下端宽＋4.8672腓骨体中部最小径	131.7	79.8
Z=腓骨小头外踝长＋10.4576腓骨下端宽＋1.83腓骨体最小周长	622.0	79.0
Z=腓骨最大长＋9.7078腓骨下端宽	547.3	78.2
Z=腓骨下端宽－0.3336腓骨体中部最大径	26.9	77.3

注：Z值大于判别值（Zo）判为男性，反之判为女性。

7.胫骨和腓骨的测量（Measurement of Tibia and Fibula）　刘武等（1989）根据对胫骨和腓骨的测量，提出胫骨和腓骨性别的逐步判别方程式，判别率高于单一小腿骨，高达87.4%，见表2-52。

表2-52　胫骨和腓骨的逐步判别方程式
Formula of the Sexual Stepwise Discriminant Function Analysis from Tibia & Fibula

逐步判别方程式（mm）	判别率（%）
Y_1=2.7680胫骨上端宽＋0.7097胫骨滋养孔处横径＋0.6298腓骨最大长＋1.3831腓骨上端宽－234.7171 Y_2=2.4982胫骨上端宽＋0.4471胫骨滋养孔处横径＋0.5904腓骨最大长＋1.1739腓骨上端宽－192.8335	87.4

注：$Y_1 > Y_2$判定为男性，反之判定为女性。

8.胫骨、腓骨和距骨的测量（Measurement of the Tibia，Fibula and Talus） 李玉莲等（2000）根据对东北地区胫骨72副、腓骨76副、距骨93副的测量提出的胫骨、腓骨和距骨性别的判别方程式，见表2-53。

表2-53　胫骨、腓骨和距骨的判别方程式
Formulae of the Sexual Discriminant Function Analysis from Tibia，Fibula and Talus

判别式（mm²）	判别值（Zo）	判别率（%）
$Z=-$距骨滑车总面积-0.01距骨外踝面面积$+0.86$距骨内踝面面积$+0.20$腓骨外踝关节面面积$+0.02$胫骨内踝关节面面积$+0.37$胫骨下关节面面积	-1126.63	86.0
$Z=$距骨滑车总面积-1.41胫骨上面面积$+0.02$胫骨内踝关节面面积$+0.28$腓骨外踝关节面面积$+0.55$胫骨下关节面面积	777.13	79.1
$Z=$距骨滑车总面积$+0.78$距骨外踝面面积$+0.23$距骨内踝面面积$+1.63$距骨上关节凹长	2128.96	75.3

注：Z值大于判别值（Zo）或小于负值判为男性，反之判为女性。

9.距骨的测量（Measurement of the Talus） 王伟克等（1999）根据对距骨的研究和李玉莲等（2000）根据对踝关节面的测量提出的距骨性别的判别方程式，判别率不是很高，但对于案例的残骨鉴别还是有一定帮助的。王伟克等（1999）的性别判别方程式（mm）为$Z=$距骨最大长$+0.3125$距骨最大宽-0.9846距骨最大高$+0.0841$距骨长$+0.7536$距骨高$+0.4374$距骨滑车长，判别值（Zo）为79.41，判别率为74.5%。李玉莲等（2000）的性别判别方程式（mm）为$Z=$距骨滑车总面积$+0.78$距骨外踝面面积$+0.23$距骨内踝面面积$+1.63$距骨上面凹长，判别值（Zo）2128.96，判别率为75.3%。另一式为：$Z=$距骨滑车总面积$+0.18$距骨外踝面面积$+0.10$距骨内踝面面积，判别值（Zo）为1785.07，判别率为74.2%。

四、全套骨的性别判别分析（Sexual Discriminant Analysis from the Whole Set of Bones）

如果具有全套骨骼，用判别分析法可以获得极高的正确判别率；现介绍埴原和郎（1958）根据对日本人的研究提出的全套骨性别的判别分析方程式，其判别率可高达98.9%，见表2-54。

表2-54　全套骨骼的性别判别方程式
Formulae of Sexual Discriminant Function Analysis from the Whole Set of Bones in Japanese

判别方程式（mm，指数无单位）	判别值（Zo）	判别率（%）
$Z=$颅长$+0.0506$右股骨最大长$+7.9366$右肩胛骨关节盂长-5.6025坐耻指数$+2.093$寰椎宽	244.13	98.9
$Z=$颅高$+0.0305$右股骨最大长$+4.3903$右肩胛骨关节盂长-2.6538坐耻指数	117.11	98.8
$Z=$颅长$+8.035$右肩胛骨关节盂长-5.5858坐耻指数$+2.152$寰椎宽	233.09	98.8
$Z=$颅长$+0.1381$右股骨最大长$+8.1173$右肩胛骨关节盂长-5.1558坐耻指数	157.76	98.6
$Z=$颅长$+0.2201$右股骨最大长-3.8161坐耻指数$+2.4908$寰椎宽	194.55	97.4
$Z=$颅高$+0.1763$右股骨最大长-3.2809坐耻指数$+2.0895$寰椎宽	142.12	96.4
$Z=$颅长$+4.7573$右肩胛骨关节盂长$+2.1239$寰椎宽	494.36	92.5

注：Z值大于判别值判为男性，反之判为女性。

五、胸骨的性别判别分析（Sexual Discriminant Analysis of the Sternum）

对于胸骨的性别判断，Dwight（1881）发现，男性胸骨柄的长宽比为<49∶100，而女性为>52。Stewart等（1983）采用放射方法测量胸骨，提出胸骨柄和胸骨体总长<121 mm可100%判为女性，而>173 mm同样100%可判为男性。Stieve等（1923，1925）提出，胸骨体长>110 mm为男，<85 mm为女，另用指数判别性别，即胸骨体长×100/胸骨柄长指数，<43.0为男性，>58.0为女性，且没有种族差异。Jit等（1980）研究了400例成年印度北方尸解胸骨，提出用胸骨柄体总长>140 mm为男性，<131 mm为

女性，其正确判别率，男性72%，女性62%。另用胸骨柄长加两项指数［即胸骨柄体指数＝100×（胸骨柄长÷胸骨体长），胸椎体相对宽指数＝100×（第一胸椎体宽÷第三胸椎体宽）］综合判断性别，其正确判别率可达85%。

六、骶骨的性别判别分析（Sexual Discriminant Analysis of the Sacrum）

俞东郁等（1986）测量了我国延边地区男33例和女42例骶骨23项测量指标，其判别率可高达94.7%，见表2-55。

表2-55 骶骨的性别判别分析方程式
Formulae of the Sexual Discriminant Function Analysis from Sacrum

判 别 式（mm）	判别值（Zo）	判别率（%）
$Z = -0.0675X_1 + 0.09.8X_2 + 0.4471X_3 - 0.1621X_4 - 0.0477X_5 + 0.134X_6 + 0.0823X_7 - 0.0366X_8 - 0.732X_9 + 1.13X_{10} - 0.731X_{12} + 0.7947X_{15} - 0.0586X_{16} + 0.2708X_{19} + 0.0893X_{21} + 0.3958X_{23}$	69.744	94.67
$Z = 0.4299X_3 + 0.2256X_4 + 0.1324X_6 - 0.5417X_9 + 1.0171X_{10} - 0.7132X_{12} + 0.6621X_{15} + 0.2425X_{19} + 0.3694X_{23}$	69.744	92.0
$Z = 0.4125X_3 + 0.2207X_{10} + 0.1352X_{15} + 0.0388X_{18} + 0.3594X_{23}$	56.571	88.0

注：X_1＝骶骨弓长，X_2＝骶骨最大宽，X_3＝骶骨底正中矢径，X_4＝骶骨底横径，X_5＝骶骨前弦长，X_6＝骶骨弓高1-骶骨岬距，X_7骶骨弓高1，X_8＝骶骨弓高2-骶骨岬距，X_9＝骶骨弓高2，X_{10}＝骶骨弓高3-骶骨岬距，X_{12}＝骶骨弓高4-骶骨岬距，X_{15}＝骶骨弓高，X_{16}＝骶管裂孔高，X_{18}＝骶骨左耳状面长，X_{19}＝骶骨左耳状面下宽，X_{21}＝骶骨右耳状面长，X_{23}＝骶骨岬角；Z大于判别值（Zo）判为男性，反之判为女性。

参 考 文 献

曹文强，丁士海，刘文君，等，1998. 下颌骨测量及其性别判别分析. 青岛医学院学报，34（2）：117-118.

陈 洪，王向义，毛成龙，等，1986. 面颅的测量及性别判别分析（国人颅骨的测量及相关因素分析之二）. 解剖学杂志，9（增）：13.

单 涛，丁士海，丁 洲，1996. 国人胫骨的测量及其性别判别分析. 人类学学报，15（2）：135-144.

单 涛，丁士海，王子轩，2001. 胫骨性别分级判别及其与传统方法比较. 解剖学杂志，24（5）：478-482.

党汝霖，张怀瑶，1987. 西安人髋骨的性别差异. 西安交通大学学报（医学版），（3）：238-241.

丁 洲，丁士海，2000. 腕骨的性别判别分析. 人类学学报，19（2）：148-150.

丁士海，1984. 判别分析在解剖学中的应用（附BASIC语言程序）. 沂水医专学报，6（2）：159-168.

丁士海，任光金，法德华，等，1984. 国人颅容积的测量. 沂水医专学报，6（1）：5-9.

丁士海，任光金，法德华，等，1984. 颅骨性别的判别分析. 沂水医专学报，6（1）：1-3.

丁士海，任光金，阎锡光，等，1982. 中国成年坐骨大切迹的性别差异. 沂水医专学报，4（1）：13-20.

丁士海，任光金，阎锡光，等，1982. 中国人髂骨的性别差异—缘线指数与间隙指数. 青岛医学院学报，18（2）：81-86.

富伟能，宋宏伟，贾静涛，1994. 辽宁汉族成人牙的性别判别分析. 法医学杂志，10（4）：155-157.

冈田吉郎，井上仁，伏见良隆，等，1987. フーリエ変換による头盖骨前额部の男女形态的差异の研究. 科学警察研究所报告法科学编，40（3）：147-153.

贺 智，潘曦东，周 蔚，等，2001. 国人髋臼性别判别分析. 武警医学院学报，10（4）：269-271.

金东洙，俞东郁，郭济兴，1986. 骶骨性别的多元分析研究. 解剖学杂志，9（增）：5.

金东洙，俞东郁，郭济兴，1986. 颅骨弧弦周长和颅骨重量及颅腔容积的性别判别分析. 解剖学杂志，9（增）：12-13.

金东洙，俞东郁，郭济兴，1986. 乳突有关径线的性别判别分析. 解剖学杂志，9（增）：14-15.

金东洙，俞东郁，郭济兴，1986. 上牙槽弓和骨腭的性别判别分析. 解剖学杂志，9（增）：14.

金东洙，俞东郁，郭济兴，1988. 颅底残骸的性别判别分析. 解剖学杂志，11（增）：29.

金东洙，俞东郁，皮永浩，等，1985. 下颌骨性别的多元判定. 延边大学医学学报，8（4）：195-202.

李 慧，任 甫，2012. 拉萨藏族青少年指骨X线测量及其与身高的性别判别分析. 解剖学杂志，35（3）：367-369.

李 明，王立军，范英南，等，2011. 根据拉萨藏族儿童青少年掌指骨参数进行性别判定. 解剖学杂志，34（1）：98-102.

李　仁，李　昊，刘树元，等，1996. 用逐步判别分析法对成人头颅性差的研究. 人类学学报，15（2）：172-173.

李春彪，1992. 应用逐步判别分析对东北地区成人颅骨性别差异的研究. 中国医科大学学报，21（1）：28-31.

李春彪，孙尔玉，1992. 应用Fourier变换对东北地区成人颅骨性别差异的研究. 人类学学报，11（4）：312-318.

李玉莲，丁士海，王守彪，1998. 胫骨上端关节面的测量、回归与性别判别分析. 局部解剖学与临床，10（2）：33-34，40.

李玉莲，丁士海，夏玉军，等，2000. 踝关节面的测量及其性别的判别分析. 解剖学杂志，23（4）：380-383.

刘　武，1989. 上肢长骨的性别判别分析研究. 人类学学报，8（3）：231-239.

刘　武，杨茂有，邰凤久，1989. 下肢长骨的性别判别分析研究. 人类学学报，8（2）：147-154.

刘　武，杨茂有，王野城，1991. 现代中国人颅骨测量特征及其地区性差异的初步研究. 人类学学报，10（2）：96-106.

刘丰春，丁士海，1995. 示指基节指骨与身高的性别判别分析. 解剖学杂志，18（6）：557-559.

刘丰春，张　庆，陈忠恒，2003. 掌骨的X线测量及其与身高的性别判别分析. 解剖学杂志，26（5）：495-497.

刘美音，徐现刚，王怀经，等，1991. 下颌骨的测量、相关和性别判别. 解剖学杂志，14（1）：102-104.

刘晓炜，张继宗，乔　勇，等，2009. 中国人股骨的性别鉴定. 中国法医学杂志，24（2）：103-107.

毛成龙，王向义，陈　洪，等，1986. 颅骨弧、弦、周长的测量及性别的判别分析. 解剖学杂志，9（增）：12.

孟　舒，张惠芹，2011. 利用右侧髋骨正位DR片判定贵州成人性别. 中国法医学杂志，26（3）：216-218.

努尔买买提·巴哈夏尔，董建江，爱　华，等，2010. 哈萨克族成人掌骨的X线测量及其与身高的性别判别分析. 解剖学报，41（1）：137-140.

皮永浩，俞东郁，郭济兴，1986. 髋骨性别的多元分析研究. 解剖学杂志，9（增）：15-16.

皮永浩，俞东郁，郭济兴，1986. 用判别分析法初探髋骨残之性别. 解剖学杂志，9（增）：16.

皮永浩，俞东郁，金东洙，等，1986. 髋骨性别的多元分析研究Ⅰ. 髋骨的测量. 延边大学医学学报，9（3）：140-147.

任光金，1982. 国人骶骨底宽指数的性别差异. 沂水医专学报，4（1）：21-26.

任光金，1982. 中国成年臼齿指数的性别差异. 沂水医专学报，4（1）：27-29.

任光金，1987. 肩胛骨性别的判别分析. 人类学学报，6（2）：144-146.

任光金，丁士海，阎锡光，等，1982. 中国成年人坐耻指数的性别差异. 沂水医专学报，4（1）：139-144.

邵象清，1978. 骨骼性别鉴定的新研究——耻骨的性别鉴定. 中国解剖学会1978年学术年会论文汇编，173.

邵象清，1985. 人体测量手册. 上海：上海辞书出版社，166-169.

四川医学院人体解剖学教研室，1980. 中国人颅容量的测定. 四川医学院学报，11（1）：29-34.

田中武史，埴原和郎，小泉清隆，1979. 判别关数によゐ现代日本人头骨の性别判定法. 札幌医学杂志，48（6）：582-593.

王令红，孙凤喈，1988. 太原地区现代人头骨的研究. 人类学学报，7（3）：206-213.

王伟克，丁士海，1999. 国人距骨的测量及其性别判别分析. 人类学学报，18（4）：322-324.

王子轩，丁士海，单　涛，2000. 髋骨性别分级判别分析法. 人类学学报，19（1）：44-48.

吴汝康，吴新智，1965. 人体骨骼测量方法. 北京：科学出版社，72-74.

吴新智，邵兴周，王　衡，1982. 中国汉族髋骨的性别差异和判断. 人类学学报，1（1）：118-131.

席焕久，任　甫，2002. 对肋骨进行组织形态测量推断年龄. 人类学学报，21（2）：126-132.

修　勤，丁士海，2000. 股骨髁X线测量及性别判别分析. 解剖学杂志，23（2）：181-183.

修　勤，丁士海，2000. 国人股骨髁的测量及性别判别分析. 四川解剖学杂志，8（1）：13-15.

杨茂有，刘　武，邰凤久，1988. 下颌骨的性别判别分析研究. 人类学学报，7（4）：329-334.

俞东郁，皮永浩，1987. 颅骨的性别判定研究. Ⅲ. 乳突. 延边大学医学学报，（1）：27-30.

俞东郁，皮永浩，郭济兴，1986. 骶骨性别的多元分析研究. 解剖学杂志，9（增）：15.

张　庆，刘丰春，丁士海，2003. 指骨的X线测量及其性别判别关系. 解剖学杂志，26（1）：87-90.

张继宗，韩　冰，1994. 中国汉族锁骨性别差异的初步研究. 人类学学报，13（4）：314-320.

张继宗，田雪梅，2001. 中国汉族锁骨的性别判定. 人类学学报，20（3）：209-216.

张继宗，王北瑜，贾士友，等，2002. 中国汉族人耻骨性别判定的研究. 刑事技术，（2）：8-9，40.

张黎明，丁士海，丁　洲，1994. 国人锁骨的测量及性别判别分析. 山东解剖学会1994年学术年会论文摘要，2-3.

张跃明，潘羲东，谷　方，等，1998. 颞骨性别判别分析. 解剖学杂志，21（4）：357-259.

张忠尧，1982. 耻骨联合面形态学特征与年龄鉴定关系上的初步研究. 人类学学报，1（2）：132-136.

赵文潭，1984. 髂骨的测量及性别鉴定新方法—髂骨翼高指数. 解剖学通报，7（增）：4.

埴原和郎，1958. 判别函数によゐ日本人长骨の性别判定法. 人类学杂志，66（4）：187-196.

埴原和郎，1959. 判别函数によゐ日本人头骨ゐらびに肩甲骨の性别判定法. 人类学杂志，67（4）：191-197.

舟山真人，1985. 头盖骨の性别判定に用いる形态的特征部位の数量化に关する研究. 日本法医学杂志，39（4）：301-

311.

周盛斌，张 飚，荣玉山，等，1997. 中国汉族成人髋骨性别判别初步研究. 人类学学报，16（1）：31-37.

朱永泽，曹文强，吕炳强，等，1985. 国人颅骨弧弦周长的测量及其性别的判别分析. 人类学学报，4（4）：366-371.

Boucher B J，1955. Sex differences in the foetal sciatic notch. *J Forensic Med*，2：51-54.

Davivongs V，1963. The pelvic girdle of the Australian aborigine. Sex differences and sex determination. *Am J Phys Anthropol*，21（4）：443-455.

Demoulin F，1972. Importance de certaines mesures crâniennes（en particulier de la longueur sagittale de la mastoïde）dans la dénomination sexuelle des crânes. *Bull et Mem de la soc D'Anthropol de Paris*，9（12）：259-264.

Derry D E，1909. Note on the innominate bone as a factor in the determination of sex：with special reference to the sulcus praeauricularis. *J Anat and Physiol*，43：266-276.

Derry D E，1911. The significance of the sulcus preauricularis. *Anthropol Anzeiger*，39：13-20.

Ding S H（丁士海），Ren G J（任广金），Fa D H（法德华），et al，1989. Sexual diagnosis of Chinese crania from discriminant function analysis. *Can Soc Forens Sci J*，22（2）：119-122.

Dwight T，1881. The sternum as an index of sex and age. *J Anat*，15：327-330.

Fisher R A，1936. The use of multiple measurements in taxonomic problems. *Ann Eug*，7：179-188.

Francesquini Júnior L，Francesquini M A，De La Cruz B M，et al，2007. Identification of sex using cranial base measurements. *J Forensic Odontostomatol*，25（1）：7-11.

Giles E，1964. Sex determination by discriminant function analysis of the mandible. *Am J Phys Anthropol*，22（1）：129-136.

Giles E，1986. Discriminant function sexing of the human skeleton. 2nd ed//Krogman W M，et al. The human skeleton in forensic medicine. Springfield，IL：Charles C Thomas，1962.

Giles E，Elliot O，1963. Sex determination by discriminant function analysis of crania. *Am J Phys Anthropol*，21（1）：53-68.

Hanna R E，Washburn S L，1953. The determination of the sex of skeletons，as illustrated by a study of the Eskimo pelvis. *Hum Biol*，132（1）：21-27.

Hoshi H，1962. Sex difference in the shape of the mastoid process in norma occipitalis and its importance to the sex determination of the human skull. *Okajimas Folia Anat Jpn*，38：309-313.

Houghton P，1974. The relationship of the pre-auricular groove of the ilium to pregnancy. *Am J Phys Anthropol*，41：381-389.

Houghton P，1975. The bone imprint of pregnancy. *N. Y. Acad Med Bull*，51：655-661.

İşcan M Y，Derrick K，1984. Determination of sex from the sacroiliac joint：A visual assessment technique. *Florida Sci*，47：94-98 .

Jit I，Jhingan V，Kulkarni M，1980. Sexing the human sternum. *Am J Phys Anthropol*，54：217-224.

Keen JA. A study of the differences between male and female skulls. *Am J Phys Anthropol*：1950，8：65-79 .

Kelley M A，1979. Parturition and pelvic changes. *Am J Phys Anthropol*，51（4）：541-546.

Kimura K，1982. A base-wing index for sexing the sacrum. *J Anthrop Soc Nippon*，90（Suppl）：153-162.

Kimura K，1982. Sex differences of the hip bone among several populations. *Okajima's Folia Anat Japonica*，58：266-273.

Krogman W，1955. The Skeleton in Forensic Medicine. *Postgrad Med*，17（2）：A48-A62.

Letterman G S，1941. The greater sciatic notch in American Whites and Negroes. *Am J Phys Anthropol*，*28（1）：99-116.*

Phenice T W，1969. A newly developed visual method of sexing the os pubis. *Am J Phys Anthropol*，30（2）：297-301.

Pons J，1955. The sexual diagnosis of isolated bones of the skeleton. *Hum Biol*，27（1）：12-21.

Putschar W G J，1931. Entwicklung，Wachstum und Pathologie der Beckenverbindungen des Menschen，mit besonderer Berucksichtigung von Schwangerschaft，Geburt und ihren Folgen，Jena，G. Fischer.

Schulter-Ellis F P，Hayek L C，Schmidt O J，1985. Determination of sex with a discriminant analysis of new pelvic bone measurements. Part II. *J Fornsic Sci*，30：178-185.

Schulter-Ellis F P，Schmidt D J，Hayek L A，et al，1983. Determination of sex with a discriminant analysis of new pelvic bone measurements. Part I. *J Fornsic Sci*，28：169-180.

Schultz A H，1949. Sex differences in the pelves of Primates. *Am J Phys Anthropol*，7（3）：401-424.

Stewart J H，McCormick W F，1983. The gender predictive value of sternal length. *Am J Forensic Med and Pathol*，4：217-220.

Stewart T D，1948. Medico-legal aspects of the skeleton. I. Age，sex，race and stature. *Am J Phys Anthropol*，6（3）：315-322.

Stewart T D，1951. What the bones tell. *FBI Law Enforcement Bull*，20（2）：2-5，19.

Stewart T D，1957. Distortion of the pubic symphyseal surface in females and its effect on age determination. *Am J Phys*

Anthropol，15（1）：9-18.

Suchey J M，Wiseley D V，Green D F，et al，1979．Analysis of dorsal pitting in the Os pubis in an extensive sample of modern American females．*Am J Phys Anthropol*，51（4）：517-539.

Teixeira W R G，1981．Sex identification utilizing the foramen magnum's size．Paper presented at the 3rd annual meeting of the Am Acacd Forensic Sci，Program，49.

Uspenskii S I，1964．A new method for measuring cranial capacity．*Am J Phys Anthropol*，22（2）：115-117.

Washburn S L，1948．Sex differences in the pubic bone．*Am J Phys Anthropol*，6（2）：199-207.

Washburn S L，1949．Sex differences in the pubic bone of Bantu and Bushman．*Am J Phys Anthropol*，7：425-432.

Yen Y（颜闓），Ho K T（何光篪），1943．Prediction formulae for the auricular height and the cranial capacity of the Chinese skull．华西协合大学中国文化研究所集刊，3（1-4）：1-10.

第三章

骨骼的年龄鉴定
Age Estimation of the Skeleton

人体的骨骼（除颅顶和锁骨外）都是在软骨的基础上发育成骨，胚胎时每个骨在软骨基础上，多有一至几个初级骨化中心（primary ossification center），新生儿共约450个，长骨的初级骨化中心位于骨干（diaphysis），主要纵向发育扩大。青春期后，在长骨的一端或两端［又称骺（epiphysis）］又出现次级骨化中心（secondary ossification center），亦称骺骨化中心，各级骨化中心逐渐发育，将骺与骨干之间的骺软骨板（epiphyseal plate）逐渐变薄，最后两骨化中心融合，融合后该处形成骺线（epiphyseal line），此时的骨发育不再增长，最后至成年融合成约206块骨。虽然各骨化中心的产生及融合时间不同，但大体有一定的顺序，这就成为法医工作者或人类学家鉴定骨骼年龄的重要基础，即胎儿的年龄主要根据初级骨化中心出现的时间和发育程度判断，误差一般为±1周。幼儿主要按初级骨化中心的发育及融合程度来判断，误差一般为±1个月。性成熟前主要根据初级骨化中心的发育程度和次级骨化中心的出现时间及融合程度来判断，误差一般为±（1～6）个月。性成熟至成年主要根据骨骺软骨板的变薄程度和消失判断年龄，允许误差一般为±1岁。判断成年以后的年龄，由于个体运动情况、营养情况、遗传因素、环境因素等影响，个体差异较大。主要根据骨骼形态或结构的变化、颅骨骨缝的愈合时间，以及与骨骼发育密切相关的牙齿磨耗来判断，允许误差为±5岁。目前，许多法医学专家、人类学家、解剖学家正在攻克这一难题，从多方面进行研究。如İşcan等（1984～1989）连续对美国白种人和黑种人肋软骨胸骨端变化程度的研究；Acsadi（1970）和张维彬、丁士海（1999）对肱骨上端内骨松质退化程度的研究；曾金文（1981）和张忠尧（1986）对耻骨联合面变化的研究；吴新智等（1984）和张继宗等（1989）对锁骨形态变化的研究；肖东根（1987）对胸骨形态变化的研究，并用胸骨的回归分析法（1994）推断年龄；赵鸿举和张继宗（1988）、张继宗等（1990）对肋骨的研究；张忠尧（1996）对耻骨X线片的观察；丁士海、徐清贵（1994）对喉软骨骨化程度的研究；汤谷初等（1991）和刘晓燕（2003）分别根据胫骨和股骨组织结构推断年龄。这些研究不断地对成年骨骼的年龄判断带来新的进展，并取得了可喜的成绩。现将有关我国人群的研究资料介绍如下。

第一节　出生前的年龄推断　Age Estimation before Birth

法医案例中，一般很少涉及胚胎的年龄，就一般常识，根据胎儿的身长就足以推断出其胎龄，最简单易记的推算公式是胎龄5个月前的身长cm＝月^2，胎龄6个月后的身长cm＝当月份×5，但较实际略高。如张永起（1981）对广州地区4～10个月胎儿各20例的测量结果（$\bar{x}\pm s$, cm），分别为14.80±1.69，22.85±2.42，26.83±1.64，33.92±1.38，37.37±1.69，43.63±2.42，49.03±2.34。如果需要进一步判断，还是以骨化中心的出现时间推断年龄为佳，因为骨化中心的出现时间和顺序是比较恒定的。骨化中心出现于胚胎第8周，开始是很小的骨组织，很快就会发展成能观察到的骨组织，进而将软骨和膜性基质骨化，胚胎11周前约有800个骨化中心出现，随后，有的骨化中心融合，至出生时约有450个骨化中心（图3-1）。

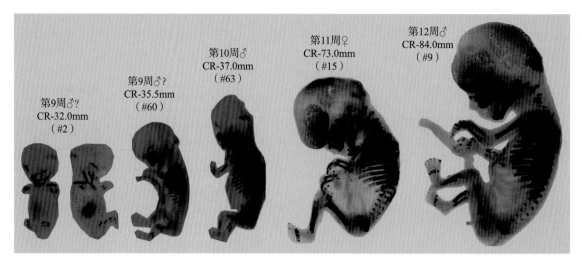

第9周♂？
CR-32.0mm
（#2）

第9周♂？
CR-35.5mm
（#60）

第10周♂
CR-37.0mm
（#63）

第11周♀
CR-73.0mm
（#15）

第12周♂
CR-84.0mm
（#9）

图3-1　胎儿骨染色透明标本（Noback式法，丁士海制作）

Transparent specimens of the Stained Skeleton in Fetus（by Ding Shihai under Noback's Method）

一、胎儿四肢骨（Fetal Bones of the Limbs）

1.四肢骨初级骨化中心的出现时间（Appearance Time of the Primary Ossification Center in Fetal Bones of Limbs）　张维建（1983）对山东临沂地区6～42周167例胎儿，采用Noback氏法将骨化中心染色并成为透明标本，观察四肢骨初级骨化中心的出现时间，详见表3-1。

表3-1　胎儿四肢骨初级骨化中心最早和最晚出现时间的观察（周）
Observations of the Appearance Time of Primary Ossification Center in Fetal Bones of Limbs（week）

上肢骨				下肢骨			
部位	初级骨化中心	最早出现时间	最晚出现时间	部位	初级骨化中心	最早出现时间	最晚出现时间
肩带骨	锁骨内侧端	11（男）	13（男）	髋带骨	髂骨翼	9	10（男）
	锁骨骨干	7	7		坐骨降支	14（男女）	18（男）
	锁骨外侧端	12（男）	13（男）		耻骨水平支	16	21（男女）
	肩胛骨肩胛体	9	10（男）	腿骨	股骨骨干	8	8
	肩胛骨肩胛冈	11（男）	11（男）		胫骨骨干	8	8
					腓骨骨干	8	9
臂骨	肱骨骨干	8	9	足骨	跟骨	14（男）	27（男女）
	尺骨骨干	8	8		距骨	25（男）	29（男女）
	桡骨骨干	8	8		骰骨	33	出生后
手骨	掌骨骨干Ⅰ	10（男）	11（男）		跖骨骨干Ⅰ	10（男）	11（男）
	掌骨骨干Ⅱ	10（男）	11（男）		跖骨骨干Ⅱ	10（男）	11（男）
	掌骨骨干Ⅲ	10（男）	11（男）		跖骨骨干Ⅲ	10（男）	11（男）
	掌骨骨干Ⅳ	10（男）	11（男）		跖骨骨干Ⅳ	10（男）	11（男）
	掌骨骨干Ⅴ	10（男）	11（男）		跖骨骨干Ⅴ	10（男）	11（男）
	近节指骨干Ⅰ	10（男）	11（男）		近节趾骨干Ⅰ	12（男）	14（男女）
	近节指骨干Ⅱ	10（男）	12（男）		近节趾骨干Ⅱ	12（男）	14（男女）
	近节指骨干Ⅲ	10（男）	12（男）		近节趾骨干Ⅲ	13（男）	14（男女）
	近节指骨干Ⅳ	10（男）	12（男）		近节趾骨干Ⅳ	13（男）	14（男女）
	近节指骨干Ⅴ	11	13（男）		近节趾骨干Ⅴ	14（男）	15（男）
	中节指骨干Ⅱ	10（男）	12		中节趾骨干Ⅱ	14（女）	18（男女）
	中节指骨干Ⅲ	10（男）	12		中节趾骨干Ⅲ	14（女）	25（男女）
	中节指骨干Ⅳ	10（男）	12		中节趾骨干Ⅳ	21（男）	23（男女）
	中节指骨干Ⅴ	13（男女）	15（男女）		中节趾骨干Ⅴ	22（男）	出生后
	远节指骨干Ⅰ	9	10（男）		远节趾骨干Ⅰ	10（男）	13（男）
	远节指骨干Ⅱ	9	10（男）		远节趾骨干Ⅱ	11（男）	13（男）
	远节指骨干Ⅲ	9	10（男）		远节趾骨干Ⅲ	11（男）	13（男）
	远节指骨干Ⅳ	9	10（男）		远节趾骨干Ⅳ	11（男）	16（男）
	远节指骨干Ⅴ	10（男）	10（男）		远节趾骨干Ⅴ	13（男）	25（男）

概括上表可以看出，上肢骨初级骨化中心的出现顺序：第7周，锁骨；第8周，臂骨；第9周，肩胛骨和远节指骨；第10周，掌骨和中节及近节指骨；第11周，锁骨内侧端、肩胛冈和小指近节；第12周，锁骨外侧端；第13周，小指中节。下肢骨初级骨化中心的出现顺序：第8周，下肢长骨；第9周，髂骨；第10周，距骨和第一趾远节；第11周，远节趾骨；第12周，第一和第二趾近节趾骨；第13周，第三和第四趾近节趾骨；第14周，跟骨、坐骨和中节趾骨；第16周，耻骨；第20～25周，距骨和第四、五中节趾骨；第33周，骶骨。

2.四肢长骨骨干长（Diaphysis Length of the Long Bones of Limbs）

Scheuer等（1980）用X线片测量24～46周胎儿65例四肢长骨骨化的骨干长度，用来推算胎儿年龄，可作为参考，见表3-2。

回归方程式（mm）	r值
$\hat{Y}=0.3922$股骨干长$+8.83\pm1.49$	0.95
$\hat{Y}=0.5524$肱骨干长$+2.7825\pm1.60$	0.94
$\hat{Y}=0.7622$桡骨干长-0.9181 ± 1.97	0.92

二、胎儿颅骨（The Fetal Skull）

1.胎儿颅骨骨化中心的出现时间（Appearance Time of the Ossification Center in Fetal Skull）　张维建等（1997,1999,2000）观察了临沂地区8～40周350例Noback法染色透明标本颅骨初级骨化中心出现的时间，详见表3-3。

表3-3　胎儿颅骨骨化中心最早和最晚出现时间的观察（周）
Observation of the Early & Final Appearance Time of Ossification Center in Fetal Skull（week）

骨	部位	最早	最晚	颅骨	部位	最早	最晚	颅骨	部位	最早	最晚
额骨	眉弓	8	8	上颌骨	上颌体	8	9	下颌骨	尖牙窝间隔	15	8
	水平部	10	11		额突	8	9		磨牙窝间隔	15	11
	颧突	21	23		颧突	8	9		颏孔	17	14
	额结节	32	26		腭突	9	10		下颌底	20	14
	眉间	22	24		尖牙窝	9	10		下颌小头	30	14
	指压迹	27	28		前外侧面	12	13		颏结节	35	13
	大脑轭	27	28		鼻前棘	14	14		斜线	36	16
	眶上缘	39	39		鼻切迹	14	15		下颌体	8	15
	顶骨	9	10		眶下缘	13	15		下颌角	11	16
					眶面	15	16		下颌支	13	16
颞骨	鳞部	9	9		上颌窝	16	17		喙状突	13	17
	颧突	8	8		鼻面	17	18		下颌切迹	13	20
	鼓环	9	10		上颌窦裂孔	25	26		髁状突	13	31
	鼓室盖	17	18		切牙骨部	12	13		下颌颈	14	36
	岩锥尖部	14	14						下颌小舌	14	37
	外骨半规管	14	14	枕骨	枕外隆凸	12	13				
	前骨半规管	14	14		乳突缘	17	18	颧骨	鼻骨	9	10
	后内半规管	14	14		人字缘	19	20		颧骨体	8	9
	乳突	14	19		项平面前半	26	27		颞突	10	15
					矢状沟	26	29		犁骨	10	13
蝶骨	蝶骨大翼	9	9		下项线	27	28		泪骨	15	16
	蝶骨体	10	10		枕内隆凸	31	32				
	翼突	11	12		枕内嵴	31	32	腭骨	水平板	10	11
	小翼主体	9	12		上项线	33	34		锥突	14	15
	小翼内上方	15	15		项平面后半	33	34		下鼻甲	22	23
	小翼内下方	16	17		枕平面	34	35				
					横窦沟	40	40	舌骨	舌骨体	27	30
枕骨	枕鳞上部	9	9		枕外嵴	40	40		舌骨小角	27	35
	枕鳞下部	8	8		基枕骨	11	12		舌骨大角	32	35
	基底部	11	13		外侧部	11	12				
	外侧部	10	14		枕鳞上半	9	9	筛骨	垂直板	33	40
					枕鳞下半	8	8		纸板	33	40

2.颧骨骨化中心的出现时间（Appearance Time of the Ossification Center in Fetal Zygomatic Bone） 吴汝康（Woo，1956）观察了84例5周至足月胎儿，8周半时颧骨出现一个骨化中心，8周末出现眶下突和颞突，9周时出现额蝶突，10周时出现眶突。

3.筛骨冠状面的测量（Measurements of the Ethmoid Bone on Frontal Section） 郑鸣等（1992）测量了福建地区12～40周胎儿106例，将冠状面上等腰梯形的双侧筛骨设定为，双侧外上角连线定为上缘，双侧外下角连线定为下缘，一侧外上下角连线定为外侧缘。每隔4周共分8个年龄组进行测量，可作为判断年龄的参考。详见表3-4。

表3-4 筛骨冠状面的测量（$\bar{x}\pm S\bar{x}$，mm）
Measurements of the Ethmoid Bone on Frontal Section（$\bar{x}\pm S\bar{x}$，mm）

胎龄（周）	等腰梯形上缘	等腰梯形下缘	等腰梯形侧缘
12～15	3.20±0.20	3.94±0.26	1.96±0.08
16～19	4.77±0.28	6.14±0.55	2.52±0.40
20～23	5.98±0.42	7.55±0.19	2.43±0.10
24～27	6.12±0.29	8.04±0.27	4.29±0.19
28～31	6.58±0.21	8.56±0.30	4.90±0.18
32～35	7.31±0.42	8.84±0.83	5.72±0.13
36～39	8.58±0.34	10.68±0.32	6.74±0.26
—40	10.34±0.30	13.58±0.30	8.61±0.28

注：$\bar{x}$为平均数，$S\bar{x}$为标准误。

4.胎儿颅骨的测量（Measurements of the Fetal Skull） Ford（1956）为了探索胎儿颅骨的发育，测量了76例10～40周胎儿颅骨有关径线，可作为年龄鉴定的参考，具体数据见表3-5。

表3-5 胎儿整颅骨的测量（mm） Measurements of the Fetal Skull（mm）

胎龄（周）	例数	最大颅长	最大颅宽	鼻中隔高	颅底（ba-n）长
10	2	17	11.5	2.75	10.75
11	2	19	16	3	11.5
12	1	27	22	3.5	15
13	2	28.25	23	4.75	17.75
14	1	34	27.5	5.5	21
15	3	36.5	29.5	6	24
16	3	43	35.25	6.5	25.5
17	1	50	40	6.5	28
18	2	50	39.5	8	29.5
19	2	52	42	8	33.5
20	1	54	42	9-5	34
21	1	56	49	9-5	35.5
22	2	64	49	9.5	37
24	2	75	61	10.25	41
26	3	75.5	62.5	12	44.5
28	2	85.5	67.5	12	45
30	3	94.5	73	13	47
32	7	98	74.5	14	50
34	8	101	76	16	53
36	4	101.5	79.5	16	54
38	13	108	80	16	55.5
40	11	110	87	16	59.5

第二节　出生后的年龄推断　Age Estimation after Birth

一般将出生后骨的发育分为以下七个阶段。

1.婴儿期（Infancy）　女出生至10个月，男出生至14个月，新生儿全部腕骨和指骨、掌骨、前臂骨很少出现骨化。头骨和钩骨骨化出现于第3个月，女第10个月、男约1岁3个月桡骨次级骨化中心开始出现。

2.学会走路期（Toddlers）　女10个月至2岁，男14个月至3岁，所有指骨和掌骨出现次级骨化中心，一般中指先出现，小指最后出现。骨龄的推算顺序如下：近节指骨骺、掌骨骺、中节指骨骺和远节指骨骺，需要注意的是拇指远节指骨骺可能男1岁3个月或女1岁半出现，小指中节指骨骺出现最晚。

3.性成熟前期（Prepuberty）　女2～7岁，男3～9岁，此期决定年龄的主要是指骨骺的大小与相关指骨干的大小比例，特别是远节指骨；除豌豆骨外的腕骨，均于此期可辨认。

4.性成熟早中期（Early and Mid Puberty）　女7～13岁，男9～14岁，此期的年龄推断主要依靠拇指远节和示指中节指骨骺的大小，一般大于骨干的宽度，同时骺的上下端出现覆盖骨干的骺帽（cap）；此期可辨认出豌豆骨和拇指处的籽骨。

5.性成熟晚期（Late Puberty）　女13～15岁，男14～16岁，此期的年龄推断主要依靠指骨骺与骨干的融合程度，一般融合的先后顺序是拇指远节指骨最早，掌骨，近节指骨和示指中节指骨最后。

6.性成熟后期（Post Puberty）　女15～17岁，男17～19岁，此期全部腕骨、掌骨和指骨均已完成骺与骨干的融合，故主要依靠桡、尺骨骺与其骨干的融合，其顺序一般是先尺骨，后桡骨。

7.成年期（Adult Stage）　由于成年后个体骨的发育受许多因素的限制，如遗传、营养、疾病、环境、锻炼等，因此个体差异比较大，所以判断年龄的误差也就最大，一般允许误差为±5岁。

一、颅骨骨缝愈合的年龄推断（Age Estimation from the Synostosis of Cranial Sutures）

通过颅缝的骨性愈合推测骨骼年龄具有悠久的历史，早在16世纪现代解剖学鼻祖Vesalius就发现颅骨缝的愈合与年龄有关。德国Welcker（1866）基于颅缝的观察提出颅缝的愈合可分为4个年龄段。之后，葡萄牙人de Macedo（1892）研究了1000例已知性别、年龄、职业和死因的颅骨，提出分为10个年龄段。此后西班牙人Aranzadi（1913）进一步观察了2000例已知性别和年龄的颅骨，这些资料大大丰富了著名的德国人类学家马丁（Martin，1928）的著作人类学教科书（Lehrbuch der Anthropologie）中的颅缝一章。此外，还有许多人进行过相关研究，此处不再一一列举。颅骨骨缝的愈合总的规律是随年龄的增长，颅缝的愈合度也随之增加，内板缝的愈合比外板缝早，女性早于男性，且更有规律性。蝶枕缝（sphenoid-occipital suture）愈合最早，一般20岁以上100%愈合，因此判断颅骨是否成年，首先观察蝶枕缝是否愈合。由于骨缝愈合存在种族和个体差异，因而存在一定的误判率。国内至今仅有莫世泰（1989）对广西地区男15～84岁139例资料的研究，见表3-6。

表3-6　颅骨缝的愈合的平均年龄（岁）Age Estimation from the Synostosis of Cranial Sutures (year)

颅板	愈合情况的平均年龄和范围	蝶额缝	矢状缝	冠状缝	人字缝	蝶顶缝	蝶鳞缝	枕乳突缝	顶乳突缝	鳞缝
外板	开始愈合平均	17	22	22	27	27	27	27	37	37
	年龄范围	15～19	20～24	20～24	25～29	25～29	25～29	25～29	35～39	35～39
	完全愈合平均	52	37	47	42	52	62	62	84未全愈合	84未全愈合
	年龄范围	50～54	35～39	45～49	40～44	50～54	60～64	60～64	84未全愈合	84未全愈合
内板	开始愈合平均	17	22	22	27	22	27	27	37	37
	年龄范围	15～19	20～24	20～24	25～29	20～24	25～29	25～29	35～39	35～39
	完全愈合平均	42	42	37	42	47	62	62		78
	年龄范围	40～44	40～44	35～39	40～44	45～49	60～64	60～64		75～84

由上表可见，除了蝶顶缝外，最早愈合的是颅外板的蝶额缝，再为颅顶的冠状缝和矢状缝，最晚的是鳞缝和枕乳突缝。这里选录 İşcan（1989）所列的有关颅缝推断年龄的资料，以供参考（表3-7），并对国外颅骨骨缝愈合分级（图3-2）及推断年龄的回归方程式（表3-8）加以介绍。

表3-7　颅缝愈合的年龄推断　Age Estimation from the Union of Cranial Sutures

年龄段（岁）	男性颅缝愈合（岁）					女性颅缝愈合（岁）				
	0级	1级	2级	3级	4级	0级	1级	2级	3级	4级
颅外板										
25～	31	49	58	60	54	39	54	62	63	58
30～	31	50	60	62	55	41	56	64	64	56
40～	34	54	61	64	55	47	61	67	67	60
50～	36	58	68	67	55	53	65	71	69	61
60～	41	62	71	69	56	61	70	74	71	63
标准化	30	49	58	59	51	39	53	60	62	59
颅内板										
25～	21	32	43	53	63	32	41	49	56	63
30～	21	33	45	55	64	35	44	52	58	63
40～	21	35	48	58	67	39	49	57	63	66
50～	19	36	49	61	70	46	55	62	67	69
60～	19	37	52	64	72	54	63	69	71	71
标准化	22	32	42	53	63	33	41	49	55	61

（引自 İşcan MY：Age Markers in the Human Skeleton.Charles C Thomas.p.77，1989）

颅缝愈合的分级：0级为未愈合，1级为愈合长度约≥1/4，2级为愈合长度≤1/2，3级为愈合长度≥3/4，4级为完全愈合。很早以前就有人注意到颅缝的愈合与颅缝的分段有关，如 Vallois（1937）用图显示出各颅缝的分段：C1段（冠状缝前囟点段）、C2段（冠状缝复杂段）、C3（冠状缝翼点段），S1段（矢状缝前囟点段）、S2段（矢状缝复杂段）、S3（矢状缝顶孔间段）、S4（矢状缝人字点段），L1段（人字缝人字点段）、L2段（人字缝中间段）、L3段（人字缝星点段）（图3-2）。Zuckerkandl（1874）最早提出颅缝愈合开始于矢状缝，笔者注意到我国人矢状缝愈合多开始于顶孔间段（即S3段），Necrasov 等（1966）发现罗马尼亚人开始于C3段，而 Hajnis 等（1976）发现捷克人C1段愈合早于C3段。İşcan（1989）根据颅缝的十个段和三条缝愈合的情况，提出了颅缝愈合系数（obliteration coefficient）S的概念及其统计方法。通过对 Lisbon-Coimbra 标本的观察得出颅缝愈合与年龄间的相关系数，还是相当显著的，如颅外板的颅顶缝男性S为0.49，女性S为0.46，颅外板的颅周缝S分别为0.50和0.42；颅内板S分别为0.63和0.51。

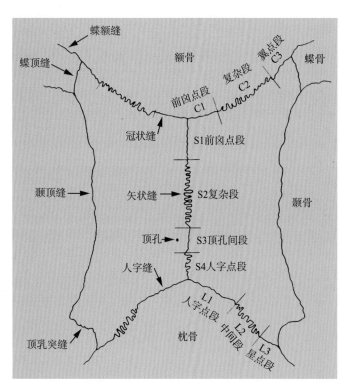

图3-2　颅顶诸缝及其分段　Subdivisions of the Sutures on Calvaria

表3-8　颅缝愈合推断年龄的回归方程式　Age Regression Equations from the Union of Cranial Sutures

年龄段（岁）	性别	颅骨外板回归方程式	颅骨内板回归方程式
25～	男	$\hat{Y}=-3.9$分级$^2+21.4$分级$+31.3$	$\hat{Y}=-0.3$分级$^2+11.6$分级$+20.9$
	女	$\hat{Y}=-3.4$分级$^2+18.4$分级$+38.7$	$\hat{Y}=-0.4$分级$^2+9.2$分级$+31.9$
30～	男	$\hat{Y}=-4.3$分级$^2+23.2$分级$+31.1$	$\hat{Y}=-0.6$分级$^2+13.2$分级$+20.7$
	女	$\hat{Y}=-3.8$分级$^2+19.1$分级$+41.3$	$\hat{Y}=-0.7$分级$^2+10.1$分级$+34.7$
40～	男	$\hat{Y}=-4.9$分级$^2+24.7$分级$+34.2$	$\hat{Y}=-1.0$分级$^2+15.4$分级$+20.6$
	女	$\hat{Y}=-3.4$分级$^2+16.8$分级$+47.3$	$\hat{Y}=-1.1$分级$^2+11.1$分级$+39.5$
60～	男	$\hat{Y}=-5.6$分级$^2+26.3$分级$+40.9$	$\hat{Y}=-1.7$分级$^2+19.9$分级$+19.2$
	女	$\hat{Y}=-2.9$分级$^2+12.3$分级$+60.7$	$\hat{Y}=-1.7$分级$^2+10.9$分级$+53.8$
标准化人群	男	$\hat{Y}=-4.4$分级$^2+22.9$分级$+30.4$	$\hat{Y}=0.0+10.2$分级$+21.7$
	女	$\hat{Y}=-2.9$分级$^2+16.3$分级$+39.1$	$\hat{Y}=-0.4$分级$^2+8.7$分级$+32.6$

注：分级＝（C1＋C2＋C3＋S1＋S2＋S3＋S4＋L1＋L2＋L3）÷10

二、四肢骨的年龄推断（Age Estimation from the Bones of Limbs）

四肢骨次级骨化中心的出现与骺融合时间：根据刘惠芳等（1959）对我国北方地区男1389例、女915例出生至成年的四肢骨观察结果，见表3-9。

表3-9　四肢骨次级骨化中心的出现时间与骨干融合时间（岁）
Appearance & Fusion Time of the Secondary Ossification Center in Bones of Limbs（year）

上肢骨				下肢骨			
骨	次级骨化中心	男（岁）	女（岁）	骨	骨化中心	男（岁）	女（岁）
肱骨	肱骨头出现	0～1	0～1	髋骨	耻骨及坐骨融合	5～11	5～8
	大结节出现	7个月～2	7个月～2		髋臼Y形软骨骨化	12～14	11～13
	小结节出现	2～3	2～4		髋骨嵴形融合	16～17	13～17
	大小结节融合	3～5	3～5		髂骨嵴坐结节出现	15～19	12～15
	结节与头融合	5～8	4～7		髂骨嵴坐结节融合	19～24	18～24
	上端骺融合	17～20	16～17	股骨	股骨头出现	7个月～1	6个月～1
	小头与滑车外侧半出现	7个月～1	7个月～1		股骨头融合	17～19	15～17
	内上髁出现	6～13	6～9		大转子出现	2～6	2～4
	滑车内侧半出现	9～14	10～11		大转子融合	17～19	15～17
	外上髁出现	9～17	10～13		小转子出现	9～15	9～12
	小头、滑车与外上髁融合	14～17	14		小转子融合	17～19	15～17
	下端骺全部融合	16～18	14		下端骺出现	出生	出生
					下端骺融合	17～22	16
				髌骨	髌骨出现	4～7	3～4
桡骨	桡骨头出现	5～9	5～14	胫骨	上端骺出现	出生	出生
	桡骨头融合	15～18	13～14		上端骺融合	17～22	16
	下端骺出现	7个月～8	7个月～3		下端骺出现	7～12个月	0～12个月
	下端骺融合	17～20	17～20		下端骺融合	16～20	15～18
尺骨	鹰嘴出现	10～14	9～12	腓骨	上端骺出现	4～10	3～7
	鹰嘴融合	15～19	13～14		上端骺融合	17～22	16～17
	下端骺出现	6～11	7～8		下端骺出现	1～2	1～2
	下端骺融合	18～20	16～20		下端骺融合	16～20	15～18
腕骨	头骨出现	0～1	0～1	跗骨	跟骨出现	出生	出生
	钩骨出现	0～1	0～1		跟骨骺出现	7～12	5～10
	三角骨出现	2～6	2～4		跟骨骺融合	14～19	13～18
	月骨出现	3～7	2～5		距骨出现	出生	出生
	手舟骨出现	5～7	4～5		骰骨出现	0～6个月	0～6个月
	大多角骨出现	4～7	3～5		足舟骨出现	1～4	2～3
	小多角骨出现	4～10	3～5		第一、二楔骨出现	2～4	7个月～1
	豆骨出现	10～16	9～14		第三楔骨出现	6个月～1	6个月～1
掌指骨	掌指骨上端骺出现	1～7	7个月～3	跖趾骨	跖趾骨近端骺出现	2～4	7个月～3
	掌指骨上端骺融合	15～20	14～16		跖趾骨近端骺融合	16～19	15～16
	掌指骨下端骺出现	1～6	7个月～2		第二和第五跖骨远端骺出现	2～5	7个月～3
	掌指骨下端骺融合	15～20	14～16		第二和第五跖骨远端骺融合	16～18	15～16

概括上表，可见女性次级骨化中心的出现早于男性1～2岁，融合时间早2～3岁，指骨和趾骨的融合时间顺序，一般由远及近。

（一）上肢骨的年龄推断（Age Estimation from the Bones of Upper Limb）

1.锁骨形态推算年龄（Age Estimation from the Morphology of Clavicle）　Kust等（2005）对印度15～85岁210例锁骨断面皮质指数进行了观察，发现15～30岁皮质指数随年龄而增加，31～40岁有明显减少，超过40岁女性指数快速减低，但男性逐渐减低。张继宗等（1989）对132副汉族男性锁骨的年龄分级及其分5级的标准，见表3-10。

表3-10　锁骨的年龄发育分级（$\bar{x}\pm s$，岁）
Age Estimation from the Developmental Phase of Clavicle（$\bar{x}\pm s$，year）

分级	例数	（$\bar{x}\pm s$，岁）	年龄范围	锁骨分级标准		
				胸骨端	肩峰端	肩峰端背面
I	18	23.6±2.79	17～28	骺与干未融合，干骺端呈颗粒状凹陷，颗粒间的凹陷深而宽，关节面边缘未形成	骺与干部分或全部融合，关节面边缘尚未开始形成，或开始形成，仍可见痕迹状骺线	背面近关节面边缘处骨质表面光滑，无骨质吸收孔
II	11	24.5±3.36	17～29	骺与干部分融合，出现骨骺小片，关节面边缘尚未形成	关节面和关节面边缘同I级	同I级
III	14	29.4±3.55	25～37	骺与干全部融合，骺小片呈痕迹状或消失，关节面边缘基本形成或完全形成	关节面基本同前	背面近关节面边缘处骨质同I级或开始出现骨吸收孔
IV	65	44.4±13.65	21～76	关节面光滑或向前下翻卷，关节面边缘出现波状弯曲、隆起或破损	关节面光滑，出现骨质吸收孔或吸收明显呈蜂窝状，关节面边缘完全形成，出现小突起或破损	背面近关节面边缘处骨质吸收明显
V	24	52.4±13.84	27～73	关节面向下翻卷明显，出现骨质吸收孔，关节面边缘同IV级	同IV级	骨质变化同IV级

2.推算锁骨年龄的回归方程（Regression Equations for Age Estimation from the Clavicle）　席焕久（1997）采用对锁骨综合评分及回归方程的年龄推断方法，对17～50岁汉族男性进行了观察，结果见表3-11。

表3-11　锁骨年龄变化分级及年龄推断回归方程（mm）
Regression Equations for Age Estimation from the Developmental Phase of Clavicle（mm）

指标	分级	指标	分级
锁骨胸骨端关节面X_1	1. 呈颗粒状凹陷 2. 出现骨骺小片 3. 骨骺小片呈痕迹状 4. 关节面光滑，向前下翻转 5. 关节面出现粟粒状小孔	锁骨肩峰端关节面X_3	1. 关节面没有形成 2. 关节面形成，表面光滑 3. 关节面开始出现小孔 4. 关节面呈蜂窝状
		锁骨肩峰端关节缘X_4	1. 可见骺线 2. 开始形成关节缘 3. 关节缘基本形成 4. 关节缘出现小棘突或破损 5. 关节缘增宽变锐
锁骨胸骨端关节缘X_2	1. 关节缘没有形成 2. 关节缘基本形成 3. 完全形成呈波浪状弯曲 4. 关节缘开始隆起 5. 关节缘开始破损 6. 关节缘出现骨质突起	锁骨肩峰端下面近关节缘处骨质X_5	1. 光滑 2. 开始出现骨质吸收 3. 骨质吸收明显

$\hat{Y}=14.297+2.6182X_1+0.5944X_2+1.1641X_3+0.4331X_4+2.2039X_5$　$R=0.809$
$\hat{Y}=11.014+3.0594X_1+1.2445X_2+0.8203X_3-0.1266X_4+2.8019X_5$　$R=0.886$

尚万兵等（2012）对豫北地区男252例、女90例锁骨干骺的融合进行观察，结论是男女锁骨干骺开始融合的时间分别为18岁和22岁，完全融合最迟时间男女分别为32岁和31岁。

3. 肩部X线片推断年龄（Age Estimation from the X-ray Film of Shoulder）　中国警察学会北京市公安局法医检验鉴定中心（1994）对20～60岁70例（男43、女27）观察肩部X线片，根据各年龄组肩部三骨的特征，提出各特征对应的年龄，可作参考，见表3-12。

表3-12　肩部X线片推断年龄　Age Estimation from the X-ray Film of Shoulder		
部位	X线片特征	年龄（岁）
肱骨头骺线	部分闭合	18～20
	完全残留	21～24
	中心或部分残留	25左右
肱骨头骨小梁	分布均匀	20～30
	内、外侧骨小梁变细	35～40
	稀疏、不均、中断	50～55
	纤细而少	>60
肱骨干	皮质骨致密	20～40
	皮质骨少数（1～2条）哈氏管扩大	50左右
	多数哈氏管扩大	60左右
肩胛骨和肱骨	肩胛骨肩峰及肱骨大结节增生明显	50左右
肩胛骨关节盂	关节面完整，轻度骨质疏松	45～50
	关节面吸收，中断，部分消失	50～60
	关节盂唇增生骨化	50左右
肩部肌肉	肌萎缩，肌束间有脂肪线，皮下脂肪厚	60左右

4. 肱骨上端骨松质推断年龄（Age Estimation from the Spongy Substance of Upper Humerus）　Acsádi 等（1970）将肱骨上段骨松质的年龄变化分为六期。

第一期：骨髓腔上端在外科颈以下，小梁系统呈辐射状。

第二期：骨髓腔上端向上延至外科颈水平，或高至骺线的下1/4处，小梁系统部分呈尖顶状。

第三期：骨髓腔上端达到骺线，小梁系统呈尖顶状。

第四期：骨髓腔上端达到或高出骺线，大结节内小梁系统呈现间隙状。

第五期：骨髓腔上端高出骺线，大结节内出现2～5 mm空隙。

第六期：骨髓腔上端可能深入大结节，与大结节间隙混合，大结节内间隙可达5 mm，并可到达骨皮质，骨小梁系统明显稀少如蜘蛛网且破碎。

根据笔者的研究生张维彬等（1999）对青岛地区10～93岁177例上肢X线片的观察和测量，可得出肱骨上段骨松质长度的定性和定量判断年龄标准。即肱骨上端骨松质下界位置，达肱骨外科颈水平：男29～30岁、女32～33岁；达肱骨大结节下缘水平：男47～55岁、女50～58岁；达肱骨骺线水平：男59岁、女65岁；达骺线以上水平：男80岁、女77岁。

另外，张维彬等（2006）根据骨髓腔上端即肱骨上段骨松质下界可分为五期（图3-3和图3-4）。

第一期：骨髓腔上端在外科颈以下，骨小梁致密，分两种类型。①过渡型：骨髓腔周围有骨小梁包围，髓腔逐渐变细至髓腔顶端；②突变型：髓腔周围缺少骨小梁，很快到达髓腔顶。

第二期：骨髓腔上端向上延至肱骨外科颈水平。

第三期：骨髓腔上端尚未到肱骨骺线。

第四期：骨髓腔上端达，到肱骨骺线水平，大结节内小梁系统呈现间隙状。

第五期：骨髓腔上端高出肱骨骺线水平，大结节内出现较大空隙。

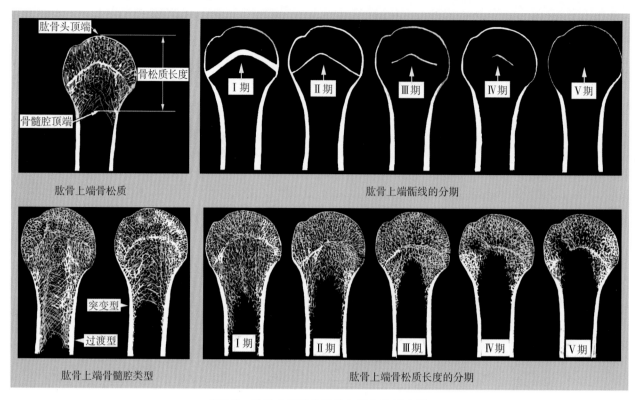

图3-3　肱骨上端骨松质的年龄变化示意图
Schematic Diagram of the Age Phases Change in Sponge Substance of Upper Humerus

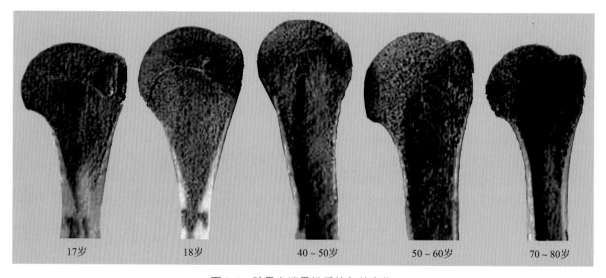

图3-4　肱骨上端骨松质的年龄变化
Age Change in the Sponge Substance of Upper Humerus

（1）肱骨上端骨小梁形态与年龄关系（Relationship between the morphological change of bony trabeculae & age in upper humerus）：张维彬等（2006）通过观察青岛地区177例，将肱骨上端骨小梁形态的年龄变化分为五期。Ⅰ期：骨小梁致密均匀，放射状排列；Ⅱ期：骨小梁变细、稀疏；Ⅲ期：骨小梁粗细不均，偶有中断，大结节内开始出现空洞或斑片状缺损；Ⅳ期：骨小梁特细，大结节内空洞或斑片状缺损更大；Ⅴ期：骨小梁特别稀疏、细弱，空洞更大，肱骨大结节内空洞或腔隙与骨髓腔融合。详见表3-13。

表3-13 肱骨上端骨小梁的年龄分期(%)
Age Phases of the Bony Trabeculae in Upper Humerus (%)

女年龄组（岁）	侧数	87例骨小梁分期（%）					男年龄组（岁）	侧数	90例骨小梁分期（%）				
		I	II	III	IV	V			I	II	III	IV	V
10～	34[a]	75.8	21.2	9.0	—	—	11～	26	92.5	7.5	—	—	—
17～	30	13.3	13.4	73.3	—	—	18～	52[b]	3.9	49.1	33.3	13.7	—
20～	30	10.0	83.3	6.7	—	—	31～	42	—	35.7	64.3	—	—
40～	46	—	—	11.4	38.6	50.0	51～	14	—	7.1	7.1	57.2	28.6
61～	34	—	—	5.8	17.6	76.6	59～	46	—	—	13.0	8.7	78.3

注：a.其中一侧放射片未显示；b.其中一侧放射片未显示。

（2）由肱骨上端骨松质长度和骨松质指数推断年龄的回归方程（Age regression equations from the length & indices of trabeculae in upper humerus）：张维彬等（1999）观察青岛地区177例，得到由测量肱骨上端骨松质长度或骨松质指数［即（肱骨上段骨松质长度×100）/肱骨最大长］推断年龄的回归方程，见表3-14。或直接由肱骨上端骨松质长度的测量查表推断年龄，见表3-15。

表3-14 根据肱骨上端骨松质长度和骨松质指数推断年龄的回归方程
Age Regression Equations from the Length & Indices of Trabeculae in Upper Humerus

回归方程式（$\hat{Y}=a+bX$）（mm）	r值
$\hat{Y}$（男年龄）＝91.043-1.146 63骨松质长度	-0.85
$\hat{Y}$（女年龄）＝92.274-1.236 43骨松质长度	-0.89
$\hat{Y}$（男年龄）＝87.121-3.334 68骨松质指数	-0.83
$\hat{Y}$（女年龄）＝88.643-3.425 94骨松质指数	-0.88

表3-15 肱骨上段骨松质长度（mm）推断年龄（岁）
Age（year）Estimation from the Length of Trabeculae in Upper Humerus（mm）

男性年龄（16.5～60.1岁）						女性年龄（13.1～60.1岁）					
骨松质长度	年龄	骨松质长度	年龄	骨松质长度	年龄	骨松质长度	年龄	骨松质长度	年龄	骨松质长度	年龄
65	16.51	52	31.42	39	46.32	64	13.14	51	29.22	38	45.29
64	17.66	51	32.56	38	47.47	63	14.38	50	30.45	37	46.53
63	18.80	50	33.71	37	48.62	62	15.62	49	31.69	36	47.76
62	19.95	49	34.86	36	49.76	61	16.85	48	32.92	35	49.00
61	21.10	48	36.00	35	50.91	60	18.09	47	34.16	34	50.24
60	22.24	47	37.15	34	52.06	59	19.32	46	35.40	33	51.47
59	23.39	46	38.30	33	53.20	58	20.56	45	36.63	32	52.71
58	24.54	45	39.44	32	54.35	57	21.80	44	37.87	31	53.94
57	25.68	44	40.59	31	55.50	56	23.03	43	39.11	30	55.18
56	26.83	43	41.74	30	56.64	55	24.27	42	40.34	29	56.42
55	27.98	42	42.88	29	57.79	54	25.51	41	41.58	28	57.65
54	29.12	41	44.03	28	58.94	53	26.74	40	42.82	27	58.89
53	30.27	40	45.18	27	60.08	52	27.98	39	44.05	26	60.13

本书作者至今兼任青岛市法医顾问，自2000年至2017年，对自称年龄超过20岁的犯罪嫌疑人共计39人，均按上述方法并结合牙齿磨耗进行年龄鉴定，误差一般为±1岁。

5.肘部X线片推断年龄（Age Estimation from the X-ray Film of Elbow） 中国警察学会北京市公安局法医检验鉴定中心（1994）根据对北京地区17～56岁147例女性X线片的研究结果，提出推断年龄的回归方程式，各项指标及回归方程式见表3-16。

表3-16　肘部X线片推断年龄的指标和回归方程式
Standards & Age Regression Equation from the X-ray Film of Elbow

项目	分级	项目	分级	项目	分级
关节面 X_1	1.光滑，完整，连续 2.模糊，中断，消失 3.软骨下囊性变 4.关节面增生硬化 5.关节间隙狭窄	滑车间嵴 X_4	1.线样骨纹密 2.模糊或疏松 3.关节面硬化 4.关节面下囊 5.骨刺	外上髁骨纹 X_7	1.分布均匀 2.变细 3.减少 4.几乎消失
桡骨小头 X_2	1.轮廓光滑 2.边缘轻度增生 3.小头增大 4.小头骨唇翻转	内上髁骨纹 X_5	1.骨纹分布均匀 2.骨纹轻度变细 3.骨纹减少 4.骨质疏松明显	桡骨小头尺缘增生 X_8	1.光滑 2.轻度成角 3.轻度增生 4.明显突出
屈肌腱骨化 X_3	1.无骨化 2.致密 3.波浪钙化 4.刺状钙化	尺骨内缘骨质增生 X_6	1.无增生 2.轻度致密 3.突出 4.明显突出 5.大突出	桡骨小头骨小梁 X_9	1.分布均匀 2.尺侧部分变细 3.桡侧小梁细少 4.小梁疏松带

回归方程式：$\hat{Y} = 8.1929 + 1.6437X_1 + 1.6212X_2 + 1.6770X_3 + 0.5718X_4 + 1.4427X_5 + 1.1693X_6 + 2.0525X_7 + 0.7417X_8 + 1.0943X_9$。

同上根据北京地区147例女性肘部X线片提出定性推断年龄的方法，具有一定的实用价值。详见表3-17。

表3-17　肘部X线片的年龄推断　Age Estimation from the X-ray Film of Elbow

观察部位	X线片特征	预测年龄（岁）
肱骨小头关节面	光滑完整	19～22
	模糊中断	23～33
	软骨下囊变	34～44
	关节硬化狭窄	45～57
桡骨小头	轮廓光圆	19～27
	边缘轻度增生	28～34
	小头增大，骨唇增生	35～57
伸肌腱	无骨化	20～26
	致密小梁融合	27～32
	波浪钙化	33～47
	刺状钙化，外缘硬化	48～57
内上髁松质骨小梁	均匀	20～26
	变细中断	27～32
	减少	33～44
	明显减少，几乎消失	45～57
肱骨鹰嘴窝下骨小梁	分布均匀	20～27
	部分变细	28～32
	大部分变细	33～50
	骨小梁细少	51～57
桡骨小头内侧缘增生	光滑无增生	19～20
	轻度成角	21～30
	轻度增生突出	31～57

续表

观察部位	X线片特征	预测年龄（岁）
尺骨内侧缘骨唇	无增生	20～25
	致密，轻度	26～32
	突出	33～43
	明显突出	44～57
滑车间嵴	线样	20～27
	模糊关节面	28～36
	关节面硬化囊变，骨刺	37～57
屈肌腱钙化骨化	无钙化	20～30
	致密	31～45
	波浪，刺状	46～57
外上髁骨小梁	分布均匀	20～26
	变细	27～34
	减少	35～50
	几乎消失	51～57
桡骨小头骨小梁	分布均匀	19～22
	部分变细	23～30
	变细变少	31～50
	出现骨小梁疏松带	51～57

6.上肢骨X线片推断年龄（Age Estimation from the X-ray Film of Upper Limb） 张维彬等（1996）根据对青岛地区10～93岁（男90，女87）177例汉族人上肢X线片进行了观察和测量，得出综合指标如下，见图3-5～图3-10，其中男性见表3-18，女性见表3-19。

表3-18 男性上肢骨X线片推断年龄 Age Estimation from the X-ray Film of Male Upper Limb

分期	年龄	上肢骨发育情况
I期	11岁	桡、尺骨：远端骨骺宽几乎与干骺端等宽 掌骨：骨骺=干骺端宽 指骨：中节指骨宽＞干骺端3/4，远节和近节骺成骺帽，第4、5指近节骺=干骺端宽
II期	12岁	桡、尺骨：桡骨远端骨骺宽=干骺端宽，骨骺板间隙清晰可见 掌骨：I骨骺鞍状面可见，余掌骨骺增宽 指骨：II和III近节指骨骺宽＞干骺端宽，中节和远节指骨成骺帽，骺板间隙仍明晰
III期	13岁	桡、尺骨：尺骨远端骨骺宽=干骺端宽，桡骨＞干骺端宽，骨骺间隙开始变窄 掌骨：I关节面形成鞍状，II～V骨骺加宽；骨骺板间隙清晰 指骨：II、III近节指骨宽＞干骺端宽，中节和远节指骨成骺帽，骺板间隙仍可见 籽骨：I内侧籽骨和豌豆骨均出现
IV期	14岁～	桡、尺骨：远端骨骺间隙更模糊更窄 掌骨：骨骺与干骺端开始融合 指骨：所有指骨骨骺已覆盖干骺端，骨骺板间隙仍可见
V期	16岁～	肱骨：远端骨小梁粗，均匀致密，软骨板间隙清晰 桡、尺骨：远端骨骺桡侧与干骺端融合，尺侧半仍可见间隙 掌骨：骨骺与干骺端融合过半 指骨：所有指骨骨骺基本与干骺端融合
VI期	18岁～	肱骨：近侧和远侧端骨骺与干骺端融合，骺线清晰；大结节骨小梁变稀疏，密度低于周围；髓腔尖端接近外科颈 桡、尺骨：远端骨骺与干骺端融合，骺线清晰
VII期	31岁～	肱骨：近侧骨骺线部分消失；大结节骨小梁进一步变稀疏，密度进一步降低，部分出现2～5mm空腔；髓腔尖端达到或超过外科颈 桡、尺骨：远端骨骺与干骺端融合，骺线清晰
VIII期	51岁～	肱骨：大结节空腔直径＞5mm，空腔开始于骨髓腔融合，部分标本大结节密度均匀降低，无明显空腔；髓腔尖端介于外科颈和骺线之间
IX期	59岁～	肱骨：大结节空腔进一步增大，与骨髓腔完全融合，髓腔尖端穿透骺线，与肱骨头小梁融合；骺线大部分消失

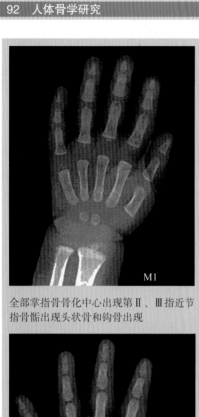

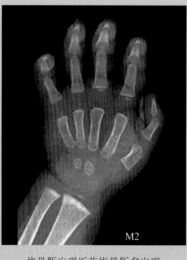

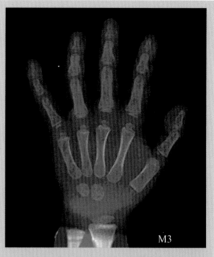

全部掌指骨化中心出现第Ⅱ、Ⅲ指近节指骨骺出现头状骨和钩骨出现

桡骨骺出现近节指骨骺多出现

掌骨骺出现中节指骨骺出现

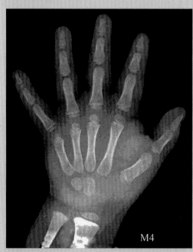

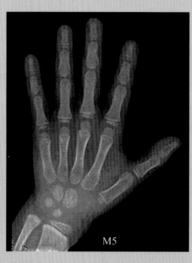

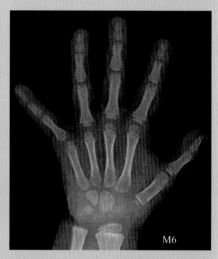

全部掌指骨骺出现三角骨开始出现桡骨骺宽为骨干之半

远节指骨骺与骨干等宽月骨出现桡骨骺宽大于骨干之半

大多角骨出现

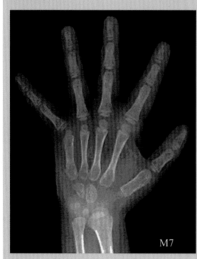

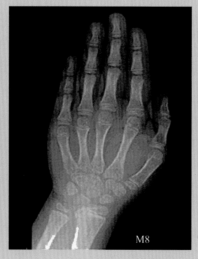

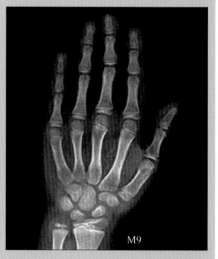

小多角骨和舟骨出现尺骨骺出现

远节指骨骺与骨干等宽大小多角骨开始重叠

尺骨骺宽度过半

图3-5　男性1～9岁手部X线片　X-ray Films of the Hand at 1～9 Years（male）

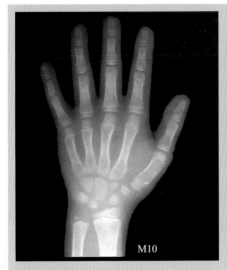

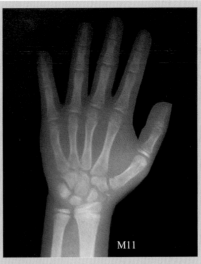

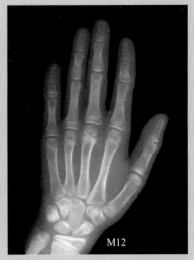

尺骨骺宽度过半

桡尺骨骺几乎与骨干等宽掌指骨骺与骨干
等宽中节指骨骺大于骨干端宽

桡尺骨骺与骨干等宽第一掌骨骺呈鞍状
面中远节趾骨骺呈帽状

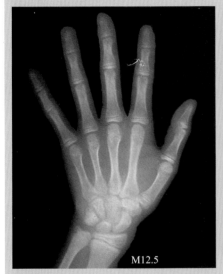

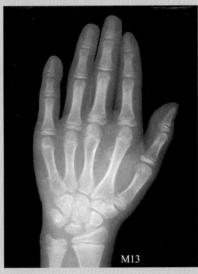

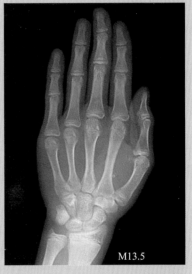

桡骨骺间隙变窄尺骨骺与骨干等宽

桡骨骺宽大于骨干豌豆骨出现近节指骨骺
大于干骺端宽

籽骨出现掌骨骺开始融合第一掌骨骺呈
鞍状

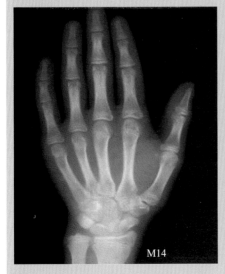

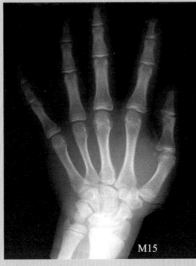

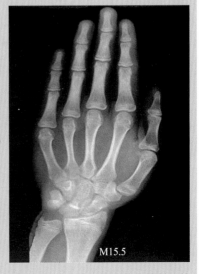

桡尺骨骺间隙模糊掌指骨骺宽度超过骨干

掌骨骺开始与骨干融合所有指骨骺已覆盖
干骺端

掌骨骺融合基本完成远节指骨骺开始
融合

图3-6　男性10～15.5岁手部X线片　X-ray Films of the Hand at 10～15.5 Years（male）

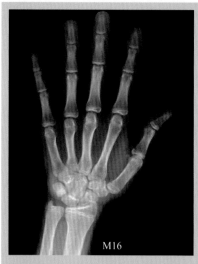

M16

桡骨骺板清晰尺骨骺外侧融合掌骨骺融合
过半指骨骺融合基本完成

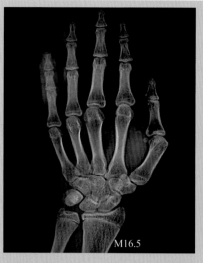

M16.5

桡骨骺开始融合尺骨骺融合过半掌指骨骺
线明显

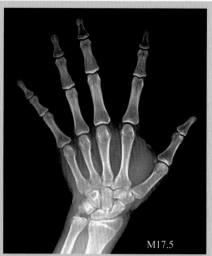

M17.5

尺骨骺融合接近完成

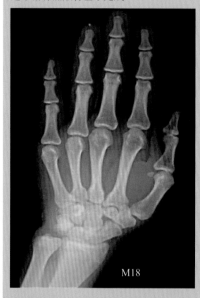

M18

桡骨骺融合完成

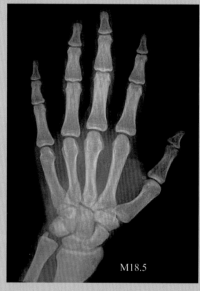

M18.5

全部骺融合完成

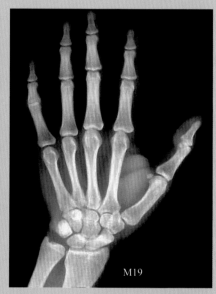

M19

桡尺骨骺线可见

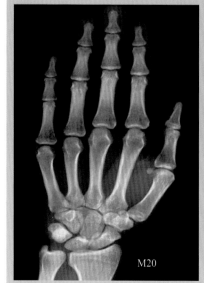

M20

桡尺骨骺线开始部分消失

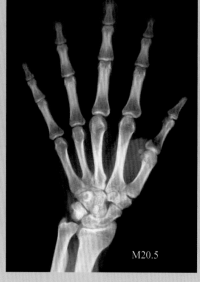

M20.5

桡尺骨骺线进一步消失

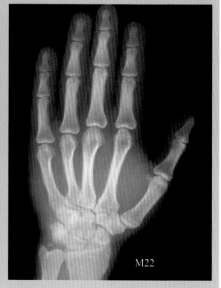

M22

桡尺骨骺线大部分消失掌指骨骺线全部消失

图3-7　男性16～22岁手部X线片　X-ray Films of the Hand at 16～22 Years（male）

分期	年龄	上肢骨发育情况
表3-19　女性上肢骨X线片推断年龄　Age Estimation from the X-ray Film of Female Upper Limb		
Ⅰ期	10岁	桡、尺骨：桡骨和尺骨远端骨骺宽＞干骺端宽 掌骨：第一掌骨骨骺＝干骺端宽；其余掌骨骺＜干骺端宽 指骨：近节指骨骺宽＞干骺端宽，其余均＝骨骺宽，且形成骺帽 籽骨：拇掌骨头内侧籽骨和豌豆骨骨化未出现
Ⅱ期	11岁	桡、尺骨：桡骨骺板间隙清晰，尺骨茎突出现 掌骨：第一掌骨骨骺与干骺端开始融合，第二～五掌骨骨骺＝干骺端宽；骨骺板间隙清晰 指骨：中节和远节指骨骺宽＞干骺端宽，且形成骺帽，骺板间隙仍清晰 籽骨：拇掌骨头内侧籽骨和豌豆骨已出现
Ⅲ期	12岁	桡、尺骨：二骨远端骨骺加大，骺软骨板间隙变窄 掌骨：骨骺成骺帽；骨骺板间隙清晰 指骨：各指骨成骺帽，骺板间隙明晰
Ⅳ期	13岁	桡、尺骨：尺骨远端骨骺桡侧开始融合，尺侧骺板间隙 掌骨：全部骨骺基本与干骺端融合 指骨：中节指骨骨骺开始融合
Ⅴ期	14岁～	桡、尺骨：桡骨远端骨骺仍可见窄间隙，尺骨远端骨骺桡侧融合过半 掌骨：全部骨骺与干骺端融合 指骨：拇指远节仍可见窄的骨骺板间隙，其余骨骺与干骺端基本融合
Ⅵ期	16岁～	肱骨：近端骨骺与干骺端融合，骺线清晰 指骨：全部指骨骨骺与干骺端融合
Ⅶ期	20岁～	肱骨：大结节骨小梁变稀疏，密度低于周围；髓腔尖端接近外科颈；骺线模糊
Ⅷ期	27岁～	肱骨：大结节骨小梁进一步变稀疏，密度进一步降低，部分出现2～5 mm空腔；髓腔尖端达到或超过外科颈
Ⅸ期	40岁～	肱骨：大结节空腔进一步增大，＞5 mm；与骨髓腔开始融合，部分标本大结节密度均匀降低，髓腔尖端介于外科颈和骺线之间，少部分髓腔尖端可能穿透骺线
Ⅹ期	61岁～	肱骨：大结节尖部塌陷，空腔进一步扩大，髓腔尖端穿透骺线之间，骺线大部分消失

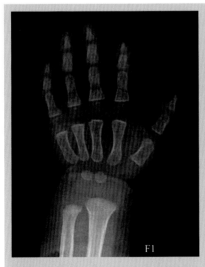

全部掌指骨骨干出现中部近节指骨骺出现头状骨、钩骨出现

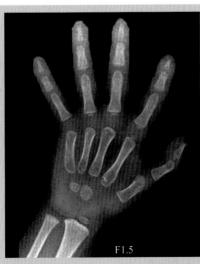

中部掌骨骺出现中节指骨骺开始出现桡骨骺出现

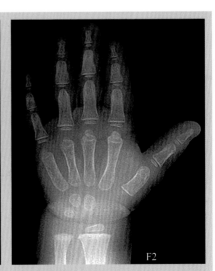

掌指骨骺即将全部出现三角骨出现

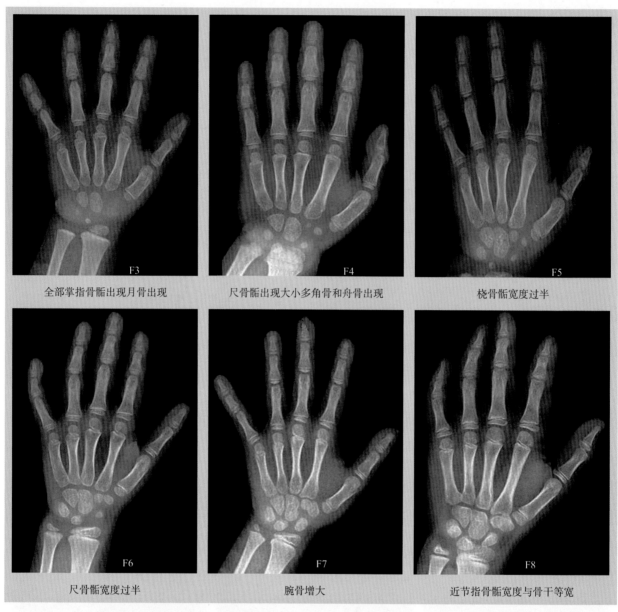

F3　全部掌指骨骺出现月骨出现

F4　尺骨骺出现大小多角骨和舟骨出现

F5　桡骨骺宽度过半

F6　尺骨骺宽度过半

F7　腕骨增大

F8　近节指骨骺宽度与骨干等宽

图3-8　女性1～8岁手部X线片 X-ray Films of the Hand at 1 ～ 8-year（female）

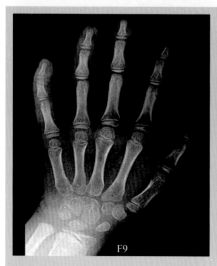

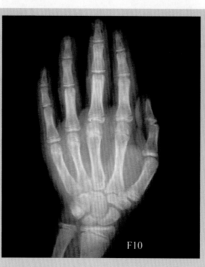

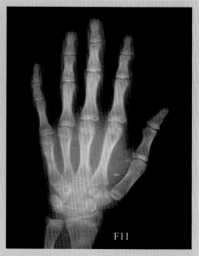

F9　掌指骨骺板清晰指骨骺宽度接近骨干宽度

F10　桡尺骨骺宽大于骺端宽近节指骨骺宽大于干骺端宽

F11　尺骨骺开始融合并出现茎突掌骨骺开始融合　籽骨出现

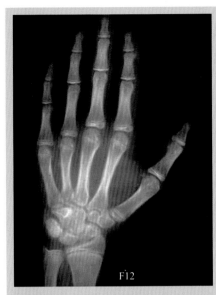

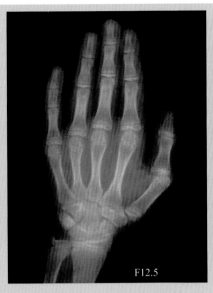

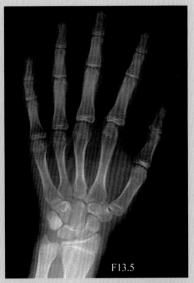

桡骨骺宽大于干骺端宽骺间隙清晰 豌豆骨出现掌骨骺成骺帽

桡尺骨骺软骨板间隙变窄

掌骨骺基本融合中节指骨骺部分融合

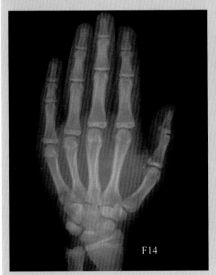

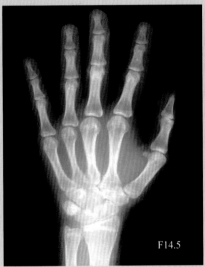

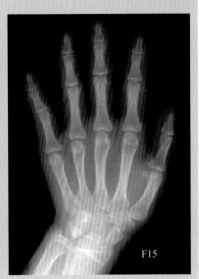

尺骨骺融合过半掌指骨骺近全融合

桡骨骺开始融合掌指骨骺全部融合

尺骨骺基本融合桡骨骺融合过半

图3-9 女性9～15岁手部X线片 X-ray Films of the Hand at 9～15 Years（female）

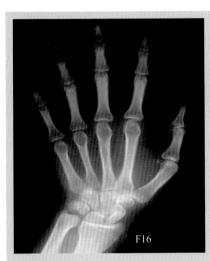

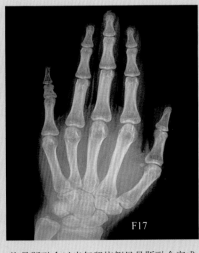

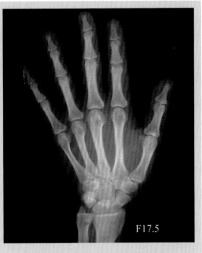

除桡骨外全部骨骺基本融合完成

桡骨骺融合过半仅留桡侧尺骨骺融合完成

桡尺骨骺完全融合可能留有少许骺线

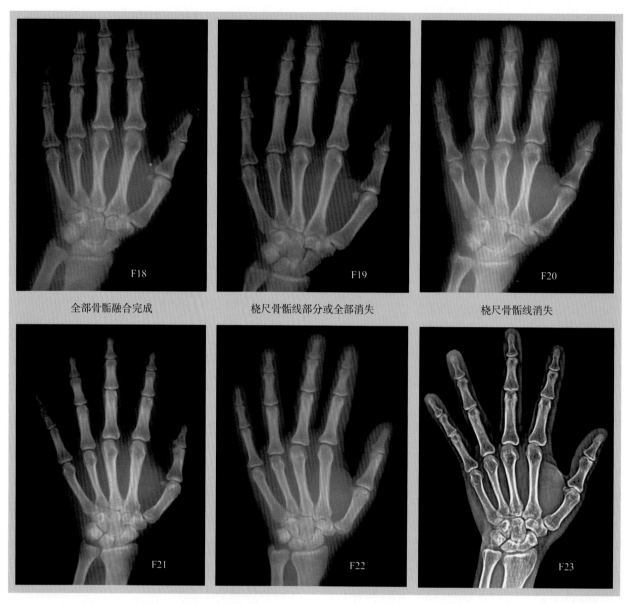

图3-10 女性16～23岁手部X线片 X-ray Films of the Hand at 16～23 Years（female）

7.手部骨骼X线片和MRI片推断年龄（Age Estimation from the X-ray & MRI Films of Hand）

（1）尺骨下端（Distal end of ulna）：张奇等（2007）观察了河北地区57名5～9岁儿童尺骨下端次级骨化中心的出现时间，并进行了X线片和MRI片的对比研究，结果见表3-20。

表3-20 尺骨远端次级骨化中心X线片和MRI片的观察结果
Observations of the Ulnar Secondary Ossification Center from X-ray & MRI Films

年龄组（岁）	X线片	MRI片
5	未见次级骨化中心	可见尺骨茎突和尺骨头的软骨形
6	未见次级骨化中心	可见尺骨茎突和尺骨头的软骨形
7	21.4%出现次级骨化中心，呈粟粒样	21.4%出现次级骨化中心，呈线状影
8	57.1%出现次级骨化中心	57.1%出现次级骨化中心，面积大
9	87.5%出现次级骨化中心，呈圆盘状	87.5%出现次级骨化中心，呈圆盘状

手部骨骼X线片推断年龄是目前最常用的方法，对于法医学工作者、人类学家和体育工作者具有

重要意义。因为手部骨骼（包括前臂骨的下端、腕骨、掌骨和指骨）的变化规律相对比较恒定，换言之，推断的准确率较高，所以国内外有关这方面的研究资料较多。本人自2000年至2017年，协助青岛市公安系统鉴定自称年龄小于20岁的犯罪嫌疑人共计187人，均按上述方法进行鉴定，误差一般为±0.5岁。

张绍岩等（2010）为探讨手腕部桡、尺骨骺线消失是否可以作为推测青少年18岁年龄的指征，对中国5个城市4492名（男1942，女2550）汉族15～20岁健康青少年左手腕正位X线片进行了观察。根据骺线是否可辨评价桡、尺骨远侧骺的发育，计算年龄组骺线不可辨的例数及其构成比。结果显示，18岁以下男、女桡骨骺线不可辨等级出现的构成比分别为0.9%和4.9%，尺骨骺线不可辨等级出现的构成比分别为13.1%和69.2%。他们的样本中也发现桡骨骺达到该等级时年龄至少18岁的男女受试者分别为99.1%和95.1%。结论：手腕部桡骨骺线消失可作为推测青少年18岁年龄的指征。

（2）腕部X线片推断年龄（Age estimation from the X-ray film of wrist bone）：根据中国警察学会北京市公安局法医检验鉴定中心（1994）对北京地区17～74岁 男56例、女55例X线片的研究结果，可根据表3-21中的指标和分级，入回归方程式推断年龄，见表3-21。

表3-21　腕部X线片推断年龄的回归方程式
Age Regression Equation from the X-ray Film of Carpus

指标	分级	指标	分级	指标	分级
桡骨远端骨结构 X_1	1.清楚，分布均匀 2.部分小梁缺少 3.普遍小梁缺少 4.骨小梁细而模糊 5.骨小梁很少，细而模糊	指骨皮质哈氏管扩大 X_2	1.无 2.少数 3.多数	腕骨骨小梁 X_3	1.分布均匀 2.小梁缺少 3.小梁细而模糊 4.小梁几乎消失

回归方程式：$\hat{Y} = 10.4584 + 4.9261X_1 + 2.7023X_2 + 3.1837X_3$

许多人对桡尺骨远端骺骨化中心的出现时间和骺干融合时间进行了观察。例如，顾光宁等（1962）根据对上海地区1890例X线片的观察，尺骨远端骺骨化中心完全出现的年龄，男为12岁、女为11岁；桡骨远端骺骨化中心完全出现的年龄，男为5岁、女为3岁。王迺哲等（1989）根据对青海地区藏族728例X线片的观察，尺骨远端骺骨化中心完全出现的年龄，男为12岁、女为10岁；桡骨远端骺骨化中心完全出现的年龄，男女均为7岁。阿古·哈山等（2000）对哈萨克族1515人X线片的观察，尺骨远端骺骨化中心完全出现的年龄，男为11岁、女为8岁；桡骨远端骺骨化中心完全出现的年龄，男女均为3岁。

顾光宁等（1962）观察上海地区1890例手部X线片前臂骨远端干骺融合情况：桡骨，男18岁出现率为93%、女18岁出现率为100%；尺骨，男18岁出现率为93%、女18岁出现率为100%。

（3）腕骨骨化中心完全出现的年龄（Complete appearance time of the ossification centers of carpal bones）：见表3-22。

（4）手腕部骨化中心出现和融合的次序（Ossification sequence of starting & fusion of epiphysis centers on wrist）：骨化中心出现的时间和顺序，基本上是由遗传因素所决定的，但后天环境条件的各种因素会影响遗传潜力的发挥，因此可能会出现一时性的次序紊乱，其出现时间见表3-23，融合时间见表内右下部分内容。

（5）掌骨推断年龄（Age estimation from metacarpal bones）：掌骨骨化中心完全出现年龄的观察见表3-24，掌骨骺干融合的年龄及其出现率的观察见表3-25。

（6）指骨推断年龄（Age estimation of the phalanges）：指骨骨化中心完全出现年龄的观察，近节指骨见表3-26，中节指骨见表3-27，远节指骨见表3-28；指骨骺干融合出现的年龄及其出现率的观察，见表3-29。

表3-22　腕骨骨化中心完全出现的年龄X线片观察（岁）
Observations of the Complete Appearance Age of Carpal Ossification Centers from X-ray Films（year）

作者（年份）	地区	例数	性别	头状骨	钩骨	三角骨	月骨	小多角骨	大多角骨	手舟骨	豌豆骨
顾光宁等	上海	1890	男	1	1	8	8	9	9	10	15
（1962）			女	2	2	8	9	9	9	9	12
李国珍	北京	1938	男	1：92*	1：88	6：90	7：85	8：91	8：90	8：90	14：84
（1964）			女	1	1	5：96	6：96	7：98	7：92	8：98	13
王逎哲等	青海藏族	728	男	7	7	9	9	9	9	11	16
（1989）			女	7	7	8	9	8	8	8	13
阿古·哈山等（2000）	新疆	1515	男	1	1	9	9	9	11	10	13：90.6
	哈萨克族		女	0.5	1	8	8	8	8	8	13

*1：92即1岁出现92%，余类推。

表3-23　手腕部骨化中心的出现次序和干骺融合的次序及年龄
Ossification Sequence of the Age Starting & Fusion of Diaphysis & Epiphysis from Wrist

骨骼	男		女		骨骼	男		女	
	出现次序	年龄（岁）	出现次序	年龄（岁）		融合次序	年龄（岁）	融合次序	年龄（岁）
桡骨下端	1	1.5	1	1.0	头状骨	1	0.5	1	0.5
近节指骨Ⅱ	2	1.5	2	1.0	钩骨	2	0.5	2	0.5
远节指骨Ⅰ	3	2.0	3	1.0	三角骨	3	4.5	3	3.0
掌骨Ⅲ	4	2.0	4	1.5	月骨	4	5.0	4	3.5
近节指骨Ⅴ	5	2.0	8	1.0	大多角骨	5	7.0	5	4.5
中节指骨Ⅲ	6	2.0	6	1.5	小多角骨	6	7.0	6	5.0
掌骨Ⅴ	8	2.5	7	1.5	舟骨	7	7.0	7	5.0
远节指骨Ⅲ	7	2.0	4	1.0	远节指骨	1	16.0	1	14.0
掌骨Ⅰ	9	3.0	9	2.0	近节指骨	2	16.0	2	14.0
近节指骨Ⅰ	10	3.0	10	2.0	中节指骨	3	16.0	3	14.0
中节指骨Ⅴ	11	3.5	11	2.0	掌骨	4	17.0	4	15.0
远节指骨Ⅴ	12	3.5	12	2.0	尺骨下端	5	18.0	5	17.0
尺骨下端	13	9.0	13	8.0	桡骨下端	6	18.0	6	17.3

表3-24　掌骨骨化中心完全出现年龄的观察
Observations of the Complete Appearance Age of Ossification Centers from Metacarpal Bones

作者（年份）	地区	例数	性别	第一掌骨	第二掌骨	第三掌骨	第四掌骨	第五掌骨
顾光宁等（1962）	上海	1890	男	7岁	6岁	6岁	6岁	6岁
			女	4岁	3岁	4岁	4岁	4岁
阿古·哈山等（2000）	新疆	1515	男	5岁	5岁	5岁	5岁	5岁
	哈萨克族		女	4岁	3岁	3岁	3岁	3岁

表3-25　掌骨干骺融合的年龄及其出现率的观察
Observations of the Age Fusion of Diaphysis & Epiphysis from Metacarpal Bones

作者（年份）	地区	例数	性别	第一掌骨	第二掌骨	第三掌骨	第四掌骨	第五掌骨
顾光宁等（1962）	上海	1890	男	18：97.7*	18：93	18：93	18：93	18岁
			女	17岁	18岁	18岁	18岁	18岁
王逎哲等（1989）	青海藏族	728	男	18：87.5	18：62.5	18：62.5	18：62.5	18：59.4
			女	18岁	18：93.3	18：93.3	18：90	18：83.3
阿古·哈山等（2000）	新疆哈萨克族	1515	男	18：87.5	18：62.5	18：62.5	18：62.5	18：59.4
			女	18岁	18：93.3	18：93.3	18：90	18：83.3

注：*18：97.7即18岁出现率97.7%，余类推。

表3-26　近节指骨骨化中心完全出现年龄的观察
Observations of the Complete Appearance Age of Ossification Centers from Proximal Phalanges

作者（年份）	地区	例数	性别	骨化中心完全出现年龄（岁）				
				拇指	示指	中指	环指	小指
顾光宁等（1962）	上海	1890	男	6岁	3岁	3岁	3岁	5岁
			女	5岁	3岁	2岁	3岁	3岁
王逎哲等（1989）	青海藏族	728	男	5岁	4岁	4岁	6岁	5岁
			女	3岁	3岁	3岁	3岁	4岁
阿古·哈山等（2000）	新疆哈萨克族	1515	男	5岁	4岁	4岁	6岁	5岁
			女	3岁	3岁	3岁	3岁	4岁

表3-27　中节指骨骨化中心完全出现年龄的观察
Observation of the Complete Appearance Age of Ossification Centers from Middle Phalanges

作者（年份）	地区	例数	性别	骨化中心完全出现年龄（岁）			
				示指	中指	环指	小指
顾光宁等（1962）	上海	1890	男	5	5	5	7
			女	3	3	3	4
王逎哲等（1989）	青海藏族	728	男	5	5	5	8
			女	3	3	3	4
阿古·哈山等（2000）	新疆哈萨克族	1515	男	5	5	5	8
			女	3	3	3	4

表3-28　远节指骨骨化中心完全出现年龄的观察
Observation of the Complete Appearance Age of Ossification Centers from Distal Phalanges

作者（年份）	地区	例数	性别	骨化中心完全出现年龄（岁）				
				拇指	示指	中指	环指	小指
顾光宁等（1962）	上海	1890	男	5	7	5	5	7
			女	4	5	3	5	5
王逎哲等（1989）	青海藏族	728	男	5	6	5	6	6
			女	3	4	3	3	3
阿古·哈山等（2000）	新疆哈萨克族	1515	男	5	6	5	6	6
			女	3	4	3	3	4

表3-29 指骨骺干融合的年龄及其出现率的观察
Observations of the Fusion Age of Diaphysis & Epiphysis from Phalanges

作者（年份）	地区	例数	性别	拇指近节	示指近节	中指近节	环指近节	小指近节
顾光宁等 （1962）	上海	1890	男 女	18：95.3* 18岁	18：95.3 18岁	18：95.3 18岁	18：95.3 18岁	18：94.2 18岁
王㞼哲等 （1989）	青海藏族	728	男 女	18：81.3 18岁	18：81.3 18岁	18：81.3 18岁	18：81.3 18岁	18：81.3 18岁
作者（年份）	地区	例数	性别	—	示指中节	中指中节	环指中节	小指中节
顾光宁等 （1962）	上海	1890	男 女	—	18：93 18岁	18：93 18岁	18：93 18岁	18：93 18岁
王㞼哲等 （1989）	青海藏族	728	男 女	—	18：71.9 18岁	18：65.6 18岁	18：71.9 18岁	18：68.8 18岁
作者（年份）	地区	例数	性别	拇指远节	示指远节	中指远节	环指远节	小指远节
顾光宁等 （1962）	上海	1890	男 女	18：95.3 18岁	18：97.7 18岁	18：95.3 18岁	18：95.3 18岁	18：95.3 18岁
王㞼哲等 （1989）	青海藏族	728	男 女	18：90.6 18岁	18：90.6 18岁	18：87.5 18岁	18：87.5 18岁	18：87.5 18岁

*18：95.3即18岁出现率95.3%，余类推。

张国栋等（1982）观察上海地区46例女性示指远节指骨骺融合年龄在10.75～15.33岁，平均13.8岁；提出示指远节指骨骺融合时年龄的回归方程式：$\hat{Y} = 1.021 + 0.888$示指远节指骨骺融合年龄，r值0.93。

（7）手籽骨推断年龄（Age estimation from the sesamoid bones）：手籽骨骨化中心出现年龄的观察：张国栋等（1982）观察上海地区46例女性手籽骨的出现年龄在8.5～14.2岁，平均为12.0岁；稍早于月经初潮年龄，平均12.8岁（9.7～15.8岁），并提出月经初潮的回归方程式：$\hat{Y} = 2.73 + 0.845$籽骨出现年龄，r值0.93。王㞼哲等（1989）观察青海藏族籽骨100%出现为男17岁、女15岁。阿古·哈山等（2000）观察新疆哈萨克族0～20岁1515例：籽骨于男性13岁出现率为23.5%，女性13岁出现率为93.7%。

（二）下肢骨的年龄推断（Age Estimation from the Bones of Lower Limb）

1.耻骨联合面的年龄推断（Age Estimation from the Symphysis Pubis）

（1）国外对耻骨联合面的观察（Observation of the pubic symphysis in foreigner）：Todd（1920）最早发表了有关耻骨联合年龄变化的分期和要点，国内的有关报道，基本上是源于Todd的要点（图3-11、表3-30）。

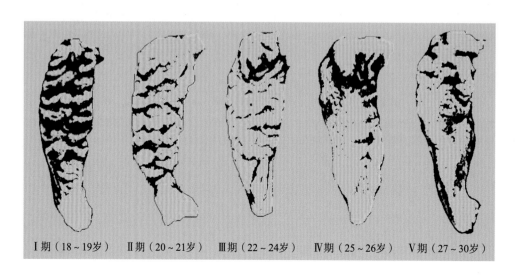

Ⅰ期（18～19岁）　Ⅱ期（20～21岁）　Ⅲ期（22～24岁）　Ⅳ期（25～26岁）　Ⅴ期（27～30岁）

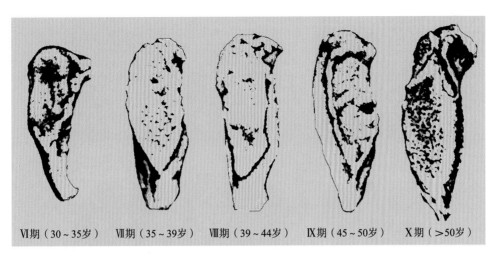

Ⅵ期（30～35岁）　Ⅶ期（35～39岁）　Ⅷ期（39～44岁）　Ⅸ期（45～50岁）　Ⅹ期（>50岁）

图3-11　Todd耻骨联合面的分期（引自Krogmann等，1986）

Todd's Typical Phases of the Pubic Symphysis（from Krogmann etc.，1986）

表3-30　耻骨联合面生后形态变化的Todd十个年龄段分期
Todd's Ten Phases in Postnatal Age Morphologic Changes in the Pubic Symphysis

分期	耻骨联合面	骨化结节	腹侧缘	背侧缘	联合面上下端
第一期（18～19岁）	有大量明显的横嵴和窄沟	尚未出现	无	无	尚不明确
第二期（20～21岁）	横嵴稍矮，沟向背后方充实	在联合面上方可能出现	腹侧斜缘开始出现	开始	尚不明确
第三期（22～24岁）	横嵴进一步矮化变钝	全部出现结节并骨化融合	斜缘进一步发育	更明显的背部	尚不明确
第四期（25～26岁）	横嵴逐渐消失，快速发展	结节增大	斜缘更加明显	完整背侧缘开始出现	下端略显
第五期（27～30岁）	联合面逐渐变平	无大变化	部分腹侧缘形成	完整背部缘形成	下端明显上端出现
第六期（30～35岁）	出现颗粒状隆起	仍可能存在	腹侧缘完成	明显	上下端均明显
第七期（35～39岁）	联合面质地致密	仍可能存在	全部完成	明显	继续明显
第八期（39～44岁）	联合面变得平滑	仍可能存在	没有唇形变	没有唇形变	上下两端清晰显示
第九期（45～50岁）	联合面变得凹凸不平	仍可能存在	不规则唇状	均匀的唇状	继续显示
第十期（>50岁）	联合面腐蚀，骨质疏松	消失	分解	分解	分解

（2）国人对耻骨联合面的观察（Observations of the Pubic Symphysis in Chinese）：曾金文（1981）结合国人材料进行的研究，对山东地区143例观察，将耻骨联合面的年龄形态变化分为九期，见表3-31。根据其分期，本书提供相应标本见图3-12。

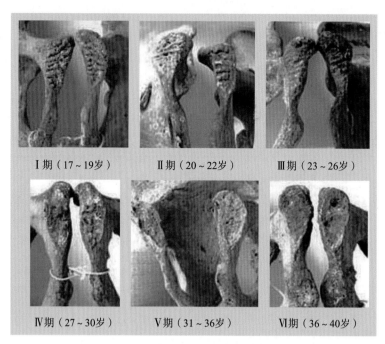

I 期（17～19岁）　　　II 期（20～22岁）　　　III 期（23～26岁）

IV 期（27～30岁）　　　V 期（31～36岁）　　　VI 期（36～40岁）

图 3-12　耻骨联合面的年龄变化（男性）

Morphologic Features of the Pubic Symphysis in Age Changes（male）

表 3-31　曾金文耻骨联合面的形态变化年龄段分期
Zeng Jinwen's Phases in Postnatal Age Changes in the Pubic Symphysis

年龄（岁）	耻骨联合面	顶部结节	后缘	前缘	周缘
第一期 （17～19岁）	联合面前后凸，8～10条嵴沟极显著，高3 mm	40%极明显，高10 mm	18岁开始部分出现并外翻	—	—
第二期 （20～22岁）	凸渐消，嵴沟明显，高2 mm	46.5%可见	继续扩大，仍外翻，高7 mm	—	—
第三期 （23～26岁）	嵴沟仍明显，高1.5 mm	仍可见	大部分形成	开始部分形成	逐渐形成
第四期 （27～30岁）	嵴沟仍可见，嵴峰较平	50%仍可见，高5 mm	基本形成，边缘较锐利	大部分形成（60%）	—
第五期 （31～35岁）	嵴沟基本消失，成为平面	21.8%仅见残痕，高2 mm	全部形成，大部分增宽	全部形成	已形成
第六期 （36～40岁）	中央开始凹陷，表面粗糙	结节残痕消失	开始向后扩散	70.6%隆起	开始出现
第七期 （41～49岁）	中央明显凹陷，表面仍粗糙	—	继续向后扩散	46岁起全部隆起	增宽，明显隆起
第八期 （50～59岁）	表面开始光滑，出现小孔	—	明显向后扩散，边缘钝	全部出现隆起	隆起极显著，边缘钝
第九期 （＞60岁）	表面光滑，小孔形成小凹陷	—	边缘较钝	—	边缘较锐

　　张忠尧（1982，1986）对沈阳地区320例（男180例，女140例）的观察，其描述耻骨联合面的形态变化与山东地区略有不同（表3-32和图3-13）。

表3-32　耻骨联合面的特征与年龄的关系		
Relationship between the Morphologic Features of Pubic Symphysis & Age Estimation		
年龄（岁）	分级	男性耻骨联合面形态
14～	青春前期	联合面中部最高，嵴沟交替，沟内有散在的小孔，类似蜂窝状，延续至耻骨结节嵴显著
17～	一级	联合面中部略呈水平，嵴高锐，可见早期平
20～	二级	联合面嵴低钝，联合面上出现骨化结节，耻骨结节嵴开始消失
23～	三级	联合面嵴基本消失，骨化结节融合出现骨化形态，背侧缘腹侧斜面形成
27～	四级	联合面骨化基本结束而平坦，腹侧缘逐渐形成，斜面向上扩大
31～	五级	联合面平坦，联合缘形成，下角明显，斜面向上扩至顶端，从此期开始，联合面出现程度不同的下凹
35～	六级	联合面骨质开始致密，联合缘及下角清晰明显
40～	七级	联合面骨质较光滑、细腻、坚硬，下角明显，斜面开始出现结节状
45～	八级	近50岁时，联合面开始凸凹不平或疏松，联合缘背侧部分外翻如唇状，斜面形成结状
＞50	九级	联合面凹凸不平，下角内常有密集小孔，联合缘破损，腹侧上端较明显，下角变平，耻骨逐渐疏松

年龄（岁）	分级	女性耻骨联合面形态
14～	青春前期	联合面类似蜂窝状，中部略水平，延续至耻骨结节的嵴明显，腹侧下缘略倾斜
17～	一级	联合面嵴高锐，腹侧斜面形成，耻骨结节嵴显著
20～	二级	联合面嵴略钝，背侧缘逐渐形成，可见早期平，耻骨结节嵴开始消失
23～	三级	联合面嵴由钝至消失，骨化结节与联合面逐渐融合，出现骨化形态，背侧缘完全形成
27～	四级	联合面嵴有痕迹至消失，骨化形态逐渐结束而平坦或舟状，腹侧缘多数未形成
31～	五级	联合面较平坦，部分腹侧上缘尚未形成，下角明显，斜面隆起形向上扩延至顶端
35～	六级	联合面骨质较致密，腹侧缘逐渐形成，斜面增宽，其侧缘呈嵴状
40～	七级	联合面骨质较细腻、坚硬；联合缘形成，斜面侧缘显著成嵴状
45～	八级	联合面骨质开始疏松，斜面骨质疏松；嵴状侧缘逐渐变窄，50岁后基本消失
＞50	九级	联合面骨质明显疏松，联合缘逐渐破损或单纯变圆；60岁后整个耻骨类似焦渣状

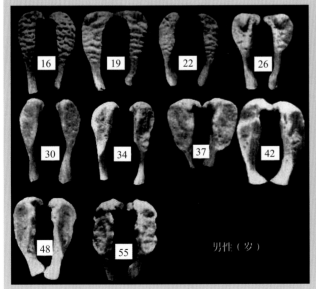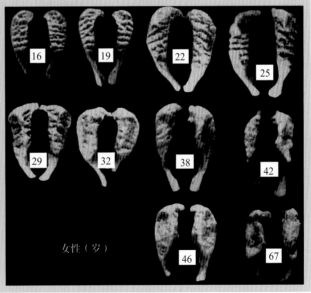

图3-13　耻骨联合面的形态与年龄的关系（引自张忠尧，1982）

Relationship between the Morphologic Features of Pubic Symphysis & Age Estimation（according to Zhang Zhongyao）

2.耻骨软X线片推断年龄（Age Estimation of the Pubis from Photograph of Soft X-ray）　这种方法是先拍摄耻骨软X线片，按其形态结构加以量化，采用回归方程式推算年龄。张忠尧等（1996）对东北地区汉族10～60岁226例耻骨软X线片（男118，女108）进行了观察并提出男女各两种方程式（数量化理论Ⅰ方程和逐步回归方程）。特别值得一提的是利用此法判别年龄，目前是最好的，相关系数均高达0.98以上。张忠尧曾对东北地区13个案例进行了判断结果的验证，与实际年龄完全一致者4例（30.8%），相差1岁者4例（30.8%），相差2岁者3例（23.1%），相差3～4岁者2例（15.4%）。标准见图3-14、表3-33和表3-34。

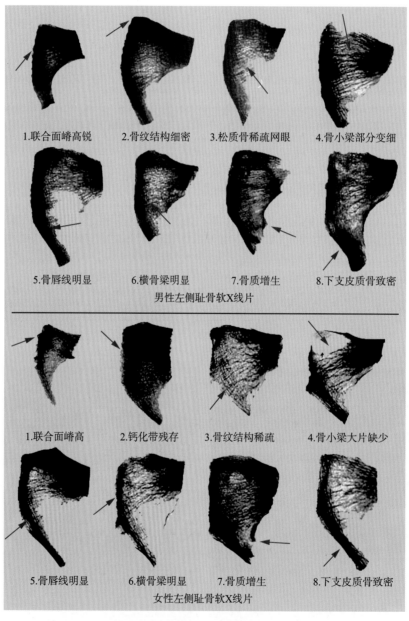

1.联合面嵴高锐　2.骨纹结构细密　3.松质骨稀疏网眼　4.骨小梁部分变细

5.骨唇线明显　6.横骨梁明显　7.骨质增生　8.下支皮质骨致密
男性左侧耻骨软X线片

1.联合面嵴高　2.钙化带残存　3.骨纹结构稀疏　4.骨小梁大片缺少

5.骨唇线明显　6.横骨梁明显　7.骨质增生　8.下支皮质骨致密
女性左侧耻骨软X线片

图3-14　应用软X线片推断耻骨年龄（引自张忠尧等，1996）
Age Estimation from the Pubic Photographs of Soft X-ray

表 3-33 耻骨软 X 线片推断年龄男性评分标准
Age Estimation of the Male Pubic from Photographs of Soft X-ray

观测项目	赋分值	微细结构影像 数量化赋分标准	数量化理论 I 方程系数	逐步回归 方程系数
联合面嵴（X_1）	0	嵴峰高锐	—	—
	1	嵴峰高钝	2.69	2.96
	2	嵴峰低钝	5.18	6.13
	3	嵴峰消失	8.35	9.46
骨纹结构（X_2）	0	细密	—	—
	1	细疏	1.54	—
	2	粗疏	4.08	2.39
松质骨网眼（X_3）	0	均匀小网眼	—	—
	1	稀疏网眼	0.74	—
	2	普遍大网眼	0.50	—
骨小梁分布（X_4）	0	较均匀	—	—
	1	部分变细或缺少	−1.72	—
	2	小片状缺少	2.64	4.33
	3	大片状缺少	5.72	7.23
骨唇线（X_5）	0	无	—	—
	1	轻度	3.50	2.96
	2	明显	6.77	6.57
	3	消失	7.35	7.26
横骨梁（X_6）	0	无	—	—
	1	轻度	3.50	3.91
	2	明显	4.61	5.35
	3	模糊不清	7.02	7.85
骨质增生（X_7）	0	无	—	—
	1	1个小棘突	0.82	—
	2	2个以上或1个大棘突	2.94	2.03
	3	棘突皮质破损伴闭孔缘皮 质骨薄	6.35	5.42
下支骨皮质（X_8）	0	无	—	—
	1	一侧或双侧形成	1.99	1.82
	2	致密	3.65	3.45
		常数	15.03	15.17
		标准差	2.54	2.52
		R值	0.984	0.982

观测项目	赋分值	微细结构影像数量化赋分标准	数量化理论I方程系数	逐步回归方程系数
联合面嵴（X_1）	0	嵴峰高锐	—	—
	1	嵴峰高钝	1.06	1.19
	2	嵴峰低钝	2.91	2.84
	3	嵴峰消失	−0.54	—
联合面钙化带（X_2）	0	厚	—	—
	1	薄	3.04	4.37
	2	部分残存	4.85	6.55
	3	全部消失	11.32	12.53
骨纹结构（X_3）	0	细密	—	—
	1	细疏	2.74	2.78
	2	粗疏	3.58	3.71
骨小梁分布（X_4）	0	较均匀	—	—
	1	部分变细或缺少	2.40	1.39
	2	小片状缺少	1.26	—
	3	大片状缺少	1.27	——
骨唇线（X_5）	0	无	—	—
	1	轻度	2.22	2.23
	2	明显	8.41	8.11
	3	消失	13.38	13.61
横骨梁（X_6）	0	无	—	—
	1	轻度	−0.72	—
	2	明显	3.23	4.38
	3	模糊不清	10.27	11.10
骨质增生（X_7）	0	无	—	—
	1	1个小棘突	1.58	—
	2	2个以上或1个大棘突	2.00	—
	3	棘突皮质破损伴闭孔缘皮质骨薄	6.84	4.79
下支骨皮质（X_8）	0	无	—	—
	1	一侧或双侧形成	−0.42	—
	2	致密	1.57	2.00
	3	疏松或皮质变薄	−0.47	—
		常数	12.65	12.62
		标准差	2.61	2.50
		R值	0.983	0.983

表3-34　耻骨软X线片推断年龄女性评分标准
Age Estimation of the Female Pubic from Photographs of Soft X-ray

　　刘武等（1988）研究了17～40岁男性的205例耻骨标本，选取耻骨联合面八处形态观测制定了等级评分标准，采用多元回归分析（MRA）和数量化理论模式I（QMI）方法进行年龄测定，回归方程见表3-35。

表 3-35　男性耻骨联合面年龄变化评分标准
Age Estimation of the Male Pubic Symphysis from Photographs of Soft X-ray

$$MRA法: \hat{Y} = 9.03\text{-}0.42X_1 + 1.34X_2 + 1.55X_3 + 1.78X_4 + 0.60X_5 + 1.80X_6 + 1.48X_7 + 1.01X_8$$
$$R = 0.96,\ 剩余标准差 = 1.75$$
$$QMI法: \hat{Y} = 9.95 + 1.29X_2 + 1.38X_3 + 1.91X_4 + 1.87X_6 + 1.34X_7 + 0.94X_8$$
$$R = 0.96,\ 剩余标准差 = 0.77$$

变量	参考点	得分	形态特征
X_1	沟嵴	1	沟嵴明显，沟深，嵴隆起显著
		2	沟嵴减弱，沟变浅，嵴变低平
		3	沟嵴呈痕迹状
		4	沟嵴完全消失
X_2	耻骨结节	1	骨骺未融合，可见骨骺线痕迹
		2	骨骺完全融合，骨骺线消失
X_3	下端	1	未形成，联合面与耻骨下支间无明显分界
		2	开始形成，联合面与耻骨下支间出现一嵴状分界，下端呈三角形轮廓
		3	完全形成，下端嵴状缘增宽，增高，三角形轮廓更加明显
X_4	背侧缘	1	未出现
		2	开始形成，在联合面背侧中部或中上部开始出现一嵴状缘
		3	基本形成，背侧缘波及上下端
		4	完全形成，背侧缘增宽，增高，轮廓更加明显
X_5	骨化结节	1	未出现
		2	出现
		3	融合消失
X_6	腹侧斜面	1	未出现
		2	开始形成，腹侧斜面自联合面腹侧下端开始出现
		3	完全形成，腹侧斜面波及上端
		4	腹侧斜面上端出现破坏
X_7	联合缘	1	联合周缘一半以上未形成
		2	基本形成，联合面椭圆形周缘形成，但较薄弱
		3	完全形成，联合缘增宽增高，椭圆形轮廓更加明显
X_8	联合面 隆起度	1	联合面隆起状
		2	联合面平坦
		3	联合面凹陷

3. 耻骨背凹推断年龄（Age Estimation from the Dorsal Pitting of Pubis）　耻骨背凹的大小与年龄相关，我国（张忠尧，1985）和美国学者（Suchey，1979）对此均有观察报道，他们提出耻骨背凹分两级，然后对不同年龄组出现的百分率进行观察，结果显示，随年龄的增大，耻骨背凹的出现率越高，耻骨背凹的级别也越高，可以为判断年龄提供参考，详见表 3-36。

表3-36　耻骨背凹与年龄的关系 Relationship between the Dorsal Pitting of Pubis & Age					
国别（作者）	年龄（岁）	例数	无耻骨背凹 [％（n）]	一级 [％（n）]	二级 [％（n）]
美国（Suchey，1979）	10～	31	71.0（22）	29.0（9）	0（0）
	20～	118	23.7（28）	67.0（79）	9.3（11）
	30～	75	5.3（4）	60.0（45）	34.7（26）
	40～	70	5.7（4）	51.4（36）	42.9（30）
	50～	78	0（0）	38.5（30）	61.5（48）
	60～	40	5.0（2）	62.5（25）	32.5（13）
	70～	38	0（0）	63.2（24）	36.8（14）
	80～	31	3.2（1）	54.9（17）	41.9（13）
	90～99	5	0（0）	80.0（4）	20.0（1）
中国（张忠尧，1985）	10～	20	100（20）	0（0）	0（0）
	20～	72	90.3（65）	5.6（4）	4.2（3）
	30～	16	75.0（12）	12.5（2）	12.5（2）
	40～	11	54.5（6）	27.3（3）	18.2（2）
	50～	6	50.0（3）	33.3（2）	16.7（1）
	60～76	5	0（0）	40.0（2）	60.0（3）

注：分级标准一级：宽＜3 mm，深＜2 mm，二级：宽＞3 mm，深＞2 mm。

4.髂骨的年龄推断（Age Estimation from the Ilium）

（1）髂骨耳状面的年龄推断（Age estimation from the auricular surface of ilium）：国外Lovejoy等（1985）观察了美国250例印第安人、500例法医案例，提出了可从髂骨耳状面的形态推断年龄的新方法（图3-15）。

（2）髂嵴骨骺融合判断年龄（Age estimation of the fusion of epiphysis from iliac crest）：髂嵴骨骺一般于成年出现，与髂骨嵴融合可晚至中年，我的挚友谷祖善（1980）曾观察过新疆地区女性1213例各年龄的融合时间百分比，见表3-37。

表3-37　髂嵴骨骺融合的年龄百分率　Age Estimation of the Fusion Epiphysis from Iliac Crest											
例数	年龄 （岁）	百分率 （％）	例数	年龄 （岁）	百分率 （％）	例数	年龄 （岁）	百分率 （％）	例数	年龄 （岁）	百分率 （％）
62	12～	0	73	21～	23.3	79	25～	63.3	53	29～	86.8
31	18～	3.2	75	22～	30.7	71	26～	76.1	61	30～	91.8
43	19～	4.6	78	23～	47.4	72	27～	87.5	94	31～	95.7
63	20～	7.9	77	24～	46.8	88	28～	88.6	86	35～	96.5
									107	40～72	94.4

5.股骨上段骨松质推断年龄（Age Estimation from the Spongy Substance of Upper Femur）我的研究生孟晔等（1998）和同事刘丰春（1998）对青岛地区下肢X线片进行了观察和测量，得出推断年龄的回归方程式（表3-38）和由股骨上段骨松质长度直接查对推算年龄，见表3-39。股骨上段骨松质随年龄的变化见图3-16，其标本见图3-17。

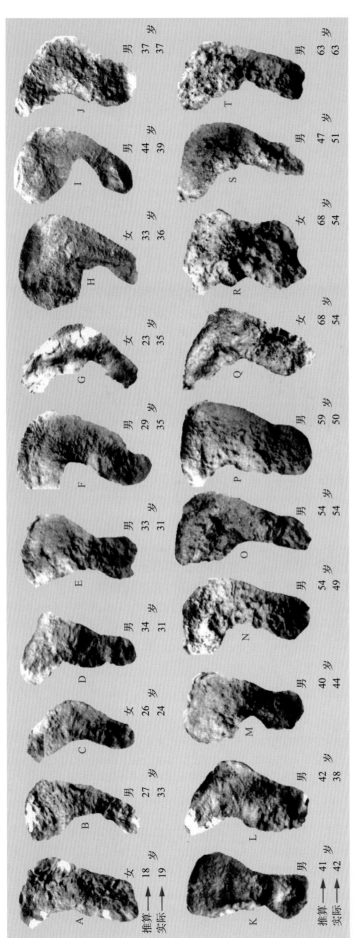

图 3-15 髂骨耳状面的年龄变化（引自 Lovejoy et al, 1985）

Age Estimation of the Auricular Surface of Ilium（according to Lovejoy et al, 1985）

表 3-38　根据股骨上段骨松质长度和指数推断年龄的回归方程
Age Regression Equations from the Length & Indices of Trabeculae in Upper Femur

作者（年份）、地区和例数	回归方程式（$\hat{Y}=a+bX$）	r 值
孟晔等（1997）	$\hat{Y}$（男年龄）＝276.03-3.2045骨松质长度	-0.77
青岛地区162例	$\hat{Y}$（女年龄）＝249.16-3.0307骨松质长度	-0.93
（男80，女82）	$\hat{Y}$（男年龄）＝328.55-16.8550骨松质指数	-0.96
	$\hat{Y}$（女年龄）＝259.21-12.9137骨松质指数	-0.97
刘丰春等（1998）	$\hat{Y}$（男年龄）＝284.72-3.2929骨松质长度	-0.82
青岛地区167例	$\hat{Y}$（女年龄）＝246.76-3骨松质长度	-0.93
（男84，女83）	$\hat{Y}$（男年龄）＝319.21-16.1137骨松质指数	-0.99
	$\hat{Y}$（女年龄）＝258.06-12.8628骨松质指数	-0.98

注：骨松质指数＝（股骨上段骨松质长度×100）/股骨最大长。

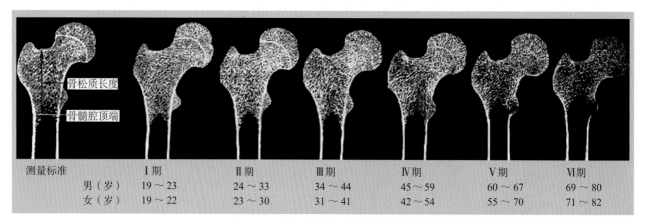

测量标准	Ⅰ期	Ⅱ期	Ⅲ期	Ⅳ期	Ⅴ期	Ⅵ期
男（岁）	19～23	24～33	34～44	45～59	60～67	69～80
女（岁）	19～22	23～30	31～41	42～54	55～70	71～82

图 3-16　股骨上段骨松质的年龄变化模式图
Diagramatic of the Age Phases Change in Sponge Substance of Upper Femur

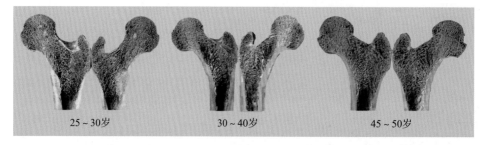

25～30岁　　　　30～40岁　　　　45～50岁

图 3-17　股骨上段骨松质标本　Specimens of the Sponge Substance of Upper Femur

表 3-39　根据股骨上段骨松质长度推断年龄
Age Estimation from the Length of Trabeculae in Upper Femur

骨松质长度（mm）	男年龄（岁）	女年龄（岁）	骨松质长度（mm）	男年龄（岁）	女年龄（岁）	骨松质长度（mm）	男年龄（岁）	女年龄（岁）
81	16.46	13.72	74	38.90	34.94	67	61.33	56.15
80	19.67	16.75	73	42.10	37.97	66	64.53	59.18
79	22.87	19.78	72	45.31	41.00	65	67.74	62.21
78	26.08	22.82	71	48.51	44.03	64	70.94	65.24
77	29.28	25.85	70	51.72	47.06	63	74.15	68.28
76	32.49	28.88	69	54.92	50.09	62	77.35	71.31
75	35.69	31.91	68	58.12	53.12	61	80.56	74.34

股骨上段内骨松质的变化较胫骨上段骨松质的变化判断效果稍差，一般骨松质下端（即骨髓腔上端）平齐小转子以下水平，约判20岁，如上升到小转子以上水平，约判70岁。

6. 下肢骨放射片推断年龄（Age Estimation from the X-ray Film of Bones of Lower Limb）

（1）男性下肢骨放射片的年龄推断（Age estimation of the bones of lower limb from X-ray film in male）：孟晔等（1997）对青岛地区162例（男80，女82）X线片进行观察，结果见表3-40和图3-18。附一例9岁男性骨盆标本（图3-19）。

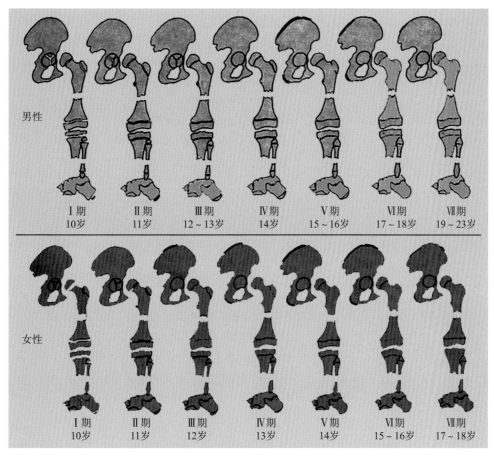

图3-18　下肢骨的年龄判断示意图
Schematic Diagram of the Age Estimation from Bones of Lower Limb

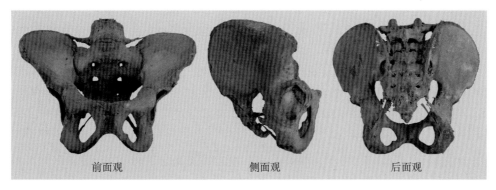

图3-19　一例9岁男性骨盆标本　A 9-year-old Male Specimen of the Pelvis

表3-40　男性下肢骨放射片的年龄推断　Age Estimation from the X-ray Film in Male		
分期	年龄（岁）	下肢骨发育情况
Ⅰ	10	髋骨Y形软骨未融合 股骨头、股骨下端、腓骨小头、胫骨上端骺基本形成，未融合 股骨大转子次级骨化中心基本形成，未融合 股骨小转子次级骨化中心多数未出现 跟骨次级骨化中心已出现，未成形，未融合
Ⅱ	11	股骨大转子基本成形，未融合 股骨小转子次级骨化中心出现，未成形，未融合 跟骨次级骨化中心已出现，未成形，未融合
Ⅲ	12～13	髋骨Y形软骨少数融合，达1/3～2/3 股骨大转子形成，未融合 股骨小转子基本成形，未融合 跟骨结节成形，未融合
Ⅳ	14	髋骨Y形软骨14岁后全融合 髂嵴骨骺约50%出现，小，未成形 股骨大小转子骨骺部分与股骨融合，＜1/3 跟骨结节部分融合，半数＜1/3
Ⅴ	15～	髂嵴骨骺加大，但未与髂骨翼融合 坐骨结节次级骨化中心可出现 股骨头骺多数与干骺端融合，骺线形成 股骨下端骺干部分融合，＞2/3 股骨大、小转子部分融合，＜2/3 跟骨结节多数全融合
Ⅵ	17～18	髂嵴约半数融合，＞2/3 坐骨结节约半数成形，未融合，少数部分融合 股骨头股骨下端骺干全部融合，骺线形成 股骨大转子融合2/3 股骨小转子全部融合 腓骨胫骨上端骺干多数全融合，骺线形成 跟骨结节17岁全部融合
Ⅶ	19～23	髂嵴坐骨结节多数融合，＜2/3。21岁＞2/3，23岁全融合 股骨大小转子、腓骨胫骨上端19岁已全融合

（2）女性下肢骨放射片的年龄推断（Age estimation of the bones of lower limb from X-ray film in female）：孟晔等（1997）对青岛地区162例（男80，女82）X线片进行观察，结果见表3-41和图3-18。

7. 盆部X线片推断年龄（Age Estimation from the X-ray Film of Pelvis）　根据中国警察学会北京市公安局法医检验鉴定中心（1994）对北京地区16～61岁103例盆部X线片的研究结果，髋关节定性推断年龄具有一定的实用价值，见表3-42。

表 3-41 女性下肢骨放射片的年龄推断
Age Estimation of the Bones of Lower Limb from X-ray Film in Female

分期	年龄（岁）	下肢骨发育情况
I	10	髋骨 Y 形软骨未融合 股骨头、股骨大小转子骨骺出现，骺软骨板间隙清晰 胫骨上端、腓骨头、骺出现，骺软骨板间隙清晰 跟骨结节次级骨化中心成形，未融合
II	11	髋骨 Y 形软骨部分融合，范围可大可小 股骨大转子基本成形，未融合 股骨小转子骺增大 跟骨结节成形，少数融合，＜1/3
III	12	髋骨 Y 形软骨全部融合 髂嵴次级骨化中心约 50% 出现，少数成形，未融合 股骨头、股骨下端多已成形，少数融合 股骨大转子部分融合，50%＜1/3 股骨小转子成形，少数融合，＞2/3 胫骨上端、腓骨头骺干部分融合，＜1/3 跟骨结节半数全融合
IV	13	髋骨 Y 形软骨 13 岁后全消失 髂嵴骨骺增大、跟骨结节骨骺同 III 期 坐骨结节骨骺出现，小、未融合 股骨头骺多数与干骺端融合，下端骨骺全部融合，占 1/3 股骨大转子骨骺多数全部融合，小转子骺大部融合，＞2/3 胫骨上端骺部分与干骺端融合，＞2/3；腓骨头骺部分融合，＜1/3
V	14	髂嵴骨骺增大 坐骨结节成形，部分融合，＜1/3 股骨大小转子、跟结节、股骨下端全融合 胫骨上端、腓骨头多数融合，少数部分融合，＜1/3
VI	15～16	髂嵴骨骺部分与髂骨翼融合，＜1/3 坐骨结节或骺部分融合，＜1/3 腓骨头、胫骨上端骺干 15 岁全融合
VII	17～18	髂嵴骨骺部分融合，多数＞2/3 坐骨结节多数部分融合，＞1/3；少数全融合
VIII	19～22	髂嵴骨骺部分融合，21 岁全融合

表 3-42 盆部 X 线片的年龄推断 Age Estimation from the X-ray of Pelvis

观察部位	X 线片特征	预测年龄（岁）	观察部位	X 线片特征	预测年龄（岁）
股骨头、股骨颈和转子间骨纹	骨小梁分布均匀，密度高	＜40	坐骨结节	骨骺出现	16
	股骨头内外无压区疏松	45～50		骨骺融合	男 22～23，女 28
	骨小梁变细减少，密度均匀	50～60		边缘轻度硬化	＞35
	骨小梁细疏而模糊	＞60		边缘硬化不整	＞40
韧带肌腱附着点钙化骨化	1 处出现钙化	35～45	髋关节	关节盂唇增生骨化	50～60
	2 处出现钙化	45＋			
	3 处出现钙化和骨化	60＋			
	肌束间脂肪透亮线	60＋			

8.膝部X线片推断年龄（Age Estimation from the X-ray Film of Knee）　根据中国警察学会北京市公安局法医检验鉴定中心（1994）对北京地区17～60岁女143例的研究结果，可用膝部X线片观察结果代入回归方程式推断年龄，各项指标见表3-43。

表3-43　膝部X线片推断年龄的指标、分级及回归方程式
Age Estimation from the X-ray Film of Knee & Their Critarions as well as Regression Equation

指　标	分　级	指　标	分　级
胫骨内外侧髁间骨小梁（X_1）	1.密集 2.减少变细 3.稀少 4.模糊	胫骨上段髓腔小梁（X_5）	1.多 2.减少 3.明显减少 4.纤细 5.几乎消失
胫骨内上角（X_2）	1.骨小梁清楚 2.骨小梁缺少 3.骨小梁模糊		
胫骨内外侧髁纵行骨小梁（X_3）	1.密集 2.部分中断 3.明显变细减少	股骨内外侧髁骨小梁（X_6）	1.密集 2.部分中断 3.普遍变细，斑片减少 4.非常纤细
胫骨髁间隆起密度（X_4）	1.高 2.减低 3.明显疏松	股骨内外上髁钙化（X_7）	1.无 2.少量钙化 3.突出钙化

回归方程式：$\hat{Y} = 8.0801 + 0.9362X_1 + 1.5613X_2 + 1.5559X_3 + 2.0609X_4 + 3.3142X_5 + 1.7092X_6 + 1.4450X_7$

同上对北京地区膝部X线片提出定性推断年龄，具有一定的实用价值，详见表3-44。

表3-44　膝部X线片推断年龄的指标　Age Estimation from the X-ray Film of Knee & Their Critarions

观察部位	X线片特征	预测年龄（岁）	观察部位	X线片特征	预测年龄（岁）
胫骨内外侧髁骨小梁	正常密度	20～24	胫骨内侧髁内上角骨小梁	骨小梁清楚	20～25
	减少变细	25～33		骨小梁减少	25～40
	稀少	36～49		骨小梁模糊	41～57
	稀少扩大到内外侧髁	50～57			
胫骨内外侧髁纵行骨小梁	密集	20～23	胫骨上段髓腔骨小梁	多	20～30
	部分中断	24～34		骨小梁减少	31～37
	变细变少	35～48		明显减少	33～43
	明显变细	49～57		非常纤细	44～57
胫骨髁间隆起密度	高	20～23	胫骨平台关节缘	光滑	20～30
	疏松	24～39		很小骨刺	31～43
	明显疏松	40～57		小骨刺	44～57
股骨内外侧髁骨小梁	密集	20～27	股骨内外上髁钙化	无	20～32
	部分中断	28～36		少量钙化	33～47
	普遍变细	36～57		突出钙化	48～57
胫骨髁间隆起钙化	无	20～35	髌骨上缘	光滑	20～34
	有（＋）	36～57		双边	35～57

9.踝部X线片推断年龄（Age Estimation from the X-ray Film of Ankle）　根据中国警察学会北京市公安局法医检验鉴定中心（1994）对北京地区17～74岁男71例、女35例踝部X线片的研究结果，可用踝部X

线片观察代入回归方程式推断年龄，各项指标见表3-45。

表3-45　踝部X线片推断年龄的指标、分级及回归方程式
Age Estimation from the X-ray Film of Ankle & Their Critarions as well as Regression Equation

指　标	分　级	指　标	分　级
胫骨远端骨小梁 X_1	1.清晰，完整，均匀 2.减少变细或疏密不等 3.骨小梁普遍稀少细 4.骨小梁纤细，模糊	腓骨骨间膜骨化 X_5	1.无 2.微突 3.明显，广泛
胫骨内踝骨小梁 X_2	1.清晰，完整，均匀 2.减少变细或疏密不等 3.骨小梁普遍稀少细 4.骨小梁纤细，模糊	腓骨远端干骺端松质骨 X_6	1.正常，骨小梁清晰 2.骨小梁减少 3.骨小梁纤细 4.骨小梁消失
胫骨干骺端骨小梁 X_3	1.清晰，完整，均匀 2.减少变细或疏密不等 3.骨小梁普遍稀少细 4.骨小梁纤细，模糊	皮质哈氏管扩大，皮质薄股 X_7	1.无 2.少 3.多，明显
胫骨外缘皮质纤维软软骨骨化 X_4	1.无 2.微突 3.明显，广泛	胫骨远端关节面 X_8	1.厚，致密 2.横行骨纹 3.横行骨纹减少 4.消失，线样

回归方程式：$\hat{Y} = 3.4781 + 1.1849X_1 + 1.5487X_2 + 1.4765X_3 + 0.8224X_4 + 2.5277X_5 + 3.6498X_6 + 4.6237X_7 + 2.4148X_8$

综上有关四肢骨的年龄判断，常用的方法有以下几种，国内外有许多专著，如İşcan（1989）的 *Age Markers in the Human Skeleton*，席焕久（1997）主编的《人的骨骼年龄》均有详细描述，概括介绍如下。

（1）图谱法。这是最早应用的方法，也是最简单又比较实用的方法，对于未成年人的检测只需要拍摄一张手部正位X线片，对照图谱即可鉴定。各国有许多不同的图谱，如Sieget（1935）基于对444名德国儿童手腕部X线片首先发表了第一部手骨成熟度图谱。随后，Flory（1936）基于对美国500名儿童的研究发表了手骨发育图谱，Todd（1937）发表了《手腕骨成熟度图谱》，Greulich等（1959）发表了《手腕骨发育X线图谱》，亦称G-P图谱；另外还有下肢骨发育的图谱，如Pyle等（1955）的《膝部骨骼发育放射线图谱》，Acheson（1957）的髋部图谱，Hoerr等（1957）的足踝部图谱，以及Gilsanz等（2005）的《手骨的年龄放射线图谱》。

（2）计分法。Tanner和Whitehouse（1962）基于对英国2600名儿童的横断资料提出了TW计分法（取作者首字母而名）。其后，Tanner等（1975）进一步优化修改为TW2法，即骨成熟度估计及成年身高预测；该法取左手腕正位X线片，将各骨按不同发育等级分为8～9期，赋予不同分值，然后查骨龄得分表求得骨龄。1994年他们借助计算机提出分析骨龄得分系统（Computer-Asisted Skeletal Age Score，CASAS）。我国李果珍（1979）提出了"中国人的骨龄百分计数法"。此法通过对1938例北京儿童和青少年手部X线片的观察，依据前臂骨下端、掌、指骨骺及腕骨骨化中心的发育共计10个指标，统计出各指标的平均年龄，减去各指标开始发育的年龄，计算出男女平均骨龄发育指数及其回归方程。彭崇基等（1990）利用其回归方程，编制了BASIC语言程序，大大地提高了效率。蔡正雄等（2008）按此法对北京健康男孩48例的测量结果为年龄（9.4±0.9）岁，骨龄（9.1±1.2）岁，健康女孩28例的结果分别为（9.2±0.6）岁和（9.3±0.8）岁。

（3）CHN法。1992年，我国体育运动委员会颁布了《中国人手腕骨发育标准CHN法》，这是由以我国首席骨龄专家张绍岩为主的数十名科研人员，从1987年起历时2年，在全国（黑龙江、河北、陕西、重庆、湖南、福建）采集22 160例有效横断样本的基础上，依据TW2的骨发育分期，由3名长期从事骨发育研究的专家共同完成读片提出的。张绍岩等（1993）基于TW2法结合国人骨发育修改出《中国人手腕骨发育标准PLU法》对手腕部14块骨进行评分，然后输入相应的计算机软件计算骨龄。他们在1995年又发表了《中国人骨成熟度评价标准及应用——CHN计分法和骨龄标准图谱》。霍爱华等（2013）应用CHN法观察了1397例1～18岁儿童手腕部骨龄，显示男性1～3.9、7～7.9、9～15.9年龄组，女性1.0～2.9、8.0～11.9、1.6～14.9、17.0～18.0年龄组所判断的年龄较实际为大。刘志霞等（2013）应用CHN法对比了1380例1～19岁儿童两侧手的年龄，结果显示无统计学差异。

（4）RWT法。该法由Roche等（1975）与另两位美国学者Wainer和Thissen共同提出，取姓氏首写字母而得名。首次运用最大似然法及相应的理论评价骨龄。该法主要对膝部正位X线片的股骨下端，胫腓骨上端的28个成熟指标和6项测量指标建立评价体系。28个成熟指标包括股骨下端髁形、股骨下端终板、股骨下端内侧髁外缘的不透光线、股骨下端髁横位的骨小梁、股骨下端关节面外侧部的弧线等。6项测量指包括股骨下端、胫、腓骨上端髁的高与宽，以及各长骨相应的髁端宽。任甫等（2006）曾用RWT法对拉萨藏族7～21岁1463例（男743例，女753例）儿童青少年膝部X线片进行了观察和测量，结果显示RWT法可以预测骨龄，骨龄与日历年龄呈高度正相关，相关系数＝0.934.但骨龄小于日历年龄（$P < 0.05$），提示该区骨发育存在延缓的特点。

（5）FELS法。该法是依据手腕部22块骨的96个指征和13块骨的测量建立起来的评价体系。FELS法标准误差较小，与其他评价方法相比，该法的准确性高，方法简单，曝光少。

刘堃等（2013）对拉萨藏族1001例儿童青少年，用上述后三种方法比较显示具有统计学差异。结果显示，三种方法测定男女骨龄均小于实际年龄，男性群体以FETS法，女性以CHN法与实际年龄相关性最大，见表3-46。

表3-46　7～18岁年龄组CHN、FELS、RWT法测定骨龄与日历年龄相关性比较
Relationship between the CHN、FELS、RWT Methods in Different Age-groups

性别	例数	与日历年龄相关性的相关系数（r值）		
		CHN法	FETS法	RWT法
男	502	0.911	0.912	0.903
女	499	0.908	0.886	0.890

张绍岩等（2009）为探讨RUS-CHN图谱评价法对13～18岁青少年推测年龄的应用价值，对城市4424名汉族（男2272，女2152）以简化RUS-CHN法建立腕骨发育等级图。另以1048名（男530，女518）比较不同方法骨龄与生活骨龄的差异。结果显示，RUS-CHN法可评价桡骨、尺骨远端和第三指的骨骺，与RUS-CHN图谱法无统计学差异。结论：RUS-CHN图谱法适用于青少年的年龄推测。

10.四肢骨骨骺推断年龄（Age Estimation from the Epiphysis of Bones of Limbs）　席焕久（1985）根据对西安市学生3973例X线片的观察提出从下肢长骨干骺融合推算年龄的回归方程，见表3-47（部分数据）。

表3-47　下肢骨干骺融合推算年龄的回归方程
Regression Equations of the Age Estimation from the Fusion of Diaphysis & Epiphysis

性别	例数	回归方程	相关系数r值
男	680	$\hat{Y} = 15.635 + 1.9452$股骨下端干骺融合	0.678
	（15～22岁）	$\hat{Y} = 16.023 + 2.0381$胫骨上端干骺融合	0.716
		$\hat{Y} = 15.806 + 1.9753$腓骨上端干骺融合	0.747
		$\hat{Y} = 15.687 + 1.3073$腓骨上端干骺融合＋0.8537胫骨上端干骺融合	0.765
女	681	$\hat{Y} = 1.9432$股骨下端干骺融合＋14.548	0.622
	（14～21岁）	$\hat{Y} = 1.8092$胫骨上端干骺融合＋15.077	0.610
		$\hat{Y} = 1.9175$腓骨上端干骺融合＋14.671	0.680
		$\hat{Y} = 1.2493$腓骨上端干骺融合＋0.3459胫骨上端干骺融合＋0.5603股骨下端干骺融合＋14.346	0.696

另外，席焕久等（1995）对辽宁开原地区1113例的观察结果显示，＜14岁均无干骺融合，平均融合均值：股骨下端，男18.7岁、女17.7岁；胫骨上端，男21.1岁、女18.7岁；腓骨上端，男19.5岁、女17.5岁。

朱成方等（2005）观察了山东高密地区10～20岁青少年1461例（男691，女770）膝部和踝部的X线片，干骺融合率结果见表3-48。

表3-48　膝部和踝部X线片的长骨干骺融合率（%）
Percentages of the Fusion of Diaphysis & Epiphysis from X ray Films of Knee & Ankle（%）

性别	融合部位	年龄组（岁）									融合均值（岁）
		12	13	14	15	16	17	18	19	20	
男	股骨下端				9.1	28.0	38.8	62.5	89.7	100	17.3
	胫骨上端				6.1	20.0	42.1	60.7	85.3	100	17.4
	腓骨上端				9.1	24.0	36.8	61.4	86.9	100	17.3
	胫骨下端			6.7	30.3	44.0	85.2	90.0	100	100	16.4
	腓骨下端			10.0	33.3	52.0	84.1	92.5	100	100	16.3
女	股骨下端		6.7	39.6	66.5	66.7	80.4	95.6	100	100	15.7
	胫骨上端		10.0	34.1	64.2	75.0	82.6	95.6	100	100	15.9
	腓骨上端		6.7	36.7	60.8	74.3	84.8	97.1	100	100	15.6
	胫骨下端		20.0	50.0	82.9	90.5	94.5	98.4	100	100	15.4
	腓骨下端	6.7	26.7	53.3	91.4	91.7	93.2	97.5	100	100	15.0

王鹏等（2008）对华中、华东和华南地区男性青少年1059例四肢骨骨骺的发育，包括上肢骨的锁骨、肩胛骨、肱骨、桡骨和尺骨，下肢骨的髋骨和股骨，另外还包括身高和体重，提出14岁、16岁、18岁三个年龄段推算年龄的逐步回归方程式，正确判别率分别是80.2%、80.3%、77.9%。更有甚者，阿不都吉里力·阿不都克力木等（2013）对广州地区15～20岁青年用四肢六大关节25项因素，其中包括骺的发育、形状和大小，提出多元回归方程式推断年龄，相关系数高达0.83～0.92。但由于过于复杂，我认为实用性值得探讨。

胫骨断面结构判断年龄（Age Estimation from the Cross Section Structures of Tibia）：早在20世纪80年代国外Thompson（1981）、Thompson等（1983）和Drusini（1987）就进行过通过人的胫骨组织结构进行年龄测定的研究，并提出了推算年龄的回归方程式。我国汤谷初等（1991）对湖南长沙男139例、女79例（1～94岁）的国人资料研究结果，见表3-49。

表3-49　胫骨断面推断年龄的回归方程
Regression Equations of the Age Estimation from the Cross Section of Tibia

回归方程式（$\hat{Y}=bX+a$）	适用于年龄组	r值
$\hat{Y}=1.1736$胫骨矢径$+9.6272$	1～30岁	0.90
$\hat{Y}=1.6165$胫骨横径$+12.5245$	1～30岁	0.88
$\hat{Y}=1.4523$胫骨髓腔平均直径$+1.4603$	1～25岁	0.85
$\hat{Y}=5.5096$胫骨骨密质相对厚度$+7.4435$	1～30岁	0.85

（三）由身高或坐高判断年龄（Age Estimation from the Stature or Sitting Height）

席焕久等（1995）对辽宁开原地区1113例进行了身高或坐高判断年龄的研究，此法对未成年人比较实用。其回归方程式（mm）：男性，$\hat{Y}=0.2223$身高-19.79，$\hat{Y}=0.411$坐高-19.30，r值分别为0.82和0.83；

女性，$\hat{Y}=0.26$身高-24.504，$\hat{Y}=0.5024$坐高-25.97，r值分别为0.77和0.78。

（四）对骨组织结构判断年龄（Age Estimation from the Histological Structure of Bone）

早在1960年Jowsey就发现股骨中段骨密质显微结构有年龄变化；Currey（1964）观察了19例股骨中段的显微结构，提出骨单位与骨间板的密度随年龄而增加，但Haversian管无明显改变；随后Kerley（1965）对126副股骨、胫骨和腓骨的骨密质的年龄变化作了系统的研究，提出骨单位、骨间板和非Haversian管的数量及外环骨板的厚度均有年龄变化规律，并提出了四项推断年龄的回归方程式，Dobriak（1967，Добрик）又提出骨密质厚度随着年龄增长而增厚。我国朱芳武（1983）和刘晓燕（2003）用国人材料进行研究，各自提出了推断年龄的回归方程式。r值在$0.76\sim0.95$。

三、肋骨的年龄推断（Age Estimation from the Costal Bone）

20世纪80年代中期，对骨的年龄鉴定又增加了一种新方法，即根据肋骨胸骨端的形态来加以判断。提出这一方法的主要是İşcan及其同事Loth（İşcan等，1984a，1984b）。他们首先对118例美国白种人男性右侧第4肋骨胸骨端进行了观察，运用科学的统计方法，提出了一个较为实用的九级（0～8）分期的形态标准及其照片（图3-21）。鉴定的年龄范围是17～85岁，前三期的年龄分段为3岁。1985年，İşcan等（1985）又对86例美国白种人女性右侧第4肋骨胸骨端进行观察，提出了另外一个较为实用的九级（0～8）女性分期的形态标准及其照片。与男性标准比较，女性肋骨胸骨端的变化早于男性，即第1～4期平均早3岁、第5～6期平均早1岁、第7～8期平均早5岁。İşcan（1987）等又进一步对73例15～62岁美国黑种人标本进行观察，并与白种人标准进行了对比，发现除男性第5期与女性第3～4期两者较接近外，其余各期均显示黑种人较白种人年轻，即女性第5～6期相差3～6岁，男性第6～7期相差6～10岁。为了验证所提标准的可靠性，1986年İşcan等（1986a，1986b）邀请了28位体质人类学和法医学工作者，其中有学生，也有具备20年经验的专家，再加上作者们（İşcan等）本人，对美国白种人男性15例和女性10例肋骨标本进行了盲测鉴定；结果显示，博士学位组的鉴定，平均误差为男性0.92岁、女性0.85岁，无学位组的鉴定误差分别为1.06岁和0.72岁，作者们本人的鉴定误差分别为0.47岁和0.2岁。总计三组平均男性误差仅0.97岁、女性0.82岁。这一结果有力地说明İşcan等提出的标准是非常可靠的。有意思的是，他们（İşcan等，1989）还对同一样本分别用肋骨胸骨端鉴定法和Angel（1980）对Todd（1920，1921）修改的耻骨联合面鉴定法进行了对照研究，结果显示前者的偏差小于后者，即32副男性标本判定在肋骨的理想分期内，而仅16副被判定在耻骨联合面的理想分期内；女性标本的判定也相差近一倍。此外，肋骨法只偏离于2期内，而耻骨法偏离于2～7期。这说明肋骨胸骨端鉴定年龄法的确是一种稳定的方法，而且优于耻骨联合面的鉴定法。当然，İşcan等（1986，1989）也指出，任何一种方法，都有一些影响鉴定的因素，如性别和种族的差异，个体的差异（饮食、体力、肋间变异、疾病、药物治疗等）。因此，他们认为最好结合其他方法对年龄做出正确的鉴定。本书作者保存了一例男性（从事医师工作）43岁的肋骨标本，见图3-20。其中，右侧肋骨，除第12肋外，全部胸骨端均有不同程度的骨化。骨化形式有两种：中心型和边缘

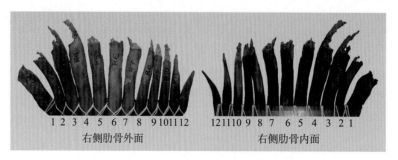

图3-20   一套男性43岁右侧肋骨前端标本

A 43-year-old Male Specimen of the Anterior Ends of Total Right Ribs

型，其中第1～4肋和第7肋属边缘型，第1和第2肋属全骨缘骨化，第3和第4肋属下缘骨化，分别占1/3和1/2肋骨体宽度，长3 cm和4 cm，第7肋为上缘骨化，长1.3 cm；其余除第12肋外，均属中心型骨化，长5～21 mm不等。

（一）美国人第四肋骨胸骨端的年龄推断（Age Estimation from the Sternal End of Fourth Rib in Americans）

İşcan等（1984，1985）［见丁士海（1992）综述］对美国白种人男性右侧第四肋骨胸骨端的形态变化及其年龄鉴定分期标准介绍如下。美国白种人女性右侧肋骨胸骨端的变化大体与男性相似，但年龄段约早于男性同年龄段3～4岁（图3-21）。

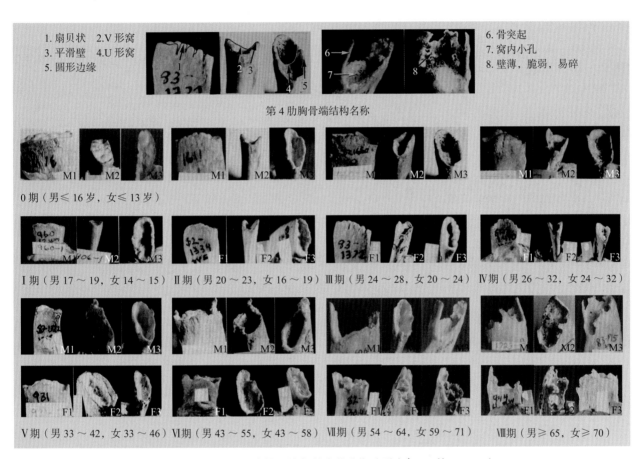

图3-21 第四肋骨胸骨端的年龄变化分期（引自İşcan等，1986）
Age-related Metamorphosis at the Sternal End of the Fourth Rib（according to İşcan，et al）

1.美国白种人男性肋骨胸骨端的年龄组分期（Age Range to the Original Phase Descriptions of American White Male）

第0期（≤16岁）：关节面扁平或波纹状，具有圆钝整齐边缘，骨质平滑，致密而坚硬。

第Ⅰ期（17～19岁）：关节面开始变形呈齿状压痕，波纹仍可见。边缘整齐圆钝，有的边缘可开始出现扇贝（scallops）状，骨质平滑、致密而坚硬。

第Ⅱ期（20～23岁）：由于前后壁的增长窝加深呈V形，壁厚、平滑，边缘圆钝呈扇贝状或弱波纹状，骨质平滑、致密而坚硬。

第Ⅲ期（24～28岁）：窝进一步加深，形成窄至中度的U形，壁仍厚且边缘圆钝，有的仍可见扇贝，但其边缘变得更不规则，骨质仍相当致密而坚硬。

第Ⅳ期（26～32岁）：窝更加深，形成窄至中度的宽U形，壁变薄，但边缘仍圆钝且进一步不规则，致使扇贝不一致，骨质重量和致密程度降低，但整体观仍很好。

第Ⅴ期（33～42岁）：窝变化轻微，但此期呈明显中度宽U形，壁变薄，边缘开始锐利，不规则的扇贝状完全不见而代之以不规则的骨突起，骨质仍较好，但显示退化、密度减小并出现小孔。

第Ⅵ期（43～55岁）：窝明显加深呈宽U形，壁薄，边缘锐利不规则，有长的骨突起，尤其在上下缘处更为明显，骨质明显变轻、变薄、多孔，尤其在窝的内部。

第Ⅶ期（54～64岁）：窝深呈宽至非常宽的U形，壁薄易破碎，边缘尖锐不规则及骨突起，骨质轻明显脆弱多孔。

第Ⅷ期（≥65岁）：此期窝最深，呈宽U形，有的无窝底或充满骨突起。壁很薄易碎，边缘尖锐很不规则及骨突起，骨质非常轻、薄、脆弱易碎并多孔，有时可见壁上有"小窗"。

2.美国白种人女性肋骨胸骨端的年龄组分期（Age Range to the Original Phase Descriptions of American White Female）

第0期（≤13岁）：关节面近于扁平、有峰或波纹状，肋骨胸骨端外面显示有重叠骨包绕，边缘整齐圆钝，骨质本身致密、平滑而坚硬。

第Ⅰ期（14～15岁）：关节面开始变形呈齿状压痕，峰或波纹仍可见，边缘整齐圆钝，有的有小的微波，骨质仍坚硬、致密和平滑。

第Ⅱ期（16～19岁）：窝已相当深呈V形位于厚而平滑的前后壁之间，窝内仍可见一些峰或波纹，边缘呈波纹状并开始形成扇贝，骨质本身致密坚硬。

第Ⅲ期（20～24岁）：窝稍加深，但V形加宽，有时壁略薄而呈窄U形，圆钝的边缘目前呈明显而规则的扇贝状。此期的前壁或后壁或前后壁首次出现骨的向心性半环弧，骨质致密坚硬。

第Ⅳ期（24～32岁）：窝明显加深呈V形或窄U形，有时边缘外倾，壁薄但边缘仍圆钝，扇贝和向心弧仍存在，但扇贝并不清晰，边缘有些磨损，骨质仍很好，但重量和致密度有所减少。

第Ⅴ期（33～46岁）：窝深度如故，但由于壁薄外倾呈宽V形或U形，多数例中至少在窝的一部分有平滑、坚硬的板状线，边缘开始锐利，已无规则的扇贝，从而边缘更不规则，但向心弧仍明显可见。骨质重量明显减轻，密度下降，结构易碎。

第Ⅵ期（43～58岁）：窝继续加深，末端明显外倾，致使V或U形进一步加宽，板状线仍可见，但变得粗糙多孔。壁很薄，边缘锐利不整，向心弧变小，许多例中自胸骨端边缘出现尖锐突起。骨质本身已相当薄、易碎并有退化象征。

第Ⅶ期（59～71岁）：此期宽的U形窝非但未加深，实际略微变浅，因窝内常可以看到一些不规则骨质生长，多数标本仍可见向心弧，但在上下缘或边缘任何处伴有尖锐突起。壁很薄，边缘锐利不整。骨质很轻、薄、易碎，并窝内明显退化。

第Ⅷ期（≥70岁）：U形窝底在此期已相对变浅，进一步退化或完全被侵蚀，有时充满骨生长物，向心弧仍可辨认，壁很薄易碎，边缘高度不整且非常锐利，在上下缘上有时有很长的骨突起，有时壁上有"窗"形成，骨质本身处于最坏情况，即非常薄、轻和易破碎。

（二）我国人第四肋骨胸骨端的年龄推断（Age Estimation from the Sternal End of Fourth Rib in Chinese）

张继宗等（1990）对云南等四省107副17～76岁男性汉族肋骨标本进行研究，提出了不同年龄组肋骨的形态特征，见表3-50。

肋骨组织形态推断年龄（Age Estimation from the histological structure of rib）：席焕久等（2002）对北方汉族86例19～70岁肋骨组织结构的变换判断年龄的研究，相对系数均高达92以上，见表3-51。

表3-50 第4肋骨推断年龄（男性） Age Estimation from the Sternal End of Fourth Rib in Male

分期	年龄（岁）	平均年龄（岁）	胸骨端	脊柱端	肋骨体
I	17～26	20.25±3.28	深锥形凹陷	关节面与体未融合	体下缘后段表面光滑
II	20～28	23.81±1.79	凹陷变浅，出现微嵴	关节面与体开始融合	体表面同上
III	25～31	26.50±1.55	微嵴消失，出现隆起缘	面与体融合＞1/2	体表面同上
IV	26～32	29.00±2.83	缘隆起明显	面与体完全融合	体表面同上
V	31～40	35.75±2.49	周缘出现小棘	小头关节缘形成	体表面同上
VI	32～56	38.75±6.27	端凹陷呈V形	关节缘出现小结节	体表面较粗糙
VII	34～62	52.84±13.7	上下出现小结	同上	体表面较粗糙
VIII	48～71	60.83±7.35	端凹陷呈U形	缘明显增厚	体表面较粗糙
IX	56～76	65.75±7.81	端凹陷呈U形	缘形成大的骨棘	体极为粗糙

表3-51 右第6肋骨组织形态推断年龄的回归方程式（男性）
Regression Equations of Age Estimation from the Histological Structure of Right 6th Rib（male）

回归方程	r值
$\hat{Y}=33.545+0.938X_2+249.144X_4+0.676X_7-769.784X_8-0.004X_9±4.14$	0.954
$\hat{Y}=20.918+1.114X_2+240.825X_4+0.864X_7-821.293X_8±4.28$	0.950
$\hat{Y}=21.045+1.402X_2+277.787X_4-824.948X_8±4.60$	0.941
$\hat{Y}=3.765+2.019X_2+275.863X_4±5.22$	0.923

注：X_2＝完整骨单位数，X_4＝中央管的截面积之和，X_7＝间骨板数，X_8＝间骨板的平均截面积，X_9＝骨细胞数。

四、胸骨的年龄推断（Age Estimation from the Sternum）

根据张继宗（1988）对云南、贵州、安徽、山东、广西、江西、青海、河北和吉林120例19～74岁男性胸骨的研究，胸骨推算年龄的多元回归方程式见表3-52。本书编者提供一例我国43岁男性胸骨标本，胸骨柄和体尚未融合，剑突尚未骨化（图3-22）。

表3-52 男性胸骨推算年龄的多元回归方程
Regression Equations of Age Estimation from the Male Rib

分级	年龄（岁）	胸骨胸肋关节面	胸骨柄体关节面	胸骨体背面骨质
I	19～25	尚未完全形成，前后向观察呈V形	微有缺失或刚刚形成，外观光滑	光滑致密
II	25～28	已形成	开始出现小的突起	光滑致密
III	30～34	上下端形成尖锐的突起	突起明显增加	光滑致密
IV	35～40	突起增多	有蜂窝状改变，关节缘增厚，开始有外翻倾向	背面下端开始出现骨质疏松
V	45～53	开始出现小的缺损	关节缘唇状向下翻卷，偏离关节面	背面下端开始出现骨质疏松
VI	56～74	多处破损，呈锯齿状	外翻并破损呈串珠状	全部呈蜂窝状改变

回归方程式 $\hat{Y}=15.0+3.5$ 胸骨胸肋关节面分级级数＋1.7 胸骨柄体关节面分级级数＋0.8 胸骨体背面骨质分级级数±2.51

r值＝0.91 各关节面分级级数见表内

胡景和（1987）根据胸骨柄、胸骨体骨化程度及前后面横形隆起的嵴与沟、剑突等部分形态变化的图谱及描述，推断年龄的误差为±2岁。但该法主观性强，可操作性稍差。肖冬根等（1987）大大提高了男性胸骨年龄推断的精确度，其观测指标为：胸骨柄前面中上部"Λ"形骨嵴及外下方凹窝，第1肋切

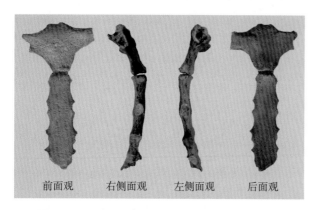

前面观　右侧面观　左侧面观　后面观

图3-22　一例43岁男性胸骨标本　A 43-year-old Male Specimen of the Sternum

迹前缘侧向骨突，柄体结合面周缘及第二胸肋关节缘，胸骨体腹侧面肋切迹周围放射状骨纹、背侧面骨质、背侧面下部凹窝及第3～6肋胸肋关节缘。肖冬根等（1994）研究女性胸骨年龄时观察的则是胸锁关节面、第1肋切迹、背侧面外缘、柄体结合面及第2肋切迹、胸骨体背侧面骨质、胸骨体腹侧面肋切迹、第3～5肋切迹、第6、7肋切迹及体剑突结合面8项形态指标，所建方程推断年龄的标准差为1.33～1.71岁。针对柄体或体剑突骨性融合的胸骨也建立了相应的方程。与国内外同类研究相比，该法简便准确，更具实用价值，应用效果令人满意。女性胸骨的柄体骨性结合随年龄增长出现率显著上升，这与男性有明显差异；体剑突骨性结合和骨化孔的出现率仅分别为7.4%和1.9%，且无明显的年龄变化规律，这与男性情况相一致。胸骨各指标形态变化与年龄关系的密切程度及性别差异的成因有待进一步研究。根据刘东梁等（1992）对11～79岁汉族女性54例胸骨形态变化推算年龄的研究，推算年龄的多元回归方程，见表3-53。

表3-53　女性胸骨推算年龄的多元回归方程
Regression Equations of Age Estimation from the Female Sternum

多元回归方程	r值
$\hat{Y}=7.0058+2.1780 X_2+1.9347 X_3+2.5615 X_6+2.5253 X_7-2.0205 X_8+1.9900 X_9\pm3.41$	0.935
$\hat{Y}=10.3053-0.6804 X_1+0.9807 X_3+1.2427 X_4-0.8828 X_5+3.1479 X_6+2.8281 X_7\pm3.68$	0.928
$\hat{Y}=10.0487-0.8908 X_1+0.8924 X_2+1.1254 X_4+2.6556 X_6+2.7051 X_7+0.9998 X_9\pm3.67$	0.917

各变量的形态标志及其分级的形态变化特征如下

X_1=胸骨柄前面上部骨峰及外下方凹窝　1级：无。2级：有骨峰，外下方凹窝不明显。3级：骨峰和凹窝明显。

X_2=第1肋切迹上部侧向骨突　1级：骨突不超过切迹前缘延长线。2级：骨突超过切迹前缘延长线。

X_3=柄体结合面周缘及第2肋切迹缘形态　1级：柄体结合面周缘完整或不完整，第2肋切迹缘未完全形成。2级：第2肋切迹缘完全形成。3级：出现少数的低钝的嵴突。4级：结合面周缘唇状外翻，嵴突较多。5级：结合面周缘出现少数小孔、小缺口。6级：结合面周缘小孔小缺口较多，边缘呈锯齿状。

X_4=柄体前面肋切迹周围的放射状骨纹　1级：无。2级：有，尚未延伸至中线。3级：延伸至中线，两侧汇合。4级：汇合并在骨面形成隆起线。

X_5=胸骨体后面骨质　1级：致密，骨面光滑。2级：稍粗糙，下部出现局灶性蜂窝状骨质疏松。3级：粗糙，中部或上部也出现局灶性蜂窝状骨质疏松。

X_6=胸骨体后面下部凹窝　1级：无。2级：有，较浅，呈小凹。3级：深，明显，呈窝状。

X_7=胸骨体第3～6肋切迹周缘形态　1级：不完整，前后缘未向后面隆起。2级：完整，较圆钝，前向缘稍隆起。3级：肋切迹周缘唇状外翻，出现少数嵴突。4级：嵴突较多，边缘不规则。5级：肋切迹周缘出现小孔、小缺口。6级：小孔、小缺口较多，呈锯齿状，前面唇状隆起呈间断突起。

X_8=柄体结合面形态　1级：较光滑或中心出现大而光滑的蜂窝状孔洞。2级：光滑致密，有反光感。3级：粗糙颗粒状或出现密集的小梁样疏松小孔。

X_9=胸骨柄最大厚度　1级<1.15 cm，2级1.51～1.69 cm，3级>1.69 cm。

王福磊等（2012）总结了有关胸骨形态变化与年龄关系的研究，认为国内外学者对胸骨形态变化与年龄关系的研究，将会为三维重组技术推断胸骨年龄的方法带来突破性发展。就如同外国学者利用CT三维重组技术推断颅骨、耻骨、肋骨等骨骼的年龄，并取得了较为满意的结果一样。

五、喉软骨骨化的年龄推断（Age Estimation from the Ossification of Laryngeal Cartilages）

早在20世纪50年代就有学者研究了喉软骨骨化与年龄的关系，如Yoshikawa（1958）、Zeligman（1959）、

Leopold等（1961）、Vlcek（1974，1980）和Cerny（1983）。根据我的研究生徐清贵（1994）和Ding（丁士海）等（2004）对青岛地区山东祖籍462例（男229、女233）15～80岁喉软骨钼靶X线片的观察，结果如下（图3-23和图3-24、表3-54和表3-55），另有甲状软骨骨化的标本见图3-25。

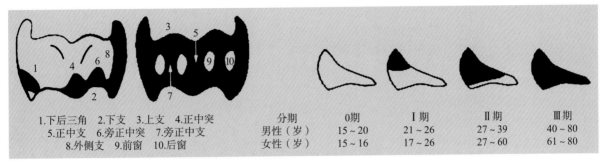

图3-23 甲状软骨骨化部位的名称和环状软骨骨化的分期及其年龄
Structures of the Ossifying Thyroid Cartilage & the Age-phyases in Ossifying Cricoid Cartilage

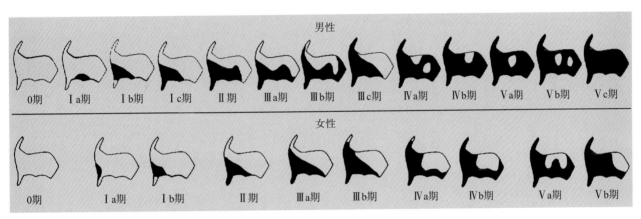

图3-24 甲状软骨骨化的分期 Age-phyases of the Ossifying Thyroid Cartilage

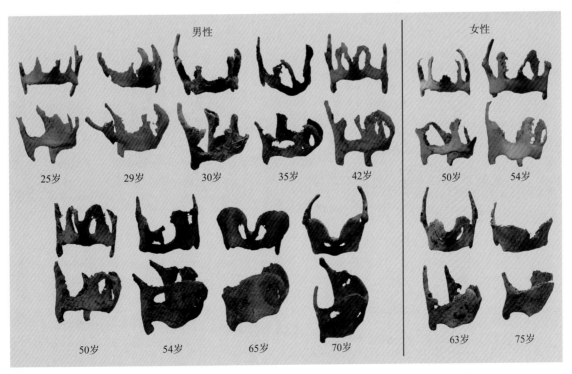

图3-25 甲状软骨骨化标本（前面观和侧面观） Specimens of the Ossifying Thyroid Cartilage（anterior & lateral views}

表3-54　甲状软骨骨化分期　Age-phyases of the Ossifying Thyroid Cartilage

分期	男性		女性	
	年龄（岁）	特征	年龄（岁）	特征
0	＜19	无骨化	＜17	无骨化
Ⅰ	19～26	Ⅰa期　下结节处出现骨化点 Ⅰb期　自结节处向后发展形成下后三角 Ⅰc期　骨化进一步发展，下角骨化完成	17～24	骨板后缘下1/3处开始骨化，上下延伸成下后三角
Ⅱ	21～30	骨化沿板下缘向前延伸达2/3以上，并出现旁正中突	21～28	下角骨化完成
Ⅲ	27～57	下支骨化完成，可有正中突，或骨化向上达上角形成后柱	29～54	下支向前延伸达3/4，或向上至上角
Ⅳ	31～80	上支出现并与正中突和旁正中突连接围成前窗	31～80	向前达前缘，可出现正中突，多无旁正中突，后缘向上完成上角骨化
Ⅴ	43～80	进一步骨化上支和后窗形成，有的整个骨板全部骨化，个别不出现旁正中突，最后形成单窗	46～80	正中突向上与后柱和下支形成半环状，有的无正中突，后柱和下支不断向上前发展骨化占板的2/3以上

表3-55　环状软骨骨化分期　Age-phyases of the Ossifying Cricoid Cartilage

分期	年龄（岁）		骨化情况
	男	女	
0	15～20	15～16	无骨化
Ⅰ	21～26	17～26	骨化局限于环状软骨板的上1/2范围内
Ⅱ	27～39	27～60	骨化向前下发展，大部分骨化
Ⅲ	40～80	61～80	骨化进一步发展，弓前部开始骨化，以至全部骨化

喉软骨综合判断年龄标准（Estimating age from the ossifying laryngeal cartilages）：国人喉软骨综合判断年龄标准见图3-26和表3-56。

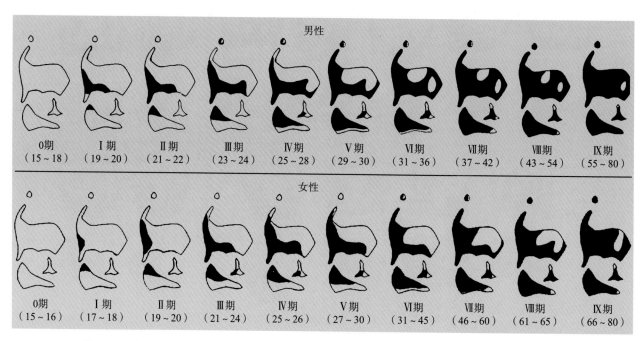

图3-26　喉软骨骨化的分期与年龄（岁）　Age Criteria of the Ossifying Laryngeal Cartilages

表3-56　喉软骨综合判断年龄标准　Age Criteria of the Ossifying Laryngeal Cartilages

性别		分期	年龄（岁）	甲状软骨	环状软骨	麦粒软骨	杓状软骨
男性		0	15～18	未骨化	未骨化	未骨化	未骨化
		I	19～20	Ⅰa，Ⅰb期	开始骨化	未骨化	未骨化
		Ⅱ	21～22	均出现骨化，出现Ⅱ期	多为Ⅰ期	未骨化	未骨化
		Ⅲ	23～24	70%为Ⅱ期	Ⅰ期、Ⅱ期	开始骨化	未骨化
		Ⅳ	25～28	出现Ⅲ期、Ⅳ期	均骨化	—	开始骨化
			25～26	70%为Ⅱ期	—	—	
			27～28	89%为Ⅲ期，前联合为"8"字形	—	—	
		V	29～30	82%为Ⅲ期，	多为Ⅱ期	骨化近半	骨化加大
		Ⅵ	31～36	均为Ⅲ期、Ⅳ期	出现Ⅲ期		
				31～33岁80%为Ⅲ期	—	—	—
				34～36岁71%为Ⅳ期	—	—	—
		Ⅶ	37～42	2/3为Ⅲ期	37～39岁82%为Ⅱ期	骨化过半	骨化过半
				出现V期	40～42岁80%为Ⅲ期	—	—
		Ⅷ	43～54	55～60岁多为Ⅳ期	—	全部骨化	大部骨化
		Ⅸ	55～80	58～60岁全为Ⅳ期	全部骨化	—	全部骨化
				61～80岁72%为V期			
				71～80岁出现完全骨化者			
				58岁以后前联合全为"8"字形			
		分期	年龄（岁）	甲状软骨	环状软骨	麦粒软骨	杓状软骨
女性		0	15～16	未骨化，（15岁1例出现Ⅰ期）	未骨化	未骨化	未骨化
		I	17～18	90%为Ⅰ期	45%开始骨化Ⅰ期	未骨化	未骨化
		Ⅱ	19～20	全部骨化，11%为Ⅱ期	50%骨化，11%为Ⅱ期	未骨化	未骨化
		Ⅲ	21～24	多为Ⅱ期	多为Ⅱ期	未骨化	未骨化
		Ⅳ	25～26	90%为Ⅱ期，10%为Ⅲ期	Ⅰ期	未骨化	开始骨化
		V	27～30	全部为Ⅱ、Ⅲ期	Ⅰ期Ⅱ期	未骨化	骨化加大
		Ⅵ	31～45	Ⅲ期Ⅳ期	全部为Ⅰ、Ⅱ期	开始骨化	骨化加大
		Ⅶ	46～60	Ⅳ期V期	Ⅱ期Ⅲ期	骨化过半	骨化过半
		Ⅷ	61～65	Ⅳ期V期	Ⅲ期	完全骨化	大部骨化
		Ⅸ	66～80	多为V期	完全骨化	完全骨化	大部骨化

六、根据牙齿推断年龄（Age Estimation from the Teeth）

牙齿是人体内硬度最高的结构，并非骨组织，但与上、下颌骨的关系密切。由于牙齿对外界环境变化的抵抗力最大，易于保持生前的状况，因此很早就被利用推断年龄。我国春秋战国时期起就有记载，至今仍不失为最常用的方法之一。年龄是影响牙齿磨耗的首要因素，20岁以前可根据牙齿的萌出时间和磨耗，20岁以后主要根据牙齿的磨耗程度判断年龄。牙齿磨耗是指上下颌牙齿相互直接接触或牙齿与食物等外来物质咀嚼接触所造成的牙釉质、牙质（即牙本质）及牙骨质的缺损，此过程一生中持续不断地进行和发展，由于是后天造成的，因而与地区和饮食习惯、口腔疾病密切相关。李海军等（2011）对青铜铁器时代人群和近代人群磨牙齿磨耗的研究，认为古代人群的牙磨耗大于近代人。古代人群的磨耗也存在差异。王娜等（2012）也对青铜铁器时代人群和近代人群下颌磨牙4个区（即下原尖、后尖、下次尖和下次小尖的颊侧半，以及内尖和下次小尖舌侧半）的磨耗进行比较，也得出相同结论。目前国内对牙齿磨耗的研究较少，牙齿磨耗的分级也不够统一。为适合我国人体质情况，以下介绍国内的研究结果。

（一）根据牙齿磨耗度推断年龄（Age Estimation from the Degree of Dental Attrition）

1.牙齿磨耗度的分级（Degree of the Dental Attrition）　为便于区分年龄，国内一般将牙齿的磨耗度分为六级（吴汝康等，1965）和九级（莫世泰等，1983），具体分级标准见图3-27。

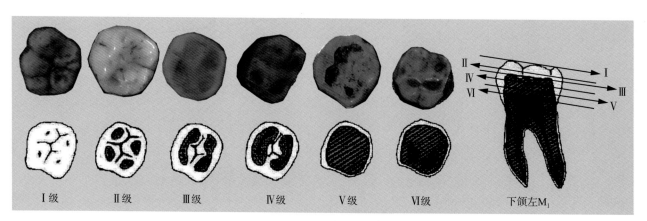

Ⅰ级　　Ⅱ级　　Ⅲ级　　Ⅳ级　　Ⅴ级　　Ⅵ级　　下颌左M₁

图3-27　牙齿磨耗分级（下颌左M₂）　Degree of the Dental Attrition（left inferior M_2）

2.磨牙的磨耗推断年龄（Age Estimation from the Degree of Molar Attrition）　吴汝康等（1965）对北京人，姜树学等（1984）对辽宁人等的研究见表3-57，莫世泰等（1983）对华南地区人的观察见表3-58。

表3-57　第一、第二磨牙磨耗的分级标准及其平均年龄
Average Age Estimation from the Degrees of M_1 & M_2 Attrition

磨耗度	磨耗表现	吴汝康等（1965）北京		姜树学等（1984）辽宁	
		M_1平均年龄（岁）	M_2平均年龄（岁）	M_1平均年龄（岁）	M_2平均年龄（岁）
Ⅰ	齿尖顶和边缘微有磨耗	23	23	19.67	23.17
Ⅱ	釉质齿尖磨平成咬合面中央凹陷	27	30	23.72	29.37
Ⅲ	釉质齿尖大部磨去，露出牙质点	32	38	31.73	36.09
Ⅳ	牙质点扩大连接成带状或面状	41	46	41.02	46.95
Ⅴ	齿冠部分磨去，牙质全面暴露	53	60	51.73	59.50
Ⅵ	露出牙髓腔	＞56	＞60	—	—

表3-58　第一、第二磨牙的磨耗平均年龄
Average Age Estimation from the Degrees of M_1 & M_2 Attrition

作者（年份）和地区	磨耗度	磨耗表现	M_1平均年龄（岁）	M_2平均年龄（岁）
莫世泰等	Ⅰ	微有磨耗	19.6	22.8
（1983）	Ⅱ	齿尖磨平	24.2	27.6
华南地区	Ⅲ	1～2个齿尖露出牙质	30.0	37.6
	Ⅳ	3个齿尖露出牙质	38.2	45.3
	Ⅴ	4个齿尖露出牙质	44.7	54.7
	Ⅵ	2～3个牙质点联合	60.4	64.3
	Ⅶ	4个牙质点联合	65.0	70.0
	Ⅷ	牙质全部暴露	68.5	—
	Ⅸ	牙髓腔暴露	—	—

由磨牙磨耗度推断年龄的回归方程式（Regression equation from degrees of attrition of 1st & 2nd molars）：

张继宗等（1988）对全国九个省区，17～71岁262例第一、第二磨牙牙磨耗标本的研究，提出回归方程式，见表3-59。

回归方程式（各磨牙M牙磨耗的分级）（岁）	r值	剩余标准差S
$\hat{Y} = 9.21 + 1.49$左上$M_1 + 2.31$左上$M_2 + 2.01$右上$M_1 + 0.9$右上M_2	0.958	2.74
$\hat{Y} = 11.59 + 1.57$左上$M_1 + 2.42$左上$M_2 + 1.98$右上M_1	0.883	4.38
$\hat{Y} = 11.37 + 3.01$右上$M_1 + 3.43$右上M_2	0.911	4.58
$\hat{Y} = 12.02 + 2.73$右上$M_1 + 3.27$右上M_2	0.878	4.42
$\hat{Y} = 8.04 + 1.93$左下$M_1 + 2.67$左下$M_2 + 1.85$右下$M_1 + 0.51$右下M_2	0.938	4.28
$\hat{Y} = 8.81 + 2.17$左下$M_1 + 2.49$左下$M_2 + 1.94$右下M_1	0.909	5.13
$\hat{Y} = 12.02 + 2.71$右下$M_1 + 3.28$右下M_2	0.909	5.45
$\hat{Y} = 9.54 + 3.63$左下$M_1 + 2.92$左下M_2	0.899	5.49

表3-59 根据第一、第二磨牙磨耗度推断年龄的回归方程式
Regression Equations of the Age Estimation from Degree of M₁ & M₂ Attrition

牙齿磨耗分级标准

Ⅰ级：无明显的肉眼可见的磨耗；Ⅱ级：齿尖微有磨耗，肉眼明显可见；Ⅲ级：齿尖磨平，微有凹陷；Ⅳ级：齿质点状暴露；Ⅴ级：2个以上的齿质点暴露，没有溶合；Ⅵ级：齿质点开始溶合；Ⅶ级：2处齿质点溶合；Ⅷ级：齿质点全部溶合，但仍有岛状的牙釉质存在；Ⅸ级：牙冠齿质全部暴露；Ⅹ级：牙髓腔暴露。

Lovejoy（1985）对美国印第安人牙齿磨耗的年龄变化图解，可能对我们有一定的参考价值，详见图3-28。

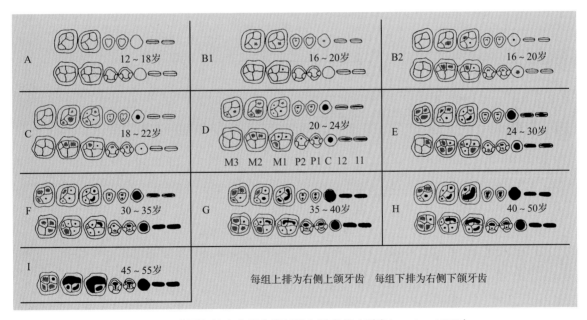

图3-28 美国印第安人牙齿磨耗的年龄变化（引自Lovejoy.1985）
Age-changes of the Dental Attrition from American Indians

3.根据全部牙齿磨耗度推断年龄（Age Estimation from the Degree of Total Dental Attrition）宋宏伟等（1987）对辽宁省人年龄13～60岁以上880例（城市544例，农村336例；男387例，女493例）进行观察，采用新的牙齿磨耗度标准，应用数量化第Ⅰ类理论进行多元逐步回归统计，得出对未知性别与地区的推断年龄方程和推断城乡男女的8个推断年龄回归方程式（表3-60）；本人曾利用此方程式进行过30余例推测年龄，可靠率很高，值得推广。见图3-29。

表3-60　根据牙齿磨耗度推断年龄的方程系数（岁）
Regression Coefficients of Age Estimation from the Degree of Total Dental Attrition（year）

牙齿	上颌（平均34.84岁，$R=0.94$）							下颌（平均25.06岁，$R=0.93$）						
	0度	1度	2度	3度	4度	5度	6度	0度	1度	2度	3度	4度	5度	6度
右M_2	-3.05	-1.19	—	2.43	4.12	5.53	—	—	—	1.69	4.85	7.00	9.62	8.93
右M_1	—	—	—	1.6	3.62	3.14	12.78	—	—	0.36	3.64	4.73	3.92	2.62
右P_2	-1.95	—	1.73	—	—	—	—	—	—	-1.23	—	—	2.83	—
右P_1	—	0.74	—	2.36	—	3.77	—	-1.67	-0.78	—	—	—	—	5.6
右C	—	—	—	—	—	—	—	—	—	—	—	—	—	5.66
右I_2	—	—	—	1.65	—	—	13.77	—	—	0.72	0.6	—	-2.08	—
右I_1	-8.22	-7.49	-5.9	-3.88	-2.4	—	—	-2.35	-2.27	—	—	4.78	7.5	8.56
左I_1	—	—	—	1.02	2.3	—	—	—	—	-0.94	0.6	—	-2.43	-8.8
左I_2	—	—	0.66	—	—	—	—	—	—	—	0.58	—	4.59	11.18
左C	—	—	1.64	3.57	3.42	2.89	—	-5.04	-4.41	-3.01	-1.19	—	—	—
左P_1	-8.64	-7.88	-7.19	-5.88	-3.74	—	13.18	-0.88	—	0.87	2.54	4.06	2.73	4.98
左P_2	—	—	1.52	—	—	—	8.96	-1.71	—	—	2.26	—	—	-3.71
左M_1	—	—	—	2.17	2.38	—	—	—	—	—	—	—	-1.3	-3.06
左M_2	—	—	0.95	5.16	9.23	13.66	21.19	-1.26	—	-1.55	4.39	9.13	12.9	22.51

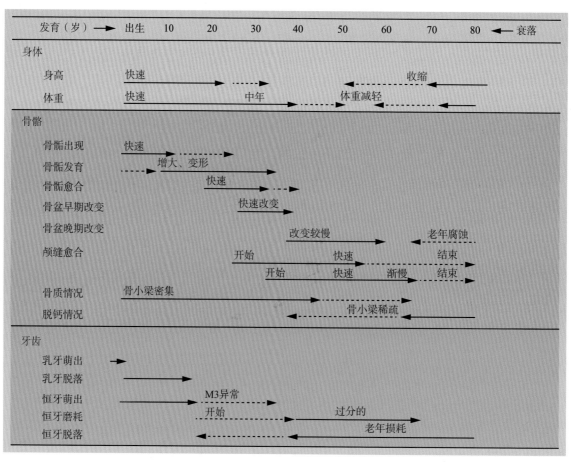

图3-29　骨骼和牙齿变化的年龄关系（引自Krogmann）
Relationship between the Age Changes of Skeleton & Teeth（according to Krogmann）

（二）根据牙指数推算年龄（Age Estimation from the Tooth Index）

魏博源等（1983）曾提出牙指数推断年龄，牙指数（tooth index）亦称牙本质和牙髓室指数，即 $\hat{Y}=$ 0.82 牙指数＋10.66 牙齿磨耗度-33.44。随后魏博源等与冯家骏（1985）又提出牙齿磨耗和牙指数推算年龄的多元回归方程式，详见表3-61，不同年龄组的牙指数见表3-62和3-63。

表3-61　根据牙指数推算年龄的回归方程
Regression Equations of the Age Estimation from Tooth Index

作者（年份）	地区	牙齿	例数	回归方程	r值
魏博源等（1983）	广西	上 M_1	97	$\hat{Y}=$ 82.82-1.01 髓室牙本质指数 ±12.46	-0.62
冯家骏（1985）	广东	上 M_1	91	$\hat{Y}=$ 72.32-0.44 冠室指数 ±12.31	-0.63
				$\hat{Y}=$ 75.61-0.59 牙冠指数 ±13.39	-0.54
				$\hat{Y}=$ 82.82-1.01 髓室牙本质指数 ±12.46	-0.62

注：髓室牙本质指数＝100×［（髓室高＋髓室颊舌径）/（牙本质高＋颊舌侧牙本质厚）］

冠室指数＝100×［（釉质面积＋髓室面积）/冠部牙本质面积］

表3-62　不同年龄组的牙指数 Tooth Indices in Different Age Group

作者（年份）	地区	牙齿	年龄组（岁）	例数	髓室牙本质指数
魏博源等（1983），冯家骏（1985）	华南和广东	上颌第一磨牙97颗	16 ～	27	52.4±9.60
			26 ～	22	47.2±6.34
			36 ～	17	40.7±7.97
			46 ～	17	38.6±5.80
			56 ～	14	35.5±5.09

表3-63　不同年龄组的牙室和牙冠指数
Tooth Crown-chamber & Crown Indices in Different Age Group

作者（年份）	地区	牙齿	年龄组（岁）	例数	冠室指数	牙冠指数
冯家骏（1985）	广东	上颌第一磨牙91颗	7 ～	2	122.48	83.73
			10 ～	11	110.07	84.02
			20 ～	35	91.83	73.92
			30 ～	16	86.84	71.11
			40 ～	11	78.96	66.93
			50 ～	8	67.56	60.34
			60 ～	5	60.41	57.01
			70 ～ 75	3	61.02	51.74

（三）根据牙齿钙化程度判断年龄（Age Estimation from the Degree of Dental Calcification）

国内多人进行过相关研究，如田雪梅等（2010）对汉族6～18岁13 491例（男6568，女6923）全口曲面断层影像片进行观察，将牙齿影像特征分为了10级，钙化标准见表3-64；回归方程式的r值高达0.812，方程式为 $\hat{Y}$（年龄）$=-3.038-0.204L_1+0.191L_2+0.315L_3+0.456L_4+0.376L_5+0.292L_6+0.498L_7+0.334L_8-0.303Sex$。其中，$L_1=$左侧下颌中切牙、$L_2=$侧切牙、$L_3=$尖牙、$L_4=$第一前磨牙、$L_5=$第二前磨牙、$L_6=$第一磨牙、$L_7=$第二磨牙、$L_8=$第三磨牙、Sex＝男为1，女为2。

表3-64 牙齿钙化分级的形态标准 Morphologic Critarions of the Dental Calcification

分级（评分）	曲面断层影像特征
0	下颌骨相应牙位处未出现牙囊以及钙化的牙齿
1	下颌骨相应牙位处可见牙囊，但牙囊内未出现钙化的牙齿
2	无论是单根牙或多根牙，牙囊内出现一个或多个锥形的钙化体，呈"—""⌒""^^"型，钙化体尚未开始融合
3	钙化体已经融合呈一个或数个牙尖，并联合成规则的牙冠咬合面形态
4	牙冠的釉质完全形成，牙本质开始沉积；出现单弧或双弧形牙髓腔轮廓，未及牙颈
5	单根牙：牙髓腔顶形成清晰的曲线形态，可见突出的牙髓角，形似雨伞的尖端；牙颈处出现凹陷
	多根牙：髓腔形似梯形，隐约可见牙髓角；牙根开始形成，呈小尖突形态；牙颈处出现凹陷
6	单根牙：髓腔两侧壁为直线型，髓角基本形成；牙根根尖开始形成，牙根长度小于牙冠高度
	多根牙：牙根开始形成，根分歧为一钙化点或半月形，牙根长度小于牙冠高度
7	单根牙：牙髓腔壁形成类似等腰三角形的形态，根尖端形似漏斗，表现为"∧"；牙根长度等于或长于牙冠高度
	多根牙：根分歧处半月形钙化明显，牙根部分形成，可见根管形态，牙根长度等于或高于牙冠高度
8	牙根管壁平行，牙根管侧壁发育完全，根尖孔尚未发育完成，表现为"‖"；根尖牙周膜宽度不均匀
9	牙根尖发育完成，表现为牙根管壁于根尖开口处靠近呈"'"或"∨"形，且牙周膜宽度均匀一致

在此基础上，田雪梅等（2011）通过观察上述地区、年龄和例数，提出大下颌左恒牙钙化程度判断年龄的回归方程式，相关系数均较高，多在0.80以上；男女判断年龄的回归方程分别见表3-65和表3-66。

表3-65 根据男性下颌左恒牙钙化程度判断年龄的回归方程
Age Regression Equations from the Calcified Degree of Male Left Lower Teeth

回归方程式	r值
$\hat{Y}=-3.848-0.153L_1+0.138L_2+0.458L_3+0.366L_4+0.306L_5+0.399L_6+0.460L_7+0.33L_8\pm1.23$	0.828
$\hat{Y}=-0.835+1.868L_1\pm1.47$	0.756
$\hat{Y}=-3.628+1.09L_1+0.083L_7\pm1.35$	0.793
$\hat{Y}=-0.978+0.896L_4+0.75L_7+0.343L_8\pm1.27$	0.816
$\hat{Y}=-2.005+0.611L_3+0.556L_4+0.615L_7+0.334L_8\pm1.25$	0.823
$\hat{Y}=-4.235+0.544L_3+0.493L_4+0.442L_6+0.526L_7+0.341L_8\pm1.24$	0.826
$\hat{Y}=-4.163+0.469L_3+0.369L_4+0.305L_5+0.401L_6+0.465L_7+0.331L_8\pm1.23$	0.828
$\hat{Y}=-0.394+1.138L_4+1.097L_7\pm1.38$	0.792
$\hat{Y}=-4.931+0.668L_3+0.758L_4+0.922L_7\pm1.35$	0.800
$\hat{Y}=-5.011+0.539L_3+0.547L_4+0.474L_5+0.801L_7\pm1.33$	0.805
$\hat{Y}=-6.573+0.503L_3+0.520L_4+0.445L_5+0.300L_6+0.752L_7\pm1.33$	0.806
$\hat{Y}=-5.992-0.221L_1+0.514L_3+0.526L_4+0456L_5+0.421L_6+0.765L_7\pm1.33$	0.807

注：上列适用于下颌左侧8颗牙齐全，下列适用于7颗牙。

表3-66 根据女性下颌左恒牙钙化程度判断年龄的回归方程
Age Regression Equations from the Calcified Degree of Female Left Lower Teeth

回归方程式	r值
$\hat{Y}=-3.133-0.263L_1+0.2808L_2+0.185L_3+0.541L_4+0.430L_5+0.161L_6+0.546L_7+0.334L_8\pm1.28$	0.789
$\hat{Y}=1.123+1.373L_7+0.405L_8\pm1.39$	0.752
$\hat{Y}=-1.701+0.923L_4+0.790L_7+0.349L_8\pm1.31$	0.780
$\hat{Y}=-2.149+0.665L_4+0.484L_5+0.630L_7+0.331L_8\pm1.29$	0.786
$\hat{Y}=-3.229+0.239L_2+0.615L_4+0.462L_5+0.5696L_7+0.335L_8\pm1.29$	0.787
$\hat{Y}=-3.406+0.200L_2+0.182L_3+0.546L_4+0.433L_5+0.547L_7+0.335L_8\pm1.29$	0.788
$\hat{Y}=-2.679-0.223L_1+0.234L_2+0.187L_3+0.550L_4+0.435L_5+0.559L_7+0.333L_8\pm1.28$	0.788
$\hat{Y}=-5.146+0.0766L_4+0.625L_5+0.928L_7\pm1.40$	0.755
$\hat{Y}=-5.571+0.217L_3+0.674L_4+0.612L_5+0.893L_7\pm1.40$	0.755
$\hat{Y}=-4.739-0.145L_1+0.238L_3+0.658L_4+0.616L_5+0.9152L_7\pm1.40$	0.756
$\hat{Y}=-4.761-0.357L_1+0.290L_2+0.206L_3+0.669L_4+0.609L5_6+0.888L_7\pm1.40$	0.757

以同样的方法，张田等（2011）和韩冰等（2011）分别观察了广东汉族6～15岁男1363张、女1 347张以及河南安阳汉族6～15岁男900张、女675张全口曲面断层影像，都提出了许多判断年龄的回归方程式，相关系数基本相似。我认为这不失为一种判断年龄的方法，但由于是对未成年判断年龄，用其他方法更为简洁而有效。

七、分子生物学方法推断年龄（Age Estimation from the Method of Molecular Biology）

近年来，人们采用化学、分子生物学方法或技术推断年龄已成为研究的热点，概括起来有以下几种。

1.根据氨基酸的外消旋化推断年龄（Age Estimation from the Aminoacid Racemic Compound）　人体中的氨基酸都是光学异构体，随时间的增长光学异构体向外消旋化转变，根据外消旋转化的速度可以推断年龄、如对牙齿和骨骼进行分析。

2.根据白细胞端粒长度判断年龄（Age Estimation from the Length of WBC's Terminal Restriction Fragment）　李长勇等（2006）对西藏那曲地区0～81岁105例（男53，女52）利用人外周白细胞端粒制性片段（terminal restriction fragment，TRF）长度推断年龄。其推断年龄的回归方程式：$\hat{Y} = 236.287 - 16.539$（TRF值）$\pm 9.832$，$r$值为0.91。

3.根据线粒体DNA氧化损伤推断年龄（Age Estimation from the Tramatic DNA's Oxidation）　随着年龄的增长，人体细胞内的线粒体，产生的自由基不断增多并损伤DNA，尤其是活性氧可导致氨基酸的损伤，年龄越大，修复能力越差。

4.根据人体晚期糖化终末产物推断年龄（Age Estimation from the Advanced Glycation End Product）　晚期糖化终末产物（AGEs）多见于人体含半衰期长的蛋白的组织中，一旦形成，机体很难清除，并随着年龄增长而在组织中逐渐积累。因此，可以通过检测人体软组织内的AGEs表达进行年龄推断。

八、年龄鉴定要点（Focus Points of the Age Estimation from Bones）

骨骼的年龄判断，可概括为以下几个时期，各期的鉴别率不一，随着年龄的增加，鉴别的可靠性越差，也就是说其允许判断误差年龄范围越来越大。

1.胎儿至初生（From Embryo to Birth）　主要根据初级骨化中心的出现时间来推断，胎龄8周起才开始出现骨化中心，随后各骨化中心的出现和发育的规律性较强，因此判断率很高，一般允许误差在±1周。

2.出生至5岁（From Birth to Five-Year）　根据骨化中心的继续出现顺序，以及乳牙的萌出时间和恒牙的钙化情况判断年龄，一般允许误差在±3个月。

3.5岁至12或13岁（From Five to Twelve or Thirteen-Year）　已出现的骨化中心逐渐增生、变形，此期髋白三骨的Y形融合完成，恒牙除第三磨牙（智齿）外基本均萌出，此期的年龄鉴定较稳定而准确，允许误差在±6个月。

4.12或13岁至20岁（From Twelve or Thirteen-Year to Twenty-Year）　四肢长骨的次级骨化中心（骺）开始融合，耻骨联合面和肋骨胸骨端开始变化。颅骨蝶枕缝融合。此期的年龄鉴定也较稳定和准确，允许误差在±6个月。

5.20岁至25岁（From Twenty- to Twenty Five-Year）　此期以椎体、髂嵴和坐骨结节的次级骨化中心融合为止，耻骨联合和肋骨胸骨端的变化处于早期状态。此期的年龄鉴定也比较稳定，允许误差在±9个月。

6.25岁至36岁（From Twenty Five- to Thirty Six-Year）　此期的特点是除蝶枕缝外的颅缝的融合时期，耻骨联合和肋骨胸骨端的变化处于中期状态。此期的个体差异较大，一般允许误差在±2岁。

7.36岁至50岁（From Thirty Six-to Fifty-Year）　此期颅顶的大部缝融合中止，某些颅周缝（蝶颞缝、顶颞缝和枕乳突缝）正处于融合过程，耻骨联合处于末期，肋骨胸骨端多在第5、6期的状态，肩胛骨关节盂出现骨性唇。此期的个体差异也较大，一般允许误差在±2岁。

8.50岁以上（Above Fifty-Year）　此期的扁骨和长骨出现老年性变化及骨质变松，尤其是四肢长骨的两端，放射片可以区分，耻骨联合已平滑，肋骨胸骨端的变化处于末期状态，颅骨的颅周缝开始融合。此期的个体差异更大，一般允许误差在±5岁。

参 考 文 献

阿不都吉里力·阿不都克力木，阿不都海里力·阿不都热依木，阿古·哈山，等，2013. 男性青少年群体X线片骨骺融合程度推断年龄. 解剖学杂志，36（5）：973-977.

阿古·哈山，哈山·别克米托夫，玛依拉·哈山，等，2000. 新疆哈萨克族儿童青少年手和腕部骨骼发育情况. 解剖学杂志，23（5）：474-478.

曾金文，1981. 应用尸骨耻骨联合面推测年龄的研究. 昌潍医学院学报，（2）：27-30.

陈世贤. 1980. 法医骨学. 北京：群众出版社：217-218.

丁士海. 1992. 肋骨胸骨端的年龄鉴定. 人类学学报，11（1）：106-108.

方中元，高秀芝，张风林，等，1982. 长春市儿童青少年390例腕骨手骨骨龄的调查分析. 白求恩医科大学学报，8（4）：53-59.

冯家骏，1985. 从牙齿结构推断年龄. 人类学学报，4（4）：379-384.

谷祖善，1980. 女性骨盆髂脊骨骺闭合年龄1213例调查分析. 石河子医学院学报，（3）：170-172.

顾光宁，吴晓钟，1962. 中国人手与腕骨之骨化. 解剖学报，5（2）：173-183.

顾光宁，吴晓钟，1993. 中国人标准骨龄及应用. 上海：上海医科大学出版社：43-51.

韩冰，董迎春，田雪梅，等，2011. 河南省安阳市6～15周岁汉族人牙龄的研究. 中国法医学杂志，26（3）：176-179.

胡景和，1987. 依胸骨骨化程度推定年龄. 中国法医学杂志，2（2）：105，131.

霍爱华，彭芸，曾津津，等，2013. 中国人手腕骨发育标准评价1397例儿童青少年手腕骨龄的结果分析. 中华放射学杂志，47（12）：1074-1076.

姜树学，刘元健，牟永和，等，1984. 辽宁人磨牙磨耗的年龄变化. 解剖学报，15（4）：364-367.

李春山，李长勇，任甫，等，2006. 那曲地区藏族青少年腕部骨龄评价. 解剖学杂志，29（4）：414-416.

李国珍，1964. 中国人骨发育的研究I. 中华放射学杂志，9（2）：138-141.

李国珍，张德玲，高润泉，1979. 中国人骨发育的研究I. 上肢骨发育的初步研究. 中华放射学杂志，13（1）：19-23.

李海军，戴成萍，2011. 青铜铁器时代新疆、内蒙古人群下颌磨牙的磨耗. 解剖学报，42（4）：558-561.

李长勇，任甫，席焕久，等，2006. 利用人外周血白细胞端粒长度推断年龄. 解剖学杂志，29（4）：407-409.

刘堃，任甫，席焕久，2013. Chn、Fels、Rwt骨龄测定法在拉萨藏族儿童少年中应用的比较. 解剖学杂志，36（6）：1095-1097，1135.

刘武，陈世贤，许照金，1988. 应用多元分析法判断中国人（男性）耻骨联合面年龄的研究. 人类学学报，7（2）：147-153，193-194.

刘东梁，蔡剑雄，肖辉南，1992. 根据女性胸骨形态变化推算年龄的研究. 法医学杂志，8（1）：9-14.

刘丰春，孟晔，丁士海，等，1998. 股骨上部骨松质的X线测量及其年龄判定. 人类学学报，17（2）：147-150.

刘惠芳，宋世诚，华伯勋，等，1959. 中国人四肢骨骼骨化中心出现及骨骺接合的初步观察. 山东医学院学报，（3）：84-86.

刘晓燕，2003. 从股骨组织结构推断年龄. 解剖学杂志，26（1）：94-97.

刘志霞，程晓光，等，2013. 儿童及青少年左右手X线骨龄对比研究. 中华放射学杂志，47（12）：1070-1073.

孟晔，1997. 中国人下肢骨的年龄鉴定. 青岛大学医学院硕士毕业论文.

莫世泰，彭书琳，1983. 华南人颅骨上、下颌白齿磨耗与年龄变化的关系. 人类学学报，2（4）：368-374.

莫世泰，张文光，雷绍伯，等，1989. 中国人颅骨缝的变化与年龄关系. 人类学学报，8（2）：131-138.

彭崇基. 李果珍，1990. 骨龄计分法的计算机程序设计. 中国学校卫生，11（2）：39-42.

尚万兵，王克杰，郭娟宁，等，2012. 中国豫北地区17～78岁人群锁骨骨骺愈合情况及年龄推断. 中国法医学杂志，27（1）：51-53.

宋宏伟，贾静涛，1988. 牙齿磨耗度对已知年龄范围的牙龄的推定. 法医学杂志，4（2）：16-20.

宋宏伟，贾静涛，1987. 根据牙齿磨耗度推断年龄的研究. 法医学杂志，3（4）：21-26.

汤谷初，甘爱珠，陈绍琼，等，1991. 胫骨中段横断面与年龄变化的研究. 人类学学报，10（4）：298-304.

田雪梅，董迎春，谭宇，等，2010. 中国汉族6～18周岁女性人群牙钙化程度及年龄推断. 中国法医学杂志，25（2）：73-78.

田雪梅，董迎春，谭宇，等，2010. 中国汉族6～18周岁人群下颌恒牙钙化的性别差异研究. 中国法医学杂志，25（4）：223-227，231.

王娜，李伟，2012. 中国近代与青铜铁器时代人群下颌磨牙磨耗的分析与比较. 解剖学报，43（2）：273-277.

王　鹏，朱广友，王亚辉，等，2008. 中国男性青少年骨龄鉴定方法. 法医学杂志，24（4）：252-256.

王福磊，李海田，田雪梅，等，2012. 胸骨形态变化与年龄关系的研究进展. 中国法医学杂志，27（4）：286-289.

王遁哲，刘秉枢，贾　勉，等，1989. 青海藏族青少年骨龄与生长发育关系研究. 人类学学报，8（2）：165-171.

魏博源，冯家骏，1984. 以牙磨耗度和牙指数推算牙齿年龄的多元回归方程式的研究. 人类学学报，3（3）：270-276.

魏博源，冯家骏，方中祜，1983. 牙构造与年龄的关系——第一磨牙内部构造与年龄的关系. 人类学学报，2（1）：72-79.

吴汝康（Woo J K），1956. 关于人颧骨的骨化及生长. *Scientia Sinica*，5（2）：133-135.

吴汝康，柏蕙英，1965. 华北人颅骨臼齿磨耗的年龄变化. 古脊椎动物与古人类，9（2）：217-222.

吴新智，张振标，丁细凡，1984. 锁骨的年龄变化. 人类学学报，3（1）：30-31.

席焕久，1985. 西安市学生中从膝部长骨干骺融合推算身高与年龄的回归方程. 人类学学报，4（3）：264-267.

席焕久，1997. 人的骨骼年龄. 沈阳：辽宁民族出版社：52.

席焕久，1997. 人的骨骼年龄. 沈阳：辽宁民族出版社：1-2，54-126.

席焕久，2009. 西藏藏族人类学研究. 北京：北京科学技术出版社：282.

席焕久，任　甫，2002. 对肋骨进行组织形态测量推断年龄. 人类学学报，21（2）：126-132.

肖冬根，刘栋梁，施华戈，等，1987. 根据胸骨形态变化推算年龄的研究. 中国法医学杂志，2（4）：210-213.

肖冬根，施华戈，赵会安，等，1994. 应用回归分析方法推算女性胸骨年龄. 中国法医学杂志，9（1）：14.

徐清贵，丁士海，1994. 国人喉软骨骨化的性别及年龄鉴定的研究. 青岛大学医学院研究生毕业论文.

叶义言，1994. 儿童青少年骨龄的评分法图谱及应用. 长沙：湖南科学技术出版社：72.

张　奇，李智勇，张英泽，等，2007. 尺骨远端次级骨化中心X线与MRI下出现时间的对比研究. 中国临床解剖学杂志，25（5）：511-514.

张　田，田雪梅，汪冠三，等，2011. 广东省6～15周岁汉族人牙龄的研究. 中国法医学杂志，26（5）：352-355，358.

张光鹏，伍家农，李瑞祥，2001. 桡骨下端骺线与骺软骨板的观测. 解剖学杂志，24（2）172-175.

张国栋，姚绮玲，陈玲娣，等，1982. 手部X线摄片—估计月经初潮年龄. 中华预防医学杂志，16（2）：65-67.

张继宗，1988. 胸骨的年龄变化. 人类学学报，7（2）：142-146.

张继宗，纪　元，1988. 中国汉族男性臼齿磨耗与年龄关系的研究. 人类学学报，7（3）：230-234.

张继宗，舒永康，1989. 运用男性锁骨判断年龄的初步研究. 解剖学报，20（1）：16-19.

张继宗，舒永康，陈世贤，1990. 根据肋骨推断年龄的初步研究. 法医学杂志，5（1）：12.

张绍岩，刘丽娟，花纪青，等，2009. 青少年手腕骨骨龄与生活年龄的差异观察. 中国法医学杂志，24（1）：18-20.

张绍岩，刘丽娟，张继业，等，2009. RUS-CHN图谱骨龄评价法用于推测青少年年龄. 中国法医学杂志，24（4）：249-253.

张绍岩，邵伟东，杨士增，等，1995. 中国人骨成熟度评价标准及应用：CHN计分法和骨龄标准图谱. 北京：人民体育出版社：15.

张绍岩，杨士增，邵伟东，等，1993. 中国人手腕骨发育标准—CHN法. 体育科学，13（6）：33-39.

张绍岩，张继业，刘丽娟，等，2010. 手腕部桡、尺骨骺线消失作为推测18岁年龄的指征. 中国法医学杂志，25（2）：100-101.

张维彬，丁士海，1996. 中国人上肢骨的年龄鉴定. 青岛大学医学院硕士毕业论文.

张维彬，丁士海，1999. 肱骨上端骨髓腔尖部的X线观察. 解剖学杂志，22（6）：545.

张维彬，丁士海，1999. 中国人肱骨的年龄鉴定. 解剖学报，30（3）：270-272.

张维彬，丁士海，2006. 肱骨大结节内骨小梁变化与年龄的关系. 解剖学杂志，29（2）：227-229.

张维建，1983. 国人胎儿四肢骨初级骨化中心的观察. 沂水医专学报，5（1）：55.

张维建，1996. 国人胎儿脑颅骨初级骨化中心的观察. 临沂医专学报，18（2）：95-97.

张维建，房金香，2000. 上颌骨及下颌骨的胚胎发育. 临沂医专学报，22（3）：161-162.

张维建，马庆利，刘照民，等，1999. 胎儿面颅骨初级骨化中心的观察. 临沂医专学报，21（1）：5-6.

张维建，张　岩，吴　蓉，等，1997. 胎儿额骨及枕骨的发育. 临沂医专学报，19（1）：7-9.

张永起，1981. 胎儿头径线、肩宽、坐高、身长、体重生长规律的研究. 广东解剖学通报，23（1）：85-92.

张忠尧，1982. 耻骨联合面形态变化与年龄鉴定关系上的初步研究. 人类学学报，1（2）：132-136.

张忠尧，1985. 女性耻骨背部凹痕与生育关系初探. 人类学学报，4（2）：138-141.

张忠尧，1986. 耻骨联合面形态变化与年龄关系的再研究. 人类学学报，5（2）：130-137.

张忠尧，吕登中，刘永胜，等，1996. 应用软X线推断国人耻骨年龄. 人类学学报，15（2）：145-150.

郑　鸣，邱治民，邹宁生，1992. 胎儿筛骨的形态学研究. 解剖学杂志，15（1）：16-19.

中国警察学会北京市公安局法医检验鉴定中心，1994.《人体骨骼年龄和性别的法医学鉴定指标的研究》成果推广培训班讲稿，1994.

朱成方，刘丰春，2005. 高密地区青少年膝及踝部长骨干骺的融合. 解剖学杂志，28（2）：222-224.

朱芳武，1983. 用显微镜确定骨龄的初步研究. 人类学学报，2（2）：142-151.

Acsádi H，Nemeskési J，1986. History of human life span and mortality. Budapest，Akademiai Kiadó，1970//Krogman W M，İşcan M Y. The Human Skeleton in Forensic Medicine. 2nd ed. Springfield：Charles C Thomas Publisher，170-171.

Angel J L，1980. Physical anthropology：Determining sex，age，and individual features//Cockburn A，et al. Mummies，Disease，and Ancient cultures. Eds. Cambridge：Cambridge University Press，241-257.

Aranzadi de T，1913. Algunas observaciones acera del diagnostico de la edad en el craneo. *Boletin de la Real Sociedad Española de Historia Natural*，161-173.

Cerny M，1983. Our experience with estimation of an individual's age from skeletal remains of the degree of thyroid cartilage ossification. *Acta Univ Palack Olomucensis*，3：121-144.

Currey J D. Some effects of ageing in human Haversian systems. *J Anat*，98（1）：69-75.

Ding S H（丁士海），Xu Q G（徐清贵），2004. Age and sex determination from the ossification of the laryngeal cartilages in Chinese//Ding S H，The Commemorative Album of the Golden Jubilee of Professor Shihai Ding（1954—2004），241-249.

Dobriak V L，1967. Nektoryie vozrastnyie osobennosti stroeniin kompakthogo vesbehestva dlinnyikh trubchatyikh kostei cheloveka. *Arch Anat*，3（11）：53-58.

Drusini A，1987. Refinements of two methods for the histomorphometric determination of age in human bone. *Z Morphol Anthropol*，77（2）：167-176.

Ferraz de Macedo E，1892. Crime et Criminel. de Courtois H. Lisboa：Nationsl Press.

Ford E H，1956. The growth of the foetal skull. *J Anat*，90（1）：63-72.

Garn S M，Rohmann C G，1960. Variability in the order of ossification of the bony centers of the hand and wrist. *Am J Phys Anthropol NS*，18：219-230.

Gilsanz V，Ratib O，2005. Hand bone age：A digital atlas of skeletal maturity. Springer-Verlag Berlin Heidelberg New York，9-17.

Gilsanz V，Ratib O，2012. Hand bone age. Berlin，Heidelberg：Springer，2012.

Greulich W W，Pyle S I，1959. Radiographic atlas of skeletal development of the hand and wrist. 2nd ed. Califormia：Stanford University Press.

Hajniš K，Novák J T，1976. The concrescence of cranial sutures at the lamina externa of the calva. *Zbornik Radova u spomen Dr. Antonu Pogacvniku*，63-78.

İşcan M Y，1989. Age Markers in the Human Skeleton. Springfield，Illinosis：Charles C Thomas. 77，105-118.

İşcan M Y，Loth S R，1986. Determination of age from the sternal rib in White females：A test of the phase method. *J Forensic Sci*，31：990-999.

İşcan M Y，Loth S R，1986. Determination of age from the sternal rib in White males：A test of the phase method. *J Forensic Sci*，31：122-132.

İşcan M Y，Loth S R，Wright R K，1984. Age estimation from the rib by phase analysis：White males. *J Forensic Sci*，29（4）：1094-1104.

İşcan M Y，Loth S R，Wright R K，1984. Metamorphosis at the sternal rib end：A new method to estimate age at death in White males. *Am J Phys Anthropol*，65（2）：147-156.

İşcan M Y，Loth S R，Wright R K，1985. Age estimation from the rib by phase analysis：White females. *J Forensic Sci*，30：853-863.

İşcan M Y，Loth S R，Wright R K，1987. Racial variation in the sternal extremity of the rib and its effect on age determination. *J Forensic Sci*，32：452-466.

İşcan M Y，Scheuerman E H，Loth S R，1989. Assessment of age from the combined use of the sternal end of the rib and pubic symphysis. *Am Acad Forensic Sci Program*，116.

Jowsey J，1960. Age changes in human bone. *Clinical Orthopaedics*，17：210-217.

Kaur H，Jit I，2005. Age estimation from cortical index of the human clavicle in northwest Indians. *Am J Phys Anthrop*，83（3）：297-305.

Kerley E R，1965. The microscopic determination of age in human bone. *Am J Phys Anthropol*，23：149-163.

Leopold D，Jagow G，1961. Das rontgenbild des kelkopfes-eine moglichkeit zur altersbestimmungen. *Beitrage zur ger medzin*，21：181-190.

Martin R，1928. Lehrbuch der Anthropologie in systematischer Darstellung. 3rd ed. For the cranial sutures：Band II. Jena：Fischer，1194-1203，1957-1966.

Necrasov O, Vladescu M, Rudescu A, 1966. Sur l'evolution de la synostose des sutures craniennes et son application a l'estimation de l'age. *Ann Roumain D'Anthropol*, 3（1）: 23-35.

Noback C R, Noback E, 1944. Demonstrating the osseous skeleton of human embryos and fetuses. *Stain Techn*, 19（2）: 51-54.

Pyle S I, Hoerr N L, 1955. Radiographic atlas of skeletal development of the knee: a standard of reference. Thomas, Springfield, Illinois.

Roche A F, Wainer H, Thissen D, 1975. The Rwt method for the prediction of adult stature. *Pediatrics*, 56（6）: 1027-1033.

Scheuer J L, Musgrave J H, Evans S P, 1980. The estimation of late fetal and perinatal age from limb bone length by linear and logarithmic regression. *Ann Human Biol*, 7: 257-265.

Tanner J M, 1981. A history of the study of human growth. London: Cambridge University Press.

Tanner J M, Healy M J R, Goldstein H, et al, 2001. Assessment of skeletal maturity and prediction of adult height. *Saunders*, 26.

Todd T W, 1920. Age changes in the pubic bone. I . The male White pubis. *Am J Phys Anthropol*, 3: 285-334.

Todd T W, 1921. Age changes in the pubic bone; II. The pubis of the male Negro-White hybrid; III. The pubis of the White female; IV. The pubis of the female Negro-White hybrid. *Am J Phys Anthropol*, 4: 1-70.

Todd T W, 1937. Atlas of Skeletal Maturation. St. Louis: CV Mosby.

Ubelaker D H, 1987. Estimating age at death from immature human skeletons: an overview. *J Forensic Sci*, 32（5）: 1254-1263.

Vallois H V, 1937. La duree de la vie chez l'homme fossile. *L'Anthropol*, 47: 499-532.

Vlcek E, 1980. Estimation of age from skeletal material based on the degree of thyroid cartilage ossification. *Soud Lek*, 25: 6-11.

Welcker H, 1866. Kraniologische Mitteiungen. *Archiv für Anthropol*, 1: 89-162（age determination from cranial sutures: 113-119）.

Yoshikawa E L, 1958. Changes of the laryngeal cartilages during the life and their application for determination of the probable age. *Jap J Legal Med*, 12: 31-40.

Zeligman S B, 1959. Vozrastnyje ismenenija i polovyje osobennosti krupnych chrjascej gortani celoveka. *Sud Med Ekspert*, 2（2）: 6-16.

Zukerkandl E, 1874. Beiträge zur Lehre des menschlichen Schadels. *Mitteilungen der anthropopogischen Gesellschaft in Wien*, 4: 31-71.

第四章　骨骼推算身高
Stature Estimation from the Bone

第一节　推算身高的基本知识
Basic Knowledge of the Calculation of Stature

一、相关系数（Coefficient of the Correlation）

相关系数即r值，任何两项或多项事物之间，如果存在一定的关系，则认为它们之间具有相关关系，如股骨的长度和身高就存在着正相关关系，即当身高高时，股骨的长度就长，反之亦然。人体中也存在着负相关关系，如成年肱骨上端内骨松质的长度和年龄的关系，年龄越大，则骨松质的长度越短。相关系数就是用来表示二者之间关系的程度，r值的范围在$-1 \sim 1$。如果r值$=0$，说明二者之间不相关，r值$=1$时，说明二者之间完全正相关，r值$=-1$时，说明二者之间完全负相关。一般在生物界中r值不可能为1或-1。因为总存在个体差异。一般r值≥ 0.7或≤ -0.7，算作高度正相关或高度负相关，r值在$0.4 \sim 0.69$或$-0.69 \sim -0.4$为中度正相关或中度负相关；r值≤ 0.4或≥ -0.4为低度正相关或低度负相关。

二、直线回归方程（Equation of the Linear Regression）

直线回归方程（用$\hat{Y}$值表示，即表示被推算的身高值），其通式：$\hat{Y} = a + bX \pm \text{Sy.x}$

$$\hat{Y}值 = 身高推算值［亦称因变量（dependent variable）］$$

$a =$ 截距（intercept），即样本回归直线在Y轴上的截距。

$b =$ 回归系数（regression coefficient）［亦称斜率（slope function）］，即X轴变动一个单位时，Y轴上变动b单位。

Sy.x $=$ 标准估计误差（standard error of estimate），即推算值与实际值之间的误差。

$X =$ 自变量（independent variable）：也即用来推算身高的项目（变量），一般用此变量求出推算身高的值。

例如，用右侧股骨最大长来推算身高的回归方程式如下：

$$\hat{Y}（推算身高）= 644.84 + 2.31 右侧股骨最大长 \pm 34.86，r = 0.789$$

如果股骨最大长为450 mm，代入上式，推算身高$= 644.84 + 2.31 \times 450 \pm 34.86 = 1684.34 \pm 34.86$（mm）。也就是说，此人身高估计在$1649.48 \sim 1719.20$ mm。$r = 0.789$，说明此方程式中的X值和Y值之间存在着高度正相关。

三、影响身高的因素（Influential Factors of the Stature）

1.遗传因素（Genetic Factor）　据统计，男女身高的遗传度分别为79%和92%。但日本川烟认为遗传因素只占20%。科学家曾对同卵和异卵双胞胎进行跟踪调查，结果表明同卵双胞胎平均身高相差1.7 cm，而异卵双胞胎平均身高相差4.4 cm。这充分说明了遗传因素的作用。中日联合测量北京与东京的上万名学生，发现中国学生身高、体长均超过日本，这与日本父母的平均身高比中国父母要矮3 cm有关。

2.种族和民族差别（Racial and Ethnic Differences）　种族方面，一般白种人高，如德国人平均身高175～179 cm，黄种人居中，如中国人平均身高为161～169 cm，黑种人身高呈现两极分化，高的如南苏丹丁卡人（Dingka）平均身高181 cm，低者如刚果俾格米人（Pygmies），成人平均身高130～140 cm。非洲的卢旺达和布隆迪两个国家，都有生活在同一地区的两个部族：巴特瓦人（Batwa）和巴图齐人，前者戏称小人国，平均身高1.3 m，而后者高达2 m。南美洲哥伦比亚和委内瑞拉交界处的群山大森林中的尤卡人，据说身高都在1 m以下，只有0.8～0.9 m，但肌肉发达，手脚大而长。民族方面（$\bar{x}\pm s$，cm）：新疆柯尔克孜族，男性成人身高为175.39±7.14、女性为161.63±6.37，广西苗族男性为161.99±6.63、女性为149.20±6.91，山东汉族男性为171.81±7.42、女性为157.58±5.80。

3.营养水平（Degree of Nutrition）　一般来讲，高营养者身高高于低营养者，尤其是动物蛋白摄入量高者。缅甸塔隆山区的居民，其祖先是在公元5世纪以前从平原地区迁到那里去的。由于山区生活艰苦，缺少营养，现在身高只有1 m左右。瑞典人在过去一百多年中身高平均增加了9 cm。我国调查发现，城市中青少年的平均身高比农村的高2～4 cm。

4.阳光照射（Sun Shine）　总体而言，纬度高的地区年日照时间长，身高相对高，反之，纬度低日照时间短者，身高低，如北京的年日照时数为2778.7小时，武汉年日照时数为2085.3小时，广州年日照时数为1945.3小时，成都年日照时数最少，仅为1239.3小时，四川日照时数仅为826.6小时，所以平均身高依次减少。骨骼的主要成分是钙与磷，钙的吸收需要维生素D，维生素D是在皮肤内制造的，制造过程离不开阳光的照射。常晒太阳，使体内有足够的维生素D，这对于胃肠道对钙、磷的吸收和应用，保证骨骼的正常生长，极为重要。英国革命时期从工厂喷出的黑烟遮蔽了斜射的北方阳光，曾使工人区孩子中佝偻病发病率明显增加。我国广西人平均身高较北方各省要低些，吴汝康教授（1991）认为身小体积小，散热快，适合于气温度高的地区。

5.激素分泌（Hormone）　影响骨骼发育的主要激素有生长激素、甲状腺素和性激素，激素分泌是否正常，都能影响人的身高。侏儒症患者，是由脑垂体分泌的生长激素不足所引起的。反之，如果脑垂体瘤引起的生长激素分泌过多，且在骨骼干骺端还未融合前，则身高可无限地生长。世界上曾有身高达2.75 m的记录。这种人多半存活时间不会太长。

6.体育锻炼（Physical Exercises）　同年龄、同性别的青少年，经常参加体育锻炼者比不参加锻炼的身材要高4～10 cm。体育锻炼有利于骨骼增长，加快血液循环，使骨骼得到更充足的营养；运动产生的机械力对骨骼中钙的沉积也有良好作用。

7.微量元素（Trace Elements）　钙、磷、锌等不足，都会影响身体发育。人骨骼中含的钙占全身总钙量的99%。缺乏钙和磷，骨骼就不能正常生长，骨质也不坚固。缺锌的儿童食欲减少，身高和体重都不及其他同年龄的正常儿童，补充锌后能得到改善。

8.年龄变化（Age Change）　一生中身高的发育快速期有三个阶段：①3～8岁是身高发育的基础阶段，年平均增长约5 cm。②性成熟期（Sexual Maturation Period），12～16岁，年平均增长2 cm。不论男女，性成熟期较晚的，身材一般较高；性成熟期早的，由于较早停止生长，身材较矮。有人调查发现，女性初潮年龄11岁者，平均身高为1.54 m；初潮年龄18岁者，平均身高为1.59 m。③男17～20岁、女16～18岁为冲刺期。也即至成年最后期，我国平均男为1 cm女为<0.5 cm。20～30岁身高一般维持在一定的水平。30岁后，身高开始下降，速度因人而异。下降的原因主要是椎间盘和关节软骨的逐渐萎缩。随着时间的推移，对中老年的概念也有所改变，根据世界卫生组织（WHO）最新公布的标准：0～17岁为未成年

人，18～65岁为青年人，66～79岁为中年人，80～99岁为老年人、100岁以上为长寿老年人。本人20岁后身高一直维持在174.0 cm，至今90岁下降至173.0 cm。国家统计局公布的2014年我国人按年龄平均身高和《中国学生体质与健康研究》（2006）列出的我国汉族学生身高均值，见表4-1；各年龄组平均身高见表4-2。

表4-1 我国人各地平均身高（2014年） The Average Statures in Chinese by Region（2014）								
地区	身高（cm）		地区	身高（cm）		地区	身高（cm）	
	男	女		男	女		男	女
全国	169.76	164.75	新疆	171.61	162.72	江西	168.34	159.53
北京	174.17	167.33	陕西	171.59	162.80	新疆	168.31	159.66
辽宁	174.15	164.88	上海	171.17	163.79	海南	167.55	159.56
黑龙江	174.13	165.25	江苏	171.03	161.54	广西	167.48	158.96
山东	173.61	169.45	河南	171.01	161.47	贵州	167.25	159.36
宁夏	173.03	163.96	青海	170.35	160.86	重庆	167.16	159.71
内蒙古	172.50	164.58	安徽	169.24	160.90	湖南	167.09	159.10
河北	172.48	164.50	浙江	169.00	160.88	四川	166.68	160.86
甘肃	172.22	159.66	福建	168.90	160.89	台湾	172.75[*]	162.70
天津	171.91	162.80	湖北	168.89	159.56	澳门	171.79[*]	161.79
吉林	171.80	162.84	广东	168.83	159.78	香港	170.89[*]	160.93
山西	171.64	162.74	云南	168.67	159.33			

* 2012年资料。

表4-2 我国人平均身高（2014年） The Average Stature in Chinese by Age（2014）								
年龄（岁）	身高（cm）		年龄（岁）	身高（cm）		年龄（岁）	身高（cm）	
	男	女		男	女		男	女
3	102.2	100.9	12	154.5	153.7	20～	171.9	159.5
4	107.8	106.5	13	161.4	157	25～	171.6	159.6
5	114.0	112.7	14	166.5	158.7	30～	170.8	159.1
6	119.7	118.1	15	169.8	159.4	35～	169.9	158.5
7	126.6	125.1	16	171.4	159.8	40～	169.0	157.8
8	132.0	130.5	17	172.1	159.8	45～	168.7	157.7
9	137.2	136.3	18	172.0	159.4	50～	168.3	157.7
10	142.1	142.6	19	172.4	160.2	55～59	167.5	156.8
11	148.1	149.3						

　　9. 生活习惯（Life Habit）　日本人于1892～1926年，平均身高增加了3.23 cm，这主要是由于改变了生活习惯，从席地盘膝而坐，改为坐椅子。这期间已经发生了明治维新，恐怕营养改进和青少年学生的体育锻炼也不能没有作用。

　　10. 时间年代（Time Era）　时间年代与社会经济发展密切相关，一般每10年平均身高增加1 cm，我国1949年后尤为显著。瑞典1851～1855年，平均身高为166.6 cm，而1931～1940年，平均为174.1 cm。日本青少年1945～1980年，平均身高增加了10 cm。林琬生等（1989）对12个城市7～18岁儿童身高，从20世纪50年代至80年代比较，全国每10年平均增长值男为2.66 cm，女为2.40 cm，详见表4-3。张迎修等（1997）依据山东济南市1956～1995年39年，男女生身高增长值分别为10.83 cm和9.47 cm，平均每10年增长2.78 cm和2.43 cm。《2014年青岛市国民体质测定结果报告》男女身高分别平均为172.2 cm

和160.2 cm，高出全国总体水平5.3个百分点，比山东省总体水平高出2.1个百分点（见青岛晚报2015年7月2日第10版）。

城市	比较年份	身高（cm）		城市	比较年份	身高（cm）	
		男	女			男	女
北京	1955～1985	2.71	2.45	上海	1955～1985	2.22	1.99
天津	1957～1985	1.78	1.72	南京	1956～1985	3.77	3.76
济南	1956～1985	2.70	2.32	杭州	1955～1985	2.44	2.30
哈尔滨	1955～1985	2.41	2.16	广州	1952～1985	2.36	1.98
沈阳	1953～1985	2.55	2.27	武汉	1956～1985	2.26	2.05
长春	1958～1985	3.70	3.16	成都	1958～1985	2.98	2.15

表4-3　中国汉族儿童身高20世纪50～80年代每10年平均增长值
The Average Increasing Stature by Every Ten years at 50～80 Decades in Chinese Children of Han Nationality

四、由骨推算身高的步骤（Steps of the Calculation of Stature from the Bone）

（1）先确定骨骼的性别、年龄、民族和种族。

（2）按要求测量骨骼。

（3）选择合适的回归方程式，代入求出推算值。

（4）根据年龄、地域，考虑Sy.x的大小。

（5）允许误差：如果全套骨骼完整，则测量各骨之和，加椎骨椎间盘和下肢三大关节间隙厚度约5 cm即身高，一般误差＜1 cm；如只有个别骨，允许误差为±（2～5）cm。

第二节　由四肢骨推算身高
Calculation of Stature from the Bones of Limbs

为了解死者生前身高，法医学工作者经常需要由尸骨推算身高。用骨骼推算身高有着悠久的历史，早在19世纪末，Rollet（1888）通过测量法国男女各50例尸体提出了推算身高表。10个月后，骨骼变成干骨，在测量后总体少了2 mm。1899年Pearson提出了用干骨推算身高的回归方程式。1939年Hrdlicka提出了用骨骼和身高指数推算身高。1958年Trotter和Gleser根据对朝鲜战争中死亡的大量美国白种人和黑种人，以及少量的黄种人和墨西哥人的测量，提出了四种人由长骨最大长推算身高的回归方程式，并附有标准误；其中也含有蒙古人种的回归方程式。之后，又有大量的研究人员提出各自国家和本民族的推算身高回归方程式。我国最早提出的有王永豪等（1979）对中国西南地区男性成年由长骨推算身高的回归方程（表4-4）。结果显示，下肢骨推算身高优于上肢骨。国内此类研究较为丰富，其中要以公安部126研究所（陈世贤执笔）（1984）对我国江西、山东、云南、贵州、广西、安徽、河北、青海、吉林九省（区）汉族男性成年472副长骨推算身高的研究最为全面（表4-5）。

表4-4　由男性四肢长骨推算身高的回归方程式
Regression Equations of Calculation of Stature from the Length of Bones of Limbs in Male

回归方程（cm）	r值	回归方程（cm）	r值
$\hat{Y}=3.48$肱骨$+55.54\pm4.01$	0.782	$\hat{Y}=2.52$股骨生理长$+54.69\pm3.59$	0.832
$\hat{Y}=3.58$桡骨$+78.89\pm4.30$	0.723	$\hat{Y}=2.80$胫骨$+64.33\pm3.58$	0.842
$\hat{Y}=3.38$尺骨$+78.39\pm4.40$	0.719	$\hat{Y}=2.68$腓骨$+69.85\pm3.64$	0.808
$\hat{Y}=1.84$（肱骨$+$桡骨）$+62.95\pm3.98$	0.799	$\hat{Y}=1.42$（股骨生理长$+$胫骨）$+52.08\pm3.28$	0.848
$\hat{Y}=1.84$（肱骨$+$尺骨）$+60.45\pm4.07$	0.788	$\hat{Y}=1.42$（股骨生理长$+$腓骨）$+52.67\pm3.34$	0.849

表4-5　男性四肢长骨推算身高的回归方程式
Regression Equations of Calculation of Stature from the Length of Bones of Limbs in Male

年龄（岁）	侧别	例数	回归方程式（$\hat{Y}=a+b_1X_1+b_2X_2+b_3X_3+b_4X_4\pm Sy.x$）（cm）	r值
21～30	左	100	$\hat{Y}=695.24+0.67$肱骨-0.40尺骨$+0.40$股骨$+0.93$腓骨±36.55	0.77
	右	105	$\hat{Y}=655.30+1.17$肱骨-0.86尺骨$+0.26$股骨$+2.11$腓骨±34.14	0.80
	左	117	$\hat{Y}=677.33+1.25$肱骨-0.001桡骨$+0.89$股骨$+0.56$胫骨±38.49	0.76
	右	112	$\hat{Y}=670.96+1.30$肱骨-0.39桡骨$+0.36$股骨$+1.42$胫骨±35.09	0.79
31～40	左	85	$\hat{Y}=660.25-0.45$肱骨$+0.02$尺骨$+1.70$股骨$+1.08$腓骨±31.64	0.85
	右	92	$\hat{Y}=694.96-0.50$肱骨-0.06尺骨$+1.56$股骨$+1.27$腓骨±29.35	0.86
	左	102	$\hat{Y}=654.40-0.42$肱骨$+0.28$桡骨$+1.89$股骨$+0.66$胫骨±31.69	0.85
	右	102	$\hat{Y}=677.81-0.38$肱骨-0.12桡骨$+2.05$股骨$+0.65$胫骨±31.85	0.83

注：以上各测量项均为该骨的最大长。

一、由上肢骨推算身高（Calculation of Stature from the Bones of Upper Limb）

1.上肢长骨推算身高（Calculation of Stature from the Long Bones of Upper Limb）

（1）男性上肢长骨推算身高（Calculation of Stature from the male long bones of upper arm）：同上公安部126研究所的资料，结果显示61～80岁年龄组的推算结果稍差（$r<0.7$），详见表4-6。

表4-6　男性上肢长骨最大长推算身高的回归方程式
Regression Equations of Stature from the Maximum Length of Bones of Upper Limb in Male

年龄（岁）	侧别	例数	回归方程式（$\hat{Y}=a+b_1X_1+b_2X_2+b_3X_3\pm Sy.x$）（mm）	r值
21～30	左	121	$\hat{Y}=847.75+1.47$（肱骨$+$桡骨）±43.12	0.679
	右	124	$\hat{Y}=862.07+1.43$（肱骨$+$桡骨）±43.15	0.660
	左	114	$\hat{Y}=768.21+1.57$（肱骨$+$尺骨）±41.18	0.698
	右	119	$\hat{Y}=847.10+1.42$（肱骨$+$尺骨）±44.15	0.628
	左	121	$\hat{Y}=800.96+2.32$肱骨$+0.55$桡骨±42.10	0.70
	右	124	$\hat{Y}=724.81+2.92$肱骨$+0.07$桡骨±40.05	0.72
	左	114	$\hat{Y}=768.11+1.82$肱骨$+1.26$尺骨±41.27	0.70
	右	119	$\hat{Y}=725.56+2.74$肱骨$+0.28$尺骨±41.20	0.70
	左	113	$\hat{Y}=761.96+1.83$肱骨$+0.004$桡骨$+1.27$尺骨±41.18	0.71
	右	116	$\hat{Y}=740.24+2.72$肱骨-0.03桡骨$+0.29$尺骨±40.43	0.70

续表

年龄（岁）	侧别	例数	回归方程式（$\hat{Y} = a + b_1X_1 + b_2X_2 + b_3X_3 \pm Sy.x$）（mm）	r值
31～40	左	121	$\hat{Y} = 847.75 + 1.47$（肱骨＋桡骨）± 43.12	0.679
	右	124	$\hat{Y} = 862.07 + 1.43$（肱骨＋桡骨）± 43.15	0.660
	左	114	$\hat{Y} = 768.21 + 1.57$（肱骨＋尺骨）± 41.18	0.698
	右	119	$\hat{Y} = 847.10 + 1.42$（肱骨＋尺骨）± 44.15	0.628
	左	106	$\hat{Y} = 697.61 + 1.88$肱骨＋1.56桡骨± 43.68	0.68
	右	104	$\hat{Y} = 791.67 + 1.81$肱骨＋1.24桡骨± 42.56	0.66
	左	96	$\hat{Y} = 644.53 + 1.87$肱骨＋1.68尺骨± 42.27	0.71
	右	100	$\hat{Y} = 756.90 + 1.81$肱骨＋1.28尺骨± 41.83	0.69
	左	96	$\hat{Y} = 633.68 + 1.94$肱骨-0.72桡骨＋2.31尺骨± 42.45	0.71
	右	97	$\hat{Y} = 774.99 + 1.82$肱骨-0.06桡骨＋1.26尺骨± 41.96	0.68
41～50	左	58	$\hat{Y} = 613.76 + 1.91$（肱骨＋桡骨）± 39.59	0.755
	右	59	$\hat{Y} = 649.55 + 1.83$（肱骨＋桡骨）± 41.42	0.729
	左	56	$\hat{Y} = 618.20 + 1.84$（肱骨＋尺骨）± 40.80	0.735
	右	56	$\hat{Y} = 668.31 + 1.74$（肱骨＋尺骨）± 41.13	0.693
51～60	左	54	$\hat{Y} = 813.85 + 1.52$（肱骨＋桡骨）± 42.47	0.684
	右	56	$\hat{Y} = 792.90 + 1.55$（肱骨＋桡骨）± 40.18	0.715
	左	56	$\hat{Y} = 821.19 + 1.46$（肱骨＋尺骨）± 42.18	0.680
	右	55	$\hat{Y} = 773.70 + 1.53$（肱骨＋尺骨）± 40.79	0.708
61～80	左	80	$\hat{Y} = 1218.60 + 0.77$（肱骨＋桡骨）± 51.69	0.412
	右	81	$\hat{Y} = 1228.01 + 0.74$（肱骨＋桡骨）± 51.79	0.412
	左	79	$\hat{Y} = 1201.56 + 0.78$（肱骨＋尺骨）± 51.51	0.421
	右	76	$\hat{Y} = 1182.87 + 0.80$（肱骨＋尺骨）± 51.35	0.451

注：表内各骨的测量均为最大长。

莫世泰（1983，1984）通过对华南地区已知身高男50副上肢骨的测量，提出适用于华南地区的回归方程式，见表4-7。

表4-7 华南地区男性上肢长骨最大长推算身高的回归方程式
Regression Equations of Stature from the Lengths of Bones of Upper Limb in Male at South China

回归方程式（cm）	r值
$\hat{Y} = 77.30 + 1.55$（肱骨最大长＋桡骨最大长）± 3.46	0.775
$\hat{Y} = 73.31 + 1.57$（肱骨最大长＋尺骨最大长）± 3.55	0.764
$\hat{Y} = 74.91 + 2.82$肱骨最大长± 3.53	0.765
$\hat{Y} = 92.23 + 2.93$桡骨最大长± 3.787	0.724
$\hat{Y} = 93.65 + 2.66$尺骨最大长± 4.19	0.645

（2）女性上肢长骨推算身高（Calculation of stature from the female long bones of upper limb）：张继宗（2001）对河北、青海、吉林、山东、安徽、江西、广西、云南和贵州九省区汉族女性69套测量，提出右上肢骨推算身高的多元回归方程式，r值较前述均高，比较实用。详见表4-8。

表4-8　女性上肢长骨长推算身高的回归方程式 Regression Equations of Stature from the Lengths of Bones of Upper Limb in Female	
回归方程式（$\hat{Y}=a+b_1X_1+b_2X_2+b_3X_3\pm Sy.x$）（mm）	r值
$\hat{Y}=389.252+0.784$右肱骨最大长$+3.070$右尺骨最大长$+1.125$右桡骨最大长±46.09	0.820
$\hat{Y}=377.567+2.995$右尺骨最大长$+2.381$右桡骨最大长±45.89	0.813
$\hat{Y}=543.092-0.932$左肱骨最大长-1.378左尺骨最大长$+7.543$左桡骨最大长±45.47	0.809
$\hat{Y}=528.515-1.018$左尺骨最大长$+5.958$左桡骨最大长±44.43	0.804
$\hat{Y}=476.983+0.0269$左肱骨最大长$+5.086$左桡骨最大长±45.84	0.796
$\hat{Y}=530.192+1.073$左肱骨最大长$+3.376$左桡骨最大长±48.71	0.760
$\hat{Y}=611.368+3.114$左肱骨生理长$+0.368$右尺骨生理长±49.67	0.760
$\hat{Y}=564.871+2.699$左肱骨生理长$+1.238$左尺骨生理长±49.20	0.760
$\hat{Y}=564.901+2.657$左肱骨生理长-0.417左尺骨生理长$+1.685$左桡骨生理长±50.72	0.760
$\hat{Y}=444.045+1.189$右肱骨最大长$+3.383$右尺骨最大长±51.88	0.760
$\hat{Y}=611.507+3.393$左肱骨生理长±48.53	0.755
$\hat{Y}=611.507+3.393$左肱骨生理长±48.53	0.746
$\hat{Y}=519.208+4.873$右桡骨最大长±45.84	0.746
$\hat{Y}=636.304+2.928$右肱骨生理长$+0.250$右尺骨生理长$+0.245$右桡骨生理长±53.09	0.742
$\hat{Y}=986.872+2.795$右尺骨生理长±50.26	0.742
$\hat{Y}=638.470+3.242$左肱骨最大长±50.27	0.734
$\hat{Y}=654.234+3.040$右肱骨生理长$+0.240$右桡骨生理长±50.96	0.733
$\hat{Y}=671.680+2.870$右肱骨生理长$+0.383$右尺骨生理长±52.18	0.733
$\hat{Y}=463.228+4.786$右尺骨最大长±53.33	0.733

2.由锁骨推算身高（Calculation of Stature from the Clavicle）　根据彭书琳等（1983）和丁细藩等（1989）对华南地区汉族成年男性锁骨推算身高，由于相关系数较低（r值$0.31\sim0.45$），推算误差较大，实用价值不高，在仅有锁骨的案例时可作参考，会有一定的帮助。详见表4-9。

表4-9　华南地区男性锁骨推算身高的回归方程式 Regression Equations of Stature from the Maximum Length of Male Clavicle in South China			
作者	例数	回归方程式（$\hat{Y}=a+bX\pm Sy.x$）（cm）	r值
彭书琳等（1983）	70	$\hat{Y}=130.42+1.99$左侧锁骨最大长±5.61	0.310
		$\hat{Y}=124.20+2.66$右侧锁骨最大长±5.24	0.454
		$\hat{Y}=121.92+2.73$左+右侧锁骨最大长均值±5.44	0.389
丁细藩等（1989）	50	$\hat{Y}=140.94+1.48$左侧锁骨最大长±4.13	0.302
		$\hat{Y}=130.40+2.22$右侧锁骨最大长±3.93	0.424
		$\hat{Y}=135.04+1.89$左+右侧锁骨最大长均值±4.03	0.367

Balvir等（2012）测量了48具男和12具女尸解标本，得出回归方程如下，平均误差为11.1mm，可供国人参考。

$$\hat{Y}=1630.56-0.0772\text{男右侧锁骨最大长}\qquad\hat{Y}=1617.47+0.0157\text{男左侧锁骨最大长}$$

$$\hat{Y}=1707.2-1.31\text{女右侧锁骨最大长}\qquad\hat{Y}=1674.58-1.0385\text{女左侧锁骨最大长}$$

3.由肩胛骨推算身高（Calculation of Stature from the Scapula）　彭书琳等（1983）对华南地区成年汉族男性70例肩胛骨推算身高，结果显示相关系数略高于锁骨（r值$0.48\sim0.52$），但推算误差也较大，实用价值不高，在仅有肩胛骨的案例时可作参考，会有一定的帮助。详见表4-10。

表4-10　华南地区男性肩胛骨形态宽推算身高的回归方程式
Regression Equations of Stature from the Morphologic Breadth of Scapula in South China

作者	例数	回归方程式（$\hat{Y}=a+bX\pm$Sy.x）（cm）	r值
彭书琳等（1983）	70	$\hat{Y}=105.36+3.83$左侧肩胛骨形态宽 ±5.04	0.520
		$\hat{Y}=108.29+3.63$右侧肩胛骨形态宽 ±5.18	0.480
		$\hat{Y}=105.24+3.84$左＋右侧肩胛骨形态宽均值 ±5.09	0.506

4.由肱骨推算身高（Calculation of Stature from the Humerus）　公安部126研究所（陈世贤执笔）（1984）对江西、山东、云南、贵州、广西、安徽、河北、青海、吉林九省区汉族男性成年472副长骨进行测量，提出由肱骨推算身高的回归方程式，其中可以看出用肱骨头周长推算身高的效果不如肱骨最大长的推算，特别是超过61岁年龄，详见表4-11。

表4-11　男性肱骨推算身高的回归方程式
Regression Equations of Stature from the Humerus in Male

年龄（岁）	侧别	例数	回归方程式（$\hat{Y}=a+bX\pm$Sy.x）（mm）	r值
21～30	左	126	$\hat{Y}=826.39+2.66$肱骨最大长 ±41.31	0.705
	右	133	$\hat{Y}=744.62+2.91$肱骨最大长 ±40.13	0.725
31～40	左	108	$\hat{Y}=704.10+3.05$肱骨最大长 ±46.01	0.675
	右	109	$\hat{Y}=751.77+2.88$肱骨最大长 ±44.24	0.677
41～50	左	62	$\hat{Y}=679.24+3.15$肱骨最大长 ±43.62	0.688
	右	62	$\hat{Y}=685.92+3.11$肱骨最大长 ±41.37	0.715
51～60	左	57	$\hat{Y}=817.29+2.68$肱骨最大长 ±51.60	0.669
	右	57	$\hat{Y}=808.85+2.67$肱骨最大长 ±41.38	0.697
61～80	左	84	$\hat{Y}=807.93+2.67$肱骨最大长 ±42.88	0.610
	右	82	$\hat{Y}=983.21+2.08$肱骨最大长 ±45.01	0.611
21～30	左	124	$\hat{Y}=973.03+5.02$肱骨头周长 ±45.32	0.638
	右	132	$\hat{Y}=1012.01+4.70$肱骨头周长 ±46.09	0.595
31～40	左	105	$\hat{Y}=1009.92+4.71$肱骨头周长 ±51.75	0.573
	右	105	$\hat{Y}=1056.48+4.34$肱骨头周长 ±50.67	0.558
41～50	左	57	$\hat{Y}=1005.65+4.76$肱骨头周长 ±48.86	0.746
	右	59	$\hat{Y}=981.77+4.92$肱骨头周长 ±47.41	0.563
51～60	左	57	$\hat{Y}=1041.06+4.42$肱骨头周长 ±49.06	0.526
	右	55	$\hat{Y}=905.92+5.11$肱骨头周长 ±47.41	0.681
61～80	左	82	$\hat{Y}=1220.10+3.08$肱骨头周长 ±51.09	0.409
	右	82	$\hat{Y}=1315.43+2.35$肱骨头周长 ±54.21	0.302

5.由桡骨推算身高（Calculation of Stature from the Radius）　同上公安部资料，表中显示61～80岁年龄组的推算结果稍差一些，详见表4-12。

			表4-12　男性桡骨推算身高的回归方程式 Regression Equations of Stature from the Maximum Length of Radius in Male	
年龄（岁）	侧别	例数	回归方程式（$\hat{Y}=a+bX\pm$Sy.x）（mm）	r值
21～30	左	131	$\hat{Y}=827.08+3.49$桡骨最大长 ±41.36	0.701
	右	130	$\hat{Y}=880.65+3.23$桡骨最大长 ±41.85	0.672
31～40	左	109	$\hat{Y}=870.15+3.30$桡骨最大长 ±48.38	0.622
	右	109	$\hat{Y}=885.91+3.22$桡骨最大长 ±46.58	0.640
41～50	左	59	$\hat{Y}=791.35+3.65$桡骨最大长 ±42.16	0.711
	右	61	$\hat{Y}=821.69+3.49$桡骨最大长 ±45.69	0.655
51～60	左	54	$\hat{Y}=905.61+3.11$桡骨最大长 ±44.69	0.640
	右	56	$\hat{Y}=898.05+3.14$桡骨最大长 ±42.08	0.681
61～80	左	81	$\hat{Y}=1091.48+2.30$桡骨最大长 ±51.19	0.447
	右	83	$\hat{Y}=1040.77+2.51$桡骨最大长 ±49.46	0.482

　　6. 由尺骨推算身高（Calculation of Stature from the Ulna）　同上公安部资料，与肱骨和桡骨最大长比较，尺骨推算身高结果稍差一些，详见表4-13。

			表4-13　男性尺骨推算身高的回归方程式 Regression Equations of Stature from the Maximum Length of Ulna in Male	
年龄（岁）	侧别	例数	回归方程式（$\hat{Y}=a+bX\pm$Sy.x）（mm）	r值
21～30	左	123	$\hat{Y}=928.21+2.86$尺骨最大长 ±44.68	0.621
	右	125	$\hat{Y}=886.51+3.00$尺骨最大长 ±43.13	0.636
31～40	左	98	$\hat{Y}=810.19+3.32$尺骨最大长 ±47.37	0.642
	右	104	$\hat{Y}=845.92+3.15$尺骨最大长 ±47.11	0.638
41～50	左	58	$\hat{Y}=791.40+3.42$尺骨最大长 ±43.68	0.675
	右	57	$\hat{Y}=898.77+2.95$尺骨最大长 ±46.73	0.583
51～60	左	56	$\hat{Y}=927.23+2.83$尺骨最大长 ±45.06	0.621
	右	55	$\hat{Y}=881.77+2.99$尺骨最大长 ±43.84	0.652
61～80	左	80	$\hat{Y}=906.63+2.90$尺骨最大长 ±48.91	0.521
	右	78	$\hat{Y}=769.29+3.43$尺骨最大长 ±45.11	0.613

　　7. 由掌骨推算身高（Calculation of Stature from the Metacarpal Bones）　显然，由掌骨推算身高的效果不如上肢三大长骨。国内多人进行过此类研究，如金东洙等（1984）对延边地区朝鲜族成人98例第三掌骨进行测量，其中r值超过0.6者：$\hat{Y}$（男右）$=95.45+1.1264$第三掌骨长 ±4.68，r值0.75；$\hat{Y}$（女左）$=102.80+0.8946$第三掌骨长 ±2.47，r值0.72；$\hat{Y}$（女右）$=93.14+1.0573$第三掌骨长 ±2.66，r值0.71。皮永浩等（1985）对延边地区朝鲜族成人93例全套掌骨进行测量，但未列出r值。我的同事陈忠恒等（2009）对青岛地区186例（男90，女96）大学生X线片全套掌骨进行测量，其中r值超过0.6者：$\hat{Y}$（男）$=1097.32+9.337$第二掌骨 ±40.78，r值0.64。$\hat{Y}$（男）$=1137.34+9.069$第三掌骨 ±40.99，r值0.64；$\hat{Y}$（男）$=1147.99+9.850$第四掌骨 ±42.47，r值0.60；女性r值均不足0.60：$\hat{Y}$（女）$=997.01+9.798$第二掌骨 ±42.41，r值0.580；$\hat{Y}$（女）$=1016.75+9.878$第三掌骨 ±42.18，r值0.586。努尔买买提·巴哈夏尔等（2010）对男女各100例哈萨克族成人掌骨的X线片进行测量，均提出一些推算身高的一元或多元回归方程式，r值多在0.57以下。

　　李明等（2010）对藏族7～20岁1345例（男666、女679）X线片全套掌骨长进行测量，相关系数较高，详见表4-14。

表4-14 掌骨长推算身高的回归方程式
Regression Equations of Stature from the Maximum Length of Metacarpal Bones

年龄	性别	回归方程式（cm）（$\hat{Y} = a + b_1 X_1 + b_2 X_2 \pm Sy.x$）（cm）	r值
7	男	$\hat{Y} = 45.479 + 17.093$掌骨II ± 4.089	0.788
	女	$\hat{Y} = 51.903 + 15.796$掌骨III ± 3.192	0.814
	女	$\hat{Y} = 46.205 + 8.936$掌骨I $+ 10.865$掌骨III ± 3.059	0.835
8	男	$\hat{Y} = 57.577 + 22.079$掌骨I ± 4.576	0.482
	男	$\hat{Y} = 48.810 + 13.035$掌骨I $+ 8.208$掌骨III ± 4.403	0.520
	女	$\hat{Y} = 58.157 + 14.613$掌骨II ± 3.198	0.819
	女	$\hat{Y} = 58.262 + 9.209$掌骨II $+ 8.562$掌骨I ± 3.080	0.837
9	男	$\hat{Y} = 73.509 + 17.208$掌骨I ± 3.675	0.694
	女	$\hat{Y} = 56.394 + 15.552$掌骨III ± 3.870	0.790
10	男	$\hat{Y} = 76.319 + 13.456$掌骨IV ± 3.663	0.658
	女	$\hat{Y} = 53.703 + 16.523$掌骨III ± 3.328	0.832
11	男	$\hat{Y} = 60.589 + 15.172$掌骨II ± 3.472	0.880
	男	$\hat{Y} = 53.414 + 8.247$掌骨II $+ 12.049$掌骨I ± 3.142	0.905
	女	$\hat{Y} = 51.088 + 21.656$掌骨V ± 3.618	0.868
12	男	$\hat{Y} = 46.583 + 18.292$掌骨II ± 3.412	0.922
	女	$\hat{Y} = 51.624 + 16.921$掌骨II ± 3.695	0.850
13	男	$\hat{Y} = 68.759 + 16.360$掌骨IV ± 3.577	0.854
	女	$\hat{Y} = 71.637 + 13.571$掌骨II ± 3.867	0.772
14	男	$\hat{Y} = 57.602 + 20.990$掌骨V ± 4.309	0.872
	女	$\hat{Y} = 73.398 + 13.479$掌骨II ± 3.889	0.817
15	男	$\hat{Y} = 92.894 + 11.215$掌骨II ± 3.526	0.798
	女	$\hat{Y} = 89.524 + 10.995$掌骨II ± 3.176	0.722
16	男	$\hat{Y} = 99.906 + 11.819$掌骨IV ± 4.054	0.625
	女	$\hat{Y} = 92.106 + 10.874$掌骨III ± 3.951	0.692
17	男	$\hat{Y} = 108.369 + 9.206$掌骨II ± 3.486	0.635
	女	$\hat{Y} = 96.615 + 12.631$掌骨V ± 3.737	0.692
18	男	$\hat{Y} = 121.816 + 7.009$掌骨II ± 4.311	0.640
	女	$\hat{Y} = 92.929 + 10.989$掌骨III ± 3.677	0.648
19	男	$\hat{Y} = 90.114 + 15.002$掌骨V ± 4.217	0.718
	女	$\hat{Y} = 81.406 + 12.476$掌骨II ± 4.077	0.675
20	男	$\hat{Y} = 115.036 + 8.359$掌骨III ± 4.308	0.572
	女	$\hat{Y} = 79.892 + 12.681$掌骨II ± 3.941	0.751

贾勉等（1989）发表了对青海地区7～18岁736例藏族（男373例、女363例）和732例汉族（男368例、女364例）青少年左侧第二掌骨长X线片（cm）推算身高的报道，这里仅列出其中r值高于0.7的推算身高的方程式，详见表4-15。

表4-15　左侧第二掌骨长X线片推算身高的回归方程式
Regression Equations of Stature from the Length of Second Metacarpal Bone on X-ray Films

族别	年龄（岁）	男性（cm）	r值	女性（cm）	r值
藏族	7	$\hat{Y}=58.01+13.64X$	0.51	$\hat{Y}=63.58+12.06X$	0.64
	8	$\hat{Y}=46.86+16.59X$	0.78	$\hat{Y}=55.92+14.60X$	0.77
	9	$\hat{Y}=56.85+15.02X$	0.69	$\hat{Y}=42.28+17.51X$	0.76
	10	$\hat{Y}=91.99+9.81X$	0.49	$\hat{Y}=46.59+16.86X$	0.84
	11	$\hat{Y}=63.72+13.66X$	0.59	$\hat{Y}=44.65+17.83X$	0.69
	12	$\hat{Y}=71.67+12.91X$	0.69	$\hat{Y}=63.97+14.36X$	0.69
	13	$\hat{Y}=74.13+12.67X$	0.70	$\hat{Y}=48.65+17.61X$	0.71
	14	$\hat{Y}=31.09+20.99X$	0.80	$\hat{Y}=57.52+15.90X$	0.74
	15	$\hat{Y}=89.99+10.81X$	0.63	$\hat{Y}=84.81+11.58X$	0.72
	16	$\hat{Y}=58.07+16.57X$	0.85	$\hat{Y}=106.01+8.11X$	0.58
	17	$\hat{Y}=89.64+11.52X$	0.53	$\hat{Y}=89.45+11.05X$	0.72
	18	$\hat{Y}=100.90+10.05X$	0.70	$\hat{Y}=103.74+8.84X$	0.47
汉族	7	$\hat{Y}=64.65+12.07X$	0.73	$\hat{Y}=74.25+9.68X$	0.64
	8	$\hat{Y}=48.21+16.22X$	0.89	$\hat{Y}=61.72+12.97X$	0.73
	9	$\hat{Y}=56.15+14.77X$	0.71	$\hat{Y}=59.57+13.93X$	0.75
	10	$\hat{Y}=54.87+15.79X$	0.83	$\hat{Y}=80.16+10.10X$	0.45
	11	$\hat{Y}=43.49+18.26X$	0.81	$\hat{Y}=67.63+13.09X$	0.64
	12	$\hat{Y}=55.65+15.84X$	0.59	$\hat{Y}=91.33+9.01X$	0.44
	13	$\hat{Y}=62.96+15.05X$	0.71	$\hat{Y}=59.67+15.59X$	0.73
	14	$\hat{Y}=73.60+13.61X$	0.68	$\hat{Y}=83.60+11.80X$	0.79
	15	$\hat{Y}=80.71+13.00X$	0.61	$\hat{Y}=93.41+10.06X$	0.54
	16	$\hat{Y}=102.89+9.58X$	0.65	$\hat{Y}=84.86+11.60X$	0.65
	17	$\hat{Y}=112.78+8.49X$	0.50	$\hat{Y}=111.12+7.37X$	0.55
	18	$\hat{Y}=95.07+11.16X$	0.75	$\hat{Y}=96.72+10.02X$	0.58

　　努尔买买提·巴哈夏尔等（2010）根据男女各100例哈萨克族成人掌骨的X线测量结果推算身高，r值明显不如上述藏族和汉族的结果，详见表4-16。

表4-16　哈萨克族由X线片掌骨长推算身高的回归方程式
Regression Equations of Stature from the Metacarpal Bones in Kazaks Nationality on X-ray Films

性别	回归方程式（mm）（$\hat{Y}=a+b_1X_1+b_2X_2+\cdots+b_nX_n\pm Sy.x$）（mm）	r值
男	$\hat{Y}=854.0+5.144$掌骨Ⅰ$+1.422$掌骨Ⅱ$+0.799$掌骨Ⅲ$+6.843$掌骨Ⅳ$+1.039$掌骨Ⅴ±73.07	0.570
男	$\hat{Y}=854.6+5.389$掌骨Ⅰ$+1.464$掌骨Ⅱ$+1.258$掌骨Ⅲ$+7.004$掌骨Ⅳ±72.90	0.570
男	$\hat{Y}=855.2+5.871$掌骨Ⅰ$+7.468$掌骨Ⅱ$+1.963$掌骨Ⅳ±72.75	0.570
男	$\hat{Y}=863.3+5.249$掌骨Ⅰ$+2.024$掌骨Ⅲ$+6.756$掌骨Ⅳ$+1.174$掌骨Ⅴ±72.97	0.569
男	$\hat{Y}=864.2+5.530$掌骨Ⅰ$+2.616$掌骨Ⅲ$+6.936$掌骨Ⅳ±72.81	0.569
男	$\hat{Y}=869.0+5.900$掌骨Ⅰ$+7.348$掌骨Ⅳ$+2.318$掌骨Ⅴ±72.87	0.568
男	$\hat{Y}=885.4+1.633$掌骨Ⅱ$+2.562$掌骨Ⅲ$+6.675$掌骨Ⅳ$+2.640$掌骨Ⅴ±73.52	0.560
男	$\hat{Y}=891.0+4.125$掌骨Ⅱ$+1.776$掌骨Ⅲ$+7.0954$掌骨Ⅳ±73.46	0.558
男	$\hat{Y}=889.4+2.494$掌骨Ⅱ$+7.305$掌骨Ⅳ$+3.902$掌骨Ⅴ±73.44	0.558
男	$\hat{Y}=896.7+6.570$掌骨Ⅲ$+2.843$掌骨Ⅳ$+4.015$掌骨Ⅴ±73.44	0.558
女	$\hat{Y}=1001.1+0.661$掌骨Ⅰ$+7.341$掌骨Ⅱ$+4.359$掌骨Ⅲ$+0.268$掌骨Ⅳ-12.346掌骨Ⅴ±74.92	0.539
女	$\hat{Y}=1005.1+4.686$掌骨Ⅱ$+0.278$掌骨Ⅲ-2.281掌骨Ⅳ$+7.353$掌骨Ⅴ±74.74	0.539
女	$\hat{Y}=1007.9+4.790$掌骨Ⅱ-2.172掌骨Ⅲ$+7.348$掌骨Ⅴ±74.56	0.539
女	$\hat{Y}=965.4+0.428$掌骨Ⅰ$+7.015$掌骨Ⅱ$+3.590$掌骨Ⅲ$+0.087$掌骨Ⅳ±74.89	0.536
女	$\hat{Y}=966.8+0.438$掌骨Ⅰ$+7.108$掌骨Ⅱ$+3.635$掌骨Ⅲ±74.70	0.536
女	$\hat{Y}=968.7+0.097$掌骨Ⅱ$+7.029$掌骨Ⅲ$+3.818$掌骨Ⅳ±74.70	0.536
女	$\hat{Y}=970.3+7.033$掌骨Ⅱ$+3.873$掌骨Ⅲ±74.52	0.536

8.由指骨推算身高（Calculation of Stature from the Phalanx） 朱芳武（1983）测量了华南地区汉族男性成年127副骨骼标本，提出由中指指骨长推算身高的回归方程式，精确度显然不如掌骨，详见表4-17。

表4-17 男性中指指骨长推算身高
Regression Equations of Stature from the Bones of Middle Finger

侧别	回归方程式（$\hat{Y}=a+bX\pm Sy.x$）（cm）	r值
右	$\hat{Y}=89.32+1.59$基节指骨 ±4.55	0.59
左	$\hat{Y}=88.32+1.62$基节指骨 ±4.52	0.60
左＋右	$\hat{Y}=91.13+1.55$基节指骨均长 ±4.61	0.58
右	$\hat{Y}=108.99+1.86$中节指骨 ±4.73	0.55
左	$\hat{Y}=107.16+1.92$中节指骨 ±4.98	0.55
左＋右	$\hat{Y}=100.27+2.17$中节指骨均长 ±4.73	0.59
左＋右	$\hat{Y}=87.12+1.01$（基节指骨均长＋中节指骨均长）±4.78	0.60
左或右	$\hat{Y}=67.93+1.23$基节指骨＋1.35中节指骨 ±4.66	0.62

二、由下肢骨推算身高（Calculation of Stature from the Bones of Lower Limb）

1.由髋骨推算身高（Calculation of Stature from the Hip Bone） 根据国内彭书琳等（1983）对华南地区成年汉族男性70例，丁细藩等（1989）对华南地区汉族成年男性50例，以及花锋等（1994）对公安部九省汉族男性248副髋骨的研究，其提出的推算身高回归方程式均不够理想，r值多在0.6以下。此处将彭书琳等和花锋等的结果列出，详见表4-18。

表4-18 男性髋骨推算身高的回归方程式
Regression Equations of Stature from the Hip Bone in Male

作者（年份）	回归方程式（$\hat{Y}=a+bX\pm Sy.x$）（cm）	r值
彭书琳等（1983）	$\hat{Y}=74.6+4.27$左侧髋骨最大长 ±4.65	0.616
	$\hat{Y}=78.07+4.11$右侧髋骨最大长 ±4.84	0.573
	$\hat{Y}=74.29+4.29$（左＋右侧髋骨最大长均值）±4.71	0.603
花锋等（1994）	$\hat{Y}=67.91+4.66$左髋骨最大长	0.69
	$\hat{Y}=82.92+6.29$左髂骨高	0.63
	$\hat{Y}=93.96+4.60$左髂骨宽	0.62
	$\hat{Y}=68.42+4.64$右髋骨最大长	0.69
	$\hat{Y}=83.46+6.28$右髂骨高	0.64
	$\hat{Y}=96.29+4.45$右髂骨宽	0.60
	$\hat{Y}=107.02+4.66$左坐骨长	0.52
	$\hat{Y}=113.46+6.07$左耻骨长	0.51
	$\hat{Y}=101.32+5.36$左最大坐耻径	0.52
	$\hat{Y}=112.37+3.23$左髋骨最大宽	0.51
	$\hat{Y}=104.90+9.35$右坐骨长	0.53
	$\hat{Y}=108.43+6.66$右耻骨长	0.53
	$\hat{Y}=99.93+5.49$右最大坐耻径	0.53
	$\hat{Y}=108.97+3.44$右髋骨最大宽	0.54

2.由股骨推算身高（Calculation of Stature from the Femur） 同上公安部126研究所的资料，通过对江西、山东、云南、贵州、广西、安徽、河北、青海、吉林九省区长骨的测量提出回归方程式；在四肢长骨中，股骨最大长推算身高的效果是最好的，详见表4-19。

表4-19 男性股骨推算身高的回归方程式
Regression Equations of Stature from the Femur in Male

年龄（岁）	侧别	例数	回归方程式（$\hat{Y}=a+bX\pm Sy.x$）（mm）	r值
21～30	左	131	$\hat{Y}=643.62+2.30$股骨最大长 ±34.87	0.793
	右	109	$\hat{Y}=644.84+2.31$股骨最大长 ±34.86	0.789
	左	131	$\hat{Y}=690.15+2.22$股骨生理长 ±36.37	0.772
	右	130	$\hat{Y}=714.70+2.17$股骨生理长 ±36.92	0.759
31～40	左	131	$\hat{Y}=640.21+2.32$股骨最大长 ±33.32	0.847
	右	114	$\hat{Y}=635.64+2.33$股骨最大长 ±32.98	0.846
	左	109	$\hat{Y}=632.20+2.36$股骨生理长 ±33.49	0.845
	右	114	$\hat{Y}=631.18+2.36$股骨生理长 ±33.26	0.843
41～50	左	63	$\hat{Y}=617.48+2.36$股骨最大长 ±31.16	0.845
	右	63	$\hat{Y}=687.57+2.20$股骨最大长 ±32.35	0.832
	左	63	$\hat{Y}=615.61+2.38$股骨生理长 ±31.83	0.838
	右	63	$\hat{Y}=699.66+2.19$股骨生理长 ±33.20	0.822
51～60	左	55	$\hat{Y}=784.03+1.96$股骨最大长 ±34.30	0.804
	右	57	$\hat{Y}=780.19+1.98$股骨最大长 ±35.85	0.783
	左	55	$\hat{Y}=789.85+1.96$股骨生理长 ±33.66	0.812
	右	57	$\hat{Y}=794.10+1.96$股骨生理长 ±35.69	0.786
61～80	左	83	$\hat{Y}=712.09+2.11$股骨最大长 ±37.54	0.752
	右	82	$\hat{Y}=687.66+2.17$股骨最大长 ±36.60	0.761
	左	83	$\hat{Y}=702.69+2.15$股骨生理长 ±37.54	0.752
	右	82	$\hat{Y}=680.09+2.21$股骨生理长 ±36.57	0.761

3. 由胫骨推算身高（Calculation of Stature from theTibia） 同上公安部126研究所的资料，对江西、山东、云南、贵州、广西、安徽、河北、青海、吉林九省区的测量提出的回归方程式：61～80年龄组的结果，不如60岁前的年龄组好，见表4-20。

表4-20 男性胫骨推算身高的回归方程式
Regression Equations of Stature from the Tibia in Male

年龄（岁）	侧别	例数	回归方程式（$\hat{Y}=a+bX\pm Sy.x$）（mm）	r值
21～30	左	136	$\hat{Y}=902.51+2.24$胫骨生理长 ±39.14	0.737
	右	135	$\hat{Y}=881.54+2.31$胫骨生理长 ±37.87	0.752
	左	136	$\hat{Y}=853.39+2.22$胫骨最大长 ±38.74	0.743
	右	136	$\hat{Y}=833.10+2.28$胫骨最大长 ±38.13	0.745
31～40	左	111	$\hat{Y}=773.43+2.63$胫骨生理长 ±36.58	0.805
	右	112	$\hat{Y}=780.78+2.61$胫骨生理长 ±35.55	0.817
	左	110	$\hat{Y}=776.34+2.44$胫骨最大长 ±38.66	0.778
	右	112	$\hat{Y}=759.27+2.49$胫骨最大长 ±38.02	0.787
41～50	左	60	$\hat{Y}=784.56+2.59$胫骨生理长 ±36.49	0.776
	右	61	$\hat{Y}=1019.63+1.87$胫骨生理长 ±46.13	0.624
	左	60	$\hat{Y}=742.77+2.52$胫骨最大长 ±36.51	0.775
	右	61	$\hat{Y}=1033.92+1.71$胫骨最大长 ±47.31	0.598
51～60	左	57	$\hat{Y}=882.75+2.30$胫骨生理长 ±37.75	0.756
	右	56	$\hat{Y}=873.95+2.33$胫骨生理长 ±37.53	0.755
	左	56	$\hat{Y}=811.68+2.33$胫骨最大长 ±36.93	0.773
	右	56	$\hat{Y}=810.40+2.34$胫骨最大长 ±36.50	0.770
61～80	左	83	$\hat{Y}=895.45+2.22$胫骨生理长 ±43.82	0.636
	右	82	$\hat{Y}=878.75+2.26$胫骨生理长 ±43.52	0.642
	左	82	$\hat{Y}=811.95+2.29$胫骨最大长 ±42.89	0.657
	右	82	$\hat{Y}=749.08+2.46$胫骨最大长 ±40.88	0.694

4.由腓骨推算身高（Calculation of Stature from the Fibula）　同上公安部126研究所的资料，通过对江西、山东、云南、贵州、广西、安徽、河北、青海、吉林九省区长骨的测量提出的推算身高回归方程式，总体观下肢三大长骨长度推算身高，股骨最优，胫骨居中，腓骨最差，详见表4-21。

表4-21　男性腓骨长度推算身高的回归方程式
Regression Equations of Stature from the Fibula in Male

年龄（岁）	侧别	例数	回归方程式（$\hat{Y}=a+bX\pm Sy.x$）（mm）	r值
21～30	左	113	$\hat{Y}=761.45+2.54$腓骨最大长 ±38.05	0.760
	右	116	$\hat{Y}=762.29+2.54$腓骨最大长 ±36.84	0.776
	左	113	$\hat{Y}=1003.44+1.87$腓骨小头外踝长 ±45.74	0.625
	右	128	$\hat{Y}=688.64+2.23$腓骨小头外踝长 ±37.48	0.760
31～40	左	97	$\hat{Y}=739.25+2.59$腓骨最大长 ±36.35	0.804
	右	102	$\hat{Y}=703.31+2.70$腓骨最大长 ±34.25	0.828
	左	97	$\hat{Y}=742.33+2.61$腓骨小头外踝长 ±36.85	0.798
	右	102	$\hat{Y}=718.38+2.68$腓骨小头外踝长 ±35.01	0.820
41～50	左	53	$\hat{Y}=1213.21+1.23$腓骨最大长 ±51.75	0.468
	右	52	$\hat{Y}=1158.70+1.38$腓骨最大长 ±50.99	0.537
	左	53	$\hat{Y}=757.18+2.57$腓骨小头外踝长 ±36.83	0.777
	右	52	$\hat{Y}=780.32+2.49$腓骨小头外踝长 ±35.00	0.815
51～60	左	49	$\hat{Y}=807.31+2.39$腓骨最大长 ±37.47	0.773
	右	53	$\hat{Y}=819.76+2.35$腓骨最大长 ±39.71	0.738
	左	49	$\hat{Y}=829.64+2.36$腓骨小头外踝长 ±37.75	0.769
	右	53	$\hat{Y}=826.27+2.37$腓骨小头外踝长 ±39.99	0.733
61～80	左	73	$\hat{Y}=1081.79+1.58$腓骨最大长 ±49.19	0.526
	右	73	$\hat{Y}=1001.42+1.81$腓骨最大长 ±48.46	0.558
	左	73	$\hat{Y}=705.52+2.67$腓骨小头外踝长 ±41.21	0.701
	右	73	$\hat{Y}=709.22+2.66$腓骨小头外踝长 ±42.16	0.697

5.由下肢长骨长推算身高（Calculation of Stature from the Length of Long Bones of Lower Limb）

（1）男性下肢长骨最大长推算身高（Calculation of Stature from the maximum length of long bones of lower limb in male）：同上公安部126研究所的资料，详见表4-22。

表4-22　男性下肢长骨最大长推算身高的回归方程式
Regression Equations of Stature from the Maximum Length of Long Bones of Lower Limb in Male

年龄（岁）	侧别	例数	回归方程式（$\hat{Y}=a+b_1X_1+b_2X_2+b_3X_3\pm Sy.x$）（mm）	r值
21～30	左	129	$\hat{Y}=777.75+1.10$（股骨+胫骨）±39.07	0.741
	右	128	$\hat{Y}=709.37+1.19$（股骨+胫骨）±36.84	0.765
	左	109	$\hat{Y}=669.45+1.25$（股骨+腓骨）±37.20	0.764
	右	113	$\hat{Y}=673.86+1.25$（股骨+腓骨）±36.66	0.772
	左	129	$\hat{Y}=764.13+1.24$股骨$+0.96$胫骨 ±39	0.740
	右	128	$\hat{Y}=736.98+0.55$股骨$+1.88$胫骨 ±36	0.780
	左	109	$\hat{Y}=697.15+0.55$股骨$+2.04$腓骨 ±36	0.780
	右	113	$\hat{Y}=705.55+0.47$股骨$+2.12$腓骨 ±35	0.790
	左	109	$\hat{Y}=698.45+0.57$股骨-0.16胫骨$+2.18$腓骨 ±36.34	0.780
	右	113	$\hat{Y}=705.57+0.47$股骨$+0.01$胫骨$+2.11$腓骨 ±35.46	0.790

续表

年龄（岁）	侧别	例数	回归方程式（$\hat{Y}=a+b_1X_1+b_2X_2+b_3X_3\pm Sy.x$）（mm）	r值
31～40	左	129	$\hat{Y}=777.75+1.10$（股骨+胫骨）±39.07	0.741
	右	128	$\hat{Y}=709.37+1.19$（股骨+胫骨）±36.84	0.765
	左	109	$\hat{Y}=669.45+1.25$（股骨+腓骨）±37.20	0.764
	右	113	$\hat{Y}=673.86+1.25$（股骨+腓骨）±36.66	0.772
	左	106	$\hat{Y}=655.15+1.77$股骨$+0.63$胫骨±31	0.850
	右	110	$\hat{Y}=641.74+1.77$股骨$+0.67$胫骨±31	0.850
	左	93	$\hat{Y}=660.52+1.54$股骨$+0.91$腓骨±31	0.850
	右	100	$\hat{Y}=639.09+1.42$股骨$+1.11$腓骨±30	0.860
	左	93	$\hat{Y}=669.99+1.57$股骨-0.52胫骨$+1.38$腓骨±31.37	0.850
	右	99	$\hat{Y}=644.22+1.50$股骨-0.26胫骨$+1.27$腓骨±30.39	0.860
41～50	左	60	$\hat{Y}=616.14+1.30$（股骨+胫骨）±32.50	0.827
	右	61	$\hat{Y}=665.74+1.24$（股骨+胫骨）±34.96	0.806
	左	52	$\hat{Y}=787.13+1.09$（股骨+腓骨）±46.76	0.719
	右	52	$\hat{Y}=784.75+1.10$（股骨+腓骨）±39.10	0.763
51～60	左	54	$\hat{Y}=725.42+1.16$（股骨+胫骨）±32.70	0.827
	右	56	$\hat{Y}=736.44+1.14$（股骨+胫骨）±34.34	0.800
	左	47	$\hat{Y}=746.32+1.14$（股骨+腓骨）±32.78	0.832
	右	53	$\hat{Y}=740.07+1.15$（股骨+腓骨）±36.43	0.785
61～80	左	81	$\hat{Y}=660.26+1.22$（股骨+胫骨）±37.98	0.748
	右	80	$\hat{Y}=644.26+1.24$（股骨+胫骨）±36.41	0.763
	左	72	$\hat{Y}=801.54+1.06$（股骨+腓骨）±43.28	0.666
	右	71	$\hat{Y}=693.62+1.20$（股骨+腓骨）±39.53	0.736

注：本表内各骨的测量均为最大长。

此外，莫世泰（1983，1984）通过对华南地区已知身高男性50副下肢长骨的测量，提出的推算身高回归方程式见表4-23。

表4-23　男性下肢长骨推算身高的回归方程式
Regression Equations of Stature from the Maximum Length of Long Bones of Lower Limb in Male

回归方程式（$\hat{Y}=a+b_1X_1+b_2X_2+b_3X_3\pm Sy.x$）（cm）	r值
$\hat{Y}=77.17+1.08$股骨最大长$+1.01$腓骨最大长±3.54（cm）	0.756
$\hat{Y}=79.47+1.04$股骨最大长$+$胫骨最大长±3.65（cm）	0.747
$\hat{Y}=81.58+1.85$股骨最大长±3.74（cm）	0.732
$\hat{Y}=83.28+2.24$腓骨最大长±3.74（cm）	0.731
$\hat{Y}=86.53+2.10$胫骨最大长±3.82（cm）	0.719

（2）女性下肢长骨最大长推算身高（Calculation of Stature from the maximum lengths of long bones of lower limb in female）：张继宗（2001）通过对河北、青海、吉林、山东、安徽、江西、广西、云南和贵州九省区69副19～66岁汉族女性下肢骨的测量提出的多元回归方程式，其效果较以上公安部资料中对男性的身高推算好些，见表4-24。

表4-24　女性下肢长骨长度推算身高的回归方程式
Regression Equations of Stature from the Lengths of Long Bones of Lower Limb in Female

回归方程式（$\hat{Y}=a+b_1X_1+b_2X_2+b_3X_3\pm Sy.x$）（mm）	r值
$\hat{Y}=392.029+1.384$左股骨最大长-4.724左胫骨最大长$+6.688$左腓骨最大长±34.30	0.885
$\hat{Y}=399.451+0.906$左股骨生理长-3.028左胫骨生理长$+5.544$左腓骨生理长±35.43	0.876
$\hat{Y}=562.536-4.722.304$左胫骨生理长$+5.765$左腓骨生理长$\pm35.90$	0.868
$\hat{Y}=481.774-3.058$左胫骨最大长$+6.434$左腓骨最大长±35.86	0.868
$\hat{Y}=486.803+0.570$左股骨生理长$+2.613$左腓骨生理长±40.41	0.862
$\hat{Y}=499.299+0.763$左股骨最大长$+2.307$左腓骨最大长±40.81	0.822
$\hat{Y}=493.785+3.308$左腓骨生理长±40.41	0.811
$\hat{Y}=526.090+3.185$左腓骨最大长±40.81	0.801
$\hat{Y}=370.220+1.127$右股骨最大长$+1.334$右胫骨最大长$+0.946$右腓骨最大长±49.04	0.790
$\hat{Y}=489.499+1.683$左股骨最大长$+1.175$左胫骨最大长±47.49	0.781
$\hat{Y}=493.158+1.805$左股骨生理长$+1.054$左腓骨生理长±48.14	0.774
$\hat{Y}=422.425+0.973$右股骨生理长$+1.302$右胫骨生理长$+1.045$右腓骨生理长±50.80	0.773
$\hat{Y}=456.189-1.372$右股骨最大长$+1.691$右胫骨最大长±48.80	0.770
$\hat{Y}=456.189+1.372$右股骨最大长$+1.691$右腓骨最大长±50.30	0.769
$\hat{Y}=399.047+1.310$右股骨生理长$+2.025$右腓骨生理长±50.30	0.769
$\hat{Y}=505.778+1.270$右股骨生理长$+1.703$右胫骨生理长±50.41	0.752
$\hat{Y}=508.464+2.640$左股骨生理长±48.63	0.751
$\hat{Y}=459.290+2.752$右股骨最大长±50.0	0.748
$\hat{Y}=507.768+2.069$右胫骨最大长$+1.160$右腓骨最大长±51.68	0.746

6. 由跟骨推算身高（Calculation of Stature from the Calcaneous）　显然，此方法远较下肢长骨的推算效果要差。张召晖等（2009）通过对四川地区男174例和女219例X线片的测量，提出跟骨5项长度测量指标的回归方程式，其中跟骨最大长和跟骨全长比较有意义，现选择其中3项（X_1＝跟骨最大长，X_2＝跟骨全长，X_4＝跟骨最小高），见表4-25。

表4-25　跟骨推算身高的回归方程式
Regression Equations of Stature from the Calcaneous

性别	回归方程（$\hat{Y}=a+b_1X_1+b_2X_2+b_3X_3\pm Sy.x$）（mm）	r值
男	$\hat{Y}=906.35+10.47X_1\pm56.10$	0.573
	$\hat{Y}=927.86+10.977X_2\pm56.85$	0.557
	$\hat{Y}=1190.72+13.337X_4\pm60.67$	0.463
女	$\hat{Y}=843.24+10.588X_1\pm46.69$	0.629
	$\hat{Y}=952.41+9.126X_2\pm51.17$	0.524
	$\hat{Y}=1219.31+10.044X_4\pm55.81$	0.370
男	$\hat{Y}=772.99+8.426X_1+7.971X_4\pm53.51$	0.626
	$\hat{Y}=685.01+3.617X_1+8.539X_2+8.539X_4\pm52.15$	0.653
女	$\hat{Y}=770.78+9.59X_1+4.405X_4\pm45.91$	0.647

7. 由第一跖骨长推算身高（Calculation of Stature from the First Metatarsal Bone）　南昌日等（1984）通过对朝鲜族成人X线片的测量提出回归方程式，对于仅有第一跖骨的案例有一定的帮助，见表4-26。

表4-26 第一跖骨长推算身高的回归方程式
Regression Equations of Stature from the First Metatarsal Bone

性别	侧别	回归方程式（$\hat{Y}=a+bX\pm$Sy.x）（mm）	r值
男	左侧	$\hat{Y}=98.49+1.73$第一跖骨长 ±4.178	0.61
	右侧	$\hat{Y}=82.30+1.3375$第一跖骨长 ±4.635	0.64
女	左侧	$\hat{Y}=121.105+0.5976$第一跖骨长 ±3.143	0.55
	右侧	$\hat{Y}=116.621+0.6731$第一跖骨长 ±3.116	0.56

8. 由股骨和小腿骨干骺融合程度推算身高（Calculation of Stature from the Epiphysis-Diaphysis Fusion of Lower Femur & Upper Bones of Leg）　席焕久（1985）曾对西安市10～22岁男学生1996例、9～21岁女学生1977例通过膝部X线片股骨下端和小腿骨上端的干骺融合程度推算身高，由于相关系数太小（最高不足0.39），实用价值不高。

9. 由四肢长骨系数推算身高（Calculation of Stature from the Bony Coefficient of Limbs）　目前尚未见国人相关资料，由于该方法方便简洁，具有一定的实用意义。现介绍安藤对日本人和Manouvrier对美国人的研究资料，可以直接由四肢长骨系数推算身高，通式如下：身高（cm）＝四肢某长骨最大长×该骨系数＋5cm，见表4-27。

表4-27 四肢长骨系数推算身高
Calculation of Stature from the Bony Coefficient of Limbs

骨骼	日本人				美国白种人			
	男左	男右	女左	女右	男左	男右	女左	女右
肱骨	5.474	5.337	5.577	5.440	5.25	4.93	5.41	4.98
桡骨	7.112	7.086	7.500	7.415	7.11	6.70	7.44	7.00
尺骨	6.638	6.606	6.885	6.813	6.66	6.26	7.00	6.49
股骨	3.836	4.040	3.901	3.934	3.92	3.52	3.87	3.58
胫骨	4.731	4.792	4.812	4.822	4.80	4.82	4.85	4.42
腓骨	4.812	4.813	4.912	4.920	4.32	4.37	4.88	4.52

10. 手足长推算身高（Calculation of Stature from the Lengths of Hand and Foot）

（1）手长推算身高的回归方程式（Regression equations of stature from the Lengths of hand）：樊晓光等（1997）通过对青岛地区1000名汉族19～23岁大学生手长的测量，姜东等（2011）通过对辽宁农村汉族成年20～60岁年龄组手长的测量，均提出了由相应测量项目推算身高的回归方程式，详见表4-28。

表4-28　手长推算身高的回归方程式
Regression Equations of Stature from the Lengths of Hand

作者（年份）	地区	单位	回归方程式（$\hat{Y}=a+bX\pm Sy.x$）	r值
男樊晓光等（1997）	青岛	mm	$\hat{Y}$（男身高）＝939.10＋4.22左手长±39.39	0.66
			$\hat{Y}$（男身高）＝942.28＋4.22右手长±39.77	0.65
			$\hat{Y}$（女身高）＝960.18＋3.78左手长±40.00	0.55
			$\hat{Y}$（女身高）＝986.20＋3.63右手长±40.30	0.54
姜东等（2011）	辽宁	cm	$\hat{Y}$（男20岁～身高）＝1.05手长＋150.96±4.97	0.429
			$\hat{Y}$（男30岁～身高）＝0.59手长＋156.83±5.33	0.176
			$\hat{Y}$（男40岁～身高）＝0.95手长＋148.97±5.60	0.277
			$\hat{Y}$（男50岁～身高）＝0.67手长＋153.78±5.38	0.235
			$\hat{Y}$（男60岁～身高）＝0.62手长＋152.23±5.58	0.228
			$\hat{Y}$（女20岁～身高）＝0.54手长＋148.63±4.73	0.176
			$\hat{Y}$（女30岁～身高）＝0.46手长＋147.82±4.93	0.188
			$\hat{Y}$（女40岁～身高）＝1.00手长＋138.19±4.83	0.346
			$\hat{Y}$（女50岁～身高）＝0.79手长＋141.28±5.15	0.253
			$\hat{Y}$（女60岁～身高）＝1.03手长＋134.39±5.20	0.331

（2）足长推算身高的回归方程式（Regression equations of stature from the lengths of foot）：国内有许多用足长推算身高的测量研究。例如，宿宝贵等（1992）对吉林市9～11岁小学生277人（男145，女132）及大学生217人（男103，女114）足长的测量，李仁等（1987）对湖北西部地区1533例7～17岁青少年足长的测量，姜东等（2011）对辽宁农村汉族成年20～60岁年龄组手长和足长的测量，樊晓光等（1997）对青岛地区1000名汉族19～23岁大学生足长的测量，崔静等（1996）对新疆土尔扈特部蒙古族成年105人（男64，女41）足长的测量，他们均提出了由相应测量项目推算身高的回归方程式，结果均显示足长优于手长的推算结果，详见表4-29。

表4-29　足长推算身高的回归方程式
Regression Equations of Stature from the Lengths of Foot

作者（年份）	地区	单位	回归方程式（$\hat{Y}=a+bX\pm Sy.x$）	r值
宿宝贵等（1992）	吉林	mm	$\hat{Y}$（男9～11岁身高）＝3.43足长＋63.45	0.71
			$\hat{Y}$（男18～20岁身高）＝3.03足长＋92.15	0.61
			$\hat{Y}$（女9～11岁身高）＝4.90足长＋34.07	0.83
			$\hat{Y}$（女18～20岁身高）＝5.41足长＋35.52	0.53
李仁等（1987）	湖北西部	cm	$\hat{Y}$（男7～17岁身高）＝2.73＋6.54足长±5.27	0.92
			$\hat{Y}$（女7～17岁身高）＝0.52＋6.72足长±4.94	0.91
姜东等（2011）	辽宁	cm	$\hat{Y}$（男20～29岁身高）＝2.70足长＋104.59±4.52	0.565
			$\hat{Y}$（男30～39岁身高）＝3.15足长＋91.11±4.10	0.653
			$\hat{Y}$（男40～49岁身高）＝2.37足长＋108.39±5.02	0.508
			$\hat{Y}$（男50～59岁身高）＝2.22足长＋111.94±4.94	0.451
			$\hat{Y}$（男60～岁身高）＝2.16足长＋111.45±4.91	0.514
			$\hat{Y}$（女20～29岁身高）＝2.54足长＋90.55±3.83	0.605
			$\hat{Y}$（女30～39岁身高）＝2.40足长＋101.94±4.46	0.458
			$\hat{Y}$（女40～49岁身高）＝3.64足长＋73.60±3.53	0.728
			$\hat{Y}$（女50～59岁身高）＝3.13足长＋84.02±3.92	0.677
			$\hat{Y}$（女60岁～身高）＝3.72足长＋69.01±4.17	0.654
樊晓光等（1997）	青岛	mm	$\hat{Y}$（男身高）＝958.27＋3.06左足长±41.33	0.62
			$\hat{Y}$（男身高）＝927.60＋3.19右足长±40.58	0.63
			$\hat{Y}$（女身高）＝992.88＋2.66左足长±41.10	0.55
			$\hat{Y}$（女身高）＝946.58＋2.87右足长±40.47	0.54
崔静等（1996）	新疆蒙古族	cm	$\hat{Y}$（男身高）＝78.26＋3.66足长±3.37	0.66
			$\hat{Y}$（女身高）＝32.85＋5.44足长±3.16	0.78

杨园园等（2013）对广西百色6～16岁中小学生的足长进行测量，提出由足长推算身高的回归方程式，r值基本都＞0.60，而杨园园等（2015）又对广西毛南族6～15岁中小学生做同样的测量，所提出的回归方程式r值基本都＜0.60，为何有如此差异，有待探讨。为比较二者的关系结果均列于表4-30。

表4-30　足长推算身高回归方程式
Regression Equations of Stature from the Length of Foot

年龄（岁）	性别	广西百色中小学生			广西毛南族中小学生		
		例数	回归方程（cm）	r值	例数	回归方程（cm）	r值
6	男	25	17.90＋6.12X	0.73	35	76.13＋2.22X	0.57
	女	47	25.85＋5.54X	0.71	33	92.71＋1.11X	0.40
7	男	58	33.34＋5.13X	0.86	45	92.05＋1.563X	0.35
	女	74	55.47＋3.69X	0.83	32	96.16＋1.22X	0.40
8	男	81	51.51＋4.02X	0.70	33	84.11＋2.07X	0.61
	女	49	51.73＋4.02X	0.78	45	96.13＋1.40X	0.51
9	男	73	50.16＋4.16X	0.79	41	92.44＋1.79X	0.55
	女	49	45.93＋4.54X	0.84	43	100.98＋1.39X	0.50
10	男	100	52.59＋4.09X	0.78	50	100.48＋1.56X	0.43
	女	79	96.16＋1.73X	0.36	45	95.91＋1.92X	0.48
11	男	77	86.14＋2.34X	0.69	38	108.75＋1.45X	0.44
	女	45	33.86＋5.35X	0.79	43	93.26＋2.24X	0.52
12	男	83	39.81＋4.95X	0.83	56	95.48＋2.34X	0.56
	女	60	33.28＋5.48X	0.83	43	106.63＋1.80X	0.51
13	男	106	51.28＋4.43X	0.71	71	103.23＋2.19X	0.53
	女	70	69.88＋3.74X	0.60	61	123.04＋1.19X	0.41
14	男	158	33.23＋5.38X	0.84	75	111.99＋1.97X	0.57
	女	66	75.39＋3.57X	0.70	54	130.72＋0.84X	0.28
15	男	118	36.11＋5.34X	0.79	53	126.00＋1.46X	0.41
	女	40	85.25＋3.06X	0.57	52	131.65＋0.82X	0.28
16	男	51	56.18＋4.50X	0.69			
	女	14	75.53＋3.60X	0.78			

注：表内全部X为足长（cm）。

徐飞等（2000）通过对大连汉族学生1205人（男598，女607）足长的测量，提出足长推算身高的回归方程式（cm）：$\hat{Y}$（男身高）＝6.863X-2.283，$\hat{Y}$（女身高）＝7.611X-15.28。

（3）手指长推算身高的回归方程式（Regression equations of stature from the length of fingers）：舒方义等（2014）通过对广西瑶族7～16岁儿童的右手示指和环指长的测量，提出推算身高的回归方程式，见表4-31。

表4-31　示指和环指长推算身高回归方程式
Regression Equations of Stature from the Lengths of Index & Ring Fingers

年龄	性别	例数	回归方程式（右示指长）（cm）	r值	回归方程式（右环指长）（cm）	r值
7	男	42	$\hat{Y}=63.71+10.19X_1\pm4.23$	0.571	$\hat{Y}=65.44+6.32X_2\pm4.28$	0.556
	女	32	$\hat{Y}=16.61+13.52X_1\pm4.19$	0.731	$\hat{Y}=38.58+14.54X_2\pm3.79$	0.786
8	男	56	$\hat{Y}=33.86+16.60X_1\pm3.93$	0.712	$\hat{Y}=50.65+12.68X_2\pm4.18$	0.666
	女	44	$\hat{Y}=55.31+12.37X_1\pm3.65$	0.753	$\hat{Y}=41.85+14.35X_2\pm3.37$	0.795
9	男	67	$\hat{Y}=61.36+11.67X_1\pm4.27$	0.718	$\hat{Y}=52.17+12.87X_2\pm3.91$	0.770
	女	54	$\hat{Y}=62.00+11.62X_1\pm5.11$	0.631	$\hat{Y}=51.58+12.94X_2\pm5.09$	0.635
10	男	46	$\hat{Y}=61.60+11.93X_1\pm4.48$	0.700	$\hat{Y}=61.66+11.45X_2\pm4.48$	0.699
	女	49	$\hat{Y}=61.69+12.20X_1\pm5.12$	0.678	$\hat{Y}=66.63+10.70X_2\pm5.26$	0.656
11	男	68	$\hat{Y}=51.38+14.34X_1\pm4.48$	0.769	$\hat{Y}=55.05+13.05X_2\pm4.62$	0.752
	女	75	$\hat{Y}=63.31+12.18X_1\pm4.37$	0.727	$\hat{Y}=43.20+15.19X_2\pm4.04$	0.773
12	男	60	$\hat{Y}=72.25+10.88X_1\pm5.62$	0.606	$\hat{Y}=64.30+11.78X_2\pm5.20$	0.677
	女	67	$\hat{Y}=78.70+9.66X_1\pm5.16$	0.639	$\hat{Y}=71.69+10.35X_2\pm4.70$	0.711
13	男	54	$\hat{Y}=45.22+15.99X_1\pm5.44$	0.811	$\hat{Y}=36.62+16.65X_2\pm5.38$	0.816
	女	51	$\hat{Y}=73.87+10.97X_1\pm5.40$	0.650	$\hat{Y}=81.21+9.35X_2\pm6.20$	0.488
14	男	59	$\hat{Y}=68.58+12.59X_1\pm5.17$	0.803	$\hat{Y}=66.54+12.38X_2\pm5.67$	0.751
	女	49	$\hat{Y}=88.20+9.08X_1\pm4.23$	0.608	$\hat{Y}=83.84+9.39X_2\pm4.19$	0.619
15	男	52	$\hat{Y}=97.19+8.81X_1\pm5.60$	0.498	$\hat{Y}=91.91+9.25X_2\pm5.34$	0.562
	女	44	—	—	$\hat{Y}=104.87+6.39X_2\pm4.33$	0.481
16	男	59	$\hat{Y}=99.07+8.61X_1\pm4.81$	0.616	$\hat{Y}=87.15+9.96X_2\pm4.62$	0.655
	女	33	$\hat{Y}=105.88+6.71X_1\pm3.47$	0.517	$\hat{Y}=107.23+6.33X_2\pm3.59$	0.465

注：$\hat{Y}=$身高，$X_1=$右示指长，$X_2=$右环指长。

第三节　由躯干骨推算身高
Calculation of Stature from the Bones of Trunk

一、由椎骨推算身高（Calculation of Stature from the Vertebrae）

1.由胸段长度推算身高（Calculation of Stature from the Length of Thoracic Part）　常云峰等（2008）对四川地区汉族人群应用数字X线摄影测量脊柱胸段长度（cm），提出推断身高的回归方程，相关系数较高，可作参考，见表4-32。

表4-32　胸段长度推算身高的回归方程
Regression Equations of Stature from the Length of Thoracic Part

分组	例数	胸段长（mm）	回归方程（$\hat{Y}=a+bX\pm Sy.x$）	r值
混合组	514	276.3±18.3	$\hat{Y}=51.443+0.389X\pm4.716$	0.834
男性组	254	287.9±14.4	$\hat{Y}=64.479+0.348X\pm4.696$	0.709
男20～45岁	150	290.6±14.6	$\hat{Y}=75.052+0.315X\pm4.413$	0.731
男＞45岁	104	284.1±13.4	$\hat{Y}=63.288+0.346X\pm4.651$	0.722
女性组	260	264.8±13.9	$\hat{Y}=70.043+0.316X\pm4.387$	0.707
女20～45岁	130	267.6±13.3	$\hat{Y}=63.226+0.345X\pm3.882$	0.764
女＞45岁	130	262.1±14.0	$\hat{Y}=83.834+0.259X\pm4.543$	0.624

注：X=全部胸椎段长度（mm），$\hat{Y}$=cm。

2.由腰椎推算身高（Calculation of Stature from the Lumbar Vertebrae）　张继宗等（2002）测量了80副八省汉族男性腰椎前高、椎体后高、椎体下矢径、椎体上横径、椎体下横径、椎孔横径，提出的回归方程的r值最高在0.54，详见表4-33。

表4-33　腰椎推算身高的回归方程
Regression Equations of Stature from the Lumbar Vertebrae

腰椎	回归方程（$\hat{Y}=a+b_1X_1+b_2X_2+b_3X_3+b_nX_n\pm Sy.x$）（mm）	r值
L₂	$\hat{Y}=991.240+15.464X_1+4.044X_2+2.449X_4-0.722X_5+3.896X_9\pm57.09$	0.513
	$\hat{Y}=986.633+15.313X_1+3.888X_2+1.952X_4+3.760X_9\pm56.72$	0.512
	$\hat{Y}=998.239+16.168X_1+4.692X_2+4.110X_9\pm56.65$	0.504
L₃	$\hat{Y}=947.218+16.604X_1-3.515X_2+3.870X_4+9.761X_9\pm55.13$	0.540
	$\hat{Y}=946.169+16.532X_1-3.561X_2+3.727X_4+0.220X_6+9.649X_9\pm55.50$	0.540
L₄	$\hat{Y}=1077.096+9.379X_1+6.694X_2+4.027X_3\pm55.75$	0.513
L₁～L₅	$\hat{Y}=1015.715+5.425X_1L_1+8.997X_1L_2+6.592X_1L_3+4.784X_1L_4-1.601X_1L_5\pm57.10$	0.531
	$\hat{Y}=1000.216+4.781X_1L_1+9.152X_1L_2+5.803X_1L_3+4.934X_1L_4\pm56.98$	0.523
	$\hat{Y}=1073.995+8.203X_1L_1+14.052X_1L_2\pm56.89$	0.516

注：X_1=椎体前高，X_2=椎体后高，X_4=椎体下矢径，X_5=椎体上横径，X_6=椎体下横径，X_9=椎孔横径，L_1=第一腰椎，L_2～L_5余类推。

3.椎间盘厚度（Thickness of the Intervertebral Discs）　椎间盘对身高有直接的关系，国内多人进行过测量，但测量的角度不一致，有的各部椎间盘总体测量，有的各椎间盘单独测量。都对推算身高有一定的价值。

（1）椎间盘厚度的测量（Measurements of the thickness of intervertebral discs）：如张宝庆等（1984）对重庆男30、女21具尸体，测量了颈椎（C）、胸椎（T）和腰椎（L）各自合并的前厚度、左后侧和右后侧厚度的均值，并提出了椎体高度和椎间盘高度的比值，详见表4-34。

表4-34 椎间盘厚度的测量及其与椎体的比例
Measurements of the Thickness of Intervertebral Discs & Their Proportion

项目	前厚（$\bar{x}\pm S_{\bar{x}}$, mm）		左后外侧厚（$\bar{x}\pm S_{\bar{x}}$, mm）		右后外侧厚（$\bar{x}\pm S_{\bar{x}}$, mm）	
	男30例	女21例	男30例	女21例	男30例	女21例
C	4.37±0.13	3.85±0.13	3.96±0.12	3.37±0.11	3.99±0.12	3.41±0.12
T	4.84±0.13	4.51±0.16	4.48±0.12	4.11±0.15	4.46±0.12	4.10±0.15
L	13.16±0.27	12.20±0.35	10.18±0.14	9.92±0.22	10.02±0.14	9.78±0.22
椎体高度：椎间盘高度						
C	3.97：1	4.08：1	4.14：1	4.46：1	4.12：1	4.39：1
T	4.07：1	4.06：1	4.66：1	4.61：1	4.66：1	4.64：1
L	1.85：1	1.92：1	2.38：1	2.26：1	2.41：1	2.26：1

（2）颈椎椎体和椎间盘的高度测量（Measurements of the height of cervical vertebrae & their intervertebral discs）：瞿东滨等（2012）对广州地区50例成人X线片测量了颈椎椎间盘的高度及相应的椎体高度，详见表4-35。

表4-35 颈椎椎体和椎间盘高度的测量
Measurements of the Height of Cervical Vertebrae & Their Intervertebral Discs

项目	测量数据（$\bar{x}\pm s$, mm）				
	$C_2 \sim C_3$	$C_3 \sim C_4$	$C_4 \sim C_5$	$C_5 \sim C_6$	$C_6 \sim C_7$
椎体高	19.82±2.08	13.16±1.58	12.18±1.46	11.95±1.26	11.93±1.39
椎间盘高	6.59±0.83	6.54±0.70	6.64±0.74	6.72±0.79	–

（3）颈椎和椎间盘矢径的测量（Measurements of the sagital diameters of cervical intervertebral discs & vertebral canals）：贾存玮等（1999）用三种方法（标本、CT和MRI扫描）测量了41例颈椎椎间盘和椎管的矢径，详见表4-36。

表4-36 颈椎和椎间盘矢径的测量（mm）
Measurements of the Sagital Diameters of Cervical Intervertebral Discs & Vertebral Canals（mm）

测量法	项目	测量数据（$\bar{x}\pm S_{\bar{x}}$, mm）				
		$C_2 \sim C_3$	$C_3 \sim C_4$	$C_4 \sim C_5$	$C_5 \sim C_6$	$C_6 \sim C_7$
标本	椎间盘矢径	16.22±0.81	16.57±0.70	17.80±0.90	17.19±0.78	16.80±0.93
	椎管矢径	17.61±1.06	15.45±0.24	15.00±1.40	14.11±1.31	13.89±0.39
CT	椎间盘矢径	14.60±0.82	15.42±0.61	16.38±0.87	16.01±0.96	15.83±1.15
	椎管矢径	16.03±1.96	13.76±1.83	12.24±1.79	12.89±1.98	11.29±1.17
MRI	椎间盘矢径	15.79±0.50	16.44±0.77	17.47±0.49	17.60±0.78	17.30±1.20
	椎管矢径	17.45±1.49	15.17±0.56	14.86±0.66	14.18±0.99	14.24±0.25

（4）腰椎椎间盘的测量（Measurements of the Lumbar Intervertebral Discs）：高文彬等（1998）对40～60岁21例（男10，女11）成人脊柱腰段的CT片上$L_4 \sim L_5$和$L_5 \sim S_1$椎间盘的前后缘高度和凸度，以及椎间盘的中部矢径进行了观测，详见表4-37。

表4-37 腰椎椎间盘的测量（mm） Measurements of the Lumbar Intervertebral Discs（mm）

测量项目	$L_4 \sim L_5$ ($\bar{x}\pm s$, mm)		$L_5 \sim S_1$ ($\bar{x}\pm s$, mm)	
	男	女	男	女
中矢径	41.6±3.2	36.4±2.2	39.6±2.8	35.5±1.8
前缘厚	14.7±2.4	12.8±2.4	18.1±2.1	14.0±3.8
后缘厚	10.9±2.3	7.8±2.3	7.6±1.4	6.6±3.0
前凸度	2.2±1.3	0.9±0.5	2.3±1.4	1.2±1.3
后凸度	2.6±1.2	2.3±0.4	2.8±0.7	2.5±0.6

卢万发等（1999）对辽宁地区成年男性新鲜标本18具测量了腰椎椎间盘的厚度，结果见表4-38。

表4-38 腰椎椎间盘厚度的测量
Measurements of the Thickness of Lumbar Intervertebral Discs

盘序	上软骨板厚 ($\bar{x}\pm s$, mm)			椎间盘厚 ($\bar{x}\pm s$, mm)			下软骨板厚 ($\bar{x}\pm s$, mm)		
	前点	中点	后点	前点	中点	后点	前点	中点	后点
$L_1 \sim L_2$	1.3±0.3	1.1±0.2	1.2±0.3	11.4±2.0	9.8±1.9	7.8±1.2	1.3±0.3	1.1±0.2	1.2±0.2
$L_2 \sim L_3$	1.4±0.2	1.2±0.2	1.3±0.2	13.3±2.0	11.7±2.0	8.9±1.5	1.4±0.2	1.2±0.2	1.3±0.2
$L_3 \sim L_4$	1.5±0.2	1.3±0.2	1.6±0.2	13.5±1.7	13.1±2.0	10.6±1.3	1.4±0.2	1.3±0.2	1.4±0.2
$L_4 \sim L_5$	1.5±0.1	1.4±0.2	1.5±0.1	14.3±2.0	13.4±2.2	10.8±1.4	1.5±0.1	1.3±0.2	1.5±0.1
$L_5 \sim S_1$	1.5±0.1	1.3±0.3	1.4±0.2	13.0±2.0	11.9±2.3	9.9±1.6	1.4±0.2	1.3±0.3	1.4±0.2

黄铁柱等（1996）测量了男女各21例CT片的下三个腰椎椎间盘的矢径、横径、面积、椎管矢径、侧隐窝矢径和下关节突最大宽，见表4-39。

表4-39 腰椎椎间盘及其指数的测量
Measurements of the Lumbar Intervertebral Discs & Their Indices

项目	$L_3 \sim L_4$ ($\bar{x}\pm s$)		$L_4 \sim L_5$ ($\bar{x}\pm s$)		$L_5 \sim S_1$ ($\bar{x}\pm s$)	
	男21例	女12例	男15例	女11例	男13例	女10例
1.椎间盘矢径（mm）	44.8±4.1	40.5±2.6	45.3±2.8	41.6±2.1	43.6±4.2	39.7±2.0
2.椎间盘横径（mm）	63.3±6.1	55.1±3.0	63.9±4.7	58.3±2.7	65.0±7.0	56.4±5.2
3.椎间盘面积（mm²）	150.7±25.1	122.8±17.5	149.3±18.0	120.8±16.0	148.6±28.4	112.7±17.2
4.椎管矢径（mm）	21.4±3.7	20.1±2.5	19.6±2.9	17.2±2.5	18.2±4.1	17.4±3.2
5.下关节突最大宽（mm）	41.2±5.5	36.7±1.6	49.6±8.1	43.5±5.9	59.8±8.8	53.4±7.5
6.侧隐窝矢径（mm）	3.4±0.9	3.4±1.1	2.6±0.8	2.5±1.0	3.6±1.7	4.3±0.9
指数1/2	71.0±9.6	73.5±4.6	71.1±4.5	71.4±2.9	67.4±5.4	70.7±4.5
指数4/1	48.0±8.2	49.9±6.7	43.1±5.3	41.5±7.1	41.8±9.2	43.7±7.7
指数5/2	65.2±7.9	66.7±3.8	77.7±11.7	74.7±10.9	92.0±9.4	95.0±13.2

二、由胸骨推算身高（Calculation of Stature from the Sternum）

国内有多人进行过此类研究。例如，胡佩儒等（1987）对汉族成年尸体28具分别测量胸骨长、胸骨体长和胸骨柄长与身高，郑靖中等（1985）青年学生16岁至24岁年龄组男863例，女722例胸骨长的测量，刘建国（1993）对湖南吉首3～6岁儿童1159例，常桂珍等（1994），对太原市汉族新生儿868例（男466，女402）测量胸骨长和身高，均提出了各年龄段推算身高的回归方程式，但对仅有胸骨的案例判断还是有一定的参考价值，详见表4-40。

表4-40 胸骨长推算身高的回归方程
Regression Equations of Stature from the Length of Sternum

作者（年份）	年龄（岁）	男回归方程式（cm）	r值	女回归方程式（cm）	r值
胡佩儒等（1987）	成年	$\hat{Y}=3.93X+107.66\pm4.648$	0.716	$\hat{Y}=4.42X+93.39\pm4.620$	0.611
		$\hat{Y}=3.666X_2+128.85\pm5.48$	0.567	$\hat{Y}=4.834X_2+110.03\pm4.62$	0.612
		$\hat{Y}=6.926X_3+130.12\pm5.43$	0.579	$\hat{Y}=10.443X_3+101.78\pm4.83$	0.563
郑靖中等（1985）	16～	$\hat{Y}=2.43X+126.94\pm5.34$	0.41	$\hat{Y}=1.63X+130.53\pm5.34$	0.28
	17～	$\hat{Y}=2.56X+124.74\pm5.10$	0.41	$\hat{Y}=1.11X+140.79\pm4.68$	0.22
	18～	$\hat{Y}=2.40X+128.41\pm5.65$	0.38	$\hat{Y}=1.75X+133.39\pm4.82$	0.28
	19～	$\hat{Y}=2.83X+121.47\pm4.74$	0.53	$\hat{Y}=1.79X+128.77\pm4.85$	0.35
	20～	$\hat{Y}=3.11X+112.92\pm4.70$	0.52	$\hat{Y}=1.69X+131.47\pm5.04$	0.27
	21～	$\hat{Y}=2.76X+122.64\pm5.10$	0.50	$\hat{Y}=1.52X+134.42\pm4.91$	0.35
	23～24	$\hat{Y}=2.15X+132.58\pm5.16$	0.41	$\hat{Y}=0.56X+149.93\pm4.99$	0.14
刘建国（1993）	3～	$\hat{Y}=63.44+3.44X\pm3.278$	0.477	$\hat{Y}=62.19+3.63X\pm3.23$	0.620
	4～	$\hat{Y}=57.01+4.66X\pm3.60$	0.567	$\hat{Y}=49.77+5.58X\pm3.23$	0.691
	5～	$\hat{Y}=65.69+4.19X\pm3.44$	0.590	$\hat{Y}=51.47+5.78X\pm3.40$	0.657
	6～	$\hat{Y}=77.65+3.41X\pm3.44$	0.529	$\hat{Y}=70.05+4.26X\pm3.40$	0.556
常桂珍等（1994）	新生儿	$\hat{Y}=38.31+1.56X\pm1.61$	0.48	$\hat{Y}=41.45+1.14X\pm1.46$	0.37

注：$X=$胸骨全长，$X_2=$胸骨体长，$X_3=$胸骨柄长。

三、由骶骨推断身高（Calculation of Stature from the Sacrum）

张继宗等（1988）对18～75岁汉族男性骶骨研究得出由骶骨推算身高的回归方程式（表4-41）。

表4-41 由骶骨推算身高的回归方程式
Regression Equations of Stature from the Sacrum

回归方程式（$\hat{Y}=a+b_1X_1+b_2X_2+b_3X_3+b_nX_n\pm Sy.x$）（cm）	相关系数R
$\hat{Y}=69.913+2.523X_1+0.360X_2+1.045X_3+2.828X_4+1.081X_5+1.649X_6+0.368X_7+0.631X_8\pm4.46$	0.737
$\hat{Y}=70.631+2.487X_1+0.432X_2+1.110X_3+2.821X_4+1.122X_5+1.686X_6+0.631X_8\pm4.44$	0.737
$\hat{Y}=70.724+2.840X_1+1.128X_3+2.896X_4+1.062X_5+1.663X_6+0.642X_8\pm4.42$	0.736
$\hat{Y}=74.600+3.166X_1+3.390X_4+1.974X_6+0.646X_8\pm4.41$	0.731
$\hat{Y}=85.274+4.119X_4+1.793X_5+1.427X_6+1.773X_7+0.579X_8\pm4.93$	0.651
$\hat{Y}=89.136+4.283X_4+1.951X_5+1.630X_6+0.583X_8\pm4.95$	0.643
$\hat{Y}=95.685+4.982X_4+1.905X_6+0.579X_8\pm5.01$	0.627

注：$X_1=$骶骨弧，$X_2=$骶骨前弦，$X_3=$骶骨耳状面长，$X_4=$骶骨最大宽，$X_5=$骶骨中部宽，$X_6=$骶骨上面宽，X_7骶骨底正中矢径，$X_8=$骶骨底横径。

第四节 由颅骨推算身高 Calculation of Stature from the Skull

在法医学中，推断身高无疑采用四肢骨最好，但有时在碎尸、爆炸、火灾、飞机失事等刑事案件中，尤其是四肢骨残损不全的情况下，对颅骨推算身高也具有一定的意义，尽管相关系数远较四肢骨推算为差。下面介绍部分有关推算的回归方程。

一、由颅围推算身高（Calculation of Stature from the Cranial Circumference）

根据彭书琳等（1983）对华南地区汉族70例成年男性颅围推算身高的结果，显然，用头围推算身高远较其他骨的长度精确度要差。回归方程（cm）：$\hat{Y} = 74.73 + 1.32$ 颅围 ± 5.63，$r = 0.298$。

二、由下颌骨推算身高（Calculation of Stature from the Mandible）

张惠芹等（2005）测量了国内6个省市18～75岁120例个体的下颌骨，提出推断身高的回归方程式，r值均不理想，最高的只有0.535，其余多在0.3左右，实用价值不大。除非案例只有下颌骨时，可作为参考，见表4-42。

表4-42 由下颌骨推断身高(cm) Regression Equations of Stature from the Mandible (cm)

回归方程式（$\hat{Y} = a + b_1X_1 + b_2X_2 + b_3X_3 + b_nX_n \pm Sy.x$）	r-值
$\hat{Y} = 148.836 + 5.622$ 下颌体高$_1$	0.341
$\hat{Y} = 147.956 + 6.560$ 下颌体高$_2$	0.306
$\hat{Y} = 150.659 + 4.906$（$P_1$-$P_2$牙槽间嵴下颌体高）	0.298
$\hat{Y} = 147.505 + 6.057$（$P_2$-$M_1$牙槽间嵴下颌体高）	0.333
$\hat{Y} = 149.420 + 13.947$（$P_1$-$P_2$牙槽间嵴下颌体厚）	0.402
$\hat{Y} = 146.725 + 1.935$（$P_2$-$M_1$牙槽间嵴下颌体厚1）+ 5.550 下颌体高$_1$	0.362
$\hat{Y} = 147.540 - 0.123$（$P_1$-$P_2$牙槽间嵴下颌体厚）+ 6.691（颏孔处下颌体高）	0.362
$\hat{Y} = 147.148 + 0.758$（$P_1$-$P_2$牙槽间嵴体厚）+ 5.977（$P_2$-$M_1$牙槽间嵴体高）	0.367
$\hat{Y} = 150.468 - 20.858$（$M_1$-$M_2$牙槽间嵴下颌体厚）+ 33.999（$P_1$-$P_2$牙槽间嵴体厚）	0.535

注：下颌体高$_1$=（下颌体高），下颌体高$_2$=（颏孔处下颌体高）。

第五节 身高的预测 Prediction of the Stature

一、由父母身高推算子女的身高（Prediction of Children's Stature from Their Parents' Statures）

通常预测子女身高的简单公式为 $\hat{Y}$（儿子身高）=（父亲身高 + 母亲身高 + 12cm）÷ 2，$\hat{Y}$（女儿身高）=（父亲身高 + 母亲身高 - 8cm）÷ 2。我国多位学者提出了预测公式，见表4-43。

表4-43 由父母身高推算子女身高的预测
Prediction of Children's Stature from Their Parental Statures

作者（年份）	地区	回归方程式（cm）
江静等（2007）	上海	$\hat{Y}$（儿子身高）= 0.5213[（父亲身高 + 母亲身高）/2] + 89.225 $\hat{Y}$（女儿身高）= 1.0458[（父亲身高 + 母亲身高）/2] - 11.499
张绍岩等（2009）	我国东部 五城市	$\hat{Y}$（儿子身高）= 36.82 + 0.81[（父亲身高 + 母亲身高）/2] $\hat{Y}$（女儿身高）= 23.05 + 0.83[（父亲身高 + 母亲身高）/2]

注：此处五城市指广州、上海、温州、大连和石家庄。

用上述两种公式计算了子女的身高，结果显示，应用江静等的回归方程式计算得出的结果，误差比张绍岩等的更小。

二、自我身高的预测（Prediction of Stature from Oneself Stature）

由儿童的自我身高推算其成年的身高，可根据陈明达（1993）主编的《实用体质学》中所列自我身高预测的回归方程式，见表4-44。

表4-44 自我身高预测的回归方程式 Prediction of the Stature from Oneself Stature		
年龄（岁）	（男）回归方程式（cm）	（女）回归方程式（cm）
2.5	$\hat{Y}=86.90+1.02\times2.5$岁时身高	$\hat{Y}=91.75+0.75\times2.5$岁时身高
3.5	$\hat{Y}=76.76+1.02\times3.5$岁时身高	$\hat{Y}=86.71+0.81\times3.5$岁时身高
4.5	$\hat{Y}=76.00+0.97\times4.5$岁时身高	$\hat{Y}=73.04+0.88\times4.5$岁时身高
5.5	$\hat{Y}=75.44+0.91\times5.5$岁时身高	$\hat{Y}=52.22+1.01\times5.5$岁时身高
6.5	$\hat{Y}=73.09+0.88\times6.5$岁时身高	$\hat{Y}=50.09+0.97\times6.5$岁时身高
7.5	$\hat{Y}=71.85+0.85\times7.5$岁时身高	$\hat{Y}=51.68+0.91\times7.5$岁时身高
8.5	$\hat{Y}=70.89+0.82\times8.5$岁时身高	$\hat{Y}=54.57+0.85\times8.5$岁时身高
9.5	$\hat{Y}=71.86+0.78\times9.5$岁时身高	$\hat{Y}=68.63+0.71\times9.5$岁时身高
10.5	$\hat{Y}=71.87+0.75\times10.5$岁时身高	$\hat{Y}=90.89+0.52\times10.5$岁时身高
11.5	$\hat{Y}=75.38+0.70\times11.5$岁时身高	$\hat{Y}=87.94+0.52\times11.5$岁时身高
12.5	$\hat{Y}=98.97+0.52\times12.5$岁时身高	$\hat{Y}=77.08+0.57\times12.5$岁时身高
13.5	$\hat{Y}=111.68+0.42\times13.5$岁时身高	$\hat{Y}=37.41+0.80\times13.5$岁时身高
14.5	$\hat{Y}=100.38+0.47\times14.5$岁时身高	$\hat{Y}=12.40+0.94\times14.5$岁时身高
15.5	$\hat{Y}=68.02+0.64\times15.5$岁时身高	$\hat{Y}=6.57+0.97\times15.5$岁时身高
16.5	$\hat{Y}=34.11+0.82\times16.5$岁时身高	$\hat{Y}=4.39+0.98\times16.5$岁时身高
17.5	$\hat{Y}=15.85+0.92\times17.5$岁时身高	$\hat{Y}=2.15+0.99\times17.5$岁时身高
18.5	$\hat{Y}=6.13+0.97\times18.5$岁时身高	$\hat{Y}=1.71+0.99\times18.5$岁时身高
19.5	$\hat{Y}=2.00+0.99\times19.5$岁时身高	$\hat{Y}=1\times19.5$岁时身高
20.5	$\hat{Y}=2.00+0.99\times19.5$岁时身高	$\hat{Y}=1\times20.5$岁时身高

王效杰等（1996）测量了沈阳地区母体与其新生儿150例的身高，二者身高的关系：母体身高平均为（161.2±4.33）cm，新生儿身高为（50.3±1.79）cm，其中男性83例为（50.5±1.77）cm，女性67例为（50.0±1.79）cm。

第六节 我国人的身高 The Statures in Chinese

一、我国各省成人平均身高（Average Statures in Chinese by Provinces）

2015年6月30日国务院新闻办发布的我国各省成人平均身高见表4-45。

表4-45　我国各省成人平均身高　Average Statures in Chinese by Provinces

名次	省区市	男（cm）	女（cm）	名次	省市	男（cm）	女（cm）	名次	省市	男（cm）	女（cm）
1	山东	175.44	169.45	13	新疆	172.72	162.72	24	四川	170.86	160.86
2	北京	175.32	167.33	14	陕西	172.72	162.80	25	广东	169.78	159.78
3	黑龙江	175.24	165.25	15	澳门	171.79	161.79	26	重庆	169.71	159.71
4	辽宁	174.88	164.88	16	甘肃	171.67	159.66	27	西藏	169.68	159.66
5	内蒙古	174.58	164.58	17	江苏	171.57	161.54	28	江西	169.63	159.53
6	河北	174.49	164.50	18	河南	171.49	161.47	29	海南	169.60	159.56
7	宁夏	173.98	163.96	19	青海	170.95	160.86	30	湖北	169.54	159.56
8	上海	173.78	163.79	20	安徽	170.93	160.90	31	贵州	169.35	159.36
9	吉林	172.83	162.84	21	浙江	170.90	160.88	32	云南	169.24	159.33
10	天津	172.80	162.80	22	福建	170.90	160.89	33	湖南	168.99	159.10
11	台湾	172.75	162.70	23	香港	170.89	160.93	34	广西	168.96	158.96
12	山西	172.73	162.74								

由表中数据可见，不论男女山东人身高最高，最矮是广西人。基本可看出由北向南身高逐渐变矮的趋势，和地区的气温逐渐升高的趋势。这符合吴汝康教授（1991）提出的观点：身小体积小，更适合于散热快，适合于气温高的地区。

二、我国汉族成人平均身高（Average Statures in Chinese Han Nationality）

综合国人中汉族的资料：男4660例平均身高为166.00±6.47，女4813例平均身高为154.69±5.80，详见表4-46。

表4-46　中国人汉族身高的测量　Average Statures in Chinese Han Nationality

作者（年份）	地区	民族	男例数	男均值（$\bar{x}\pm s$, cm）	女例数	女均值（$\bar{x}\pm s$, cm）
姜东等（2011）	辽宁农村	汉族	386	167.47±5.71	383	156.05±5.14
童家明等（2000）	青岛	汉族	195	173.38±4.54	181	161.82±5.1
张兴华等（2011）	山东城市	汉族	156	170.09±6.55	150	158.44±5.66
	山东乡村	汉族	272	167.20±5.84	200	156.64±5.75
李玉玲等（2012）	内蒙古城市	汉族	145	168.75±6.35	175	157.47±5.44
	内蒙古乡村	汉族	256	165.74±5.52	258	154.12±5.40
李玉玲等（2012）	内蒙古	汉族	401	166.83±6.00	431	155.47±5.65
郑连斌等（2012）	江西城市	客家人	154	165.25±6.16	150	155.34±5.49
	江西乡村	客家人	183	164.10±6.02	196	153.22±5.25
郑连斌等（2011）	四川城市	汉族	137	165.24±6.98	151	152.95±5.97
	四川乡村	汉族	205	162.42±6.90	206	151.72±5.71
王齐家等（1982）	湖南	汉族	127	162.63±5.99	87	153.07±6.22
李咏兰等（2012）	湖南城市	汉族	157	165.43±6.03	163	154.32±5.02
	湖南乡村	汉族	196	164.02±6.71	214	153.36±5.75
赵晓萍等（2007）	湖南大学生	汉族	125	166.41±6.08	125	155.53±4.72
张振标等（1983）	广西	汉族	172	163.55±5.28	83	154.40±5.33
李玉玲等（2012）	广东城市	汉族	195	165.70±5.67	257	153.68±5.60
	广东乡村	汉族	347	164.44±5.82	492	153.06±5.37
黄新美等（1988）	广东珠江口	水斗门上居民	74	163.26±5.95	117	152.74±5.27
	广东珠江口	虎门门上居民	77	162.78±5.90	129	151.98±3.41
郑连斌等（2012）	海南城市	汉族	160	166.17±6.19	150	154.19±5.13
	海南乡村	汉族	174	165.36±6.40	159	154.08±5.08
郑连斌等（2012）	海南文昌城市	汉族	150	166.89±5.63	165	155.06±5.10
	海南文昌乡村	汉族	216	165.63±7.03	191	153.50±6.01
合计（$\bar{x}\pm s$, cm）		汉族	4660	166.00±6.47	4813	154.69±5.80

郑连斌等（2015）对我国汉族按方言群组进行了11个族群城市和乡村共26 954例身高的测量调查，见表4-47。

表4-47　我国汉族方言族群20～29岁的身高
Average Statures in Chinese Han Nationality by 20～29-year Dialect Group

方言族群	城市（$\bar{x}\pm s$，cm）		农村（$\bar{x}\pm s$，cm）		男女身高差（cm）	
	男	女	男	女	城市	农村
东北方言族群	173.8±6.1	161.1±7.3	170.8±5.7	157.8±5.4	12.7	13.0
华北方言族群	171.5±5.7	159.5±5.0	171.5±6.5	158.1±4.9	12.0	13.4
西北方言族群	171.1±6.0	158.7±5.8	169.3±5.2	157.4±5.5	12.4	11.9
西南方言族群	171.0±5.6	157.3±5.0	168.4±6.1	157.0±5.1	13.7	11.4
江淮方言族群	173.6±5.7	159.8±5.5	171.6±5.4	158.8±5.4	13.8	12.8
吴语族群	170.4±5.8	159.0±5.5	170.9±6.1	158.5±4.9	11.4	12.4
闽语族群	170.7±5.7	158.1±5.5	169.4±5.8	155.7±5.2	12.6	13.7
赣语族群	167.9±5.1	156.7±4.7	166.6±6.7	155.0±4.7	11.2	11.6
客家人	168.8±5.9	157.6±4.8	168.3±5.5	156.7±5.0	11.2	11.6
粤语族群	167.6±5.5	156.7±5.3	171.0±5.4	156.4±4.7	10.9	14.6
湘语族群	168.6±5.1	156.1±4.3	168.2±6.1	155.9±5.1	12.5	12.3

表中数据显示，我国城市汉族方言族群的身高，城市男女均以东北、江淮方言族群最高，而女性湘语族群最低；农村汉族方言族群的身高，男性以江淮、华北方言族群最高，女性以江淮、吴语方言族群最高，赣语族群最低。

三、我国少数民族成人平均身高（Average Statures in Chinese National Minorities）

我国少数民族身高的测量，凡是相同民族多项的，均由笔者进行计算出该民族的小结（总例数及其平均身高和标准差），详见表4-48a。

表4-48a　我国少数民族平均身高
Average Statures in Chinese National Minorities

作者（年份）	地区	民族	男例数	男均值（$\bar{x}\pm s$，cm）	女例数	女均值（$\bar{x}\pm s$，cm）
陈良忠等（1983）	内蒙古	鄂温克族	211	164.42±6.18	255	152.07±5.76
陈良忠等（1983）	内蒙古	鄂伦春族	72	159.79±6.64	117	148.28±6.16
朱钦等（1996）	内蒙古	达斡尔族	187	169.40±5.62	166	157.10±5.68
施全德等（1983）	黑龙江	达斡尔族	144	164.77±5.46	83	153.53±5.75
小结		达斡尔族	331	167.38±6.01	249	155.91±5.95
施全德等（1987）	黑龙江	赫哲族	52	166.71±7.20	58	155.32±5.55
张振标（1986）	吉林	朝鲜族	236	164.34±4.94	177	154.73±4.68
朱钦等（1993）	内蒙古	城镇蒙古族	103	173.2±7.01	115	157.9±5.27
		牧区蒙古族	105	169.3±6.02	81	156.7±4.55
王静兰等（1993）	新疆	蒙古族	93	167.33±6.02	55	156.47±6.35
艾琼华等（1994）	新疆	蒙古族	117	169.00±5.55	92	156.51±5.73
崔静等（1996）[*]	新疆	蒙古族	64	168.74±6.16	41	154.15±6.34

续表

作者（年份）	地区	民族	男例数	男均值（$\bar{x}\pm s$, cm）	女例数	女均值（$\bar{x}\pm s$, cm）
吕泉等（1998）	内蒙古	蒙古族	303	170.67±6.37	298	159.07±5.69
郑连斌等（2011）	云南	蒙古族	202	163.20±5.17	237	152.90±5.68
小结		蒙古族	987	168.62±6.80	919	156.49±6.13
韩向君等（1993）	吉林	满族	114	164.54±6.03	100	153.42±5.36
邵兴周等（1984）	新疆	锡伯族	130	169.73±5.26	90	158.45±5.26
王衡等（1986）	新疆	哈萨克族	56	169.64±5.30	55	159.47±4.91
崔静等（1991）	新疆	哈萨克族	152	169.29±6.59	106	156.20±5.62
艾琼华等（2001）	新疆	哈萨克族	226	169.87±5.49	178	158.43±5.26
小结		哈萨克族	434	169.64±5.88	339	157.9±5.46
王衡等（1986）	新疆	维吾尔族	69	169.08±5.45	66	156.65±4.40
鲁若迅等（1990）	新疆	维吾尔族	61	169.26±5.95	62	158.88±5.30
小结	维吾尔族		130	169.16±5.69	128	157.73±4.98
邵兴周等（1987）	新疆	柯尔克孜族	110	168.26±5.89	105	155.72±5.39
邵兴周等（1990）	新疆	塔吉克族	100	166.49±5.91	55	155.34±5.08
陆舜华等（2005）	内蒙古	俄罗斯族	186	167.67±7.45	150	155.85±6.00
戴玉景等（1996）	甘肃	回族	105	167.09±5.49	128	155.36±5.34
郑连斌等（1997）	宁夏	回族	182	167.15±4.87	212	156.92±4.94
小结		回族	287	167.13±5.10	340	156.33±5.15
戴玉景等（1987）	甘肃	裕固族	210	167.27±6.26	199	156.28±6.24
杨东亚等（1990）	甘肃	保安族	105	163.40±5.83	103	153.70±4.93
戴玉景等（1991）	甘肃	东乡族	106	166.74±5.22	101	154.24±5.30
张振标（1988）		藏族	113	167.02	41	154.1

*原文数据为标准误，由本书作者改为标准差。

表4-48b 我国少数民族平均身高						
Average Statures in Chinese National Minorities						
作者（年份）	地区	民族	男例数	男均值（$\bar{x}\pm s$, cm）	女例数	女均值（$\bar{x}\pm s$, cm）
顾牛范等（1986）	安徽	畲族	193	162.47±5.84	205	152.46±5.80
郗瑞生等（1996）	青海	撒拉族	107	167.31±6.09	103	155.17±5.38
戴玉景（1997）	青海	土族	131	163.50±5.88	120	154.40±4.98
吴定良（1942）	贵州	苗族	300	155.80±6.11	100	144.50±4.34
庞祖荫等（1987）	甘肃	苗族	394	155.69±5.47	181	145.95±5.33
余发昌等（1994）	云南	苗族	108	153.47±4.89	66	143.48±4.20
任家武等（1996）	湖南	苗族	203	160.44±5.15	203	150.87±5.40
喻晓丹等（2012）	贵州	苗族	194	158.95±6.98	182	149.17±6.46
小结		苗族	1199	156.85±6.19	732	147.69±6.07
陈翁良（1987）	广西	侗族	159	160.76±5.05	139	148.56±5.01

作者（年份）	地区	民族	男例数	男均值（$\bar{x}\pm s$, cm）	女例数	女均值（$\bar{x}\pm s$, cm）
刘配泉等（1988）	湖南	侗族	295	159.40±6.22	280	147.52±5.49
庞祖荫等（1989）	广西三江	侗族	203	157.93±5.62	196	147.91±4.74
小结		侗族	757	157.32±7.57	715	147.41±5.20
李培春等（1994）	贵州	水族	203	160.14±5.44	204	147.72±5.31
梁明康等（1994）	贵州	仡佬族	198	161.90±5.96	187	149.79±5.08
李培春等（2004）	贵州	仡佬族	205	159.81±5.76	204	150.16±5.82
小结		仡佬族	403	160.84±5.95	391	149.98±5.48
任光祥等（2012）	贵州	土家族	183	161.33±5.76	211	150.99±5.54
王齐家等（1983）	湖南	土家族	349	159.71±6.11	239	149.28±5.14
罗远才等（1985）	贵州	土家族	668	159.26±5.78	370	148.76±4.98
小结		土家族	1200	159.71±5.92	820	149.48±5.26
张振标等（1983）	湖南	瑶族	245	163.50±5.20	61	155.10±5.40
罗载刚等（2003）	广西白裤	瑶族	605	155.62±5.19	348	148.61±5.64
王齐家等（1983）	湖南	瑶族	349	159.71±6.11	239	149.28±5.14
小结		瑶族	1299	157.35±7.20	748	148.80±5.82
张振标等（1983）	广西	壮族	245	163.50±5.20	61	155.10±5.40
韦荣耀等（2012）	广西	壮族	149	160.15±5.62	164	149.72±5.69
小结		壮族	494	158.64±8.92	225	151.18±6.10
李明等（1989）	云南	景颇族	105	153.60±6.74	156	149.96±5.01
刘冠豪等（1990）	云南	傈僳族	100	158.67±6.50	70	148.89±4.60
刘冠豪等（1992）	云南	纳西族	94	165.92±5.39	106	155.43±5.26
李明等（1992）	云南	阿昌族	143	162.89±5.61	117	152.22±5.23
李明等（1995）	云南	普米族	120	166.52±6.26	110	154.04±5.90
李明等（2001）	云南	拉祜族	127	157.60±4.84	105	147.25±4.49
张振标等（1982）	海南	黎族	470	163.01±5.24	141	154.00±4.06
庞祖荫等（1987）	广西	彝族	88	157.46±6.56	90	147.52±4.57

从表4-48b可以大体看出，我国少数民族中，新疆的哈萨克族、锡伯族和维吾尔族男女平均身高均最高，男性以苗族平均身高最矮，女性以侗族和苗族的平均身高最矮，由北向南有逐渐变矮的趋势。

四、我国少数民族儿童的平均身高（Average Statures in Chinese National Minority's Children）

朱钦等（1984）测量蒙古族（布里亚特）7～16岁儿童身高，朱钦等（1993）测量达斡尔族7～18岁儿童身高，结果显示，达斡尔族儿童各年龄组身高均高于蒙古族身高，详见表4-49。

表4-49　我国蒙古族和达斡尔族儿童平均身高
Average Statures of Chinese Children in Monggol & Daur Nationalities

年龄（岁）	蒙古族男		蒙古族女		达斡尔族男		达斡尔族女	
	例数	均值（$\bar{x}\pm s$, cm）	例数	均值（$\bar{x}\pm s$, cm）	例数	均值（$\bar{x}\pm s$, cm）	例数	均值（$\bar{x}\pm s$, cm）
7	46	118.65±5.78	40	117.20±4.34	80	119.68±5.33	81	119.38±5.61
8	50	122.44±4.14	50	122.16±4.98	116	122.89±6.03	90	122.53±5.89
9	50	128.41±4.92	50	127.81±6.85	94	127.49±6.51	100	127.82±6.13
10	50	132.63±4.04	50	132.28±6.96	86	133.21±7.50	88	133.38±7.19
11	50	136.00±6.72	50	136.58±6.54	95	138.43±6.75	79	140.36±7.55
12	50	140.81±6.25	50	143.00±8.11	70	143.99±7.55	90	145.44±7.13
13	50	146.61±8.07	50	149.24±7.04	82	151.05±8.72	116	150.20±6.49
14	50	151.38±8.18	50	153.00±5.27	75	156.51±7.59	129	153.49±5.51
15	50	159.81±6.12	49	153.04±5.13	84	162.80±6.88	108	155.80±5.10
16	45	164.43±5.49	42	154.81±5.22	50	165.30±6.84	90	155.80±5.71

　　黄大元等（2013）测量武陵山苗族和武陵山土家族6～16岁儿童身高，结果显示，土家族儿童各年龄组身高均高于苗族身高，详见表4-50。

表4-50　我国苗族和土家族儿童平均身高
Average Statures of Chinese Children in Miao & Tujia Nationalities

年龄（岁）	苗族男		苗族女		土家族男		土家族女	
	例数	均值（$\bar{x}\pm s$, cm）	例数	均值（$\bar{x}\pm s$, cm）	例数	均值（$\bar{x}\pm s$, cm）	例数	均值（$\bar{x}\pm s$, cm）
6	49	111.40±3.31	47	109.48±4.60	70	116.01±3.61	75	115.13±5.13
7	71	115.92±5.38	69	115.55±4.81	83	119.48±5.09	84	117.71±4.67
8	97	119.58±5.50	72	119.36±6.62	111	123.11±5.43	85	121.71±4.47
9	82	124.01±5.77	93	123.43±5.68	100	126.58±5.47	90	126.64±5.28
10	82	128.36±5.63	132	129.13±6.97	86	131.13±6.31	86	134.14±6.34
11	98	131.48±6.16	115	132.54±6.49	96	134.82±6.52	88	136.58±7.14
12	120	134.93±7.05	111	138.25±7.36	86	140.96±7.65	94	142.85±6.23
13	97	141.29±8.41	99	143.96±6.02	87	148.93±7.33	81	148.30±5.39
14	77	150.61±7.68	89	148.42±5.27	74	155.40±9.26	80	149.84±5.69
15	83	154.10±6.34	80	148.85±5.42	77	158.67±7.69	74	151.21±4.18
16	63	159.44±5.70	70	149.60±5.45	83	162.75±6.49	75	151.86±4.40

　　黄大元等（2014）测量了湖南白族6～16岁儿童身高，曹林枝等（2014）测量了福建畲族7～16岁儿童身高，结果显示，白族儿童身高基本高于畲族身高，详见表4-51。

表4-51　白族和畲族儿童身高的测量
Average Statures of Chinese Children in Bai & She Nationalities

年龄 （岁）	白族男		白族女		畲族男		畲族女	
	例数	均值（$\bar{x}\pm s$, cm）	例数	均值（$\bar{x}\pm s$, cm）	例数	均值（$\bar{x}\pm s$, cm）	例数	均值（$\bar{x}\pm s$, cm）
6	43	115.20±4.01	29	114.59±4.93	—	—	—	—
7	76	121.02±6.39	75	118.05±4.80	81	117.8±6.9	79	115.2±5.9
8	81	125.19±5.64	85	124.95±5.17	78	119.2±7.1	77	119.1±6.1
9	87	129.13±6.49	105	127.78±5.77	76	125.1±7.8	89	124.7±6.8
10	108	132.96±6.42	100	134.09±5.84	82	132.2±8.5	102	129.3±7.5
11	98	137.13±5.81	100	139.44±5.88	91	137.5±8.4	94	136.6±6.4
12	56	142.64±6.69	56	146.30±6.81	86	141.8±7.7	74	142.8±7.3
13	69	149.42±7.54	69	150.51±5.63	101	148.3±7.4	80	149.7±8.4
14	74	158.24±7.12	87	152.07±5.48	104	153.9±6.5	85	152.8±7.1
15	43	161.17±6.31	46	152.89±3.97	85	159.1±5.5	87	154.5±6.6
16	13	162.76±5.08	25	153.01±3.52	66	165.3±5.9	69	155.8±5.3

五、我国未定民族的平均身高（Average Statures in Chinese Uncertain Nationalities）

朱芳武等（1992）对广西徕人男60例157.77±5.65、女51例147.70±4.62；皮建辉等（2011）对湖南瓦乡人男156例158.33±5.22、女152例147.81±5.13；李咏兰等（2011）对内蒙古布里亚特人男152例169.54±5.71、女158例155.69±6.02；郑连斌等（2013）对新疆图瓦人男55例166.72±7.38、女104例152.59±5.51。

六、我国汉族城乡儿童的平均身高（Average Statures in Urban & Village of Han Nationality's Children）

梁明康等（2007）测量广西城乡汉族7～18岁儿童身高，资料显示，城市儿童平均身高，不论男女均高于同龄乡村儿童的身高，详见表4-52。

表4-52　广西城乡汉族儿童平均身高
Average Statures of Children in Han Nationality at Guangxi Urban & Village

年龄 （岁）	城市男		城市女		乡村男		乡村女	
	例数	均值（$\bar{x}\pm s$, cm）	例数	均值（$\bar{x}\pm s$, cm）	例数	均值（$\bar{x}\pm s$, cm）	例数	均值（$\bar{x}\pm s$, cm）
7	51	121.2±4.5	48	120.8±5.0	51	117.9±4.3	50	118.2±4.5
8	53	126.1±4.2	46	126.6±11.3	50	123.9±4.1	50	122.8±3.7
9	52	129.0±5.8	53	129.4±6.5	50	123.3±5.2	50	124.2±5.6
10	50	134.0±5.3	50	137.5±5.5	49	132.4±5.2	50	133.8±7.8
11	54	141.6±7.3	49	144.3±7.7	50	132.6±5.4	50	137.6±9.2
12	51	147.9±8.0	51	150.0±7.5	50	139.4±6.7	50	144.5±8.3
13	49	154.0±8.2	51	154.0±5.4	50	145.3±8.7	50	148.8±5.7
14	48	164.0±6.7	50	155.1±4.9	50	153.2±8.6	50	152.3±5.8
15	49	167.5±6.6	49	155.9±5.2	50	164.7±5.3	50	155.6±4.8
16	52	168.7±5.4	48	156.6±5.1	50	167.3±7.0	50	155.8±5.3
17	54	169.5±6.9	52	156.4±5.3	50	169.7±7.5	50	157.5±4.4
18	48	169.3±7.1	46	157.2±5.4	50	168.0±6.3	50	156.8±4.6

陈昭（1987）测量北京市幼儿园2～6岁幼儿的身高，陈德珍等（1997）测量上海市7～13岁儿童的身高，结果详见表4-53。

表4-53 北京市和上海市儿童平均身高
Average Statures of Children in Han Nationality at Beijing & Shanghai Cities

年龄（岁）	北京市男 例数	均值（$\bar{x}\pm s$, mm）	北京市女 例数	均值（$\bar{x}\pm s$, mm）	年龄（岁）	上海市男 例数	均值（$\bar{x}\pm s$, cm）	上海市女 例数	均值（$\bar{x}\pm s$, cm）
2	71	911.7±43.4	59	894.0±41.1	7	34	123.40±5.08	34	121.61±4.29
3	107	986.8±39.7	96	977.6±45.5	8	63	126.81±5.18	53	125.98±5.13
4	105	1058.3±44.5	99	1047.8±43.2	9	60	131.68±4.58	56	130.46±5.68
5	89	1122.9±55.8	89	1109.3±42.2	10	41	137.60±8.23	44	136.54±6.28
6	67	1185.5±41.5	51	1170.0±48.5	11	53	143.02±7.58	50	144.21±6.32
					12	38	146.70±7.77	22	149.54±5.28
					13	9	151.29±8.39	1	150.20

七、成年后分年龄组进行身高的测量（Measurements of the Adult Statures by Age-Group）

包金萍等（2013）对江西赣州乡村客家人、宇克莉等（2015）对福建闽东语族群乡村成人测量过同样年龄组的身高，结果显示年龄越大，身高越矮，详见表4-54。

表4-54 成年后分年龄组平均身高 Average Statures in Age Group of Adult

年龄组	江西赣州乡村客家人 男 例数	均值（$\bar{x}\pm s$, cm）	女 例数	均值（$\bar{x}\pm s$, cm）	闽东语族群乡村成人 男 例数	均值（$\bar{x}\pm s$, cm）	女 例数	均值（$\bar{x}\pm s$, cm）
20～	36	167.9±4.8	40	155.7±4.8	37	171.2±55.91	40	158.9±55.88
30～	37	164.2±6.4	40	155.0±5.2	38	169.6±53.56	38	156.6±55.40
40～	36	163.4±6.2	40	153.2±4.5	37	167.1±62.71	40	156.3±51.74
50～	37	163.9±5.7	40	151.6±5.5	37	163.8±54.69	40	154.4±57.89
60～75	37	161.2±5.1	37	150.2±5.9	39	163.4±74.71	36	153.1±54.17
合计	183	164.1±6.0	196	155.2±5.3	188	167.0±67.93	194	155.9±58.0

侯俊然等（2014）测量了河南汉族城乡20岁至60岁以上，分10岁间隔年龄组测量身高，总体规律为不论男性或女性，随着年龄的增加，平均身高依次降低，特别是男性更为明显，详见表4-55。

表4-55 城乡成年后分年龄组平均身高
Average Statures of Adult in Age Group by Urban & City

年龄（岁）	城市（$\bar{x}\pm s$, cm） 男200例	女200例	乡村（$\bar{x}\pm s$, cm） 男280例	女324例
20～	169.29±5.35	152.15±5.43	170.54±6.46	157.25±4.86
30～	166.54±6.88	158.52±4.66	167.80±6.24	157.10±4.74
40～	167.61±7.49	157.04±9.32	165.73±5.77	157.38±5.61
50～	168.11±5.99	158.00±6.31	165.11±5.43	155.21±6.03
60～	167.42±4.22	152.5±3.72	163.70±6.54	152.15±5.43

韦荣耀等（2012）对广西百色市50～69岁中老年农民按5岁间隔测量身高，结果显示出年龄越大，身高越矮的普遍规律；详见表4-56。

表4-56 广西壮族成年后分年龄组平均身高
Average Statures of Adult by Age Group in Guangxi Zhuang Nationality

年龄组（岁）	男		女	
	例数	均值（$\bar{x}\pm s$, cm）	例数	均值（$\bar{x}\pm s$, cm）
50～	33	161.61±5.41	54	152.00±4.27
55～	39	159.23±5.72	37	150.66±5.09
60～	34	160.01±5.19	32	149.75±6.03
65～69	43	159.63±5.59	41	146.28±5.69

黄秀峰等（2008）对广西毛南族25～75岁女性按5岁年龄组计算，结果显示出年龄越大，身高越矮的普遍规律；详见表4-57。

表4-57 广西毛南族成年后妇女平均身高
Average Statures of Female Adult by Age Groups in Guangxi Maonan Nationality

年龄（岁）	例数	身高（$\bar{x}\pm s$, cm）	年龄（岁）	例数	身高（$\bar{x}\pm s$, cm）	年龄（岁）	例数	身高（$\bar{x}\pm s$, cm）
25～	50	159.59±4.67	45～	51	151.39±6.55	60～	51	146.79±5.40
30～	50	152.95±6.06	50～	57	150.15±4.93	65～	50	148.28±4.69
35～	52	151.47±5.91	55～	51	149.14±5.80	70～75	50	145.50±3.94
40～	71	152.40±4.63						

八、双生子身高的测量（Measurements of the Stature in Twins）

郭梅等（1987）测量了北京市7～14岁小学生双生子的身高，目的是探讨身高以及骨龄和体重的遗传因素影响的程度。结果显示，身高的遗传力最高为86.5%，与骨龄的遗传力为79.3%，与体重的遗传力为78.2%，三者均呈高度正相关（r值0.943～0.996）详见表4-58。

表4-58 双生子平均身高的测量 Measurements of the Average Statures in Twins

年龄（岁）	同卵双生子207例				异卵双生子100例			
	例数	男均值（$\bar{x}\pm s$, cm）	例数	女均值（$\bar{x}\pm s$, cm）	例数	男均值（$\bar{x}\pm s$, cm）	例数	女均值（$\bar{x}\pm s$, cm）
6	—	—	—	—	—	—	2	111.26±2.70
7	11	123.35±4.86	8	119.03±4.07	5	121.73±5.32	6	118.44±4.78
8	13	128.11±3.66	16	124.93±4.83	3	129.05±5.81	2	128.50±4.21
9	12	133.13±6.91	21	130.82±4.99	7	128.86±6.83	7	130.18±6.12
10	19	137.11±5.42	28	137.92±6.35	12	139.08±6.19	13	139.36±5.74
11	15	138.41±10.44	20	144.98±7.00	13	144.34±4.72	9	144.29±6.90
12	14	148.10±4.94	11	151.99±4.37	3	138.32±5.64	6	151.28±4.29
13	11	153.59±6.38	5	155.16±4.44	7	152.85±5.30	4	154.15±5.65
14	1	158.60±6.99	2	151.40±6.10	—	—	1	154.90±4.95

参 考 文 献

包金萍，郑连斌，陆舜华，等，2013. 江西赣州乡村客家人Heath-Carter法体型. 解剖学杂志，36（5）：982-985.

曹林枝，滕少康，陈桐君，2014. 福建畲族7～16岁学生体表面积及其与身体形态、机能的关系. 解剖学杂志，37（6）：800-803.

常桂珍，任　杰，王义明，等，1994. 健康新生儿面部及体格测量研究. 解剖学杂志，17（5）：460-462.

常云峰，张召晖，舒永康，等，2008. 数字X线摄影测量活体脊柱胸段推算身高. 中国法医学杂志，23（5）：296-298.

陈　昭，1987. 北京市幼儿园2～6岁儿童生长情况. 人类学学报，6（1）：46-54.

陈德珍，熊仓千代子，芦泽玖美，1997. 上海儿童体质发育的研究. 人类学学报，16（2）：112-140.

陈国权，柳树连，朱　钦，1992. 蒙古族、汉族通婚后裔大学生体质特征的研究. 人类学学报，11（2）：171-175.

陈良忠，杜若甫，1983. 鄂温克族与鄂伦春族的群体遗传学研究. 人类学学报，2（3）：282-292.

陈明达，1993. 实用体质学. 北京：北京医科大学中国协和医科大学联合出版社：108.

陈忠恒，孟庆兰，刘丰春，2009. 掌骨X线测量推断身高的研究. 人类学学报，28（4）：379-382.

崔　静，邵兴周，王静兰，1996. 新疆土尔扈特部蒙古族青年体重、足长与身高的关系. 局解手术学杂志，5（3）：12-13.

崔　静，邵兴周，王静兰，等，1991. 新疆哈萨克族体质特征调查. 人类学学报，10（4）：305-313.

戴玉景，1997. 青海土族体质人类学研究. 人类学学报，16（4）：274-284.

戴玉景，丁建生，邹占彪，1987. 甘肃裕固族体质特征初步研究. 人类学学报，6（3）：227-235.

戴玉景，郗瑞生，赵　晋，1996. 临夏市回族体质特征的初步研究. 人类学学报，15（3）：233-240.

戴玉景，杨东亚，1991. 甘肃东乡族体质特征研究. 人类学学报，10（2）：127-134.

丁细藩，莫世泰，张文光，1989. 华南地区汉族成年男性肢带骨与身高关系的探讨. 人类学学报，8（2）：189-190.

樊晓光，丁士海，1997. 山东半岛地区大学生手长、足长与身高关系的研究. 中国法医学杂志，12（2）：98-100.

高文彬，秦东京，于苏国，等，1998. 脊柱腰段的断层解剖及CT研究. 中国临床解剖学杂志，16（2）：148-151.

公安部126研究所（陈世贤执笔），1984. 中国汉族男性长骨推算身高的研究. 刑事技术，（5）：1-44.

顾牛范，汤毓华，江三多，等，1986. 畲族精神发育不全患者与正常人部分体质形态的比较研究. 医学人类学论文集，188.

关华中，王　衡，1982. 四肢长骨长度之间的回归方程. 新疆医学院学报，5（Z1）：182.

郭　梅，叶广俊，叶恭绍，1987. 双生子骨龄、身高及体重的研究. 人类学学报，6（2）：131-138.

韩向君，吴　真，段秀吉，等，1994. 满族青少年面部特征分析. 人类学学报，13（2）：55-63.

侯俊然，徐国昌，范　迎，等，2014. 河南汉族成人身体高度特征分析. 解剖学杂志，37（3）：396-398.

胡佩儒，赵志远，1987. 由胸骨长度估算中国北方成年人身高的回归方程. 人类学学报，6（2）：147-151.

花　锋，张继宗，田雪梅，等，1994. 用中国汉族男性髋骨推断身高的研究. 人类学学报，13（2）：138-142.

黄大元，张惠娟，吴国运，等，2013. 武陵山区苗族儿童少年体质发育. 人类学学报，32（2）：193-203.

黄大元，张惠娟，吴国运，等，2013. 武陵山区土家族儿童少年体表面积分型. 解剖学杂志，36（4）：817-820.

黄大元，张惠娟，吴国运，等，2014. 湖南白族儿童少年体表面积分析. 解剖学杂志，37（5）：687-689.

黄铁柱，张云枢，邹海兵，1996. 脊柱下腰段椎间盘的CT解剖. 中国临床解剖学杂志，14（2）：137-140.

黄新美，韦贵耀，刘月玲，等，1985. 广州莲花山水上居民体质特征调查. 人类学学报，4（2）：173-181.

黄新美，张寿祺，韦贵耀，1988. 珠江口水上居民体质特征的研究. 人类学学报，7（3）：278-280.

黄秀峰，周善金，黄昌盛，等，2008. 广西毛南族健康女性定量超声骨量峰值. 解剖学杂志，31（2）：253-254.

贾　勉，王洒哲，刘秉枢，等，1989. 第二掌骨长度与身高. 人类学学报，8（3）：240-244.

江　静，王　伟，邱定众，等，2007. 一种预测成年身高的新方法. 中国优生与遗传杂志，15（2）：11-13.

姜　东，阎文柱，刘素伟，等，2011. 辽宁农村汉族成人手长、足长与身高的关系. 解剖学报，42（2）：249-252.

姜　东，阎文柱，刘素伟，等，2011. 辽宁农村汉族青壮年身高与指距的关系. 解剖学报，42（6）：851-853.

金东沫，南昌日，俞东郁，等，1984. 延边地区朝鲜族成人从掌骨推算身高的研究（一）第三掌骨长与身高. 解剖学通报，7（增）：9.

李　明，李跃敏，程宏忠，等，1992. 云南阿昌族的体质特征. 人类学学报，11（1）：20-26.

李　明，李跃敏，余发昌，1995. 云南普米族的体质特征. 人类学学报，14（3）：227-232.

李　明，席焕久，等，2010. 拉萨藏族儿童青少年掌骨长与身高的关系. 解剖学杂志，33（3）：394-397.

李　明，余发昌，刘冠豪，等，1989. 云南景颇族的体质特征. 人类学学报，8（1）：8-16.

李　仁，刘树元，1987. 青少年足长与身长关系的研究. 人类学学报，6（4）：361-363.

李培春，梁明康，吴荣敏，等，1994．水族的体质特征研究．人类学学报，13（1）：56-63．

李培春，蒲洪琴，吴荣敏，等，2004．广西那坡黑衣壮族的体质特征．人类学学报，23（2）：152-158．

李培春，吴荣敏，浦洪琴，等，2004．贵州土著仡佬族体质特征．解剖学杂志，27（5）：558-563．

李咏兰，陆舜华，郑连斌，等，2011．中国布里亚特人的体质特征．人类学学报，30（4）：357-367．

李咏兰，陆舜华，郑连斌，等，2012．湘语族群头面部形态特征的年龄变化．解剖学杂志，35（2）：223-228．

李玉玲，陆舜华，陈 琛，等，2012．广东粤语族群汉族体质特征．解剖学报，43（6）：837-845．

李玉玲，陆舜华，李咏兰，等，2013．湖南宁乡汉族成人体质特征．解剖学杂志，36（3）：398-404．

李玉玲，陆舜华，栗淑媛，等，2012．内蒙古兴安盟汉族体质调查．人类学学报，31（1）：71-81．

梁明康，蒋 葵，朱芳武，等，2007．广西汉族学生体表面积调查．解剖学杂志，30（5）：627-630．

梁明康，李培春，吴荣敏，等，1994．贵州仡佬族体质特征．人类学学报，13（1）：64-70．

林琬生，肖建文，叶恭绍，1989．中国汉族儿童生长的长期趋势．人类学学报，8（4）：355-366．

刘冠豪，李 明，余发昌，等，1990．傈僳族的体质特征研究．人类学学报，9（2）：122-129．

刘冠豪，余发昌，李 明，等，1992．云南纳西族的体质特征研究．人类学学报，11（1）：13-19．

刘建国，1993．3～6岁幼儿胸骨长与身长关系的研究．解剖学杂志，16（1）：81-84．

刘配泉，邹锦慧，1988．湖南侗族体质人类学初步研究．人类学学报，7（1）：53-59．

刘庄朝，张惠芹，下颌骨后牙段（第1双尖牙-第2磨牙）残片身高推断的研究．1-6．

卢万发，李祥鹏，杜建平，等，1999．腰椎间盘的测量及其临床意义．中国临床解剖学杂志，17（3）：245-246．

鲁若迅，关华忠，王世杰，1990．新疆维吾尔族手掌侧投影面积测定．人类学学报，9（3）：248-254．

陆舜华，郑连斌，索利娅，等，2005．俄罗斯族体质特征分析．人类学学报，24（4）：291-300．

罗远才，韩承柱，肖冠宇，1985．湖南土家族的体质研究．人类学学报，4（2）：160-172．

罗载刚，杨家力，余跃生，等，2003．白裤瑶体质人类学研究．人类学学报，22（2）：150-160．

吕 泉，袁生华，代素娥，等，1998．内蒙古赤峰地区蒙古族成人体质特征的研究．人类学学报，17（1）：32-44．

莫世泰，1983．华南地区男性成年人由长骨长度推算身长的回归方程．人类学学报，2（1）：80-85．

莫世泰，1984．《华南地区男性成年人由长骨长度推算身长的回归方程》一文的更正．人类学学报，3（3）：295-296．

南昌日，俞东郁，金东沫，等，1984．延边地区朝鲜族成人从跖骨长推算身高的研究（二）第一跖骨长与身高．解剖学通报，7（增）：9-10．

努尔买买提·巴哈夏尔，董建江，爱 华，等，2010．哈萨克族成人掌骨的X线测量与身高的回归分析．解剖学杂志，33（6）：802-805．

庞祖荫，李培春，梁明康，等，1987．广西德峨苗族、彝族体质调查．人类学学报，6（4）：324-335．

庞祖荫，李培春，梁明康，等，1989．广西三江侗族自治县侗族体质调查．人类学学报，8（3）：248-254．

彭书琳，朱芳武，1983．对华南地区男性成年颅骨、锁骨、肩胛骨和髋骨与身高关系的研究．人类学学报，2（3）：253-259．

皮建辉，黎 杰，李 林，等，2011．湖南瓦乡人体质特征研究．人类学学报，30（2）：218-226．

皮永浩，金东沫，南昌日，1985．用多元分析法研究朝鲜族成人掌骨．延边大学医学学报，（4）：12-22．

青岛早报，2010．我国少儿身高标准．青岛早报，2010-07-19（6）．

瞿东滨，邹 琳，杨 勇，等，2012．颈椎前路钢板并轴向螺钉固定治疗屈曲牵张型损伤的解剖学研究．中国临床解剖学杂志，30（5）：506-508，512．

任光祥，余跃生，杨胜文，等，2012．贵州土家族体质人类学研究．人类学学报，31（2）：289-298．

任家武，李严斌，唐茂林，等，1996．湖南苗族体质特征．人类学学报，15（3）：260-262．

山东省学生体质健康调研组，1987．山东省学生体质健康研究．济南：山东科学技术出版社：38．

邵象清，1985．从长骨推算身高的研究．法医学杂志，1（1）：6-12．

邵兴周，崔 静，王静兰，等，1990．新疆塔什库尔干塔吉克族体质特征调查．人类学学报，9（2）：113-121．

邵兴周，崔 静，朱新安，等，1987．新疆特克斯县柯尔克孜族体质特征．人类学学报，4（4）：315-323．

邵兴周，王笃伦，崔 静，等，1984．新疆察布查尔锡伯族体质特征调查．人类学学报，3（4）：349-362．

施全德，胡俊清，杨宏有，1983．黑龙江省达斡尔族体质特征调查．人类学学报，2（1）：60-71．

施全德，胡俊清，赵贵新，1987．赫哲族体质特征．人类学学报，4（4）：336-342，373．

舒方义，王金花，黄秀峰，等，2013．广西瑶族中小学生示指和环指长与身高的关系及指长比特点．解剖学杂志，37（4）：523-526．

童家明，丁士海，易红英，2000．山东胶东地区大学生鼻与面形的测量及其临床意义．中国解剖与临床，5（3）：140-141，144．

王 衡，朱新安，王海涛，等，1986．中国哈萨克族心脏及大血管测量．解剖学杂志，9（3）：204-207．

王　霞，杨　阳，曹　芳，等，2013. 黑龙江省三家子村满族成人体部线性特征. 解剖学杂志，36（4）：810-812.

王齐家，刘配泉，范松青，等，1982. 湖南省江华瑶族自治县瑶族人体质人类学初步研究. 人类学学报，2（4）：359-367，406.

王效杰，李文海，王秋英，1996. 沈阳地区母体身长与新生儿身长之间的关系. 局解手术学杂志，5（2）：23-24.

王永豪，翁嘉颖，胡滨成，1979. 中国西南地区男性成年由长骨推算身高的回归方程. 解剖学报，10（1）：1-6.

韦荣耀，黄秀峰，2012. 百色市壮族中老年农民人体成分的测定与分析. 解剖学杂志，35（3）：370-373.

吴定良，1942. 中国南方坝苗的体质特征. 英国皇家学会人类学杂志，72：45.

吴汝康，1991. 今人类学. 合肥：安徽科学技术出版社：108.

席焕久，1984. 西安市学生膝部长骨的干骺融合时间与身高等发育指标的关系. 人类学学报，3（4）：341-348.

席焕久，1985. 西安市学生中从膝部长骨干骺融合推算身高与年龄的回归方程. 人类学学报，4（3）：264-267.

宿宝贵，何　欣，陈惠恩，等，1992. 不同发育时期的身高、体重、足长的相关与回归分析. 法医学杂志，8（2）：65-67，97.

徐　飞，李　岩，2000. 大连汉族学生足型的研究. 解剖学杂志，23（增）：13.

杨东亚，戴玉景，1990. 甘肃保安族体质特征研究. 人类学学报，1990，9（1）：55-63.

杨园园，黄秀峰，唐汉庆，等，2013. 广西百色苗族中小学生足长与身高、体质量的相关性. 解剖学杂志，36（4）：821-823.

杨园园，王金花，舒方义，等，2015. 广西毛南族中小学生同身寸与身高、足长的相关性. 解剖学杂志，38（3）：330-332，365.

余发昌，李　明，刘冠豪，1994. 云南苗族的体质特征研究. 人类学学报，13（4）：321-326.

宇克莉，郑连斌，胡　莹，等，2015. 汉族闽东语族群乡村成人体型. 解剖学杂志，38（3）：344-347.

喻晓丹，唐立俊，蒋贵川，等，2012. 贵州仁怀苗族体部体质特征. 解剖学报，43（2）：278-283.

张宝庆，李光照，左尧林，1984. 国人脊柱的观察二、椎间盘的测量. 解剖学通报，7（4）：330-333.

张惠芹，刘庄朝，2005. 中国汉族男性高度残碎下颌骨身高推断的研究. 中国人民公安大学学报（自然科学版），（3）：13-16.

张继宗，2001. 中国汉族女性长骨推断身高的研究. 人类学学报，20（4）：302-307.

张继宗，刘庄朝，赵中阁，2002. 中国汉族腰椎的身高推算. 人类学学报，21（4）：268-272.

张继宗，舒永康，王　静，1988. 骶骨推断身高的研究. 法医学杂志，4（4）：15-17.

张绍岩，刘丽娟，吴真列，等，2006. 中国人手腕骨发育标准－中华05 I. TW₃-CRUS、TW₃-C腕骨和RUS-CHN方法. 中国运动医学杂志，25（5）：509-516.

张绍岩，张继业，刘　刚，等，2009. 中国五城市儿童靶身高预测公式。中华现代儿科学杂志，6（1）：711.

张兴华，郑连斌，宇克莉，等，2011. 山东寿光汉族体质特征. 人类学学报，30（2）：206-217.

张迎修，2009. 山东省儿童青少年生长发育20年变化趋势. 人类学学报，28（1）：57-63.

张迎修，于厚贤，1997. 济南市社会经济发展与儿童青少年生长的长期变化. 人类学学报，16（4）：285-292.

张召晖，陈晓刚，周　敏，等，2009. 运用数字X线摄影法测量跟骨推算身高. 中国法医学杂志，24（1）：21-24.

张振标，1986. 吉林省朝鲜族体质特征. 人类学学报，5（2）：153-161.

张振标，1988. 现代中国人身高的变异. 人类学学报，7（2）：112-120.

张振标，张建军，1982. 海南黎族体质特征之研究. 人类学学报，1（1）：53-69.

张振标，张建军，1983. 广西壮族体质特征. 人类学学报，2（3）：260-271.

赵美荣，2001. 新疆锡伯族青年身高与指距的研究. 中国局解手术学杂志，10（2）：135-136.

赵晓萍，范松青，陈　熙，等，2007. 湖南大学生活体测量. 南华大学学报（医学版），35：656-659.

郑靖中，杨玉田，党汝霖，等，1985. 西安市青年学生胸骨长与身长的关系. 人类学学报，4（3）：268.

郑连斌，李咏兰，席焕久，等，2015. 中国汉族方言族群身高调查. Science Bulletin，60（5）：565-569.

郑连斌，陆舜华，包金萍，等，2012. 江西客家人体质特征. 解剖学报，43（5）：703-711.

郑连斌，陆舜华，丁　博，等，2011. 云南蒙古族体质特征. 人类学学报，30（1）：74-85.

郑连斌，陆舜华，张兴华，等，2013. 中国图瓦人体质特征. 人类学学报，32（2）：182-192.

郑连斌，宋瑾兰，包金萍，等，2012. 海南文昌汉族体质特征. 人类学学报，31（3）：279-288.

郑连斌，武亚文，张兴华，等，2011. 四川汉族体质特征. 解剖学报，42（5）：695-702.

郑连斌，张兴华，包金萍，等，2012. 海南汉族体质特征. 解剖学报，43（6）：855-863.

郑连斌，朱　钦，王巧玲，等，1997. 宁夏回族体质特征研究. 人类学学报，16（1）：11-21.

朱　钦，富　杰，刘文忠，等，1996. 达斡尔族成人的体格、体型及半个多世纪来的变化. 人类学学报，15（2）：119-126.

朱 钦, 季晓君, 富 杰, 等, 1993. 达斡尔族学生的体质发育与体型. 人类学学报, 12 (4): 71-79.

朱 钦, 刘文忠, 李志军, 等, 1993. 蒙古族的体格、体型和半个多世纪以来的变化. 人类学学报, 12 (4): 347-356.

朱 钦, 王树勋, 巴特尔, 等, 1984. 蒙古族 (布里亚特) 儿童体质发育调查. 人类学学报, 3 (4): 363-364.

朱芳武, 1983. 从中指骨长度推算身高的研究. 人类学学报, 2 (4): 375-379.

朱芳武, 赵东风, 林华栓, 等, 1992. 广西徕人的体质特征. 人类学学报, 11 (1): 27-33.

Balvir T K, Deshpande J V, Badwaik P, et al, 2012. Calculation of stature from the length of clavicle in Vidarbha region of Maharashtra. *Int J Biol Med Res*, 3 (3): 2254-2256.

Hrdlich A, 1939. Practical Anthropometry. Philadelphia: Wistar.

Pearson K, 1899. Mathematical contributions to the theory of evolution. —V. On the reconstruction of the stature of prehistoric races. Philosophical Transactions of the Royal Society, London, 192: 169-244.

Rollet F, 1888. De la mensuraiton de os longs du membres. These pour le doctorat en medecine, Paris, 1st series, 43: 1-128.

Su P H, Wang S L, Chen J Y, 2007. Estimating final height from parental heights and sex in Taiwanese. *Hum Biol*, 79 (3): 283-292.

Trotter M, Gleser G C, 1958. A reevaluation of esimation of stature based on measurements of stature taken during life and of long bones after death. *Am J Phys Anthropol*, 16: 79-123.

第五章

骨骼测量学
The Osteometry

人体测量学（anthropometry）分为骨骼测量和活体测量（包括尸体测量）两部分。骨骼测量学是人体测量学的重要基础，其目的是用测量方法研究人体骨骼的体质特征。它又分为颅骨测量和体骨测量，以传统的测量方法测量，多采用Martin提出的方法，测量工具也只限于简单的金属工具，如直脚规、弯脚规、量角器等，研究人员也测量，特别是测量颅骨，来研究颅骨的群体和个体特征、类型、人种差异和规律，具有重要的理论意义及实用价值。多局限于体质人类学工作者和解剖学工作者。随着科学的不断发展，临床出现了以电子计算机为基础的CT和MRI，测量的材料也不仅是骨骼标本，可以直接进行活体的测量，从而扩展了临床研究的范围和测量方法。螺旋CT，尤其是多排探测器CT的扫描覆盖面广、无间隙，采集容积数据，便于各种方式、各个角度的影像重组。容积再现（VR）能够客观、立体、清晰、多角度地显示骨骼的解剖结构，并可按CT值分类指定不同的颜色和透明度，增强影像的真实感。同时，多层面重组（MPR）图像可以给出更详细的骨质信息。这在临床医学及法医学上得到了广泛应用，也促进了虚拟解剖的大力发展。

骨骼测量学（osteometry）对人类学和法医工作者是很重要的。前面已经介绍过骨骼性别鉴定、年龄鉴定和身高的推测等，其中大量是依据骨骼测量来定性的。为了确保能有序、准确而有效地进行中国人体骨骼标本数据采集，并进入数据库保存，2007年11月我国科技部发布了由公安部物证鉴定中心张继宗起草的《现代人体骨骼标本数据库》，从此，我国有了人体骨骼标本资源数据采集的国家标准或行业标准。本标准从颅骨数据（包括下颌骨）、躯干骨数据、骨盆数据、四肢骨数据，四大角度对人体骨骼标本的数据采集进行系统而详细的描述，形成了一套完整的人体骨骼标本数据采集标准，使标本的采集及收录有所依照。

骨骼测量学在我国的发展可划分为两个阶段：1979年前基本上散在地进行，20世纪30年代前，虽然也有国人资料的报道，但多数为外国人在中国所做的工作，30年代后，我国最早留学国外的学者陆续有所报道，如吴定良（1894—1969年）留学英国，跟随著名人类学家Pearson学习，1934年获人类学博士学位。先后发表过50余篇论文。吴定良在骨骼测量学方面做了大量研究，对头骨的形态学特点、人种学特征、测量方法等进行了详尽的阐述，创立了颅容量的计算公式、测定额孔位置的指数，并论述了中国人额中缝的出现率及其与颅骨其他测量值的关系，特别是在面骨扁平度的测量方法上有新的创造，被各国人类学家所采用，并被列为人类学学生的参考书目和有关论文的参考文献。1949—1978年国内各医学院校解剖学工作者，积极响应周恩来总理提出的号召，陆续发表了许多中国人骨骼测量的文章，但缺少统一的标准，特别是许多文章缺少统计学资料，科学性不够理想。为此，时任中国科学院古脊椎动物与古人类研究所所长，兼任全国解剖学会理事长吴汝康（1916—2006年）教授及其助手吴新智教授和在吴定良生前所创造的复旦大学人类学研究室邵象清教授的筹备下，于1979年7月23日至8月10日举办了首届全国人体测量训练班，全国有几十所学校百余人参加；于是全国如雨后春笋般地发表了大量骨学观察和测量方面的文章，另外全国解剖学会同时成立了"体质调查委员会"，在其领导下，有序地完成了中国人骨学数据，填补了国人骨学的空白。

工欲善其事，必先利其器。骨骼测量需要测量仪器。20世纪70年代以前，我国还没有专门生产骨骼测量工具，国内应用的测量工具主要是瑞士或日本生产的。随着全国测量骨骼的需求增加，江西南昌青云谱公司首先依据瑞士的工具生产了一批。目前国内有许多公司生产各种骨骼测量工具，主要包括直脚规、游标卡尺、弯脚规、三脚平行规（直式和弯式）、附着式量角器、Martin测高仪、卷尺、圆杆直脚规、圆杆弯脚规、测骨盘、Mollison定颅器、立方定颅器、托颅盘、水平定位仪、描骨器、平行定点器、持骨器、简易描绘器、测齿规、测腭器、测眶器、下颌骨测量器、量角规、斜边三角尺，有力促进了骨学的研究。

第一节　骨测量工具　Instruments of the Osteometry

一、径线测量工具（Instruments of the Measuring Bony Diamenter）

径线测量工具见图5-1。

1.直脚规（Sliding Caliper）　用来测量20 cm内的外卡直线距离，它由两个脚（固定脚和活动脚）和一个刻度尺组成。其中一个活动脚可以在轴上滑动，直接读出尺上的刻度，固定脚还可以附加附着式量角器，测量与颅骨法兰克福平面（FH平面）有关的角度。两个脚的两端一尖、一钝，尖端用来测量骨骼，钝端测量活体。缺点是精度较差，一般为1 mm。如果测量大于20 cm距离，还有较长的圆杆直脚规，固定轴为较长的圆柱状钢管。

2.游标卡尺（Vernier Caliper）　功能与直脚规相同，由于它的两个脚一端测量外卡直线距离，另一端可以测量内卡直线距离。其刻度尺背面中心处有附加一个测量深度的细轴，因而功能远较直脚规大。另外，其精度是直脚规的10倍，即0.1 mm，目前电子数显游标卡尺（digital vernier caliper）精度可达0.01 mm，已广为应用。最大优点是数字显示结果，极为方便。刻度尺有长短不等的规格，因此也可以代替圆杆直脚规使用。虽然我国公安部推行的精度是0.01mm，但测量骨骼一般是不需要这样的精度，因为测量的误差远远大于0.01 mm，使用时只取0.1 mm即可，原始记录如果精度是0.01mm，严格讲并不科学。

3.弯脚规（Spreading Caliper）　由两个弯脚和刻度尺组成。刻度尺位于弯脚的中央。弯脚规是用来测量30 cm内的外卡直线距离，特别适用于两端凹陷的直线距离，如测量大孔前缘点至鼻棘下点距（enba-

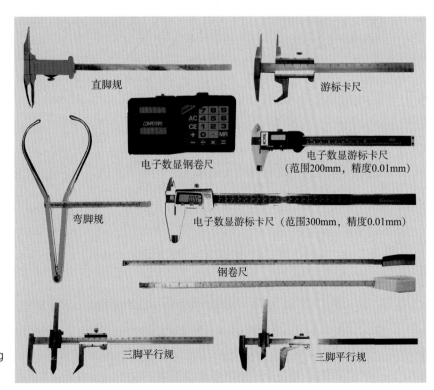

图5-1　径线测量工具
Instruments of the Measuring Bony Diamenter

ss），只能用弯脚规测量，因为直脚规被周围的骨凸起阻挡而不能测量。测量方法一般为两手各握一个脚，或单手如握筷子状。

4.三脚平行规（Coordinate Caliper）　用来测量骨骼凹陷的深度或骨骼曲度的高度，结构上在直脚规的两个脚之间增加一个脚，即带有刻度并能上下活动的中间竖尺，能测量出骨深度或高度。

二、角度测量工具（Instruments of the Measuring Bony Angle）

角度测量工具见图5-2。

1.量角规（Goniometer）　用来测量骨的角度或活体关节活动度。种类繁多，多为金属质地，两个测尺（固定和活动）对准角度的两边，即可读出角度，一般精度可达0.5°。

2.自制量角器（Goniometer）　适于测量骨的角度或四肢长骨的有关角度。改用塑料透明量角尺和一段有机玻璃尺棒作为活动测尺，效果和精度与量角规一样，且是透明的，有时更方便测量。

3.附着式量角器（Attachable Goniometer）　插入直脚规的固定脚，用来测量颅骨与FH平面有关的角度。

4.眶角测量仪（Orbital Goniometer）　为笔者设计，用来测量两眶间的各种夹角（丁士海，1961年），如两眶外侧壁夹角、两眶内侧壁夹角和两眶轴夹角。

5.电子数显量角器（Electric Digital Goniometer）　目前国内外已有人应用先进的电子数字量角器，其可直接显示出所测骨骼的角度数，应用起来更加方便快捷。

丁士海（1982年）曾采用测量计算法测量角度，主要原理是根据余弦定理推导公式 $\angle A = \cos^{-1}\left[(b^2 + c^2 - a^2)/2bc\right]$，测量三角的三个边长，用电脑计算出角度。当时采用国内生产（如大连的DS-5型、广州的8031型）或进口的袖珍电子计算器（如日本的FX-702P和PC-1500等，输入上述公式，即预测的角度＝ $\cos^{-1}\left[(左邻边长^2 + 右邻边长^2 - 对边长^2)/2 \times 左邻边长 \times 右邻边长\right]$，只需要测量三角的三个边长，代入计算机，即可算出。此法可大大提高效率，无须量角规或量角器，且精确度高，尤其是对大样本标本的测量优势更为显著。

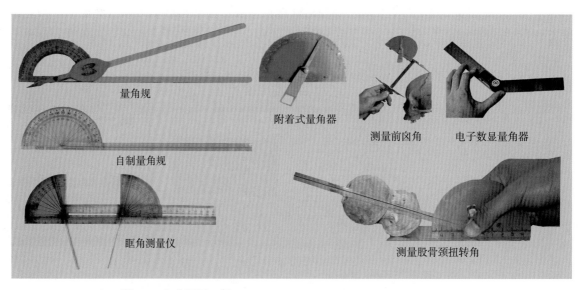

图5-2　角度测量工具　Instruments of the Measuring Bony Angle

三、弧、周的测量工具（Instruments of the Measuring Bony Arc and Circumference）

1.卷尺（Tape）　一般最好用比较窄的钢卷尺（steel tape），除测量线性外，还主要用来测量颅骨的周径。测量时一般不用卷尺的开始作为周径的起端，多采用10 cm处或20 cm处作为起始端，然后绕颅骨一周后，对准的刻度为周径止端，注意减去预留的10 cm或20 cm，即为周径。要注意测量时卷尺要紧贴骨面。

2.米格纸条（Ruling Paper）　可以自行制作，将米格纸裁成1 cm纸条，有人用照相纸制作，毫米格黑白分明，较为方便。如周径较小四肢长骨或弧度不大的骨面，最好用剪裁的米格纸条测量。由于一般米格纸的精度均为1 mm，如需记录小数点后的数据，则肉眼直接估计其小数点数。

四、测骨盘（The Osteometric Board）

测骨盘（Osteometic Board）（图5-3）　形如一个不带盖的小箱子，多为金属制或木质制，设计要求是四个壁，必须互成直角，盘底面放一张米格纸，其中两个壁的米格纸置于0 mm，主要用来测量四肢长骨。一般带有测量角度的钢条附件。钢条上配有可以动的钢丝圈固定于测骨盘壁上，以便于测量角度。盘内附件有三角形或四角形的木质或钢质的角板。

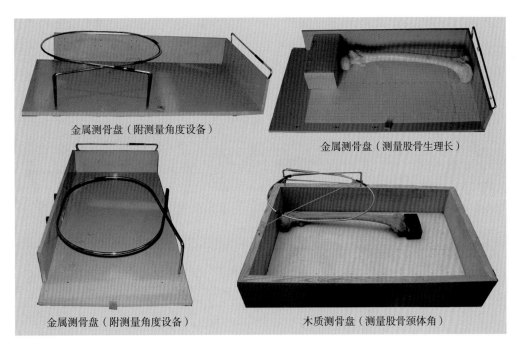

金属测骨盘（附测量角度设备）

金属测骨盘（测量股骨生理长）

金属测骨盘（附测量角度设备）

木质测骨盘（测量股骨颈体角）

图5-3　测骨盘　The Osteometic Board

五、固定骨的工具（Instruments of the Fixing Bone）

骨固定装置见图5-4。

1.Mollison定颅器（Mollison's Craniophore）　用来将颅骨固定于FH平面，结构上有三只支架和上方附加的测量耳上颅高的设备，两个侧架上的三角锥尖顶住外耳门上缘点（po点），前面的支架下托硬腭，上方的三角锥尖压住左眶下缘点（or点），这样就颅骨将置于FH平面，测量颅骨与FH平面有关的角度必须在Mollison定颅器上测量。

2.立方定颅器（Cubic Craniophore）　由于是立方金属架构成而得名。也是用来将颅骨置于FH平面，与Mollison定颅器的不同在于，固定托盘托住颅底或用下面的固定夹夹住枕骨，另需借助水平针或描骨器使左右po点和or点在同一水平后才能确定颅骨。比较费时，但固定好后，可以在立方颅框架上放玻璃和透明纸以便描绘颅骨的正中矢状面、冠状面或水平面，用来测量颅骨相关角度。笔者团队（丁士海等，1982年）采用测量计算法，测量颅骨与FH平面无关的角度，远较这种传统的测量方法简便、准确，详见后述。

3.持骨器（Bone Support）　亦称夹骨器（bone clamp），用来夹持长骨，配合平行描骨器应用。描绘成骨扭转角丝线，此外，盘内要有方木块和直角三角板。木块与三角板的测量面要平滑且垂直。

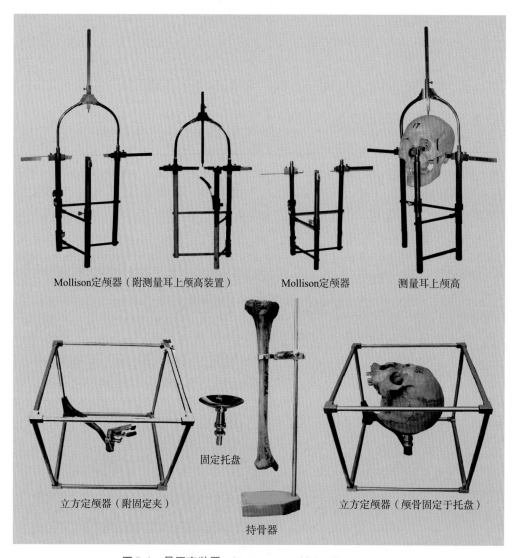

Mollison定颅器（附测量耳上颅高装置）　　Mollison定颅器　　测量耳上颅高

固定托盘

立方定颅器（附固定夹）　　持骨器　　立方定颅器（颅骨固定于托盘）

图5-4　骨固定装置　Instruments of the Fixing Bone

六、描骨仪器（Instruments of the Drawing Bone）

描骨仪器见图5-5。

1.描骨器（Diagraph）　用来描绘骨骼的轮廓图。上方的弯针尖指向骨骼表面滑动，下方的笔尖在图纸上同步绘出轮廓图。

2.简易描骨器（Simple Diagraph）　用来描绘除颅骨外的骨骼轮廓图。将金属竖尺游离边缘紧贴骨骼表面滑动，则竖尺下端尖端同步描绘于图纸上，但需要用复写纸。

3.水平针（Horizontal Tracing Needle）　用来确定立方定颅器上的颅骨FH平面，或确定某些骨的三个测点在同一水平面。

4.平行定点器（Parallelograph）　用来测量四肢长骨的扭转角。由两根平行的纵行金属棒，固定于底座上，其中一个金属棒的上方附有可以上下或左右活动的横针，下方附有可上下或左右活动的竖针，后者也可更换成铅笔芯。使用时先将上横针尖和下竖针尖或笔尖调整到在同一垂直线上。然后用上横针尖对准骨表面测点，下竖针尖或笔尖绘于纸上，作用与描骨器相似。

七、身高测量仪（Instruments of the Measuring Stature）

随着科技的发展，目前身高测量仪（图5-6）种类繁多，从单纯机械的Martin测高仪，逐步到高精度

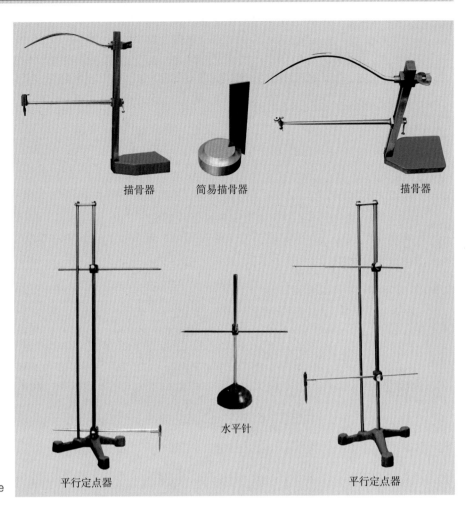

图 5-5　描骨仪器
Instruments of the Drawing Bone

描骨器　　简易描骨器　　描骨器

水平针

平行定点器　　平行定点器

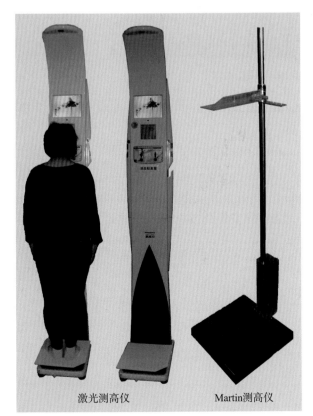

激光测高仪　　Martin测高仪

图 5-6　身高测量仪　Instruments of the Measuring Stature

电子数显测高仪,再到更先进的激光测高仪。如果测量活体身高,则需要注意必须在起床后测量。因为日间的变化因素较多。一般晚上测量,可能较早上短数毫米。

1.Martin 测高仪(Martin's Anthropometer)是最早用来测量身高的一种测高仪,我国南昌仿制生产的为四节带刻度的钢管,逐节相连成一两米高的钢管,附带头顶测尺,携带比较方便,精度为 1 mm。

2.激光测高仪(Laser Anthropmeter)　目前许多医院的体检,采用了最先进的激光测高仪,当被测人站立于指定区内时,头顶上方的激光束自动测出身高,误差不超过 1 mm,同时还可打印出所测得高度,大量人员体检时应用非常便捷。

八、水准仪(The Level)

一般木匠所用的水准仪(亦称水平仪)(图5-7)均可用来测量桌面的水平程度,以便安置Mollison定颅器或立方定颅器等。

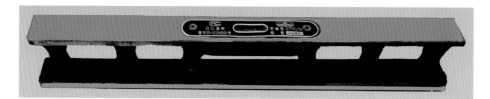

图5-7　水准仪　The Level

九、下颌骨测量器（The Mandibulometer）

下颌骨测量器（图5-8）专门用来测量下颌骨有关项目。结构上由底板和一个活动板组成，每个板面上均附有测量尺，旁边还附有量角尺，可以测量下颌角。测量时下颌颏顶住底板活动尺，双侧下颌支后缘顶住活动板的活动尺。

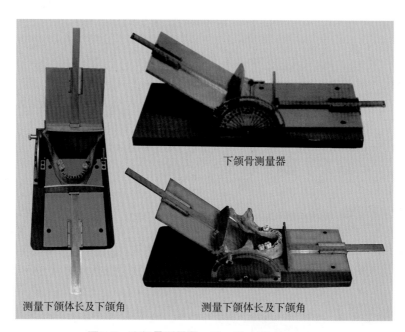

下颌骨测量器

测量下颌体长及下颌角　　　　　　　测量下颌体长及下颌角

图5-8　下颌骨测量器　The Mandibulometer

十、测腭器（The Palatometer）

测腭器（图5-9）是一种测量腭高的专用仪器，由竖尺、齿条、两支量脚、滚花、旋转手轮等构成，用于测量腭高及颅骨硬腭有关项目，图示有两种类型。北京中联安华科技有限公司出品的ZAMB-13型类似图中的右侧图。

十一、缩放尺（The Pantograph）

缩放尺（图5-10）是利用平行四边形原理进行粗略缩放的工具。使用时，将尺按要求的比例进行安装后，把固定端固定在图版或桌面上，把原图和新图放在固定针和铅笔之间，描绘原图，即可得按比例放大或缩小的图。

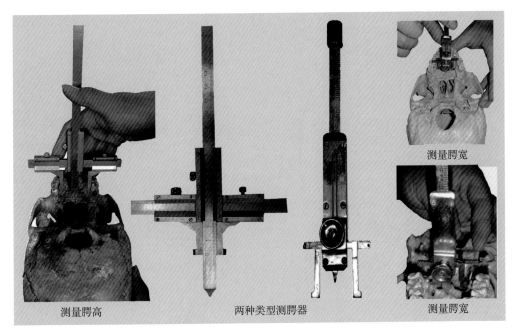

图5-9　测腭器　The Palatometer

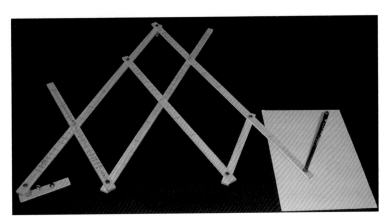

图5-10　缩放尺　The Pantograph

第二节　颅骨的测量　Measurements of the Skull

　　测量前，首先要把颅骨放置在国际统一的位置上，即1884年在德国法兰克福国际会议确定的法兰克福平面（Frankfurt Horizontal Plane），简称FH平面（Garson，1885）。此平面要求将颅骨的三个测点（or点和po点）与地平面平行，亦可称眼耳平面（eye-ear plane），测量与该平面相关的颅骨角度时，必须严格按此平面定位。如果左侧or点破坏或缺失，则选用右侧or点。实际操作需要将颅骨定位在Mollison定颅器（图5-4）上，此平面也应用于临床CT或MRI检查。如果没有Mollison定颅器时，颅骨适合于解剖学位置（anatomical position），即两眼平视正前方，头部或颅骨保持垂直，不要倾斜。

一、颅骨的测点（Measuring Points of the Skull）

（一）颅骨正中矢状面的测点（Measuring Points of the Skull on Median Sagittal Plane）

　　颅骨正中矢状面的测点见图5-11～图5-14。

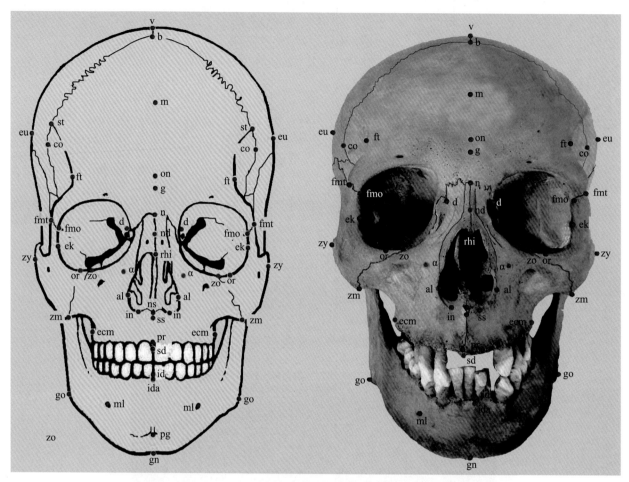

图5-11　颅骨前面测点　Measuring Points of the Skull on Anterior View

v.颅顶点；b.前囟点；m.额中点；on.眉间上点；g.眉间点；n.鼻根点；nd.鼻背点；rhi.鼻尖点；ns.鼻棘点；ss.鼻棘下点；pr.上牙槽前点；sd.上牙槽点；id.下牙槽点；ida.下牙槽前点；pg.颏前点；gn.颏下点（非正中矢状面的测点见图5-15）

1.颅顶点（Vertex）v　亦称最高点（cranial highest point），颅骨FH平面的正中矢状面最高点；此点是测量颅骨高度的重要标志。

2.前囟点（Bregma）b　冠状缝和矢状缝的交点。如该区出现缝间骨或额中缝，则以原两缝延长线的交点为准。

3.额中点（Metopion）m　亦称额缝点（metopic suture point），为两侧额结节连线与正中矢状面的交点。

4.眉间上点（Ophryon）on　两侧额骨颞嵴最小距与正中矢状面的交点。

5.眉间点（Glabella）g　位于两侧眉弓之间，从侧面观为最向前突出部与正中线的交点。

6.鼻根点（Nasion）n　鼻间缝和额鼻缝的交点。偶尔由于两侧鼻骨大小不一，此交点不在正中面上，或两侧额鼻缝并非在同一水平，则以额鼻缝的中点或两侧额鼻缝上下水平的中点为准。

7.鼻背点（Nasal dorsum）nd　亦称鼻梁深点（nasal deep point），位于鼻骨间缝最凹点，如果从侧面观，鼻骨呈平直型，则以其中点为准。此点对种族差异的测量甚为重要。

8.鼻尖点（Rhinion）rhi　鼻间缝最下点。

9.鼻棘点（Nasospinale）ns　梨状孔两下缘最低点连线与正中矢状面的交点。注意此点未必位于鼻棘的尖端。Howells（1937）称此点为鼻前棘点（acanthion），位于前鼻棘的尖端。

10.鼻棘下点（Subspinale）ss　从侧面观位于鼻前棘根部向下转折处。

11.上牙槽前点（Prosthion）pr　亦称上齿槽前缘点，左右上颌内侧切牙牙槽缘相交最前点。

12.上牙槽点（Supradentale）sd　亦称上齿槽点，左右上颌内侧切牙牙槽缘最高点连线于正中面相交之点，此点略高于pr点。

13.下牙槽点（Infradentale）id　亦称下齿槽点或门齿点，位于下颌左右内侧切牙槽隔的最前方高点。

14.下牙槽前点（Infradentale Anterius）ida　亦称下齿槽前缘点，下颌左右内侧切牙槽最低点连线于正中矢状面的交点。此点略低于id点。

15.颏前点（Pogonion）pg　侧面观为下颌骨颏隆凸最前方与正中矢状面的交点。

16.颏下点（Gnathion）gn　在FH平面位置下，为下颌骨底正中最低点。

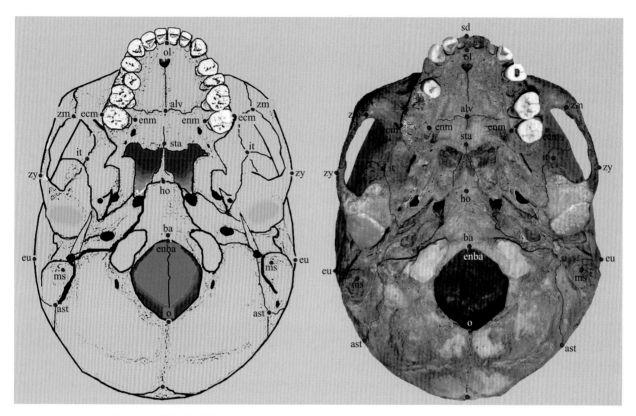

图5-12　颅底外面测点　Measuring Points of the Cranial Base on External View

ol.口点；alv.上牙槽后点；sta.腭后点；ho.蝶枕缝中点；ba.颅底点；enba.大孔前缘点；o.大孔后缘点；i.枕外隆凸点；zm.颧颌点；ecm.上牙槽外点；enm.上牙槽内点；it.颞下点；zy.颧点；eu.颅侧点；ms.乳突点；ast.星点

17.颏后点（Genion）ge　亦称颏棘点（point of mental spine），位于下颌骨颏棘尖端的点。颏棘常成对出现，这样就取两侧颏棘尖端的中点。

18.口点（Orale）ol　骨性硬腭前面上颌内侧切牙槽最高点与正中矢状面连线的交点。此点与pr点相对应。

19.腭后点（Staphylion）sta　亦称口后点（point of posterior mouth），骨性硬腭后缘两侧腭骨切迹最前点连线与正中矢状面的交点。

20.上牙槽后点（Alveolon）alv　亦称上齿槽后点，骨性硬腭腭横缝与腭中缝的交点。如两侧腭横缝未交于一点，则取二者的中点，与正中矢状面的交点。此点位于sta点之前。

21.蝶枕缝中点（Hormion）ho　蝶枕缝与正中矢状面交点。此缝在成年颅骨上均已融合，视其痕迹而定。

22.颅底点（Basion）ba　枕骨大孔前缘最低点，是测量颅骨高度的重要标志。

23.大孔前缘点（Endobasion）enba　枕骨大孔前缘与正中矢状面的交点。注意此点紧在近ba点之上，测量时要将测尺脚深入大孔再向前抵大孔前缘中点。用来测量面底长（pr-enba）及颅底长（enba-n）等。

24.大孔后缘点（Opisthion）o　枕骨大孔后缘与正中矢状面的交点，测量时方法同enba点，只是方向相反。

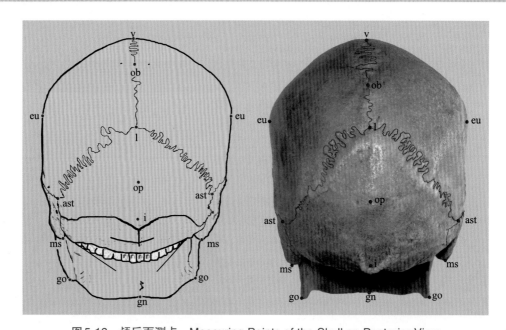

图5-13　颅后面测点　Measuring Points of the Skull on Posterior View
v.颅顶点；ob.顶孔间点；l.人字点；op.颅后点；i.枕外隆凸点；gn.颏下点；eu.颅侧点；ast.星点；ms.乳突点；go.下颌角点

25. 枕外隆凸点（Inion）i　位于枕骨两侧上项线与正中矢状面交点。由于枕外隆凸发育程度不同，此测点有三种定位法，根据张银运（1995）的介绍如下：一是Broca（1875）的两侧上项线最高点的切线中点；二是Rightmire（1984）提出的线结节（linear tubercle）中心；三是吴新智（1989）提出的两侧上项线与圆枕下三角的交点。此点对于人类进化具有重要性。具体测量时，视其程度不同而定，如为嵴突型枕外隆凸，则可取嵴突根部转折处。

26. 颅后点（Opisthocranion）op　在FH平面位置下，正中矢状面枕骨向后最突出的点；此点是测量颅长的重要标志。

27. 人字点（Lambda）l　矢状缝和人字缝的交点。有时此处出现缝间骨，则取矢状缝和两侧人字缝主轴的交点。

28. 顶孔间点（Obelion）ob　两侧顶骨孔连线与正中矢状面的交点。如果只有一侧出现顶骨孔，则取其一侧孔的横线与正中矢状面垂直的交点。

29. 鞍背点（Klition）kl　颅内鞍背上缘的中点。此测点需要在颅骨水平切开的标本上测量（图5-14）。

30. 蝶骨点（Sphnoidale）sphn　颅内视交叉前沟后缘的中点。此测点同样需要在颅骨水平切开的标本上测量（图5-14）。

（二）颅骨两侧面的测点（Measuring Points of the Skull on Lateral Sides）

颅骨两侧面的测点一般左右成双，位置对称，约35对（图5-14～图5-16）。

1. 颌额点（Maxillofrontale）mf　亦称额颌点或上颌额点，为眶内侧缘与额颌缝的交点，此点多位于额颌缝向下转折处，稍上于d点。

2. 眶内缘点（Dakryon）d　以眶内侧缘，额骨、上颌骨和泪骨的交点，也是额颌缝、额泪缝和颌泪缝三缝的交点，易于确定；此处常有一小孔。

3. 泪点（Lacrimale）la　泪后嵴与额泪缝的交点。

4. 眶下缘点（orbitale）or　眶下缘外侧1/3处的最低点，此点是决定FH平面的点之一。

5. 眶外缘点（Ectoconchion）ec或ek　位于眶外侧缘，平齐颧骨眶隆突的点，如果眶隆起不明显，可取眶外侧缘的中点水平。

6. 眶尖点（Orbital Apex）oa　位于眶尖处，有学者称视柱（optic pillar），即眶上裂与视神经孔之间的骨柱，用于测量眶深（见图5-25）。

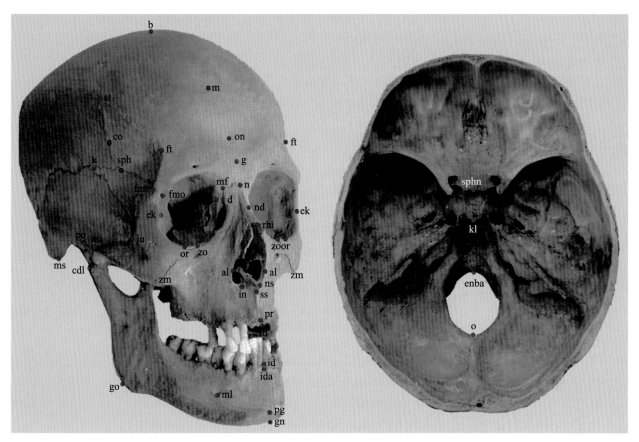

图5-14 颅骨前外侧面及颅底内面测点 Measuring Points of the Skull on Anterolateral & Interior Views

b.前囟点；m.额中点；on.眉间上点；g.眉间点；n.鼻根点；nd.鼻背点；rhi.鼻尖点；ns.鼻棘点；ss.鼻棘下点；pr.上牙槽前点；sd.上牙槽点；id.下牙槽点；ida.下牙槽前点；pg.颏前点；gn.颏下点；enba.大孔前缘点；kl.鞍背点；sphn.蝶骨点（非正中矢状面的测点见图5-15）

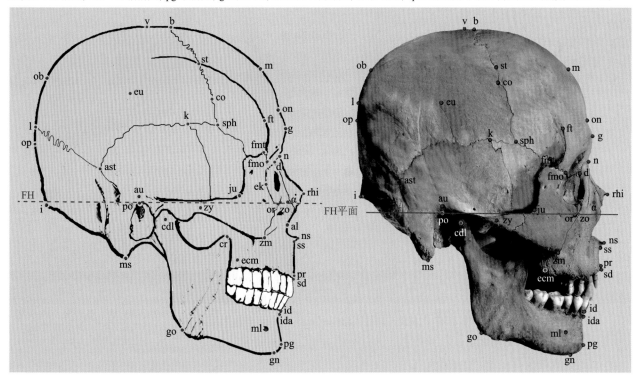

图5-15 颅骨侧面测点 Measuring Points of the Skull on Laterior View

mf.颌额点；d.眶内缘点；la.泪点；or.眶下缘点；zo.颧额缝最上点；ek.眶外缘点；oa.眶尖点；fmo.眶额颧点；fmt.颞额颧点；ft.额颞点；k.颞点；st.冠颞点；co.冠缝点；eu.颅侧点；zm.颧颌点；zm1.颧颌点1；ml.颏孔点；zy.颧点；it.颞下点；cdl.髁突外点；cdm.髁突内点；cr.喙突尖点；ecm.上牙槽外点；enm.上牙槽内点（对应于ecm.上牙槽外点的内侧）；go.下颌角点；in.鼻下点；al.鼻翼点；α.阿尔法点；ju.颧骨点；ms.乳突点；po.外耳门上缘点；au.耳点；ast.星点

7. 眶额颧点（Frontomalare Orbitale）fmo　颧额缝最内侧的点，即与眶外侧缘的交点，如眶外侧缘较钝，则取其中部。

8. 颞额颧点（Frontomalare Temporale）fmt　颧额缝最外侧与额骨颞嵴的交点。

9. 额颞点（Frontotemporale）ft　额骨颞嵴与对侧颞嵴之间最近的一点。

10. 蝶点（Sphenlon）sph　H型翼区蝶顶缝最前点，如此处出现翼上骨，则取蝶顶缝和冠状缝主轴连线而定；如翼区为额颞缝型（Ⅰ型），则取上下两点靠前的一个；如翼区为四骨交于一点型（X型），则取该点。

11. 颞点（Krotaphion）k　H型翼区蝶顶缝最后点，如翼区出现上述类型，同法处之。

12. 冠颞点（Stephanion）st　冠状缝与上颞线的交点。

13. 冠缝点（Coronale）co　冠状缝最向外侧突出的一点，一般位于st点之下。

14. 颅侧点（Euryon）eu　前面观为颅骨向外侧最突出的一点。此点的变异范围较大，需用双手握住弯脚规两脚，上下前后移动找出最大值的一点。现代人此点多位于顶结节稍下，个别可能下降到颞骨鳞部；以此点测量颅宽最大值。

15. 颧眶点（Zygomaxillare）zo　亦称颧颌缝最上点，位于颧颌缝最上点，即与眶下缘的交点。

16. 颧颌点1（Anterior Zygomaxillare）zm1　亦称颧颌前点，颧颌缝最低点。若最低处为一条线时，则取其最前点。

17. 颧颌缝最上点（Zygoorbitale）zo　颧颌缝最上点，即与眶下缘的交点。

18. 颏孔点（Mentale）ml　颏孔下缘最低点。如果一侧出现两个颏孔，则以大者为准。

19. 颧点（Zygion）zy　颧弓最外侧突出的点。

20. 颞下点（Infratemporale）it　颞下嵴中点。此点多位于蝶骨上，也可能在颞骨上。

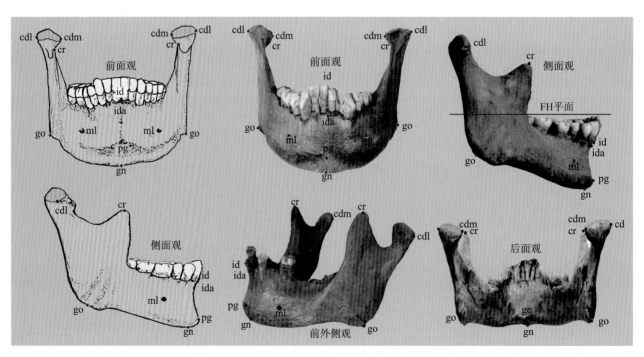

图5-16　下颌骨测点　Measuring Points of the Mandible

id. 下牙槽点；ida. 下牙槽前点；pg. 颏前点；gn. 颏下点；ge. 颏后点；ml. 颏孔点；go. 下颌角点；cr. 喙突尖点；cdl. 髁突外点；cdm. 髁突内点

21. 髁突外点（Condylion Laterale）cdl　下颌骨髁突最外侧突出点。

22. 髁突内点（Condylion Mediale）cdm　下颌骨髁突最内侧突出点。

23. 喙突尖点（Coronion）cr　下颌骨喙突最高点。

24. 上牙槽外点（Ectomolare）ecm　亦称上齿槽外点，位于上牙槽突最外侧，一般平齐第二磨牙中部。

25. 上牙槽内点（Endomolare）enm 亦称上齿槽内点，位于上牙槽突第二磨牙内侧。

26. 下颌角点（Gonion）go 下颌骨角最外侧点。如果下颌角呈弧形或不向外翻，则可取下颌支和下颌底相交角度的中线与骨相交处。

27. 鼻下点（Infranasale）in 梨状孔下缘最低点。梨状孔下缘有多种形态，可取其梨状孔外侧缘的弯曲延长线而定。

28. 鼻翼点（Alare）al 梨状孔最外侧突出点。

29. 阿尔法点（Alpha Point）α 鼻颌缝下点至颧颌缝最内侧点连线间的最深点。此点对种族鉴别的测量至关重要。

30. 颧骨点（Jugale）ju 位于颧骨上、后缘转折处。

31. 乳突点（Mastoideale）ms 乳突最低点。乳突可有向下、直下和向内侧突出三种形态，均取最低点偏外侧处。

32. 外耳门上缘点（Porion）po 亦称耳门上点，外耳门上缘最高点。两侧的此点用于确定FH平面。

33. 耳点（Auriculare）au 此点不典型，位于颞骨颧突根部外侧面最深弯曲处，为po点上方与颞骨颧突弓根部向后延伸嵴的交点。

34. 星点（Asterion）ast 顶骨、颞骨和枕骨三骨的交点，即顶颞缝、人字缝和枕乳突缝三缝相交的点。

二、颅骨的测量项目及国人数据（Measuring Items and Chinese Data of the Skull）

颅骨的测量对于判断性别、年龄和种族，以及法医的颅面重建至关重要。测量与FH平面有关的项目前，首先需要把颅骨放置在Mollison定颅器上，使其达到统一规定的FH平面，如果没有Mollison定颅器，也可采用立方定颅器，使or点和po点与地平面平行，特别是测量颅骨角度时，必须严格按此平面定位。人类学家多采用德国著名的测量项目Martin编号。本书将Martin编号列于各测量项目外文名之后，略写为M＋序号。下面列出测量名称及其测量方法，国人的测量数据列于各项之后。

（一）颅骨长径的测量（Measurements of the Cranial Lengths）

颅骨长径基本是前后径，均在正中矢状面上测量（图5-17）。

1. 颅最大长（Maximum Cranial Length）g-op（M1） 亦称眉间枕骨长（glabella-occipital length），用弯脚规测量的一脚紧贴眉间点（g），另一脚在枕部正中矢状面上下滑动，最大直线距离的一点即颅后点（op），此距为颅最大长。

2. 颅长（Cranial Length）g-i（M2） 亦称眉间点-枕外隆凸点距（glabello-inion length），用弯脚规两脚分别对准眉间点（g）和枕外隆凸点（i）测得的直线间距。Rightmire等（1996）提出颅最大长g-op与颅长g-i长度之差在更新世初期的人群中为零或很小。

3. 鼻根点-枕外隆凸点长（Nasion-Inion Length）n-i（M1d） 亦称鼻枕长，同上法用弯脚规两脚分别对准鼻根点（n）和枕外隆凸点（i）测得的直线距离。

4. 鼻根点-颅后点长（Nasion-Occipital Length）n-op（M1d） 同上法用弯脚规两脚分别对准鼻根点（n）和颅后点（op）测得的直线距离。

5. 眉间点-人字点长（Glabello-Lambda Length）g-l 用弯脚规两脚分别对准眉间点（g）和人字点（l）测得的直线距离。

6. 颅底长（Cranial Base Length）enba-n（M5） 亦称鼻根点-大孔前缘点长（basi-nasal length），用直脚规或弯脚规两脚分别对准鼻根点（n）和枕骨大孔前缘点（enba）测得的直线距离。

7. 颅底长（Cranial Base Length）ba-n［M5（1）］ 亦称颅底点-鼻根点长（basion-nasion length），用直脚规或弯脚规两脚分别对准鼻根点（n）和颅底点（ba）测得的直线距离，一般此距稍短于enba-n。

8. 面底长（Basion-Alveolar Length）ba-pr 亦称颅底点-上牙槽前点距（basion-prosthion length），用直角规两脚分别对准上牙槽前点（pr）和颅底点（ba）测得的直线距离。

9. 面底长（Facial Profile Length）pr-enba（M40） 亦称上牙槽前点-大孔前缘点距（prosthion-

endobasion length），用直脚规或弯脚规两脚分别对准上牙槽前点（pr）和枕骨大孔前缘点（enba）测得的直线距离。

10.鼻棘下点–大孔前缘点长（Subspinale-Endobasion Length）ss-enba　亦称中面底长（midprofile length），用弯脚规两脚分别对准鼻棘下点（ss）和枕骨大孔前缘点（enba）测得的直线距离。

11.下面长（Lower Facial Length）gn-ba　亦称颏下点–颅底点长（gnathion-basion length），用弯脚规两脚分别对准颏下点（gn）和颅底点（ba）测得的直线距离。注意下颌骨需咬合正确。

12.枕大孔长Ⅰ（Length of Foramen Magnum Ⅰ）enba-o（M7）　用游标卡尺内卡测得的枕骨大孔前缘点（enba）至大孔后缘点（o）的直线距离。

13.枕大孔长Ⅱ（Length of Foramen Magnum Ⅱ）ba-o　用游标卡尺内卡测得的颅底点（ba）至大孔后缘点（o）的直线距离。

14.枕髁最大长（Maximum Length of Occipital Condyle）　用直脚规或游标卡尺沿一侧枕髁长轴测得的关节面前后最大距，应与枕髁宽相垂直。

15.枕骨基底长（Length of Basion Process）ba-ho　用游标卡尺或直脚规两脚分别对准颅底点（ba）和蝶枕缝中点（ho）所测得的直线距离。

16.项平面长度（Length of Nuchal Surface）i-o　用游标卡尺或直脚规两脚分别对准枕外隆凸点（i）和大孔后缘点（o）所测得的直线距离。

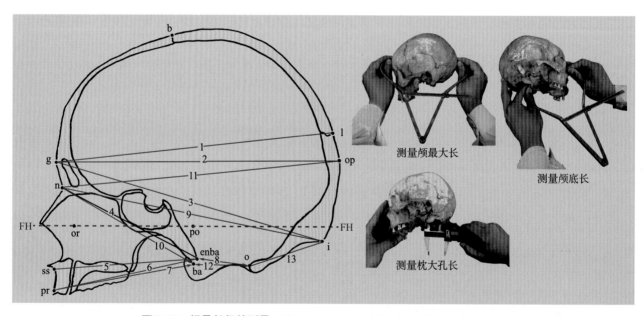

测量颅最大长

测量颅底长

测量枕大孔长

图5-17　颅骨长径的测量　Measurements of the Lengths on Cranium

1.眉间点–人字点长；2.颅最大长；3.颅长；4.颅底长（enba-n）；5.鼻棘下点–大孔前缘点长；6.面底长（ba-pr）；7.面底长（pr-enba）；8.枕大孔长Ⅰ；9.鼻根点–枕外隆凸点长；10.颅底长（ba-n）；11.鼻根点–颅后点长；12.枕大孔长Ⅱ；13.项平面长（i-o）

国人颅骨长径的测量数据（Chinese data of the cranial lengths）：中华人民共和国成立前国人测量的国人资料非常少，多半是外国人测量的国人数据，也有少数国人的研究资料，中华人民共和国成立后特别是1979年全国人体骨骼测量学习班成立后，积极响应周总理的号召，一定要在我们这一代完成中国人自己的数据，全国的解剖学和人类学工作研究成果如雨后春笋般涌现，陆续不断地有了国人自己测量的骨学数据。本部分尽可能将国人资料加以综合，并用统计学计算出各项测量值的均数和标准差，以期从一定程度上说明各项国人体质的总体特征。

1.颅最大长（g-op）的测量（Measurement of the Maximum Cranial Length）　综合国人资料（$\bar{x}\pm s$，mm）：男性（4265例）为179.18±7.58，女性（1611例）为171.24±7.55；性别差异t值35.92，$P<0.01$；男性颅最大长极显著大于女性，详见表5-1。

表5-1 颅最大长（g-op）的测量 Measurement of the Maximum Cranial Length

作者（年份）	地区或族别	男性		女性	
		例数	g-op（$\bar{x}\pm s$, mm）	例数	g-op（$\bar{x}\pm s$, mm）
俞东郁等（1980）	长春地区	100	178.4±7.44	100	168.6±6.52
李辉等（1988）*	长春地区	296	173.40±7.74	301	165.94±7.29
文小军等（1998）*	东北地区	77	175.84±7.02	83	171.17±6.92
王汝信等（1989）	青岛地区	153	180.9±6.20	150	173.6±6.30
韩永健等（1984）*	青岛地区	141	180.05±6.41	110	173.74±6.40
齐校勇等（1996）*	张家口地区	36	179.28±5.58	47	168.69±6.86
包月昭等（1984）	河南地区	300	176.28±6.09	—	—
王向义等（1986）*	湖北地区	59	176.3±7.68	41	168.4±7.04
张怀瑠等（1965）	湖南地区	101	179.51±5.60	—	—
涂玲等（1982）	益阳市资阳区长春镇	352	177.9±6.94	106	169.3±7.41
王令红等（1988）	太原地区	69	175.51±7.47	31	166.97±6.04
陈纲等（1988）	上海地区	800	180.35±9.33	—	—
孙尚辉等（1988）	南京地区	157	177.88±6.75	116	170.86±6.48
张振标（1996）	福建地区（史前）	20	180.0±6.70	12	172.9±4.90
党汝霖等（1984，1985）	西安地区	50	180.74±6.31	50	174.78±7.16
Yen（颜闇，1943）	四川地区	1203	180.93±6.39	271	175.37±5.94
邵兴周等（1988）	和田地区洛浦县	26	188.48±4.84	33	182.89±6.51
周惠英等（1998）*	西藏藏族	48	184.03±5.82	22	174.91±5.86
朱芳武等（1989）	广西壮族	71	178.28±6.27	79	171.50±5.70
丁细藩等（1984）	广西壮族	33	178.83±6.94	—	—
黄新美等（1984）	佛山市顺德区	29	179.90±6.74	26	172.39±5.01
王令红（1989）	香港地区	144	179.31±6.07	33	171.90±5.55
合计		4265	179.18±7.58	1611	171.24±7.55

*按原数据的标准误，由笔者计算出标准差。

李仁等（1996；1999）对湖北地区X线片进行测量（$\bar{x}\pm s$, mm）：男性（67例）为212.52±9.60，女性（37例）为195.12±12.32。由于X线测量有一定的放大率，因此X线或CT、MRI的测量均较实际测量值大些。

2.颅底长和面底长的测量（Measurements of the Cranial Base Length & Basion-Alveolar Length） 综合国人资料（$\bar{x}\pm s$, mm），颅底长（enba-n）：男性（886例）为99.27±4.55，女性（598例）为95.22±4.56；面底长（enba-pr）：男性（683例）为95.77±5.31，女性（343例）为92.33±5.06；性别差异t值分别为16.80和10.19，均为$P<0.01$，即二者男性均极显著大于女性，这与总体男性的体质大于女性是一致的，详见表5-2。

表5-2 颅底长（enba-n）和面底长（enba-pr）的测量
Measurements of the Cranial Base Length & Basion-Alveolar Length

作者（年份）	地区或族别	例数	enba-n（$\bar{x}\pm s$, mm）	enba-pr（$\bar{x}\pm s$, mm）
文小军等（1998）*	东北地区	男77	97.52±4.91	95.36±5.17
		女83	95.21±4.28	92.79±5.01
俞东郁等（1980）	长春地区	男100	99.8±4.03	—
		女100	93.8±4.05	—
韩永健等（1984）*	青岛地区	男141	99.69±4.15	—
		女110	95.83±4.20	—
王令红等（1988）	太原地区	男69	99.22±4.66	96.84±5.50
		女31	91.74±3.37	90.78±4.84

续表

作者（年份）	地区或族别	例数	enba-n（$\bar{x}\pm s$, mm）	enba-pr（$\bar{x}\pm s$, mm）
张怀瑶等（1965）	湖南地区	男 101	97.37±4.08	92.85±4.69
党汝霖等（1984，1985）	西安地区	男 50	99.34±4.53	—
		女 50	96.76±4.70	—
杨玉田等（1987）	西安地区	男 50	—	95.92±4.64
		女 50	—	92.36±5.50
王向义等（1986）*	湖北地区	男 59	96.9±4.61	94.5±5.38
		女 41	93.2±5.12	91.8±5.76
邵兴周等（1988）	和田地区洛浦县	男 26	103.49±4.39	—
		女 33	100.52±3.82	—
张振标（1996）	福建地区（史前人颅）	男 20	99.6±6.7**	—
		女 12	97.9±3.4**	—
丁细藩等（1985）	广西汉族	男 51	—	96.48±5.80
	广西壮族	男 33	—	96.48±4.07
朱芳武等（1989）	广西壮族	男 71	98.77±5.53	95.19±5.14
		女 79	95.09±4.17	92.29±4.83
黄新美等（1984）	佛山市顺德区	男 28	97.93±4.61	95.96±6.00
		女 26	94.23±4.00	91.52±4.52
王令红（1989）	香港地区	男 144	101.40±3.83	97.84±4.76
		女 33	95.88±3.56	93.97±3.92
合计（例数）		男	99.27±4.55（886）	95.77±5.31（683）
		女	95.22±4.56（598）	92.33±5.06（343）

*按原数据的标准误，由笔者计算出标准差。**系 ba-n 值。

颅底其他长度的测量（Measurements of some cranial base lengths）：黄新美等（1984）测量了广东顺德男性 26 例、女 21 例（$\bar{x}\pm s$, mm），颅底长（ba-pr）：男性为 93.31±6.38，女性为 89.10±4.50。李仁等（1996；1999）测量了湖北地区男 67 例、女 37 例 X 线片，颅底长：男性为 115.40±6.43，女性为 109.68±6.50；面底长：男性为 110.78±6.44，女性为 107.97±6.54。

推算颅底长的回归方程式（Regression equations of the basion-alveolar length）：敖绍勇等（2016）对宜春地区男性 135 例进行测量，提出推算回归方程：面底长（enba-pr）＝22.19＋1.43 上颌牙槽弓长±3.96，r 值为 0.71；面底长（enba-pr）＝14.67＋0.58 上颌牙槽弓弧长±3.88，r 值为 0.72。

3.颅长的测量（Measurement of the Cranial Length） 综合国人资料（$\bar{x}\pm s$, mm），颅长（g-i）：男性（661 例）为 174.22±7.81，女性（491 例）为 168.11±6.77；颅长（g-l）：男性（413 例）为 174.41±7.29，女性（255 例）为 168.03±6.83，t 值分别为 14.18、11.43，均为 $P<0.01$，二者男性均极显著大于女性，详见表 5-3。

颅长的 X 线测量（Measurement of the Cranial Length on X-ray Film）：李仁等（1996；1999）测量了湖北地区 X 线片（$\bar{x}\pm s$, mm），颅长（n-i）：男性（67 例）为 194.52±7.99，女性（37 例）为 190.82±10.80。由于 X 线测量有放大率，故明显较标本测量数据大。

表5-3　颅长（g-i）和颅长（g-l）的测量　Measurements of the Cranial Lengths

作者（年份）	地区或族别	例数		g-i（$\bar{x}\pm s$，mm）		g-l（$\bar{x}\pm s$，mm）	
		男	女	男	女	男	女
文小军等（1998）*	东北地区	77	83	172.16±7.72	167.58±6.56	171.74±8.42	166.72±6.65
王汝信等（1989）	青岛地区	153	150	177.9±7.00	169.5±6.50	176.4±6.10	168.9±6.52
韩永健等（1984）*	青岛地区	141	110	173.63±6.65	169.04±6.40	—	—
齐校勇等（1996）*	张家口地区	36	47	177.46±6.00	165.49±6.79	—	—
周惠英等（1998）*	西藏藏族	48	22	181.77±7.35	172.50±6.52	177.48±5.89	167.07±8.49
朱芳武等（1989）	广西壮族	71	79	171.44±6.37	165.09±6.26	—	—
陈洪等（2008）	宜春地区	135	—	169.74±6.90	—	172.59±7.23	—
合计（例数）				174.22±7.81 （661）	168.11±6.77 （491）	174.41±7.29 （413）	168.03±6.83 （255）

*按原数据的标准误，由笔者计算出标准差。

（二）颅骨宽度的测量（Measurements of the Cranial Breadth）

颅骨宽度基本是左右径，均垂直于正中矢状面测量（图5-18）。

1. 颅最大宽（Maximum Cranial Breadth）eu-eu（M8）　亦称颅宽（cranial breadth），一般双手握住弯脚规的两脚在颅骨侧面上下前后移动，找出最大值，即对准两侧颅外侧点（eu）的直线距离，注意要与正中矢状面垂直，现代人颅最大宽多在顶骨或颞骨，而中新世人群多在颞骨乳突上嵴处，因而测量现代人群需要避开乳突上嵴。

2. 额最小宽（Minimum Frontal Breadth）ft-ft（M9）　亦称两侧额宽（bifrontal breadth）、最小额宽或额骨最小宽，用直脚或弯脚规两脚分别对准额骨的额颞点（ft）所测得的直线距离。

3. 额最大宽（Maximum Frontal Breadth）co-co（M10）　亦称最大额宽或额骨最大宽，用弯脚规或直脚规两脚分别对准额骨两侧的冠缝点（co）所测得的直线距离。

4. 冠颞点间宽（Bistephanic Breadth）st-st（M10b）　用直脚规或弯脚规两脚分别对准两侧的冠颞点（st）所测得的直线距离。

5. 耳点间宽（Biauricular Breadth 或 biporion distance）au-au（M11）　用弯脚规测得的两侧耳点（au）的直线距离。

6. 耳门上点间宽（Biporion Breadth）po-po　亦称外耳门上缘点间宽（interporion breadth），用弯脚规或长柄直脚规测得的两侧po点的直线距离。

7. 星点间宽（Biasterionic Breadth）ast-ast（M12）　亦称枕骨最大宽（maximum breadth of occipital bone），用弯脚规或长柄直脚规测得的两侧星点（ast）的直线距离。

8. 乳突间宽（Bimastoidal Breadth）ms-ms（M13）　用长柄直脚规或弯脚规两脚分别对准两侧的乳突点（ms）所测得的直线距离。

9. 颅骨最小宽（Minimum Cranial Breadth）it-it（M14）　用直脚规或弯脚规两脚分别对准两侧的颞下点（it）所测得的直线距离。

10. 枕骨大孔宽（Breadth of Foramen Magnum 或 foramen magnum width）（M16）　用游标卡尺内卡测得的枕骨大孔最大宽。注意要与枕骨大孔长相垂直。

11. 枕骨底部宽（Breadth of the Pars Basilaris of Occipital Bone）　用直脚规对准蝶枕缝两侧所测得的直线距离。

12. 髁后孔间距（Distance Between Post-Condylar Foramina）　用直脚规或游标卡尺测得的两侧髁后孔中心点的直线距离。

13. 枕髁最大宽（Maximum Width of Occipital Condyle）　用直脚规或游标卡尺测得的一侧枕髁最大宽。

注意要与枕髁长轴相垂直，左右分别记录。

14.蝶点间宽（Bisphenion Breadth）sph-sph　用弯脚规两脚分别对准两侧的蝶点（sph）所测得的直线距离。

15.上面宽（Upper Facial Breadth）fmt-fmt（M43）　亦称外侧两眶宽（outer biorbital breadth），用直脚规或弯脚规两脚分别对准两侧的颞额颧点（fmt）所测得的直线距离。

16.两眶内宽（Inner Biorbital Breadth）fmo-fmo［M43（1）］　亦称内侧两眶宽或额间宽（bifrontal breadth），用直脚规两脚分别对准两侧的眶额颧点（fmo）所测得的直线距离。

17.颧宽（Bizygomatic Breadth）zy-zy（M45）　亦称颧点间宽、面宽（facial breadth）或最大颧点间宽（maximum bizygomatic breadth），用弯脚规两脚分别对准两侧的颧点（zy）所测得的直线距离。

18.颧骨点间宽（Bijugal Breadth）ju-ju　亦称颧点间宽，用弯脚规两脚分别对准两侧的颧骨点（ju）所测得的直线距离。较颧宽稍短。

19.中面宽Ⅰ（Middle Facial Breadth）zm-zm（M46）　亦称中部面宽、两颧宽（bimalar breadth）或上颌点间宽（bimaxillary breadth），用直脚规两脚分别对准两侧的颧颌点（zm）所测得的直线距离。

20.眶间宽（Interorbital Breadth）d-d（M49a）　亦称眶内缘点间宽，用直脚规两脚分别对准两侧的眶内缘点（d）所测得的直线距离。

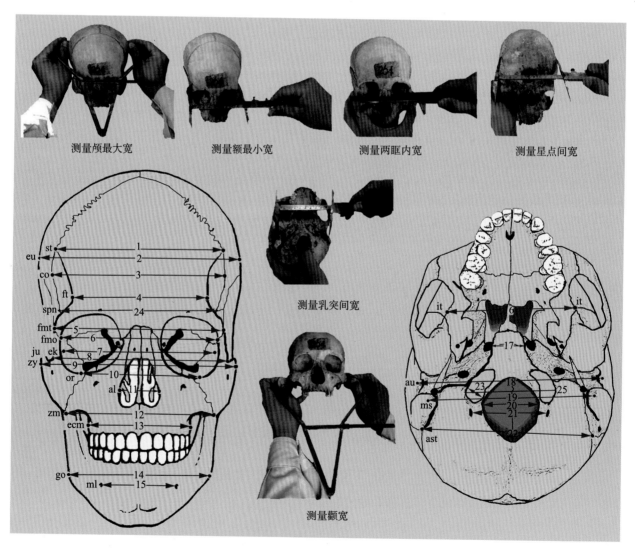

图5-18　颅骨宽度的测量　Measurements of the Breadths on Skull

1.冠颞点间宽；2.颅最大宽；3.额最大宽；4.额最小宽；5.上面宽；6.两眶内宽；7.两眶宽；8.颧骨点间宽；9.颧宽；10.眶中宽；11.鼻宽；12.中面宽Ⅰ；13.上齿槽弓宽；14.下颌角间宽；15.颏孔间宽；16.颅骨最小宽；17.枕骨底部宽；18.耳点间宽；19.乳突间宽；20.枕骨大孔宽；21.髁后孔间宽；22.星点间宽；23.枕髁最大宽；24.蝶点间宽；25.两髁宽

21.前眶间宽（Anterior Interorbital Breadth）mf-mf（M50） 亦称颌额点间宽（bimaxillofrontal Breadth），用直脚规或弯脚规两脚分别对准两侧的颌额点（mf）所测得的直线距离。

22.中面宽Ⅱ（Middle Facial Breadth）zm1-zm1 亦称两颧颌前点间宽（anterior bizygomaxillar breadth）用直脚规两脚分别对准两侧的额颌前点1（zm1）所测得的直线距离。

23.两眶宽（Biorbital Breadth）ek-ek或ec-ec 亦称两眶外宽（extraorbital width），用直脚规两脚分别对准两侧的眶外缘点（ek）所测得的直线距离。

24.眶中宽（Biinfraorbital Breadth）or-or 亦称中眶间宽（middle orbital width），用直脚规或三角平行规两脚分别对准两侧的眶下缘点（or）所测得的直线距离。

25.眶内宽（Interorbital Width）la-la 亦称后眶间宽（posterior interorbital breadth），用直脚规两脚分别对准两侧的泪点（la）所测得的直线距离。

26.两髁宽（Bicondylar Breadth） 用直脚规或弯脚规两脚分别对准两侧枕骨髁关节面的最外侧点所测得的最大直线距离。

27.枕髁最大间距（Maximum Distance Between Occipital Condyles） 用游标卡尺或直脚规两脚测得的两侧枕骨髁关节面内侧缘之间的最大距离。

国人颅骨宽度的测量数据（Chinese Data of the Cranial Breadths）：1949年前的数据多半是在中国工作的外国研究者测量的，也有中国人自己测量的国人数据，中华人民共和国成立后的国人数据如下。

1.颅最大宽的测量（Measurement of the Cranial Maximum Breadth） 综合国人资料（$\bar{x} \pm s$，mm）：男性（4643例）为139.18±6.90，女性（1533例）为134.93±6.64，性别差异t值21.52，$P < 0.01$，男性极显著大于女性，详见表5-4。

表5-4 颅最大宽（eu-eu）的测量 Measurement of the Cranial Maximum Breadth

作者（年份）	地区或族别	男例数	eu-eu（$\bar{x} \pm s$，mm）	女例数	eu-eu（$\bar{x} \pm s$，mm）
俞东郁等（1980）	长春地区	100	141.4±7.36	100	140.4±6.53
魏占东等（1982）	长春地区	130	136.2±5.98	70	125.21±6.14
李辉等（1988）*	长春地区	296	138.53±7.05	301	135.40±7.11
曲耀华等（1995）	长春地区	77	142.2±7.24	83	139.4±5.86
韩永健等（1984）*	青岛地区	141	137.34±5.94	110	134.44±5.14
齐校勇等（1996）*	张家口地区	36	139.58±6.36	47	134.79±6.24
包月昭等（1984）	河南地区	300	137.95±5.74	—	—
王向义等（1986）*	湖北地区	59	138.3±7.68	41	136.1±7.68
陈洪等（2008，2010）	宜昌地区	135	140.91±6.95	—	—
敖绍勇等（2015）	宜春地区	135	133.92±5.96	—	—
张怀瑶等（1965）	湖南地区	101	141.18±5.29	—	—
涂玲等（1982）	益阳市资阳区长春镇	352	139.5±6.16	106	129.1±5.19
王令红等（1988）	太原地区	69	137.73±5.88	31	134.87±6.13
柴麦娥等（1992）	太原地区	80	135.36±6.86	—	—
陈纲等（1988）	上海地区	800	142.06±8.67	—	—
孙尚辉等（1988）	南京地区	157	143.48±6.34	116	139.00±4.85
张振标（1996）	福建地区（史前）	20	142.8±5.1	12	137.1±4.4
党汝霖等（1984，1985）	西安地区	50	138.84±5.31	50	133.54±5.79
Yen（颜闇，1943）	四川地区	1204	137.65±5.44	273	134.00±2.76
邵兴周等（1988）	和田地区洛浦县	26	137.73±3.91	33	136.97±4.26
周惠英等（1998）*	西藏地区	48	142.95±6.31	22	133.10±10.46
朱芳武等（1989）	广西壮族	70	140.58±6.02	79	135.13±5.53
丁细藩等（1984）	广西壮族	51	138.84±4.05	—	—
丁细藩等（1984）	广西壮族	33	134.24±5.25	—	—
黄新美等（1984）	佛山市顺德	29	140.14±6.13	26	135.69±5.30
王令红（1989）	香港地区	144	139.58±5.02	33	135.21±5.62
合计		4643	139.18±6.90	1533	134.93±6.64

*按原数据的标准误，由笔者计算出标准差。

颅最大宽的X线测量（Measurement of the cranial maximum breadth on X-ray film）：李仁等（1999）测量了湖北地区X线片（$\bar{x}\pm s$，mm），颅宽（eu-eu）：男性（67例）为171.95±6.85，女性（37例)为165.50±7.1；邵家松等（2013）通过CT测量广西壮族人群颅宽（eu-eu）：男性（50例）为147.43±4.61，女性（50例）为142.41±2.74；李仁等的测量数据远超过正常X线片放大率，值得探讨。

2. 颅骨其他宽度的测量（Measurements of Some Cranial Breadths）　综合国人资料（$\bar{x}\pm s$，mm）：颧宽（zy-zy）：男性（2061例）为134.71±6.41，女性（730例）为126.40±5.66；额最小宽（ft-ft）：男性（910例）为92.54±5.02，女性（507例）为89.90±4.74；耳点间宽（au-au）：男性（915例）为124.96±5.57，女性（582例）为120.00±5.35；星点间宽（ast-ast）：男性（1580例）为105.86±5.48，女性（582例）为104.87±5.59；性别差异t值分别为32.89、10.21、17.21、3.67；均为$P<0.01$，上述四项宽度男性均极显著大于女性，详见表5-5。

表5-5　颅骨宽度的测量　Measurements of Some Cranial Breadths

作者（年份）	地区或族别	例数	颧宽（zy-zy）（$\bar{x}\pm s$，mm）	额最小宽（ft-ft）（$\bar{x}\pm s$，mm）	耳点间宽（au-au）（$\bar{x}\pm s$，mm）	星点间宽（ast-ast）（$\bar{x}\pm s$，mm）
俞东郁等（1980）	长春地区	男100	—	92.1±4.79	126.8±5.55	104.9±5.01
		女100	—	90.4±4.26	121.8±6.07	102.5±4.38
曲耀华等（1995）	长春地区	男77	—	92.2±4.07	125.4±5.12	106.99±4.65
		女83	—	89.41±3.96	121.9±4.96	105.63±4.60
崔希云等（1984）*	青岛地区	男147	133.29±4.97	—	—	—
		女108	125.50±6.34	—	—	—
王汝信等（1989）	青岛地区	男149	133.4±5.0	—	—	—
		女140	126.2±5.5	—	—	—
韩永健等（1984）*	青岛地区	男141	—	—	124.27±5.22	107.70±4.87
		女110	—	—	118.18±4.93	104.10±4.09
齐校勇等（1996）*	张家口地区	男36	132.78±5.10	89.56±5.76	—	—
		女47	123.03±4.12	86.89±4.25	—	—
王令红等（1988）	太原地区	男69	131.99±6.44	91.69±4.67	122.55±5.46	104.98±4.75
		女31	122.50±4.96	87.41±3.81	116.29±3.98	102.92±4.60
徐晓明等（1987）	华东地区	合118	130.26±6.46	—	—	—
陈纲等（1988）	上海地区	男800	135.78±7.29	—	—	104.0±4.30
孙尚辉等（1988）	南京地区	男157	136.64±5.53	—	—	—
		女116	128.38±5.18	—	—	—
张振标（1996）	福建地区（史前）	男20	133.2±5.20	91.94±5.85	—	—
		女12	127.4±4.50	87.14±5.22	—	—
党汝霖等（1984，1985）	西安地区	男50	—	—	124.40±4.07	107.58±5.28
		女50	—	—	118.83±5.02	103.88±5.38
杨玉田等（1987）	西安地区	男50	133.85±7.74	—	—	—
		女50	126.34±5.40	—	—	—
王向义等（1986）*	湖北地区	男59	—	91.3±4.61	125.8±5.38	107.5±5.38
		女41	—	89.2±5.12	120.8±4.48	105.8±5.12
陈洪等（2008）	宜昌地区	男135	133.92±5.96	92.66±4.89	124.91±5.20	—
张怀瑶等（1965）	湖南地区	男101	134.45±5.22	93.12±5.03	—	—
邵兴周等（1988）	和田地区洛浦县	男26	131.65±4.82	95.70±4.67	120.57±5.04	110.58±6.47
		女33	126.69±5.27	95.35±4.09	118.83±4.55	108.50±4.86

续表

作者（年份）	地区或族别	例数	颧宽（zy-zy） （$\bar{x}\pm s$, mm）	额最小宽（ft-ft） （$\bar{x}\pm s$, mm）	耳点间宽（au-au） （$\bar{x}\pm s$, mm）	星点间宽（ast-ast） （$\bar{x}\pm s$, mm）
周惠英等（1998）*	西藏地区	男44	137.52±6.50	92.83±5.44	130.01±7.49	112.81±6.17
		女22	128.86±5.49	89.18±5.25	123.98±4.74	106.40±7.93
黄新美等（1984）	佛山市 顺德区	男29	130.07±6.68	94.41±4.27	—	—
		女26	125.19±5.23	90.62±4.01	—	—
朱芳武等（1989）	广西壮族	男70	135.45±5.77	94.29±5.59	125.83±6.23	112.62±8.63
		女79	126.13±4.02	91.21±4.46	120.12±4.60	107.86±7.69
王令红（1989）	香港地区	男144	133.36±4.21	92.36±4.73	124.02±4.30	107.33±4.20
		女33	124.30±4.86	89.41±3.96	118.45±5.11	103.01±3.66
合计（只含有性别标准差项） （例数）		男	134.71±6.41 （2061）	92.54±5.02 （910）	124.96±5.57 （915）	105.86±5.48 （1580）
		女	126.40±5.66 （730）	89.90±4.74 （507）	120.00±5.35 （582）	104.87±5.59 （582）

*按原数据的标准误，由笔者计算出标准差。

颅骨宽度的CT片测量（Measurements of the cranial breadths on CT-films）：邵家松等（2013）测量了广西壮族男女各50例CT片，颧宽（zy-zy）：男性为148.78±4.32，女性为138.18±2.27；额最小宽（ft-ft）：男性为142.65±3.14，女性为136.79±4.45。

3.颅骨另四项宽度的测量（Four Measurements of the Cranial Breadths） 综合国人资料（$\bar{x}\pm s$, mm），两眶内宽（fmo-fmo）：男性（1615例）为96.84±4.13，女性（854例）为92.69±3.92；两眶间宽（mf-mf）：男性（1912例）为19.55±2.54，女性（859例）为18.90±2.93，额最大宽（co-co）：男性（1741例）为116.60±5.93，女性（542例）为113.04±6.03；中面宽Ⅰ（zm-zm）：男性（1051例）为99.34±5.33，女性（628例）为94.98±5.14；性别差异t值分别为24.56、5.62、12.05、16.57；均为$P<0.01$。以上四种宽度男性均极显著大于女性，详见表5-6。

表5-6 国人颅骨四项宽度的测量 Four Measurements of the Cranial Breadths						
作者（年份）	地区或族别	例数	两眶内宽 （fmo-fmo） （$\bar{x}\pm s$, mm）	前眶间宽 （mf-mf） （$\bar{x}\pm s$, mm）	额最大宽 （co-co） （$\bar{x}\pm s$, mm）	中面宽Ⅰ （zm-zm） （$\bar{x}\pm s$, mm）
俞东郁等（1980）	长春地区	男100	—	—	119.0±7.67	—
		女100	—	—	116.6±5.78	—
曲耀华等（1995）*	长春地区	男77	95.40±2.54	—	113.9±5.90	100.17±5.22
		女83	91.84±3.37	—	111.2±5.52	96.02±5.87
郁广田等（1994）*	长春、通辽 地区	男90	98.44±3.80	17.56±1.99	—	—
		女74	95.55±3.61	17.89±2.15	—	—
陈实等（1996）	通辽地区	男68	—	17.38±2.34	—	—
		女32	—	16.50±1.80	—	—
丁士海（1961）	青岛地区	合766	94.2	20.8	—	—
崔希云等（1984）*	青岛地区	男147	95.40±3.54	—	113.88±5.33	99.71±4.97
		女108	91.84±3.85	—	110.71±5.71	94.15±4.99
王汝信等（1989）	青岛地区	男149	95.1±3.50	—	—	99.0±5.10
		女130	91.4±3.60	—	—	95.7±4.70

续表

作者（年份）	地区或族别	例数	两眶内宽 （fmo-fmo） （$\bar{x}\pm s$, mm）	前眶间宽 （mf-mf） （$\bar{x}\pm s$, mm）	额最大宽 （co-co） （$\bar{x}\pm s$, mm）	中面宽 I （zm-zm） （$\bar{x}\pm s$, mm）
刘美音等 （1984，1985）	山东地区	男 210 女 109	97.32±2.38 92.72±2.50	— —	— —	— —
崔模等（1959）	河北地区	男 669 女 346	96.00 93.10	20.80 20.30	— —	— —
齐校勇等（1996）*	张家口地区	男 36 女 47	— —	— —	— —	99.76±4.68 92.39±3.36
王令红等（1988）	太原地区	男 69 女 31	95.43±4.29 90.21±3.41	16.86±2.49 16.53±2.30	114.60±6.35 109.91±5.77	97.92±5.74 91.63±5.15
宫少青等（1966）	南京地区	男 818 女 322	— —	20.58±1.28 19.98±1.07	— —	— —
陈纲等（1988）	上海地区	男 800	—	—	117.63±5.26	—
张振标（1996）	福建地区 （史前）	男 20 女 12	95.6±3.00 91.74±3.2	19.8±2.60 20.1±2.90	117.1±5.70 113.4±5.50	96.3±5.20 96.1±7.20
夏忠圣（1964）*	宁夏地区	男 300 女 100	97.44±5.54 93.40±5.20	20.65±2.94 20.18±3.50	— —	— —
党汝霖等 （1984，1985）	西安地区	男 50 女 50	— —	— —	112.68±6.09 110.00±6.30	— —
杨玉田等（1987）	西安地区	男 50 女 50	95.88±3.80 92.78±3.84	18.96±2.10 17.42±2.41	— —	100.04±5.87 95.32±4.84
康健（1988）	四川地区	男 129 女 71	— —	18.91±2.5 18.19±1.99	— —	— —
王向义等（1986）*	湖北地区	男 59 女 41	— —	— —	116.3±6.14 113.8±5.76	
陈洪等（2008）	宜昌地区	男 135	97.34±3.73	—	115.75±6.66	99.54±5.27
陈子为等（1980）	遵义地区	合 400	95.8±4.15	20.12±2.31	—	—
邵兴周等（1988）	和田地区洛 浦县	男 26 女 33	97.70±3.25 95.56±4.16	20.96±2.28 20.45±2.48	118.17±4.87 117.76±5.88	93.73±4.45 93.42±6.32
周惠英等（1998）*	西藏地区	男 44 女 22	97.90±5.83 92.66±3.24	19.65±2.12 18.55±2.30	117.14±5.70 112.68±5.67	100.48±7.16 95.30±4.69
房子钦（1965）	广东地区	合 387	—	19.60	—	—
罗裕群（1982）	广西地区	合 140	95.99	21.44	—	—
丁细藩等（1985）	广西汉族 广西壮族	男 51 男 33	97.09±3.51 97.08±3.66	18.72±1.74 18.29±2.79	— —	98.94±4.22 99.84±5.09
朱芳武等（1989）	广西壮族	男 70 女 79	98.08±4.17 93.33±3.34	17.76±3.13 15.90±2.79	117.63±6.28 113.02±4.90	98.99±4.35 94.56±4.79
王令红（1989）	香港地区	男 144 女 33	97.44±3.54 92.21±3.04	16.83±2.07 16.51±1.89	115.65±5.01 111.92±4.58	100.20±5.10 95.07±4.59
合计（不含无性别项） $\bar{x}\pm s$, mm（例数）		男	96.84±4.13 （1615）	19.55±2.54 （1912）	116.60±5.93 （1741）	99.34±5.33 （1051）
		女	92.69±3.92 （854）	18.90±2.93 （859）	113.04±6.03 （542）	94.98±5.14 （628）

*按原数据的标准误，由笔者计算出标准差。

　　中面宽度的CT测量（Measurement of middle facial breadth on CT-films）：邵家松等（2013）测量了广西壮族男女各50例CT片（$\bar{x}\pm s$，mm），中面宽Ⅰ（zm-zm）：男性为139.49±5.02，女性为130.37±3.59；测量数据远超过正常CT片放大率，值得探讨。

　　其他颅骨宽度的测量（Other measurements of the cranial breadths）：齐校勇等（1996）测量了张家口地区男36例、女47例（$\bar{x}\pm S_x$，mm），乳突间宽（ms-ms）：男性为103.25±0.80，女性为96.29±0.68；王令红等（1988，1989）对太原和香港地区颅骨的测量见表5-7。

表5-7　其他颅骨宽度的测量（$\bar{x}\pm s$，mm）　Other Measurements of the Cranial Breadths				
项目	太原地区		香港地区	
	男69例（$\bar{x}\pm s$，mm）	女31例（$\bar{x}\pm s$，mm）	男144例（$\bar{x}\pm s$，mm）	女33例（$\bar{x}\pm s$，mm）
颅骨最小宽（it-it）	71.39±4.06	68.09±3.59	74.65±3.99	69.58±4.03
冠颞点间宽（st-st）	107.71±6.99	107.54±6.78	108.00±7.79	107.78±5.63
上面宽（fmt-fmt）	103.15±4.82	97.26±3.79	104.79±3.81	99.39±3.38
眶间宽（d-d）	20.15±2.64	20.06±3.14	21.31±1.96	20.55±2.07
眶中宽（or-or）	74.04±6.99	69.32±7.34	73.29±4.97	69.48±5.56
眶内宽（la-la）	23.65±2.66	22.79±2.82	25.19±2.27	23.38±1.86
乳突间宽（ms-ms）	105.69±5.75	99.76±6.52	102.43±4.11	98.06±4.04

　　丁士海等（2005）为探讨颅骨非对称性，测量了长春地区成年颅骨（125例）有关项目，见表5-8。

表5-8　颅骨几项斜度和宽度的测量 Measurements of Some Oblique & Breadth on Cranium					
项目	男69例（$\bar{x}\pm s$，mm）	女56例（$\bar{x}\pm s$，mm）	项目	男69例（$\bar{x}\pm s$，mm）	女56例（$\bar{x}\pm s$，mm）
n点－左po点距	108.61±3.66	102.89±3.49	i点－左po点距	101.04±5.20	96.39±4.20
n点－右po点距	109.62±3.45	103.20±3.84	i点－右po点距	119.29±5.32	96.26±4.56
耳门上点间宽（po-po）	119.29±5.32	112.51±5.14	n点-i点距	172.37±7.88	164.39±6.32

　　颅骨宽度的回归方程式（Regression equations of the cranial breadth from bizygomatic breadth）：敖绍勇等（2015）测量了湖北宜春地区男性颅骨（135例）宽度，提出由颧宽推算颅骨宽度的回归方程式，具有一定价值，见表5-9。

表5-9　由颧宽（zy-zy）推算颅骨宽度的回归方程式　Regression Equations of the Cranial Breadth from Bizygomatic Breadth			
回归方程式（mm）	r值	回归方程式（mm）	r值
$\hat{Y}$（下颌髁间宽）$=20.29+0.77X\pm4.0$	0.76	$\hat{Y}$（上面宽）$_6=43.23+0.46X\pm2.98$	0.68
$\hat{Y}$（下颌角间宽）$_2=-3.23+0.77X\pm5.37$	0.65	$\hat{Y}$（中面宽Ⅰ）$_7=6.63+0.69X\pm3.28$	0.79
$\hat{Y}$（喙突间宽）$_3=18.49+0.6X\pm3.01$	0.77	$\hat{Y}$（中面宽Ⅱ）$_8=20.83+0.58X\pm3.09$	0.75
$\hat{Y}$（耳点间宽）$_4=29.86+0.71X\pm3.03$	0.81	$\hat{Y}$（眶下孔间宽）$_9=8.33+0.38X\pm2.17$	0.72
$\hat{Y}$（乳突间宽）$_5=26.94+0.58X\pm3.57$	0.69	$\hat{Y}$（两眶间宽）$_{10}=46.74+0.328X\pm2.54$	0.67

注：X＝颧宽（zy-zy）。

（三）颅骨高度的测量（Measurements of the Cranial Height）

　　颅骨高度的测量见图5-19。

　　1.颅高（Cranial Height）ba-b（M17）　亦称颅底前囟高（basion-bregma height），用弯脚规两脚分别对

准颅底点（ba）和前囟点（b）测得的直线距离。

2.颅底点-颅顶点高（Basion-Vertex Height）ba-v（M18）　亦称颅底垂直高（vertical cranial basic height）用弯脚规两脚分别对准颅底点（ba）和颅顶点（v）测得的直线距离，注意此项的测量需在FH平面下。

3.耳上颅高（Auricular Height）v-po-po（M21）　需要在Mollison定颅器上直接将耳上颅高测量器的测尺放置于颅顶读出其高度，即颅顶点至两侧外耳门上缘点（po）连线的垂直距离。

4.全颅高（Total Cranial Height）　在FH平面下，用弯脚规测得的通过耳上颅高测尺的颅顶点（v）至颅底最低点的直线距离，即耳上颅高加上其下的垂直距离。

5.前囟点-外耳门上缘点连线高（Auriculo-Bregmatic Height）（M20）　亦称耳上前囟点高，按测量耳上颅高的方法，将颅骨稍微后仰使耳上颅高测尺对准前囟点（b）测得的至两侧外耳门上缘点（po）连线的垂直距离。

6.颅盖高Ⅰ（Calvarian Height Ⅰ）　一般需要在正中矢状切的颅骨上测量，或在其轮廓图上标出鼻根点（n）、枕外隆凸点（i）测得的n-i连线至颅顶最高点间的垂直距离。笔者采用测量计算法（见后颅骨角度的测量）间接计算出颅盖高Ⅰ。

7.颅盖高Ⅱ（Calvarian Height Ⅱ）　测量方法同上，只是将基线改为眉间点（g）和人字点（l），有人主张为g-i连线。

8.全面高（Total Facial Height）n-gn（M47）　亦称形态学面高（morphological facial height），需要完整颅骨，而且在下颌骨髁突与颞骨下颌窝之间置入厚1～2mm的橡胶泥，使上下颌在正常的咬合状态下测量。用直脚规两脚分别对准鼻根点（n）和下颌骨颏下点（gn）测得的直线距离。

9.上面高Ⅰ（Upper Facial Height Ⅰ）n-sd（M48）（参见图5-43）　用直脚规测得的鼻根点（n）和上牙槽点（sd）的直线距离。

10.上面高Ⅱ（Upper Facial Height Ⅱ）n-pr　亦称鼻根点-上牙槽前点高（nasion-prosthion height），用直脚规测得的鼻根点（n）和上牙槽前点（pr）的直线距离。

11.上齿槽突高（Superior Alveolar Height）ns-pr　用直脚规测得的鼻棘点（ns）和上牙槽前点（pr）的直线距离。

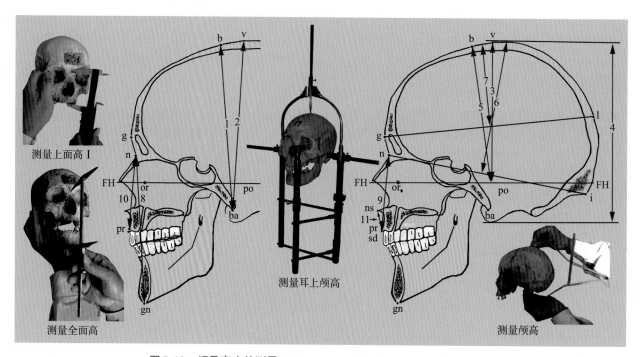

图5-19　颅骨高度的测量　Measurements of the Heights on Skull

1.颅高；2.颅底点-颅顶点高；3.耳上颅高；4.全颅高；5.前囟点-外耳门上缘点连线高；6.颅盖高Ⅰ；7.颅盖高Ⅱ；8.全面高；9.上面高Ⅰ；10.上面高Ⅱ；11.上齿槽突高

12.乳突高（Mastoid Height）　亦称乳突长（mastoid length），用直脚规的一脚对准外耳门上缘点（po）水平，另一脚对准乳突尖水平所测得的垂直距离。

13.枕骨高（Occipital Height）l-sph　用弯脚规在颅骨水平切的标本上测得的人字点（1）和蝶点（sph）之间的直线距离。

国人颅骨高度的测量数据（Chinese data of the cranial heights）：1949年前的数据多半是由在中国工作的外国研究者测得的，也有中国人自己测量的国人数据，本书基本不采用。

1.颅骨四种高度的测量（Four Measurements of the Cranial Heights）　综合国人资料（$\bar{x}\pm s$，mm），颅高（ba-b）：男性（2917例）为136.02±5.86，女性（840例）为130.94±5.77；耳上颅高（v-po-po）：男性（2118例）为116.97±4.89，女性（835例）为113.04±4.65；上面高（n-pr）：男性（1122例）为71.24±4.82，女性（618例）为67.18±4.64；颅高（ba-v）：男性（823例）为139.36±5.59，女性（522例）为132.70±6.24；性别差异t值分别为15.2、19.0、17.0、19.7；均为$P<0.01$。以上四种高度，男性均极显著大于女性，详见表5-10。

作者（年份）	地区或族别	例数	颅高（ba-b） （$\bar{x}\pm s$，mm）	耳上颅高（v-po-po） （$\bar{x}\pm s$，mm）	上面高（n-pr） （$\bar{x}\pm s$，mm）	颅底点－颅顶点高 （ba-v）（$\bar{x}\pm s$，mm）
丁士海等（1996）	东北地区	男88	134.7±5.59	115.0±4.23	—	136.0±5.46
		女86	132.0±4.89	113.1±4.46	—	133.1±5.42
俞东郁等（1980）	长春地区	男100	135.1±5.84	116.4±4.35	—	139.9±4.90
		女100	130.6±4.80	112.3±4.34	—	125.9±4.42
魏占东等（1982）	长春地区	男130	—	—	71.57±5.0	—
		女70	—	—	68.78**	—
李辉等（1988）*	长春地区	男296	135.38±6.88	—	—	—
		女301	129.36±6.42	—	—	—
崔希云等（1984）*	青岛地区	男147	—	—	71.10±5.70	—
		女108	—	—	67.50±5.20	—
王汝信等（1989）	青岛地区	男149	—	116.8±4.1	73.4±4.8	—
		女130	—	113.6±4.1	67.9±3.9	—
韩永健等（1984）*	青岛地区	男141	136.41±4.63	116.59±3.92	—	138.48±4.63
		女110	132.69±5.56	113.73±4.20	—	135.19±5.35
王令红等（1988）	太原地区	男69	135.15±5.29	116.99±3.98	73.53±4.38	136.97±5.26
		女31	129.36±4.51	113.03±3.97	67.53±4.03	131.23±4.66
徐晓明等（1987）	华东地区	合118	—	—	68.72±4.61	—
包月昭等（1984）	河南地区	男300	135.49±5.55	—	70.2**	—
陈纲等（1988）	上海地区	男800	136.55±6.19	117.40±5.03	—	—
孙尚辉等（1988）	南京地区	男157	136.06±5.75	116.47±5.50	71.04±4.89	—
		女116	130.27±5.17	112.39±4.17	67.55±4.52	—
张振标（1996）	福建地区	男20	139.8±3.3	—	70.0±4.1	—
	（史前）	女12	134.9±3.4	—	67.8±4.2	—
党汝霖等（1984，1985）	西安地区	男50	—	118.92±5.08	—	137.02±5.94
		女50	—	115.46±3.04	—	134.44±4.62
杨玉田等（1987）	西安地区	男50	—	—	71.96±3.29	—
		女50	—	—	68.90±4.80	—
王向义等（1986）*	湖北地区	男59	134.5±6.14	116.0±4.61	—	—
		女41	130.0±3.84	112.0±4.48	—	—

表5-10　四项颅骨高度的测量　Four Measurements of the Cranial Heights

续表

作者（年份）	地区或族别	例数	颅高（ba-b） （$\bar{x}\pm s$, mm）	耳上颅高（v-po-po） （$\bar{x}\pm s$, mm）	上面高（n-pr） （$\bar{x}\pm s$, mm）	颅底点-颅顶点高 （ba-v）（$\bar{x}\pm s$, mm）
陈洪等（2008，2010）	宜昌地区	男135	136.13±5.79	115.34±5.41	—	139.60±5.77
张怀瑶等（1965）	湖南地区	男101	134.82±4.53	114.62±4.00	72.03±3.34	—
涂玲等（1982）	益阳市资阳区长春镇	男352	134.4±5.05	—	—	—
邵兴周等（1988）	和田地区洛浦县	男26	140.23±4.63	117.32±4.83	72.35±5.10	143.23±4.83
		女33	135.87±5.50	114.51±3.66	68.19±4.32	138.29±7.05
黄新美等（1984）	佛山市顺德区	男29	136.98±5.57	118.55±4.80	70.89±5.24	—
		女26	132.23±4.69	108.19±9.73	66.91±3.67	—
丁细藩等（1984，1985）	广西汉族	男30	137.33±4.41	—	67.40±4.24	—
	广西壮族	男50	—	—	69.34±3.95	—
朱芳武等（1989）	广西壮族	男70	136.61±5.17	116.61±4.62	66.38±3.93	139.20±5.33
		女79	131.63±5.27	112.37±4.18	63.54±4.48	133.33±5.02
王令红（1989）	香港地区	男144	140.19±4.45	120.02±4.19	70.39±3.50	143.03±4.36
		女33	132.91±3.96	114.51±5.26	66.72±2.80	135.63±3.92
合计（只含有性别标准差项）（例数）		男	136.02±5.86（2917）	116.97±4.89（2118）	71.24±4.82（1122）	139.36±5.59（823）
		女	130.94±5.77（840）	113.04±4.65（835）	67.18±4.64（618）	132.70±6.24（522）

＊按原数据的标准误，由笔者计算出标准差。

＊＊原文缺标准差。

2.颅骨高度的X线测量（Measurements of the cranial heights on X-ray film） 李仁等（1999）测量了湖北地区X线片（男67例、女37例）（$\bar{x}\pm s$, mm），颅高（ba-b）：男性为155.45±11.68，女性为143.69±6.64；耳上颅高：男性为125.61±10.39，女性为120.28±7.10，由于放射片有放大率，显然高于标本的测量值。

颅骨高度的回归方程式［Regression equations of some cranial heights from cranial height（ba-b）］：颅骨高度的测量，在条件所限没有Mollison定颅器时，可以通过测量颅高（ba-b）来推算有关颅高。丁士海等（1996）对东北成年颅骨154例（男88例，女66例）的测量，提供了推算回归方程，其中推算颅高（ba-v）呈高度正相关，见表5-11。

表5-11　由颅高（ba-b）推算其他颅骨高度的回归方程
Regression Equations of Some Cranial Heights from Cranial Height（ba-b）

推算项目（$\hat{Y}$）	性别	回归方程式（mm）	r值
颅高（ba-v）	男	$\hat{Y}=25.35+0.8213$颅高（ba-b）±2.97	0.84
	女	$\hat{Y}=13.41+0.9063$颅高（ba-b）±3.14	0.82
耳上颅高（v-po-po）	男	$\hat{Y}=55.46+0.4420$颅高（ba-b）±3.45	0.58
	女	$\hat{Y}=31.56+0.6174$颅高（ba-b）±3.30	0.68
前囟耳门高（po-b）	男	$\hat{Y}=46.17+0.5061$颅高（ba-b）±4.63	0.52
	女	$\hat{Y}=41.66+0.5412$颅高（ba-b）±5.00	0.47
颅盖高I	男	$\hat{Y}=56.25+0.3651$颅高（ba-b）±5.72	0.34
	女	$\hat{Y}=27.75+0.5688$颅高（ba-b）±4.87	0.50

（四）颅骨周长和弧度长的测量（Measurements of the Cranial Circumferences and Arc Lengths）

颅骨周长和弧度长的测量需要用卷尺，最好是钢卷尺，也可用软卷尺，但必须牢固，不能因拉紧而影响刻度的准确性。测量时尽可能贴近骨面，凹陷处则不必要贴近骨面，但必须拉紧。为方便计，一般不用卷尺的起端，而选择10 cm处为起点（图5-20）。

1. 颅周长（Cranial Horizontal Circumference）g-op-g（M23）　用卷尺通过眉间点（g）和颅后点（op）的水平面一周的长度。

2. 颅横弧（Cranilal Transversal Arc）arc po-b-po（M24）　用卷尺通过两侧外耳门上缘点（po）和前囟点（b）的横向骨面弧度。

3. 颅矢状弧（Cranial Sagittal Arc）arc n-o（M25）　亦称颅全矢状弧或颅正中矢状弧（median sagittal arc），用卷尺通过鼻根点（n）至枕骨大孔后缘点（o）的正中矢状面骨面弧度。

4. 额骨矢状弧（Frontal Arc）arc n-b（M26）　用卷尺通过鼻根点（n）至前囟点（b）的正中矢状面骨面弧度。

5. 顶骨矢状弧（Parietal Arc）arc b-l（M27）　用卷尺通过前囟点（b）至人字点（l）的正中矢状面骨面弧度。

6. 顶骨前缘弧（Arc of Anterior Margin of Parietal Bone）arc b-sph［M27（2）］　亦称前囟点-蝶点弧（bregma-sphenion arc），用卷尺通过前囟点（b）至蝶点（sph）的骨面弧度。

7. 顶骨后缘弧（Arc of Posterior Margin of Parietal Bone）arc l-ast［M27（3）］　亦称人字点-星点弧（lambda-asterion arc），用卷尺通过人字点（l）至星点（ast）的骨面弧度。

8. 枕骨矢状弧（Occipital Arc）arc l-o（M28）　用卷尺通过人字点（l）至枕骨大孔后缘点（o）的正中

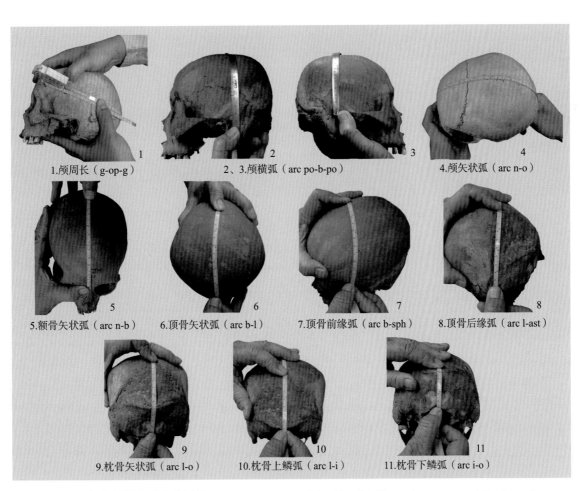

1.颅周长（g-op-g）　　2、3.颅横弧（arc po-b-po）　　4.颅矢状弧（arc n-o）

5.额骨矢状弧（arc n-b）　6.顶骨矢状弧（arc b-l）　7.顶骨前缘弧（arc b-sph）　8.顶骨后缘弧（arc l-ast）

9.枕骨矢状弧（arc l-o）　　10.枕骨上鳞弧（arc l-i）　　11.枕骨下鳞弧（arc i-o）

图5-20　颅骨周长和弧度的测量　Measurements of the Cranial Circumferences and Arc Lengths

矢状面骨面弧度。

9.枕骨上鳞弧（Upper Scale Arc of Occipital Bone）arc l-i［M28（1）亦称枕鳞上部矢状弧（median sagittal arc of upper occipital squamous），用卷尺通过人字点（l）至枕外隆凸点（i）的正中矢状面骨面弧度。

10.枕骨下鳞弧（Lower Scale Arc of Occipital Bone）arc i-o［M28（2）］亦称枕鳞下部矢状弧（median sagittal arc of lower occipital squamous），用卷尺通过枕外隆凸点（i）至枕骨大孔后缘点（o）的正中矢状面骨面弧度。

国人颅骨周长和弧度的测量数据（Chinese data of the cranial circumferences and arc lengths）如下。

1.颅周长（g-op-g）的测量［Measurement of Circumference of Skull（g-op-g）］ 1949年前的数据，多系外国人测量的国人数据，其中的Yen（颜誾）等（1943）的数据具有标准差，放入中华人民共和国成立后的测量数据，见表5-12。综合国人资料（$\bar{x}\pm s$，mm），颅周长（g-op-g）：男性（2405例）为517.12±18.73，女性（1057例）为500.85±20.45；性别差异t值为22.11，P＜0.01，显而易见颅周长男性极显著大于女性，详见表5-12。

表5-12　颅周长（g-op-g）的测量　Measurement of the Circumference of Skull（g-op-g）

作者（年份）	地区或族别	男性		女性	
		例数	颅周长（$\bar{x}\pm s$，mm）	例数	颅周长（$\bar{x}\pm s$，mm）
俞东郁等（1980）	长春地区	100	560.7±14.29	100	539.7±15.79
孙凤云等（1982）	长春地区	124	518.1±15.5	76	501.7±15.5
朱永泽等（1985）	青岛地区	142	512.10±13.70	107	494.79±16.90
宋文等（1998）*	张家口地区	75	512.26±14.90	84	489.02±14.03
邵兴周等（1988）	和田地区洛浦县	26	538.88±12.71	33	525.71±17.97
王令红等（1988）	太原地区	69	513.04±14.96	31	490.97±10.48
党汝霖等（1984，1985）	西安地区	50	521.08±15.60	50	499.12±16.66
陈洪（2010）	宜昌地区	135	508.91±18.31	—	—
Yen（颜誾）等（1943）	四川地区	1207	515.96±16.11	270	497.55±14.04
毛成龙等（1986）*	四川地区	59	521.1±16.90	41	503.5±14.72
孙尚辉等（1988）	南京地区	157	514.15±15.7	116	494.59±14.4
张振标（1996）	福建地区（明末）	20	519.6±18.8	12	505.0±17.4
黄新美等（1984）	佛山市顺德区	29	516.48±16.46	26	499.6±11.68
朱芳武等（1989）	广西壮族	68	511.15±14.09	78	488.94±13.17
王令红（1989）	香港地区	144	511.88±13.04	33	491.48±12.19
合计（不含标准误项）		2405	517.12±18.73	1057	500.85±20.45

*按原数据的标准误，由笔者计算出标准差。

2.颅骨五项弧度的测量（Five Measurements of the Cranial Radians） 综合国人资料（$\bar{x}\pm s$，mm），颅矢状弧（arc n-o）：男性（818例）为371.87±14.88，女性（605例）为358.15±14.88；颅横弧（arc po-v-po）：男性（818例）为314.32±12.27，女性（605例）为306.22±11.36；额骨矢状弧（arc n-b）：男性（913例）为127.72±7.00，女性（693例）为123.51±6.66；顶骨矢状弧（arc b-l）：男性（877例）为128.65±9.14，女性（646例）为123.09±9.46；枕骨矢状弧（arc l-o）：男性（877例）为117.73±8.87，女性（646例）为113.66±8.63；性别差异t值分别为17.20、12.85、12.27、11.50、8.99，均为P＜0.01，显而易见，以上五种弧度，男性均极显著大于女性，见表5-13。

表5-13　颅骨五项弧度的测量　Five Measurements of the Cranial Radians

作者（年份）	地区或族别	例数	颅矢状弧（arc n-o）（$\bar{x}\pm s$，mm）	颅横弧（arc po-v-po）（$\bar{x}\pm s$，mm）	额骨矢状弧（arc n-b）（$\bar{x}\pm s$，mm）	顶骨矢状弧（arc b-l）（$\bar{x}\pm s$，mm）	枕骨矢状弧（arc l-o）（$\bar{x}\pm s$，mm）
俞东郁等（1980）	长春地区	男100	368.4±13.50	317.6±11.02	126.2±6.46	126.1±8.50	116.4±9.28
		女100	352.7±13.47	311.2±11.46	122.3±6.53	120.8±9.15	111.6±7.16
孙凤云等（1982）	长春地区	男124	372.2±18.6	310.9±12.8	128.9±7.4	126.4±10.7	118.2±9.8
		女76	354.2±16.7	304.6±12.1	125.4±7.3	120.9±12.0	113.4±10.1
朱永泽等（1985）	青岛地区	男142	372.92±13.45	310.30±10.37	125.99±5.60	129.98±8.46	116.92±7.75
		女107	361.83±11.90	303.06±10.65	122.81±6.21	126.24±8.17	112.72±7.45
宋文等（1998）*	张家口地区	男75	367.41±14.55	312.19±12.73	126.00±8.05	125.47±8.40	116.72±7.88
		女84	353.78±12.38	302.59±11.65	121.45±5.69	120.30±7.61	111.86±8.53
王令红等（1988）	太原地区	男69	371.02±13.91	319.90±13.99	127.85±7.27	128.12±8.62	116.17±8.21
		女31	357.45±13.65	308.90±9.75	122.29±7.41	122.45±9.07	112.29±7.41
齐校勇等（1996）*	张家口地区	男36	—	—	127.52±1.09	—	—
		女47	—	—	121.22±1.09	—	—
张振标（1996）	福建地区（史前）	男20	375.7±16.3	316.3±6.7	126.1±4.4	127.4±11.0	122.0±10.7
		女12	359.3±14.6	306.0±8.8	124.1±5.5	110.8±10.1	114.4±6.5
党汝霖等（1984，1985）	西安地区	男50	372.82±15.81	312.36±12.26	127.42±6.67	130.16±8.68	120.32±8.20
		女50	364.10±14.28	309.60±9.52	123.06±7.10	125.20±8.72	115.64±8.44
毛成龙等（1986）*	四川地区	男59	—	—	137.1±6.91	134.0±9.98	126.2±9.98
		女41	—	—	131.2±5.76	129.0±8.96	125.6±8.32
邵兴周等（1988）	新疆地区	男26	385.04±11.87	312.94±20.34	134.08±6.20	131.27±6.79	119.69±6.50
		女33	375.95±15.36	313.29±9.35	129.82±6.51	128.79±8.27	117.68±6.64
朱芳武等（1989）	广西壮族	男70	370.17±14.03	316.63±10.31	125.67±6.06	128.87±8.68	114.84±8.25
		女79	356.37±12.10	304.19±9.27	122.13±5.26	121.50±7.36	111.21±7.04
王令红（1989）	香港地区	男142	373.28±12.36	316.97±10.01	126.66±5.33	129.87±7.63	116.39±6.94
		女33	360.61±12.28	304.63±11.67	122.82±5.29	124.70±6.94	113.18±6.35
合计（例数）		男	371.87±14.88（818）	314.32±12.27（818）	127.72±7.00（913）	128.65±9.14（877）	117.73±8.87（877）
		女	358.15±14.88（605）	306.22±11.36（605）	123.51±6.66（693）	123.09±9.46（646）	113.66±8.63（646）

*按原数据的标准误，由笔者计算出标准差。

颅骨其他弧的测量（Other measurement of the cranial Arc）：毛成龙等（1986）测量颅横弧（po-b-po）（$\bar{x}\pm S_x$，mm）：男性（59例）为329.0±13.06，女性（41例）为321.5±10.88；二者具有极显著的性别差异（$P<0.01$），男性极显著大于女性。

颅骨弧度的X线测量（Measurements of the cranial radians on X-ray film）：李仁等（1996，1999）测量了湖北地区X线片（男67例、女37例）（$\bar{x}\pm s$，mm），颅矢状弧：男性为444.42±16.70，女性为428.86±10.80；颅横弧：男性为377.00±15.02，女性为369.91±18.36，性别差异t值分别为5.75、2.01，分别为$P<0.01$和$P<0.05$，男性均显著大于女性。

（五）颅骨弦长的测量（Measurements of the Cranial Chord Lengths）

颅骨弦长直接用直脚规测量（图5-21）。

1.额骨矢状弦（Frontal Chord）chord n-b（M29）　亦称额矢状弦或鼻根点–前囟点弦（nasion-bregma chord），用直脚规两脚分别对准鼻根点（n）和前囟点（b）测得的直线距离。

2.顶骨矢状弦（Parietal Chord）chord b-l（M30） 亦称顶矢状弦或前囟点-人字点弦（bregma-lambda chord），用直脚规两脚分别对准前囟点（b）和人字点（l）测得的直线距离。

3.前囟星点间弦（Bregma-Asterion Chord）chord b-ast［M30（1）］ 亦称前囟点星点弦，用直脚规两脚分别对前囟点（b）和星点（ast）测得的直线距离，两侧分别测量。

4.顶骨前缘弦（Chord of Anterior Margin of Parietal Bone）chord b-sph［M30（2）］ 亦称前囟点-蝶点弦（bregma-sphenion chord），用直脚规两脚分别对前囟点（b）和蝶点（sph）测得的直线距离，两侧分别记录。

5.顶骨后缘弦（Posterior Border Chord of Parietal Bone）chord l-ast［M30（3）］ 亦称人字点-星点弦（lambda-asterion chord），用直脚规两脚分别对人字点（l）和星点（ast）测得的直线距离，两侧分别记录。

6.枕骨矢状弦（Occipital Chord）chord l-o（M31） 亦称枕矢状弦或人字点-大孔后缘点弦（lambda-opisthion chord），用直脚规两脚分别对准人字点（l）和枕骨大孔后缘点（o）测得的直线距离。

7.枕骨上鳞弦（Upper Scale Chord of Occipital Bone）chord l-i［M31（1）］ 亦称枕鳞上部矢状弦（median sagittal chord of upper occipital squamous），用直脚规两脚分别对准人字点（l）和枕外隆凸点（i）测得的直线距离。

8.枕骨下鳞弦（Lower Scale Chord of Occipital Bone）chord i-o［M31（2）］ 亦称枕鳞下部矢状弦（median sagittal chord of lower occipital squamous），用直脚规两脚分别对枕外隆凸点（i）和枕骨大孔后缘点（o）测

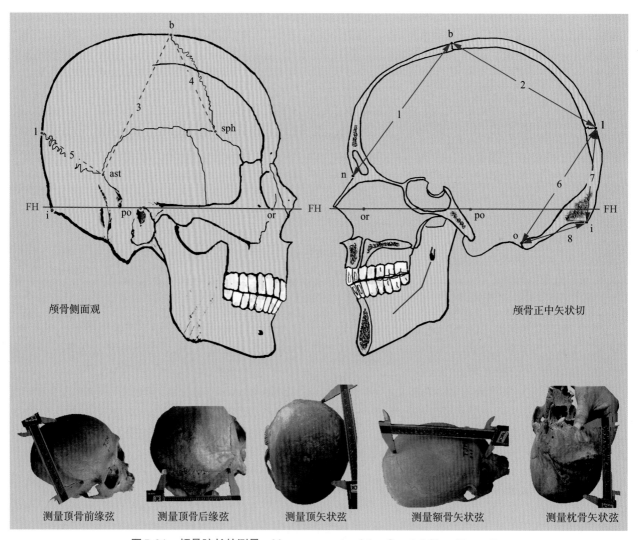

颅骨侧面观　　　　　　　　　　　　　　　　　　　　　　　　　颅骨正中矢状切

测量顶骨前缘弦　　　　测量顶骨后缘弦　　　　测量顶矢状弦　　　　测量额骨矢状弦　　　　测量枕骨矢状弦

图5-21　颅骨弦长的测量　Measurements of the Cranial Chord Lengths

1.额骨矢状弦；2.顶骨矢状弦；3.前囟星点间弦；4.顶骨前缘弦；5.顶骨后缘弦；6.枕骨矢状弦；7.枕骨上鳞弦；8.枕骨下鳞弦

得的直线距离。

国人颅骨弦长的测量数据（Chinese data of the cranial chord lengths）如下。

1.三项颅骨矢状弦的测量（Three Measurements of the Cranial Sagittal Chords）　综合国人男877例和女646例（$\bar{x}\pm s$，mm），额骨矢状弦（chord n-b）：男性为111.96±5.17，女性为108.46±5.05；顶骨矢状弦（chord b-l）：男性为113.27±7.07，女性为109.25±7.26；枕骨矢状弦（chord l-o）：男性为98.25±5.86，女性为95.51±5.77；以上三种弦性别差异 t 值分别为13.23、10.80、9.10；均为 $P<0.01$。男性均极显著大于女性，详见表5-14。

表5-14　三项颅骨矢状弦的测量（$\bar{x}\pm s$）　Three Measurements of the Cranial Sagittal Chords（$\bar{x}\pm s$）

作者（年份）	地区或族别	例数	额骨矢状弦（chord n-b）（$\bar{x}\pm s$，mm）	顶骨矢状弦（chord b-l）（$\bar{x}\pm s$，mm）	枕骨矢状弦（chord l-o）（$\bar{x}\pm s$，mm）
俞东郁等（1980）	长春地区	男100	112.6±5.34	112.4±6.47	98.9±5.46
		女100	108.6±4.94	107.7±6.79	94.7±5.06
孙凤云等（1982）	长春地区	男124	111.5±5.4	110.2±7.0	98.8±7.2
		女76	109.4±4.6	105.8±8.2	96.2±6.4
朱永泽等（1985）	青岛地区	男142	111.78±4.41	116.15±6.55	98.10±5.36
		女107	108.80±5.28	112.74±6.52	95.85±5.59
宋文等（1998）*	张家口地区	男75	111.61±5.80	111.97±6.67	97.71±5.63
		女84	107.49±4.58	107.74±6.60	94.56±6.05
王令红等（1988）	太原地区	男69	111.57±5.60	111.30±7.47	96.48±4.90
		女31	106.62±4.59	107.65±7.96	95.10±5.33
张振标（1996）	福建地区（史前）	男20	112.2±3.9	113.8±8.1	102.6±8.6
		女12	110.2±4.0	112.9±6.7	96.4±5.4
党汝霖等（1984，1985）	西安地区	男50	109.68±5.07	114.84±6.36	98.40±4.65
		女50	108.38±4.96	111.23±5.76	95.58±5.79
毛成龙等（1986）*	四川地区	男59	113.6±5.38	111.4±8.45	98.8±5.38
		女41	107.7±5.12	107.2±8.32	98.2±6.40
邵兴周等（1988）	和田地区洛浦县	男26	116.97±5.13	117.54±5.30	98.96±4.94
		女33	113.09±5.12	114.87±6.00	97.49±4.88
朱芳武等（1989）	广西地区	男70	109.74±4.72	113.71±6.81	95.72±6.67
		女79	106.75±4.57	108.53±5.72	93.89±5.18
王令红（1989）	香港地区	男142	112.74±4.08	114.50±5.90	98.80±4.91
		女33	108.94±4.69	110.19±5.63	96.86±5.64
合计（不含标准误项）		男877	111.96±5.17	113.27±7.07	98.25±5.86
		女646	108.46±5.05	109.25±7.26	95.51±5.77

*按原数据的标准误，由笔者计算出标准差。

颅骨其他矢状弦的测量（Other measurement of the cranial sagittal chords）：齐校勇等（1996）测量了张家口地区男36例、女47例（$\bar{x}\pm S_{\bar{x}}$，mm），眉间点-前囟点矢状弦（chord g-b）：男性为107.77±0.89，女性为99.11±0.75，具有显著性别差异。

2.由顶骨弦弧长推算颅骨有关项目回归方程式（Regression Equations of the Cranial Measurements from Parietal Radians & Chords）　陈洪（2010）测量了宜昌地区男135例颅骨弧和颅骨弦，提出推算颅骨最大长、颅宽和颅周长回归方程式，有一定的参考价值，见表5-15。

表5-15　由顶骨弦弧长推算颅骨有关项目回归方程式
Regression Equations of the Cranial Measurements from Parietal Radians & Chords

推算项目（$\hat{Y}$）	回归方程式（mm）	r值
颅最大长（g-op）	$\hat{Y}(\text{g-op}) = 51.18 + 0.91X_4 \pm 4.69$	0.76
鼻根点-枕外隆凸点距（n-i）	$\hat{Y}(\text{n-i}) = 65.00 + 0.763X_4 \pm 5.19$	0.66
眉间点-人字点距（g-l）	$\hat{Y}(\text{g-l}) = 46.18 + 0.91X_4 \pm 4.69$	0.76
颅最大宽（eu-eu）	$\hat{Y}(\text{eu-eu}) = 65.76 + 0.79X_2 \pm 5.23$	0.66
颅最大宽（eu-eu）	$\hat{Y}(\text{eu-eu}) = 42.10 + 0.64X_6 \pm 4.74$	0.73
颅最大宽（eu-eu）	$\hat{Y}(\text{eu-eu}) = 33.49 + 0.63X_7 \pm 4.94$	0.71
额最大宽（co-co）	$\hat{Y}(\text{co-co}) = 34.58 + 0.86X_2 \pm 4.45$	0.75
颅周长（g-op-g）	$\hat{Y}(\text{颅周长}) = 328.14 + 1.90X_2 \pm 14.65$	0.60
颅周长（g-op-g）	$\hat{Y}(\text{颅周长}) = 172.41 + 2.43X_4 \pm 10.98$	0.80
颅周长（g-op-g）	$\hat{Y}(\text{颅周长}) = 225.04 + 1.67X_7 \pm 12.98$	0.71
颅横弧（arc po-b-po）	$\hat{Y}(\text{颅横弧}) = 147.97 + 1.69X_2 \pm 9.66$	0.72
颅横弧（arc po-b-po）	$\hat{Y}(\text{颅横弧}) = 111.58 + 1.28X_6 \pm 9.29$	0.74
颅矢状弧（arc n-o）	$\hat{Y}(\text{颅矢状弧}) = 116.20 + 1.77X_4 \pm 10.65$	0.71

注：X_2 为顶骨前缘弦（chord b-sph），X_4 为顶骨外缘弧（arc sph-1），X_6 为顶骨前内后外角弧（arc b-ast），X_7 为顶骨外缘弧（arc sph-1）。

3.顶骨弧长的实际测量值和推算值（Measurements & Calculatings of the Parietal Radians）　张维建等（2012）测量了50例成年颅骨和180例不同胎儿时期Noback法染色的透明骨染色顶骨的弧长、弦长和曲高结果，并验证了所提出的微积分公式推导出的弧长，结果十分接近，见表5-16。

公式（单位：mm）如下：$l = \dfrac{2h}{a^2}\left[a\sqrt{1+a^2} + \ln\left(a + \sqrt{1+a^2}\right) \right]$

式中，l = 弧长；h = 曲高；$a = \dfrac{4h}{D}$，D = 颅弦。

表5-16　顶骨弧长的实际测量值和推算值比较（$\bar{x} \pm S_{\bar{x}}$，mm）
Comparison of the Measurements & Calculatings of Parietal Radians（$\bar{x} \pm S_{\bar{x}}$，mm）

胎龄（周）	实际测量值	推算值	胎龄（周）	实际测量值	推算值
13～	21.47±1.24	21.74±0.97	23～	53.38±1.13	53.88±1.18
15～	27.25±1.10	27.48±0.62	25～	55.73±0.98	55.32±0.77
17～	35.65±0.37	35.76±0.39	27～	60.46±1.09	60.04±1.32
19～	39.80±1.11	39.26±1.24	29～	66.11±1.24	66.34±1.15
21～	47.46±0.87	47.77±0.72	31～	72.25±0.59	72.11±0.70
成年	123.97±8.35	123.97±8.75	成年（顶骨冠状弧）	106.82±6.83	106.83±6.15

（六）颅骨曲高的测量（Measurements of the Cranial Subtense）

颅骨曲高的测量（图5-22），需用三脚平行规或测量计算法，前者两脚要对准两侧的测点，再将中间竖尺下落至弧度骨面最高点；后者则用直脚规分别测量三测点间的直线距离，输入计算机计算得出。

1.额骨曲高（Frontal Subtense）n-b　亦称鼻根点-前囟点矢高（nasion-bregma subtense）或额骨矢高，用三脚平行规的两脚分别对准鼻根点（n）和前囟点（b），按上法得出。

2.顶骨曲高（Parietal Subtense）b-l　亦称前囟点-人字点矢高（bregma-lambda subtense）或顶骨矢高，用三脚平行规的两脚分别对准前囟点（b）和人字点（l），按上法得出。

3. 枕骨曲高（Occipital Subtense）l-o　亦称人字点-大孔后缘点矢高（lambda-opisthion subtense）或枕骨矢高，用三脚平行规的两脚分别对准人字点（l）和枕骨大孔后缘点（o），按上法得出。

4. 鼻尖点-眶中宽矢高（Rhinion Subtense to Middle Orbital Width）rhi-or-or　用三脚平行规的两脚分别对准两侧眶下缘点（or），中间竖尺对准鼻尖点（rhi）。此项对鉴定种族的鼻尖高较重要。

5. 颧上颌高（Zygomatic Subtense to Maxillary Height）sd-zm-zm　用三脚平行规的两脚分别对准两侧颧颌点（zm），中间竖尺对准上牙槽点（sd）。此项对鉴定种族的嘴突出度较重要。

6. 鼻梁-眶间宽矢高（Nasal Bone Subtense to Anterior Interorbital Breadth）mf-mf　用三脚平行规的两脚分别对准两侧的颌额点（mf），中间竖尺落向鼻梁最深点（nb）（参阅第5章颅骨的种族差异），按上法得出。此项对鉴定种族的鼻梁突出度较重要。

7. 鼻根点-两眶内宽矢高（Nasion Subtense to Inner Biorbital Breadth）n-fmo-fmo　用三脚平行规的两脚分别对准两侧的眶额颧点（fmo），中间竖尺落向鼻根点（n），按上法得出。此项对鉴定种族的鼻根突出度较重要。

8. 鼻棘下点-颧颌点连线矢高（Subspinale Subtense to Bimalar Breadth）ss-zm-zm　用三脚平行规的两脚分别对准鼻棘下点（ss）和颧颌点（zm），中间竖尺落向上颌骨凹陷处，直接读出。此项对鉴定种族较重要。

9. 鼻梁-α弦矢高（Nasal Bone Subtense to α-Chord）nb-α-α　用三脚平行规的两脚分别对准两侧的α点（参阅第5章颅骨的种族差异），中间竖尺落向鼻梁最深点（nb），直接读出。此项对鉴定种族较重要。

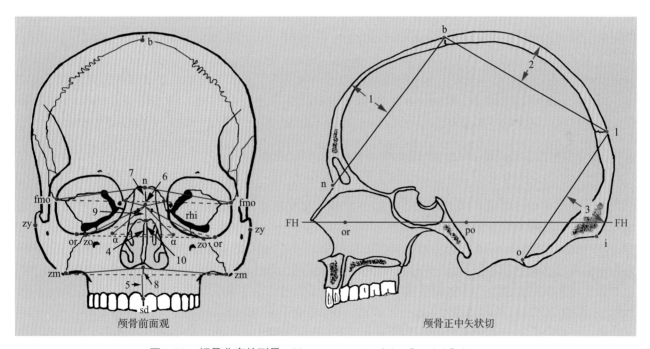

图5-22　颅骨曲高的测量　Measurements of the Cranial Subtenses

1.额骨曲高；2.顶骨曲高；3.枕骨曲高；4.鼻尖点-眶中宽矢高；5.颧上颌高；6.鼻梁-眶间宽矢高；7.鼻根点-两眶内宽矢高；8.鼻棘下点-颧颌点连线矢高；9.上牙槽点-中面宽矢高；10.鼻梁-α弦矢高

国人颅骨曲高的测量数据（Chinese data of the cranial subtenses）如下。

1. 颅骨矢高的测量（Measurements of the Cranial Subtenses）　王令红等（1988，1989）测量了太原地区和香港地区颅骨各种矢高，见表5-17。

表5-17　颅骨矢高的测量（$\bar{x}\pm s$, mm）　Measurements of the Cranial Subtenses（$\bar{x}\pm s$, mm）

测量项目	太原地区		香港地区	
	男69例	女31例	男55例	女33例
v-外耳道矢高	124.13±3.92	119.63±4.08	127.19±4.11	121.34±4.72
n-外耳道矢高	92.57±4.25	86.64±5.17	93.64±3.68	88.85±3.93
ss-外耳道矢高	92.76±4.71	86.32±3.24	94.08±3.95	89.82±3.03
pr-外耳道矢高	100.70±4.97	94.29±4.36	101.17±4.42	97.20±3.43
d-外耳道矢高	82.99±3.99	77.11±2.65	83.70±3.49	79.98±3.61
n-上项矢高	14.88±2.48	12.87±1.88	14.88±2.48	12.87±1.88
zo-外耳道矢高	80.62±4.09	75.68±2.85	81.18±3.41	78.37±3.46
fma-外耳道矢高	78.05±3.69	73.39±2.70	78.66±3.26	75.85±3.43
ek-外耳道矢高	73.54±3.87	69.00±2.96	73.82±3.27	71.27±3.37
zma-外耳道矢高	71.11±4.47	66.57±3.72	71.59±3.23	69.52±3.48
ma-外耳道矢高	79.27±4.62	73.35±4.21	80.24±3.84	76.46±2.63
鼻梁-前眶间宽矢高	7.55±1.22	7.83±2.33	—	—
鼻梁-眶间宽矢高	4.28±0.85	5.01±1.69	—	—

注：zo即眶下缘与颧颌缝的交点；fma即fmo点；zma即颧颌缝与咬肌附着处的交点；ma即上颌M_1牙槽最前点。

2.其他颅骨矢高的测量（Other Measurements of the Cranial Subtenses）　朱芳彪等（1989）测量了广西壮族男69例、女78例，鼻梁至眶间宽mf-mf矢高（$\bar{x}\pm s$, mm）：男性为6.44±2.96，女性为4.97±2.04。张振彪（1996）测量了福建地区明朝末年时期骨骼（男20例、女12例；$\bar{x}\pm s$, mm）鼻根点n-fmo-fmo矢高：男性为15.4±1.8，女性为14.4±2.0；鼻梁至眶间宽矢高：男性为6.5±0.8，女性为6.0±1.2；鼻棘下点ss-zm-zm矢高：男性为21.4±4.3，女性为22.0±1.7。齐校勇等（1996）测量了张家口地区男36例、女47例（$\bar{x}\pm S_x$, mm），颧上颌高（sd-zm-zm）：男性为33.93±0.71，女性为33.17±0.50。杨月如等（1988）测量了昆明地区成年颅骨男女各50例（$\bar{x}\pm s$, mm），额骨曲高：男性为2.52±0.03，女性为2.60±0.97。

（七）颅骨角度的测量（Measurements of the Cranial Angle）

法医骨学或骨骼人类学中需要测量某些颅骨角度，这对颅面重建和种族鉴定有重要意义。颅骨的角度繁多，测量方法也多种多样。与FH平面有关的颅骨角度测量，需将颅骨固定于Mollison定颅器或立方定颅器上，再以附着式量角器套在直脚规的固定脚上，直接测出有关的角度。与FH平面无关的颅骨角度多采用间接测量法，如先用投影描绘仪在纸上绘出颅骨正中矢状面的轮廓，定出测点，再于其上绘出各角，用量角尺或量角器进行测量；或将测量该角的三测点置于同一水平面上，再用描骨器将三测点描于纸上并绘出该角进行测量。对一些特殊的角度还设计了不同的测量工具，如顶角测量器（Téstut和Latarjet, 1928）、鼻颧角测量器和眶轴角测量器（丁士海，1961）等。上述间接测量法，需要有一定的设备，费时间，且误差较大。1906年摩纳哥国际人类学会议上，有学者提出对颜面三角用测量计算法，为此Rivet还设计了Rivet算盘，精确度可达1/4度（Téstut和Latarjet，1928），当时由于计算繁杂，应用者甚少。而后袖珍电子计算器和计算机的普及，为某些角度的测量计算法提供了便利的条件。丁士海（1982）用当时国内生产或进口的袖珍电子计算器（如大连的DS-5型、广州的8031型、日本的FX-702P和PC-1500等），现在更为普遍应用计算机。输入余弦定理推导公式$\angle A=\cos^{-1}[(b^2+c^2-a^2)/2bc]$，即预测的角度$=\cos^{-1}[（左邻边长^2+右邻边长^2-对边长^2）/2\times左邻边长\times右邻边长]$，因此只需要测量三角的三个边长，代入计算机，即可算出。此法可大大提高效率，无须投影描绘仪、定颅器等设备，且精确度高，尤其是对大样本标本的测量优势更为显著。

1.与FH平面无关的角度（Cranial Angles Un-related with the FH-plane）（图5-23）

（1）额角（Frontal Angle）$\angle$ m-g-op（M32）：用直脚规分别测出m-g、g-op和op-m三边长，输入计

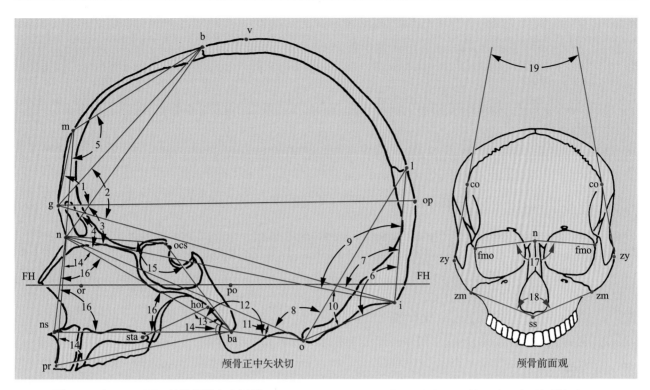

图5-23 与FH平面无关的颅骨角度测量 Measurements of the Cranial Angles Un-related with FH-plane
1.额角；2.额鳞倾角；3.额倾角Ⅰ；4.额倾角Ⅱ；5.额骨曲角；6.枕骨曲角；7.枕骨倾角；8.全枕倾角；9.上枕倾角；10.下枕倾角；11.Broca枕角；12.Broca基角；13.Chi角；14.面三角；15.蝶角；16.鼻三角；17.鼻颧角；18.颧上倾角Ⅰ；19.顶角

算机计算可得。Woo（吴汝康，1949）观察美国白种人185例，美国黑种人237，美国印第安人168例和蒙古人种229例颅骨，发现额角美国白种人最大，黑种人次之，蒙古人种再次之，印第安人最小；女性一般大于男性。

（2）额鳞倾角（Inclination Angle of Frontal Squama）∠b-g-i［M32（2）］：亦称前囟角（bregma angle），用直脚规分别测出b-g、g-i和i-b三边长，输入计算机计算可得。此角对人类的进化具有十分重要的意义，首先由Broca报道，后由Schwalbe测量了爪哇猿人颅骨此角而著称，因而此角也称Schwalbe额倾角。现代人此角为50°～60°，远大于猿人的40°～42°。

（3）额倾角Ⅰ（Frontal Inclination Angle Ⅰ）∠b-n-i［M32（1）］：亦称额骨倾斜角Ⅰ，用直脚规分别测b-n、n-i和i-b三边长，输入计算机计算可得。

（4）额倾角Ⅱ（Frontal Inclination Angle Ⅱ）∠b-n-o：亦称额骨倾斜角Ⅱ，用直脚规分别测b-n、n-o和o-b三边长，输入计算机计算可得。魏敦瑞曾用此角测量了中国猿人。

（5）额骨曲角（Frontal Curvature Angle）∠b-m-n［M32（5）］：亦称额骨角，用直脚规分别测出b-m、m-n和n-b三边长，输入计算机计算可得。

（6）枕骨曲角（Occipital Curvature Angle）∠l-i-o［M33（4）］：亦称枕骨角，用直脚规分别测出l-i、i-o和o-l三边长，输入计算机计算可得。

（7）顶骨曲角（Parietal Curvature Angle）∠b-顶骨曲高点-l［M33（5）］：亦称顶骨角，用直脚规分别测出b-顶骨曲高点、顶骨曲高点-l和b-l三边长，输入计算机计算可得。

（8）枕骨倾角（Occipital Inclination Angle）∠g-i-l：用直脚规分别测出g-i、i-l和l-g三边长，输入计算机计算可得。

（9）全枕倾角（Inclination Angle of Total Occipital Bone）∠n-o-l：用直脚规分别测出n-o、o-l和l-n三边长，输入计算机计算可得。

（10）上枕倾角（Occipital Inclination Angle at Upper Scale）∠n-i-l：用直脚规分别测出n-i、i-l和l-n三边长，输入计算机计算可得。

（11）下枕倾角（Occipital Inclination Angle at Lower Scale）∠ n-i-o：用直脚规分别测出 n-i、i-o 和 o-n 三边长，输入计算机计算可得。

（12）Broca 枕角（Broca's Occipital Angle）∠ ba-o-n：用直脚规分别测出 ba-o、o-n 和 n-ba 三边长，输入计算机计算可得。

（13）Broca 基角（Broca's Basilar Angle）∠ n-ba-o：用直脚规分别测出 n-ba、ba-o 和 o-n 三边长，输入计算机计算可得。

（14）Chi 角（Chi Angle）∠ sta-hor-ba：用直脚规分别测出 sta-hor、hor-ba 和 ba-sta 三边长，输入计算机计算可得。

（15）面三角（Facial Triangle）[M72（5）]：亦称上面三角（upper facial triangle）或 Vogt 面三角（Vogt facial triangle）。

1)（∠ pr-n-ba）：用直脚规分别测出 pr-n、n-ba 和 ba-pr 三边长，输入计算机计算可得，均值居中。

2)（∠ n-ba-pr）：用直脚规分别测出 n-ba、ba-pr 和 pr-n 三边长，输入计算机计算可得，均值最小。

3)（∠ ba-pr-n）：用直脚规分别测出 ba-pr、pr-n 和 n-ba 三边长，输入计算机计算可得，均值最大。

（16）全面三角（Total Facial Triangle）

1)全面三角 I（∠ n-ba-gn）：用直脚规分别测出 n-ba、ba-gn 和 gn-n 三边长，输入计算机计算可得。

2)全面三角 II（∠ ba-gn-n）：用直脚规分别测出 ba-gn、gn-n 和 n-ba 三边长，输入计算机计算可得。

3)全面三角 III（∠ gn -n- ba）：用直脚规分别测出 gn-n、n-ba 和 ba-gn 三边长，输入计算机计算可得。

（17）蝶角（Sphenoid Angle）∠ n-ocs-ba：亦称颅面角（cranial facial angle），用直脚规分别测出 n-ocs、ocs-ba 和 ba-n 三边长，输入计算机计算可得。

（18）鼻三角（Nasal Triangle）

1)（∠ ns-n-ba）：用直脚规分别测出 ns-n、n-ba 和 ba-ns 三边长，输入计算机计算可得。

2)（∠ n-ba-ns）：用直脚规分别测出 n-ba、ba-ns 和 ns-n 三边长，输入计算机计算可得。

3)（∠ ba-ns-n）：用直脚规分别测出 ba-ns、ns-n 和 n-ba 三边长，输入计算机计算可得。

（19）鼻颧角（Nasomalar Angle）∠ fmo-n-fmo（M77）：亦称鼻额角（nasofrontal angle），用直脚规分别测出 fmo-n、n-fmo 和 fmo-fmo 三边长，输入计算机计算可得。

（20）鼻额角（Nasofrontal Angle）∠ fmt-n-fmt（M77a）：用直脚规分别测出 fmt-n、n-fmt 和 fmt-fmt 三边长，输入计算机计算可得。

（21）颧上颌角 I（Zygo-maxillary Angle I）∠ zm-ss-zm：用直脚规分别测出 zm-ss、ss-zm 和 zm-zm 三边长，输入计算机计算可得。

（22）颧上颌角 II（Zygo-maxillary Angle II）∠ zm1-ss-zm1：用直脚规分别测出 zm1-ss、ss-zm1 和 zm1-zm1 三边长，输入计算机计算可得。

（23）耳枕角（Auriculo-Occipital Angle）∠ l-au-o：用直脚规分别测出 l-au、au-o 和 o-l 三边长，输入计算机计算可得，此角需要左、右分测。

（24）顶角 [Parietal Angle（Quatrefage）] zy-co ∠ co-zy：此角为两侧 zy-co 连线延长线的交角，可先测出两侧的∠ co-zy-zy，分别代入公式求出该角，再以 180° 减去上述两角，即得出顶角。

（25）鼻骨最窄处角（Nasal Bone Angle at Narrowest Portion）：亦称鼻骨最小角（simotic angle），用三脚平行轨两侧角对准两侧鼻骨最窄处，中间脚对准鼻背深点（nd），注意三个脚要与鼻骨垂直；或用计算机测量计算法测量。

2.与 FH 平面有关的角度（Cranial Angles Related with the FH-plane） 以下角度必须在 FH 平面条件下，用直脚规带附着式量角器进行直接测量（图 5-24）。

（1）额侧角 I（Profile Angle of Frontal Bone from Nasion）∠ m-n-FH（M32）：亦称额侧面角 I，将直脚规的两脚分别对准 m 点和 n 点，直接读附着式量角器的度数。

（2）额侧角 II（Profile Angle of Frontal Bone from Glabella）∠ m-g-FH：亦称额侧面角 II，将直脚规的两脚分别对准 m 点和 g 点，直接读附着式量角器的度数。

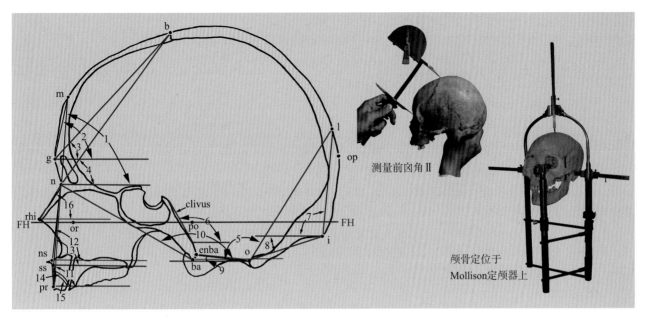

图 5-24　与 FH 平面有关的颅骨角度测量　Measurements of the Cranial Angles Related with FH-plane

1. 额侧角 I；2. 额侧角 II；3. 前囟角 I；4. 前囟角 II；5. 枕角；6. 蝶枕角；7. 人字点 - 枕外隆凸点角；8. 大孔后缘点 - 枕外隆凸点角；9. 枕大孔倾角；10. 颅底角；11. 总面角；12. 中面角 I；13. 中面角 II；14. 牙槽面角 I；15. 牙槽面角 II；16. 鼻梁侧角

（3）前囟角 I（Bregmatic Angle from Glabella）∠ b-g-FH ［M32（2）］：将直脚规的两脚分别对准 b 点和 g 点，直接读附着式量角器的度数。

（4）前囟角 II（Bregmatic Angle from Nasion）∠ b-n-FH：将直脚规的两脚分别对准 b 点和 n 点，直接读附着式量角器的度数。

（5）枕角（Occipital Angle）∠ l-o-FH（M33）：将直脚规的两脚分别对准 l 点和 o 点，直接读附着式量角器的度数。

（6）蝶枕角（Spheno-Occipital Angle）∠ clivus-FH：测量此角需要在颅骨水平切的标本上进行，将直脚规的两脚分别对准斜坡上下突出点，直接读附着式量角器的度数。

（7）人字点 - 枕外隆凸点角（Lambda-Inion Angle）∠ l-i-FH：将直脚规的两脚分别对准 l 点和 i 点，直接读附着式量角器的度数。

（8）大孔后缘点 - 枕外隆凸点角（Opisthion-Inion Angle）∠ o-i-FH：将直脚规的两脚分别对准 o 点和 i 点，直接读附着式量角器的度数。

（9）枕大孔倾角（Dip Angle of Foramen Magnum）∠ enba-o-FH：将直脚规的两脚分别对准 enba 点和 o 点，直接读附着式量角器的度数。

（10）颅底角（Craniobasal Angle）∠ n-ba-FH：将直脚规的两脚分别对准 n 点和 ba 点，直接读附着式量角器的度数。

（11）总面角（Total Facial Angle 或 Total Prognathism）∠ n-pr-FH（M72）：将直脚规的两脚分别对准 n 点和 pr 点，直接读附着式量角器的度数。指数分型如下：

总面角分型	指数分级
超突颌型（hyperprognathous）	$X° \sim 69.9°$
突颌型（prognathous）	$70° \sim 79.9°$
中颌型（mesognathous）	$80° \sim 84.9°$
平颌型（orthognathous）	$85° \sim 92.9°$
超平颌型（hyperorthognathous）	$93° \sim X°$

（12）中面角 I（Middle Facial Angle）∠ n-ns-FH（M73）：亦称鼻侧面角，将直脚规的两脚分别对准 n 点和 ns 点，直接读附着式量角器的度数。指数分型如下：

中面角Ⅰ分型	指数分级
超突颌型（hyperprognathous）	$X° \sim 69.9°$
突颌型（prognathous）	$70° \sim 79.9°$
中颌型（mesognathous）	$80° \sim 84.9°$
平颌型（orthognathous）	$85° \sim 92.9°$
超平颌型（hyperorthognathous）	$93° \sim X°$

（13）中面角Ⅱ（Middle Facial Angle，Nasal Prognathism）∠n-ss-FH：将直脚规的两脚分别对准n点和ss点，直接读附着式量角器的度数。

（14）牙槽面角Ⅰ（Alveolar Profile Angle Ⅰ，Alveolar Prognathism Ⅰ）∠ns-pr-FH（M74）：亦称齿槽面角Ⅰ，将直脚规的两脚分别对准ns点和pr点，直接读附着式量角器的度数。指数分型如下：

牙槽面角Ⅰ分型	指数分级
特突颌型（ultraprognathous）	$X° \sim 59.9°$
超突颌型（hyperprognathous）	$60° \sim 69.9°$
突颌型（prognathous）	$70° \sim 79.9°$
中颌型（mesognathous）	$80° \sim 84.9°$
平颌型（orthognathous）	$85° \sim 92.9°$
超平颌型（hyperorthognathous）	$93° \sim X°$

（15）牙槽面角Ⅱ（Alveolar Profile Angle Ⅱ，Alveolar Prognathism Ⅱ）∠ss-pr-FH：亦称齿槽面角Ⅱ，直脚规的两脚分别对准ss点和pr点，直接读附着式量角器的度数。

（16）鼻梁侧角（Profile Angle of Nasal Column）∠n-rhi-FH（M75）：亦称鼻骨侧面角，将直脚规的两脚分别对准n点和rhi点，直接读附着式量角器的度数。

国人颅骨角度的测量数据（Chinese data of the cranial angles）如下。

1.与FH平面有关颅骨角度的测量（Measurements of the Cranial Angles Related with FH-plane）　综合国人资料与FH平面有关的颅骨角度（$\bar{x} \pm s$，°），总面角（∠n-pr-FH）：男性（859例）为83.80±5.09，女性（680例）为83.02±4.08；中面角Ⅰ（∠n-ns-FH）：男性（607例）为85.74±4.66，女性（520例）为85.71±4.34；牙槽面角Ⅱ（∠ss-pr-FH）：男性（760例）为77.42±8.07，女性为（623例）为74.80±9.20，额侧角Ⅱ（∠m-g-FH）：男性（544例）为78.30±4.90；女性（506例）为80.82±5.39；性别差异t值分别为3.34、0.11、5.57、7.91；P值除中面角Ⅰ为$P > 0.05$，没有性别差异外，其余三项角度均为$P < 0.01$，说明具有性别差异。这些角度与额骨鳞部的倾斜度有关，女性大于男性，这从统计学证明了女性额部的弯曲的特征，即男性均匀向后倾斜，而女性先向上再转向后，详见表5-18。

表5-18　颅骨与FH平面有关角度的测量　Measurements of the Cranial Angles Related with FH-plane

作者（年份）	地区或族别	例数	总面角（∠n-pr-FH）（$\bar{x} \pm s$，°）	中面角Ⅰ（∠n-ns-FH）（$\bar{x} \pm s$，°）	牙槽面角Ⅱ（∠ss-pr-FH）（$\bar{x} \pm s$，°）	额侧角Ⅱ（∠m-g-FH）（$\bar{x} \pm s$，°）
秦书俭（1982）	长春地区	合30	84.7±2.73	86.7±3.33	73.68±5.7	—
邵兴周等（1988）	新疆地区	男26	86.63±2.89	89.31±3.41	79.58±6.50	—
		女33	86.47±2.54	89.64±2.59	78.97±5.81	—
王汝信等（1984）	青岛地区	男153	84.52±3.81	—	79.79±6.84	78.42±4.41
		女150	83.05±2.60	—	75.63±6.65	81.96±4.20
鲍明新等（1984）	青岛地区	男154	—	88.92±3.35	69.06±6.81	—
		女158	—	87.81±2.77	65.96±7.27	—
王令红等（1988）	太原地区	男69	85.49±3.62	—	74.81±6.64	77.19±4.94
		女31	83.77±2.90	—	72.07±4.87	80.48±5.78

续表

作者（年份）	地区或族别	例数	总面角 （∠n-pr-FH） （$\bar{x}\pm s$,°）	中面角Ⅰ （∠n-ns-FH） （$\bar{x}\pm s$,°）	牙槽面角Ⅱ （∠ss-pr-FH） （$\bar{x}\pm s$,°）	额侧角Ⅱ （∠m-g-FH） （$\bar{x}\pm s$,°）
孙尚辉等（1988）	南京地区	男157	81.9±3.53	—	—	—
		女116	81.2±3.71	—	—	—
胡兴宇等（1995）	四川地区	男253	82.52±3.59	82.91±3.62	81.52±7.17	77.91±4.86
		女247	82.42±4.14	83.33±4.02	79.81±8.10	79.65±5.31
秦学圣等（1981）[*]	四川地区 （僰人）	男6	81.83±2.28	84.33±2.06	75.58±3.48	—
		女4	79.88±2.18	82.38±1.98	70.75±6.56	—
张怀瑫等（1965）	湖南地区	男99	84.71±3.48	87.96±3.83	77.64±3.92	—
朱芳武等（1989）	广西壮族	男69	84.6±4.0	87.8±4.6	—	80.6±5.3
		女78	83.9±4.3	87.5±4.3	—	82.5±6.5
黄新美等（1984）	佛山市 顺德区	男27	90.85±17.67	—	—	—
		女26	90.91±3.45	—	—	—
合计（不含无性别项） （例数）		男	83.80±5.09 （859）	85.74±4.66 （607）	77.42±8.07 （760）	78.30±4.90 （544）
		女	83.02±4.08 （680）	85.71±4.34 （520）	74.80±9.20 （623）	80.82±5.39 （506）

[*]按原数据的标准误，由笔者计算出标准差。

（1）总面角（∠n-pr-FH）的分型（Measurements of the types of total facial angle）：综合国人资料（男606例、女470例），总面角分型（$\bar{x}\pm Sp$,%）：特突颌型，男性为0.16±0.16，女性为0.21±0.21；突颌型，男性为14.02±1.41，女性为22.77±1.93；中颌型：男性为53.97±2.02，女性为50.00±2.31；平颌型：男性为31.19±1.88，女性为26.81±2.04；特平颌型：男性为0.66±0.33，女性为0.21±0.21，分型构成比性别差异$X^2=23.078$，$P=0.00165$，说明构成比具有极显著的性别差异；各型性别差异u值分别为0.15、3.66、1.29、1.58、1.15；除突颌型具有极显著的性别差异（$P<0.01$）外，即女性明显多于男性，其余各型均无性别差异（$P>0.05$）；结果显示我国人群以中颌型为主；详见表5-19。

表5-19　总面角（∠n-pr-FH）分型的测量　Measurements of the Types of Total Facial Angle							
作者（年份）	地区	例数	特突颌型 （$X°\sim69.9°$） [%（例数）]	突颌型 （$70.0°\sim79.9°$） [%（例数）]	中颌型 （$80.0°\sim84.9°$） [%（例数）]	平颌型 （$85.0°\sim92.9°$） [%（例数）]	特平颌型 （$93.0°\sim X°$） [%（例数）]
王汝信等（1984）	青岛	男107	0.93（1）	4.67（5）	46.73（50）	46.73（50）	0.94（1）
		女107	0（0）	8.41（9）	65.42（70）	26.17（28）	0（0）
孙尚辉等（1988）	南京	男157	0（0）	18.47（29）	61.78（97）	19.11（30）	0.64（1）
		女116	0.86（1）	31.90（37）	47.41（55）	19.83（23）	0（0）
张怀瑫等（1965）	湖南	男89	0（0）	3.37（3）	51.68（46）	43.82（39）	1.12（1）
胡兴宇等（1995）	四川	男253	0（0）	18.97（48）	52.96（134）	27.67（70）	0.40（1）
		女247	0（0）	24.70（61）	44.50（110）	30.36（75）	0.44（1）
合计（%±Sp）（例数）		男606	0.16±0.16 （1）	14.02±1.41 （85）	53.97±2.02 （327）	31.19±1.88 （189）	0.66±.0.33 （4）
		女470	0.21±0.21 （1）	22.77±1.93 （107）	50.00±2.31 （235）	26.81±2.04 （126）	0.21±0.21 （1）

　　黄新美等（1984）在广东统计的总面角分型结果：男特平颌型占70.37%，平颌型占29.63%；女性分别为38.10%、52.38%，另有中颌型占9.52%，其为何与其他分型有如此差距，有待探讨。

　　（2）中面角Ⅱ（∠n-ss-FH）分型的测量（Measurements of the types of the middle facial angle）：综合国人资料（男482例，女361例），中面角Ⅱ分型（$\bar{x}\pm Sp$，%），特突颌型：男女性均为0，突颌型：男性为4.77±0.28，女性为6.37±1.29；中颌型：男性为37.34±2.20，女性为37.12±2.54；平颌型：男性为54.36±2.27，女性为56.23±2.61；特平颌型：男性为3.53±0.84，女性为0.55±0.39。分型构成比性别差异$X^2=8.905$，$P=0.064$，说明构成比没有性别差异；各型性别差异u值分别为0、1.21、0.06、0.54、3.98；除特平颌型具有极显著的性别差异（$P<0.01$）外，其余各型均无性别差异（$P>0.05$）；结果显示我国人群以平颌型为主；详见表5-20。

表5-20　中面角Ⅱ（∠n-ss-FH）分型的测量　Measurements of the Types of the Middle Facial Angle

作者（年份）	地区	例数	特突颌型（X°～69.9°）[%（例数）]	突颌型（70.0°～79.9°）[%（例数）]	中颌型（80.0°～84.9°）[%（例数）]	平颌型（85.0°～92.9°）[%（例数）]	特平颌型（93.0°～X°）[%（例数）]
王汝信等（1984）	青岛	男130	0（0）	0.77（1）	33.08（43）	64.61（84）	1.54（2）
		女114	0（0）	1.75（2）	29.82（34）	68.43（78）	0（0）
张怀瑶等（1965）	湖南	男99	0（0）	1.01（1）	16.16（16）	69.70（69）	13.13（13）
胡兴宇等（1995）	四川	男253		8.30（21）	47.83（121）	43.08（109）	0.79（2）
		女247	0（0）	8.10（20）	40.48（100）	50.61（125）	0.81（2）
合计（%±S_p）（例数）		男482	0（0）	4.77±0.28（23）	37.34±2.20（180）	54.36±2.27（262）	3.53±0.84（17）
		女361	0（0）	6.37±1.29（22）	37.12±2.54（134）	56.23±2.61（203）	0.55±0.39（2）

　　（3）牙槽面角Ⅱ（∠ss-pr-FH）分型的测量（Measurements of the types of the alveolar profile angle）：综合国人资料（男470例，女353例），牙槽面角Ⅱ（∠ss-pr-FH）分型（%±S_p），超突颌型：男性为7.23±1.19，女性为11.33±1.69；突颌型：男性为47.02±2.30，女性为47.03±2.66；中颌型：男性为27.66±2.06，女性为24.36±2.28；平颌型：男性为16.17±1.70，女性为15.58±0.84；超平颌型：男性为1.91±0.63，女性为1.70±0.69。分型构成比性别差异$X^2=4.694$，$P=0.454$，因此构成比没有性别差异；各型间性别差异u值分别为1.98、0、1.07、0.31、0.22；除超突颌型具有性别差异（$P<0.05$）外，即女性明显多于男性，其余各型均无性别差异（$P>0.05$）；详见表5-21。

表5-21　牙槽面角Ⅱ（∠ss-pr-FH）分型　Types of the Alveolar Profile Angle

作者（年份）	地区	例数	超突颌型（X°～69.9°）[%（例数）]	突颌型（70.0°～79.9°）[%（例数）]	中颌型（80.0°～84.9°）[%（例数）]	平颌型（85.0°～92.9°）[%（例数）]	超平颌型（93.0°～X°）[%（例数）]
王汝信等（1984）	青岛	男130	6.54（8）	42.12（55）	29.91（39）	18.69（24）	3.74（4）
		女106	17.92（19）	52.83（56）	19.81（21）	9.44（10）	0（0）
张怀瑶等（1965）	湖南	男87	8.05（7）	54.02（47）	22.99（20）	13.79（12）	1.15（1）
胡兴宇等（1995）	四川	男253	7.51（19）	47.04（119）	28.06（71）	15.81（40）	1.58（4）
		女247	8.50（21）	44.53（110）	26.32（65）	18.22（45）	2.43（6）
合计（%±S_p）（例数）		男470	7.23±1.19（34）	47.02±2.30（221）	27.66±2.06（130）	16.17±1.70（76）	1.91±0.63（9）
		女353	11.33±1.69（40）	47.03±2.66（166）	24.36±2.28（86）	15.58±0.84（55）	1.70±0.69（6）

2.颅骨其他角度的测量（Other Measurements of the Cranial Angles） 王汝信等（1984）和鲍明新等（1984）测量了青岛地区人群的颅骨角度，其中与FH平面无关的角度用丁士海（1982）测量角度的方法，见表5-22。胡兴宇等（1995）测量四川泸州地区人群的数据见表5-23。

表5-22 颅骨其他角度的测量（$\bar{x}\pm s$,°） Other Measurements of the Cranial Angles（$\bar{x}\pm s$,°）

项目	男154例	女158例	项目	男154例	女158例
前囟角Ⅰ（∠b-g-FH）*	133.59±2.71	133.15±2.84	全枕倾角（∠n-o-l）	98.00±4.41	96.78±4.42
中面角Ⅱ（∠n-ss-FH）	86.00±3.10	84.48±2.40	上枕倾角（∠l-i-n）	80.93±3.18	82.09±3.60
额侧角Ⅰ（∠m-n-FH）	96.22±4.25	93.86±3.92	下枕倾角（∠n-i-o）	31.06±5.39	33.82±5.95
鼻梁侧角（∠n-rhi-FH）	66.62±5.74	67.99±5.07	鼻三角Ⅰ（∠ns-n-ba）	58.90±4.50	59.95±3.07
枕大孔倾角（∠en ba-o-FH）	6.99±4.99	7.34±4.73	鼻三角Ⅱ（∠n-ba-ns）	32.29±2.46	32.22±2.22
枕角（∠l-o-FH）	120.56±4.77	120.88±4.48	鼻三角Ⅲ（∠ba-ns-n）	88.80±4.84	87.86±3.31
面三角Ⅰ（∠pr-n-ba）	65.42±3.92	67.33±3.44	额倾角Ⅱ（∠b-n-o）	74.27±2.97	75.22±2.57
面三角Ⅱ（∠n-ba-pr）	42.69±3.11	41.95±2.65	Broca枕角（∠ba-o-n）	20.28±5.34	20.62±5.08
面三角Ⅲ（∠ba-pr-n）	71.89±4.31	70.81±3.10	Broca基角（∠n-ba-o）	152.36±7.17	151.71±6.94
颧上颌角（∠zm-ss-zm）	127.98±5.54	129.64±5.91	额骨曲角（∠b-m-n）	133.25±6.93	129.19±5.17
枕骨倾角（∠g-i-l）	77.95±3.18	78.65±3.38	额鳞倾角（∠b-g-i）	60.46±3.08	60.01±3.09
耳枕角（∠l-au-o）	54.57±3.24	55.85±3.18	顶角（zy-co∠co-zy）	19.63±5.87	15.65±5.20

注：有的项目例数有所减少。*前囟角Ⅰ测量的结果，应改为男180-133，59±2.71，即46.4±2.71。女180-133，15±2.84，即46.85±2.84。

表5-23 颅骨其他角度的测量（$\bar{x}\pm s$,°） Other Measurements of the Cranial Angles（$\bar{x}\pm s$,°）

项目	男253例	女247例	项目	男253例	女247例
额侧角Ⅰ（∠m-n-FH）	84.14±4.63	85.02±4.61	额倾角Ⅱ（∠b-n-o）	74.12±3.41	74.69±3.32
额侧角Ⅱ（∠m-g-FH）	77.91±4.86	79.65±5.31	后枕角	77.80±3.64	78.03±3.97
前囟角Ⅰ（∠b-g-FH）	43.15±3.28	43.72±3.20	全枕倾角（∠n-o-l）	97.61±5.34	95.72±4.72
前囟角Ⅱ（∠b-n-FH）	47.96±3.30	48.83±3.30	上枕倾角（∠n-i-l）	82.63±3.84	83.64±4.17
鼻梁侧角（∠n-rhi-FH）	64.21±5.38	64.63±4.97	下枕倾角（∠n-i-o）	35.17±5.91	37.92±5.73
鼻梁角	18.31±3.16	17.79±3.10	Broca枕角（∠ba-o-n）	20.95±4.75	19.60±5.71
中面角Ⅱ（∠n-ss-FH）	84.33±3.38	84.69±3.74	Broca基角（∠n-ba-o）	151.55±6.34	153.91±7.58
牙槽面角Ⅰ（∠ns-pr-FH）	86.09±6.95	84.45±7.98	面三角Ⅰ（∠pr-n-ba）	66.03±4.41	66.54±3.66
牙槽面角Ⅱ（∠ss-pr-FH）	81.52±7.17	79.81±8.10	面三角Ⅱ（∠n-ba-pr）	43.13±3.17	42.98±3.14
枕角（∠l-o-FH）	120.49±4.47	120.09±4.56	面三角Ⅲ（∠ba-pr-n）	70.98±3.86	70.56±3.76
l点-i点角（∠l-i-FH）	94.19±5.09	95.46±5.67	鼻三角Ⅰ（∠ns-n-ba）	66.12±3.77	66.58±3.62
o点-i点角（∠o-i-FH）	21.99±5.80	24.94±5.68	鼻三角Ⅱ（∠n-ba-ns）	33.11±3.21	32.73±4.95
枕大孔倾角（∠en ba-o-FH）	3.95±3.88	3.14±4.17	鼻三角Ⅲ（∠ba-ns-n）	80.81±3.96	80.71±3.83
额角（∠m-g-op）	82.57±5.56	83.27±5.70	鼻颧角（∠fmo-n-fmo）	143.86±4.97	144.63±5.13
前额角	57.97±3.29	57.51±3.26	颧上颌角（∠zm-ss-zm）	126.77±5.44	127.97±4.93
			耳枕角（∠l-au-o）	56.00±3.03	56.36±3.14

王汝信等（1984）测量青岛、长春地区男67例、女49例（°），全面三角Ⅰ（∠n-ba-gn）：男性为76.00，女性为72.65；全面三角Ⅱ（∠ba-gn-n）：男性为49.80，女性为50.92；全面三角Ⅲ（∠gn-n-ba）：男性为54.20，女性为56.43。

（八）眶的测量（Measurements of the Orbit）

眶的测量（图5-25）两侧要分别测量，并分别记录；如果只测量一侧，一般测量左侧。

1.眶宽（Orbital Breadth）mf-ek（M51）　亦称眶宽Ⅰ，用游标卡尺内卡对准颌额点（mf）和眶外缘点（ek）测量的直线距离，需与眶高垂直。

2.眶宽（Orbital Breadth）d-ek（M51a）　亦称眶宽Ⅱ，用游标卡尺内卡对准眶内缘点（d）和眶外缘点（ek）测量的直线距离，需与眶高垂直。

3.眶高（Orbital Height）（M52）　用游标卡尺内卡对准眶上缘中点和眶下缘中点的直线距离，一般与眶内、外缘平行。

4.眶深（Orbital Depth）　将三脚平行规两脚置于眶高位，中间竖尺对准眶尖点（oa，即视神经管与眶上裂间骨梁的前缘中点）的垂直距离。

5.眶容积（Orbital Capacity）　丁士海（1961）用自制的眶容积乳胶套放入眼眶内，以80～100号细砂徐徐注入套内，至与眶上、下缘平齐为止，再将套内细砂徐徐注入刻度以1ml为单位的玻璃试管内，间接得出容积值；如介质更换成液态汞，则更精确，参阅本章颅容积的测量方法。

6.眶内外侧壁角（Angle of Medial and Lateral Walls of Orbit）　丁士海（1961）用自制的量角器测得的眼眶内、外壁所成之角。

7.眶外侧壁角（Angle of Bilateral Orbital Walls）　丁士海（1961）用自制的量角器测得的两眶外壁所成之角。

8.眶轴角（Angle of Biorbital Axis）　丁士海（1961）用自制的量角器测得的两眶轴所成之角。

9.d点－筛前孔距（Distance from d-Point to Anterior Ethmoid Foramen）　用带测深度的游标卡尺或用双尖圆规对准d点和筛前孔，间接在刻度尺上测出的直线距离。

10.d点－筛后孔距（Distance from d-Point to Posterior Ethmoid Foramen）　测量方法同上，圆规的一尖对准筛后孔。

11.d点－视神经孔距（Distance from d-Point to Orbital Apex）　测量方法同上，游标卡尺的测深度脚对准眶尖。

12.oa点－眶上缘中点距（Distance from oa-Point to Middle of Supraorbital Margin）　用游标卡尺的测深度脚对准眶尖点和眶上缘中点的直线距离。

13.oa点－眶下缘中点距（Distance from oa-Point to Middle of Infraorbital Margin）　用游标卡尺的测深度脚对准眶尖点测得的和眶下缘中点的直线距离。

14.oa点－眶内侧缘中点距（Distance from oa-Point to Middle of Medial Orbital Margin）　用游标卡尺的测深度脚对准眶尖点测得的和眶内侧缘中点的直线距离。

15.oa点－眶外侧缘中点距（Distance from oa-Point to Middle of Lateral Orbital Margin）　用游标卡尺的测深度脚对准眶尖点和眶外侧缘中点的直线距离。

16.眶上裂长（Length of Supraorbital Fissure）　用游标卡尺的测深度脚对准眶上裂测得的内外侧最大距离。

17.眶下裂长（Length of Infraorbital Fissure）　用游标卡尺的测深度脚对准眶下裂测得的内外侧最大距离。

根据特殊或临床需要还可以测量许多项目：如筛前孔-mf点距、筛中孔-mf点距、筛后孔-mf点距、眶筛前孔－筛后孔距、筛后孔－视神经孔距、眶上裂最大宽、眶上裂最小宽、眶下裂最大宽、眶下裂最小宽、视神经管上壁长、视神经管下壁长、视神经管内侧壁长、视神经管外侧壁长、视神经管两颅口间距、视神经管两眶口间距、视神经管颅口直径、视神经管颅口横径、视神经管眶口直径、视神经管眶口横径、视神经管轴与矢状面夹角、视神经管与水平面夹角、泪骨长、泪骨宽、泪前嵴长、泪前嵴中点厚、泪后嵴－颌泪缝距、泪前嵴－颌泪缝距、泪前嵴－鼻颌缝距、泪后嵴－泪筛缝距、筛前孔-滑车凹前缘距、泪囊窝高、泪囊窝宽、泪囊窝深、鼻泪管长、鼻泪管上口横径、鼻泪管下口－梨状孔距、鼻泪管上口－下鼻道底距、fmt点－额颥蝶点距等。

眼眶的测量：随着科学的不断发展，可以在活体测量眼眶，如近来采用X线透露定位法测量，也有用投影栅相位法和CT成像测量法，我国张宁等（2015）基于CT片测量了男性46人、女性60人。此外，刘

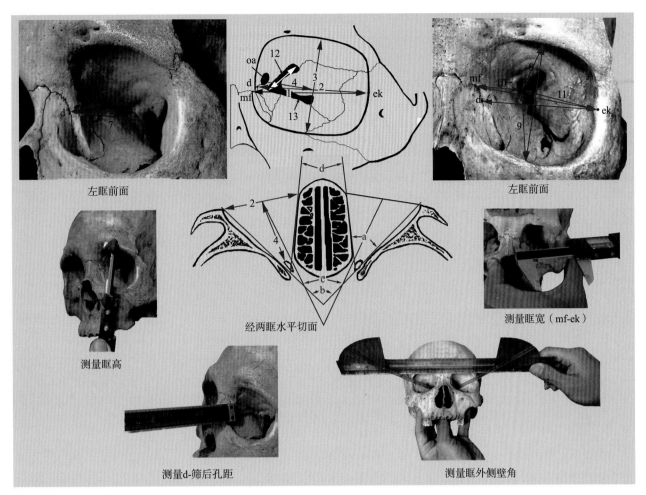

图 5-25 眶的测量 Measurements of the Orbit

1.眶宽（mf-ek）；2.眶宽（d-ek）；3.眶高；4.眶深；5. d点－筛前孔距；6. d点－筛后孔距；7. d点－视神经孔距；8. oa-眶上缘中点距；9. oa-眶下缘中点距；10. oa-眶内侧缘中点距；11. oa-眶外侧缘中点距；12.眶上裂长；13.眶下裂长；a.眶内外侧壁角；b.眶外侧壁角；c.眶轴角

东旭等（2006）也用CT三维线距测量颅面部。

国人骨性眶的测量数据（Chinese data of the bony orbit）如下。

1.骨性眶的测量（Measurements of the Bony Orbits） 有关国人资料的测量，张岩（1954）教科书所列结果如下：眶宽（d-ek）38mm，眶高34mm，眶深45mm，眶容积45.8ml。中华人民共和国成立前多半为外国人测量的国人资料。潘作新（1933）测量华北地区男性成年颅骨90例（180侧）：眶宽（d-ek）39.8mm，眶高36.7mm，眶深47.9mm，眶容积29.3ml。中华人民共和国成立后早期研究骨性眶的科研人员很多，填补了国人资料空白，随后主要发展到临床解剖学，多基于手术需要，进行了大量的测量，如对视神经管、眶下管、眶上下裂、眶上下孔的局部定位、泪囊窝和泪囊管等的测量。这里仅选择部分资料，以示参考。

综合国人资料（$\bar{x}\pm s$，mm），眶宽（d-ek）：男性（2363例）为39.87±2.08，女性（1319例）为38.15±2.19；眶高：男性（3534例）为35.58±1.72，女性（1453例）为34.61±1.91；眶深：男性（1603例）为46.25±2.12，女性（747例）为45.16±1.94；眶宽（mf-ek）：男性（1969例）为42.15±1.92，女性（714例）为40.70±2.31，性别差异t值分别为23.26、16.76、12.31、15.00；均为$P<0.01$，说明眶的四项指标男性均极显著大于女性；详见表5-24。

表5-24 国人四项眶的测量 Four Measurements of the Bony Orbits

作者（年份）	地区或族别	例数	眶宽（d-ek）($\bar{x}\pm s$, mm)	眶高($\bar{x}\pm s$, mm)	眶深($\bar{x}\pm s$, mm)	眶宽（mf-ek）($\bar{x}\pm s$, mm)
蔡奕翰等（1982）[*]	长春地区	男 206	39.43±1.72	36.10±2.01	—	42.11±1.87
		女 104	38.74±2.24	35.44±1.73	—	41.35±2.35
郁广田等（1994）[*]	长春、通辽地区	男 90	41.27±2.37	36.67±2.28	46.05±2.47	44.22±2.47
		女 74	39.75±2.06	36.51±1.89	45.66±1.89	42.36±2.41
陈实等（1996）	通辽地区	男 68	39.19±1.82	35.56±2.00	—	42.59±2.15
		女 32	38.43±1.34	35.13±2.10	—	42.07±1.55
崔模等（1959）	河北地区	男 669	39.1	35.4	48.3	—
		女 346	38.5	34.8	47.0	—
丁士海（1961）	青岛地区	1874	38.5[**]	35.0	47.0	
刘美音等（1984，1985）	山东地区	男 210	39.27±2.44	35.89±2.24	46.96±2.65	—
		女 109	37.97±2.03	35.23±2.07	46.13±2.70	—
王令红等（1988）	太原地区	男 138	39.93±2.02	35.89±2.05	—	42.13±2.42
		女 62	37.20±1.62	34.68±1.83	—	39.59±1.99
杨建生等（1964）[*]	河南地区	男 1011	—	35.60±0.95	—	42.12±1.27
		女 30	—	34.62±1.42	—	40.12±1.26
宫少青等（1966）	南京地区	男 818	40.42±1.64	35.48±1.10	46.10±1.28	—
		女 322	38.64±1.01	34.76±1.01	45.18±1.09	—
张振标（1996）	福建地区（明末年）	男 40	—	34.40±1.65	—	41.05±1.85
		女 24	—	34.35±2.20	—	40.15±2.16
戴义华等（1986）[*]	西南地区	男 120	—	36.3±2.19	—	41.6±1.10
		女 80	—	34.6±1.79	—	39.1±0.89
康健（1988）	四川地区	男 185	39.92±2.31	35.22±2.07	45.32±2.80	—
		女 142	38.41±1.73	34.29±1.78	44.55±2.17	—
杨玉田等（1987）	西安地区	男 100	39.68±1.92	35.55±1.87	—	42.49±2.35
		女 100	38.96±1.93	34.02±1.79	—	40.98±2.21
夏忠圣（1964）[*]	宁夏地区	男 300	39.90±2.08	35.14±2.08	46.80±2.60	
		女 100	38.30±1.90	34.97±1.80	44.59±2.20	
邵兴周等（1988）	和田地区洛浦县	男 52	39.48±1.37	38.68±1.62	—	
		女 66	33.18±1.61	32.31±2.02	—	
陈子为等（1980）	遵义地区	400	39.81±2.32	35.33±1.97	46.95±2.89	
房子钦（1965）	广东地区	774	38.6	34.0	50.8	—
罗裕群（1982）	广西地区	140	41.36	33.55	47.89	—
朱芳武等（1989）	广西壮族	男 138	39.18±1.86	33.89±1.89	—	43.03±1.87
		女 156	37.89±1.77	33.88±1.83	—	41.60±1.50
黄新美等（1984）	佛山市顺德区	男 58	36.56±2.13	35.17±2.35	—	38.28±2.66
		女 52	35.54±0.88	34.25±2.59	—	37.39±1.42
合计（只含有性别标准差项）（例数）		男	39.87±2.08（2363）	35.58±1.72（3534）	46.25±2.12（1603）	42.15±1.92（1969）
		女	38.15±2.19（1319）	34.61±1.91（1453）	45.16±1.94（747）	40.70±2.31（714）

*按原数据的标准误，由笔者计算出标准差。

**为 l-ek。

　　陈合新等（2010）测得40侧眶内侧壁筛骨纸板的厚度为（0.38±0.06）mm，眶筋膜的厚度为（0.32±0.02）mm，为经鼻内镜进行眶内手术提供了解剖学依据。

　　2. 眶上裂和眶下裂的测量（Measurements of the Superior & Inferior Orbital Fissures）

　　综合国人1627眶（$\bar{x}\pm s$，mm）：眶上裂长18.13±2.37，眶上裂最大宽6.71±1.68，眶下裂长29.17±3.84，眶下裂最大宽5.23±2.05；性别差异t值分别为0.85、3.03、1.88、0.74，除眶上裂最大宽男性显著大于女性（$P<0.01$）外，其余均为$P>0.05$，说明没有性别差异；详见表5-25。

表5-25　眶上裂和眶下裂的测量　Measurements of the Superior & Inferior Orbital Fissures

作者（年份）	地区	例数	眶上裂长 （$\bar{x}\pm s$，mm）	眶上裂最大宽 （$\bar{x}\pm s$，mm）	眶下裂长 （$\bar{x}\pm s$，mm）	眶下裂最大宽 （$\bar{x}\pm s$，mm）
唐国琛等（1982）	哈尔滨	1000	17.40±2.03	6.44±1.82	27.26±3.05	4.72±1.69
李瑜如等（1964）*	河南	200	20.89±2.26	7.1±1.13	30.7±2.40	5.6±1.27
康健（1988）	四川	男285	18.61±2.18	7.31±1.42	33.13±2.78	6.22±2.69
		女142	18.43±2.00	6.89±1.31	32.60±2.73	6.41±2.42
罗裕群（1982）	广西	140	18.27	—	30.95	—
合计（不分性别，不含无标准差项）（例数）		1627	18.13±2.37	6.71±1.68	29.17±3.84	5.23±2.05

*按原数据的标准误，由笔者计算出标准差。

　　3. 眶上裂和眶下裂其他项的测量（Other Measurements of the Superior & Inferior Orbital Fissures）李瑜如等（1965）对河南地区成年颅骨200侧眶的测量数据（$\bar{x}\pm s$，mm）：眶上裂外侧端-颧额缝距34.2±0.19，眶下裂外侧端-眶外侧角距16.5±0.18。宫少青等（1966）测量南京地区颅骨男818例、女322例（$\bar{x}\pm s$，mm），眶上裂-眶外侧缘距：男性为34.92±1.33，女性为34.21±1.35；眶下裂-眶外侧缘距：男性为17.18±0.92，女性为16.32±1.00；陈子为等（1980）测量贵州遵义地区成年颅骨400侧（$\bar{x}\pm s$，mm），眶上裂-眶外侧缘fmo点距35.25±3.17，眶下裂-眶外侧缘距16.65±2.45，眶下沟＋眶下裂长27.53±2.54，眶下管长15.15±5.07。唐国琛等（1982）测量哈尔滨地区1000例颅骨（$\bar{x}\pm s$，mm）眶上裂最小宽2.76±1.41，眶下裂最小宽1.32±0.40，眶上裂-眶外侧缘距36.18±2.93，眶下裂-眶外侧缘距18.03±2.07。罗裕群（1982）测量广西地区140例颅骨（mm）：眶上裂-眶外侧缘距35.71，眶下裂-眶外侧缘距20.07。徐日晔等（1982）测量哈尔滨地区人群眶上裂与眶下裂间夹角（$\bar{x}\pm s$）；男性（1178侧）左侧为49.38°±4.67°，右侧为50.63°±4.71°；女性（822侧）左侧为47.49°±4.79°，右侧为48.48°±4.65°。张我华等（1986）测量上海和重庆地区100例颅骨（$\bar{x}\pm S_{\bar{x}}$，mm），眶上裂外端-正中面距：左侧为26.87±0.22，右侧为26.86±0.26；眶上裂外侧点-视神经颅口外侧点距：左侧为19.11±0.24，右侧为19.09±0.24；眶上裂外侧点-蝶骨小翼外侧端距：左侧为31.02±0.28，右侧为31.28±0.28；眶上裂外侧点-额颧点距：左侧为39.02±0.29，右侧为39.16±0.27。谷建斌等（1996）测量张家口地区男性颅骨100例眶下孔-眶下缘距（$\bar{x}\pm S_{\bar{x}}$，mm）：左侧为8.88±0.15，右侧为8.30±0.14。夏寅等（2000）测量北京地区40例颅骨（80侧）（$\bar{x}\pm s$，mm）：眶额颧点-眶上裂内侧端距（51.0±2.2）mm，眶额颧点-眶上裂外侧端距34.5±2.7mm，眶额颧点-眶下裂内侧端距50.3±2.3mm，眶额颧点-眶下裂外侧端距25.8±2.3mm，眶额颧点-眶上裂内侧端与正中矢状面成角40.0°±4.2°，眶额颧点-眶上裂外侧端与正中矢状面成角36.6°±5.7°，眶额颧点-眶下裂内侧端与正中矢状面成角37.8°±4.3°，眶额颧点-眶下裂外侧端与正中矢状面成角24.7°±3.3°。朱国臣等（2003）测量安徽地区成年颅骨30例（$\bar{x}\pm s$，mm）：眶上裂上壁长15.77±1.80，眶上裂内侧壁长7.79±1.66。王振江等（2015）为眶下神经手术提供数据，测量吉林地区60例颅骨眶（$\bar{x}\pm s$），眶下管长：左侧为（12.46±2.26）mm，右侧为（12.49±2.69）mm；眶下管与上颌骨前面夹角：左侧为66.29°±10.07°，右侧为67.75°±9.65°。

4.视神经管的测量（Measurements of the Optic Canals） 综合国人资料（$\bar{x}\pm s$, mm）：视神经管颅口纵径（1300眶）为4.41±0.87，视神经管颅口横径（1300例）为6.20±1.03，眶口长径（1700例）为5.68±1.03，眶口横径（1700例）为5.12±1.43，视神经管上壁长（1288例）为9.29±1.93，视神经管下壁长（600例）为6.17±1.77；详见表5-26。

表5-26 视神经管的测量 Measurements of the Optic Canals

作者（年份）	地区	侧数	测量数据（$\bar{x}\pm s$, mm）					
			颅口纵径	颅口横径	眶口长径	眶口横径	管上壁长	管下壁长
朱世杰等（1990）*	山东	合100						
		左	4.12±0.50	6.00±0.70	4.77±0.40	4.63±0.50	10.70±2.20**	—
		右	4.15±0.50	6.09±0.50	4.92±0.50	4.71±1.50	10.69±2.27**	—
陶海等（2000）	北京	合60	4.35±0.60	7.10±0.72	6.28±0.83	4.92±0.72	10.21±1.31	
李瑜如等（1965）*	河南	合200	5.2±0.85	7.2±0.71	7.6±0.56	5.5±0.56	9.2±1.56	6.0±1.70
卢范等（1988）	上海	合80	4.47±0.63	6.23±0.59	5.77±0.57	4.74±0.65	—	
李健等（1994）	上海	合200	5.24±0.49	6.52±0.61	5.45±0.64	7.77±1.00	8.84±1.46	
周家宝等（1981）	浙江	合160	4.05±0.77	6.85±0.89	5.63±0.63	6.55±0.73	8.53±1.94	
胡圣望等（1993）	湖北	合400	3.90±0.68	5.21±0.74	4.95±0.60	4.00±0.66	8.80±1.60	6.25±1.80
康健（1988）	四川北部	男258	—	—	5.91±0.71	4.54±0.56	—	
		女142			5.84±0.72	4.42±0.62		
合计（不分性别）（例数）		合计（例数）	4.41±0.87（1300）	6.20±1.03（1300）	5.68±1.03（1700）	5.12±1.43（1700）	9.29±1.93（1288）	6.17±1.77（600）

*按原数据的标准误，由笔者计算出标准差。

**尸头134例。

视神经管其他项的测量（Other measurements of the optic canals）：张我华等（1986）测量上海和重庆地区100例颅骨（$x\pm s_{\bar{x}}$, mm）：视神经管颅口外侧点间距23.48±0.27，视神经管颅口内侧点间距17.04±0.28。卢范等（1988）测量上海地区160侧：颅口内侧壁厚0.69mm，颅口外侧壁厚6.58mm，眶口内侧壁厚0.82mm，眶口外侧壁厚6.42mm，颅口上壁厚0.62mm，眶口上壁厚2.39mm，眶口下壁厚1.96mm。李健等（1994）测量上海地区200侧（$x\pm s$, mm）：颅端上壁厚0.52±0.29，颅端外下壁厚1.28±0.46，眶端上壁厚2.51±0.99，眶端外下壁厚1.45±0.48。朱世杰等（1990）测量山东颅骨100例（$\bar{x}\pm s$, mm），两颅口间距：标本12.88±0.26，尸头26.14±0.05。周家宝等（1981）测量浙江地区160侧：两侧颅口间距12.88±2.61，两侧眶口间距26.12±2.64。胡圣望等（1993）测量湖北地区200例（$\bar{x}\pm s$, mm），内侧壁长：左侧为8.89±1.60，右侧为8.22±1.57；外侧壁长：左侧为8.22±1.46，右侧为7.35±1.45。范静平等（1996）测量上海110例：前鼻棘至视神经眶孔连线与正中矢状面夹角15.6°±2.5°。李香瑞等（1996）测量北京地区20例X线片，视神经管轴与矢状面夹角：中颅型34.7°±2.4°，短颅型38.2°±2.4°；视神经管与水平面夹角：中颅型15.0°±1.3°，短颅型14.5°±1.5°。杨钦泰等（2009）测量广东地区尸头20具40侧：眶口-鼻小柱-咽鼓管口夹角28.69°±2.38°，颅口-鼻小柱-咽鼓管口夹角26.52°±2.27°。

5.眶上孔、眶下孔和眶下管的测量（Measurements of the Supraorbital Foramen, Infraorbital Foramen & Infraorbital Canal）

（1）眶上孔的测量（Measurements of the supraorbital foramen）：康健（1988）测量广州地区140侧（$x\pm s$, mm），眶上切迹宽4.70±0.31，眶上孔横径3.46±0.16；王新生等（1996）测量张家口地区男颅300侧：眶上孔-mf点距19.94mm，眶上孔-fmo点距27.34mm，陈子为等（1980）测量贵州遵义地区成年颅骨

200例（$\bar{x}\pm s$，mm）：眶上切迹-中线距21.45±3.93，眶上孔-中线距25.81±5.54；郭华等（2003）测量山东地区成年颅骨30侧（$\bar{x}\pm s$，mm）：眶上孔-中线距25.4±2.2，眶上孔上部的骨厚8.5±1.8，眶上孔-前床突尖距55.7±5.4；秦时强等（2003）测量上海地区尸头42侧：眶上孔-同侧后床突尖距92.1±3.6mm，眶上孔-对侧后床突尖距95.6±1.7mm，眶上孔-同侧后床突尖与矢状面夹角8.5°±2.3°，眶上孔-对侧后床突尖与矢状面夹角30.5°±3.4°。

（2）眶下孔的测量（Measurements of the infraorbital foramen）：刘美音等（1987）测量山东地区男420例、女218例（$\bar{x}\pm s$，mm），眶下孔长：男性为5.16±1.30，女性为4.84±1.33；眶下孔宽：男性为3.50±0.75，女性为3.25±0.72；眶下孔至眶下缘距：男性为8.02±1.60，女性为7.45±1.51。丁士海（1961）测量935例颅骨1870侧：眶下孔-眶下缘距平均8.0mm（7.7～12.7mm）。宫少青等（1966）测量南京地区818侧、女322侧（$\bar{x}\pm s$，mm）：眶下孔-眶下缘距：男性为8.15±1.36，女性为7.69±1.51。陈玲珑等（2008）测量福建地区98例颅骨（$\bar{x}\pm s$，mm）：眶下孔-尖牙曹前缘距34.3±3.3，眶下孔-眶下缘距8.2±1.7，眶下孔-鼻骨内侧缘下端距34.0±2.7，眶下孔-眶下外侧缘交界处距20.0±2.2。

（3）眶下管的测量（Measurements of the infraorbital canal）：唐军等（1997）测量颅骨25例（男17例，女8例）（$\bar{x}\pm s$）：眶下管长15.44±5.77mm；陈玲珑等（2008）测量福建地区98例颅骨（$\bar{x}\pm s$）：眶下管长14±3mm，眶下管与眶下孔和眶上缘连线夹角123.0°±9.1°，眶下管与水平面夹角33°，眶下管与正中矢状面夹角19.0°±6.3°。

6.筛孔的测量（Measurements of the Ethmoid Foramen） 筛孔位于眶腔内侧壁上界，额筛缝附近，可在此缝上，也可在缝的上下。胡懋廉等（1957）测量成年颅骨100例（$\bar{x}\pm s_{\bar{x}}$，cm）：筛前孔-眶下缘距19.8±0.21，筛后孔-眶下缘距32.8±0.25。宫少青等（1966）测量南京地区筛前孔-眶内侧缘距：男性（716眶）为16.62±1.02mm，女性（316眶）为16.22±0.99mm。陈子为等（1980）测量遵义地区成年颅骨400侧：筛前孔-d点距16.53±2.71mm。黎民义（1982）测量广西地区100例颅骨，筛前孔口径：左侧为1.33±0.06，右侧为1.28±0.18；筛中孔口径：左侧为0.86±0.11，右侧为0.81±0.08，筛后孔口径：左侧为1.05±0.20，右侧为1.03±0.1.0；筛前孔-额颌点距：左侧为19.56±6.59，右侧为19.78±5.25；筛中孔-额颌点：左侧为28.74±6.95，右侧为29.12±6.45；筛后孔-额颌点：左侧为33.46±4.83，右侧为33.51±4.97；筛前后孔间距：左侧为13.94±4.85，右侧为13.88±4.91。夏寅等（2000）测量北京地区40例颅骨80侧（$\bar{x}\pm s$，mm）：鼻根点-筛前孔距25.3±2.2，鼻根点-筛后孔距39.0±2.2，鼻根点-蝶骨小翼后缘距51.3±3.0。

7.泪骨、泪囊窝和鼻泪管的测量（Measurements of the Lacrimal Bone, Fossa for Lacrymal Sac & Nasolacrimal Canal）

（1）泪骨的测量（Measurements of the lacrimal bone）：邓自伦（1988）测量了四川地区颅骨200侧（$\bar{x}\pm s_{\bar{x}}$，mm）：泪骨长17.2±0.15，泪骨宽12.88±0.15，泪前嵴长19.98±0.14，泪前嵴中点厚5.84±0.06；李旭光（1980）测量了江西地区成年颅骨（男784侧，女264侧），泪骨嵴后部宽：男性为6.93±0.05，女性为6.80±0.08；泪前嵴中部宽：男性为5.68±0.03，女性为5.22±0.06，泪囊窝泪骨部宽：男性为4.08±0.04，女性为3.87±0.06。

（2）泪囊窝的测量（Measurements of the fossa for lacrimal sac）：综合国人资料（$\bar{x}\pm s$，mm），泪囊窝高：男性（2500例）为16.97±1.86，女性（1076例）为16.50±1.73；泪囊窝宽：男性（2500例）为7.76±1.23，女性（1076例）为7.43±1.05；泪囊窝深：男性（931例）为2.87±0.71，女性（565例）为2.90±0.86，以上三项性别差异t值分别为7.28、8.17和0.70，前两项均为$P<0.01$，男性均极显著大于女性，泪囊窝深$P>0.05$，没有性别差异，详见表5-27。

表5-27　泪囊窝的测量　Measurements of the Fossa for Lacrimal Sac

作者（年份）	地区	侧数	测量数据（$\bar{x}\pm s$，mm）		
			泪囊窝高	泪囊窝宽	泪囊窝深
佟德顺等（1984）[*]	长春	男231	17.82±1.52	7.41±0.76	—
		女69	17.12±0.83	7.03±0.25	—
崔模等（1963）	河北	男669	16.11±1.47	7.88±1.47	—
		女346	16.08±1.43	7.59±1.34	—
訾刚等（1997）	华东	男65	16.03±1.51	7.42±0.65	2.64±0.74
		女67	15.52±1.06	7.17±0.72	2.54±0.73
宫少青等（1966）	南京	男592	17.80±1.01	7.92±0.89	2.68±0.4
		女224	16.78±0.94	7.35±0.93	2.51±0.4
李旭光（1980）[*]	江西	男748	16.79±2.19	7.74±1.09	3.44±1.09
		女264	16.41±2.11	7.57±0.81	3.34±0.98
陈子为等（1980）	贵州遵义	男104	18.42±2.8	7.54±1.4	—
		女96	17.94±2.5	7.24±1.1	—
罗裕群（1983）[*]	广西	男91	16.29±1.34	7.46±1.45	2.52±0.57
		女10	14.95±0.95	6.81±0.60	2.59±0.41
合计（例数）		男	16.97±1.86（2500）	7.76±1.23（2500）	2.87±0.71（931）
		女	16.50±1.73（1076）	7.43±1.05（1076）	2.90±0.86（565）

*按原数据的标准误，由笔者计算出标准差。

陶海等（2009）为经鼻内镜自体组织移植再造术提供数据，测量北京地区尸头20具共40侧：泪囊窝内侧骨壁泪前嵴厚度（$\bar{x}\pm s$，mm）：上部3.23±0.78，中部4.03±0.89，下部2.86±0.59；泪囊窝内侧骨壁内侧壁厚度：上部2.86±0.58，中部0.61±0.36，下部1.17±0.48；泪囊窝内侧骨壁泪后嵴厚度：上部1.30±0.46，中部0.63±0.24，下部1.46±0.51。

（3）鼻泪管的测量（Measurements of the naso-lacrimal canal）：李旭光（1980）测量男748例、女264例（$\bar{x}\pm s_{\bar{x}}$，mm），鼻泪管上口横径：男性为6.06±0.03，女性为5.84±0.05；鼻泪管长：男性为17.29±0.08，女性为16.29±0.12；鼻泪管上口–下鼻道底距：男性为29.62±0.11，女性为28.61±0.17。陶海等（2009）测量骨鼻泪管长径（d点–鼻泪管上口距）（$\bar{x}\pm s$，mm）：上部6.28±2.17，中部5.86±1.97，下部8.52±3.16；骨鼻泪管短径：上部5.89±2.14，中部5.68±1.90，下部6.50±2.07；骨鼻泪管横截面积（$\bar{x}\pm s$，mm^2）：上部29.04±3.40，中部26.19±2.96，下部43.50±5.60。罗裕群（1983）（$\bar{x}\pm s_{\bar{x}}$，mm），鼻泪管上口横径：男性为5.68±0.07，女性为5.30±0.13；鼻泪管长：男性为13.92±0.19、女性为13.65±0.61；鼻泪管下口–梨状孔距：男性为9.61±0.11、女性为9.70±0.47；鼻泪管上口–下鼻道底距：男性为27.63±0.26，女性为27.74±0.49。

鼻泪管的CT测量（Measurements of the naso-lacrimal canal on CT-film）：李丽一等（2010）测量了沈阳地区CT片的鼻泪管，详见表5-28。

表5-28　鼻泪管的CT测量（$\bar{x}\pm s$，mm）Measurements of the Naso-lacrimal Canal on CT-film（$\bar{x}\pm s$，mm）

项目	成年		儿童		成年骨折	
	男20侧	女10侧	男20侧	女10侧	男28侧	女5侧
上端矢径	5.10±1.14	6.31±0.22	5.10±1.14	6.31±0.22	6.74±1.05	6.14±1.16
上端横径	3.85±1.13	5.71±0.75	3.85±1.13	5.71±0.75	5.36±0.79	5.45±0.62
中部矢径	6.74±1.20	6.68±1.13	6.74±1.20	6.68±1.13	7.74±1.37	8.07±0.41
中部横径	3.95±0.91	5.84±0.22	3.95±0.91	5.84±0.22	4.83±1.06	5.98±0.90
下端矢径	7.22±0.80	7.37±0.30	7.22±0.80	7.37±0.30	12.44±4.52	10.26±1.42
下端横径	3.50±0.91	5.50±0.35	3.50±0.91	5.50±0.35	6.61±2.76	5.24±2.86

（九）骨性鼻腔的测量（Measurements of the Bony Nasal Cavity）

骨性鼻腔的测量见图5-26。

1.鼻宽（Nasal Breadth）al-al（M54）　亦称梨状孔宽（breadth of piriform aperture），用游标卡尺内卡测得的梨状孔两侧al点的距离即最大宽，需与正中矢状面垂直。

2.鼻高（Nasal Height）n-ns（M55）　用直脚规两脚对准鼻根点（n）和鼻棘点（ns）测得的直线距离。

3.鼻骨最小弦（Simotic Chord）（M57）　亦称鼻骨最小宽（minimum breadth of nasal bridge），用直脚规测得的两鼻骨外侧缘间的最小直线距离。

4.鼻部最小矢高（Simotic Subtense）　用三脚平行规两脚对向鼻骨最小弦，中间竖尺上下滑动，找出最小矢高，读竖尺刻度。此项对种族鉴别有意义。

5.鼻骨上端宽（Upper Breadth of Nasal Bone）　用直脚规或游标卡尺对准两侧的鼻额缝和鼻上颌缝的交点测得的二者间的直线距离。

6.鼻骨下端宽（Lower Breadth of Nasal Bone）　用直脚规或游标卡尺对准两侧的鼻骨外侧缘最下点测得的二者间的直线距离。

7.鼻骨最大宽（Maximum Breadth of Nasal Bone）　用直脚规或游标卡尺对准两侧的鼻颌缝测得的最大直线距离，往往此宽稍大于鼻骨下端宽。注意如果最大宽适位于该缝最下点，则二者数值相等。

8.鼻骨长（Length of Nasal Bone）n-rhi　亦称鼻根点至鼻尖点弦（chord from nasion to rhinion），用直脚规或游标卡尺对准鼻根点（n）和鼻尖点（rhi）测得的二者间的直线距离。

9.鼻骨侧缘长（Length of Lateral Margin of Nasal Bone）　用直脚规或游标卡尺对准一侧的鼻颌缝上下两端测得的直线距离，左右需分别测量。

10.鼻中隔厚度（Thickness of Nasal Septum）　用游标卡尺内卡测得的鼻中隔下部的厚度。

11.鼻根点–鼻尖点弧（Arc from Nasion to Rhinion）arc n-rhi　用米格纸或卷尺自鼻根点（n）贴骨面测至鼻尖点（rhi）的距离。

国人骨性鼻腔测量的数据（Chinese data of the measurements of bony nasal cavity）如下。

1.骨性鼻腔的测量（Measurements of the Bony Nasal Cavity）　综合国人资料（$\bar{x}\pm s$，mm），鼻高（n-ns）：男性（1527例）为53.18±3.57，女性（944例）为49.28±4.63；鼻宽（al-al）：男性（1275例）为25.78±2.53，女性（737例）为24.77±2.75；鼻骨最小宽：男性（1246例）为7.65±2.13，女性（711

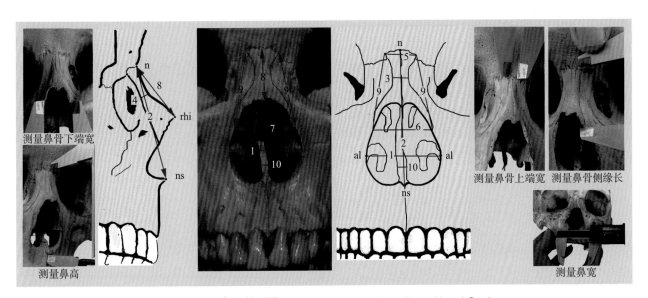

测量鼻骨下端宽

测量鼻高

测量鼻骨上端宽　测量鼻骨侧缘长

测量鼻宽

图5-26　骨性鼻腔的测量　Measurements of the Bony Nasal Cavity

1.鼻宽；2.鼻高；3.鼻骨最小弦；4.鼻部最小矢高；5.鼻骨上端宽；6.鼻骨下端宽；7.鼻骨最大宽；8.鼻骨长；9.鼻骨侧缘长；10.鼻中隔厚度

例）为7.43±1.87；鼻骨最小高：男性（752例）为2.80±1.17，女性（474例）为2.27±1.07；鼻骨长（n-rhi）：男性（544例）为25.17±3.50，女性（287例）为22.82±3.64；性别差异t值分别为22.22、8.17、2.38、8.14和8.97；除鼻骨最小宽P＜0.05，其余均为P＜0.01；说明都具有极显著的性别差异，男性大于女性，这与一般的颅骨测量性别差异是一致的；详见表5-29。

表5-29　骨性鼻腔的测量　Measurements of the Bony Nasal Cavity

作者（年份）	地区或族别	例数	鼻高（n-ns）($\bar{x}\pm s$, mm)	鼻宽（al-al）($\bar{x}\pm s$, mm)	鼻骨最小宽($\bar{x}\pm s$, mm)	鼻骨最小高($\bar{x}\pm s$, mm)	鼻骨长（n-rhi）($\bar{x}\pm s$, mm)
刘耀曦（1925）[*]	东北地区	合182	—	—	7.0±2.29	—	25.6±3.24
赵宝东等（1982）	长春地区	男130	50.39±3.46	25.48±1.63	7.73±1.64	2.75±0.8	—
		女70	40.49±5.51	24.77±2.37	7.20±1.57	2.21±0.8	—
刘美音等（1986）[*]	山东地区	男210	53.37±3.19	25.33±2.03	7.58±2.03	—	25.85±3.33
		女109	49.89±3.24	24.33±1.88	7.31±1.88	—	24.63±2.82
丁士海（1981）[*]	青岛地区	合400	—	—	7.1±2.0	—	25.9±3.2
王汝信等（1989）	青岛地区	男151	53.3±3.5	—	—	—	—
		女157	50.9±3.2	—	—	—	—
孙永华等（1984）[*]	青岛地区	男147	54.77±3.64	25.16±2.06	7.47±2.79	2.75±0.97	—
		女109	51.71±3.13	24.44±3.13	7.25±1.88	2.21±0.84	—
王令红等（1988）	太原地区	男69	54.16±2.77	24.52±1.82	6.92±1.95	2.59±0.79	—
		女31	50.02±2.74	23.98±1.44	7.43±1.96	2.59±0.93	—
李卫东等（1996）[*]	张家口地区	男36	56.10±2.46	25.16±1.80	8.35±1.74	1.23±0.48	—
		女47	51.79±2.74	23.85±1.78	7.31±2.20	1.13±0.55	—
杨玉田等（1987）	西安地区	男50	54.48±3.37	26.10±2.14	7.94±2.07	2.28±0.45	—
		女50	51.86±3.92	24.81±1.62	7.02±1.82	2.15±0.77	—
邵兴周等（1988）	新疆地区	男26	54.38±3.98	25.03±3.25	8.32±2.14	4.14±1.15	—
		女33	52.03±3.39	23.56±3.14	8.84±1.75	3.76±1.13	—
周惠英等（1998）[*]	藏族	男48	54.08±4.20	29.62±2.04	8.72±1.92	5.09±1.08	—
		女22	50.45±2.86	27.82±2.25	7.39±1.27	4.02±0.84	—
程辉龙等（1988）[*]	中南地区	合400	52.3±4.0	25.3±2.0	—	—	23.9±4.0
黄新美等（1984）	佛山市顺德区	男29	53.55±3.38	25.34±2.00	—	—	—
		女26	50.42±3.23	24.81±2.35	—	—	—
房子钦（1965）	广东地区	合379	53.15	25.45	7.9	—	29.2
丁细藩等（1985）	广西壮族	男33	51.46±2.79	26.24±1.71	7.14±2.54	2.19±0.81	—
	广西汉族	男51	52.80±2.99	26.14±1.90	7.85±1.81	2.78±0.98	—
朱芳武等（1989）	广西壮族	男69	51.77±3.94	26.23±5.98	8.30±2.35	2.42±0.84	—
		女79	49.12±3.53	25.83±4.57	7.58±2.02	1.87±0.76	—
邵家松等（2013）	广西壮族	男50	52.41±3.45	—	—	—	18.81±1.95
		女50	43.77±3.04	—	—	—	17.67±1.79
Yen（颜誾）（1942）	昆明地区	男284	53.0±3.5	26.0±2.0	7.2±1.9	—	25.8±2.6
		女128	48.3±3.3	24.9±2.1	7.5±1.7	—	23.3±2.9
王令红（1989）	香港地区	男144	53.26±2.65	26.18±1.70	8.13±1.94	2.90±1.04	—
		女33	49.84±2.01	25.37±2.17	7.66±1.90	2.46±0.87	—

续表

作者（年份）	地区或族别	例数	鼻高（n-ns） （$\bar{x}\pm s$，mm）	鼻宽（al-al） （$\bar{x}\pm s$，mm）	鼻骨最小宽 （$\bar{x}\pm s$，mm）	鼻骨最小高 （$\bar{x}\pm s$，mm）	鼻骨长（n-rhi） （$\bar{x}\pm s$，mm）
合计（只含有性别项） （例数）		男	53.18±3.57 （1527）	25.78±2.53 （1275）	7.65±2.13 （1246）	2.80±1.17 （752）	25.17±3.50 （544）
		女	49.28±4.63 （944）	24.77±2.75 （737）	7.43±1.87 （711）	2.27±1.07 （474）	22.82±3.64 （287）

*按原数据的标准误，由笔者计算出标准差。

（1）鼻骨的测量（Measurements of the nasal bone）：综合国人资料（$\bar{x}\pm s$，mm）如下。鼻骨外侧缘长：男性（494例）为27.34±3.31，女性（237例）为24.96±2.95；鼻骨上端宽：男性（494例）为10.02±2.61，女性（237例）为9.54±2.42；鼻骨下端宽：男性（284例）为9.0±1.8，女性（128例）为9.1±1.6；鼻骨最大宽：男性（394例）为17.43±2.07，女性（237例）为17.09±2.10；性别差异t值分别为9.81、2.45、0.56、2.06，P值分别为<0.01、<0.05、>0.05和<0.05，除鼻骨下端宽没有性别差异外，其余各项男性均显著大于女性；具体见表5-30。

表5-30　鼻骨的测量（$\bar{x}\pm s$，mm）
Measurements of the Nasal Bone（$\bar{x}\pm s$，mm）

作者（年份）	地区	例数	鼻骨侧缘长	鼻骨上端宽	鼻骨下端宽	鼻骨最大宽
刘耀曦（1925）*	东北	合182	28.4±2.56	9.9±2.83	17.5±2.43	17.7±2.29
刘美音等（1986）*	山东	男210	28.34±3.33	10.19±2.61	—	17.74±2.46
		女109	26.57±2.71	9.70±2.19	—	17.32±2.19
丁士海（1981）*	青岛	合400	27.2±3.2	9.7±2.6	17.7±2.0	17.8±2.0
Yen（颜闿）（1942）	昆明	男284	26.6±3.1	9.9±2.6	9.0±1.8	17.2±1.7
		女128	23.6±2.4	9.4±2.6	9.1±1.6	16.9±2.0
合计（只含有性别项） （例数）		男	27.34±3.31 （494）	10.02±2.61 （494）	9.0±1.8 （284）	17.43±2.07 （494）
		女	24.96±2.95 （237）	9.54±2.42 （237）	9.1±1.6 （128）	17.09±2.10 （237）

*按原数据的标准误，由笔者计算出标准差。

（2）鼻性骨腔其他项的测量（Other measurements of the bony nasal cavity）：武景望（1985）测量江西地区男200侧、女100侧（$\bar{x}\pm S_x$，mm）：鼻骨内侧缘长：男24.50±0.02、女23.72±0.05，鼻骨外侧缘长：男26.51±0.03、女26.43±0.07，鼻骨上段宽：男5.23±0.06、女5.08±0.08，鼻骨中段宽：男4.09±0.05、女4.13±0.06，鼻骨下段宽：男8.73±0.05、女8.14±0.07；鼻骨上段厚：男11侧4.45±0.21、女7侧4.16±0.21，鼻骨中段厚：男39侧2.34±0.06、女17侧2.39±0.16，鼻骨下段厚：男116侧0.95±0.05、女60侧0.83±0.08；邱大学等（2004）测量南京地区216例颅骨（$\bar{x}\pm s$，mm）：左鼻骨厚0.8±0.2，右鼻骨厚0.9±0.2，左上颌骨额突厚0.9±0.1，右上颌骨额突厚1.0±0.6；汤羽等（2006）测量86例成人颅骨：鼻中隔的厚度0.81±0.02，鼻中隔的面积1638.33±10.3 mm²；倪炳华等（1999）为内镜手术提供数据测量江苏地区颅骨20具（$\bar{x}\pm s$，°）：鼻腔底基线与额窦入口的夹角58±4，鼻腔底基线与筛泡的夹角48±4，鼻腔底基线与上颌窦开口的夹角45±4，鼻腔底基线与蝶窦开口的夹角45±4。

（3）梨状孔的测量（Measurements of the piriform aperture）：房子钦（1965）测量广东地区成年颅骨379例：梨状孔高（rhi-ns）30.16mm；刘美音等（1986）测量男210例、女109例（$\bar{x}\pm S_x$，mm）：梨

状孔高：男29.72±0.21、女27.91±0.27；王世濬（1954）测量南京地区男18例、女4例，颅梨状孔面积（mm²）：男672.5、女577.5；杭州地区男28例、女5例，颅梨状孔面积（mm²）：男706.0、女612.5；徐宁等（2004）测量吉林地区62例颅骨：梨状孔高30.1±2.6，梨状骨宽25.7±2.0；邱大学等（2004）南京地区216例：梨状孔高30.7±4.1，梨状孔宽26.1±2.2，梨状孔下宽18.2±3.5，梨状孔下宽至梨状孔宽距8.4±1.3，左下弧长11.6±1.5，右下弧长12.8±1.7，梨状孔左下角91.1°±9.3°，梨状孔右下角90.8°±10.0°，梨状孔上角62.0°±9.2°。

（4）鼻后孔的测量（Measurements of the posterior nasal aperture）：胡懋廉等（1957）测量了100例（$\bar{x}\pm S_{\bar{x}}$，mm）：鼻后孔纵径25.9±0.31，鼻后孔横径14.3±0.21，鼻腔底长40.9±0.40。王世濬（1954）测量鼻后孔面积（mm²），南京地区：男性为705.5，女性为595.0，杭州地区：男性为711.4，女性为623.5。房子钦（1965）测量广东地区成年颅骨758侧，鼻后孔高23.9mm。刘美音等（1986）测量鼻后孔高（$\bar{x}\pm S_{\bar{x}}$，mm）：男性为25.31±0.20，女性为24.41±0.24。

（5）钩突的测量（Measurements of the uncinate process of ethmoid bone） 钩突位于泪骨、筛骨、额骨和上颌骨的交界处，属筛骨一部分，自迷路向后下突出，钩突上缘是中鼻道半月裂孔的内侧界。钩突在上颌窦内侧壁连到下鼻甲筛突，并与其相连。其毗邻关系十分复杂。蒋振芳等（1997）为内镜上颌窦手术提供数据，测量了南京地区成人尸头60侧（$\bar{x}\pm s$，mm）：钩突长18.3±3.1，钩突高6.9±1.8；薛卫国等（1998）：钩突长18.8±2.2，钩突宽4.3±0.5；廖建春等（2001，2002）测量上海地区尸头20具：钩突长19.6±3.1，钩突宽4.3±1.2，钩突厚1.4±0.5，钩突长轴与鼻底夹角为50.6°±5.3°，钩突的角度140°；郎军添等（1999）测量成年CT片27例（54侧）：钩突高6.5±2.4，钩突厚1.9±1.2，钩突内倾角为132.9°±19.8°；蒋振芳等（1997）测量成人尸头60侧：半月裂全长15.0±3.9，半月裂中点宽2.1±0.5，半月裂最宽3.1±0.8，半月裂最窄1.8±0.5，筛泡长16.2±3.0，筛泡高5.8±1.2，筛漏斗宽3.9±1.7，筛漏斗深3.7±1.7。

2.鼻前棘的测量（Measurements of the Anterior Nasal Spine）

（1）鼻前棘至附近结构的距离（Measurements of the distances form anterior nasal spine to nearby structures）：Chang（张鋆）（1934）测量了北京地区颅骨100例，沈阳地区颅骨50例，得鼻前棘长为3.5mm。多数文献以鼻前棘为标志，进行了自鼻前棘至附近结构的距离测量。吴建等（1997）测量上海地区尸头60例（男34例，女26例），结果见表5-31。

表5-31　鼻前棘至附近结构的距离
Measurements of the Distances form Anterior Nasal Spine to nearby structures

项目	数据（$\bar{x}\pm s$，mm）	项目	数据（$\bar{x}\pm s$，mm）	项目	数据（$\bar{x}\pm s$，mm）
鼻前棘-泪囊距	45.1±1.2	鼻前棘-钩突中点距	34.4±2.4	鼻前棘-基板	58±2.8
鼻前棘-钩突前缘距	47.2±1.4	鼻前棘-筛泡中点距	35.8±3.1	鼻前棘-上颌窦口	35±3.3
鼻前棘-钩突后缘距	45.1±1.2	鼻前棘-基板距	43.0±4.3	鼻前棘-蝶窦口	38±3.2
鼻前棘-筛板前部距	49.9±4.3	鼻前棘-上颌窦口距	38.1±2.2	鼻前棘-额隐窝	62±2.8
鼻前棘-筛板中部距	51.4±4.2	鼻前棘-蝶窦口距	54.6±4.4	鼻前棘-筛板前部	71±3.2
鼻前棘-筛板后部距	53.7±4.4	鼻前棘-额隐窝距	37.7±2.5	鼻前棘-筛板中部	64±3.3
鼻前棘-筛窦基板距	42.2±1.4	鼻前棘-钩突中部	49±3.6	鼻前棘-筛板后部	55±2.6
鼻前棘-视神经管距	74.3±1.3	鼻前棘-筛泡中部	52±3.5		

（2）鼻前棘至附近结构的距离和角度（Measurements of the distances & angles from anterior nasal spine to nearby structures）：胡懋廉等（1957）测量100例（$\bar{x}\pm S_{\bar{x}}$，mm）：鼻前棘-额窦底距49.8±0.39，鼻前棘-筛板距54.9±0.46，鼻前棘-蝶窦前壁距55.8±0.45，鼻前棘-鼻中隔后缘距46.5±0.45。青海医学院解剖教研组（1978）测量西宁地区男性颅骨100例：鼻前棘-额鼻管下口或额隐窝上界距4.01±0.02，鼻前棘-蝶筛隐窝前上点距61.6±0.01，鼻前棘-蝶窦口下缘中点距58.1±0.01，鼻前棘-鼻中隔后缘下界距45.9±0.05。陈祖芬等（1985）测量苏州地区100个成年颅骨：鼻前棘-蝶窦口下缘水平夹角

34.76°±0.39°，鼻前棘-蝶窦口下缘距56±4.5mm。范静平等（1996）测量上海110例：前鼻棘-鞍底距71.28±5.59mm，前鼻棘-蝶窦口距54.57±4.54mm，前鼻棘-视神经眶口距66.23±5.54mm，前鼻棘-鞍底鼻底角33.13°±5.16°，前鼻棘-蝶窦口鼻底角32.60°±1.42°。萧璧君等（1997）测量上颌地区颅骨60具：鼻前棘-上颌窦开口连线与鼻底平面夹角45.2°±6.2°，鼻前棘-下鼻甲前端连线与鼻底平面夹角75.0°±3.5°，鼻前棘-中鼻甲前端连线与鼻底平面夹角69.2°±5.5°；廖建春等（1999）测量上海100侧CT片：前鼻棘-蝶窦前壁55.7mm，前鼻棘-蝶窦顶壁74.2mm，鼻根点-蝶窦前壁44.1mm，鼻根点-蝶窦顶壁60.5mm。欧阳四新等（1986）测量衡阳地区人头（男52例，女38例）：鼻前棘-垂体窝最低点与鼻腔底之间夹角：男性为30.13°±0.10°，女性为30.13°±0.15°，鼻前棘-垂体窝最低点距（$\bar{x}±S_{\bar{x}}$，mm）：男性为72.2±0.23，女性为65.9±0.39。董玉科等（2009）测量广州尸头20例（$\bar{x}±s$，mm）：鼻前棘-咽结节距79.85±3.18，鼻前棘-枕骨大孔前缘中点距89.75±2.80，鼻前棘-寰椎前结节距80.62±1.82。

（3）推算鼻前棘-垂体窝最低点距的回归方程（Regression equation of the distance from anterior nasal spine to hypophyseal fossa）：欧阳四新等（1986）提出推算鼻前棘-垂体窝最低点距的回归方程（cm）：$\hat{Y}$（男）= 0.89 + 0.61鼻前棘-外耳门上缘中点距，r值为0.90，$\hat{Y}$（女）= 0.58 + 0.65鼻前棘-外耳门上缘中点距，r值为0.97。

3.鼻旁窦的测量（Measurements of the Paranasal Sinuses） 多基于临床需要，如为鼻旁窦内镜手术或入路提供数据而进行测量。

（1）上颌窦（Maxillary sinus）：位于鼻腔两侧、上颌骨体内，是鼻旁窦中最大者。窦顶为眶下壁，底为上颌骨牙槽突，与第一磨牙、第二磨牙和第二前磨牙紧邻。前壁骨质最薄。内侧壁即鼻腔的外侧壁，上方的窦口开口于中鼻道。此窦最易感染。

1）上颌窦的测量（Measurements of the maxillary sinus）：户井田登（1935）测量东北地区男104侧（$\bar{x}±S_{\bar{x}}$，mm）：上颌窦矢径为35.3±0.54，上颌窦横径为27.1±0.73，上颌窦上下径为39.9±0.88；姜平等（1997）测量了江苏地区15侧（$\bar{x}±s$，mm），上颌窦矢径为31.6±9.3，上颌窦横径为22.2±7.6，上颌窦上下径为26.5±8.5。

2）上颌窦其他的测量（Other measurements of the maxillary sinus）：户井田登（1935）测量数据（mm）如下。上颌窦口长径：左侧为6.6±0.29，右侧为6.5±0.29；上颌窦口宽：左侧为4.8±0.16，右侧为4.7±0.17。肖冠宇等（1982）测量长沙地区男300侧、女150侧（$\bar{x}±S_{\bar{x}}$，mm），上颌窦口矢径：男性为20.7±0.3，女性为20.2±0.3；上颌窦口上下径：男性为11.5±0.2，女性为11.1±0.2。陆忠琪等（1983）对10月胎儿25例上颌窦的测量（$\bar{x}±s$，mm）：上下径5.47±0.62，前后径9.5±0.15，左右径3.61±0.09，上壁厚0.53±0.03，下壁厚0.86±0.04。李幼琼等（1994）测量长春地区成人尸头30例横断标本（$\bar{x}±s$，mm）：上颌窦中断面左侧最大矢径27.4±8.5，最大横径20.4±10.7；右侧分别为28.5±10.2和21.1±3.9。姜平等（1997）测量成人尸头21例横断面（$\bar{x}±s$，mm），上颌窦前后径：上颌窦中上1/3断面为29.8±5.0，上颌窦中下1/3断面为31.1±4.7，上颌窦横径相应数据分别为19.0±4.6和19.7±4.2。钱月楼等（1998）测量颅骨男86例、女34例，上颌窦口矢径：男性为20.6±0.3，女性为20.1±0.3；上颌窦口上下径：男性为11.4±0.2，女性为11.2±0.2。张巧德等（1998）测量山东地区成年尸头矢状切60侧：带黏膜的上颌窦口内径3.0±0.2。廖建春等（2001，2002）测量上海地区尸头20具（男16具，女4具）：上颌窦窦口内径3.7±0.9，上颌窦窦口长径2.8±0.8，上颌窦裂口矢径18.8±2.4，上颌窦裂口垂直径10.8±2.3，上颌窦窦口-前壁距10.1±3.1，上颌窦窦口-后壁距19.9±4.4。胡勇等（2007）测量长春地区颅骨男112，女88侧：上颌窦底-P_2牙槽嵴顶距：男15.36±3.81、女12.23±2.50，上颌窦底-M_1牙槽嵴顶距：男性为12.52±4.34，女性为11.20±2.56；上颌窦底-M_2牙槽嵴顶距：男性为13.07±3.56，女性为12.67±2.10；上颌窦底-M_3牙槽嵴顶距：男性为12.95±2.79，女性为12.02±2.55。陈玲珑等（2008）测量福建地区成年颅骨98例：上颌窦口横径3.3±0.56，上颌窦口中点-眶下壁距5.1±0.7，上颌窦口中点-鼻腔底部距26.2±3.1。

3）上颌窦容积的测量（Measurements of the volume of maxillary sinus）：综合国人资料（$\bar{x}±s$，ml）：男性（678侧）为13.40±5.85，女性（228侧）为10.94±4.58，性别差异t值为6.52，$P < 0.01$，说明男性

极显著大于女性；不分性别共1582侧：上颌窦容积平均12.96±5.26，详见表5-32。

表5-32 上颌窦容积的测量 Measurements of the Volume of Maxillary Sinus

作者（年份）	地区或族别	男侧数	容积（ml）	女侧数	容积（ml）
户井田登（1935）*	东北地区	104	15.58±8.36	—	—
葛兆茹等（1984）	山东地区		合80例12.70		
陈昌富等（1983）*	江苏地区		合100例11.5±7.6**		
肖冠宇等（1982）*	长沙地区	488	13.00±5.52	194	10.94±4.88
谭子环（1957）	湖南地区	100	16.26	104	13.23
钱月楼等（1998）*	湖北地区	86	13.06±2.41	34	10.96±2.22
张光武等（1987）*	西宁地区		合200例13.81±3.96		
青海医学院解剖学教研组（1978）*	青海回族		合200例13.81±3.96		
张宝珍（1965）	贵州地区		合100例11.06**		
胡懋廉等（1957）*	上海地区		合176例12.82±4.88		
合计（不分性别，不含无标准差项）			合1582例12.96±5.38		
		678	13.40±5.85	228	10.94±4.58

*按原数据的标准误，由笔者计算出标准差。

**含有黏膜的测量值。

（2）额窦的测量（Measurements of the frontal sinus）：姜平等（1999）测量江苏地区成人尸头15例（$\bar{x}±s$，mm）：额窦高32.7±12.1，额窦矢径22.2±9.4，额窦宽24.6±11.2，额窦前壁厚1.55±0.30，额窦后壁厚1.29±0.40。冯光华等（1989）测量重庆地区颅骨男86侧、女106侧，额窦眶上最大高：男性为11.74±1.06，女性为8.86±0.97；额窦最大宽：男性为21.52±1.78，女性为16.47±1.59；最大矢径：男性为21.75±0.87，女性为18.59±0.81。丁士海等（1980）测量枣庄市矿工颅骨Water位X线片161例（$\bar{x}±S_{\bar{x}}$，mm）：额窦最大宽28.5±0.5，额窦最大深27.7±0.4，额窦眶上最大高13.2±0.4。

（3）蝶窦（Sphenoidal sinus）：位于蝶骨体内，被中隔板分成左右两腔，向前开口于蝶筛隐窝。窝顶是脑垂体窝底，因此，蝶窦是临床经鼻腔内镜蝶窦鞍区的手术必经之路，有关蝶窦的数据是外科医师必须了解清楚的，下面列出了几位研究者测量的蝶窦有关数据。

1）蝶窦腔的测量（Measurements of the cavity of sphenoidal sinus）：姜平等（1999）测量江苏30侧（$\bar{x}±s$，mm）：蝶窦上下径21.1±9.4，蝶窦前后径20.6±9.8，蝶窦左右径20.9±9.7。吕光宇等（1986）测量上海232侧：窦口长径5.47mm，窦口短径3.54mm。廖建春等（1999）测量上海100侧（mm）：蝶窦腔左右径18.0，蝶窦腔上下径20.7，蝶窦腔前后径21.5。范静平等（1996）测量上海110例：蝶窦上下径16.30±5.88，蝶窦前后径18.17±8.81，蝶窦左右径14.34±6.95。鞠学红等（2003）测量山东颅骨100侧（mm）：蝶窦前后径26.0，蝶窦上下径16.0，蝶窦上壁厚1.2，蝶窦下壁厚2.1，蝶窦前壁厚.12，蝶窦后壁厚6.4。李仁等（1998）测量X线片（男67例、女35例），蝶窦前后径：男性为39.80±1.27，女性为33.30±1.64；蝶窦上下径：男性为20.36±0.66，女性为16.42±0.79；蝶窦侧面积（mm²）：男性为578.89±30.0，女性为406.14±33.4。王志潮等（2003）测量上海颅骨50侧：蝶窦口长径3.3±1.5，蝶窦口宽1.3±0.5。

2）蝶窦容积的测量（Measurements of the volume of sphenoidal sinus）：傅吉和等（1982）测量的长沙地区70例139侧蝶窦容积为2.67 ml，左侧为2.36ml，右侧为2.3ml；葛兆茹等（1984）测量的山东80侧蝶窦容积为4.3ml；戴玉景等（1984）测量的长沙69侧蝶窦容积为5.0ml；朱习文等（2010）研究发现蝶窦容积与蝶窦内隆凸出现率有直接相关关系，蝶窦容积小，隆凸出现率就低；蝶窦体积大，隆凸扩充了蝶窦容积。测量结果两侧蝶窦总容积为（$\bar{x}±s$，cm³）分别为：无颈内动脉隆凸的蝶窦容积为11.16±1.60cm³；单侧隆凸的蝶窦容积为14.20±1.80cm³；双侧隆凸的蝶窦容积为25.03±2.21cm³。

3）蝶窦至附近结构距离的测量（Measurements of the distances from sphenoidal sinus to nearby structures）：杨琳等（1982）测量山东成尸30侧（mm）：窦口–垂体窝底距18.60，咽穹部骨质–垂体窝底距18.38；吕光宇等（1986）测量上海116例：蝶窦口下缘–梨状孔下缘距53.0mm；庄惠学等（1991）测量山东男尸头100侧（$\bar{x}\pm s$，mm）：蝶窦前壁中点–鼻骨中点距49.3±5.9，鼻前棘–蝶窦窦前壁中点距56.9±4.6，蝶鞍底中点–鼻骨中点距64.5±4.5；张巧德等（1998）测量山东尸头60侧：蝶窦口–蝶窦后壁中部距21.2±5.2，蝶窦口–蝶窦顶壁中部距15.1±3.7，蝶窦口–蝶窦外侧壁中部距12.1±2.4，蝶窦口–蝶窦中隔距3.5±0.7，蝶窦口–蝶腭孔距10.3±1.4，蝶窦口–颈内动脉隆起前段距11.9±2.2，蝶窦口–颈内动脉海绵体中部距18.9±2.0，蝶窦口–视神经管隆起距12.1±2.6，蝶窦口–视神经入视神经管处距15.9±1.8；孙敬武等（2000）测量安徽尸头40侧：蝶窦口–蝶窦外壁9.2±1.8mm，蝶窦口–蝶窦顶壁8.6±3.1mm，蝶窦口–蝶鞍前壁14.7±3.6mm，蝶窦口–颈内动脉18.9±1.7mm，蝶窦口–鼻中隔后端3.6±0.5mm，蝶窦口–蝶腭动脉孔11.1±1.6mm，蝶窦口–鼻小柱根部61.6±3.7mm，蝶窦口–鼻小柱根部夹角31.8°±5.2°。王志潮等（2003）测量上海颅骨50侧：蝶窦口上端距中线3.0±1.0mm，蝶窦口下端距中线3.9±1.2mm。

4）推算蝶骨侧面积的回归方程式（Regression equations of the lateral area of sphenoidal sinus）：李仁等（1998）通过测量102例X线片提出的回归方程式：

男性：$\hat{Y}$（蝶窦侧面积）=15.59蝶窦前后径+16.86蝶窦高径–384.79，r值为0.89。

女性：$\hat{Y}$（蝶窦侧面积）=12.71蝶窦前后径+19.03蝶窦高径–329.75，r值为0.92。

男性+女性：$\hat{Y}$（蝶窦侧面积）=14.76蝶窦前后径+17.67蝶窦高径–370.78，可信率98.04%。

（4）筛窦的测量（Measurements of the ethmoid sinus）：研究多从临床角度出发进行测量，如为手术、鼻窦内镜手术提供数据。姜平等（1997，1999）测量江苏颅骨15例（$\bar{x}\pm s$，mm）：筛窦上下径15.2±6.5，筛窦前后径33.5±8.3，筛窦左右径22.4±4.6，筛窦中群高1.52±0.65，筛窦中群宽1.12±0.23，筛窦中群深3.35±0.83；朱世杰等（1997）测量山东颅骨100例：筛后房前后最大径20.84±5.54，筛后房上下最大径16.22±3.11，筛后房内外横径12.1±2.30；廖建春等（2002）测量上海尸头20具：筛窦前组矢径8.4±1.4，筛窦前组垂直径10.8±2.3，筛窦前组厚度0.1±0.1，筛窦中组矢径9.9±2.9，筛窦中组垂直径14.9±7.3，筛窦中组厚度0.2±0.1；吴樾等（2011）测量天津地区80侧（mm）：筛窦前群上下径29.8，筛窦中群上下径28.3，筛窦后群上下径26.0；筛窦前群横径8.2，筛窦中群横径9.5，筛窦后群横径11.7；石献忠等（2005）测量北京地区24例：筛窦上缘前后径15.48±2.57，筛窦下缘前后径26.32±1.27，筛窦前缘上下径15.96±2.32，筛窦后缘上下径12.58±1.96。

（十）硬腭的测量（Measurements of the Hard Palate）

硬腭的测量见图5-27。

1.上牙槽弓长（Alveolar Length）pr-alv（M60）　亦称上齿槽弓长或上颌齿槽弓长（maxillo-alveolar length），用弯脚规对准上颌的pr点和上牙槽后点（alv）测得的直线距离。

2.上牙槽弓宽（Alveolar Breadth）ecm-ecm（M61）　亦称上齿槽弓宽或上颌齿槽弓宽（maxillo-alveolar breadth），用直脚或弯脚规对准上颌两侧的ecm点测得的直线距离。

3.上牙槽突高Ⅰ（Height of Process Alveolaris Ⅰ）ns-pr　亦称上齿槽突高Ⅰ用直脚规对准上颌的ns点和pr点测得的直线距离。

4.上牙槽突高Ⅱ（Height of Process Alveolaris Ⅱ）ns-sd　亦称上齿槽突高Ⅱ用直脚规对准上颌的ns点和sd点测得的直线距离。

5.腭长（Palatal Length）ol-sta（M62）　用直脚规对准硬腭的ol点和sta点测得的直线距离。

6.腭宽（Palatal Breadth）enm-enm（M63）　用游标卡尺内卡对准上颌两侧的enm点测得的直线距离；Howells的腭宽采用的是两侧ecm点的直线距离，即腭宽（ecm-ecm）。

7.腭高（Palatal Height）（M64）　亦称腭深（palatal depth），用测腭器两侧的量脚对准上颌两侧的第一和第二磨牙间的牙槽隔，竖尺向上至腭顶的距离，需注意竖尺垂直于FH平面。

8.磨牙列长（Molar Length）　用直脚规测量的一侧五颗磨牙前后的直线距离。如无第三磨牙须注明，左右上下颌单独记出。

9 犬齿窝深（Fossa Canina Depth）　亦称尖牙窝深，用三脚平行规测量的尖牙窝（犬齿窝）的深度。

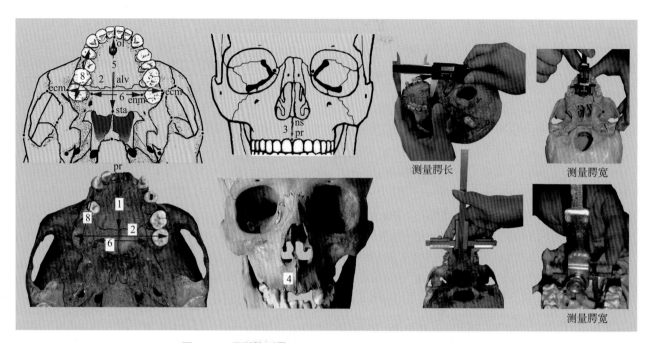

图5-27　硬腭的测量　Mesurements of the Hard Palate
1.上牙槽弓长；2.上牙槽弓宽；3.上牙槽弓高Ⅰ；4.上牙槽弓高Ⅱ；5.腭长；6.腭宽；7.腭高；8.磨牙列长

国人数据（The Chinese data）如下

1.硬腭的测量（Measurements of the Hard Palate）　综合国人资料（$\bar{x}\pm s$，mm），腭长（ol-sta）：男性（1365例）为44.43±3.85，女性（467例）为43.28±3.72；腭宽（enm-enm）：男性（1365例）为39.39±3.92，女性（467例）为37.67±4.25；腭高：男性（1365例）为12.68±3.29，女性（455例）为10.97±3.16；上牙槽弓长（pr-alv）：男性（733例）为51.50±3.59，女性（467例）为49.63±3.62；上牙槽弓宽（ecm-ecm）：男性（733例）为64.06±4.24，女性（467例）为61.21±4.16；以上五项性别差异t值分别为5.71、7.70、9.89、8.75和11.48，均为$P<0.01$，说明各项数据男性均极显著大于女性，这与一般的骨骼性别差异是一致的；具体见表5-33。

表5-33　硬腭的测量　Measurements of the Hard Palate

作者（年份）	地区或族别	例数	腭长 （ol-sta） （$\bar{x}\pm s$，mm）	腭宽 （enm-enm） （$\bar{x}\pm s$，mm）	腭高 （腭深） （$\bar{x}\pm s$，mm）	上牙槽弓长 （pr-alv） （$\bar{x}\pm s$，mm）	上牙槽弓宽 （ecm-ecm） （$\bar{x}\pm s$，mm）
大岛新治（1936）[*]	东北地区	男459	44.4±4.50	40.9±4.07	13.8±3.43	—	—
王钦（1995）	长春、通辽地区	男57	46.35±3.05	37.28±3.58	10.13±3.24	50.10±3.75	64.52±3.25
		女43	45.50±4.72	36.73±3.57	9.91±2.88	48.06±3.14	62.78±3.53
佘永华等（1982）[*]	南充地区	男252	42.92±3.33	38.95±3.49	10.41±3.33	50.59±3.49	62.73±4.76
		女152	41.65±3.33	37.78±4.07	8.93±2.84	48.16±3.21	58.86±4.19
王令红等（1988）	太原地区	男68	44.61±4.00	37.84±3.52	13.07±2.83	52.19±3.1	64.36±3.99
		女31	42.13±3.65	35.82±2.41	11.52±2.18	48.69±3.8	61.16±3.09

续表

作者（年份）	地区或族别	例数	腭长 （ol-sta） （$\bar{x}\pm s$, mm）	腭宽 （enm-enm） （$\bar{x}\pm s$, mm）	腭高 （腭深） （$\bar{x}\pm s$, mm）	上牙槽弓长 （pr-alv） （$\bar{x}\pm s$, mm）	上牙槽弓宽 （ecm-ecm） （$\bar{x}\pm s$, mm）
邵兴周等（1988）	新疆地区（两汉-魏晋时代）	男26	46.29±3.14	40.60±3.32	15.58±3.53	53.89±3.34	64.13±3.04
		女33	43.88±2.61	39.55±3.80	14.61±4.03	51.95±3.13	62.03±3.91
戴义华等（1986）	西南地区	男102	—	—	—	52.8±0.2	65.2±0.2
		女68	—	—	—	50.5±0.3	61.5±1.0
杨玉田等（1987）	西安地区	男50	43.52±3.62	40.84±3.30	14.28±2.35	51.92±3.03	65.28±3.76
		女50	45.04±3.90	38.92±3.48	12.57±2.10	51.18±3.42	62.80±3.10
徐晓明等（1987）	华东地区	合118	45.55±2.93	37.48±2.88	—	50.51±3.19	62.14±3.71
安丽（1988）	上海地区	男200	45.31±2.86	39.21±3.51	12.72±2.39	—	—
张振彪（1996）	福建地区	男20	43.9±3.2	37.1±3.3	12.8±2.9	50.4±2.7	64.8±3.7
		女12	43.6±2.2	35.6±3.3	—	50.3±2.0	61.7±4.3
黄新美等（1984）	佛山市顺德区	男27	—	—	—	52.33±3.82	62.08±2.94
		女21	—	—	—	50.05±2.89	57.91±3.30
朱芳武等（1989）	广西壮族	男60	43.86±3.43	36.28±4.41	12.49±2.02	51.19±3.34	64.47±3.72
		女68	43.17±3.26	35.21±5.31	11.57±2.25	50.16±3.44	59.80±3.45
丁细藩等（1985）	广西壮族	男33	44.86±2.95	40.85±1.96	12.95±1.96	51.92±2.76	65.26±3.60
	广西汉族	男51**	44.31±3.43	40.93±3.07	12.42±2.36	51.46±3.61	66.05±4.23
王令红（1989）	香港地区	男140	45.37±3.36	37.71±2.90	12.85±2.00	52.80±3.7	65.51±3.86
		女27	44.41±2.28	37.03±2.85	11.77±1.94	50.76±3.2	62.17±3.37
合计（只含有性别项） （例数）		男	44.43±3.85 （1365）	39.39±3.92 （1365）	12.68±3.29 （1365）	51.50±3.59 （733）	64.06±4.24 （733）
		女	43.28±3.72 （467）	37.67±4.25 （467）	10.97±3.16 （455）	49.63±3.62 （467）	61.21±4.16 （467）

*按原数据的标准误，由笔者计算出标准差。

**各项例数有所减少。

硬腭的其他项测量（Other measurements of the hard palate）：毛翊章等（1987）测量了北京地区成年颅骨72例（男82侧，女62侧），下颌角点（go）至硬腭后缘外侧端距离（$\bar{x}\pm s$, cm）：男性为6.14±0.47，女性为5.54±0.40；腭后缘外侧端至鼻后棘尖距，男性为1.43±0.1cm。徐胜等（1988）测量西北地区成年颅骨200例：轻度偏曲者腭高12.1mm，中度偏曲者为12.6mm，高度偏曲者为12.9mm；三种偏曲的犁骨高度分别为16.3mm、16.4mm和17.8mm，因此，研究者认为腭高与鼻中隔偏曲和犁骨高度有关。田铧等（2001）、王建华等（2002）测量了山东地区60侧（$\bar{x}\pm s$, mm）：切牙管管径1.76±0.27，切牙管长度24.87±2.23，切牙管-下颌骨下缘距9.53±1.43，为美容手术和牙种植术提供了数据。

2. 翼腭窝及翼腭管（Pterygopalatine Fossa & Pterygopalatine Canal）

文献多从临床角度进行测量，如为临床LeFort Ⅰ型截骨术提供数据。

（1）翼腭窝的测量（Measurements of the pterygopalatine fossa）：杜百廉等（1963）测量河南地区颅骨男1176侧、女104侧，翼腭窝矢径：男性为5.50±0.36，女性为5.65±1.38；贾立本（1964）测量银川地区男580侧、女80侧，翼腭窝深：男性为10.0，女性为9.7；杜昌连（1988）测量湖北颅骨106侧：翼腭窝深3.11±0.1；王春云（1999）测量山东地区206侧：翼腭窝高19.66±3.27；张勤修等（2006）测量成都地区30侧（$\bar{x}\pm S_{\bar{x}}$, mm）：翼腭窝高21.4±0.8，翼腭窝矢径5.2±0.3，翼腭窝深3.2±0.3；李华斌等（2001）测量广州地区40侧（$\bar{x}\pm s$, mm）：翼腭窝高24.4±2.8，翼腭窝矢径3.4±1.2。

（2）翼腭管的测量（Measurements of the pterygopalatine canal）：杜百廉等（1963）测量河南地区颅骨

男1176、女104侧（$\bar{x}\pm s$，mm），翼腭管长：男性为18.15±2.55，女性为17.4±2.99。王春云（1999）测量山东地区206侧：翼腭管长13.75±2.94，翼腭管下口横径2.24±0.60，翼腭管下口矢径3.48±0.79。郝楷等（1986）测量山西地区成年颅骨男360侧、女240侧（mm），翼腭管长：男性为15.76，女性为15.15。辜祖谦（1964）测量颅骨124侧（$\bar{x}\pm S_{\bar{x}}$）：翼腭管长（腭后孔-圆孔下缘）31.10±0.24mm，翼腭管与咬合面夹角53.6°±0.30°，翼腭管长16.7±0.6mm，翼腭管与硬腭夹角62.3°±1.03°，翼腭管与正中矢状面夹角3.5°±0.45°。秦登友（1984）测量安徽地区成年颅骨男532侧、女200侧，翼腭管长（mm）：男性为15.20±0.18，女性为14.35±0.32；翼腭管与FH平面夹角：男性为66.05°±0.27°，女性为65.99°±0.46°；翼腭管与硬腭夹角：男性为66.70°±0.28°，女性为65.85°±0.48°。华泽权等（2000）测量沈阳地区颅骨60侧（$\bar{x}\pm s$，mm）：翼腭管长17.60±1.30mm，梨状孔-翼腭管连线与中线的角度5°38'±3°14'，翼腭管与腭平面的角度59°15'±7°44'。

3.腭大孔的测量（Measurements of the Greater Palatine Foramen） 研究多从临床角度进行测量，如为临床常用经腭大孔翼腭管麻醉翼腭神经进行上牙手术、上颌神经阻滞术提供数据。综合国人资料，男4245侧（$\bar{x}\pm s$，mm）：腭大孔长径5.02±1.45，腭大孔短径3.12±1.09，腭大孔-硬腭后缘距（2472）例4.09±1.47，腭大孔中线距（4292例）14.72±1.79；详见表5-34。

表5-34 腭大孔的测量 Measurements of the Greater Palatine Foramen

作者（年份）	地区	侧数	腭大孔长径 （$\bar{x}\pm s$，mm）	腭大孔短径 （$\bar{x}\pm s$，mm）	腭大孔-腭后缘距 （$\bar{x}\pm s$，mm）	腭大孔-中线距 （$\bar{x}\pm s$，mm）
商维荣等（1996）	佳木斯	100	—	—	3.79±1.72	15.04±1.86
傅成钧等（1999）	太原	1092	5.11±1.86	3.16±1.56	3.52±1.27	13.48±1.78
秦登友（1984）*	安徽	男532	5.30±0.68	3.25±0.49	—	14.70±1.29
		女200	4.85±0.85	2.81±0.60	—	13.85±1.35
杜百廉等（1963）	南充	男1176	5.1±1.35	3.40±0.65	4.60±1.43	15.85±1.35
		女104	3.5±1.00	3.40±0.55	4.60±1.33	15.55±1.33
杜昌连（1988）	湖北	53	5.0±1.0	3.2±0.80	—	—
陈晓燕等（1998）*	江西	800	5.1±1.50	2.8±1.00	—	14.45±1.60
叶丽卿等（1986）	广西	288	4.32±0.93	2.64±1.40	—	15.78±1.27
合计（不分性别）（例数）			5.02±1.45 （4245）	3.12±1.09 （4245）	4.09±1.47 （2472）	14.72±1.79 （4292）

*原文为标准误，本文改为标准差。

4.上颌牙槽弓的测量（Measurements of the Superior Alveolar Arch） 为探讨𬌗与下颌关节关系提供数据，姜平等（1997）测量了江苏地区不同年龄共97颅骨，结果显示随着年龄增长，上颌牙槽弓辐辏角（两侧牙$I_2 \sim C$处与牙槽外侧缘交点至$M_1 \sim M_2$牙槽外侧缘交点连线所交的角度）逐渐变小，而颞下颌关节角（两侧关节结节外侧至$M_1 \sim M_2$牙槽外侧缘交点连线所交的角度）增大。其认为是颞骨发育较快，导致宽径增加所致。腭高（腭深）和下颌窝深随年龄增长而增大，至成年时最大。详见表5-35。

表5-35 上颌牙槽弓角度的测量 Measurements of the Superior Alveolar Arch

项目	老年22例（$\bar{x}\pm s$）	成人60例（$\bar{x}\pm s$）	幼儿10例（$\bar{x}\pm s$）	新生儿5例（$\bar{x}\pm s$）
腭高（腭深）（mm）	5.5±1.2	12.1±2.5	7.1±0.9	4.2±0.8
下颌窝深（mm）	5.8±1.4	7.1±0.9	3.2±0.5	2.1±0.4
上颌牙槽弓辐辏角（°）	49.43±4.62	56.47±4.83	68.22±7.58	71.25±9.23
颞下颌关节角（°）	81.54±6.59	78.86±8.23	73.25±8.32	72.88±8.95

5.腭鞘管的测量（Measurements of the Palatovaginal Canal） 位于腭骨垂直板的蝶突与蝶骨翼突内侧板的鞘突之间，向前开口于翼腭窝的后壁（翼管开口之内后），向后开口于蝶骨鞘突的下表面，其内有蝶腭神经节的分支，对炎症和肿瘤扩散的诊断和治疗有一定意义。靳颖等（2006）测量了104侧，其长度约为6 mm，近似水平位，自前外行向后内。右侧与中线夹角平均为31.3°，左侧为35.5°。

6.犁鞘管的测量（Measurements of the Vomerovaginal Canal） 位于犁骨翼与蝶骨鞘突之间，其上壁由鞘突的下表面构成，有时犁骨翼的侧面也参与构成，起自翼腭窝的后壁（或翼管），向后内走行，其内有上颌动脉的分支；靳颖等（2006）测量了60侧，前部与中线夹角平均为48.67°，后部左侧夹角平均为12.07°、右侧为14.60°。

7.切牙孔和上牙槽孔（Incisive Foramen & Superior Alveolar Foramen） 切牙孔（incisive foramen）于上颌切牙内面，后连腭中缝，向上成切牙窝（incisive fossa），继续向上构成一个"Y"形的切牙管（incisive canal），再向上分两个管，连通至上颌骨腭突前方，开口称上牙槽孔（superior alveolar foramen）；切牙管内连接腭大动静脉与鼻腔内蝶腭动静脉后隔支的吻合支，以及腭大神经和鼻腭神经的交通支；临床口腔科比较重视。

（1）切牙孔和切牙管的测量（Measurements of the incisive foramen & incisive canal）：杜希哲等（1984）测量西安地区140例（男女各70例）（$\bar{x}\pm s$, mm）：切牙孔矢径5.99±0.14，切牙孔横径5.05±0.09，孔前缘-中切牙槽距5.14±0.18，孔左缘-左尖牙槽距10.82±0.14，孔右缘-右尖牙槽距10.91±0.13，右切牙管长度：男性为12.34±0.29，女性为13.07±0.27。

（2）上牙槽后孔的测量，（Measurements of the superior alveolar foramen）：商维荣等（2003）为上牙槽后神经阻滞麻醉提供数据，测量了佳木斯颅50例（$\bar{x}\pm s$, mm），上牙槽后孔至颧下嵴起始处的弧长，左侧为22.28±1.64，右侧为22.94±1.68，上牙槽后孔至颧下嵴起始处的距离（弦长），左侧为21.54±3.05，右侧为20.94±2.51；上牙槽后孔距颧下嵴与颧骨的颧突相接处（zm点）的距离，左侧为21.05±305，右侧为21.04±2.68；上牙槽后孔距眶下裂的距离，左侧为18.38±2.38，右侧为18.82±4.60。

8.腭圆枕和门齿骨的测量（Measurements of the Palatine Torus & Incisive Bone）

（1）腭圆枕的测量（Measurements of the palatine torus）：大岛新治（1936）测量我国东北地区成年男性125例（$\bar{x}\pm s$, mm），腭圆枕长径26.6±7.33，宽10.2±3.51，高1.19±0.6。卢守祥等（1987）测量西安地区男性颅骨118例、女性颅骨102例（$\bar{x}\pm s_{\bar{x}}$, mm），腭圆枕长：男性为17.06±0.76，女性为15.89±0.60；腭圆枕宽：男性为4.62±0.25，女性为4.71±0.23；腭圆枕高：男性为1.86±0.56，女性为1.64±0.07。

（2）门齿骨的测量（Measurements of the incisive bone）：孙潮等（1992）测量西安地区男性颅骨36例、女性颅骨33例（$\bar{x}\pm s$, mm），门齿骨矢径，男性为9.82±2.09，女性为10.37±2.36；门齿骨横径，男性为16.69±4.54，女性为17.59±6.12。

（十一）颞骨的测量（Measurement of the Temporal Bone）

1.颞骨茎突的测量（Measurements of the Styloid Process of Temporal Bone） 颞骨茎突位于颞骨乳突前内侧，其间有重要的面神经出口茎乳孔，茎突一般长2～3 mm，朝向前内下方倾斜，它是茎突下颌韧带、茎突舌骨韧带、茎突舌骨肌和茎突咽肌附着，个别人特长，如梁克义（1957）报道一例长5.8 cm，薛兴尧（1960）报道过2例，一例男性左右侧各长6 cm，另一例22岁男性右侧比左侧长2倍，高不倚（1982）报道一例约50岁男性，左长5.9 cm，右侧长6.2 cm；刘祯唐等（1983）观察山西颅骨1000例，发现一例左侧长7.2 cm，右侧6.9 cm，另一例左侧长5.7 cm，右侧长6.5 cm；刘海兴等（2002）报道一例长9 cm，可影响吞咽运动。

（1）茎突长的测量（Measurements of the length of styloid process）：综合国人资料（$\bar{x}\pm s$, mm），茎突长（1072例）21.13±9.69，茎突中部横径（363例）2.69±0.41，茎突根部横径（363例）3.67±0.34；详见表5-36，可见各研究均值相差悬殊，可能由于掌握的标准不一致。

表5-36　茎突长的测量　Measurements of the Length of Styloid Process

作者（年份）	地区	侧数	茎突长 （$\bar{x}\pm s$, mm）	茎突中部横径 （$\bar{x}\pm s$, mm）	茎突根部横径 （$\bar{x}\pm s$, mm）
佟德顺等（1982）	长春	男 232	16.4±10.8	3.0±0.10（207侧）	3.6±0.11（208侧）
		女 69	14.6±9.8	2.6±0.09（66侧）	3.2±0.09（65侧）
王月初等（1989）	山东	90	19.28±1.50	2.06±0.14	4.16±0.15
梁克义（1957）		男 200	21.6	—	—
姚广宣等（1982）	江苏	59	34.2±4.2	—	—
周凤书等（1998）	北京	164	17.0±12.0	—	—
邱大学等（2002）	南京	458	24.68±5.72	—	—
合计（不分性别，不含无标准差者）（例数）			21.13±9.69 （1072）	2.69±0.41 （363）	3.67±0.34 （363）

（2）茎突的其他测量（Other measurements of the styloid process）：邱大学等（2002）测量南京地区458例（$\bar{x}\pm s$）：茎突前倾角18.96°±5.12°，茎突内倾角23.67°±6.84°，茎突根部-乳突距17.52±2.13mm，茎突根部-关节结节距29.13±2.04mm，茎突根部-颈动脉管外口距8.80±0.93mm，茎突根部-颈静脉孔距2.71±0.95mm，茎突根部-茎乳孔距2.20±0.56mm，茎突根部-颈内动脉距6.43±1.49mm。姚广宣等（1982）测量江苏204侧：根部-乳突尖距18.0±4.2，根部-外耳门下缘中点距13.0±6.4，根部-关节结节距29.0±8.6。佟德顺等（1982）测量长春地区男237侧、女74侧（$\bar{x}\pm s$, mm），茎突根部-乳突尖距：男性为18.6±2.9，女性为16.8±2.4；根部-关节结节外缘距：男性为30.2±2.0，女性为29.1±1.8；根部-外耳门下缘中点距：男性为9.9±2.1，女性为9.1±2.1。

2.茎乳孔的测量（Measurements of the Stylo-Mastoid Foramen）　茎乳孔位于茎突与乳突之间。朱建华等（2000）测量了云南地区颅骨35例70侧（$\bar{x}\pm s$, mm）：茎乳孔的长径2.46±0.6，茎乳孔距乳突的冠状距离为9.90±2.02，矢状距离为9.82±1.89；邱大学等（2002）测量南京458侧：茎乳孔长径2.70±0.53，茎乳孔宽径2.13±0.36。姜平等（1996）为颅底手术入路提供数据，测量了江苏地区成年颅骨100例：茎乳孔-乳突尖距10.7±2.4，茎乳孔-颈静脉孔外侧距6.6±1.2，茎乳孔-颈内动脉管外口距14.0±2.2，茎突-翼突内侧板根部距30.2±2.8，乳突-枕骨基底部侧缘距42.5±3.4。

3.鼓环的测量（Measurements of the Tympanic Ring）　胚胎时期的颞骨鼓部呈环状，称鼓环。柴麦娥等（1993）测量了山西地区3～10月胎儿120例的鼓环，结果见表5-37。

表5-37　鼓环的测量　Measurements of the Tympanic Ring

胎龄（月）	侧别	鼓环重量（$\bar{x}\pm s$, mg）	鼓环上下径（$\bar{x}\pm s$, mm）	鼓环前后径（$\bar{x}\pm s$, mm）	鼓环切迹（$\bar{x}\pm s$, °）
3～	左	30.51±4.41	7.42±0.93	4.37±0.51	44.10±6.27
	右	30.04±4.03	7.40±0.88	4.36±0.52	45.07±6.24
5～	左	86.77±4.68	8.49±0.89	5.58±0.50	42.96±7.05
	右	84.27±5.28	8.46±0.91	5.53±0.52	43.83±6.86
7～	左	147.59±11.37	9.20±0.88	6.68±0.68	44.83±6.85
	右	140.89±17.06	9.38±0.90	6.58±0.49	43.87±6.88
9～10	左	362.23±63.59	10.40±0.90	7.82±0.51	46.27±6.31
	右	377.90±20.91	10.52±0.90	7.91±0.53	46.17±6.67

4.鼓室（the Tympanic Chamber）　鼓室位于颞骨内，其内有三块听小骨。鼓室可分六个壁。鼓室的有关解剖数据对耳鼻喉科的手术非常重要，如镫骨手术、清除前庭窗区的胆脂瘤、肉芽肿、鼓峡阻塞

手术等，另外近代耳外科常采用去除面神经隐窝外侧壁的方法施行面神经手术，这种后鼓室进路有利于减少对面神经的损伤，但需要了解面神经管与鼓室窦的位置关系。昆明医学院王爱莲等做了大量的工作。

（1）鼓室的测量（Measurements of the tympanic chamber）：蒲恩浩等（1988）测量昆明地区200侧（$\bar{x}\pm s$，mm）：鼓室下壁长8.7±1.24，鼓室下壁宽2.50±0.50；王爱莲等（1988）测量昆明地区颞骨100侧：鼓室腔上下径15.24±0.77，鼓室腔前后径12.62±0.59，鼓室盾板上下最大径4.92±0.51，鼓室盾板前后最大径7.14±1.06；测量颞骨30侧：前峡前后径1.5±0.5，前峡内外径1.7±0.5，后峡前后径2.1±0.7，后峡内外径1.2±0.2。

（2）鼓室窦的测量（Measurements of the tympanic sinus）：鼓室窦是位于鼓室后部锥状隆起下方的一个隐窝，又称锥隐窝或后鼓室隐窝，由于邻近面神经管，病变易累及面神经，因此，其测量对中耳显微手术相当重要。王爱莲等（1963）进行了一系列中耳解剖学的研究，测量了昆明地区颞骨标本100侧（$\bar{x}\pm s$，mm）：鼓室窦口前后径3.00±0.65，上下径2.07±0.58，内外径1.69±0.55；曹鹏宇等（2006）测量山东地区颞骨标本30侧（$\bar{x}\pm s$，mm）：鼓室窦宽2.52±0.63，鼓室窦深2.70±1.25。

（3）前庭窗的测量（Measurements of the vestibular window）：李文明等（1986）测量昆明地区颞骨100侧（$\bar{x}\pm s$，mm）：前庭窗纵径3.157±0.02，前庭窗横径1.684±0.01，前庭窗-面神经管水平段距2.035±0.01，前庭窗-鼓岬突出部距2.539±0.04，前庭窗-圆窗上缘距2.279±0.06，前庭窗-匙突间距2.672±0.04，前庭窗-锥隆起尖端距2.748±0.03。廖进民等（1993）测量昆明地区颞骨标本100侧：前庭窗后隐窝前后径1.9±0.2，窝上下径2.0±0.2，窝深度1.7±0.3；湿标本20侧测量结果分别为2.1±0.3、1.8±0.3、1.6±0.3。

（4）圆窗的测量（Measurements of the round window）：李文明等（1988）测量昆明地区颞骨100侧（mm）：圆窗前后径1.11，圆窗上下径1.04，圆窗-前庭窗下缘中点距2.28，圆窗-颈静脉窝最高点距2.74，圆窗-鼓室后壁距4.55，圆窗-鼓岬最突点距3.40。

（5）面神经管的测量（Measurements of the canal for facial nerve）：李毅等（1982）测量东北地区50例成人颞骨，面神经管长多在26～30mm，占86±4.90%，入口部管径1.06mm，前庭窗部管径1.42mm，出口部管径4.25mm，前庭窗部骨管厚度0.17mm。赵宝东等（1988）测量东北地区50侧（$\bar{x}\pm s$，mm）：面神经管水平段长8.8±0.9，面神经管锥段长3.3±0.6，面神经管垂直段长16.1±0.9，面神经管径：垂直段上2/3处2.0±0.6，垂直段下1/3处1.7±0.5，锥段前庭窗处1.5±0.2，膝神经节处1.8±0.3，膝神经处管壁厚度0.2±0.1。刘清明等（1990）测量山东地区100侧：面神经管迷路段与岩浅大神经沟夹角97.3°±11.0°。面神经管迷路段与内耳道长轴夹角97.3°±11.0°。曹鹏宇等（2006）测量山东地区颞骨标本30侧：面神经隐窝宽2.50±0.45，面神经隐窝深2.14±0.44。王君玉等（2011）测量上海地区头颅16侧：面神经管乳突段长11.04±1.03，面神经管乳突段直径2.29±0.39，面神经锥段长6.01±1.02。严波等（2011）测量北京地区40例面神经乳突段的长度12.8±1.3。

（6）面神经管至附近结构距离的测量（Measurements of the distances from facial canal to nearby structures）：李兴国等（1986）测量昆明地区80侧（$\bar{x}\pm s$，mm）：面神经管-隐窝内侧壁距2.1±0.3，面神经管-隐窝下界距13.3±0.6，面神经管-隐窝底后方距4.6±0.7；尤永平等（2002）测量天津地区尸头15具：面神经管垂直部-颈静脉球窝外侧距5.7±2.5，膝状神经节表面骨质厚度2.1±1.2，面神经裂孔-膝状神经节距3.6±1.4；吕亚萍等（2009）测量男55例和女63例，面神经管垂直部-颈静脉窝水平距：男性左侧为6.09±.2.61，右侧为4.99±2.46；女性左侧为6.04±2.45，右侧为4.55±2.21；李毅等（1982）测量东北地区50例：面神经管-前庭窗距0.21mm，面神经管-外半规管距1.5mm，鼓索小管外口-茎乳孔距5.96mm，面神经膝部与鼓室之角度90°；王君玉等（2011）测量上海地区颅骨8例（16侧）（$\bar{x}\pm s$，mm）：面神经乳突段起点-乙状窦距9.41±2.06，面神经乳突段起点-外耳道后上棘距15.61±2.11，同上起点-颅后窝硬膜距5.96±1.51，面神经乳突段起点-乙状窦起始距20.20±3.44，面神经乳突段起点-后骨半规管距3.84±0.14，面神经乳突段终点-乙状窦距7.05±2.01，面神经乳突段终点-外耳道后上棘距20.32±2.69，面神经乳突段终点-乳突尖距16.48±2.48，面神经乳突段终点-颅后窝硬膜距7.97±2.61，面神经乳突段终点-乙状窦起始距27.38±4.21，乙状窦-面神经最近距7.43±2.21；李志海等（2012）测量颅骨55例：面神经水平段下缘-前庭窗下缘2.00±0.20，面神经垂直段前缘-圆窗龛后外缘4.50±0.25。

5.乳突的测量（Measurements of the Mastoid Process） 多基于为临床颞骨手术、乳窦手术或颅底入路乳突切除术提供数据而进行测量，王令红（1989）测量香港地区男286侧、女66侧（$\bar{x}\pm s$，mm），乳突高：男性为27.85±3.30，女性为24.88±3.34；乳突宽：男性为12.68±1.93，女性为10.84±2.18；乳突上部长：男性为28.02±2.82，女性为24.48±2.89；乳突下部长男性为17.74±2.61，女性为15.24±2.48。李宝实等（1964）测量成年颅骨100例，乳突前后径：左侧为24.30±0.46，右侧为23.66±0.32，乳突内外径：左侧为13.10±0.43，右侧为14.19±0.37。王启民等（1948）测量南京地区26侧蜂窝型乳突（mm）：内骨板厚2.2，外骨板厚1.7；石义生等（1957）测量上海成人100例X线片（劳氏位）：外耳道上棘后乳突骨壁厚0.23±0.085，乳突骨壁-乳突窦深度1.02±0.119，乳突骨壁-乳突窦口距1.38±0.169，外耳道后壁至乳突窦深度1.21±0.312。

（1）乳突至附近结构距离的测量（Measurement of the distances from mastoid process to nearby structures）：邹宁生等（1954）测量福建地区颅骨150例（$\bar{x}\pm s$，mm），乳突上嵴末端-乙状沟前缘投影距：左侧为7.62±4.55，右侧为6.93±4.63；乳突上嵴末端与颧弓根末端中点-乙状沟前缘投影距：左侧为6.51±4.08，右侧为5.56±4.31。石义生等（1957）测量乳突骨壁-水平半规管隆起距14.8±1.15，乳突骨壁-面神经管水平部距15.8±1.28。李宝实等（1964）测量颅骨100例（$\bar{x}\pm S_{\bar{x}}$，mm），乳突上嵴-鳞乳缝距：左侧为17.00±0.24，右侧为16.79±0.21；乳突尖-顶骨切迹角点距：左侧为42.06±0.64，右侧为41.94±0.63；乳突-乙状窦上部距：左侧为10.32±0.24，右侧为10.06±0.27；乳突-乙状窦中部距：左侧为13.86±0.33，右侧为13.04±0.30；乳突-乙状窦下部距：左侧为23.42±0.54，右侧为22.60±0.53；乳突前缘-乙状窦前缘距：左侧为10.44±0.30，右侧为10.36±0.28。赵同光等（1981）测量山东地区100侧：乳突尖-顶切迹距41.8±0.55。夏寅等（2005）测量北京地区30例颅骨（$\bar{x}\pm s$，mm）：乳突点-顶切迹距41.2±4.9，乳突点-星点距50.3±3.4。王君玉等（2006）测量上海地区颅骨30侧：乳突尖-外耳道后上棘距28.08±3.89，乳突尖-顶乳缝前角距42.11±5.17。李开荣等（2009）测量长春地区男158侧、女42侧，乳突点-颞鳞顶乳缝交点距：男性为41.49±4.97，女性为39.11±5.13；乳突点-星点距：男性为51.36±4.71，女性为50.62±5.19。王君玉等（2011）测量上海地区尸头50侧（$\bar{x}\pm s$，mm）：乳突表面至乙状窦距7.28±2.14，乳突表面至乙状窦横窦和岩上窦交点距14.22±2.74，乳突表面至外骨半规管隆凸顶点距16.56±2.10，乳突表面至面神经管乳突段终点距11.58±1.60。

（2）乳突孔与乳突管的测量（Measurements of the mastoid foramen & mastoid canal）：乳突管位于枕乳缝旁边，其外口可称乳突孔，管内通过导静脉，连接颅内的乙状窦。李芳春等（1979）测量颅骨男86侧、女150侧，乳突孔-枕乳缝距：男性为6.2mm，女性为5.9mm；郑鸣等（1998）为乙状窦手术提供数据，测量了93侧（$\bar{x}\pm s$，mm）：乳突管长度8.8±2.7，内径2.5±1.1。

6.茎乳孔的测量（Measurements of the Stylomastoid Foramen） 茎乳孔位于茎突和乳突之间，是面神经管的出口，在临床中至关重要。李云瑞等（1984）测量昆明地区100侧：茎乳孔矢径2.68mm，茎乳孔横径1.99mm，茎乳孔-鼓乳缝距离9.35mm，上述连线与水平线的夹角37.47°，茎乳孔-乳突尖距1.10mm，上述连线与水平线的夹角60.03°，茎乳孔-二腹肌沟前端距5.82mm，茎乳孔-茎突根部距1.29mm，茎乳孔-颈静脉窝外缘距8.77mm。

7.内耳门和内耳道（Internal Acoustic Pore & Internal Acoustic Meatus） 位于颅后窝、颞骨岩部内侧面中部，口内连内耳门，许多研究者从临床手术角度进行了测量。

（1）内耳门的测量（Measurements of the internal acoustic pore）：李宝实等（1964）测量成年颅骨100例（$\bar{x}\pm S_{\bar{x}}$，mm），内耳门长径：左侧为12.58±0.19，右侧为10.62±0.18；内耳门短径：左侧为5.62±0.09，右侧为5.48±0.08。彭珍山（1996）测量内蒙古、唐山和湖南地区男108侧和女72侧（$\bar{x}\pm s$，mm），内耳门长径：男性为10.77±3.30，女性为9.60±3.12；内耳门短径：男性为5.29±2.31，女性为4.77±2.20，

（2）内耳门至附近结构距离的测量（Measurements of the distances from internal acoustic pore to nearby structures）：尹保国等（1991）测量广州地区120例（$\bar{x}\pm s$，mm）：内耳门前上缘-棘孔后缘20.3±2.5，

门前上缘-弓状隆起最高点20.0±2.2。陆春才等（1984）测量江苏地区150例，内耳门上缘点-内耳道底距10.49±0.11。纪荣明等（2003）测量上海地区颅骨120侧：内耳门-正中线距23.79±2.74。尤永平等（2002）测量天津地区尸头15具：内耳门后缘-乙状窦沟前缘距22.0±2.4，内耳门上缘-岩嵴距4.5±1.0。李开荣等（2009）测量长春地区35例，内耳门后缘-前庭水管外口距：左侧为10.44±1.18，右侧为10.24±1.08。

（3）内耳道的测量（Measurements of the internal acoustic meatus）：李宝实等（1964）测量颅骨100例（$\bar{x}±S_{\bar{x}}$，mm），内耳道前壁长：左侧为13.72±0.24，右侧为12.12±0.30；内耳道后壁长：左侧为9.96±0.02，右侧为9.96±0.01。陆春才等（1984）测量江苏地区150例（$\bar{x}±s$，mm）：内耳道长10.49±0.11。席焕久等（1999）测量辽宁地区52侧：内耳道前后径5.9±1.0mm，内耳道上下径4.5±0.7mm，内耳道中轴长9.9±1.4mm，内耳道中轴线与冠状轴夹角11.3°±4.2°。刘清明等（1990）测量山东地区男性颅骨50例（100侧）（$\bar{x}±s$，mm）：内耳道底上壁厚度4.3±0.8。

（4）内耳道至附近结构距离的测量（Measurements of the distances from internal acoustic meatus to nearby structures）：李明礼等（1982）测量成年颅骨矢状切33侧（$\bar{x}±S_{\bar{x}}$，mm）：内耳门后缘-弓下动脉孔距5.42±0.13，内耳门后缘-前庭水管外口距9.14±0.25，弓下动脉孔-前庭水管外口游离缘距7.55±0.29，内耳门-岩上窦沟3.42±0.16，内耳门-乙状窦下部前缘距10.65±0.22，内耳门-弓状隆起最高点距14.75±0.41，内耳门-潜艇水管外口9.28±0.23，内耳道垂直嵴-膝部距3.04±0.20；刘清明等（1990）测量山东100侧（$\bar{x}±s$，mm）：内耳道底上壁厚度4.3±0.8，内耳门缘中点-外耳门上缘中点33.1±2.0，内耳道口上缘中点-内耳道底横嵴中点8.4±1.1，内耳门后缘中点-内耳道底横嵴中点6.5±1.2；尤永平等（2002）测量15具：内耳道后缘与岩嵴交点-岩嵴最后点距26.6±3.6，内耳道后缘与岩嵴交点-岩尖距20.1±2.9，内耳道后缘与岩嵴交点-三叉神经孔距9.2±1.2，内耳道与岩嵴交点-岩嵴距5.8±1.5。

8.外耳门和外耳道（External Acoustic Pore & External Acoustic Meatus） 骨性外耳道，位于外耳门至鼓环沟之间，下壁较上壁长。

（1）外耳门的测量（Measurements of the external acoustic pore）：综合国人资料（男832侧、女884侧）（$\bar{x}±s$，mm），外耳门长径：男性为11.29±2.06，女性为10.75±2.00，性别差异t值为5.50，$P<0.01$，说明外耳门长径男性极显著大于女性；外耳门短径：男性为7.27±1.70，女性为7.24±1.69，性别差异t值0.37，$P>0.05$，即外耳门短径没有性别差异；具体见表5-38。

表5-38 外耳门的测量 Measurements of the External Acoustic Pore

作者（年份）	地区	侧数		外耳门长径（$\bar{x}±s$，mm）		外耳门短径（$\bar{x}±s$，mm）	
		男	女	男	女	男	女
彭珍山（1996）	三地 [**]	108	72	10.77±3.30	9.60±3.12	5.29±2.31	4.77±2.20
潘曦东等（1996）	长春、通辽	178	154	12.16±1.67	11.02±1.30	7.37±0.92	6.93±0.99
马玉祥等（2010）		546	658	11.11±1.75	10.81±1.94	7.63±1.47	7.58±1.51
李宝实等（1964）[*]		合200		12.5±2.26		8.28±1.70	
杨月如等（1988）	昆明	合50		10.49±2.73		9.47±3.08	
尹保国等（1986）	广州	合570		11.03±1.75		7.44±1.16	
合计（只含有性别标准差项）		男832		男11.29±2.06		男7.27±1.70	
		女884		女10.75±2.00		女7.24±1.69	

*按原数据的标准误，由笔者计算出标准差。

**三地含内蒙古、唐山和湖南地区。

（2）外耳门至附近结构距离的测量（Measurements of the distances from external acoustic pore to nearby structures）：潘曦东等（1996）测量长春、通辽地区男89例、女77例（$\bar{x}±s$，mm），外耳门-蝶点距（po-sph）：男性为58.47±3.54，女性为57.33±3.54；外耳门–乳突距：男性为32.58±3.09，女性为30.01±2.87。夏寅等（2005）测量北京地区30例颅骨（$\bar{x}\pm s$，mm）：外耳门上点–顶切迹距28.7±4.9，外耳门上缘点–星点距48.4±2.9，外耳门上缘点–星点距22.5±3.0，外耳门上缘点–星乳中点距32.7±2.3。

（3）外耳门长径与水平面颊角的测量（Measurements of the angle of long diameter of external acoustic pore with horizontal plane）：尹保国等（1986）测量广州地区570侧（$\bar{x}\pm s$）：外耳门长径与水平面颊角109.0°±6.14°。

（4）外耳道的测量（Measurements of the external acoustic meatus）：李宝实等（1964）测量颅骨100例（$\bar{x}\pm s_x$，mm），外耳道上壁长：左侧为17.52±0.13，右侧为13.56±0.15；外耳道下壁长：左侧为15.40±0.18，右侧为14.60±0.17；外耳道前壁长：左侧为15.10±0.12，右侧为15.25±0.16；外耳道后壁长：左侧为15.70±0.17，右侧为15.90±0.17。陆春才等（1984）测量江苏地区150例（$\bar{x}\pm s$，mm），内耳道长10.49±0.11。杨月如等（1988）测量昆明地区50侧（$\bar{x}\pm s$，mm）：外耳道上壁长15.23±3.18，外耳道下壁长11.94±4.21，外耳道前壁长16.35±3.09，外耳道后壁长16.49±3.25。尹保国等（1986）测量广州地区570侧：外耳道后壁倾斜角109.58°±6.25°。潘曦东等（1996）测量长春、通辽地区男89例、女77例，外耳道鼓室深（mm）：男性为19.92±1.67，女性为18.10±1.34。

（5）外耳道至附近结构距离的测量（Measurements of the distances from external acoustic meatus to nearby structures）：李宝实等（1964）测量颅骨100例（$\bar{x}\pm s_x$，mm），外耳道后上点至下列结构距离：至岩鳞缝最短距，左侧为12.20±0.42，右侧为12.62±0.39；至面神经管裂：左侧为28.47±0.33，右侧为30.00±0.33；至岩小浅神经孔：左侧为33.20±0.54，右侧为33.40±0.55；至棘孔：左侧为35.61±0.34，右侧为36.36±0.34；至脑膜中动脉分支点：左侧为31.44±0.69，右侧为33.81±0.68；至咽鼓管峡：左侧为33.71±0.63，右侧为34.52±0.35；至三叉神经压迹外缘：左侧为42.30±0.23，右侧为43.14±0.26；至岩尖上缘：左侧为52.25±0.41，右侧为52.72±0.28。

（6）外耳道上棘的测量（Measurements of the superior spine of external acoustic meatus）：杨月如等（1988）测量昆明地区男522侧和女478侧（$\bar{x}\pm s$，mm），外耳道上棘长：男性左侧为5.72±1.88，右侧为6.07±1.88，女性左侧为5.38±1.92，右侧为5.80±1.84；外耳道上棘宽：男性左侧为1.07±0.70，右侧为1.05±0.70，女性左侧为1.05±0.82，右侧为1.02±0.63。赵同光等（1981）测量山东男性颅骨50例100侧（$\bar{x}\pm s_x$，mm）：外耳道上棘–鼓窦距11.4±0.16，外耳道上棘–乙状窦膨大部距15.3±0.24，外耳道上棘–后半规管距19.0±0.23。李开荣等（2009）测量长春地区颅骨男158侧、女42侧，外耳道上棘–星点距：男性为43.19±4.18，女性为42.11±4.90；外耳道上棘–乳突点距：男性为28.18±3.95，女性为26.75±4.21；外耳道上棘–颞鳞顶乳缝交点距：男性为26.12±4.58，女性为24.34±4.48。

（7）外耳道前上棘的测量（Measurements of the anterior-superior spine of external acoustic meatus）：杨月如等（1988）测量昆明地区男522侧和女478侧（$\bar{x}\pm s$，mm），外耳道前上棘长：男性左侧为4.59±1.41，右侧为4.85±1.40，女性左侧为3.99±1.49，右侧为4.28±1.44；外耳道前上棘宽：男性左侧为1.52±0.62，右侧为1.45±0.75，女性左侧为1.55±0.47，右侧为1.50±0.65。尹保国等（1989）测量广州地区570侧：外耳道前上棘长5.3±1.8，外耳道前上棘厚度2.2±1.0。

9. 颞骨岩部的测量（Measurements of the Petrosal Part of Temporal Bone）　王金平等（1984）测量山东地区男266例、女86侧（$\bar{x}\pm S_x$），颞骨岩部长：男性为52.70±0.37mm，女性为50.98±0.52mm；颞骨岩矢角：男性为56.32°±0.62°，女性为57.16°±0.66°。李国华等（1995）测量贵州地区男34侧、女34侧（$\bar{x}\pm s$），颞骨岩矢角：男性为51.9°±2.77°，女性为50.95°±4.48°。胡兴宇等（1989）测量泸州地区130例：颞骨锥体角56.95°±3.31°。朱杭军等（2003）测量40侧：颞骨岩部上嵴与面神经水平段之间夹角4.61°±1.99°，颞骨岩部上嵴与矢状线之间夹角63.07°±9.30°。

10. 听小骨的测量（Measurements of the Auditory Ossicles）　包括，砧骨（incus）和镫骨（stapes），国内多人测量过成年或胎儿的骨标本。

（1）锤骨的测量（Measurements of the hammer）：综合国人资料（$\bar{x}\pm s$）：锤骨长（1148例）7.91±0.41mm，锤骨头长（868例）3.59±0.40mm，锤骨柄长（1148例）4.52±0.43mm，锤骨前突长（318

例）0.51±0.20mm，柄头和颈间夹角（736例）130.52°±8.71°；详见表5-39。

作者（年份）	地区	例数	锤骨长（$\bar{x}\pm s$, mm）	锤骨头长（$\bar{x}\pm s$, mm）	锤骨柄长（$\bar{x}\pm s$, mm）	锤骨前突长（$\bar{x}\pm s$, mm）	柄头和颈间夹角（$\bar{x}\pm s$, °）
栾铭箴等（1980）*	山东	225	7.95±0.45	4.04±0.45	4.60±0.60	—	—
曾庆云等（1982）	吉林	240	7.98±0.33	3.47±0.17	4.59±0.31	—	129.75°±9.33°
张布和等（1998）	通辽	118	7.93±0.32	3.42±0.18	4.54±0.32	0.50±0.21	131.81°±8.27°
柴麦娥等（1991）	太原	106	8.0±0.5	3.6±0.2	4.7±0.3	—	129.0°±8.9°
		胎72	7.7±0.4	3.5±0.2	4.3±0.4		131.81°±13.1°
李长文等（1986）	河南	80	7.92±0.47	—	4.44±0.34	—	—
林元问等（1982）	南京	107	7.82±0.30	3.20±0.19	4.52±0.42	—	121°**
韩永坚等（1981）	浙江	200	7.87±0.40	—	4.35±0.41	0.52±0.20	131.03°±5.19°
合计（例数）			7.91±0.41（1148）	3.59±0.40（868）	4.52±0.43（1148）	0.51±0.20（318）	130.52°±8.71°（736）

表5-39　锤骨的测量　Measurements of the Hammer

*按原数据的标准误，由笔者计算出标准差。**原文无标准差。

1）锤骨的其他测量（Other Measurements of the hammer）：曾庆云等（1982）测量吉林地区240例：锤骨重量（$\bar{x}\pm s$, mg）24.08±3.11，林元问等（1982）等测得锤骨重量25.70±2.84(mg)，柴麦娥等（1991）等测得锤骨重量（$\bar{x}\pm S_{\bar{x}}$, mg）24.7±0.2；李长文等（1986）测量河南地区锤骨80例（$\bar{x}\pm s$, mm）：锤骨头最小宽1.74±0.14，锤骨头最大宽2.54±0.17。

2）胎儿锤骨的测量（Measurements of the fetal hammer）：楚广交等（1991）测量了山东地区胎儿206侧，见表5-40。

表5-40　胎儿锤骨的测量　Measurements of the Fetal Hammer

胎龄（月）	侧数	锤骨全长	锤骨头纵径	锤骨头横径	锤骨头颈长	锤骨短突长	锤骨柄长
3	20	6.60±0.23	2.32±0.26	1.44±0.29	3.69±0.35	0.70±0.34	3.33±0.49
4	28	7.39±0.26	2.40±0.16	1.76±0.15	3.82±0.49	0.84±0.27	3.83±0.39
5	30	7.71±0.37	2.65±0.41	1.93±0.18	3.84±0.49	1.03±0.27	4.25±0.57
6	32	7.87±0.31	2.77±0.57	1.90±0.17	3.84±0.19	1.07±0.16	4.25±0.37
7	86	7.89±0.46	2.59±0.28	1.84±0.20	3.84±0.33	1.00±0.27	4.20±0.71
8	32	7.85±0.50	2.78±0.33	1.89±0.15	3.88±0.39	1.19±0.35	4.67±0.27
9	28	7.85±0.42	2.58±0.41	2.07±0.23	3.89±0.59	0.93±0.26	4.58±0.37

测量数据（$\bar{x}\pm s$, mm）

3）锤骨头至附近结构的测量（Measurements of the distances from head of hammer to nearby structures）：王永谦等（2005）为探讨经颅中窝入路确认内耳道的定位提供数据，测量上海地区尸头12具24侧，详见表5-41。

表5-41　锤骨头至附近结构距离的测量
Measurements of the Distances from Head of Hammer to Nearby Structures

项目	数据（$\bar{x}\pm s$）	项目	数据（$\bar{x}\pm s$）
锤骨头-弓状隆起距（mm）	11.21±0.74	锤骨头-内耳门距（mm）	19.71±1.97
锤骨头-棘孔距（mm）	17.74±1.32	锤骨头-岩骨颈内动脉膝部距（mm）	13.07±1.82
锤骨头-上半规管尖距（mm）	10.65±1.22	锤骨头-内耳道垂直嵴距（mm）	8.52±0.73
锤骨头-上半规管近点距（mm）	5.84±0.77	锤骨头-颧弓根距（mm）	19.44±1.48
锤骨头-外半规管距（mm）	3.84±0.78	锤骨头-棘孔连线夹角（°）	113.38±5.14
锤骨头-耳蜗底距（mm）	9.29±0.94	锤骨头-上半规管尖连线夹角（°）	128.55±5.30
锤骨头-内耳道外侧界距（mm）	7.79±1.27	锤骨头-岩段颈内动脉膝部连线夹角（°）	125.73±4.37

（2）砧骨的测量（Measurements of the incus）：综合国人资料（$\bar{x}\pm s$）：砧骨长（1058例）6.60±0.49mm，砧骨横径（293例）4.97±0.35mm，砧骨体厚（975例）2.03±0.15mm，砧骨长突长（765例）4.66±0.68mm，长短突间夹角（554例）95.34°±12.34°；详见表5-42。

表5-42　砧骨的测量　Measurements of the Incus

作者（年份）	地区	例数	砧骨长（$\bar{x}\pm s$, mm）	砧骨横径（$\bar{x}\pm s$, mm）	砧骨体厚（$\bar{x}\pm s$, mm）	砧骨长突长（$\bar{x}\pm s$, mm）	长短突间夹角（$\bar{x}\pm s$）
曾庆云等（1982）	吉林	240	6.82±0.34	—	2.05±0.13	4.97±0.29	87.35°±6.52°
张布和等（1998）	通辽	93	6.84±0.31	4.98±0.35	2.06±0.16	—	—
栾铭箴等（1980）*	山东	221	6.12±0.45	—	2.11±0.15	4.94±0.45	—
柴麦娥等（1991）	太原	114	6.92±0.29	—	2.02±0.21	4.89±0.41	87.54°±5.85°
李长文等（1986）	河南	83	6.77±0.3	—	—	4.47±0.31	—
林元问等（1982）	南京	107	6.06±0.28	—	2.03±0.12	3.26±0.20	70.85°**
韩永坚等（1981）	浙江	200	6.83±0.31	4.97±0.35	1.92±0.15	—	109.38°±6.56°
合计（例数）			6.60±0.49 (1058)	4.97±0.35 (293)	2.03±0.15 (975)	4.66±0.68 (765)	95.34°±12.34° (554)

*按原数据的标准误，由笔者计算出标准差。

**原文无标准差。

1）砧骨的其他测量（Other measurements of the incus）：曾庆云等（1982）测量240例（$\bar{x}\pm s$）：砧骨重量26.88±3.25mg，砧骨短突长3.49±0.25mm；林元问等（1982）测量107例：砧骨重量28.73±3.22mg，砧骨短突长2.95±0.34mm；柴麦娥等（1991）测量砧骨重量为27.91±4.36mg，短脚长3.82±0.22mm；张布和等（1998）测量通辽地区93例（$\bar{x}\pm s$, mm）：长突中部横径0.79±0.10，短突厚0.34±0.09，短突横径0.53±0.14，短突纵径0.56±0.14；李长文等（1986）测量河南地区锤骨83例：砧骨短脚长5.24±0.32mm，砧骨关节面长3.01±0.46mm，砧骨关节面宽1.78±0.19mm，砧骨重量17.54±3.99mg。

2）胎儿砧骨的测量（Measurements of the fetal incus）：楚广交等（1991）测量了山东地区胎儿206侧，见表5-43。

表5-43 胎儿砧骨的测量（$\bar{x}\pm s$，mm） Measurements of the Fetal Incus（$\bar{x}\pm s$，mm）

胎龄（月）	侧数	砧骨全长	砧骨体纵径	砧骨体横径	砧骨长脚长	砧骨短脚长	镫关节面纵径	镫关节面横径
3	20	5.29±0.27	3.19±0.50	1.56±0.17	3.50±0.48	3.07±0.35	0.63±0.08	0.56±0.08
4	28	6.40±0.27	3.40±0.29	1.83±0.19	4.34±0.35	3.48±0.48	0.65±0.10	0.65±0.11
5	30	6.73±0.29	3.65±0.32	1.87±0.25	4.67±0.43	3.99±0.37	0.67±0.18	0.72±0.16
6	32	6.71±0.26	3.61±0.34	2.02±0.09	4.73±0.17	4.17±0.34	0.68±0.14	0.73±0.09
7	36	6.69±0.31	3.60±0.27	1.97±0.10	4.78±0.29	4.03±0.39	0.69±0.15	0.74±0.15
8	32	6.87±0.22	3.59±0.18	2.04±0.08	4.87±0.31	4.25±0.20	0.71±0.18	0.74±0.12
9	28	6.74±0.29	3.53±0.28	2.10±0.11	4.92±0.14	4.05±0.27	0.76±0.16	0.75±0.18

（3）镫骨的测量（Measurements of the stapes）：综合国人资料（$\bar{x}\pm s$，mm）：镫骨高（665例）3.28±0.22，镫骨前脚长（421例）2.59±0.28，镫骨后脚长（421例）2.64±0.24，镫骨底板长（665例）2.84±0.20，镫骨底板宽（665例）1.38±0.15；详见表5-44。

表5-44 镫骨的测量 The Measurements of the Stapes

作者（年份）	地区	例数	测量数据（$\bar{x}\pm s$，mm）				
			镫骨高	镫骨前脚长	镫骨后脚长	镫骨底板长	镫骨底板宽
栾铭箴等（1980）	山东	103	3.30±0.17	2.87±0.17	2.81±0.15	2.84±0.14	1.37±0.08
曾庆云等（1982）	吉林	160	3.20±0.21	2.49±0.22	2.53±0.17	2.88±0.17	1.32±0.10
张布和等（1998）	通辽	51	3.35±0.19	2.31±0.21	2.40±0.22	2.96±0.12	1.42±0.12
李长文等（1986）	河南	80	3.29±0.25	—	—	2.74±0.24	1.57±0.09
林元问等（1982）	南京	107	3.28±0.20	2.62±0.24	2.74±0.22	2.86±0.22	1.39±0.13
韩永坚等（1981）	浙江	164	3.33±0.25	—	—	2.79±0.21	1.34±0.18
合计（例数）			3.28±0.22（665）	2.59±0.28（421）	2.64±0.24（421）	2.84±0.20（665）	1.38±0.15（665）

镫骨的其他测量（Other measurements of the stapes）：韩永坚等（1981）测量浙江地区164例（$\bar{x}\pm s$，mm）：镫骨底中部厚0.18±0.06，闭孔纵径1.72±0.23，闭孔横径1.57±0.20；林元问等（1982）测量南京地区107例：前后脚间距1.55±0.22mm，镫骨重3.65±0.83mg；曾庆云等（1982）测量吉林地区160例：头垂直径0.74±0.11mm，头横径0.92±0.12mm，镫骨重2.98±0.73mg；李文海等（1995）测量成人镫骨100例：头颈高0.71±0.14mm，头颈前后径1.20±0.13mm，头颈上下径0.85±0.11mm，后脚宽0.74±0.13mm，前脚宽0.60±0.10mm，头弓向上角13.20°±8.46°，头弓向下角10.75°±4.84°，头弓向前角10.54°±5.20°，头弓向后角19.38°±2.28°；李长文等（1990）测量河南地区锤骨80例：镫骨最大宽3.37±0.13mm，镫骨重量3.01±0.57mg；张布和等（1998）：头垂直径1.18±0.20，头横径1.12±0.14，闭孔纵径1.82±0.15，闭孔横径1.61±0.17，颈部窝深0.32±0.07。

A.胎儿镫骨的测量（Measurements of the fetal stapes）：楚广交等（1991，2002）测量了胎儿206侧，见表5-45。

表5-45 胎儿镫骨的测量 Measurements of the Fetal Stapes

胎龄（月）	侧数	测量数据（$\bar{x}\pm s$，mm）						
		镫骨高度	镫骨前脚长	镫骨后脚长	镫骨闭孔高	镫骨闭孔宽	镫骨底板长	底板宽
3～	20	2.48±0.29	1.07±0.08	0.99±0.31	0.73±0.17	0.83±0.14	2.54±0.24	1.20±0.12
4～	28	3.08±0.30	1.55±0.26	1.45±0.29	0.99±0.13	0.90±0.15	2.66±0.25	1.10±0.22
5～	30	3.11±0.29	1.85±0.27	1.85±0.17	1.37±0.31	1.23±0.23	2.87±0.30	1.33±0.12
6～	32	3.76±1.00	1.64±0.27	1.56±0.28	1.26±0.21	1.10±0.14	2.81±0.21	1.27±0.09
7～	36	3.23±0.22	1.77±0.34	1.70±0.32	1.39±0.30	1.28±0.30	2.88±0.18	1.41±0.09
8～	32	3.23±0.17	1.17±0.29	1.60±0.34	1.51±0.33	1.46±0.31	2.86±0.18	1.42±0.12
9～	28	3.17±0.19	1.83±0.32	1.93±0.19	1.57±0.26	1.52±0.21	2.93±0.13	1.41±0.11

B.儿童镫骨的测量（Measurements of the children's stapes）：陈硕等（1988）测量了福建地区253侧胎龄11周至成人的镫骨，见表5-46。

表5-46 镫骨的测量 Measurements of the Stapes

年龄	侧数	坐高或身高	测量数据（$\bar{x}\pm S_x$，mm）		
			镫骨高	底板纵长	底板中央厚
胚胎11~12周	12	坐高70~85mm	1.11±0.13	1.05±0.09	0.20±0.03
胚胎13~14周	19	坐高90~110mm	1.24±0.03	1.19±0.04	0.27±0.08
胚胎15~16周	18	坐高113~135mm	2.07±0.10	1.96±0.09	0.38±0.03
胚胎17~18周	18	坐高145~165mm	2.36±0.05	2.40±0.05	0.38±0.04
胚胎19~20周	24	坐高170~188mm	2.64±0.08.	2.56±0.04	0.37±0.08
胚胎21~22周	21	坐高190~210mm	2.69±0.04	2.78±0.01	0.27±0.02
胚胎23~24周	18	坐高212~245mm	2.84±0.05	2.77±0.06	0.21±0.01
胚胎25~28周	14	坐高256~280mm	3.17±0.06	2.83±0.01	0.16±0.02
胚胎29~32周	10	坐高292~324mm	3.09±0.04	2.86±0.02	0.15±0.03
胚胎33~36周	14	坐高340~343mm	3.16±0.05	2.85±0.05	0.11±0.05
胚胎37~足月	10	坐高353~368mm	3.18±0.08	2.84±0.09	0.11±0.01
儿童0~2岁	10	身高68.4~80.0cm	3.28±0.17	2.78±0.03	0.13±0.02
儿童3岁	7	身高86.4~90.5cm	3.17±0.31	2.90±0.51	0.12±0.01
儿童4~7岁	17	身高96.5~103.0cm	3.15±0.08	2.82±0.20	0.12±0.01
青年8~14岁	15	身高110.4~150.0cm	3.18±0.07	2.84±0.07	0.13±0.01
成人	26	身高155.0~173.0cm	3.21±0.08	2.81±0.07	0.12±0.08

通过表5-46可以看出，从0～2岁后镫骨发育基本与成年相似。

11.颞下颌窝的测量（Measurements of the Mandibular Fossa） 张黎声等（2000）测量东北地区男女各80例160侧，由笔者将左右合并并改为标准差，如表5-47所示，①～⑥性别差异t值分别为5.06、5.39、2.11、5.62、4.12和1.88；P值除外侧缘最小高（$P<0.05$）外，均<0.01，男性均显著大于女性，与颅骨的大小差异是一致的；详见表5-47。

表5-47 颞骨下颌窝的测量 Measurements of the Mandibular Fossa

项目	测量数据（$\bar{x}\pm s$，mm）		项目	测量数据（$\bar{x}\pm s$，mm）	
	男160侧	女160侧		男160侧	女160侧
①下颌关节面横径	24.10±1.65	23.17±1.64	④关节结节最小高	6.15±1.15	5.29±1.21
②下颌关节面矢径	22.63±2.26	21.18±2.20	⑤关节后突高	7.06±1.55	6.35±1.53
③关节结节最大高	8.68±1.90	8.23±1.91	⑥外侧缘最小高	2.62±1.13	2.40±0.95

颞下颌窝的其他项测量（Other Measurements of the mandibular fossa）：徐晓明等（1986）测量华东地区男39例、女48例（$\bar{x}\pm s$，mm），下颌窝矢径：男性为18.5±1.4，女性为17.9±1.3；下颌窝横径：男性为24.9±1.8，女性为23.4±2.0；下颌窝深：男性为6.8±1.5，女性为6.7±1.3；结节前径：男性为5.7±1.0，女性为5.4±1.2；结节横弧长：男性为27.2±2.0、女性为25.4±2.2。刘文等（1988）测量天津地区颅骨100例（原文未注明性别例数）（$\bar{x}\pm s$），下颌窝深（mm）：男性为6.54±1.07，女性为5.10±0.89；前缘长（mm）：男性为23.53±1.85，女性为22.06±1.78；外后缘长（mm）：男性为17.55±1.30，女性为16.38±1.47；内后缘长（mm）：男性为16.74±1.57，女性为16.52±1.70；下颌窝面积（mm²）：男性为387.09±42.11，女性为355.64±38.79。

12.岩鼓裂的测量（Measurements of the Petro-Tympanic Fissure）　颞骨下颌窝的后方可见鳞鼓裂（squamotympanic fissure），其内侧端可能出现一薄的骨片，它属于颞骨岩部鼓室盖向下弯曲的部分。此部分将鳞鼓裂分为前方的岩鳞裂和后方的岩鼓裂。鼓索从鼓室前下方经过岩鼓裂的鼓索小管穿出，上颌动脉鼓室前支穿过此裂。刘文等（1988）测量天津地区颅骨100例（$\bar{x}\pm s$，mm），鳞鼓裂长：男性为5.90±1.37，女性为5.82±1.86；岩骨裂长：男性为10.85±1.21，女性为10.63±1.55；魏鑫元（1982）测量西安地区颅骨男200侧、女120侧（mm），岩鼓裂长度：男性为9.86，女性为9.91；岩鼓裂宽度：男性为0.37，女性为0.36。

13.骨迷路半规管的测量（Measurements of the Bony Semicircular Canal）　位于颞骨岩部内三个半环形的管道，三管互相成90°，管内有相应的膜迷路半规管，其内有内淋巴液和壶腹嵴，它是掌管运动状态的头部平衡器。三个半规管分别称前骨半规管、外骨半规管和后骨半规管。于海玲等（2000）测量山东颞骨标本26侧（$\bar{x}\pm s$，mm），半规管长度：外半规管11.10±1.62，前半规管16.23±1.93，后半规管18.14±2.27；弓顶管腔纵径：外半规管1.22±0.11，前半规管1.24±0.13，后半规管1.37±0.15；弓顶管腔横径：外半规管1.02±0.15，前半规管0.98±0.16，后半规管1.07±0.18；壶腹端纵径：外半规管1.92±0.16，前半规管1.95±0.18，后半规管1.94±0.17；总角端纵径：前半规管1.60±0.14，后半规管1.60±0.14，外侧半规管单角端纵径1.20±0.20。

半规管至附近结构的距离的测量（Measurements of the Distance from bony semicircular canal to nearby structures）：尤永平等（2002）测量天津地区尸头15具，后半规管最后点至以下结构的距离（$\bar{x}\pm s$，mm），至耳蜗外缘距14.3±1.8，至内耳门后缘距15.2±2.0，至内耳道后缘与岩嵴交点距12.9±1.5，至共同壶腹最浅点距7.7±0.9，至上后半规管结合点距6.9±0.9，至岩嵴最后点距15.3±3.2，至乙状窦沟前缘距9.8±1.9，至岩嵴距9.4±1.8，至岩锥后壁距3.5±1.7。李明礼等（1982）测量成年颅骨矢状切33例（$\bar{x}\pm S_x$，°）：上半规管-前庭上深径夹角30.98±1.67，上半规管-内耳道后壁夹角24.27±1.60，上半规管-岩上窦沟夹角86.57±1.19。李开荣等（2009）为经颞骨岩部入路颅底手术提供解剖数据，测量长春地区颅骨男46例、女20例（$\bar{x}\pm s$，mm），膝状神经节-面神经管裂孔距：男性为2.85±1.07，女性为2.64±1.48；膝状神经节-棘孔距：男性为19.26±1.86，女性为16.84±2.04；膝状神经节-弓状隆起距：男性为18.12±1.86，女性为16.44±1.96；膝状神经节-岩尖部内侧缘距：男性为29.74±3.08，女性为26.72±2.84；后骨半规管-前庭水管外口距：男性为2.12±0.97，女性为1.90±1.10；后骨半规管-岩部后面距：男性为1.86±1.03，女性为1.24±1.25；后骨半规管-岩上缘距：男性为3.64±1.16，女性为3.08±1.36；外骨半规管-外耳道上棘距：男性为15.98±1.83，女性为15.02±1.98；岩尖-总骨脚距：男性为30.64±4.08，女性为29.12±5.13；面神经管垂直段-外耳道上棘距：男性为16.46±1.86，女性为15.08±2.05；面神经管垂直段-岩部后面距：男性为8.10±1.76，女性为7.14±1.84；面神经管垂直段-外骨半管距：男性为1.42±0.94，女性为1.18±0.96。

14.前庭水管的测量（Measurements of the Aqueduct of Vestibule）　前庭水管位于颞骨岩部内，其中通过内淋巴管，前庭水管外口在内耳门后外侧，呈裂隙状，容纳内淋巴囊。熊敏等（1999）测量广东地区成人颞骨6例（$\bar{x}\pm s$）：前庭水管长5.05±0.55mm，前庭水管内口径0.63±019mm，前庭水管外口径7.12±0.65mm，前庭水管内表面积40.04±5.08mm²，前庭水管容积7.08±0.12mm³；梁树立等（2001）为临床手术提供数据，测量了广州地区新鲜颅骨64侧（mm）：前庭水管外口长9.6，前庭水管外口-内耳门后缘距10.6，前庭水管外口-乙状窦前缘距9.6，前庭水管外口-岩骨崤距8.8，前庭水管外口-颈静脉孔距：左侧为10.2±2.8，右侧为8.8±2.7。

（十二）枕骨的测量（Measurements of the Occipital Bone）

1.枕骨的有关项目的测量（Some Measurements of the Occipital bone） 枕骨本身的弦可分纵横两种，枕骨的厚度随部位而异，枕外隆凸处最厚，小脑窝处最薄。王学礼（1986）测量河北地区130块游离枕骨：枕外隆凸最高点至枕骨大孔后缘距5.38±0.05cm。张银运等（1994）测量云南地区男89例、女64例枕骨像平面长（$\bar{x}\pm s$，mm），在四种枕骨圆枕类型的长度平均值各不相同，无枕骨圆枕项平面长：男22例44.1±5.6，女43例45.5±5.4；浅薄骨圆枕项平面长：男42例47.1±5.5，女18例45.4±4.0；发育骨圆枕项平面长：男19例50.1±3.7，女3例45.7，很发育骨圆枕项平面长：男6例54.7±2.0，女无；此外，他还测量了华北地区男性111例，相应数据四种类型的项平面长分别为34例46.7±4.8、51例48.8±4.5、6例50.7±5.2、10例53.6±4.5。彭田红等（2000）测量湖南地区50例，枕外隆凸处厚14.6±2.6mm，小脑窝处厚2.5±0.7mm。陈洪（2013）测量宜春地区男性颅骨135例，提出由枕骨推算颅长和颅宽的回归方程：颅最大长（g-op）＝60.18＋0.98枕骨最大宽（ast-ast）±4.19，r值为0.82；下颌角间宽（go-go）＝76.11＋0.78人字点至咽结节距±5.07，r值0.83。

2.枕骨基底部的测量（Measurements of the Basilar Part of Occipital Bone） 靳升荣等（2001）测量了200例（$\bar{x}\pm s$，mm），枕骨基底部：长27.9±2.4，宽20.3±2.6，厚10.0±0.5；严望军等（2005）测量上海地区100例，枕髁最大长22.68，枕髁宽13.41，枕髁高17.35，枕髁前端间距14.93±1.84，枕髁关节面内倾角12.55°。

3.枕骨大孔的测量（Measurements of the Foramen Magnum） 综合国人资料（$\bar{x}\pm s$，mm），枕骨大孔长（enba-o）：男性（755例）为35.60±2.52，女性（610例）为34.04±2.42；枕骨大孔宽：男性（519例）29.70±2.30，女性386例为28.60±2.54；上述两项性别差异t值分别为11.62和6.70，均为$P<0.01$，说明都具有极显著的性别差异，男性大于女性，这与一般的骨骼性别差异是一致的；具体见表5-48。

表5-48　枕骨大孔的测量　Measurements of the Foramen Magnum

作者（年份）	地区	例数		枕骨大孔长（enba-o）（$\bar{x}\pm s$，mm）		枕骨大孔宽（$\bar{x}\pm s$，mm）	
		男	女	男	女	男	女
文小军等（1998）*	东北	77	83	34.79±2.19	34.29±2.19	—	—
俞东郁等（1980）	长春	100	100	35.8±2.40	34.4±2.45	—	—
鞠学红等（1989）	山东	100	—	35.83±2.85	—	29.47±2.26	—
齐校勇等（1996）*	张家口	36	47	35.52±2.82	33.14±1.99	30.04±2.04	27.77±2.13
王令红等（1988）	太原	69	50	34.63±2.35	33.69±1.42	29.03±2.27	28.02±2.51
邵兴周等（1988）	新疆	26	33	37.28±2.42	36.35±2.30	30.82±2.86	30.45±3.03
党汝霖等（1984，85）	西安	141	110	36.48±1.99	34.31±2.33	29.96±1.82	29.10±2.47
王向义等（1986）*	湖北	59	41	34.8±2.30	33.8±1.92	—	—
张振标（1996）	福建	20	12	35.3±3.0	34.9±3.4	29.6±3.2	30.4±1.9
黄新美等（1984）	广东	28	25	34.75±2.15	33.32±2.82	28.38±1.99	27.00±2.74
朱芳武等（1989）	广西	68	76	35.77±2.67	33.62±2.61	30.41±2.65	28.57±2.21
王令红（1989）	香港	31	33	35.13±2.34	33.34±2.32	29.20±1.63	27.83±1.49
合计（例数）				35.60±2.52 (755)	34.04±2.42 (610)	29.70±2.30 (519)	28.60±2.54 (386)

*按原数据的标准误，由笔者计算出标准差。

（十三）顶骨的测量（Measurements of the Parietal Bone）

顶骨下缘长的测量（Measurement of the length of lower border of Parietal Bone）：文小军等（1998）测量了东北地区颅骨160例（男77例、女83例）（$\bar{x} \pm S_x$，mm）：男性左侧为99.33±0.49，男性右侧为99.38±0.54；女性左侧为97.00±0.48，女性右侧96.71±0.49。

（十四）颅底内面的测量（Measurements of the Internal Surface of Cranial Base）

1. 颅前窝（Anterior Cranial Fossa） 多为眶上锁孔入路内镜辅助显微应用、经眉弓切口锁孔入路鞍区手术及临床其他手术入路提供数据，测量某些结构至附近结构的距离。

（1）颅前窝最前点至颅前窝结构的距离的测量（Measurements of the distances from most anterior point of anterior cranial fossa to some structures）：张我华等（1986）测量上海和重庆地区100例颅骨（$\bar{x} \pm S_x$，mm），颅前窝最前点-视神经管颅口前缘距：左侧为43.87±0.38，右侧为43.99±0.39；颅前窝最前点-前床突后缘距：左侧为53.08±0.39，右侧为53.93±0.38；颅前窝最前点-蝶骨小翼弧最前点距：左侧为36.67±0.37，右侧为38.71±0.32；颅前窝最前点-额颧点距：左侧为37.80±0.40，右侧为40.35±0.36；颅前窝最前点-眶上裂外侧点距：左侧为48.18±0.32，右侧为49.48±0.28。

（2）盲孔及其至附近结构的距离的测量（Measurements of the foramen cecum & distances from its nearby structures）：张我华等（1986）测量上海和重庆地区100例（$\bar{x} \pm S_x$，mm），盲孔-视神经管颅口前缘距：左侧为35.41±0.29，右侧为35.33±0.27；夏寅等（2000）测量北京地区40例颅骨80侧（$\bar{x} \pm s$）：盲孔-鼻根点距13.0±1.3mm，盲孔-眶额颧点距48.0±2.2mm，盲孔-眶额颧点正中矢状面夹角91.0°±3.0°。

（3）筛板区的测量（Measurements of the cribriform plate） 廖建春等（1999）为手术提供数据，用CT测量了上海地区成人头颅50例（男29例，女21例），详见表5-49。

表5-49 筛板区的测量 Measurements of the Cribriform Plate

项目	测量数据（$\bar{x} \pm s$，mm）		项目	测量数据（$\bar{x} \pm s$，mm）	
	左	右		左	右
筛板内侧矢径	19.4±3.5	20.0±3.1	筛顶板中部横径	9.9±3.8	9.1±2.5
筛板外侧矢径	18.7±3.7	18.6±4.0	筛顶板后部横径	11.2±4.7	10.2±3.7
筛板前部横径	2.1±0.5	2.0±0.4	筛顶板外侧前厚度	1.3±0.6	1.9±1.1
筛板中部横径	2.7±0.7	2.6±0.7	筛顶板外侧中厚度	1.8±0.8	1.7±0.8
筛板后部横径	2.2±0.6	2.2±0.6	筛顶板外侧后厚度	1.6±0.9	1.8±0.9
筛顶板内侧矢径	31.1±4.2	20.0±3.1	筛顶板内侧前厚度	1.5±0.8	1.6±0.6
筛顶板外侧矢径	18.7±3.7	18.6±4.0	筛顶板内侧中厚度	1.1±0.6	1.3±0.7
筛顶板前部横径	10.7±2.5	11.4±3.8	筛顶板内侧后厚度	1.9±1.1	1.5±0.8

（4）筛孔至附近结构距离的测量（Measurements of the distances from ethmoid foramen to nearby structures）：张我华等（1986）测量上海和重庆地区100例（$\bar{x} \pm S_x$，mm），蝶筛缝-视神经管颅口前缘距：左侧为14.10±0.25，右侧为13.98±0.27；蝶筛缝-蝶骨小翼最前点距：左侧为6.88±0.28，右侧为8.81±0.30。夏寅等（2000）测量北京地区40例颅骨80侧（$\bar{x} \pm s$，mm）：筛板前缘-鼻根点距15.1±1.5，筛板后缘-鼻根点距36.4±2.7；筛板后缘-眶额颧点距43.3±2.2。

2. 颅中窝（Middle Cranial Fossa） 多从临床角度进行测量，如为显露视神经并为减压术、内镜手术提供数据，需要了解颅中窝内标志至某些结构的距离。

（1）蝶鞍（sella turcica）：位于颅底内面颅中窝中部，由蝶骨体构成，其中容纳脑垂体。从临床角度看，其非常重要。

1）蝶鞍的测量（Measurements of the sella turcica）：综合国人资料（mm）：蝶鞍矢径（1957例）11.59，蝶鞍横径（165例）15.52，蝶鞍高（1907例）8.86；按李仁等资料性别差异t值分别为0.71、3.47和

0.99，蝶鞍宽$P<0.01$，具有非常显著的性别差异，而蝶鞍矢径和高度均没有性别差异（$P>0.05$）；详见表5-50。

表5-50　蝶鞍的测量（mm）Measurements of the Sella Turcica（mm）					
作者（年份）	地区	侧数	测量数据（$\bar{x}\pm s$，mm）		
			蝶鞍矢径	蝶鞍宽径	蝶鞍高
姚宗兴(1978)	山东	50	11.6	13.5	6.6
Wu（吴恩惠等，1956）X线片	天津	1044	11.65	—	9.2
李仁等（1996）X线片（$\bar{x}\pm s$，mm）	湖北	男67	13.40 ± 1.95	27.93 ± 4.61**	8.46 ± 1.50
		女37	13.17 ± 1.34	24.80 ± 4.28**	8.15 ± 1.55
黄世章等（1957）X线片	湖南	男161	11.2	—	8.8
		女39	10.9	—	8.6
杜百廉等（1982）（$\bar{x}\pm s$，mm）	河南	50	9.25 ± 1.4	18.9 ± 2.4	—
张生贵等（1978）	中南	65	12.10	14.48	7.32
吴献猷（1965）X线片	重庆	男265	11.5		8.6
		女179	11.3	—	8.9
合计（不分性别）mm（例数）	合计		11.59（1957）	15.52（165）	8.86（1907）

注：**测量标准不一致，未统计在内。

2）蝶鞍的其他项的测量（Other measurements of the sella turcica）：孙锡畴等（1965）测量X线片得蝶鞍侧面积为$92.6\pm114.77mm^2$。杨琳等（1982）测量山东地区40例（mm）：鞍结节-鞍背距12.80，鞍结节-视交叉沟距5.89，鞍背-视交叉沟距17.93，蝶鞍深度7.67。杜百廉等（1982）测量河南地区50例（$\bar{x}\pm s$，mm）：左侧鞍背高9.0 ± 1.3，右侧鞍背高9.5 ± 1.5；王笃伦（1984）测量乌鲁木齐汉族X线片78例，蝶鞍容积按Di Chiro计算法（mm^3）：男性为700.78 ± 26.50，女性为808.86 ± 27.78。陈嘉斌等（1990）测量陕南256例，蝶鞍高$8.45\pm1.10mm$，蝶鞍容积$740.15\pm197.44\ mm^3$。李仁等（1996）测量X线片蝶得鞍侧面积（mm^2）：男性为95.81 ± 24.08，女性为92.06 ± 25.99；蝶鞍容积（mm^3）：男性为1287.64 ± 413.26，女性为1106.01 ± 309.41。

（2）垂体窝的其他项的测量（Other measurements of the hypophyseal fossa）：黄世章等（1957）测量X线片，垂体窝前后径：男性为11.2，女性为10.9；垂体窝深径：男性为8.8，女性为8.6。杜百廉等（1982）测量河南地区50例（$\bar{x}\pm s$，cm）：垂体窝前后径1.16 ± 0.13，垂体窝宽1.29 ± 0.15，垂体窝深1.00 ± 0.17。

（3）前床突的测量（Measurements of the anterior clinoid process）：综合国人资料104例（$\bar{x}\pm s$，mm），前床突全长9.72 ± 0.60，前床突根部宽11.25 ± 1.49；综合国人资料74例（$\bar{x}\pm s$，mm），前床突根部厚5.30 ± 0.15，前床突中部长5.53 ± 0.21，前床突中部宽6.40 ± 0.21，前床突中部厚4.50 ± 0.13；详见表5-51。

表5-51　前床突的测量　Measurements of the Anterior Clinoid Process								
作者（年份）	地区	例数	测量数据（$\bar{x}\pm s$，mm）					
			前床突全长	前床突根部宽	前床突根部厚	前床突中长	前床突中宽	前床突中厚
梁建涛等（2009）	山西	30	10.29 ± 0.78	9.03 ± 0.71	—	—	—	—
尹嘉等（2002）	上海	44	9.62 ± 0.23	12.19 ± 0.32	5.31 ± 0.18	5.55 ± 0.22	6.40 ± 0.22	4.50 ± 0.15
陶存山等（2005）	江苏	30	9.3 ± 0.2	12.1 ± 0.3	5.3 ± 0.1	5.5 ± 0.2	6.4 ± 0.2	4.5 ± 01
合计（例数）			9.72 ± 0.60（104）	11.25 ± 1.49（104）	5.30 ± 0.15（74）	5.53 ± 0.21（74）	6.40 ± 0.21（74）	4.50 ± 0.13（74）

（4）前床突至附近结构距离和角度的测量（Measurements of the distances from anterior clinoid process to nearby structures & measurements of the angles）：丁学华等（2002）测量上海地区成年尸头22例（男14例，女8例）44侧，前床突至附近结构的距离，详见表5-52。

表5-52 前床突至附近结构距离和角度的测量
Measurements of the Distances from Anterior Clinoid Process to Nearby Structures & Measurements of the Angles

项目	数据（$\bar{x} \pm S_{\bar{x}}$）	项目	数据（$\bar{x} \pm S_{\bar{x}}$）
前床突尖-圆孔距（mm）	18.43±0.65	前床突尖-破裂孔距的水平夹角（°）	5.10±1.09
前床突尖-卵圆孔距（mm）	22.53±0.40	前床突尖-面神经孔距的水平夹角（°）	20.55±0.94
前床突尖-棘孔距（mm）	29.92±0.41	前床突尖-眶上裂距的水平夹角（°）	137.91±1.94
前床突尖-破裂孔距（mm）	18.15±0.62	前床突尖-圆孔距的垂直夹角（°）	74.03±1.76
前床突尖-面神经孔距（mm）	33.60±0.59	前床突尖-卵圆孔距的垂直夹角（°）	69.48±1.56
前床突尖-眶上裂距（mm）	23.38±0.37	前床突尖-棘孔距的垂直夹角（°）	46.23±1.58
前床突尖-圆孔距的水平夹角（°）	97.09±2.46	前床突尖-破裂孔距的垂直夹角（°）	33.32±1.35
前床突尖-卵圆孔距的水平夹角（°）	45.98±1.38	前床突尖-面神经孔距的垂直夹角（°）	22.28±0.92
前床突尖-棘孔距的水平夹角（°）	49.64±1.24	前床突尖-眶上裂距的垂直夹角（°）	1.79±0.76

夏寅等（2000）测量北京地区40例颅骨80侧（$\bar{x} \pm s$）：前床突-鼻根点距59.2±3.9mm，前床突-眶额颧点距57.3±2.5mm，前床突-眶额颧点距与正中矢状面夹角37.5°±3.5°；郭华等（2003）测量山东地区成年颅骨15例30侧（$\bar{x} \pm s$，mm）：前床突尖-翼区内板距48.4±4.5，前床突尖-中线距59.2±5.5。

（5）交叉前沟的测量（Measurements of the prechiasmatic sulcus）：杜百廉等（1982）测量河南地区50例（$\bar{x} \pm s$，mm）：交叉前沟前后缘距5.9±0.9，交叉前沟左右长21.4±1.9；卢范等（1987）测量上海地区70例：交叉前沟前后缘距5.91±1.74，前置型交叉前沟前后缘距1.90，后置型交叉前沟前后缘距7.90±2.23；夏寅等（2000）测量北京地区40例颅骨：交叉前沟-鼻根点距49.7±2.7。

（6）中床突和颈床孔的测量（Measurements of the middle clinoid process & caroticoclinoid foramen）：鞍结节两侧有时较突出成为中床突，陈吴兴（1992）观察浙江地区210例颅骨：左侧出现率为44.76±3.43%，右侧出现现率48.09±3.44%，在前床突与鞍结节之间形成骨质融合而成为一孔（管），特称颈床孔，其中通过颈内动脉。研究共发现有17侧（两侧同时出现7例、只右侧出现3例）（mm），颈床孔矢径：左侧为6.86，右侧为6.40；颈床孔（管）横径：左侧为5.29，右侧5.10；颈床孔（管）长径：左侧为3.43、右侧为3.50。夏寅等（2000）测量北京地区40例颅骨：鞍结节-鼻根点距55.3±2.6。

（7）视柱的测量（Measurements of the optic pillar）：陶存山等（2005）测量江苏颅骨30侧（$\bar{x} \pm s$，mm），视柱长5.6±1.2，视柱宽2.7±0.1；梁建涛等（2009）测量30侧，视柱长5.66±0.67，视柱宽5.72±0.73；夏寅等（2000）测量北京地区40例颅骨80侧：视神经管颅口-鼻根点距49.9±2.6mm，视神经管颅口-眶额颧点距52.5±2.9mm，视神经管颅口-眶额颧点距与正中矢状面夹角43.6°±3.5°。

（8）圆孔的测量（Measurements of the foramen rotundum）：位于颅中窝蝶鞍前外侧，由蝶骨大翼组成，其中三叉神经第二支上颌神经由此通过。陈吴兴等（1994）测量浙江地区颅骨200侧：圆孔长径3.45±0.65，圆孔短径3.25±0.60；钱亦华等（1996）测量西安地区颅骨120侧：圆孔长径4.15±0.83mm，圆孔短径2.75±0.70mm，左右圆孔间距34.88±2.95mm，圆孔面积19.38±5.30mm²，圆孔-正中面距17.47±1.79mm，圆孔长径与正中面角度15.9°±10.07°；黄迪炎等（1996）为圆孔麻醉穿刺提供数据测量了颅骨标本100侧：针与颞部皮肤夹角86°±2.4°；钱亦华等（1997）提出推算圆孔面积回归方程：左侧$\hat{Y}=10.29+0.13\times$左圆孔长径$\times$左圆孔短径，r值0.9；右侧$\hat{Y}=2.17+0.61\times$右圆孔长径$\times$右圆孔短径，r值0.8。

圆孔至附近结构距离的测量（Measurements of the distance from the foramen rotundum to nearby structures）：张我华（1988）测量上海和重庆地区颅骨100例（$\bar{x} \pm s$，mm），圆孔-眶上裂最短距：左侧为

20.72±2.72，右侧为22.33±2.53；秦时强等（2003）测量上海地区尸头42侧：圆孔-中线距20.1±2.3；何海勇等（2012）测量颅骨40侧：圆孔-眶下裂距21.31±1.27，圆孔-翼管开口距8.49±0.41。

（9）卵圆孔的测量（Measurements of the foramen ovale）：位于颅中窝蝶鞍两侧，由蝶骨大翼组成，其中三叉神经第三支下颌神经由此通过。李永义等（1986）测量成都地区颅骨200侧：卵圆孔面积24.18mm^2；综合国人资料（3847侧）：卵圆孔长径6.74±2.28，卵圆孔短径3.42±1.42，卵圆孔深度（179侧）4.7±1.5；详见表5-53。

表5-53　卵圆孔的测量　Measurements of the Foramen Ovale

作者（年份）	地区	侧数	测量数据（$\bar{x}±s$, mm）		
			卵圆孔长径	卵圆孔短径	卵圆孔深度
曹焕军等（1984）[*]	山东	200	7.49±2.55	3.96±1.98	—
李瑜如等（1963，1964）[*]	河南	2568	6.5±2.53	3.2±1.52	—
张巧德（1986）[*]	河南	100	7.05±1.1	3.9±0.80	—
张亦钦等（1980）	大同	100	7.16	4.02	—
陈吴兴等（1994）	浙江	200	6.55±1.20	3.55±0.90	—
盛志杰（1988）	西安	1200	7.7	3.8	4.2
陆春才等（1985）	江苏	400	7.3±1.4	4.0±0.8	—
顾乃群等（1985）	南京	179	7.6±1.2	3.9±0.8	4.7±1.5
张我华等（1982）[*]	上海	200	7.21±1.13	3.85±0.71	—
李永义等（1986）	成都	200	7.91	4.28	—
合计（只含标准差项）（侧数）		3847	6.74±2.28	3.42±1.42	4.7±1.5（179）

[*]按原数据的标准误，由笔者计算出标准差。

卵圆孔至附近结构距离的测量（Measurements of the distances from foramen ovale to nearby structures）：李瑜如等（1963，1964）测量河南地区颅骨2568例（$\bar{x}±s$, mm）：卵圆孔前外侧缘中点-颞骨关节结节前缘距36.0±0.04；颜𫍯等（1964）测量华西地区成年颅骨男432侧、女115侧，卵圆孔-棘孔距（mm）：男性为3.75，女性为6.5；张亦钦等（1980）测量大同地区颅骨100侧（mm）：卵圆孔-翼外板距6.20，卵圆孔-棘孔距3.34，卵圆孔-颧弓下缘中点距44.03，卵圆孔前缘-结节中点距36.52，卵圆孔-破裂孔中心距13.81，卵圆孔-眶下孔距54.36；张巧德（1986）测量河南地区颅骨100侧（$\bar{x}±S_{\bar{x}}$, mm）：卵圆孔-颈动脉管距12.5±0.2，卵圆孔-颧骨下缘中点距40.7±0.3，卵圆孔-颧颌点（zm点）距50.8±0.4；张我华（1988）测量上海和重庆地区100例（$\bar{x}±s$, mm），卵圆孔-蝶骨小翼后缘外侧端距：左侧为51.24±3.67，右侧为53.30±3.40；纪荣明等（2003）测量上海地区颅骨120侧：卵圆孔-咽结节距27.24±2.39，卵圆孔-正中线距23.33±2.04；秦时强等（2003）测量上海地区尸头42侧：卵圆孔-中线距23.7±1.2。

（10）脑膜中动脉沟的测量（Measurements of the sulcus for middle meningeal artery）：赵一清（1955）观察脑膜中动脉管共278侧，长度为16.1 mm。管的上下端的表面位置在颞额颧点（fmt）后21.7～31.7 mm，在颧弓上缘中点上方28.5～43.3 mm。颜𫍯等（1964）测量骨管的长度，男性为12.7 mm，女性为13.9 mm。慕千里等（1986）测量陕西地区尸头30个，棘孔-脑膜中动脉沟分支处距离：左侧平均为26.4 mm，右侧平均为20.0 mm。

（11）Dorello管区的测量（Measurements of the Dorello's canal）：Dorello管区位于中线旁颅中窝和颅后窝底交界处，是一骨纤维性管道，其截面呈三角形，后上壁由纤维性结缔组织形成的蝶岩韧带（sphenopetrosal ligament）（亦称Gruber韧带），外侧壁为颞骨岩部尖端，内侧壁为上斜坡外缘，内含展神经，并与三叉神经、面神经前庭蜗神经、颈内动脉海绵窦段及基底动脉中烟结构毗邻，是颅底外科手术最困难的区域之一。邱明国等（2003）为Dorello管区手术及影像诊断提供数据，测量尸头15具，详见表5-54。

表5-54 Dorello管区的测量（$\bar{x}\pm s$，mm） Measurements of the Dorello's canal（$\bar{x}\pm s$，mm）

项目	数据	项目	内侧边长	外侧边长	底边长
Dorello管直径	1.93±0.62	内侧三角	18.90±2.29	13.29±1.75	17.47±3.73
Dorello管长	5.09±1.50	外上三角	10.24±1.26	10.01±3.09	17.80±3.15
		外下三角	18.03±1.66	9.29±0.73	17.80±3.15

（12）翼点内板至附近结构距离和角度的测量（Measurements of the distances from inner plate of pterion to nearby structures & measurements of the angles）：丁学华等（2002）对上海地区成年尸头22例44侧，测量手术翼点入路和额下入路至鞍区附近结构的距离，结论是翼点入路较额下入路至鞍区缩短10～15mm，二者具有明显的差异（$P<0.01$）。翼点内板至附近结构的距离，详见表5-55。

表5-55 翼点内板至附近结构距离和角度的测量
Measurements of the Distances from Inner Plate of Pterion to Nearby Structure & Measurements of the Angles

项目（mm）	数据（$\bar{x}\pm S_{\bar{x}}$，mm）	项目（°）	数据（$\bar{x}\pm S_{\bar{x}}$，°）
翼点内板-同侧前床突内侧根距	45.78±0.66	翼点内板-圆孔距的水平夹角（°）	22.95±1.22
翼点内板-同侧前床突尖距	45.39±0.63	翼点内板-卵圆孔距的水平夹角（°）	40.72±1.14
翼点内板-对侧前床突内侧根距	63.07±0.66	翼点内板-棘孔距的水平夹角（°）	51.84±1.19
翼点内板-同侧后床突尖距	51.85±0.80	翼点内板-破裂孔距的水平夹角（°）	35.39±1.18
翼点内板-对侧后床突尖距	65.85±0.62	翼点内板-面神经孔距的水平夹角（°）	55.52±1.11
翼点内板-同侧视柱内侧距	45.10±0.76	翼点内板-眶上裂距的水平夹角（°）	−0.98±1.78
翼点内板-圆孔距	46.65±0.73	翼点内板-圆孔距的垂直夹角（°）	39.45±1.11
翼点内板-卵圆孔距	51.24±0.65	翼点内板-卵圆孔距的垂直夹角（°）	39.82±1.52
翼点内板-棘孔距	51.31±0.95	翼点内板-棘孔距的垂直夹角（°）	38.09±0.90
翼点内板-破裂孔距	55.00±0.67	翼点内板-破裂孔距的垂直夹角（°）	28.09±0.87
翼点内板-面神经孔距	62.46±0.57	翼点内板-面神经孔距的垂直夹角（°）	22.67±1.02
翼点内板-眶上裂距	27.52±0.65	翼点内板-眶上裂距的垂直夹角（°）	8.91±0.70

（13）额骨颧突至附近结构距离的测量（Measurements of the distances from zygomatic process of frontal bone to nearby structures）：综合国人资料176例（$\bar{x}\pm s$，mm）：额骨颧突至同侧前床突距离58.55±3.30，额骨颧突至同侧后床突距离68.16±4.77，额骨颧突至对侧前床突距离72.48±4.99，额骨颧突至对侧后床突距离75.81±4.45，详见表5-56。

表5-56 额骨颧突至前后床突距离的测量
Measurements of the Distances from Zygomatic Process of Frontal Bone to Nearby Structures

作者（年份）	地区	例数	测量数据（$\bar{x}\pm s$，mm）			
			至同侧前床突距	至同侧后床突距	至对侧前床突距	至对侧后床突距
刘海生等（2002）	长春	100	58.7±2.8	69.2±3.2	74.6±2.9	75.3±3.0
丁学华等（2002）*	上海	44	57.44±4.51	62.69±4.38	65.44±2.92	73.10±3.71
赵冬等（2009）	新疆	32	59.6±2.2	72.4±2.1	75.5±2.8	81.1±4.8
合计		176	58.55±3.30	68.16±4.77	72.48±4.99	75.81±4.45

*按原数据的标准误，由笔者计算出标准差。

（14）额骨颧突至附近结构角度的测量（Measurements of the angles from zygomatic process of frontal bone to nearby structures）：综合国人资料132侧（$\bar{x}\pm s$，°）：额骨颧突-同侧前床突角度34.63±2.90，额骨颧突-对侧前床突角度50.77±4.26；综合国人资料174侧：额骨颧突-同侧后床突角度34.31±3.15，额骨颧突-对侧后床突角度43.37±3.64，详见表5-57。

表5-57　额骨颧突至前后床突角度的测量
Measurements of the Angles from Zygomatic Process of Frontal Bone to Nearby Structures

作者（年份）	地区	例数	测量数据（$\bar{x}\pm s$，°）			
			颧突-同侧前床突角度	颧突-对侧前床突角度	颧突-同侧后床突角度	颧突-对侧后床突角度
刘海生等（2002）	长春	100	34.85±2.81	50.90±4.54	33.90±3.11	43.75±3.34
秦时强等（2003）	上海	42	—	—	36.6±1.2	45.1±3.0
赵冬等（2009）	新疆	32	33.94±3.08	50.35±3.22	32.58±3.44	39.92±3.05
合计（例数）			34.63±2.90（132）	50.77±4.26（132）	34.31±3.16（174）	43.37±3.64（174）

注：角度为各项两点连线与中线的角度。这些角度反映了锁孔手术的范围。

（15）额骨颧突至其他附近结构距离的测量（Other measurements of the distances from zygomatic process of frontal bone to nearby structures）：郭华等（2003）测量山东地区颅骨30例（$\bar{x}\pm s$，mm）：额骨颧突至同侧前床突距离50±4.7，额骨颧突-中线距54.3±8.2；秦时强等（2003）测量上海地区颅骨42例：额骨颧突至同侧后床突距离61.5±1.7，额骨颧突-对侧后床突尖距73.6±1.1；丁学华等（2002）测量上海地区成年尸头44侧：额骨颧突内板-同侧前床突内侧根距52.22±0.52，额骨颧突内板-同侧视柱内侧距53.76±0.65。

（16）颞颧缝和颧弓至附近结构距离的测量（Measurements of the distances from temporo-zygomatic suture or zygomatic arch to nearby structures）：秦时强等（2003）测量上海地区尸头42侧（$\bar{x}\pm s$）：颞颧缝上缘-同侧后床突尖距33.5±3.1mm，颞颧缝上缘-对侧后床突尖距52.3±2.2mm，同侧后床突尖-颞颧缝上缘连线与矢状面夹角82.6°±3.0°，对侧后床突尖-颞颧缝上缘连线与矢状面夹角83.5°±4.0°，颧弓上缘-圆孔距45.2±3.3mm，颧弓上缘-卵圆孔距32.6±2.1mm，颧弓上缘-棘孔距28.9±1.1mm，颧弓上缘-三叉神经压迹40.1±1.2mm，颧弓上缘-弓状隆起距25.0±2.7mm，颧弓上缘-岩大神经裂孔距26.7±2.3mm；王玉海等（2003）为探讨经颅中窝经颞骨岩部入路手术提供数据，测量了上海地区尸头15具（$\bar{x}\pm s$，mm）：颧弓根-棘孔距22.76±1.24，颧弓根-卵圆孔距27.59±2.26，颧弓根-圆孔距35.47±1.74，颧弓根-弓状隆起距35.28±2.32，颧弓根-三叉神经压迹距41.54±1.42，颧弓根-耳蜗距33.34±0.66；王永谦等（2005）为探讨经颅中窝入路确认内耳道的定位提供数据，测量了上海地区尸头12具：颧弓根-棘孔距31.42±3.63，颧弓根-上半规管尖距25.62±1.67，颧弓根-上半规管近点距21.93±1.54，颧弓根-内耳门距39.62±2.31。

（17）三叉神经压迹及其至附近结构距离的测量（Measurements of the trigeminal impression & its distances to nearby structures）：张我华（1984）测量重庆地区颅骨100例（$\bar{x}\pm S_{\bar{x}}$，mm），三叉神经压迹长径：左侧为10.13±0.18，右侧为10.75±0.18；三叉神经压迹深径：左侧为1.27±0.06，右侧为1.32±0.07。秦时强等（2003）测量上海地区尸头42侧三叉神经压迹-中线距15.6±0.27mm。

（18）颞骨岩部上缘及其至附近结构距离的测量（Measurements of the distances from superior margin of petrous part of temporal bone to nearby structures）：颞骨岩部位居颅中窝和颅后窝，其中以其上缘分界，进行颅中窝入路手术时，需要了解有关的距离和位置。张我华（1984）测量重庆地区100颅（$\bar{x}\pm S_{\bar{x}}$，mm），岩部上缘长径：左侧为52.74±0.36，右侧为51.92±0.40；岩部上缘内侧端长径：左侧为16.44±0.27，右侧为18.00±0.26；岩部上缘内侧端-前床突尖距：左侧为15.59±1.79，右侧为15.98±1.97；岩部上缘外侧端-FH平面距：左侧为7.26±0.29，右侧为7.66±0.29；岩部上缘内侧端-FH平面距：左侧为9.22±0.29，右侧为9.45±0.28；岩部上缘外侧端-弓状隆起点：左侧为27.62±3.79，右侧为29.05±3.91；岩部上缘内侧端距-小棘距：左侧为3.21±0.16，右侧为3.36±0.14；颞骨岩部上缘外侧端-蝶骨小翼后缘外侧端距：左侧为63.10±5.72，右侧为63.89±6.07。另外，张我华（1984）还测量了岩尖部前面/后面角（°）：左侧为79.52±0.51，右侧为80.48±0.51；岩部上缘-矢状面角（°）：左侧为50.94±0.49，右侧为52.87±0.42，岩部上缘-FH平面角（°）：左侧为-1.86±0.39，右侧为-1.84±0.34。李开荣等（2009）测量长春地区颅骨35例，岩上缘-内耳门上缘距：左侧为4.82±0.84，右侧为5.02±0.95，岩上缘-面神经裂孔距：左侧为13.48±1.24，右侧为13.86±1.43；岩上窦沟-前庭水管外口距：左侧为21.24±1.64，右侧为21.18±1.46；岩尖-内耳门前上缘距：左侧为28.86±1.98，右侧为29.04±2.00。李开荣等（2009）为经颞骨岩部入路颅底手术提供解剖数据，测量了长春地区颅骨男158侧、女42侧（$\bar{x}\pm s$，mm），岩尖部前缘长：男性为20.26±4.97，女性为18.16±6.08；岩尖部后缘长：男性为21.40±4.86，女性为20.55±5.46；岩尖部内侧缘长：男性为8.31±1.21，女性为7.97±1.38；岩尖部外侧缘长：男性为15.57±1.96，女性为14.96±2.74。

（19）弓状隆起至附近结构距离的测量（Measurements of the distances from arcuate eminence to nearby structures）：张我华（1988）测量上海和重庆地区100例，弓状隆起点-岩浅大神经管裂孔距：左侧为16.54±3.50，右侧为16.93±3.34；弓状隆起点-棘孔的最短距：左侧为10.85±2.44，右侧为11.09±2.69；弓状隆起点-蝶骨小翼后缘外侧距：左侧为51.77±4.01，右侧为52.62±3.84；秦时强等（2003）测量上海地区尸头42侧：弓状隆起-中线距33.8±0.9；李开荣等（2009）测量长春地区35例，弓状隆起-内耳门距：左侧为10.46±1.18，右侧为10.24±1.08。

3.颅后窝（Posterior Cranial Fossa）　主要由枕骨和颞骨岩部组成。其中有重要出入颅腔的孔。

（1）乙状窦沟的测量（Measurements of the sulcus for sigmoid sinus）：周吉林等（2001）测量浙江地区颅骨70例（$\bar{x}\pm s$，mm），乙状窦沟宽：左侧为10.6±1.16，右侧为12.4±1.18；乙状窦沟深：左侧为4.5±1.02，右侧为4.8±1.04；沟前缘-外耳道后壁：左侧为12.6±4.34，右侧为11.4±3.46。王玉海等（2003）测量上海地区尸头30侧（$\bar{x}\pm S_{\bar{x}}$，mm）：岩乙状窦交叉点-后半规管后部距10.49±0.42，岩乙状窦交叉点-内淋巴囊距17.29±0.86，岩乙状窦交叉点-内耳道后壁中点距27.65±1.20，岩乙状窦交叉点-三叉神经压迹距39.22±1.82，岩乙状窦交叉点-半规管共同脚距20.56±1.54。李开荣等（2009）测量长春地区颅骨66例（$\bar{x}\pm s$，mm），岩上窦乙状窦沟交点-后骨半规管距：男性为18.92±1.88，女性为16.26±1.80；乙状窦沟与岩上窦交点-面神经管垂直段距：男性为20.18±2.12，女性为17.26±1.98；乙状窦沟前缘-后骨半规管距：男性为9.86±1.10，女性为8.84±1.78。

（2）斜坡的测量（Measurements of the clivus）：纪荣明等（2003）为经口咽斜坡入路手术提供数据，测量了上海地区颅骨60例（$\bar{x}\pm s$，mm），斜坡高度34.63±4.36，中部斜坡厚10.46±2.40，枕大孔前端-咽结节距12.79±1.69，枕髁前端-咽结节距15.77±2.09，舌下神经管外口-正中线距17.18±1.65，舌下神经管外口-咽结节距19.60±1.69，舌下神经管内口-正中线距12.78±3.04；张我华（1984）测量重庆地区100颅（$\bar{x}\pm S_{\bar{x}}$，mm）：颅底点-三叉神经压迹距：左侧为34.30±0.26，右侧为33.94±0.29，颅底点-三叉神经压迹垂直径：左侧为28.10±0.28，右侧为28.30±0.29。

（3）颈动脉管的测量（Measurements of the carotid canal）：李开荣等（2009）为经颞骨岩部入路颅底手术提供解剖数据，测量了长春地区颅骨男46例、女20例（$\bar{x}\pm s$，mm），颈动脉管外口径：男性为6.42±1.46，女性为5.86±1.92；颈动脉管内口径：男性为6.24±1.53，女性为5.82±2.04；动脉管水平段上壁厚：男性为1.36±0.84，女性为1.14±1.10；动脉管水平段下壁厚：男性为4.52±1.16，女性为4.20±1.23；动脉管垂直段前壁厚：男性为2.84±1.04，女性为2.58±1.44；动脉管垂直段后壁厚：男性为6.92±1.56，女性为5.86±1.82；颈动脉管垂直段-颞骨岩尖距：男性为11.28±1.82，女性为10.16±1.98。夏寅等（2000）测量北京地区颅骨40例80侧：颈动脉沟-鼻根点距53.5±2.3；张我华等（1986）测量上海和重庆地区100例颅骨（$\bar{x}\pm S_{\bar{x}}$，mm）：两侧颈动脉沟前内点间距12.75±0.19。

（4）内耳门和内耳道的测量（Measurements of the internal acoustic pore & internal acoustic meatus）：张我华（1984）测量重庆地区100例颅骨（$\bar{x}\pm S_{\bar{x}}$，mm），内耳门上结节-三叉神经压迹距：左侧为8.23±0.21，右侧为8.21±0.21；内耳门上缘外侧端-斜坡侧缘距：左侧为56.95±0.36，右侧为56.45±0.42；内耳门后上点-蝶骨小翼后缘平面：左侧为43.18±3.89，右侧为44.04±3.15；自内耳门后上点至侧界线：左侧为36.02±3.07，右侧为34.68±1.89。李开荣等（2009）测量长春地区颅骨男46例、女20例（$\bar{x}\pm s$，mm），内耳道底-面神经管裂孔距：男性为4.41±0.65，女性为4.52±0.71；内耳道底-弓状隆起距：男性为6.89±1.61，女性为5.84±1.91；内耳道底-棘孔距：男性为16.79±1.88，女性为16.81±1.94；内耳道底-膝状神经节距：男性为3.38±1.12，女性为3.13±1.51；内耳门内侧缘-膝状神经节距：男性为19.42±1.98，女性为17.02±2.06；内耳门内缘-膝节棘孔连线距：男性为16.26±1.26，女性为14.10±1.48；内耳门后缘-耳蜗厚壁距：男性为9.44±1.03，女性为7.86±1.64；内耳门后缘-后骨半规管距：男性为7.20±1.51，女性为6.48±1.75。

（十五）蝶骨的测量（Measurements of the Sphenoid Bone）

1.棘孔的测量（Measurements of the Foramen Spinosum）　李永义等（1986）测量四川地区颅骨200侧，棘孔：长3.52mm，宽2.68mm，面积6.86mm²；顾乃群等（1987）测量南京地区199侧（$\bar{x}\pm S_{\bar{x}}$）：棘孔外口长径2.9±0.04mm，棘孔外口宽径2.2±0.03mm，棘孔管深4.8±0.10mm，棘孔倾角2.8°±0.78°；陈吴兴等（1994）测量浙江地区200侧（$\bar{x}\pm s$，mm）：棘孔长径2.55±0.60，棘孔宽径2.20±0.55；张我华（1988）测量上海和重庆地区100例，棘孔-破裂孔最短距：左侧为15.18±1.92，右侧为15.79±1.89；姜平等（1996）为颅底手术入路提供数据，测量了江苏地区成年颅骨100例：下颌窝内侧界至蝶棘间距4.2±1.3，蝶棘至棘孔间距3.5±0.9，棘孔至卵圆孔间距3.2±0.8；秦时强等（2003）测量上海地区尸头42侧：棘孔-中线距31.2±3.1；李开荣等（2009）测量长春地区颅骨35例，棘孔-神经管裂孔距：左侧为12.17±1.14，右侧为12.26±1.52；棘孔-岩大神经沟距：左侧为6.87±0.96，右侧为6.44±0.95。

2.蝶导静脉管的测量（Measurement of the Vesalius Foramen）　陈吴兴等（1994）测量浙江地区颅骨200侧（$\bar{x}\pm s$，mm）：蝶导静脉管长6.40±1.66，蝶导静脉管内口宽径1.30±0.71，蝶导静脉管内口宽长径1.40±0.86，蝶导静脉管外口长径1.75±0.86，蝶导静脉管外口宽径1.35±0.80。

3.蝶腭孔的测量（Measurements of the Spheno-palatine Foramen）　多从临床应用角度进行测量，如为内镜手术提供数据。综合国人资料335例（$\bar{x}\pm s$，mm）：蝶腭孔矢径6.86±2.95，蝶腭孔上下径6.06±2.60，蝶腭孔-鼻前棘距53.52±6.35，320例蝶腭孔与硬腭间夹角23.49°±4.24°；详见表5-58。

表5-58　蝶腭孔的测量　Measurement of the Spheno-palatine Foramen						
作者（年份）	地区	侧数	蝶腭孔矢径（$\bar{x}\pm s$，mm）	蝶腭孔上下径（$\bar{x}\pm s$，mm）	蝶腭孔-鼻前棘距（$\bar{x}\pm s$，mm）	蝶腭孔与硬腭间夹角（$\bar{x}\pm s$）
马桦等（1988）	华东	100	6.63±2.09	5.69±1.49	51.58±3.68	26.37°±3.35°
倪爱民等（1995）		男10	6.8	7.0	—	26.5°
贵平等（2004）	上海	220	7.00±3.34	6.28±2.95	54.46±6.43	22.18°±3.95°
张勤修等（2006）	成都	15	6.40±1.18	5.24±1.42	52.78±12.85	—
合计（不含无标准差项）（例数）			6.86±2.95（335）	6.06±2.60（335）	53.52±6.35（335）	23.49°±4.24°（320）

蝶腭孔的其他测量（Other measurements of the spheno-palatine foramen）：胡松林等（1983）测量蝶腭孔-rhi点距（$\bar{x}\pm s$，mm）：男性（86侧）为54.74±4.04，女性（94侧）为52.97±4.80；马桦等（1988）测量华东地区成年正中切颅骨100侧：蝶腭孔-鼻后孔距13.98±1.74；贵平等（2004）测量上海地区颅骨220侧：蝶腭孔-蝶窦底距1.60±0.71，蝶腭孔-后筛骨壁距离1.44±0.80；张勤修等（2006）测量成都地区颅

骨15例，蝶腭孔-中线距8.03±1.51。

4.翼管的测量（Measurements of the Pterygoid Canal）　翼管为位于蝶骨两侧翼突根部的前后方向的小管，其中有翼管神经和血管通过。近年来研究认为采用翼管神经切断术治疗慢性血管舒缩性鼻炎，有良好的疗效。因此，有关手术入路就成了研究的重点。胡松林等（1983）测量长春地区颅骨男86侧、女94侧，详见表5-59。

项目	测量数据（$\bar{x}\pm s$，mm）		项目	测量数据（$\bar{x}\pm s$，mm）	
	男86侧	女94侧		男86侧	女94侧
翼管长度	15.15±2.14	14.63±2.41	后口-ns点距	71.09±3.50	66.63±4.09
翼管峡部内径	1.07±0.45	0.96±0.40	后口-sta点距	33.35±3.12	32.49±2.28
翼管后口直径	2.87±0.72	3.03±0.81	前口-蝶腭孔距	5.51±1.21	5.49±1.32
翼管后口横径	2.50±0.57	2.56±0.77	前口-圆孔距	5.37±1.61	5.56±1.34
翼管前口直径	4.43±0.81	4.32±0.82	前口-rhi点距	62.61±4.37	59.97±4.02
翼管前口横径	4.15±0.67	4.07±0.65	前口-ns点距	61.20±4.02	59.23±4.68
rhi点-后口下缘距	76.14±4.46	73.51±4.33	前口-sta点距	29.40±3.41	28.59±3.12
后口-pr点距	79.29±5.82	77.01±5.40	前口-腭横缝中缝距	35.60±3.57	34.14±3.87

表5-59　翼管的测量　Measurements of the Pterygoid Canal

翼管的其他测量（Other measurements of the pterygoid canal）：高文彬等（1996）为翼管神经切断术提供数据，测量了山东地区66侧（$\bar{x}\pm s$，mm）：翼管长14.27±1.67，翼管内径2.0±0.43；郭家松等（1997）测量成人颅骨100侧：翼管前口-鼻孔前内侧缘下端距58.6±3.9mm，翼管穿刺针与FH平面的夹角22.3°±3.4°，穿刺针与正中矢状面夹角13.8°±2.7°。

5.翼钩的测量（Measurements of the Pterygoid Hamulus）　翼钩位于蝶骨翼突内侧板下端，在矢状位较宽，略向外侧弯曲形成小钩。侧面观根部较宽，末端逐渐变细。牛松青等（2004）测量吉林地区244例（$\bar{x}\pm s$），翼钩长：左侧为11.60±3.14mm，右侧为11.53±3.40mm；翼钩宽：左侧为2.70±0.76mm，右侧为2.52±0.82mm；向外侧角度（°）：左侧为22.08°±13.83°，右侧为25.63°±12.4°mm；翼钩-腭大孔距9.75±0.15mm；翼钩-腭正中缝距16.41±1.19mm；翼钩-茎突距29.8±1.17mm。

6.翼突的测量（Measurements of the Pterygoid Process）　翼突是由蝶骨大翼和蝶骨体连接处向下每侧分出翼突内侧板和翼突外侧板两个片的总称，两板之间有翼窝，翼突的根部内有翼管。卢秉文等（1986）测量黑龙江地区男女颅骨各200例（$\bar{x}\pm S_x$），两板之间夹角（°）：男性为112.54±0.65，女性为115.52±0.64；翼板长（翼突结节-上齿槽后端交点距）（mm）：男性左侧为3.45±0.01，右侧为3.30±0.01，女性左侧为3.47±0.01，右侧为3.31±0.01；两侧翼外板间距（mm）：男性为6.12±0.03，女性为5.86±0.03。

（十六）颅底外面的测量（Measurements of the External Surface of Cranial Base）

1.颈动脉管的测量（Measurements of the Carotid Canal）　郑孙谦（1983）测量长春和武汉地区颅骨133例（$\bar{x}\pm s$，mm），颈动脉管外口长径：左侧为6.03±0.80，右侧为6.05±0.82；颈动脉管外口宽径：左侧为7.99±1.13，右侧为8.06±1.15；管外口-颈静脉窝距：左侧为1.31±0.90，右侧为1.66±0.98；管外口-锥体尖端距：左侧为13.53±2.05，右侧为14.05±2.17。朱世杰等（1984）测量山东地区颅骨男147例、女50例，颈动脉口面积（mm²）：男性左侧为33.10±0.50，右侧为33.43±0.51，女性左侧为29.37±0.73，右侧为30.88±0.90。李永义等（1986）200侧，颈动脉管外口：长7.70mm，宽6.09mm，面积34.83mm²；侧别无差异（$P>0.05$），性别差异极显著（$P<0.01$）。朱文仁（2000）测量贵州地区颅骨30例，颈动脉管弯曲度：左侧为90°±1.2°，右侧为90°±1.4°。邱大学等（2002）测量南京地区颅骨246侧（$\bar{x}\pm s$，mm）：颈动脉管外口长径7.6±0.68，颈动脉管外口宽径5.72±1.05。杨琳等（1982）测量山东地区颅骨40例（mm），颈内动脉沟宽：左侧为6.97，右侧为6.90；两侧颈内动脉沟间距14.50。杜百廉等（1982）

测量河南地区颅骨50例，颈内动脉沟长：左侧为1.47±.017，右侧为1.48±0.18；颈内动脉沟宽：左侧为0.79±0.09，右侧为0.82±0.12。

颈动脉管至附近结构距离的测量（Measurements of the distance from carotid canal to nearby structures）：纪荣明等（2003）测量上海地区颅骨60例（$\bar{x}±s$，mm）：颈动脉外口-咽结节距25.76±2.65，颈动脉外口-正中线距25.24±2.85。

2.颈静脉孔的测量（Measurements of the Jugular Foramen）　颈静脉孔位于颅底颞骨茎突内侧，其中除通过境内静脉外，还有第Ⅸ～Ⅺ对脑神经，左右两侧往往不等大。综合国人资料432例（$\bar{x}±s$，mm），颈静脉孔外口长径：左侧为14.15±2.54，右侧为15.65±2.68；颈静脉孔外口短径：左侧为7.11±2.03，右侧为8.85±2.15；侧别差异t值长径为8.44，短径为12.23，均为$P<0.01$，说明的确是右侧极显著比左侧大，这与右侧乙状窦的直径较左侧大是一致的；详见表5-60。

表5-60　颈静脉孔的测量　Measurements of the Jugular Foramen

作者（年份）	地区	例数	颈静脉孔外口长径（$\bar{x}±s$，mm）		颈静脉孔外口短径（$\bar{x}±s$，mm）	
			左侧	右侧	左侧	右侧
王凤林等（1989）	长春	男60	13.97±2.11	14.15±2.57	6.98±2.05	8.93±2.17
		女60	13.37±2.57	13.78±2.05	7.17±1.70	8.70±1.64
朱世杰等（1984）	山东	男153	15.95±2.54		8.8±2.2	
		女55	15.19±1.91		8.4±1.84	
张明广等（2002）	上海	40	16.8	18.0	8.1	9.0
肖明等（2001）	南京	80	16.36±2.32	18.12±1.92	8.58±2.09	10.45±2.04
邱大学等（2002）	南京	246	13.61±0.92		8.56±1.94	
李永义等（1986）	成都	100	14.99±1.97	16.32±2.25	6.07±1.40	7.32±1.68
梁树立等（2001）	广东	32	14.97±2.68	15.93±2.28	7.93±2.55	10.24±1.72
蒲恩浩等（1988）	昆明	100	13.07±2.31	14.94±2.34	6.76±1.73	8.68±1.84
合计（不分性别只含具有侧别标准差项）$\bar{x}±s$，mm（例数）		432	14.15±2.54	15.65±2.68	7.11±2.03	8.85±2.15

颈静脉孔其他项的测量（Other measurements of the jugular foramen）：徐朋等（1986）测量重庆地区颅骨30例，颈静脉窝深（mm）：左侧为11.24，右侧为13.12；颈静脉孔外口面积105.75 mm²。李贵晨（1986）测量西安地区成年颅骨65例，颈静脉窝深度10.5mm。李永义等（1986）测量成都地区颅骨200例，颈静脉窝深度（mm）：左侧为9.22，右侧为10.53；颈静脉孔面积（mm²）：左64.12±17.99、右79.82±22.40。王凤林等（1989）测量长春地区男60例、女60例，颈静脉孔外口面积（$\bar{x}±s$，mm²）：男性左侧为61.50±21.45，右侧为75.00±23.78，女性左侧为59.83±21.66，右侧为69.00±24.42。

颈静脉孔至附近结构距离的测量（Measurements of the distances from jugular foramen to nearby structures）：黄军等（2002）测量湖南地区尸头40侧（$\bar{x}±s$，mm）：颈静脉孔内外口间距12.7±1.5。纪荣明等（2003）测量上海地区颅骨120侧：颈静脉孔内口-正中线距22.46±3.39。肖明等（2001）测量南京地区颅骨80例，颈静脉外口内侧缘-正中矢状面距：左侧为26.17±4.30，右侧为25.81±3.17；颈静脉外口外侧缘-正中矢状面距：左侧为33.37±3.32，右侧为33.53±3.24；颈静脉内口内侧缘-正中矢状面距：左侧为22.19±2.77，右侧为22.43±2.36；颈静脉内口外侧缘-正中矢状面距：左侧为27.30±3.13，右侧为27.62±2.67。王玉海等（2003）测量上海地区尸头30侧（$\bar{x}±S_{\bar{x}}$，mm）：颈静脉孔-岩乙状窦交叉点距27.94±0.96。

3.破裂孔的测量（Measurements of the Foramen Lacerum）　破裂孔位于颅底中部，为外侧的颞骨岩部尖、内侧的枕骨基底部和前方的蝶骨体围成不规则的三角形孔，孔内活体时有软骨所封闭，其外侧壁有颈内动脉口。此孔为鼻咽癌侵入颅内的主要途径。田秀春等（1984）测量东北地区颅骨304例（$\bar{x}\pm s$，mm），破裂孔底宽：左侧为6.67±0.31，右侧为6.76±0.11；破裂孔高度：左侧为7.68±0.11，右侧为7.61±1.03；两侧破裂孔间距21.3±0.10。李永义等（1986）测量成都地区颅骨100例，破裂孔：长：左12.13±2.06、右11.95±2.29；宽：左7.94±2.14、右7.96±2.14；面积（mm²）：左53.69±17.74、右53.18±18.95。刘元清等（1999）测量湖北地区颅骨50例，破裂孔前边长：左侧为10.56±1.79，右侧为10.45±1.62；破裂孔内侧边长：左侧为13.30±1.85，右侧为13.62±1.79；破裂孔外侧边长：左侧为13.00±1.53，右侧为13.13±1.46；两侧破裂孔前内角间距16.06±2.06，两侧破裂孔前外角间距34.99±3.33，两侧破裂孔后角间距24.77±2.17。

破裂孔至附近结构距离的测量（Measurements of the distance from foramen lacerum to nearby structures）：纪荣明等（2003）测量上海地区颅骨120侧（$\bar{x}\pm s$，mm），破裂孔-咽结节距13.12±2.46，破裂孔-正中线距10.54±2.65。

4.推算颅底孔面积的回归方程（Regression Equations of the Calculation of Area of Foramina on Cranial Base） 李永义等（1986）通过对成都地区100颅200侧的测量提出推算颅底孔的面积回归方程式，具有一定的价值，详见表5-61。

表5-61 颅底孔的测量及其推算面积的回归方程
Regression Equations of the Calculation of Area of Foramina on Cranial Base

项目	左侧回归方程	r值	项目	右侧回归方程	r值
X_1.卵圆孔	$\hat{Y}=0.370+0.6876X_1$	0.89	X_1.卵圆孔	$\hat{Y}=1.513+0.6699X_1$	0.94
X_2.棘孔	$\hat{Y}=0.350+0.6695X_2$	0.92	X_2.棘孔	$\hat{Y}=0.783+0.6089X_2$	0.88
X_3.破裂孔	$\hat{Y}=13.520+0.4082X_3$	0.85	X_3.破裂孔	$\hat{Y}=9.419+0.448X_3$	0.91
X_4.颈动脉管外口	$\hat{Y}=1.504+0.659X_4$	0.92	X_4.颈动脉管外口	$\hat{Y}=1.099+0.6794X_4$	0.91
X_5.颈静脉孔	$\hat{Y}11.356+0.5744X_5$	0.92	X_5.颈静脉孔	$\hat{Y}18.391+0.5092X_5$	0.88
X_6.颈静脉孔前部	$\hat{Y}=3.229+0.4854X_6$	0.84	X_6.颈静脉孔前部	$\hat{Y}=3.314+0.4858X_6$	0.83
X_7.颈静脉孔中部	$\hat{Y}=1.755+0.5227X_7$	0.84	X_7.颈静脉孔中部	$\hat{Y}=2.543+0.4311X_7$	0.79
X_8.颈静脉孔后部	$\hat{Y}=0.911+0.6586X_8$	0.94	X_8.颈静脉孔后部	$\hat{Y}=1.347+0.6311X_8$	0.83

注：$\hat{Y}$=面积（mm²）。

（十七）颧骨的测量（Measurements of the Zygomatic Bone）

敖胤杰等（2016）测量江西宜春地区男性颅骨135例（$\bar{x}\pm s$，mm）：颧骨长54.43±4.91，颧骨高48.63±2.83，颧骨上颌缘长33.58±3.53，颧骨下缘长33.87±3.04，颧骨弓深18.65±2.00，颧骨眶缘弦33.74±1.59，颧骨额突-颞突距45.64±3.48，颧骨点-颧颌缝最上点距（ju-zo）40.58±3.73，颧骨长弦高11.34±1.83，颧骨横弧长62.22±4.74。

（十八）牙齿的测量（Measurements of the Teeth）

人类学和临床都需要进行牙齿的测量，其中牙齿的测量对古人类学的研究，以及牙齿的整形和美容更具重要意义。其一般要求如下几项（图5-28）。

1.牙齿全长（Total Length of Tooth） 不论是切牙、尖牙、前磨牙或磨牙，还是上颌或下颌的牙齿，全长的测量可用游标卡尺或专用于测量牙齿的测齿规，测量牙冠的最突出点（上颌牙的最低点，下颌牙的最高点）至牙根的最尖端（两个或三个牙根时，选择最长的一根尖端）的垂直（投影）距离，即为牙齿全长；注意测量时要与牙齿长轴平行。

2.牙冠高（Height of Dental Crown） 用游标卡尺或测齿规测量牙冠的最突出点至牙冠近根缘的最大垂直高，注意测量时要与牙轴平行。

3.牙冠宽（Breadth of Dental Crown） 亦称牙冠近中远中径（mesiodistal diameter of dental crown），用

游标卡尺或测齿规测量牙冠的近中面和远中面之间的最大垂直距离，注意测量时要与咬合面平行。

4.牙冠厚（Thickness of Dental Crown） 亦称牙冠唇舌径（labiolingual diameter）或牙冠颊舌径（buccolingual diameter of dental crown），用游标卡尺或测齿规测量牙冠的唇（颊）面和舌面之间的最大垂直距离，注意测量时要与牙冠宽垂直。

5.牙颈宽（The Breadth of Dental Neck） 亦称牙颈近中远中径（mesiodistal diameter of dental neck），用游标卡尺或测齿规测量牙颈的近中面和远中面之间的最大垂直距离，注意测量时要与咬合面平行。

6.牙颈厚（Thickness of Dental Neck） 亦称牙颈唇舌径（labiolingual diameter）或牙颈颊舌径（buccolingual diameter of dental crown），用游标卡尺或测齿规测量牙颈的唇（颊）面和舌面之间的最大垂直距离，注意测量时要与牙颈宽垂直。

7.牙根长（Length of Dental Root） 用游标卡尺或测齿规测量牙根的最大垂直（投影）距离，注意测量时要与牙根轴平行，两根或多根选择最长的一根测量。

8.牙冠面积（Area of Dental Crown） 亦称粗壮度，即牙冠厚×牙冠宽。

9.牙冠厚宽指数（Thickness-Breadth Index of Dental Crown） 亦称牙冠形态指数（CSI），牙冠厚度指数＝（牙冠厚/牙冠宽）×100。

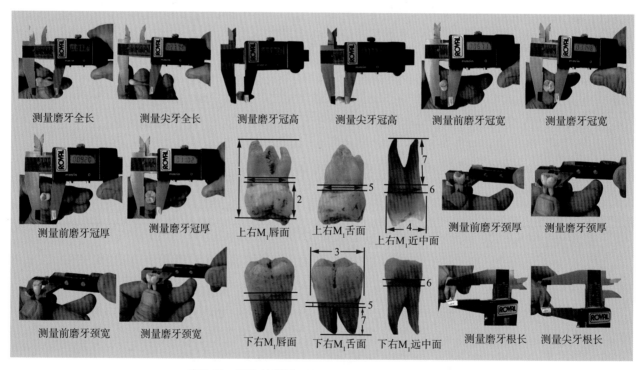

图5-28 牙齿的测量 Measurements of the Teeth
1.牙齿全长；2.牙冠高；3.牙冠宽；4.牙冠厚；5.牙颈宽；6.牙颈厚；7.牙根长

国人数据（Chinese data）如下

我们选择以下前三项，基本反映国人情况，另有邢松等（2009）测量华北地区、罗特坚等（2013）测量100例X线片的资料从略，周蜜等（2010）测量了新石器、东周至汉代、宋至清代齿冠尖面积，得出现代人类相对齿尖大小比例至少在距今5000多年前的新石器时代就已经形成，齿尖面积一直保持相对稳定的结论。

1.恒齿的测量（Measurements of the Permanent Teeth） 魏博源等（1987）测量华南地区全部恒牙的数据，见表5-62。

表5-62 恒齿的测量 Measurements of the Permanent Teeth

牙齿		例数	测量数据（$\bar{x}\pm s$，mm）						
			全长	牙冠长	牙根长	牙冠宽	牙冠厚	牙颈宽	牙颈厚
上颌牙齿	I_1	121	23.25±1.55	11.17±0.99	12.09±1.49	8.44±0.52	7.12±0.44	6.06±0.50	6.48±0.39
	I_2	120	21.65±1.66	10.01±0.88	11.65±1.46	6.80±0.52	6.44±0.45	4.76±0.51	6.07±0.45
	C	135	25.49±1.94	10.80±0.99	14.71±1.88	7.83±0.54	8.27±0.52	5.56±0.43	7.87±0.54
	P_1	120	21.57±1.97	8.43±0.68	13.14±1.86	7.14±0.46	9.63±0.47	4.72±0.36	8.70±0.53
	P_2	120	21.06±1.94	7.54±0.75	13.52±1.90	6.75±0.43	9.24±0.51	4.67±0.29	8.39±0.53
	M_1	126	20.03±1.37	7.28±0.68	12.75±1.28	10.26±0.63	11.17±0.51	7.70±0.48	10.11±0.50
	M_2	125	19.99±1.41	7.45±0.69	12.58±1.37	9.58±0.64	11.18±0.57	7.37±0.49	10.01±0.61
	M_3	123	18.70±1.45	7.00±0.79	11.71±1.36	9.02±0.76	10.71±0.78	6.87±0.63	9.54±0.87
下颌牙齿	I_1	120	20.19±1.41	8.55±0.89	11.64±1.21	5.57±0.42	5.80±0.44	3.74±0.34	5.60±0.45
	I_2	121	21.37±1.52	9.27±0.89	12.13±1.28	6.07±0.40	6.17±0.45	4.09±0.40	5.97±0.47
	C	121	24.25±2.03	10.82±0.95	13.44±1.71	6.98±0.44	7.78±0.48	5.45±0.46	7.58±0.49
	P_1	130	21.17±1.38	8.19±0.80	12.98±1.43	7.17±0.42	8.11±0.50	5.06±0.32	7.07±0.45
	P_2	121	20.89±1.72	7.79±0.77	13.11±1.60	7.23±0.47	8.36±0.51	5.09±0.34	7.21±0.48
	M_1	119	20.00±1.35	7.24±0.78	12.80±1.34	11.26±0.59	10.39±0.54	9.08±0.58	8.53±0.60
	M_2	123	19.70±1.47	7.19±0.77	12.51±1.51	10.74±0.57	10.07±0.53	8.89±0.58	8.40±0.53
	M_3	118	18.52±1.66	7.08±0.71	11.44±1.82	10.72±0.80	10.11±0.76	8.87±0.76	8.20±0.72

2.恒切牙和尖牙的测量（Measurements of the Permanent Incisor & Canine） 沙峰等（2007）测量辽宁汉族大学生男女各100例，见表5-63。

表5-63 恒切牙和尖牙的测量 Measurements of the Permanent Incisor & Canine

牙齿	性别	测量数据（$\bar{x}\pm s$，mm）				
		牙冠高	牙冠宽	牙冠厚	牙颈宽	牙颈厚
上内侧切牙	男	9.53±1.33	8.86±0.58	7.19±0.60	7.28±0.60	6.73±0.58
	女	8.97±1.33	8.59±0.86	6.95±0.56	7.14±0.63	6.58±0.61
上外侧切牙	男	9.27±1.28	8.49±0.46	8.09±0.62	6.85±0.51	7.62±0.69
	女	8.37±1.07	7.93±0.59	7.79±0.75	6.49±0.53	7.39±0.73
上尖牙	男	8.83±0.96	6.33±0.47	6.45±0.49	4.92±0.51	6.02±0.53
	女	7.72±1.07	6.13±0.49	6.39±0.74	5.01±0.60	5.96±0.75
下内侧切牙	男	8.31±1.12	7.53±0.61	6.43±0.62	5.28±0.68	6.04±0.64
	女	7.58±1.14	7.21±0.48	6.37±0.59	5.80±0.58	5.90±0.58
下外侧切牙	男	7.96±0.98	5.78±0.45	6.48±0.47	4.61±0.51	6.05±0.47
	女	7.59±0.98	5.57±0.39	6.18±0.73	4.57±0.56	5.73±0.72
下尖牙	男	9.52±1.04	7.56±0.56	7.74±0.44	6.24±0.49	7.24±0.60
	女	8.55±1.17	7.24±0.52	7.45±0.57	5.90±0.55	6.99±0.60

3.上颌第一前磨牙的测量（Measurements of the First Upper Premolar） 罗特坚等（2013）测量100例X线片（$\bar{x}\pm s$，mm）：牙髓高3.09±1.18，牙髓宽3.88±0.61，牙根中颊径1.76±1.18，牙根中舌径0.59±0.34，牙根尖颊径0.79±0.89，牙根尖舌径0.35±0.28。

4.磨牙的测量（Measurements of the Molars） 邢松等（2009）测量华北地区磨牙，见表5-64。

部位	磨牙	例数	近中远中径 ($\bar{x} \pm s$, mm)	颊舌径 ($\bar{x} \pm s$, mm)	牙冠基底面积 ($\bar{x} \pm s$, mm²)
上颌骨	M₁	63	11.02±0.46	12.08±0.47	133.24±8.86
	M₂	68	10.19±0.55	12.02±0.61	122.73±11.67
	M₃	51	9.65±0.59	11.48±0.72	110.95±11.91
下颌骨	M₁	72	11.61±0.52	11.34±0.47	131.84±10.60
	M₂	79	11.29±0.58	10.90±0.55	123.34±12.04
	M₃	80	11.23±0.91	10.72±0.73	120.85±16.99

表5-64　磨牙的测量　Measurement of the Molars

5.不同时期牙齿的测量（Measurements of the Teeth in Different Stages）　周蜜等（2010）测量新石器时代至现代人类的齿冠基底面积，显示相对齿尖面积一直保持稳定，提示现代人类相对齿尖大小比例至少在距今5000的年前的新石器时代就已经形成，详见表5-65。

表5-65　不同时期牙齿齿尖和齿冠基底面积的测量　Measurements of the Teeth Cuspand Croum Basal Area in Different Stages

时代	部位	例数	前尖（%）	后尖（%）	原尖（%）	次尖（%）	上颌M₁均值（$\bar{x} \pm s$, mm²）
新石器	上颌M₁	50	27.0	21.8	30.9	20.3	102.17±8.68
东周至汉代		50	27.0	22.4	30.8	19.8	102.43±9.62
宋至清代		50	26.8	22.4	30.9	19.9	95.46±9.94

时代	部位	例数	下原尖（%）	下次尖（%）	下次小尖（%）	后尖（%）	内尖（%）	下颌M₁均值 （$\bar{x} \pm s$, mm²）
新石器	下颌M₁	50	26.1	20.6	13.0	21.4	18.8	105.92±9.65
东周至汉代		50	24.5	20.2	13.8	21.9	19.6	104.81±9.28
宋至清代		50	24.3	20.0	13.8	21.6	20.2	99.41±7.91

（十九）舌骨的测量（Measurements of the Hyoid Bone）

舌骨的测量见图5-29。

1.舌骨体长（Length of Body of Hyoid Bone）　用直脚规或游标卡尺对准舌骨体两侧缘中点测得的距离。

2.舌骨大角长（Length of Greater Cornu of Hyoid Bone）　用直脚规或游标卡尺对准舌骨大角前后端测得的最大距离。

3.舌骨大角后端间距（Distance of Posterior Ends of Greater Cornu of Hyoid Bone）　用直脚规或游标卡尺对准两侧舌骨大角后端测得的直线距离。

4.舌骨小角长（Length of Lesser Cornu of Hyoid Bone）　用直脚规或游标卡尺对准舌骨小角前后端测得的最大距离。

5.大角与体夹角（Angle between Body and Greater Cornu of Hyoid Bone）　用量角规测得的舌骨体和大角前部长轴之间的角度。

国人数据（Chinese data）

综合国人舌骨标本173侧（$\bar{x} \pm s$），舌骨大角长30.87±2.73mm，舌骨大角长和舌骨体间夹角63.64°±7.48°，舌骨标本99例：舌骨体长23.74±2.88mm，大角后端间距40.39±6.70mm，按明登富等（1994）资料，性别差异t值分别为5.54、0.61、1.77、2.13；P值分别为<0.01、>0.05、>0.05、<0.05；除舌骨体长和舌骨大角长与舌骨体间夹角没有性别差异外，舌骨大角长和舌骨大角后端间距，男性均显著大于女性，详见表5-66。

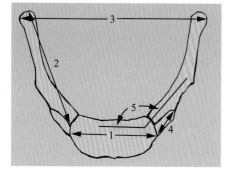

图5-29　舌骨的测量　Measurements of the Hyoid Bone

1.舌骨体长；2.舌骨大角长；3.舌骨大角后端间距；4.舌骨小角长；5.大角与体夹角

表5-66 舌骨的测量 Measurements of the Hyoid Bone

作者（年份）	地区	例数	舌骨大角长 （$\bar{x}\pm s$, mm）	舌骨体长 （$\bar{x}\pm s$, mm）	大角后端间距 （$\bar{x}\pm s$, mm）	大角与体夹角 （$\bar{x}\pm s$, °）
段坤昌等（1995）	辽宁	74	双31.08±2.55	23.74±2.79	39.2±5.6	双63.1±7.26
明登富等（1994）	四川	男21	30.7±2.3	24.3±2.6	45.4±7.5	66.4±7.9
		女4	24.0±2.2	20.7±3.9	36.3±7.9	69.0±7.8
合计（例数）			30.87±2.73 （173）	23.74±2.88 （99）	40.39±6.70 （99）	63.64±7.48 （173）

舌骨的其他测量（Other Measurements of the hyoid bone）：孙尔玉等（1982）测量东北地区男性舌骨65例（$\bar{x}\pm s$, g），舌骨重量为0.97±0.23；段坤昌等（1995）测量辽宁地区74例舌骨（$\bar{x}\pm s$, mm），体中部宽11.00±0.93；体中部厚2.46±0.46；大角前端宽：左侧为7.07±0.76，右侧为6.89±1.00；大角前端厚：左侧为3.93±0.85，右侧为3.83±1.24；大角末端上下径：左侧为4.61±1.46，右侧为3.53±0.76。

（二十）颅容积的测量（Measurements of the Cranial Capacity）

1. 传统的直接测量颅容积的方法（Traditional Method for the Measuring Cranial Capacity）

（1）固体介质测量法（Measurement by solid medium）：是传统的颅容积测量方法，测量时需事先将颅腔主要孔裂，如眶内的眶上裂、眶下裂、视神经管、颅底的破裂孔、卵圆孔、颈静脉孔等，用棉花或油泥堵塞，只留枕骨大孔，将颅倒置，将漏斗放入枕骨大孔，倒入固体介质。介质可用芥菜籽、小米或细砂等，轻轻摇动颅骨，使介质充填到整个颅腔，至不能再加为止，再用量筒量出介质量，作为该颅骨的容量（吴汝康等，1984）。此法的缺点是重复性差，误差较大，即使同一人测量两次，有时误差也可达几十毫升。因而必须两次误差在10ml内，取两次的平均数，作为该颅的颅容积。国内用此方法的有贾兰坡（1954）、贵阳医学院人体解剖学教研组（1959）、俞东郁等（1981）、丁士海等（1984）等。国外用传统方法者甚多，其中著名的有Lee和Pearson（1901）、Todd（1923）、Breitinger（1936）、Stewart（1934）、难波光重（1934）、Simmons等（1942）。对介质的评价不甚一致，如贾兰坡应用了小米、小豆、细砂和小玻璃球四种介质，他认为小米比小豆要好一些。贵阳医学院人体解剖学教研组（1959）用碎米和绿豆测量，前者重复误差10～50 ml，后者20～80 ml。丁士海等（1984）曾用小米和直径0.8～1 mm的细砂进行过测量，结果显示砂子比小米优越。

（2）液体介质测量法（Measurement by liquid medium）：将固体介质转换为液体，如水、浆糊等。测量结果的重复误差明显减小。Simmons（1942）曾用塑料和水进行过测量。Uspenskii（1964）在Poll（1896）的设想和Bochenek（1900）试验的基础上，采用颅内放一大而薄的皮球，颅外置一小而厚的皮球，二球间及小球上方各置一开关，注水时，开关交替开放，小球起加压作用，使颅内充满水。这一方法既提高了测量速度，也将重复误差缩小到7 ml以内，他同时用小米传统法对照，显示小米法平均较水测多65.4 ml。此法的不足之处是水本身的密度较低，必需加压适度才能保证大球与颅骨之间不留空隙，结果往往小于实际容积；此外，皮球易破裂，导致测量失败。

（3）汞介质测量法（Measurement by mercury）：丁士海等（1989）采用乳胶囊内注汞称重测量法（图5-30）。结果显示，此法远较其他方法优越。因为在不同时间、不同室温条件下，两次测量的结果平均重复误差为2.27±0.17ml，最大不超过8 ml。如同时连续测量，一般相差小于1ml。此法重复误差较小的原因是汞的密度是水的13.6倍，因此囊内的汞自身的重量足以克服水膨胀不全的缺点。另外以重量换算体积，减少了层次和用量器观察的误差，因为精度10 g的台称相当于体积0.73 ml，这一精度超过了一般的量器精度。此外，基于汞的物理特性，容量与室温有固定的膨胀系数，内聚力较大，即使乳胶囊破裂，也不会像水那样与骨亲和；除非破裂处适位于颅骨的孔裂处，否则囊外的骨面足以抵抗汞的重量。需要指出的是乳胶囊的厚度会影响到颅容积的测定，经测试厚度0.075 mm较适当，因为从颅底的孔裂处可清晰地看到充满颅腔；至于垂体窝内充盈程度则难于判断。此法的缺点是由于需要大量汞，且汞蒸气具有毒性。就汞蒸气对人体是否安全，笔者团队曾做过实验，请青岛市卫生防疫站进行过测量，结果远小于国家规定的汞蒸气最高容许浓度 0.01 mg/m³ 的标准：室温为 23°C，位于地下室一间长 5.6 m、宽 2.8 m、高 3 m 的门窗密闭的实验室内，地面中央放置直径为 35 cm 的塑料盆，其中放入 25 kg 汞，汞与空气的接触面积约 800 cm²。5.5 小时后距汞源 1 m 处抽取空气样本 30 分钟，测验结果为 0.001 7 mg/m³。然后门窗大开，并距汞源 2 m 处开一落地电扇，10 分钟后在同样距离处取样 30 分钟，测验结果为 0.000 9 mg/m³。由此认为只要注意安全防护措施，用汞测量颅容积对研究人员的健康不会有影响（笔者团队累积测量近 20 天，均无任何不适感觉。由于每颅注入汞量达 20 kg，在密闭橱或密闭箱内难以操作，故未进行密闭操作）。但由于需要汞量较大，一般条件情况不具备，限制了该法普及应用。

上述三种方法的比较：汞法最精确（平均误差 ＞ 2.3 ml），水法其次（平均误差 ＞ 7.0 ml），固体介质最差（平均误差 ＞ 10 ml），而其中砂法最好。三种方法可以用回归方程式相互推算，如四川医学院人体解剖学教研室（1980）的间接水测法推算直接水测法，即 $\hat{Y} = 0.706\,7$ 间接水测法 $+ 336.8$，$r = 0.46$，丁士海等（1992）应用三种方法相互推测（表 5-67）。

2. 颅容积三种测量方法的相关与回归（Comparison & Regression Equations of the Three Methods of Measuring Cranial Capacity） 丁士海（1992）用小米、细砂和汞三种不同介质测量了 112 例颅骨容积，提出相互推算的回归方程式，相关系数均呈高度正相关，见表 5-67。

3. 颅容积的推算法（Methods of the Calculation of Cranial Capacity） 在直接测量的基础上，又有一些间接的推算方法：如测量颅骨外径推算法（Lee 和 Pearson，1901；Todd，1923；Cameron，1928；Dekaban 等，1964）、测量颅腔内径推算法（Wagner，1935）、颅外体积推算法（Jørgensen 等，1956）；放射片测量推算法（Haack，1971；MacKinnon 等，1956）。丁士海等（1992）提供了几种颅外测量推算颅容积的简单易行的回归方程式；另外，可用三元回归图（图 5-31）迅速推算出颅容积。张银运等（2003）利用国内外 18 项推算公式（其中有 Pearson 1 项，丁士海等 4 项，吴定良 1 项，和 Oliver 等 13 项），测量了 6 例北京周口店直

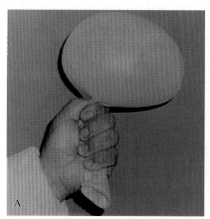
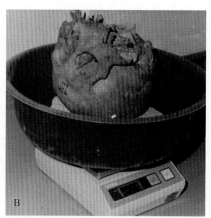
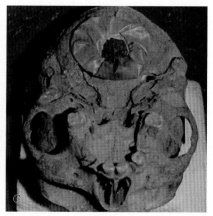
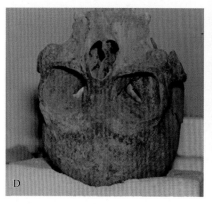
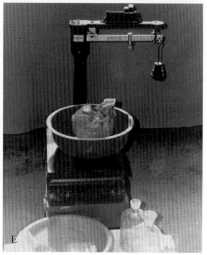

图 5-30 颅容积汞介质测量法
Measurement of the Cranial Capacity by Mercury

A. 乳胶囊；B. 胶囊装入颅骨，与面盆先用电子秤称量作为皮重；C. 经枕骨大孔注入汞至大孔边缘平齐；D. 装满汞后可从眶上裂看到胶囊已满；E. 用磅秤再称重减掉皮重，结合室温膨胀系数直接计算出颅容积

表5-67　颅容积三种测量方法的相关与回归
Comparison & Regression Equations of the Three Methods of Measuring Cranial Capacity

$\hat{Y}=bX+a\pm s\,(y,\ x)\,(\mathrm{ml})$	t_b	r 值
汞　法＝1.016 79×小米法 −37.71±16.40	94.40	0.99
汞　法＝0.992 75×砂　法＋4.18±23.11	66.57	0.99
小米法＝0.971 45×汞　法＋54.16±16.05	94.29	0.99
小米法＝0.970 67×砂　法＋49.30±22.33	67.38	0.99
砂　法＝0.982 87×汞　法＋30.44±22.99	66.60	0.99
砂　法＝1.005 86×小米法 −15.90±22.72	67.39	0.99

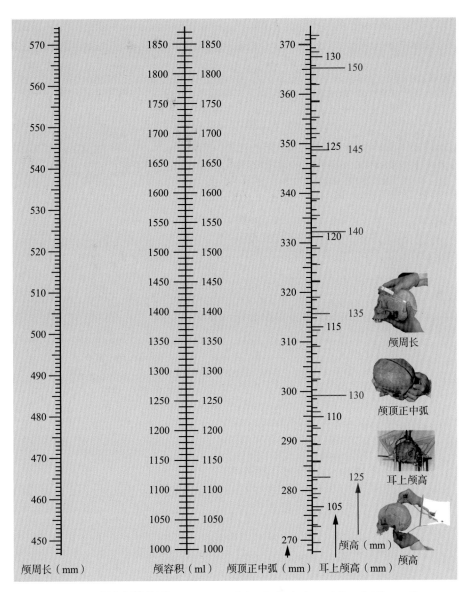

图5-31　颅容积推算图　Diagram of the Calculation of Cranial Capacity

　　使用说明：将所测的颅周长、耳上颅高、颅高或颅顶正中弧数据分别在左、右相关的标尺上找出相应的尺度点，用直尺连接两点，所经中部标尺的值，即为该颅骨颅容积的推算值

立人和1例南京汤山直立人1号颅骨，验证其可靠性，结果Oliver等（1975）的耳上颅高公式和丁士海等（1992）的耳上颅高公式误差最小，百分误差公式［百分误差＝（推算值−真实值）/真实值×100%］计算，则Oliver等的百分误差范围为（0.56～13.28）ml平均3.96ml和丁士海等百分误差范围为0.65～8.03 ml，平均4.14mm，而验证南京汤山直立人的颅容积数据，Oliver等和丁士海等的公式分别为874 ml和860 ml。这说明应用现代人的具有耳上颅高项的推算公式，也同样适用于直立人。王笃伦等（1991）提出从X线片推算颅容积的公式：颅容积＝（$\pi ABD^2/3C$）×（3−D/C），其中A为1/2最大颅内宽径，B＝1/2最大颅内矢径，D＝侧位片最大颅内高径，注意需与矢状面垂直，C＝侧位片最大高与最大矢径交叉点以上的高度。经测验19例成年男性误差为31.61 ml（2.24%），12例成年女性为31.32 ml（2.43%），5例小儿为29.71 ml（2.33%）。

4.颅骨外测量推算颅容积的回归方程式（Calculation of the Cranial Capacity from External Cranial Measurements） 选择相关系数较高的由颅骨外测量推算颅容积的回归方程比较实用，详见表5-68。

表5-68　颅骨外测量推算颅容积的回归方程式
Calculation of the Cranial Capacity from External Cranial Measurements

作者（年份）和地区	回归方程式 $\hat{Y}$（颅容积）＝$b_1X_1+b_2X_2+b_3X_3+b_4X_4$−a	r值
Yen（颜誾）（1943） 四川地区	$\hat{Y}$（男）＝0.092 颅周长（g-op-g）＋1 362.67（±7.345）	0.737
	$\hat{Y}$（女）＝0.033 颅最大长（g-op）＋1 283.93（±3.109）	0.601
	$\hat{Y}$（女）＝0.020 耳上颅高（v-po-po）＋1 281.71（±2.416）	0.698
	$\hat{Y}$（女）＝0.099 颅周长（g-op-g）＋1 234.67（±6.042）	0.727
余东郁等（1982） 东北地区	$\hat{Y}$＝5.230 5 颅周长−1504.67±134.80	0.707
	$\hat{Y}$＝8.257 6 颅横弧−12 220.97±134.77	0.724
	$\hat{Y}$＝5.258 3 颅矢状弧−516.693±134.78	0.603
丁士海等（1984） 青岛地区 （细砂介质）	$\hat{Y}$（男）＝0.000 333 8×颅长×颅宽×颅高＋360.28	0.85
	$\hat{Y}$（男）＝14.546 75 耳上颅高−193.145	0.70
	$\hat{Y}$（男）＝11.325 31 颅高−30.33	0.66
	$\hat{Y}$（女）＝0.000 307 98×颅长×颅宽×颅高＋347.19	0.73
	$\hat{Y}$（女）＝12.352 16 颅宽−380.845	0.74
	$\hat{Y}$（女）＝74.285−0.062 91 颅长×耳上颅高	0.70
	$\hat{Y}$（女）＝14.981 36 耳上颅高−415.651	0.62
丁士海等（1992） 青岛地区 （汞介质）	$\hat{Y}$＝4.436 1 颅高＋3.0225 耳上颅高＋1.547 0 颅顶正中弧＋3.894 5 颅周长−2007.455	0.90
	$\hat{Y}$＝6.455 7 耳上颅高＋2.144 3 颅顶正中弧＋3.732 5 颅周长−1 912.193	0.90
	$\hat{Y}$＝4.942 11 颅周长＋7.836 95 颅高I−2 160.589±65.72	0.90
	$\hat{Y}$＝4.898 90 颅周长＋8.790 51 耳上颅高−2 097.182±68.61	0.89
	$\hat{Y}$＝4.380 25 颅周长＋3.058 67 颅顶正中弧−1 784.692±69.23	0.89
	$\hat{Y}$＝6.735 83 颅周长−2 015.462±76.429	0.86
	$\hat{Y}$＝6.725 55 颅矢状弧−714.595±84.770	0.82
	$\hat{Y}$＝20.649 63 耳上颅高−973.261±94.355	0.77
	$\hat{Y}$＝16.990 71 颅高Ⅰ−878.613±96.481	0.76
	$\hat{Y}$＝16.429 71 颅高Ⅱ−821.626±98.848	0.75
	$\hat{Y}$＝12.862 76 颅长−833.912±99.574	0.74
	$\hat{Y}$＝8.165 59 颅后横弧−1 084.379±100.028	0.74
张楠等（1992） 青岛地区（水介质）	$\hat{Y}$＝3.439 颅周长＋4.103 头横弧−1 881.956±88.82	0.76
	$\hat{Y}$＝5.31 头横弧＋3.742 2 头矢状弧−1 532.05±91.9	0.72
李仁等（1999） 湖北地区	$\hat{Y}$（男）＝1.71 颅长＋0.67 颅宽＋2.88 颅矢状弧−1 788.02	0.79
	$\hat{Y}$（男）＝5.38 颅长＋5.36 颅高＋6.14 颅宽−1 541.73	0.74

注：表内所有方程式变量单位为cm，$\hat{Y}$值单位为ml。

5.颅骨的X线片外测量推算颅容积法（Calculation of the Cranial Capacity from External Cranial Measurement by X-Ray Film） 丁士海等（1997）由头部X线片推算颅容积（ml），提出推算颅容积回归方程式，见表5-69。

表5-69　由X线片测量推算颅容积的回归方程式
Regression Equations of the Calculation of Cranial Capacity from External Cranial Measurements by X-Ray Film

回归方程式：$\hat{Y}$（颅容积）$=bX-a$	r值
$\hat{Y}=0.429\times$（正中矢状面积$\times$颅内宽）$+182.21$	0.96
$\hat{Y}=8.647\times$冠状面积-160.6	0.94
$\hat{Y}=0.294\times$（颅内长$\times$颅内宽$\times$颅内斜径）-117.3	0.94
$\hat{Y}=15.49\times$正中矢状面积-801.39	0.92
$\hat{Y}=162.4\times$颅内高-1031.65	0.83
$\hat{Y}=217.24\times$颅内斜径-2154.1	0.83
$\hat{Y}=140.26\times$颅内宽-704.12	0.81
$\hat{Y}=136.5\times$颅内长-1036.6	0.68

注：表内所有方程式变量单位为cm，面积为cm²，$\hat{Y}$值单位为ml。

国人数据（Chinese data）如下

综合国人资料（$\bar{x}\pm s$，ml），男性（4129例）颅容积为1461.19±144.23，女性（1367例）颅容积为1306.79±126.31；性别差异t值37.77，$P<0.01$，男性平均多于女性154.4ml（约10%）；如果不计标准差：男性（4861例）平均为1455.44ml，女性（1507例）平均为1304.04ml；详见表5-70。

表5-70　国人颅容积的测量　Measurements of the Cranial Capacity in Chinese

作者（年份）	地区或族别	男 例数	男 均值（$\bar{x}\pm s$，mm）	女 例数	女 均值（$\bar{x}\pm s$，mm）	测量方法
难波光重（1934）*	东北	417	1481.8±108.6	—	—	固体介质
余东郁等（1964）	东北	60	1397.98	—	—	固体介质
陈强等（1988）*	长春	296	1412.8±163.74	310	1300.7±124.85	固体介质
刘其端等（1964）	华北	179	1470.77	—	—	固体介质
丁士海等（1992）*	东北	50	1485±106.05	50	1272±91.91	固体介质
	青岛	67	1499.6±109.34	45	1313.5±124.47	固体介质（砂）
		67**	1499.1±108.44	45**	1299.0±114.14	汞介质
		67	1510.7±104.09	45	1315.6±114.67	固体介质（小米）
王海杰等（1990）	山东	87	1422.42	64	1280.71	X线片推测
赵栋（1982）*	张家口满族	31	1366.2±91.29	27	1280.7±121.37	固体介质
Yen（颜闿等，1943）	华西	1221	1413.08±121.51	224	1283.93±109.20	种子法
王笃伦等（1991）	陕南（颅骨）	19***	1410.42	12***	1239.17	实测
	陕南（颅骨X线片）	19	1414.45	12	1282.54	X线片推测
	陕南（活体）	87	1422.42	64	1280.71	X线片推测
四川医学院（1980）	四川	1188	1533.6±157.0	305	1371.3±130.9	水测法
李仁等（1996）	湖北	67	1518.77±136.35	37	1373.09±155.41	X线片推测
涂玲等（1982）	湖南	352	1426.81±128.78	106	1267.86±111.53	固体介质
吴定良（1942）	安阳	61	1439.7±81.57	—	—	固体介质
	昆明	277	1413.3±112.99	144	1278.8±122.51	
包月昭等（1984）	河南	300	1401.02	—	—	固体介质
朱芳武等（1989）	广西壮族	51	1474.02±117.11	59	1270.01±103.89	直接测量
朱芳武等（1992）	广西壮族	51	1457.9±121.5	60	1273.5±100.1	直接测量
合计（只含有标准差项）（例数）		1461.19±144.23（4129）		1306.79±126.31（1367）		
合计（含无标准差项）（例数）		1455.44（4861）		1304.04（1507）		

*按原数据的标准误，由笔者计算出标准差。

**合计时只计汞测法数据。

***只计实测数据。

李仁等（1996）测量湖北地区男67例、女37例侧位X线片的颅腔面积，推算结果（$\bar{x}\pm s$，mm^2）：男性为18 566.84±1292.09，女性为17 497.92±1636.48。

（二十一）颅骨厚度的测量（Measurements of the Thickness of Cranium）

颅骨厚度的测量对于颅骨手术、法医学鉴定和颅面重建都是重要的。另外颅骨的最薄处，适用于临床超声检查，该区被特称为超声窗（ultra-sound window）或锁孔（key-hole）；Chang（张鋆）（1934）测量北京地区颅骨100例、沈阳地区颅骨50例，颅骨厚度为平均3.7 mm。

1.额骨厚度的测量（Measurements of the Thickness of Frontal Bone）综合国人资料额骨不同部位157处，平均厚度为5.92mm；详见表5-71。

表5-71　额骨厚度的测量　Measurements of the Thickness of Frontal Bone

作者（年份）	地区	例数	项目	男（$\bar{x}\pm s$，mm）	女（$\bar{x}\pm s$，mm）
布朗·皮特（1987）	华北	男40，女7	额鳞中部	5.5±1.33	6.1±1.91
			前囟前隆起	5.9±1.30	5.5±1.63
			额骨前囟点处	6.4±1.24	5.8±1.56
冯家骏（1985）	广西	合4	额骨颞面区	3.59	
			额结等泛区	4.69	
			眉弓上区	6.69	
			眉弓区	8.86	
合计		157（处）	额骨平均厚度	5.92	

2.顶骨厚度的测量（Measurements of the Thickness of Parietal Bone）综合国人资料顶骨不同部位70处，平均厚度为5.78mm；详见表5-72。

表5-72　顶骨厚度的测量　Measurements of the Thickness of Parietal Bone

作者（年份）	地区	例数	项目	男（$\bar{x}\pm s$，mm）	女（$\bar{x}\pm s$，mm）
布朗·皮特（1987）	华北	男40，女7	右顶骨头顶处	6.2±1.20	6.3±1.94
冯家骏（1985）	广西	合4	顶骨上区	3.64	
			顶骨下区	3.50	
王守森等（1995）	广东	合8	顶骨	5.04±1.06	
合计		70（处）	顶骨平均厚度	5.78	

3.枕骨厚度的测量（Measurements of the Thickness of Occipital Bone）综合国人资料枕骨不同部位492处，平均厚度为9.21mm；详见表5-73。

表5-73　枕骨厚度的测量　Measurements of the Thickness of Occipital Bone

作者（年份）	地区	例数	项目	男（$\bar{x}\pm s$，mm）	女（$\bar{x}\pm s$，mm）
布朗·皮特（1987）	华北	男40，女7	枕骨人字点处	7.7±1.45	6.2±1.31
			枕骨隆凸	17.9±3.18	14.3±3.87
王学礼（1986）	河北	合130	枕外隆凸下2 cm处	9.55±0.21	
			枕外隆凸下2.5 cm处	8.68±0.9	
			枕外隆凸下3 cm处	7.08±0.17	
冯家骏（1985）	广西	合4	枕外隆凸前区	6.68	
			枕外隆凸区	11.50	
合计		492（处）	枕骨平均厚度	9.21	

4.颞骨厚度的测量（Measurements of the Thickness of Temporal Bone）　综合国人资料颞骨不同部位663处，平均厚度为3.46mm；详见表5-74。

表5-74　颞骨厚度的测量　Measurements of the Thickness of Temporal Bone

作者（年份）	地区	例数	项目	厚度（$\bar{x}\pm s$, mm）
兰满生等（2006）	浙江	合200	颞区最薄处	1.59±0.77
			颅骨翼区	4.71±1.54
冯家骏（1985）	广西	合4	颞骨鳞部中心区	1.67
			颞骨鳞部边缘区	3.21
陈合新等（2000）	广州	合60	颞骨前上象限 **	4.34±0.41
			颞骨前下象限	3.82±0.32
			颞骨后上象限	4.03±0.44
			颞骨后下象限	3.62±0.33
王守森等（1995）	广东	合8	颅骨翼区	3.00±1.31
合计		663（处）	颞骨平均厚度	3.46

** 象限的划分，以外耳道下极向后4.35 cm为圆心，以1.35 cm为半径的圆。

夏寅等（2005）测量北京地区30例颅骨：星点厚度4.9±1.2，顶乳中点厚9.2±3.6，星乳中点厚7.6±3.0。

5.颅骨超声窗部位（Location of the Ultra-sound Windows on Skull）　张良等（1992）以坐标方式定位超声窗的部位，测量男25例和女25例颅骨，详见表5-75。

表5-75　颅骨超声窗部位（$\bar{x}\pm s$, cm）　Location of the Ultra-sound Windows on Skull（$\bar{x}\pm s$, cm）

超声窗部位	男X轴	男Y轴	女X轴	女Y轴
颞骨	1.1±0.5	2.0±0.2	1.0±0.6	1.9±0.4
顶骨	2.1±1.3	5.7±0.6	1.3±1.2	5.6±0.6
额骨	5.6±0.4	4.7±0.4	5.3±0.4	4.8±0.5
蝶骨	4.9±0.4	1.8±0.4	4.6±0.6	1.8±0.4

（二十二）颅骨的生物力学测试（Test of the Mechanics of Skull）

陈兴武等（2005）从法医学角度探讨人头部受主动冲击的钝力作用特点，同时测试成年新鲜标本（男6例、女3例）头部各部位承受最大冲击力的限度，从冲击动力学角度去探讨颅脑损伤的生物力学机制；结果见表5-76。

表5-76　不同材料冲击头部的作用时间比较（$\bar{x}\pm s$, ms）
Tests of the Impact Cranium Time by Different Materials（$\bar{x}\pm s$, ms）

冲击部位	钢锤头作用时间		木锤头作用时间		橡胶锤头作用时间	
	有头皮	无头皮	有头皮	无头皮	有头皮	无头皮
额骨	2.185±0.077	1.210±0.034	2.510±0.116	2.283±0.104	3.475±0.085	2.893±0.062
顶骨	2.300±0.037	1.353±0.079	2.713±0.083	2.551±0.952	3.306±0.190	2.850±0.052
颞骨	3.206±0.279	2.815±0.136	3.425±0.308	3.254±0.117	4.111±0.099	3.641±0.187
枕骨	2.157±0.142	1.298±0.083	2.988±0.218	2.012±0.064	3.285±0.087	3.118±0.175

使用锤面直径3cm、重0.9kg的铁锤头冲击陈旧颅骨额、顶、枕部，平均作用时间为0.795±0.045ms（$n=9$），表5-76显示额、顶、枕部有无头皮的作用时间比较，有显著性差异（$P<0.05$），即与陈旧颅骨的作用时间明显短于与新鲜标本的作用时间。使用锤面直径3 cm的铁锤头进行冲击，造成头皮挫裂的冲击力最大值平均为51 000±1500N（$n=9$）。进一步造成额部骨折的冲击力最大值平均为8300±1200N（$n=9$）；造成顶部骨折的冲击力最大值平均为8100±1300N（$n=9$）；使颞部骨折的冲击力最大值平均为6200±1000N（$n=9$）；使枕部骨折的冲击力最大值平均为11 000±1500N（$n=9$）。

（二十三）颅骨重量的测量（Measurements of the Weight of Skull）

孙尔玉等（1981）测量东北地区男209例、女25例颅骨和下颌骨的重量（$\bar{x}\pm s$，g）：男性分别为612.15±118.7和94.71±15.97，女性分别为563.33±64.71和82.14±12.42。

（二十四）下颌骨的测量（Measurements of the Mandible）

下颌骨的测量见图5-32。

1.下颌髁间宽（Bicondylar Breadth）cdl-cdl（M65） 亦称两髁外宽，用弯脚规或直脚规对准下颌骨两侧的cdl点测得的直线距离。

2.下颌髁最小距（Minimum Distance between Mandibular Condyles）cdm-cdm 亦称两髁内宽，用直脚规或游标卡尺对准下颌骨两侧的cdm点测得的直线距离。

3.喙突间宽（Bicoronoid Breadth）cr-cr［M65（1）］ 用直脚规对准下颌骨两侧的cr点测得的直线距离。

4.下颌角间宽（Bigonial Breadth）go-go（M66） 用弯脚规对准下颌骨两侧的go点测得的直线距离。

5.颏孔间宽（Bimental Breadth）ml-ml（M67） 亦称下颌前宽，用直脚规对准下颌骨两侧的ml点测得的直线距离。

6.下颌体长（Length of Mandibular Body）（M68） 将下颌骨置于下颌骨测量器上，使下颌支后缘抵触测量器活动板、下颌底（下颌骨下缘）抵触固定板平面，由底板测尺触及颏前点（pg），固定板测尺直接显示下颌体长。如无下颌骨测量器，则可用直尺的一边对准两侧的go点，然后测量pg点至直尺的垂直距离，直尺的测点不一定正好是go-go连线的中点。为方便也可用直脚规分别测量三个测点的三个边的距离（即左go-右go，左go-pg，右go-pg），用计算机按程序算出。

7.颏前点-髁突最后点间投影距（Projection Length from pg-Poimt to Posteior Point of Condylar Process）亦称下颌骨长（length of mandible）或颏髁长，将下颌骨置于测骨盘内，使两侧髁突最后点接触测骨盘的侧壁、下颌底平放于测骨盘上，再用活动木块与侧壁平行抵至颏前点，直接读出木块与侧壁的垂直距离。

8.髁突最高点间投影高（Projection Height of the Bicondylar Process's Posteior Points） 亦称下颌髁突高（height of condylar process） 将下颌骨置于下颌骨测量器上，使两侧髁突后点贴近测骨盘侧壁，取其连线中点至盘底的垂直高度。

9.下颌联合高（Height of Mandibular Symphysis）id-gn（M69） 亦称颏高（mental height或chin height），用直脚规对准下颌骨的id点和gn点测得的直线距离，要注意此距应与牙槽平面垂直。

10.下颌体高 I（颏孔处）（Height of Mandibular Body at Mental Foramen）［M69（1）］ 用直脚规对准ml点垂直线的牙槽缘和下颌底的直线距离，要注意此距应与牙槽平面垂直，左右分别测量。

11.下颌体高 II（$M_1\sim M_2$间）（Height of Mandibular Body at Junction of M_1 and M_2）［M69（2）］ 用直脚规对准$M_1\sim M_2$（第一、二磨牙）间垂直线的牙槽缘和下颌底测得的直线距离，左右分别测量。

12.下颌体厚 I（颏孔处）（Thickness of Mandibular Body at Mental Foramen）［M69（3）］ 用直脚规对准颏孔处测量下颌体的厚度，左右分别测量。

13.下颌体厚 II（$M_1\sim M_2$间）（Thickness of Mandibular Body at Junction of M_1 and M_2）［M69（4）］ 用直脚规对准$M_1\sim M_2$间测得的下颌体的厚度，左右分别测量。

14.下颌支高（Height of Mandibular Ramus）（M70） 用直脚规对准髁突最高点测得的至go点的直线距离，要注意此距应与下颌骨后缘平行，左右分别测量。

15. 下颌支最小高（Minimum Coronoid Height）　用直脚规对准下颌切迹最低点测得的至下颌底的直线距离，要注意此距应与下颌骨后缘平行，左右分别测量。

16. 下颌喙突高（Coronoid Height）　将下颌骨置于测骨盘上，用直脚规对准喙突cr点测得的至下颌底平面的垂直距离，左右分别测量。

17. 下颌支宽Ⅰ（Breadth of Mandibular Ramus Ⅰ）（M71）　用直脚规测得的与下颌支高相垂直的最大宽。可将直脚规的一脚对准下颌骨后缘，另一脚置于喙突最前点，左右分别测量。

18. 下颌支宽Ⅱ（Breadth of Mandibular Ramus Ⅱ）　与下颌支高相垂直的下颌支最小宽。用直脚规在下颌支前后缘处找出最小直线距离，左右分别测量。

19. 下颌支最大宽（Maximum Breadth of Mandibular Ramus）　用直脚规测得的下颌支前缘最突出点至后缘髁突与下颌角连线的最大垂直距离，左右分别测量。

20. 下颌支最小宽（Minimum Breadth of Mandibular Ramus）（M71a）　与下颌支宽Ⅱ的区别在于不考虑是否与下颌支高垂直，但二者值可能是相同的；即用直脚规测得的下颌支前后缘的最小直线距离，左右分别测量。

21. 下颌切迹宽（Breadth of Mandibular Notch）　用直脚规测得的cr点至髁突最高点的直线距离，左右分别测量。

22. 下颌切迹深（Depth of Mandibular Notch）　在下颌切迹宽基础上，三脚平行规中间竖尺测至切迹最深处的垂直距离，左右分别测量。

23. 下颌齿弓长（Length of the Alveolar Arch of Mandible）　用弯脚规对准下颌的id点和双侧第三磨牙后连线中点测得的直线距离。测时可将一细薄尺置于双侧第三磨牙后，取其中点，左右侧分别测量。

24. 下颌齿弓宽（Breadth of the Alveolar Arch of Mandible）　用直脚规测得的双侧下颌牙槽弓最外侧突出点之间的直线距离，注意要与正中矢状面垂直。

25. 颏孔-颏前点投影距（Projective Length of Mental Foramen to Pogonion）　将下颌骨置于下颌骨测量器上，分别测量左右两侧颏孔中心点至pg点的投影距离。

26. 颏孔-下颌体后界投影距（Projective Length of Mental Foramen to Posterior End of Mandibular Body）　将下颌骨置于下颌骨测量器上，分别测量左右两侧颏孔中心点至下颌体后界的投影距离。

27. 下颌磨牙列长（Molar Length）　测量标准同前文磨牙列长。

28. 颏孔间弧（Bimental Arc）arc ml-ml　用卷尺或方格坐标纸条测量双侧颏孔点（ml）间的骨面长度，注意紧贴骨面，且与下颌底面平行（图5-32）。

29. 下颌骨弧（Arc of Mandible）arc go-pg-go　用卷尺或方格坐标纸条通过左右go点和pg点测得的骨面长度，注意紧贴骨面（图5-32b）。

30. 下颌联合弧（Arc of Symphysis）arc id-gn　用卷尺或方格坐标纸条通过id点和gn点测得的骨面长度，注意紧贴骨面（图5-32）。

31. 下颌角（Mandibular Angle）（M79）　用下颌骨测量器，将下颌底与两侧下颌骨后缘分别放置于测量器两平面所测角度（图5-32）。

32. 下颌体夹角（Angle of Mandibular Body）　用量角器对准两侧下颌体长轴所形成的夹角（图5-32）。

33. 下颌侧面角Ⅰ（Profile Angle Ⅰ of Mandible）∠pg-id-FH　在FH平面条件下，用直脚规两脚对准id点和pg点，观察附带量角器的刻度，左右分别测量（图5-32）。

34. 下颌侧面角Ⅱ（Profile Angle Ⅱ of Mandible）∠id-pg-牙槽面　在下颌骨牙槽面条件下，用直脚规两脚对准id点和pg点，观察附带量角器的刻度，左右分别测量（图5-32）。

35. 下颌侧面角Ⅲ（Profile Angle Ⅲ of Mandible）∠id-gn-下颌底（M79）　在下颌底平面条件下，用直脚规两脚对准id点和gn点，观察附带量角器的刻度，左右分别测量（图5-32）。

36. 下颌前倾角（Anterior Inclination Angle of Mandible）∠gn-id-FH　先将下颌骨固定于FH平面，用附着式量角器另一脚对准下颌骨基底面，直接阅读附着量角器的刻度（图5-32）。

37. 下颌基底角（Basilar Angle of Mandible）　用量角器对准下颌体基底面长轴所成的夹角，注意测量

时应将下颌骨倒置，使基底面向上（图5-32）

38.下颌支后缘切线与下颌基底面外侧的交角（External Angle of the Posterior Tangent Line of Mandibular Ramus to Mandibular Basilar Plane） 用量角器对准下颌支后缘与下颌基底面在外侧所形成的夹角，注意测量时量角器双脚平面要与下颌骨正中矢状面垂直，呈冠状位（图5-32）。

39.下颌支后缘切线与喙髁突连线的交角（Angle of the Posterior Tangent Line of Mandibular Ramus to Mandibular Condylar-coronoid Plane） 用量角器对准下颌支后缘与髁突和喙突连线所形成的夹角（图5-32）。

国人数据（Chinese Data）如下

1.下颌骨长度的测量（Measurements of the Lengths of Mandible） 综合国人资料（$\bar{x}\pm s$，mm），下颌骨长：男性（2149例）为103.42±7.68，女性（835例）为100.58±4.85；下颌体长：男性（3189例）为73.51±4.96，女性（1240例）为70.09±5.41；性别差异t值分别为12.04和19.32，均为$P<0.01$，两项指标男性均极显著大于女性；详见表5-77。

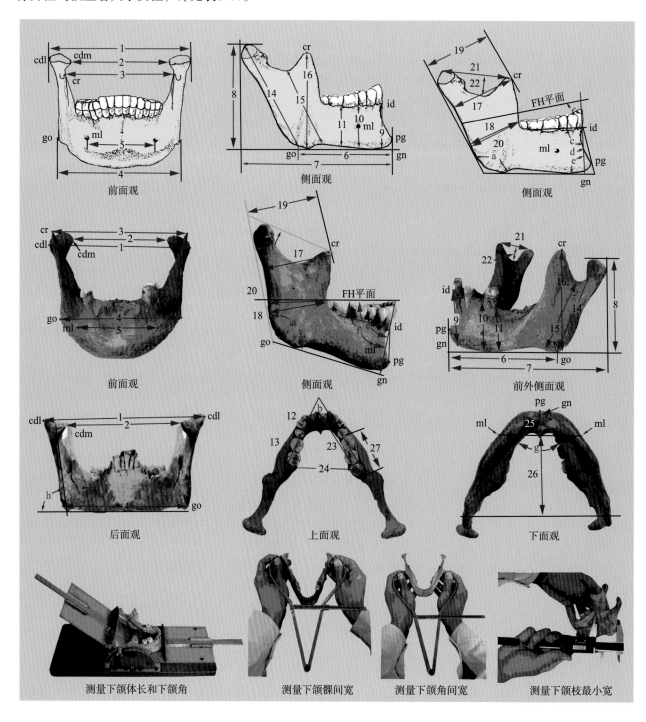

前面观　　　　　　　　　侧面观　　　　　　　　　侧面观

前面观　　　　　　　　　侧面观　　　　　　　　　前外侧面观

后面观　　　　　　　　　上面观　　　　　　　　　下面观

测量下颌体长和下颌角　　测量下颌髁间宽　　测量下颌角间宽　　测量下颌枝最小宽

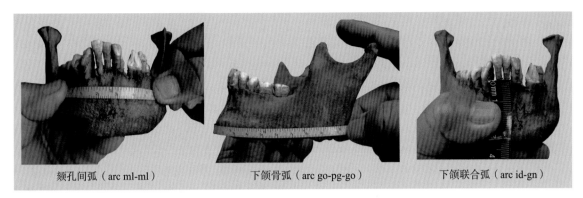

颏孔间弧（arc ml-ml）　　　　　下颌骨弧（arc go-pg-go）　　　　　下颌联合弧（arc id-gn）

图5-32　下颌骨的测量　Measurements of the Mandible

1.下颌髁间宽；2.下颌髁最小距；3.喙突间宽；4.下颌角间宽；5.颏孔间宽；6.下颌体长；7.颏前点-髁突最后点间投影距；8.髁突最后点间投影高；9.下颌联合高；10.下颌体高Ⅰ；11.下颌体高Ⅱ；12.下颌体厚Ⅰ；13.下颌体厚Ⅱ；14.下颌支高；15.下颌支最小高；16.下颌喙突高；17.下颌支Ⅰ；18.下颌支Ⅱ；19.下颌支最大宽；20.下颌支最小宽；21.下颌切迹宽；22.下颌切迹深；23.下颌齿弓长；24.下颌齿弓宽；25.颏孔-颏前点投影距；26.颏孔-下颌体后界投影距；27.下颌磨牙列长

a.下颌角；b.下颌体夹角；c.下颌侧面角Ⅰ；d.下颌侧面角Ⅱ；e.下颌侧面角Ⅲ；f.下颌前倾角；g.下颌基底角；h.下颌支后缘切线与下颌基底面外侧的交角；i.下颌支后缘切线与喙髁突连线的交角

表5-77　下颌骨长度的测量　Measurements of the Lengths of Mandible

作者（年份）	地区	例数		下颌骨长（$\bar{x}\pm s$, mm）		下颌体长（$\bar{x}\pm s$, mm）	
		男	女	男	女	男	女
俞东郁（1980）	延边	100	100			74.0	69.6
唐国琛等（1984）*	黑龙江	合365		—		64.04±0.31	
宫下公平（1935）*	东北	380	—	105.4±14.42		74.7±0.97	
杨茂有等（1988）	东北	113	70	—	—	75.6±5.7	70.0±4.4
曹文强等（1998）	东北	61	36	104.01±6.15	102.71±4.90	73.80±4.96	70.93±4.29
张富安等（1983）	长春	132	82	—	—	76.94±5.27	72.01±4.78
刘美音等（1986）*	山东	257	143	—	—	73.6±3.35	69.3±4.43
王令红等（1988）	太原	55	33	105.32±6.55	99.26±6.49	74.92±5.26	69.68±3.95
徐晓明等（1987）	华东	合118		117.88±8.94		—	
王永豪等（1954）*	上海	503	227	103.4±4.04	101.3±3.77	74.4±2.24	70.1±2.41
	上海	284	158	102.3±4.04	100.5±3.65	73.8±3.20	72.5±8.80
李常文等（1986）	江西	合200		—		72.29±5.33	
陈洪等（2008）	宜春	135	—	102.38±5.46	—	70.23±4.36	—
李应义等（1981）*	西安	50	50	—	—	75.72±4.88	72.60±4.45
丁细藩等（1993）	华南	88	—	—	—	73.64±4.06	—
莫楚屏等（1982）*	湖北	350	60			68.17±6.55	62.56±4.34
		50	—			65.39±6.58	—
丁家明（1988）	四川	288	212	101.83±5.70	100.52±5.63	74.08±4.53	69.94±4.26
Woo（吴定良）等（1941）	河南安阳	139	46	104.9±4.8	101.9±4.1	75.6±4.6	73.1±4.1
	昆明	161	92	102.6±5.9	98.4±5.8	72.0±5.1	67.5±5.0
王令红（1989）	香港	143	31	103.16±5.81	99.71±4.41	77.59±4.18	70.58±3.51
合计（只含有性别标准差项）（例数）				103.42±7.68 （2149）	100.58±4.85 （835）	73.51±4.96 （3189）	70.09±5.41 （1240）

*按原数据的标准误，由笔者计算出标准差。

汪兆麟等（1981）测量海口地区下颌骨110例：下颌底长9.64±0.56；沈宗起（1988）测量张家口地区下颌骨全长（$\bar{x}\pm s_{\bar{x}}$，mm）：男性（119例）左侧为165.4±0.6，右侧为165.1±0.6，女性（87例）左侧为154.7±0.8，右侧为153.5±0.8；无侧别差异，性别差异非常显著。

2. 下颌骨宽度的测量（Measurements of the Breadths of Mandible） 综合国人资料（$\bar{x}\pm s$，mm），下颌骨髁间宽：男性（2351例）为122.93±7.28，女性（966例）为116.86±6.06；下颌角间宽：男性（2351例）为100.06±6.85，女性（966例）为94.66±5.82；下颌骨喙突间宽：男性（2248例）为97.89±5.80，女性（872例）为93.02±5.24；下颌骨颏孔间宽：男性（2248例）为47.37±2.76，女性（872例）为45.36±2.43；性别差异t值分别为24.67、23.02、22.60和19.94；均为P＜0.01，四项指标男性均非常显著大于女性，详见表5-78。

表5-78 下颌骨宽度的测量 Measurements of the Breadths of Mandible

作者（年份）	地区	例数	测量数据（$\bar{x}\pm s$，mm）			
			下颌髁间宽	下颌角间宽	喙突间宽	颏孔间宽
俞东郁（1980）	延边	男100	124.0	105.6	98.0	47.5
		女100	116.8	99.8	93.0	47.5
宫下公平（1935）*	东北	男380	121.9±5.85	98.4±9.36	95.3±5.46	46.9±3.12
杨茂有等（1988）	东北	男113	124.1±5.5	97.8±6.7	95.6±5.3	46.7±2.3
		女70	115.6±6.1	93.0±5.1	90.8±5.0	45.1±2.3
曹文强等（1998）	东北	男61	125.22±6.07	101.60±5.91	99.22±5.87	46.81±2.11
		女36	120.53±5.94	98.07±5.97	95.22±5.99	46.46±2.84
张富安等（1983）	长春	男132	122.91±7.12	103.10±6.07	99.86±5.57	47.79±2.70
		女82	116.20±6.57	97.44±5.39	96.13±4.85	46.43±2.76
刘美音等（1986）*	山东	男257	120.8±6.25	102.6±5.77	95.9±5.26	47.5±2.73
		女143	116.7±4.78	96.1±4.90	92.5±5.02	45.1±2.63
王令红等（1988）	太原	男55	120.82±6.74	100.44±6.30	94.80±6.01	46.32±2.95
		女30	111.60±4.88	92.63±6.46	88.00±3.83	44.57±2.14
王永豪等（1956）*	上海	男284	125.0±4.04	96.9±4.38	98.9±2.70	47.7±2.19
		女158	119.2±4.40	91.8±4.27	94.1±3.14	45.7±1.38
徐晓明等（1987）	华东	合118	120.11±7.17	97.39±7.17	—	—
莫楚屏等（1982）*	湖北	男300	122.08±13.51	100.35±6.24	98.41±5.72	48.89±2.94
		女60	116.78±7.60	92.7±5.81	94.34±6.04	46.25±2.56
		老年男50	121.8±2.62	100.39±5.94	98.87±4.10	47.91±2.55
李长文等（1986）	江西	合200	120.18±6.35	99.731±5.78	—	—
陈洪等（2008）	宜春	男135	123.65±6.09	99.23±7.03	98.46±4.65	46.51±2.25
李应义等（1984）*	西安	男50	120.54±5.37	101.52±5.30	113.28±5.59	47.12±2.40
		女50	114.5±6.01	95.92±7.28	92.25±6.01	45.88±2.62
袁和兴等（1982）	西安	男250	—	103.4	—	—
		女190	—	95.8	—	—
丁家明（1988）	四川	男288	124.77±5.34	101.13±5.93	98.13±5.12	46.60±2.41
		女212	116.10±5.99	94.55±5.50	92.09±5.25	44.51±2.35
张万盛等（1980）	遵义	男103	124.19±5.50	101.92±5.87	—	—
		女94	118.46±6.51	96.62±6.85	—	—
汪兆麟等（1981）	海口	合110	119.7±7.5	96.1±7.3	—	—
王令红（1989）	香港	男143	122.05±5.08	100.33±6.02	99.13±4.85	47.59±2.61
		女31	115.38±5.95	93.68±4.27	93.99±5.40	45.37±2.04
合计（只含具有性别标准差项）（例数）		男	122.93±7.28 (2351)	100.06±6.85 (2351)	97.89±5.80 (2248)	47.37±2.76 (2248)
		女	116.86±6.06 (966)	94.66±5.82 (966)	93.02±5.24 (872)	45.36±2.43 (872)

*按原数据的标准误，由笔者计算出标准差。

3. 下颌支的测量（Measurements of the Mandibular Ramus）

（1）下颌支最小宽的测量（Measurement of the minimum breadth of mandibular ramus）：综合国人资料（$\bar{x}\pm s$, mm），下颌骨髁间宽：男性（3455例）为34.11±3.25，女性（1502例）为32.10±2.65；性别差异 t 值为22.86，$P < 0.01$，男性非常显著大于女性；侧别没有差异，详见表5-79。

表5-79　下颌支最小宽的测量
Measurement of the Minimum Breadth of Mandibular Ramus

作者（年份）	地区	男例数	侧别	下颌支最小宽（$\bar{x}\pm s$, mm）	女例数	下颌支最小宽（$\bar{x}\pm s$, mm）
宫下公平（1935）[*]	东北	380	—	33.1±3.12	—	—
王海斌等（1991）	长春	合400		32.7±2.8		
杨茂有等（1988）	东北	226		33.1±2.9	140	31.5±3.1
张富安等（1980）	沈阳	170	左	33.52±3.42	68	33.25±3.26
			右	31.33±4.26		31.55±2.93
刘美音等（1990）[*]	山东	632		35.5±3.27	368	32.5±3.26
沈宗起等（1996）[*]	张家口	119	左	34.8±2.18	87	31.5±1.87
			右	34.7±2.18		31.2±1.87
王令红等（1988）	太原	55左	左	33.69±2.77	30	31.38±2.17
		右	右	33.64±3.17		31.04±2.25
王永豪等（1956）[*]	上海	284		35.0±3.02	158	32.3±1.76
李长文等（1986）	江西	合	左		（200例）32.81±3.08	
			右		（200例）32.76±3.18	
陈洪等（2008）	宜春	135	左	33.52±3.11	—	—
			右	33.77±3.19	—	—
李应义等（1981）[*]	西安	50		34.38±1.91	50	32.67±1.98
丁家明（1988）	四川	288	左	34.49±2.86	212	32.14±2.36
			右	34.21±3.20		31.86±2.18
丁细藩等（1993）	华南	176		33.18±2.84	—	—
汪兆麟等（1981）	海口	合110	左			35.5±4.6
			右			35.8±4.8
王令红（1989）	香港	143	左	34.19±2.80	31	32.37±2.87
			右	34.06±2.60		32.42±2.68
合计（只含具有性别标准差项）		3455		34.11±3.25	1502	32.10±2.65

*按原数据的标准误，由笔者计算出标准差。

下颌支其他宽度的测量（Other measurements of the breadths of mandibular ramus）：陈洪等（2008）和敖胤杰等（2016）测量宜春地区男135例下颌骨（$\bar{x}\pm s$, mm），下颌支宽 I：左侧为41.04±3.20，右侧为41.82±3.22；下颌支宽 II：左侧为33.67±3.16，右侧为33.69±3.18，没有侧别差异。

（2）下颌支高的测量（Measurement of the height of mandibular ramus）：综合国人资料（$\bar{x}\pm s$, mm），下颌支高：男性（3229例）63.84±5.45，女性（1261例）为57.33±4.67，性别差异 t 值为40.00，$P < 0.01$，男性均非常显著大于女性；从数据看男女均没有侧别差异，详见表5-80。

表5-80 下颌支高的测量 Measurement of the Height of Mandibular Ramus

作者（年份）	地区	男例数	下颌支高 ($\bar{x}\pm s$, mm)	女例数	下颌支高 ($\bar{x}\pm s$, mm)
宫下公平（1935）*	东北	380	66.2±5.65	—	—
杨茂有等（1988）	东北	226	68.4±5.1	140	59.9±4.9
唐国琛等（1984）*	黑龙江	合365	61.08±7.45		
张富安等（1983）	长春	132左	63.73±6.31	82左	57.36±6.87
		132右	63.77±6.08	82右	57.29±5.80
徐晓明等（1987）	华东	合118	59.77±9.33		
刘美音等（1986）*	山东	257	66.4±3.69	143	60.0±3.95
王令红等（1988）	太原	55左	64.35±5.55	30左	56.00±5.12
		55右	63.81±6.23	30右	55.91±5.86
王永豪等（1956）*	上海	284	61.4±3.20	158	54.7±3.14
李应义等（1981）*	西安	50	64.50±3.82	50	58.81±3.39
李常文等（1986）	江西	合200	60.79±5.62		
莫楚屏等（1982）*	湖北	300	63.38±6.06	60	56.42±3.49
		老年50	61.42±4.17	—	—
陈洪等（2008）	宜春	135左	60.27±5.46	—	—
		135右	59.99±5.14	—	—
丁家明（1988）	四川	288左	63.63±4.42	212左	56.82±3.68
		288右	63.45±4.45	212右	56.67±3.58
丁细藩等（1993）	华南	176	61.34±4.74	—	—
王令红（1989）	香港	143左	63.82±4.69	31左	57.46±4.69
		143右	63.36±4.82	31右	56.73±5.43
合计（只含有性别及标准差项）		3229	63.84±5.45	1261	57.33±4.67

*按原数据的标准误，由笔者计算出标准差。

下颌支其他高度的测量（Other measurements of the heights of mandibuler ramus）：宫下公平（1935）测量东北地区成年男性颅骨380例（$\bar{x}\pm s_{\bar{x}}$, mm）：下颌支最小高54.0±0.26，下颌支后部高60.4±0.38，下颌支前部高67.8±0.32，下颌支宽34.5±0.15，喙突高19.1±0.18；丁家明（1988）测量四川南充地区下颌骨下颌支最小高（$\bar{x}\pm s$, mm）：男性（288例）左侧为53.31±3.97，右侧为53.12±4.09，女性（212例）左侧为47.89±3.91，右侧为48.80±3.73；涂玲等（1997）测量湖南地区成人下颌骨标本28例，下颌支高平均（6.1±0.5）mm；陈洪（2010）测量江西宜春地区男性下颌骨270侧：下颌支高60.13±5.11，下颌体高Ⅰ30.93±2.84；测量135例，下颌骨弧186.36±9.78，下颌支最小高：左侧为49.46±3.69，右侧为49.47±3.71。

（3）下颌骨髁突和喙突高的测量（Measurements of the heights of condylar process & coronoid process of mandible）：综合国人资料（$\bar{x}\pm s$, mm），下颌髁突高：男性（1361例）为58.09±5.66，女性（847例）为49.02±5.32；下颌喙突高：男性（1117例）为66.39±4.51，女性（725例）为58.15±4.48；性别差异t值为38.00和38.46，均为$P<0.01$，下颌骨髁突和喙突高男性均极显著大于女性，从数据看男女均没有侧别差异，详见表5-81。

表5-81 下颌骨髁突高和喙突高的测量
Measurements of the Heights of Condylar Process & Coronoid Process of Mandible

作者（年份）	地区	例数 男	例数 女	侧别	下颌骨髁突高（$\bar{x}\pm s$, mm）男	下颌骨髁突高（$\bar{x}\pm s$, mm）女	下颌骨喙突高（$\bar{x}\pm s$, mm）男	下颌骨喙突高（$\bar{x}\pm s$, mm）女
刘美音等（1986）[*]	山东	257	143		60.9±4.49	53.0±5.26	68.1±3.85	61.3±4.31
王令红等（1988）	太原	55	30	左	57.39±7.21	48.61±5.20	—	
				右	56.71±7.32	48.96±5.81	—	
王永豪等（1956）[*]	上海	284	158		57.7±4.21	49.1±3.65	66.1±3.37	57.3±3.27
丁家明（1988）	四川	288	212	左	56.58±5.34	47.41±4.89	65.68±4.92	57.38±4.43
				右	57.30±5.63	47.75±4.81	65.86±5.17	57.41±4.48
汪兆麟等（1981）	海口	合110		左	52.3±8.8		62.2±7.1	
				右	52.5±8.2		62.0±6.4	
王令红（1989）	香港	143	31	左	58.31±6.39	50.12±6.46	—	
				右	57.86±6.58	49.45±7.14	—	
合计（只含具有性别标准差项）（例数）					58.09±5.66 （1361）	49.02±5.32 （847）	66.39±4.51 （1117）	58.15±4.48 （725）

[*]按原数据的标准误，由笔者计算出标准差。

　　下颌骨髁突的其他项测量（Other measurements of the mandibular condylar process）：综合国人资料（$\bar{x}\pm s$），下颌髁突矢径（mm）：男性（657例）为9.54±1.26，女性（222例）为9.22±1.42；下颌髁突横径（mm）：男性（657例）为20.32±2.65，女性（222例）为18.90±2.49；下颌髁突弧长（mm）：男性（39例）为31.2±5.3，女性（48例）为28.7±4.1；下颌双侧髁突长轴夹角（°）：男性（39例）为156.62±11.64，女性（48例）为155.30±10.16；性别差异t值分别为2.98、7.23、2.42、0.56，前两项均为$P<0.01$，髁突弧长$P<0.05$，而夹角$P>0.05$，说明前三项男性均显著大于女性，而夹角没有性别差异；详见表5-82。

表5-82 下颌骨髁突的测量 Measurements of the Mandibular Condylar Process

作者（年份）	地区	例数	髁突矢径（$\bar{x}\pm s$, mm）	髁突横径（$\bar{x}\pm s$, mm）	髁突弧长（$\bar{x}\pm s$, mm）	髁突轴向夹角（$\bar{x}\pm s$, °）
宫下公平（1935）[*]	东北	男380	9.3±0.78	20.6±2.34	—	149.1
徐晓明等（1986）	华东	男39	10.6±1.1	20.2±2.2	31.2±5.3	156.62±11.64
		女48	10.0±1.5	18.9±1.7	28.7±4.1	155.30±10.16
沈宗起（1988）[*]	张家口	男238	9.75±1.70	19.9±3.09	—	—
		女174	9.00±1.32	18.9±2.67	—	—
合计（只含具有性别标准差项）（例数）		男	9.54±1.26 （657）	20.32±2.65 （657）	31.2±5.3 （39）	156.62±11.64 （39）
		女	9.22±1.42 （222）	18.90±2.49 （222）	28.7±4.1 （48）	155.30±10.16 （48）

[*]按原数据的标准误，由笔者计算出标准差。

　　（4）下颌骨切迹的测量（Measurements of the mandibular notch）：综合国人资料（$\bar{x}\pm s$，mm），下颌切迹宽：男性（2681例）为35.07±3.40，女性（1375例）为33.77±2.91；下颌切迹深：男性（2445例）为14.77±1.99，女性（1235例）为13.30±1.72；性别差异t值为12.70和23.20，均为$P<0.01$，男性均极显

著大于女性，从数据看男女均没有侧别差异，详见表5-83。

表5-83 下颌切迹的测量 Measurements of the Mandibular Notch

作者（年份）	地区	例数 男	例数 女	侧别	下颌切迹宽（$\bar{x}\pm s$, mm）男	下颌切迹宽 女	下颌切迹深（$\bar{x}\pm s$, mm）男	下颌切迹深 女
宫下公平（1935）*	东北	380	—		34.9±3.51	—	15.2±1.95	—
杨茂有等（1988）	东北	226	140		34.5±3.5	33.7±2.7	—	—
张富安等（1983）	长春	132	82	左	34.93±5.33	32.65±5.52	14.60±1.82	13.68±2.13
				右	34.80±5.31	32.89±3.45	14.72±1.93	13.45±1.76
刘美音等（1986）*	山东	257	143		36.0±2.40	34.4±2.27	14.4±1.44	13.3±1.32
沈宗起（1988）*	张家口	119	87	左	34.9±2.18	33.6±2.80	15.1±2.18	13.1±1.87
				右	35.4±2.18	33.6±2.80	15.2±2.18	13.6±1.87
王令红等（1988）	太原	55	30	左	33.95±3.10	31.34±2.67	14.78±2.01	12.62±1.51
				右	34.58±3.33	32.29±2.89	14.85±2.51	12.63±1.52
王永豪等（1956）*	上海	284	158		35.1±2.19	34.7±1.51	15.3±1.52	13.4±1.26
陈洪等（2008）	宜春	135	—	左	—	—	14.54±1.94	—
				右	—	—	14.44±2.22	—
李应义等（1984）*	西安	50	50		35.43±2.12	34.20±2.19	14.34±1.41	13.75±1.06
袁和兴等（1982）	西安	250	190		—	—	13.6	14.0
丁家明（1988）	四川	288	212	左	34.95±3.36	33.85±2.81	14.29±2.15	13.21±2.04
				右	35.31±3.49	34.07±2.79	14.38±2.47	13.25±1.68
汪兆麟等（1981）	海口	合110		左	29.7±4.9		12.8±2.3	
				右	29.9±5.6		13.2±2.1	
王令红（1989）	香港	143	31	左	34.46±3.35	32.68±2.84	14.57±1.68	12.88±1.58
				右	35.83±3.43	34.17±2.92	14.79±1.82	12.99±1.82
合计（只含具有性别标准差项）（例数）					35.07±3.40 (2681)	33.77±2.91 (1375)	14.77±1.99 (2445)	13.30±1.72 (1235)

*按原数据的标准误，由笔者计算出标准差。

汪兆麟等（1981）测量海口110例下颌骨，下颌切迹投影高（$\bar{x}\pm s$, mm）：左侧为45.5±2.8，右侧为45.5±6.0。

（5）下颌孔至附近结构距离的测量（Measurements of the distances from mandibular foramen to nearby structures）：综合国人资料（男1106例、女758例）（$\bar{x}\pm s$, mm），下颌孔-下颌切迹距：男性为24.56±4.40，女性为22.97±3.79；下颌孔-下颌底距：男性为28.29±3.87，女性为25.50±3.57；下颌孔-下颌支前缘距：男性（858例）为20.47±2.55，女性（606例）为19.62±2.54；下颌孔-下颌支后缘距：男性（1106例）为15.95±2.66，女性（758例）为14.39±2.55；性别差异t值分别为8.33、16.01、5.30、12.75；均为P＜0.01，各项距离男性均极显著大于女性，详见表5-84。

表5-84 下颌孔至附近结构距离的测量
Measurements of the Distances from Mandibular Foramen to Nearby Structures

作者（年份）	地区	例数	侧别	测量数据（$\bar{x}\pm s$, mm）			
				下颌孔-下颌切迹距	下颌孔-下颌底距	下颌孔-下颌支前缘距	下颌孔-下颌支后缘距
蒋康等（1993）	辽宁	合100	左	—	25.7±3.3[a]	—	—
			右	—	29.1±4.3	—	—
魏占东等（1989）	锦州	男124	左	19.9±3.3	26.3±3.9[a]	—	13.5±1.8[b]
			右	19.9±3.5	25.9±4.7	—	13.2±2.1
		女76	左	18.8±3.3	24.0±3.8	—	12.4±2.4
			右	18.7±3.2	23.8±3.7	—	12.3±3.3
刘美音等（1990）	山东	男632		26.0±3.82	29.6±3.40	20.3±2.53	16.8±2.27
		女368		24.1±3.38	26.9±3.18	19.1±2.23	15.0±2.14
张炳常（1954）	北京	合250	左	25.1±2.99	27.6±3.15	20.6±2.22	15.8±1.92
			右	22.5±4.30	25.5±3.58	20.0±2.22	15.8±1.91
张美娟等（1982）	浙江	男226		25.65±3.23	27.02±2.98	20.94±2.53	16.41±2.53
		女238		23.92±2.76	24.36±3.17	20.42±2.78	14.74±2.23
涂玲等（1997）	湖南	合28		26±3	28±3	19±2	16±3
袁和兴等（1982）	西安	男250		20.7	32.6	20.7	15.2
		女190		20.4	31.9	20.5	14.9
合计（只含具有性别标准差项）（例数）		男		24.56±4.40 (1106)	28.29±3.87 (1106)	20.47±2.55 (858)	15.95±2.66 (1106)
		女		22.97±3.79 (758)	25.50±3.57 (758)	19.62±2.54 (606)	14.39±2.55 (758)

a 至下颌角距。
b 至支后缘近点。

下颌孔至附近其他结构的测量（Other measurements of the distances from mandibular foramen to nearby structures）：魏占东等（1989）测量锦州地区下颌骨男248侧、女152侧（$\bar{x}\pm s$, mm），下颌孔至冠突最高点距：男性为36.15±8.24，女性为34.55±7.02；下颌孔至FH平面垂直距：男性为28.35±3.97，女性为26.90±4.51。张庭琛等（1996）测量沈阳地区60例（男女各30例），下颌孔-下牙槽点距：男性为77.42±4.33，女性为74.47±3.91，上述距与牙槽平面夹角（°）：男性为8.96±1.18，女性为9.05±1.55，上述距与正中矢状面夹角（°）：男性为31.28±1.73，女性为31.12±1.55。

（6）小颌小舌的测量（Measurements of the mandibular lingula）：王月初等（1986）测量山东地区50例下颌骨100侧（$\bar{x}\pm s$），小颌小舌高2.68±0.08mm，下颌小舌底部宽9.36±0.25mm，小舌尖-下颌切迹距17.8±0.26mm，小舌尖-下颌骨下缘距35.78±0.45mm，小舌尖-下颌支前缘距18.94±0.24mm，小舌尖-下颌支后缘距17.99±0.26mm，小舌尖-牙槽缘后端距11.99±0.29mm，小舌尖-对侧M_1M_2间隔距84.5±0.51mm，小舌尖-对侧P_1P_2间隔连线与矢状面夹角44.87°±0.44°。袁和兴等（1982）测量西安地区男250例、女190例（mm），下颌小舌尖-下颌支前缘距：男性为18.9，女性为18.5；下颌小舌尖-下颌支后缘距：男性为16.9，女性为16.7；下颌小舌尖-下颌切迹距：男性为18.9，女性为18.1；下颌小舌尖-下颌骨下缘距：男性为28.3，女性为27.8。

下颌支其他项目的测量（Other measurements of the mandibular ramus）：宫下公平（1935）测量东北地区成年男性颅骨380例（$\bar{x}\pm S_{\bar{x}}$, mm）：喙突基底长25.0±0.15。王永豪等（1956）测量上海地区下颌支最大宽，男性（284例）为42.4±0.14，女性（158例）为39.1±0.17。汪兆麟等（1981）测量海口地区下颌骨110例（$\bar{x}\pm s$, mm），下颌支后缘长：左侧为58.8±7.6，右侧为58.7±7.3。丁家明（1988）测量四川南充地区下颌骨男288例、女212例，下颌支宽Ⅰ：男性左侧为42.28±2.87，右侧为42.62±2.90，女性左侧为39.59±2.60，右侧为39.80±2.54；下颌支宽Ⅱ：男性左侧为35.14±3.07，右侧为34.55±2.97，女性左侧为32.77±2.33，右侧为32.22±2.27。沈宗起（1988）测量张家口地区男119例、女87例下颌骨（$\bar{x}\pm S_{\bar{x}}$，mm），下颌角-髁突距：男性左侧为59.7±0.4，右侧为60.2±0.5，女性左侧为51.2±0.6，右侧为51.7±0.6；下颌角-冠突距：男性左侧为67.6±0.4，右侧为68.0±0.4，女性左侧为61.9±0.5，右侧为61.5±0.5。沈宗起等（1996）测量张家口地区，下颌支长：男性（238侧）为82.75±0.52，女性（174侧）为76.35±0.70。

4. 下颌体的测量（Measurements of the Mandibular Body）

（1）下颌体高度的测量（Measurements of the heights of mandibular body）：综合国人资料（$\bar{x}\pm s$，mm），下颌体高Ⅰ（颏孔处）：男性（2289例）为31.78±2.62，女性（1159例）为29.23±2.63；下颌体高Ⅱ（$M_1 \sim M_2$间）：男性（2599例）为28.95±2.71，女性（1133例）为26.38±2.80，性别差异t值为26.93和26.03，均为$P<0.01$，男性均极显著大于女性；下颌体高Ⅰ按侧别差异t值男性1.59、女性2.10，下颌体高Ⅱ按侧别差异t值男性1.29、女性0.92，除女性下颌体高Ⅰ外，均为$P>0.05$，没有侧别差异，女性外下颌体高Ⅰ $P<0.05$，具有少许差异，详见表5-85。

表5-85　下颌体高度的测量　Measurements of the Heights of Mandibular Body

作者（年份）	地区	例数 男	例数 女	侧别	下颌体高Ⅰ（颏孔处）($\bar{x}\pm s$, mm) 男	下颌体高Ⅰ（颏孔处）($\bar{x}\pm s$, mm) 女	下颌体高Ⅱ（$M_1 \sim M_2$间）($\bar{x}\pm s$, mm) 男	下颌体高Ⅱ（$M_1 \sim M_2$间）($\bar{x}\pm s$, mm) 女
宫下公平（1935）*	东北	380	—		32.0±2.73	—	27.4±2.92	—
俞东郁（1980）	延边	100	100		31.1	28.3	27.7	25.2
杨茂有等（1988）	东北	226	140		31.0±2.9	27.9±3.2	27.9±3.0	25.0±3.6
曹文强等（1998）	东北	61	36	左	31.60±3.24	29.79±2.59	29.31±2.96	28.09±2.32
				右	31.87±3.03	30.15±2.63	29.15±3.13	27.76±2.43
张富安等（1983）	长春	132	82	左	15.14±1.90[a]	15.63±3.33[a]	28.79±3.81	25.09±5.07
				右	15.10±1.85[a]	13.87±1.95[a]	29.12±3.99	25.71±4.68
沈宗起（1988）*	张家口	119	87	左	32.2±3.27	30.3±2.80	—	—
				右	32.4±3.27	30.4±2.80	—	—
涂玲等（1993）	张家口	60	60		33.72±3.27[b]	30.00±2.19[b]	32.40±3.18[c]	28.67±1.61[c]
刘美音等（1986）*	山东	257	143		33.0±1.92	29.3±2.39	30.5±1.92	26.7±2.27
王令红等（1988）	太原	55	30	左	32.50±2.74	29.19±2.69	29.49±2.39	25.76±1.87
				右	33.10±2.83	29.81±2.85	29.76±2.36	26.06±2.26
王永豪等（1956）*	上海	284	158		—	—	29.1±2.36	26.3±2.01
李常文等（1986）	江西	合200			—	—	27.99±3.09	
陈洪等（2008）	宜春	135	—	左	31.07±2.91	—	27.87±2.67	—
				右	30.79±2.88	—	28.10±2.60	—
李应义等（1984）*	西安	50	50		32.21±2.19	30.28±2.33	29.47±2.26	27.51±1.77
丁家明（1988）	四川	288	212	左	30.86±2.55	28.27±2.37	28.90±2.56	26.12±2.16
				右	31.00±2.49	28.63±2.45	29.08±2.40	26.25±2.04
王令红（1989）	香港	143	31	左	31.66±2.56	29.91±2.26	29.80±2.37	27.58±2.45
				右	32.34±2.47	30.56±2.23	29.97±2.09	27.68±2.46
合计（只含具有性别和侧别标准差项）（例数）				左	31.41±2.41	28.99±2.64	28.94±2.87	26.17±3.15
				右	31.62±2.85（801）	29.35±2.68（483）	29.11±2.43（814）	26.37±2.95（391）
合计（只含具有性别标准差项）（例数）				合	31.78±2.62（2289）	29.23±2.63（1159）	28.95±2.71（2599）	26.38±2.80（1133）

*按原数据的标准误，由笔者计算出标准差。

a 原著可能有误，未统计入合计。

b 系$P_1 \sim P_2$间高。

c 系$P_2 \sim M_1$间高。

（2）下颌骨联合高的测量（Measurement of the height of mandibular symphysis）：综合国人资料，下颌骨联合高（$\bar{x}\pm s$，mm）：男性（1898例）为34.10±3.57，女性（902例）为31.56±3.69，性别差异t值为17.20，$P<0.01$，男性极显著大于女性，详见表5-86。

表5-86　下颌联合高的测量　Measurement of the Height of Mandibular Symphysis

作者（年份）	地区	男例数	下颌联合高（$\bar{x}\pm s$，mm）	女例数	下颌联合高（$\bar{x}\pm s$，mm）
俞东郁（1980）	延边	100	31.7	—	—
唐国琛等（1984）*	黑龙江	合365		31.11±4.01	
杨茂有等（1988）	东北	113	33.7±3.9	70	30.6±3.5
曹文强等（1998）	东北	61	34.21±4.04	36	32.74±3.72
张富安等（1983）	长春	132	33.50±4.10	82	30.30±4.62
涂玲等（1982）	张家口	30	34.65±3.69	30	31.14±3.25
刘美音等（1986）*	山东	257	35.0±3.37	143	31.6±3.71
王令红等（1988）	太原	55	35.56±3.61	30	31.48±3.34
王永豪等（1956）*	上海	284	34.4±3.88	158	32.6±3.52
莫楚屏等（1982）*	湖北	300	33.85±3.46	60	30.86±3.72
		老年50	32.0±3.18	—	—
李常文等（1986）	江西	合200		33.30±3.55	
陈洪等（2008）	宜春	135	33.48±3.47	—	—
李应义等（1984）*	西安	50	35.22±3.18	50	34.16±3.82
丁家明（1988）	四川	288	33.72±3.13	212	30.87±3.02
汪兆麟等（1981）	海口	合220		33.4±5.6	
王令红（1989）	香港	143	34.34±2.77	31	32.73±2.27
合计（只含具有性别标准差项）（例数）		1898	34.10±3.57	902	31.56±3.69

*按原数据的标准误，由笔者计算出标准差。

（3）下颌骨颏孔的测量（Measurements of the mental foramen of mandible）：综合国人资料（$\bar{x}\pm s$，mm），男性（2643例）为4.32±1.32，女性（763例）为3.74±1.78；颏孔横径：男性（2303例）为3.81±0.93，女性（627例）为3.65±1.00，性别差异t值为8.36和3.60，均为$P<0.01$，颏孔的大小男性极显著大于女性，详见表5-87。

表5-87　下颌骨颏孔的测量　Measurements of the Mental Foramen of Mandible

作者（年份）	地区	例数 男	例数 女	侧别	颏孔横径（$\bar{x}\pm s$，mm）男	颏孔横径 女	颏孔纵径（$\bar{x}\pm s$，mm）男	颏孔纵径 女
俞东郁（1980）	延边	100	100		3.43±0.78	3.58±0.74	2.64±0.63	2.69±0.52
路振富等（1984）	东北	成人40			2.9		3.2	
		儿童20			2.1		2.4	
张富安等（1980）*	沈阳	170	68	左	3.00±0.78	2.74±0.66	—	—
				右	3.00±0.78	2.71±0.66	—	—
王永豪等（1954）*	上海	503	227		3.45±0.45	3.16±0.30	4.78±0.45	4.58±0.45
魏锡云等（1988）	南京	合733		左	2.9±0.61		3.6±0.89	
				右	2.9±0.59		3.6±0.94	
李贵晨等（1982）	西安	合400			3.30±0.71		2.46±0.56	
张纪准等（1981）*	成都	1700	300		4.89±1.24	4.68±1.21	3.59±0.82	3.27±0.87
合计（只含有性别项）（例数）					4.32±1.32 (2643)	3.74±1.78 (763)	3.81±0.93 (2303)	3.65±1.00 (627)

*按原数据的标准误，由笔者计算出标准差。

（4）下颌骨颏孔及其至附近结构距离的测量（Measurements of the distances from mental foramen to nearby structures）：综合国人资料（$\bar{x}\pm s$，mm），颏孔-下颌支后缘距：男性（1107例）为69.94±4.51，女性（504例）为67.05±3.91；颏孔-下颌底距：男性（3207例）为15.76±1.59，女性（1064例）为14.49±1.68；颏孔-牙槽缘距：男性（2772例）为14.91±2.63，女性（768例）为13.89±2.47；颏孔-中线距：男性（2811例）为27.69±2.66，女性（942例）为26.34±2.19；性别差异t值分别为13.09、21.65、9.98、15.48；均为$P<0.01$，各项距离男性均极显著大于女性，详见表5-88。

表5-88　下颌骨颏孔至附近结构距离的测量
Measurements of the Distances from Mental Foramen to Nearby Structures

作者（年份）	地区	例数	侧别	测量数据（$\bar{x}\pm s$，mm）			
				颏孔-下颌支后缘距	颏孔-下颌底距	颏孔-牙槽缘距	颏孔-中线距
俞东郁（1980）	延边	男100		—	15.84±1.68	15.67±1.86	26.54±1.35
		女100		—	14.17±1.10	14.70±1.86	25.88±1.46
路振富等（1984）	东北	成人40		—	20.7[a]	18.5[a]	—
		儿童20		—	15.7	14.5	
张富安等（1980）*	沈阳	男170	左	67.03±3.91	14.66±1.96	14.89±2.48	26.29±2.09
			右	66.92±4.04	14.90±1.83	15.42±2.48	22.63±2.09
		女68	左	66.12±4.29	14.19±1.73	—	25.59±2.72
			右	65.53±4.37	14.66±1.82	—	26.18±2.89
刘美音等（1990）*	山东	男632		72.0±3.77	15.9±1.51	16.7±2.26	26.7±2.26
		女368		67.5±3.64	14.7±1.73	14.6±2.30	25.5±1.73
张世勋等（1996）*	张家口	合100	左	67.07±4.40	14.17±1.60	14.22±2.10	25.67±1.70
			右	67.17±4.20	13.87±1.40	14.58±2.00	25.93±1.70
张炳常（1954）	北京	合250	左	69.0±4.53	15.5±1.47	15.2±2.17	26.8±1.77
			右	71.0±4.18	15.6±1.46	15.1±2.09	26.5±1.78
王令红等（1988）	太原	男55	左	—	14.99±1.53	—	—
			右		14.93±1.62	—	—
		女30	左	—	13.13±1.66	—	—
			右		13.53±1.30	—	—
黄靖（2003）*	上海	男39		—	15.11±1.29[a]	—	30.09±2.59[a]
		女38		—	14.61±1.17	—	27.89±2.16
魏锡云等（1988）	南京	合733	左	69.6±4.48	15.1±1.78	14.1±2.90	26.1±1.86
			右	69.7±4.68	14.9±1.81	14.7±3.10	26.1±194
陈洪等（2008）	宜春	男135		67.76±3.73	—	—	—
李贵晨等（1982）	西安	合400		—	15.12±1.84	14.50±2.68	27.20±1.98
张纪淮等（1981）*	成都	男1700		—	16.08±1.65[a]	14.15±2.47[a]	28.72±2.06[b]
		女300		—	14.67±1.73	12.75±2.42	27.55±1.91
张万盛等（1980）	遵义	男103	左	—	15.34	15.88	—
			右		15.03	16.52	—
		女94	左	—	14.44	14.85	—
			右		14.31	15.27	—
王令红1989）	香港	男143	左	—	14.89±1.77	—	—
			右		15.20±1.70	—	—
		女31	左	—	14.08±1.26	—	—
			右		13.95±1.44	—	—
合计（只含具有性别标准差项）（例数）		男		69.94±4.51（1107）	15.76±1.59（3207）	14.91±2.63（2772）	27.69±2.66（2811）
		女		67.05±3.91（504）	14.49±1.68（1064）	13.89±2.47（768）	26.34±2.19（942）

*按原数据的标准误，由笔者计算出标准差。

a孔中心-下颌底。

b孔中心-颏联合距。

俞东郁（1980）测量延边地区男女各100例（$\bar{x}\pm s$，mm），颏孔-下颌联合弧距：男性为29.01±1.64，女性为27.55±2.18；路振富等（1984）测量东北地区成人40、儿童20例，颏孔开口与皮肤表面角度：成人45.7，儿童48.0，颏孔开口与下颌牙龈角度：成人34.4，儿童39.6。

（5）下颌骨颏孔-颏前点投影距的测量（Measurement of the projective length of mental foramen to pogonion）：综合国人资料（$\bar{x}\pm s$，mm），男性（1203例）为17.77±1.71，女性（501例）为16.86±1.68，性别差异t值为10.13，$P<0.01$，男性极显著大于女性，详见表5-89。

表5-89　下颌骨颏孔-颏前点投影距的测量
Measurement of the Projective Length of Mental Foramen to Pogonion

作者（年份）	地区	男例数	颏孔-颏前点投影距（$\bar{x}\pm s$，mm）	女例数	颏孔-颏前点投影距（$\bar{x}\pm s$，mm）
俞东郁（1980）	延边	100	17.51±0.90	100	16.62±0.89
王永豪等（1954）*	上海	503	17.5±0.90	227	16.6±1.21
Woo（吴定良）等（1941）	昆明	161右	17.6±2.18	90右	16.9±2.2
		161左	17.8±2.31	90左	17.1±2.3
	河南安阳	139右	18.3±2.0	46右	17.2±1.7
		139左	18.6±2.2	46左	17.7±1.9
合计		1203	17.77±1.71	501	16.86±1.68

*按原数据的标准误，由笔者计算出标准差。

（6）下颌骨切牙舌侧孔的测量（Measurements of lingual foramina of mandibular incisors）：此孔位于下颌骨切牙舌侧，其中有下牙槽神经切牙支通过，应荣（1989）观察新疆汉族下颌骨198例，此孔出现率为98.5%，只有6例没有此孔。测量男285侧，女107侧（$\bar{x}\pm s$，mm），此孔至中线距：男性为3.87±0.77，女性为3.89±0.85；此孔至牙槽缘距：男性为6.39±1.90，女性为5.86±1.83。

（7）下颌骨牙槽窝的测量（Measurements of the alveolar fossae of mandible）：王金平等（2000）测量山东潍坊市下颌骨牙槽窝，详见表5-90。

表5-90　下颌骨牙槽窝的测量　Measurements of the Alveolar Fossae of Mandible

	测量数据（$\bar{x}\pm s$，mm）			测量数据（$\bar{x}\pm s$，mm）	
	左侧30例	右侧30例		左侧30例	右侧30例
窝间隔上缘厚			窝间隔下缘厚		
$I_1 \sim I_1$	1.22±0.48		$I_1 \sim I_1$	3.07±0.91	
$I_1 \sim I_2$	1.14±0.30	1.17±0.32	$I_1 \sim I_2$	2.85±0.45	2.94±0.62
$I_2 \sim C$	1.33±0.32	1.33±0.29	$I_2 \sim C$	4.08±0.72	4.04±0.81
$C \sim P_1$	1.60±0.49	1.52±0.52	$C \sim P_1$	4.42±0.85	4.16±0.74
$P_1 \sim P_2$	2.21±0.54	2.05±0.42	$P_1 \sim P_2$	5.39±0.81	5.12±0.73
$P_2 \sim M_1$	2.24±0.51	2.34±0.51	$P_2 \sim M_1$	5.26±0.52	4.77±0.821
窝上口纵径			窝上口横径		
中切牙I_1	5.26±0.52	5.21±0.39	中切牙I_1	3.33±0.40	3.26±0.47
侧切牙I_2	5.57±0.51	5.78±0.57	侧切牙I_2	3.62±.049	3.51±0.45
尖牙C	6.74±0.77	6.78±0.76	尖牙C	5.11±0.51	5.06±0.59
第一前磨牙P_1	6.41±0.72	6.34±0.87	第一前磨牙P_1	4.83±0.58	4.67±0.53
第二前磨牙P_2	6.60±0.76	6.55±0.66	第二前磨牙P_2	4.84±0.49	4.69±0.54
第一磨牙M_1	8.23±0.73	8.19±0.88	第一磨牙M_1	9.09±0.69	9.04±0.56
牙窝外壁上缘厚			牙窝外壁下缘厚		

续表

	测量数据（$\bar{x}\pm s$，mm）			测量数据（$\bar{x}\pm s$，mm）	
	左侧30例	右侧30例		左侧30例	右侧30例
中切牙I_1	0.71±0.29	0.70±0.24	中切牙I_1	1.87±0.67	1.84±0.56
侧切牙I_2	0.50±0.29	0.56±0.23	侧切牙I_2	1.99±.051	1.86±0.54
尖牙C	—	—	尖牙C	2.58±0.72	2.37±0.64
第一前磨牙P_1	0.49±0.16	0.65±0.20	第一前磨牙P_1	2.52±0.56	2.48±0.70
第二前磨牙P_2	0.82±0.28	0.89±0.30	第二前磨牙P_2	3.56±0.81	3.34±0.99
第一磨牙M_1近中	0.74±0.25	0.76±0.22	第一磨牙M_1近中	3.16±0.99	3.02±0.76
第一磨牙M_1远中	0.85±0.30	0.86±0.31	第一磨牙M_1远中	4.22±1.25	4.27±1.23
牙槽窝深			牙槽窝深		
中切牙I_1	8.96±1.79	8.67±2.46	第一前磨牙P_1	12.00±1.93	12.19±2.17
侧切牙I_2	10.04±2.05	10.01±2.12	第二前磨牙P_2	11.70±2.33	12.43±2.02
尖牙C	14.38±2.58	13.74±2.18	第一磨牙M_1近中	9.66±1.59	9.22±13.63
			第一磨牙M_1远中	9.47±1.79	9.90±1.44

（8）儿童下颌骨牙弓的测量（Measurements of the alveolar arch of mandibles in children）：萧黎（1996）测量了南京市儿童1672例，详见表5-91。

表5-91 儿童下颌牙弓的测量
Measurements of the Alveolar Arch of Mandibles in Children

年龄（岁）	性别	左右乳尖牙或恒尖牙之间		左右乳M_1或恒P_1之间		左右第二乳磨牙之间	
		宽度（$\bar{x}\pm s$，mm）	弦长（$\bar{x}\pm s$，mm）	宽度（$\bar{x}\pm s$，mm）	弦长（$\bar{x}\pm s$，mm）	宽度（$\bar{x}\pm s$，mm）	弦长（$\bar{x}\pm s$，mm）
6	男	25.11±2.13	13.27±1.44	—	—	46.57±3.29	29.24±3.19
	女	24.75±1.92	12.90±1.11	—	—	43.99±1.93	27.25±1.93
7	男	25.81±2.69	13.71±3.47	32.77±2.26	19.74±1.44	45.14±2.20	27.89±1.17
	女	25.44±2.10	13.41±1.43	32.57±0.76	18.11±2.34	42.89±2.80	25.90±2.01
8	男	27.91±8.14	14.23±1.09	32.74±2.78	19.43±1.87	44.80±0	30.40±0
	女	26.25±2.37	14.14±1.44	31.18±2.47	17.85±1.86	45.20±0	29.00±0
9	男	26.96±2.22	14.35±1.05	33.10±2.43	19.31±2.24	55.00±0	40.70±0
	女	26.80±2.05	14.45±1.19	32.95±2.38	18.64±1.71	55.33±2.29	44.63±6.40
10	男	27.38±2.10	15.13±4.60	33.99±3.02	20.25±1.80	56.08±2.15	46.00±1.81
	女	26.80±2.05	14.62±1.20	32.17±2.97	19.05±0.94	55.26±5.28	44.30±3.37
11	男	27.86±2.22	15.18±1.12	36.05±2.75	21.34±1.84	56.36±2.24	45.22±2.81
	女	27.00±1.85	14.59±1.06	32.31±3.49	18.19±2.09	55.61±2.42	44.37±2.31
12	男	27.62±1.92	15.10±3.35	37.13±6.93	20.97±3.77	57.22±2.67	45.65±2.97
	女	27.07±2.40	14.75±1.87	33.53±0.55	18.07±1.90	55.59±3.74	44.46±2.32

（9）下颌圆枕的测量（Measurements of the torus of mandible）：俞东郁（1980）测量了延边地区下颌骨（男女各100例）（$\bar{x}\pm s$，mm），下颌圆枕长径：男性为9.28±2.81，女性为9.27±3.03；下颌圆枕宽径：男性为6.34±1.45，女性为6.72±1.34；下颌圆枕高径：男性为1.09±0.76，女性为1.50±0.17。

5.下颌骨角度的测量（Measurements of the Angles of Mandible）

（1）下颌角的测量（Measurement of the mandibular angle）：综合国人资料（$\bar{x}\pm s$，°），下颌角：男性（3286例）为119.73±7.48，女性（1684例）为125.76±6.52；性别差异t值为29.33，$P<0.01$，男性极显著小于女性。详见表5-92。

表5-92　下颌角的测量　Measurement of the Mandibular Angle

作者（年份）	地区	男例数	男下颌角（$\bar{x}\pm s$,°）	女例数	女下颌角（$\bar{x}\pm s$,°）
宫下公平（1935）	东北	380	121.5	—	—
曹文强等（1998）	长春、通辽	166	119.38±6.09	110	124.35±6.04
张富安等（1983）	长春	264	122.06±5.16	164	128.42±5.84
王海斌等（1991）	长春	合400	123.0±5.7		
柏蕙英（1979）	华北	144	122.6	12	125.6
毛翊章等（1987）	北京	82	116.18±7.31	62	119.70±8.51
沈宗起（1988）*	张家口	238	117.34±7.10	87	124.50±5.97
刘美音等（1986）*	山东	257	120.0±4.65	143	123.8±5.14
王汝信等（1988）	青岛	64	120.77±5.82	46	127.07±6.38
王令红等（1988）	太原	110	122.44±8.36	66	125.63±6.09
王永豪等（1956）*	上海	568	118.30±7.63	316	126.15±7.65
莫楚屏等（1982）*	湖北	300	121.53±12.12	60	127.25±8.22
		老年50	120.14±5.44	—	
涂玲等（1997）	湖南	合28	122.2±5.7		
李长文等（1986）	江西	合400	124.28±7.55		
李应义等（1981，1984）*	西安	50	122.71±7.75	50	125.24±5.30
丁家明（1988）	四川	576	118.97±6.21	424	127.02±6.26
张万盛等（1980）	遵义	103	120.61±6.24	94	124.01±5.71
丁细藩（1993）	华南	176	122.68±6.95	—	—
王令红（1989）	香港	282	119.05±6.77	62	123.86±5.97
柏蕙英（1979）	云南	95	122.9	75	128.2
汪兆麟等（1981）	海口	合220	122.32±7.14		
合计（只含有性别标准差项）		3286	119.73±7.48	1684	125.76±6.52

*按原数据的标准误，由笔者计算出标准差。

（2）下颌骨前倾角和下颌基底角的测量（Measurements of the anteiror inclination & basilar angles of mandible）：综合国人资料男730例、女109例（$\bar{x}\pm s$,°），下颌前倾角：男性为77.72±8.69，女性为71.37；下颌基底角：男性为72.90±6.28，女性为74.08。由于缺少女性标准差，无法计算性别差异，从数字看，两种角度都具有性别差异，下颌前倾角男性大于女性，下颌基底角女性大于男性；详见表5-93。

表5-93　下颌骨前倾角和下颌基底角的测量
Measurements of the Anteiror Inclination & Basilar Angles of Mandible

作者（年份）	地区	例数		下颌前倾角（$\bar{x}\pm s$,°）		下颌基底角（$\bar{x}\pm s$,°）	
		男	女	男	女	男	女
宫下公平（1935）	东北	380	—	82.1±8.58	—	71.1±6.04	—
王汝信等（1984）	青岛、长春	67	49	71.90	72.17	75.70	74.99
莫楚屏等（1982）*	湖北	300	60	73.16±5.89	70.72±2.79	74.78±4.68	73.34±3.41
		50	—	71.80±5.37		75.34±10.75	
汪兆麟等（1981）	海口	合110		71.36±9.76		—	—
合计（不含无性别项）		730	109	77.72±8.69	71.37	72.90±6.28	74.08

*按原数据的标准误，由笔者计算出标准差。

（3）下颌侧面角和下颌体夹角的测量（Measurements of the profile angles & angle of mandibular body）：综合国人资料（$\bar{x}\pm s$，°），下颌侧面角Ⅱ：男性（530例）为97.22，女性（104例）为94.50；下颌侧面角Ⅲ：男性（530例）为83.34，女性（104例）为82.57；下颌体夹角：男性（545例）为70.67，女性（355例）为70.49；性别差异 t 值分别为0.59、1.36、0.62，均为 $P > 0.05$，说明三项角度没有性别差异，下颌体夹角与下颌基底角比较，前者小于后者，详见表5-94。

表5-94　下颌骨前倾角和下颌基底角的测量
Measurements of the Profile Angles & Angle of Mandibular Body

作者（年份）	地区	例数	测量数据（$\bar{x}\pm s$，°）		
			下颌侧面角Ⅱ（∠下牙槽面-id-pg）	下颌侧面角Ⅲ（∠下颌底-gn-id）	下颌体夹角
宫下公平（1935）*	东北	男380	97.7±7.02	83.0±6.82	—
曹文强等（1999）	长春、通辽	男83	97.40±6.26	84.26±3.50	—
		女55	97.21±4.96	84.04±3.89	—
刘美音等（1986）*	山东	男257	—	—	70.4±4.97
		女143	—	—	70.2±5.14
王汝信等（1984）	青岛、长春	男67	—	—	—
		女49	—	—	—
丁家明（1988）	四川	男288	—	—	70.92±3.63
		女212	—	—	70.69±3.44
合计（只含有性别标准差项）（例数）		男	97.65±6.89（463）	83.22±6.37（463）	70.67±4.32（545）
		女	97.21±4.96（55）	84.04±3.89（55）	70.49±4.22（355）

*按原数据的标准误，由笔者计算出标准差。

（4）下颌骨其他角度的测量（Other measurements of the angles of mandible）：宫下公平（1935）测量东北男性颅骨380例（$\bar{x}\pm S_{\bar{x}}$，°），牙槽缘垂线与基底角79.7±0.26，id-gn与牙槽缘角86.6±0.31；另外，头轴与下颌支后缘夹角88.4°，头轴与垂线交角87.7°，下颌支中线与基底交角121.5°，下颌支后缘与牙槽缘交角111.3°，下颌支中线与喙髁突线交角73.2°，下颌支后缘与基底面交角90.7°。汪兆麟等（1981）测量海口地区110例颅骨（$\bar{x}\pm s$，°）：下颌支角70.95±5.55。此外，王汝信等（1984）测量青岛和长春地区男67例、女49例下颌骨的其他角，见表5-95。

表5-95　下颌骨其他角度的测量（一）
Other Measurements of the Angles of Mandible

项目	男67例（°）	女49例（°）	项目	男67例（°）	女49例（°）
下颌侧面角（∠gn-id-M$_{2,3}$）	85.14	84.22	左下颌支后缘与基底外侧交角	87.64	86.27
原位下颌角	120.93	127.23	左下颌支后缘与下颌头长径交角	88.03	87.04
颏突出角	96.17	96.53	左下颌支后缘与喙髁突交角	72.11	72.21
两下颌头长轴交角	146.34	143.87	左下颌支后缘与牙槽线交角	107.70	111.45
下颌支中线与基线交角	116.22	120.33	左牙槽缘垂线与基线交角	80.28	77.27
			左下颌头长轴与垂线交角	84.23	84.12

王汝信等（1988）另外测量了青岛和长春地区124例（男71例、女53例）其他的下颌骨角度，详见表5-96。

表5-96 下颌骨其他角度的测量（二）（$\bar{x}\pm s$，°）
Other Measurements of the Angles of Mandible（$\bar{x}\pm s$，°）

项目	数据	项目	数据
下颌侧面角Ⅰ（∠id-pg-FH）	96.73±7.08	下颌基底角（∠go-gn-go'）	75.45±4.99
下颌侧面角Ⅱ（∠pg-id-M$_{2,3}$）	92.89±6.59	下颌支后缘切线与喙髁突连线的交角（左）	72.20±8.11
下颌侧面角Ⅲ（∠id-gn-下颌基底平面）	83.61±6.51	下颌支后缘切线与下颌基底平面外侧交角（左）	86.87±4.91
下颌前倾角（∠gn-id-FH）	71.36±5.68	下颌小头长径延长线的交角	145.26±13.10

邵家松等（2013）测量了广西壮族CT片的下颌骨角度，性别差异均非常显著（$P<0.01$），见表5-97。

表5-97 下颌骨有关角度的测量
Some Measurements of the Angles of Mandible on CT-films

项目	男50例（$\bar{x}\pm s$，°）	女50例（$\bar{x}\pm s$，°）	项目	男50例（$\bar{x}\pm s$，°）	女50例（$\bar{x}\pm s$，°）
两下颌支轴夹角	32.12±2.13	39.35±3.07	∠go-n-go	57.87±1.13	55.49±2.97
∠cdl-gn-cdl	64.67±2.33	61.78±2.57	∠go-gn-go	71.38±3.55	65.12±3.92
∠cdm-gn-cdm	53.49±5.43	51.19±3.66	∠左右cdl-cdm间角	134.67±5.78	131.22±5.63
∠cd-go-cdl	122.85±7.17	125.65±6.07	∠zm-go-gn	136.15±3.47	138.29±3.15

（5）下颌角不同年龄的测量（Measurements of the angle of mandible in different ages）：柏蕙英（1979）测量华北地区不同年龄的下颌角，显示：乳牙期139.1±1.4，少年期136.3±1.5，青年期125.61±1.5，成年期122.2±0.66，中年期122.0±0.99，老年期124.3±1.2。结论：从幼儿到成年，下颌角逐渐变小，中年到老年无显著变化，女性较男性大2.9°～5.3°；详见表5-98。

表5-98 不同年龄下颌角的测量
Measurements of the Angle of Mandible in Different Ages

年龄（岁）	例数	下颌角（$\bar{x}\pm s_x$，°）	年龄组（岁）	例数	下颌角（$\bar{x}\pm s_x$，°）	年龄组（岁）	例数	下颌角（$\bar{x}\pm s_x$，°）
1	5	139.7±1.4	1～5	9	140.1±0.92	1～10	10	139.6
2	6	136.3±1.5	6～14	4	132.1±0.98	11～20	11	127.9
3	12	125.6±1.5	18～30	38	123.3±0.76	21～31	14	121.6
4	48	122.2±0.66	31～40	24	121.8±0.84	31～40	10	120.4
5	21	122.0±0.99	41～50	17	124.0±1.40	41～50	8	118.8
6	10	124.3±1.2	51～60	6	120.45±0.41	51～60	7	121
			＞61	4	124.3±2.3			

6. 下颌骨弧度的测量（Measurements of the Radians of Mandible） 综合国人资料（$\bar{x}\pm s$，mm），下颌骨弧：男性（506例）为185.17±9.41，女性（267例）为175.30±8.66，下颌骨颏孔间弧：男性（1493例）为56.43±4.46，女性（663例）为52.86±3.83，下颌联合弧：男性（1493例）为37.49±5.17，女性（663例）为34.14±4.64；性别差异t值分别为14.62、18.96、14.92，均为$P<0.01$，各项弧度男性均极显著大于女性，详见表5-99。

表5-99　下颌骨弧度的测量　Measurements of the Radians of Mandible

| 作者（年份） | 地区 | 例数 | 测量数据（$\bar{x}\pm s$，mm） | | |
			下颌骨弧	下颌颏孔间弧	下颌联合弧
俞东郁（1980）	延边	合200	—	58.3	33.9
张富安等（1983）	长春	男132	—	57.61±3.88	37.36±4.53
		女82	—	55.27±4.44	33.60±5.26
曹文强等（1999）	长春、通辽	男83	185.90±10.70	53.08±3.07	33.3±4.3
		女55	179.85±8.23	51.90±4.04	33.7±6.6
王令红等（1988）	太原	男55	—	53.74±3.90	39.67±4.11
		女30	—	52.15±2.58	35.10±4.11
刘美音等（1986）*	山东	男257	—	55.45±3.69	37.0±3.53
		女143	—	52.6±2.59	33.4±4.19
莫楚屏等（1982）*	湖北	男300	—	57.93±3.98	37.38±4.16
		女60	—	54.96±3.33	33.29±4.03
		男50	—	57.0±4.17	34.99±3.46
涂玲等（1997）	湖南	合28	190±4	—	—
陈洪等（2008）	宜春	男135	186.36±9.78	62.73±3.08	43.87±7.56
李应义等（1981）*	西安	男50	—	59.33±10.82	41.96±8.55
		女50	—	56.30±3.39	40.56±4.38
丁家明（1988）	四川	男288	184.40±8.73	53.49±3.32	35.34±3.42
		女212	174.12±8.38	50.97±3.32	33.25±3.20
王令红（1989）	香港	男143	—	55.68±4.06	37.91±2.87
		女31	—	53.42±3.06	36.21±2.57
合计（只含有性别标准差项）		男	185.17±9.41（506）	56.43±4.46（1493）	37.49±5.17（1493）
		女	175.30±8.66（267）	52.86±3.83（663）	34.14±4.64（663）

*按原数据的标准误，由笔者计算出标准差。

7.下颌体周长的测量（Measurements of the Circumferences of Mandibular Body）　宫下公平（1935）测量东北地区成年男性颅骨380例（$\bar{x}\pm S_{\bar{x}}$，mm）：下颌正中部周长84.3±0.35，P_2-M_1间周长79.2±0.32，M_3后部周长76.3±0.04。

8.下颌骨厚度的测量（Measurements of the Thicknesses of Mandible）　综合国人资料（$\bar{x}\pm s$，mm），下颌体厚Ⅰ（颏孔处）：男性（3067例）为12.54±1.44，女性（1366例）为11.61±1.41；下颌体厚Ⅱ（$M_1\sim M_2$间）：男性（2829例）为15.75±1.94，女性（1192例）为14.95±1.96；性别差异t值分别为20.14和11.86，均为$P<0.01$，各项厚度男性均极显著大于女性，详见表5-100。

表5-100　下颌骨厚度的测量　Measurements of the Thicknesses of Mandible

| 作者（年份） | 地区 | 例数 | | 侧别 | 下颌体厚Ⅰ（颏孔处）（$\bar{x}\pm s$，mm） | | 下颌体厚Ⅱ（$M_1\sim M_2$间）（$\bar{x}\pm s$，mm） | |
		男	女		男	女	男	女
唐国琛等（1984）*	黑龙江	合365			12.21±1.72		—	
宫下公平（1935）*	东北	380	—		12.6±1.17		15.4±1.52	—
杨茂有等（1988）	东北	113	70		12.4±2.5	11.5±1.3	15.9±2.6	14.5±1.9
曹文强等（1998）	东北	61	36	左	11.88±1.65	11.95±1.79	15.24±1.61	15.31±2.46
				右	11.93±1.46	12.00±1.93	15.43±1.50	15.77±2.36
张富安等（1980）	沈阳	170	68	左	11.97±1.59	11.28±1.47	16.18±2.32	14.58±2.73
				右	11.91±1.59	11.24±2.14	16.62±2.48	14.77±3.54

续表

作者（年份）	地区	例数		侧别	下颌体厚 I（颏孔处）($\bar{x}\pm s$，mm）		下颌体厚 II（$M_1\sim M_2$间）($\bar{x}\pm s$，mm）	
		男	女		男	女	男	女
刘美音等（1990）[*]	山东	632	368		12.4±1.26	11.4±1.53	16.2±2.01	15.0±1.92
沈宗起等（1996）[*]	张家口	119	87	左	12.9±1.09	11.7±0.93	—	—
				右	13.1±1.09	11.8±0.93	—	—
王令红等（1988）	太原	55	30	左	12.46±1.53	11.30±1.39	15.54±1.53	15.08±1.99
				右	12.47±1.36	11.66±1.58	15.65±1.64	14.98±2.09
李长文等（1986）	江西	合200		左	—		14.91±1.59	
				右	—		14.91±1.58	
陈洪等（2008）	宜春	135	—	左	12.72±1.39	—	15.37±1.77	—
				右	12.86±1.50	—	15.53±1.88	—
丁家明（1988）	四川	288	212	左	12.77±1.28	11.73±1.08	15.54±1.52	14.98±1.34
				右	12.79±1.25	11.75±1.13	15.58±1.63	14.93±1.38
王令红（1989）	香港	143	31	左	12.75±1.45	12.23±1.62	15.27±1.69	14.92±1.31
				右	12.73±1.50	12.25±1.41	15.39±1.77	15.10±1.37
合计（只含有性别标准差项）（例数）					12.54±1.44（3067）	11.61±1.41（1366）	15.75±1.94（2829）	14.95±1.96（1192）

*按原数据的标准误，由笔者计算出标准差。

下颌骨其他厚度的测量（Other measurements of the thicknesses of mandible）：王永豪等（1956）测量上海地区下颌骨（$\bar{x}\pm S_{\bar{x}}$，mm），下颌体厚：男性（284例）为15.7±0.06，女性（158例）为14.2±0.09；汪兆麟等（1981）测量海口地区110例下颌骨左右下颌体最大厚（$\bar{x}\pm s$，mm）1.83±0.26；刘阳等（2005）测量10例新鲜标本下颌骨各部厚度（$\bar{x}\pm s$，mm）：颏部正中12.4±0.7，颏孔区10.6±1.1，磨牙区14.1±0.9，下颌孔前区10.1±1.0，下颌孔后区6.2±0.5，下颌角区6.8±0.5。

9.按不同面型分别测量下颌骨（Measurements of the Mandible by Different Facial Types） 宫下公平（1935）测量我国东北地区成年男性颅骨380例，其按不同面型分别测量下颌骨有关项目，结果显示狭面型与阔面型的下颌骨长度和高度比较明显变大，而间宽和角度则反之，这与面型的变化是一致的，详见表5-101。

表5-101 不同面型下颌骨的测量
Measurements of the Mandible by Different Facial Types

项目	测量数据（$\bar{x}\pm S_{\bar{x}}$）		
	阔面型（X～84.9）	中面型（85～89.9）	狭面型（90～94.9）
下颌骨长（mm）	100.8±1.03	101.6±0.70	106.3±0.34
下颌颏高（mm）	29.6±0.55	30.8±0.44	33.5±0.20
下颌支高（mm）	64.5±1.00	65.5±0.87	66.6±0.33
下颌支角（°）	116.9±1.29	118.5±0.99	122.2±0.42
下颌髁突间宽（mm）	124.2±0.48	123.2±1.24	121.4±0.35
下颌喙突间宽（mm）	97.2±1.47	97.4±0.78	94.9±0.31
下颌角（°）	101.0±1.57	99.2±0.95	98.1±0.51
基底角（°）	71.5±1.30	72.3±0.99	70.9±0.32

项目	测量数据（$\bar{x}\pm S_{\bar{x}}$）		
	长颅型（X～74.9）	中颅型（75～79.9）	圆颅型（80～X）
下颌髁突间宽（mm）	120.5±0.61	121.0±0.51	123.0±0.44
下颌喙突间宽（mm）	94.1±0.59	95.3±0.48	95.8±0.39
下颌切迹宽（mm）	36.6±0.38	34.7±0.29	34.6±0.26

10.下颌管的测量（Measurement of the Mandibular Canal） 研究者多为临床下颌支矢状劈开术提供数据，进行有关的测量。

（1）下颌管某些项的测量（Some measurements of the mandibular canal）：刘亚国等（1987）测量成都地区成人下颌骨50侧，将每侧切两个断面，即①M_3切面；②M_3后三角尖至下颌角连线切面（$\bar{x}\pm s$，cm），下颌管内侧壁厚：①2.3±1.0；②1.9±0.8；下颌管外侧壁厚：①6.5±1.6，②5.3±1.4；下颌管上壁厚：①14.5±3.3；②10.9±2.5；下颌管下壁厚：①10.7±3.5；②19.8±3.2。张庭琛等（1996）沈阳地区男女各60侧（$\bar{x}\pm s$），下颌管总长（mm）：男性为73.78±5.82，女性为71.79±9.20；下颌孔-颏孔距（mm）：男性为63.37±5.24、女性为59.77±4.41；下颌管容积（ml）：男性为4.08±0.37，女性为3.85±0.26。

申荷勤等（1996）测量山东荷泽地区男性下颌骨30例60侧，将下颌管三处锯开，在断面标本上进行测量，断面1位于M_1～M_2间，断面2位于断面1后1cm处，断面3位于断面1后2cm处，测量结果详见表5-102。

项目	测量数据（$\bar{x}\pm s$，mm）		
	断面1	断面2	断面3
下颌管外侧壁至下颌骨体外面厚	7.66±2.19	7.46±2.35	5.25±2.64
下颌管外侧壁厚	0.49±0.35	0.63±0.37	0.65±0.38
下颌管腔横径	2.10±0.64	2.41±0.59	2.42±0.54
下颌管腔纵径	2.79±0.71	2.95±0.66	3.27±0.98

表5-102 不同切面下颌管的测量
Some Measurements of the Mandibular Canal in Different Sections

（2）下颌管至附近结构距离的测量（Measurements of the distances from mandibular canal to nearby structures）：田铧等（2001）、王建华等（2002）测量山东地区下颌骨60侧（$\bar{x}\pm s$，mm）：下颌管前缘-颏孔距3.54±0.70，下颌管上缘-颏孔距3.21±0.90，下颌管-下颌骨下缘距7.37±1.10，颏管长度4.01±1.20，颏管管径2.60±0.60；王竞鹏等（2010）测量广州地区成年下颌骨20侧：下颌管下缘M_3处-下颌骨后缘距14.51±1.21，下颌管下缘M_3处-下颌角距16.64±0.88，下颌管下缘M_3处-下颌骨下缘距14.12±1.00；胡圣望等（2004）基于临床需要，测量了长春和湖北地区男108侧、女92侧下颌管（$\bar{x}\pm s$，mm），下颌管长：男性为62.30±3.87，女性为57.69±4.20；下颌管至P_2牙槽嵴顶：男性为15.87±3.67，女性为15.86±2.56；下颌管至M_1牙槽嵴顶：男性为14.79±3.56，女性为15.14±2.71；下颌管至M_2牙槽嵴顶：男性为14.68±3.21，女性为14.21±2.36；下颌管至M_3牙槽嵴顶：男性为14.50±3.03，女性为14.39±2.41。付升旗等（2009）测量广州地区18例下颌骨标本，下颌骨至牙根的距离：至P_1牙根8.36±2.34，至P_2牙根7.36±2.21，至M_1远中牙根3.22±1.40，至M_1近中牙根3.74±1.86，至M_2远中牙根2.96±1.54，至M_2近中牙根3.14±1.67，至M_3远中牙根3.64±1.72，至M_3近中牙根，4.12±1.94。

11.下颌骨重量的测量（Measurement of the Weight of Mandible） 莫楚屏等（1982）测量湖北地区下颌骨重（$\bar{x}\pm S_{\bar{x}}$，g）：男性（300例）为67.38±0.84，女性（60例）为49.38±1.27，老年男性（50例）为61.92±2.16；唐国琛等（1984）测量黑龙江地区下颌骨365例，平均重量为69.21±1.02g。

12.由下颌骨推算颅骨某些项目的回归方程（Regression Equations of the Calculating Some Cranial Items from Mandible） 陈洪（2010）测量江西地区宜春男性下颌骨135例，提出由下颌骨的测量推算颅骨有关项目的回归方程，详见表5-103。

13.下颌骨相互推测的回归方程（Regression Equations of the Calculating Items of Mandible Each Other） 陈洪（2008）测量江西宜春地区男性下颌骨135例，提出下颌骨相互推测的回归方程，见表5-104。

表5-103　由下颌骨推算颅骨有关项目的回归方程
Regression Equations of the Calculating Some Cranial Items from Mandible

回归方程式（$\hat{Y}=a+bX\pm S_{yx}$）（mm）	r值	回归方程式（$\hat{Y}=a+bX\pm S_{yx}$）（mm）	r值
$\hat{Y}$（上面宽）$=71.96+0.33X_4\pm3.31$	0.58	$\hat{Y}$（颧宽）$=86.92+0.78X_6\pm4.43$	0.67
$\hat{Y}$（全面高）$=65.00+1.76X_7\pm4.95$	0.71	$\hat{Y}$（下面长）$=33.20+0.68X_2\pm4.05$	0.68
$\hat{Y}$（全面高）$=78.16+1.23X_5\pm5.59$	0.61	$\hat{Y}$（下面长）$=22.18+0.43X_8\pm3.51$	0.77
$\hat{Y}$（颧宽）$=42.59+0.74X_3\pm3.92$	0.76	$\hat{Y}$（下面长）$=23.69+0.91X_9\pm3.77$	0.73
$\hat{Y}$（颧宽）$=79.40+0.55X_4\pm4.55$	0.65	$\hat{Y}$（耳点间宽）$=52.06+0.99X_3\pm3.77$	0.69

注：X_2＝下颌骨长，X_3＝下颌髁突间宽，X_4＝下颌角间宽，X_5＝下颌联合高，X_6＝下颌支高，X_7＝下颌体高Ⅰ，X_8＝下颌骨弧，X_9＝颏角距（go-pg）。

表5-104　下颌骨相互推测的回归方程
Regression Equations of the Calculating Items of Mandible Each Other

回归方程式（$\hat{Y}=a+bX\pm s_{yx}$）或（$\hat{Y}=a+b_1X_1+b_2X_2+\cdots\cdots\pm S_{yx}$）（mm）	r值
$\hat{Y}_1=62.389+0.393X_{12}+0.507X_{15}+0.507X_{19}\pm4.488$	0.685
$\hat{Y}_2=-16.857+0.556X_9+0.419X_2-0.908X_1+0.439X_{10}+1.093X_{11}-0.189X_6\pm1.513$	0.941
$\hat{Y}_2=41.672+3.324X_{17}-2.451X_{16}-0.451X_{18}+0.68X_{15}-0.193X_{14}\pm2.62$	0.808
$\hat{Y}_2=35.317+1.037X_{16}\pm3.028$	0.723
$\hat{Y}_2=-5.482+0.875X_9\pm2.11$	0.876
$\hat{Y}_2=8.391+0.913X_{10}\pm2.74$	0.780
$\hat{Y}_2=34.499+1.062X_{17}\pm2.291$	0.745
$\hat{Y}_3=-22.686+0.734X_9+1.19X_4-0.947X_{18}+0.68X_6+0.704X_1\pm5.418$	0.651
$\hat{Y}_4=22.045+0.489X_{10}+0.399X_4+0.554X_1\pm3.641$	0.633
$\hat{Y}_4=54.58+0.555X_{14}+2.618X_{16}-2.287X_{17}+0.357X_{19}\pm3.718$	0.617
$\hat{Y}_5=-24.209+1.312X_9+0.932X_1+0.879X_{10}-0.515X_7\pm2.589$	0.956
$\hat{Y}_5=3.116+2.118X_9\pm3.162$	0.947
$\hat{Y}_5=36.597+2.21X_{10}\pm5.275$	0.843
$\hat{Y}_5=106.119+2.385X_{17}\pm6.527$	0.747
$\hat{Y}_5=102.479+5.844X_{17}+1.278X_{15}-0.817X_{18}-4.084X_{16}\pm6.131$	0.787
$\hat{Y}_6=-0.446+1.502X_5+0.689X_{10}-1.549X_6+1.086X_{11}+1.144X_4-0.598X_3-0.575X_7\pm3.514$	0.780
$\hat{Y}_6=75.416+0.587X_{18}-1.043X_{13}+1.358X_{14}+1.35X_{19}-0.224X_{12}\pm3.95$	0.705

注：$\hat{Y}_1$＝髁突间宽，$\hat{Y}_2$＝下颌体长，$\hat{Y}_3$＝下颌角间宽，$\hat{Y}_4$＝喙突间宽，$\hat{Y}_5$＝下颌骨弧，$\hat{Y}_6$＝下颌骨长。

X_1＝颏孔间宽，X_2＝颏孔间弧，X_3＝下颌联合高，X_4＝下颌联合弧，X_5＝下颌体高Ⅰ，X_6＝下颌体高Ⅱ，X_7＝下颌体厚Ⅰ，X_9＝颏角距（go-pg），X_{10}＝颏孔-后缘距，X_{11}＝颏孔-联合距（ml-pg），X_{12}＝下颌支高，X_{13}＝下颌喙突高，X_{14}＝下颌支最小高，X_{15}＝下颌支宽Ⅰ，X_{16}＝下颌支宽Ⅱ，X_{17}＝下颌支最小宽，X_{18}＝下颌切迹宽，X_{19}＝下颌切迹深。

14. 颅骨中微量元素的测量（Measurements of the Trace Elements in Skull）　任惠民等（1988）测量了西安地区成年颅骨10例、新出儿颅骨15例，采用原子吸收分光光度计测定成年颅骨含铜（Cu）4.48 mg/kg，含锌（Zn）597.05 mg/kg，新生儿颅骨分别含1.96 mg/kg和1160.38 mg/kg。

15. 不同时期人群的下颌孔、颏孔的测量（Measurements of the Mandibular & Mental Foramina in Different Stages）　李海军（2011）通过对不同时期的下颌骨颏孔和下颌孔的测量，发现两种孔的大小从新石器时代到现代呈现增大的趋势，下颌孔的增大比颏孔更明显；详见表5-105。

表5-105	不同时期人群的下颌孔、颏孔的测量			Measurements of the Mandibular & Mental Foramina in Different Stages		
项目	新石器时期		青铜铁器时期		近代时期	
	例数	均值（mm）	例数	均值（mm）	例数	均值（mm）
左颏孔	52	2.57	179	2.52	92	2.69
右颏孔	50	2.44	183	2.48	92	2.68
左下颌孔	48	3.19	172	3.27	91	3.65
右下颌孔	49	3.12	173	3.24	91	3.5

（二十五）颅骨测量要点（Focus Points of the Measuring Skull）

综上，对于鉴定性别和年龄较为重要的颅骨测量项目如下：颅最大长（g-op）、颅最大宽（eu-eu）、颅高（ba-b）、颧宽（zy-zy）、颅底长（ba-n）、面底长（ba-pr）、下颌髁间宽（cdl-cdl）、下颌髁最小距（cdm-cdm）、髁后孔间宽、上牙槽弓宽（ecm-ecm）、枕大孔长、枕大孔宽、枕骨基底长（ba-ho）、枕髁最大长、枕髁最大宽、枕髁最大间距、乳突长、鼻宽、下颌联合高（id-gn）、下颌体长、下颌体高Ⅱ、下颌体厚Ⅱ、下颌角间宽（go-go）/下颌支高、下颌支最大宽、下颌支最小宽。

三、古人类颅骨的测量（Measurements of the Archeo-Skull）

（一）古人类颅容量的测量（Measurements of the Cranial Capacity of Archeo-skull）

颅容量直接与脑容量的大小相关，因而颅容量的测量可以为研究脑的演化提供至关重要的证据，特别对早期脑的演化，孙淑根（2013）的综述，清晰地显示了人类进化过程中脑容量和身高不断增加的变化，从直立人进化到智人，不论身高还是颅容量基本均达到了现代人的水平。现列出其引自乔玉成（2011）论文中的有关数据，见表5-106。

表5-106	古人类颅容量的测量 Measurements of the Cranial Capacity of Archeo-skull		
距今时间（万年）	化石发现		平均脑容量（ml）
420～100	南猿阿法种、纤细种、粗壮种		450～530
200～175	卢道尔夫人		680
200～20	爪哇猿人、海德堡人、北京猿人、元谋猿人、蓝田人等		800～1200
20～5	尼安德特人、大荔人、马坝人、丁村人等		1350
5～1	山顶洞人、河套人、柳江人、峙峪人等		＞1400

类群	颅容量（ml）		身高（cm）	
	男	女	男	女
南方古猿	520	479	140	100
能人	752	552	150	130
直立人	937	932	160	150
早期智人	1462	1176	168	157
晚期智人	1543	1394	170	160
新石器时代人（中国）	1459	1434	165	154
现代人（中国）	1406	1360	169	158

（二）我国新石器时代的颅骨测量（Measurements of the Chinese Skull from Neolithic Site）

近年来由于计算机技术的发展，可以通过颅骨的扫描取得颅内模技术进行测量，大大方便了对颅容量的研究。

Liu（刘超）等（2014）用CT扫描每片0.6 mm，二进制重塑颅骨和脑铸型方法，测量了山东省即墨市北阡距今5500～6200年男52例、女29例和现代人颅骨男302例、女290例，结果发现：新石器人颅和脑，大脑额叶增宽，而高度减低。详见表5-107。

表5-107 新石器时代与现代颅骨标本的测量
Measurements of the Chinese Skull from Neolithic Site

项目	现代人颅骨		新石器时代人颅骨	
	男302例（x̄±s）	女290例（x̄±s）	男52例（x̄±s）	女29例（x̄±s）
颅长（mm）	166.81±7.67	160.13±6.84	163.73±6.28	157.03±5.91
颅宽（mm）	138.61±6.70	131.72±6.11	138.63±7.74	132.40±6.54
颅高（mm）	127.65±5.47	116.65±6.68	134.40±4.94	130.44±6.36
额宽（mm）	121.81±5.25	115.11±5.02	117.19±7.33	112.20±4.93
脑高（mm）	123.74±4.65	117.96±4.60	124.63±5.46	119.27±6.43
额高（mm）	83.51±3.96	80.56±3.71	87.59±6.11	83.00±2.78
额弦（mm）	78.12±4.88	75.90±4.96	81.69±7.83	82.10±6.43
顶弦（mm）	107.68±6.74	97.74±6.91	104.60±5.87	100.41±6.34
PH2/PH1	1.007±0.182	1.057±0.200	0.900±0.182	0.872±0.212
额宽/颅宽	0.880±0.032	0.875±0.030	0.844±0.034	0.851±0.028
颅宽/颅高	0.833±0.066	0.825±0.059	0.847±0.063	0.843±0.055
颅高/颅宽	0.923±0.053	0.887±0.062	0.972±0.039	0.975±0.054
颅高/颅长	0.767±0.047	0.730±0.056	0.823±0.036	0.828±0.052
颅容量（ml）	1471.4±103.6	1288.9±86.96	1514.3±118.2	1367.7±101.9

注：表内的颅长、颅宽和颅高系颅骨标本的测量，额宽、脑高、额高、额弦和顶弦系脑铸型的测量；H1=顶叶最高点（PH）至额叶最前点（FP）和枕叶最后凸点（OP）的垂直距离，FP-OP连线的前段即PH1，连线的后段即PH2。PH2/PH1是二者相除的指数，其下的四项均系相除的指数。颅容积系按Henneberg（1988）的回归方程式推算出的，方程式：颅容积（cm³）=28.713×（颅长+颅宽+颅高）÷3＋112.4×（颅宽÷颅长）-2757.063。

（三）我国青铜时代的颅骨测量（Measurement of the Chinese Skull from Bronze Age Site）

郑晓瑛（1993）测量了甘肃酒泉发现的公元前1840—1600年青铜时代人颅32例，见表5-108。

表5-108 青铜时代颅骨的测量 Measurement of the Chinese Skull from Bronze Age Site

项目	男例数	（x̄±s）	女例数	（x̄±s）	项目	男例数	（x̄±s）	女例数	（x̄±s）
颅长（mm）	15	181.2±6.7	7	175.4±6.5	鼻宽（mm）	17	25.9±2.9	10	26.0±1.8
颅宽（mm）	12	138.7±5.9	7	136.0±5.1	鼻高（mm）	17	52.9±3.0	8	51.1±3.4
颅高（mm）	14	136.6±8.0	6	126.2±3.9	左眶宽（mf-ek）(mm)	17	42.6±1.7	8	39.6±2.9
颅底垂直高（mm）	13	136.7±5.3	6	128.3±3.9	右眶宽（mf-ek）(mm)	18	42.1±1.8	8	38.7±2.5
耳上颅高（mm）	16	114.4±5.4	6	108.7±1.0	左眶宽（d-ek）(mm)	11	40.3±1.8	4	37.0±2.2
最小额宽（mm）	17	89.4±4.2	10	88.1±3.6	右眶宽（d-ek）(mm)	10	40.2±1.8	4	37.1±2.8
最大额宽（mm）	10	114.0±4.0	7	112.0±4.5	左眶高（mm）	18	35.1±1.6	8	34.2±2.2
颅基底长（mm）	14	97±5.7	5	92.0±4.1	右眶高（mm）	15	34.8±1.3	8	33.8±3.3
面基底长（mm）	13	93.6±6.3	6	91.2±6.5	牙槽弓长（mm）	13	54.2±3.0	9	50.2±2.6
上面高Ⅰ（mm）	15	74.3±3.2	7	71.1±3.9	牙槽弓宽（mm）	14	65.1±2.5	9	62.4±3.5
上面高Ⅱ（mm）	15	71.1±3.4	8	66.9±4.6	腭宽（mm）	14	42.2±3.2	9	39.2±2.0
全面高（mm）	13	120.2±6.2	7	116.3±6.2	腭高（mm）	14	11.3±1.7	9	10.3±2.8
颧宽（mm）	13	133.6±4.9	8	126.1±4.6	下颌髁间宽（mm）	11	122.3±3.1	11	118.7±5.2
中面高（mm）	15	100.7±4.1	9	96.1±5.6	下颌角间宽（mm）	13	96.0±6.3	13	91.3±6.8
两眶外宽（mm）	15	95.8±3.1	11	91.9±3.5	喙突间宽（mm）	12	95.4±4.0	10	91.6±4.9
眶间宽（mm）	16	19.4±2.1	8	18.2±0.9	颏孔间宽（mm）	14	47.6±2.3	13	46.7±1.8
两眶内宽（mm）	4	21.1±1.5	2	20.3±0.8	下颌联合高（mm）	14	35.0±2.3	13	31.8±2.3
左颧骨高（mm）	17	44.2±2.4	11	43.0±.3.5	额倾角（°）	15	82.9±4.7	5	82.0±3.7
右颧骨高（mm）	16	45.0±3.7	11	43.0±4.0	面角（°）	13	85.0±3.6	5	83.3±4.7
左颧骨宽（mm）	17	25.0±3.3	11	24.5±2.5	牙槽面角（°）	11	72.6±5.3	4	71.5±9.1
右颧骨宽（mm）	14	25.6±4.3	11	24.5±2.4	鼻颧角（°）	16	147.4±4.0	5	150.6±6.7

我国青铜时代颅骨的测量（Measurements of the Chinese Skull from Bronze Age Site）：魏东等（2012）测量了新疆哈密天山北路墓地青铜时代成年颅骨男16例、女8例近50项数据和25项指数，具体数据从略。综合其测量数据和性状的分析，认为该人群的形态特征并没有体现出明显的高颅、狭面、面部水平突度大等欧罗巴人种特点，但在颅型、面型方面与蒙古人种也有所不同。聚类分析的结果都表明该人群同时具有欧罗巴人种与蒙古人种的部分性状，但表现均不典型。从地理位置分析，新疆哈密地区恰好位于广义蒙古大人种与欧罗巴大人种地理分布范围的边缘过渡地带。虽然受古代人类标本发现的随机性所限，目前对数千年前天山北路文化时期欧亚大陆的古代人种具体分布情况尚不足够明晰，但从考古学研究和人类学研究已有成果推断，该地区古代人群呈现出文化属性和生物属性的双重复合性，表现出了大人种间过渡人群的特征。这也非常符合人类统一于同一个物种，连续渐变分布的规律。

（四）我国战国中晚期颅骨的测量（Measurements of the Chinese Skull at Warring State Period）

张全超等（2006）测量了内蒙古和林格尔县将军沟墓地战国中晚期的22～40岁人颅骨（男11例、女3例）10项和8项指数。具体数据从略。结果显示了其具有亚洲蒙古人种的形态特点，与现代亚洲蒙古人种的东亚类型存在很大的相似性。

（五）我国现代人颅骨的测量（Measurements of the Chinese Modern Skull）

刘武等（1991）综合现代中国人19组的16项颅骨指数测量情况，详见表5-109。

表5-109　男性颅骨的测量（mm）Measurements of the Chinese Male Modern Skull（mm）

地区或族别	颅长	颅底长	大孔长	颅周长	面底长	颅宽	大孔宽	面宽	颅高	上面高	颅矢弧	颅横弧	眶高	眶宽	鼻宽	鼻高
长春地区	177.1	98.8	35.4	524.8	95.6	140.6	29.9	132.1	135.5	74.4	368.0	315.9	36.2	42.5	25.8	54.1
抚顺地区	180.8	101.3	35.9	520.2	95.8	139.7	30.3	134.3	139.2	76.2	375.5	314.7	35.6	42.6	25.7	55.1
北京地区	178.3	100.1	35.4	503.7	96.0	139.5	29.6	132.2	137.3	74.1	370.8	314.0	35.5	44.0	25.0	54.7
太原地区	175.5	99.2	34.6	513.0	96.8	137.7	29.0	132.0	135.2	73.5	371.0	319.9	35.7	41.8	24.5	54.2
河南地区	176.3	97.7	—	—	95.0	137.9	—	132.9	135.5	70.2	—	—	34.8	—	25.0	51.0
蒙古族	182.5	100.6	37.6	530.6	97.4	140.1	30.2	142.1	132.3	77.2	369.7	318.0	35.8	43.6	27.4	56.3
西安地区	180.7	99.3	36.5	521.1	95.9	138.8	29.6	133.9	137.0	72.0	372.8	312.4	35.7	42.5	26.1	54.5
青岛地区	180.1	99.7	37.1	512.1	—	137.3	—	133.3	136.4	71.1	372.9	310.5	—	—	25.2	54.7
藏族	185.5	99.2	37.4	525.6	97.2	139.4	31.4	137.5	134.1	76.5	378.6	312.9	36.7	43.4	27.1	54.9
湖南地区	179.5	97.4	—	—	92.9	141.2	—	134.5	134.8	72.0	—	—	34.4	41.6	26.4	53.9
福建地区	179.9	98.3	35.5	510.5	96.0	140.6	29.4	132.6	137.8	73.8	377.0	322.0	34.8	41.3	25.2	52.6
壮族	178.3	98.8	35.8	511.2	95.2	140.6	30.4	135.5	136.6	66.4	370.2	316.6	33.9	43.0	26.2	51.8
广西汉族	—	—	—	—	96.5	—	—	133.4	—	69.3	—	—	33.7	42.7	26.1	52.8
南京地区	177.9	—	—	514.2	—	143.5	—	—	136.6	136.1	71.0	—	—	—	—	—
海南岛	176.6	98.8	36.6	510.0	95.7	140.2	30.2	134.3	137.7	70.7	370.8	314.5	34.8	42.5	26.9	51.7
中国香港地区	179.3	101.4	35.1	511.9	97.8	139.6	29.2	133.4	140.2	70.4	373.3	317.0	33.7	43.3	26.2	53.3
基隆地区	179.7	98.6	36.1	509.4	95.3	138.0	30.1	134.0	136.9	70.2	374.5	310.2	34.5	42.1	26.1	52.1
福建、中国台湾地区	179.2	99.8	35.7	511.7	94.6	138.8	31.1	133.7	139.4	70.5	378.2	312.7	33.8	38.3	25.6	51.7
高山族	178.0	99.6	37.5	512.0	94.6	139.4	30.8	133.0	134.7	71.9	375.4	315.8	34.6	41.0	27.4	51.9

依据上述颅骨16项测量数据的平均值对比、指数对比和聚类分析，可以将14个组群划分为两大类型。第一类包括长春、抚顺、西安、蒙古族、藏族；第二类包括福建、壮族、海南岛、中国香港、福建及中国台湾、基隆、高山族等组。基本上按南北地理区域分为两个类型。

李海军（2012）对中国现代人颅骨的时代变异进行了研究，他测量了7000年来全新世国内发现的标本，包括新石器时代、青铜-铁器时代和近代的标本，结果显示新石器时代至青铜-铁器时代的下颌骨厚度和下颌支宽度变小，而下颌角增大。青铜-铁器时代至近代的下颌骨变小，头骨变小，颅高降低，眶宽减小而眶高增加；下颌骨的变化大于头骨的变化。Brown等（2004）的研究结果也认为全新世以来，中国人的眶高增加，眶容积减小，这可能会导致眼球靠前。

第三节 颅骨指数及其分级 Cranial Indices and Their Classification

颅骨指数是将两项测量值对比求出二者的相对关系。这对于判定某些人群的形态和法医学鉴定，具有重要价值。计算时一般是将小的一项作为分子，大的一项作为分母，然后再乘以100，所得出的值即指数，指数没有单位。它只表现出二者的相对关系。例如，颅骨上面观的形态，关系到颅长和颅宽，于是颅骨的长宽指数便是颅宽除以颅长，再乘以100即得。指数越大，说明颅形越圆，反之，则颅形越长。根据不同的指数值，可划分出不同的颅型。Martin的编号缩写为I序号，本书列于指数公式后的括号内。总体而言，颅型具有种族差异，如非洲大部分、澳大利亚土著、美拉尼西亚和部分印度人群多数为长颅型，圆颅型则常见于欧洲中部、巴尔干半岛、外高加索、亚洲的近东、中亚及东南亚，还有北美西北沿岸和南美等地。在不同人群中，颅骨指数平均值为68～87。颅骨指数的个体变异很大，并随年龄的增长产生变化。颅型的地理分布很复杂，长颅型和圆颅型在各人群中均可见到，甚至在局部地区也能见到。

一、颅骨指数（Cranial Indices）

1.颅长宽指数（Cranial Length-Breadth Index）（Martin指数编号为I_1或I1下同） 简称颅指数（cranial index）或头指数）＝［颅最大宽（eu-eu）/颅最大长（g-op）］×100。

Garson（1886）的分型	指数分级	Stewart（1936）的分型	指数分级
超长颅型（ultradolichocrany）	$X \sim 64.9$	特长颅型（hyperdolichocephaly）	$65.0 \sim 70.4$
特长颅型（hyperdolichocrany）	$65 \sim 69.9$	长颅型（dolichocephaly）	$70.5 \sim 75.9$
长颅型（dolichocrany）	$70 \sim 74.9$	中颅型（mesocephaly）	$76.0 \sim 81.4$
中颅型（mesocrany）	$75 \sim 79.9$	圆颅型（brachycephaly）	$81.5 \sim 86.9$
圆颅型（brachycrany）	$80 \sim 84.9$	特圆颅型（hyperbrachycephaly）	$87.0 \sim 92.4$
特圆颅型（hyperbrachycrany）	$85 \sim 89.9$		
超圆颅型（ultrabrachycrany）	$90 \sim X$		

2.颅长高指数 I（Cranial Length-Height Index I）（I_2） 亦简称颅长高指数 I＝［颅高（ba-b）/颅最大长（g-op）］×100。

Broca（1875）的分型	指数分级	Martin（1928）的分型	指数分级
低颅型（chamaecrany）	$X \sim 71.9$	低颅型（chamaecrany）	$X \sim 69.9$
正颅型（orthocrany）	$72.0 \sim 74.9$	正颅型（orthocrany）	$70.0 \sim 74.9$
高颅型（hypsicrany）	$75.0 \sim X$	高颅型（hypsicrany）	$75.0 \sim X$

3.颅长高指数 II（Cranial Length-Height Index II） 颅长高指数 II＝［外耳门上缘点至前囟点高（po-b）/颅最大长（g-op）］×100。

4.颅长耳高指数（Cranial Length-Auricular Height Index） 颅长耳高指数＝［耳上颅高/颅最大长（g-op）］×100。

颅长耳高指数分型	指数分级
低颅型（chamaecrany）	$X \sim 57.9$
正颅型（orthocrany）	$58.0 \sim 62.9$
高颅型（hypsicrany）	$63.0 \sim X$

5.颅宽高指数（Cranial Breadth-Height Index）（I_3） 颅宽高指数＝［颅高（ba-b）/颅最大宽（eu-eu）］×100。

Martin（1928）按Broca的分型	指数分级
阔颅型（tapeinocrany）	$X \sim 91.9$
中颅型（metriocrany）	$92.0 \sim 97.9$
狭颅型（acrocrany）	$98.0 \sim X$

6.颅宽耳高指数（Cranial Breadth-Auricular Height Index） 颅宽耳高指数＝［耳上颅高/颅最大宽（eu-eu）］×100。

颅宽耳高指数分型	指数分级
阔颅型（tapeinocrany）	$X \sim 79.9$
中颅型（metriocrany）	$80.0 \sim 85.9$
狭颅型（acrocrany）	$86.0 \sim X$

7.颅盖高指数Ⅰ（Calotte Height Index Ⅰ） 颅盖高指数Ⅰ＝［（颅盖高Ⅰ）/鼻根点至枕外隆凸点长（n-i）］×100。

8.颅盖高指数Ⅱ（Calotte Height Index Ⅱ） 颅盖高指数Ⅱ＝［（颅盖高Ⅱ）/颅长（g-i）］×100。

9.颅盖高颅宽指数（Calotte Height-Breadth Index） 颅盖高颅宽指数＝［（颅盖高Ⅰ）/颅宽（eu-eu）］×100。

10.额横指数（Transverse Frontal Index）（I_{12}） 亦称额指数，额横指数＝［额最小宽（ft-ft）/额最大宽（co-co）］×100。

11.额顶宽指数（Transverse Frontoparietal Index）（I_{13}） 亦称额宽指数，额顶宽指数＝［额最小宽（ft-ft）/颅宽（eu-eu）］×100。

额顶宽指数分型	指数分级
狭额型（tapeinocrany）	$X \sim 65.9$
中额型（metriocrany）	$66.0 \sim 68.9$
阔额型（acrocrany）	$69.0 \sim X$

12.枕顶宽指数（Transverse Parietooccipital Index） 亦称横额顶指数（transverse fronto-parietal index），枕顶宽指数＝［额最小宽（ft-ft）/颅最大宽（eu-eu）］×100，吴新智（2009）指出：此指数在一定程度上反映了大脑额叶与顶叶在横的方向上的相对发育程度。在人类进化过程中，这个指数在较早和较晚的人类中都有比较大的变异，即由小变大。

13.额顶矢状弧指数（Sagittal Frontoparietal Index） 额顶矢状弧指数＝［顶骨矢状弧（arc b-l）/额骨矢状弧（arc n-b）］×100。

14.额枕矢状弧指数（Sagittal Frontooccipital Index） 额枕矢状弧指数＝［枕骨矢状弧（arc l-o）/额骨矢状弧（arc n-b）］×100。

15.顶枕矢状弧指数（Sagittal Parietooccipital Index） 顶枕矢状弧指数＝［枕骨矢状弧（arc l-o）/顶骨矢状弧（arc b-l）］×100。

16.额颅矢状弧指数（Frontosagittal Arc Index） 额颅矢状弧指数＝［额骨矢状弧（arc n-b）/颅矢状弧（arc n-o）］×100。

17.顶颅矢状弧指数（Parietosagittal Arc Index） 顶颅矢状弧指数＝［顶骨矢状弧（arc b-l）/颅矢状弧（arc n-o）］×100。

18.枕颅矢状弧指数（Occipitosagittal Arc Index） 枕颅矢状弧指数＝［枕骨矢状弧（arc l-o）/颅矢状

弧（arc n-o）］×100。

19.额骨曲度指数（Frontal Curvature Index）（I_{23}） 额骨曲度指数=［额骨矢状弦（chord n-b）/额骨矢状弧（arc n-b）］×100。

20.顶骨曲度指数（Parietal Curvature Index）（I_{24}） 顶骨曲度指数=［顶骨矢状弦（chord b-l）/顶骨矢状弧（arc b-l）］×100。

21.枕骨曲度指数（Occipital Curvature Index）（I_{25}） 枕骨曲度指数=［枕骨矢状弦（chord l-o）/枕骨矢状弧（arc l-o）］×100。

22.枕鳞上部曲度指数（Curvature Index of Upper Occipital Squamous） 枕鳞上部曲度指数=［枕骨上鳞弦（chord l-i）/枕骨上鳞弧（arc l-i）］×100。

23.枕鳞下部曲度指数（Curvature Index of Lower Occipital Squamous） 枕鳞下部矢状弦=［枕骨下鳞弦（chord i-o）/枕骨下鳞弧（arc i-o）］×100。

24.枕鳞弦指数（Chord Index of Occipital Squamous） 枕鳞弦指数=［枕骨下鳞弦（chord i-o）/枕骨上鳞弦（chord l-i）］×100。

25.枕鳞宽高指数（Breadth Height Index of Occipital Squamous） 枕鳞宽高指数=［枕骨矢状弦（chord l-o）/星点间宽（ast-ast）］×100。

26.枕骨弧长指数（Arc Length Index of Occipital Bone） 枕骨弧长指数=［枕骨上鳞弧（arc l-i）/枕骨矢状弧（arc l-o）］×100。

27.枕骨大孔指数（Index of Occipital Foramen）（I_{33}） 枕骨大孔指数=［枕骨大孔宽/枕骨大孔长（enba-o）］×100。

枕骨大孔指数	指数分级
狭型（narrow type）	$X \sim 81.9$
中型（medium type）	$82.0 \sim 85.9$
阔型（broad type）	$86.0 \sim X$

28.蝶顶指数（Sphenoparietal Index） 蝶顶指数=［蝶点间宽（sph-sph）/颅最大宽（eu-eu）］×100。

29.颧额指数Ⅰ（Jugofrontal IndexⅠ） 颧额指数Ⅰ=［额最小宽（ft-ft）/颧宽（zy-zy）］×100。

30.颧额指数Ⅱ（Jugofrontal IndexⅡ） 颧额指数Ⅱ=［额最大宽（co-co）/颧宽（zy-zy）］×100。

31.颧下颌指数（Jugomandibular Index） 颧下颌指数=［下颌角间宽（go-go）/颧宽（zy-zy）］×100。

32.眶后缩狭指数（Postorbital Constriction Index） 眶后缩狭指数=［额最小宽（ft-ft）/上面宽（fmt-fmt）］×100。

33.前囟位指数（Bregma Position Index） 前囟位指数=［前囟点-g-op线的垂直距离/垂足点-g点距］×100，吴汝康（1957）指出在人类进化中，由于前囟点逐渐前移，此指数的进化趋势是由大变小。

34.颅横曲度指数（Transverse Cranial Curvature Index） 颅横曲度指数=［颅横弧（arc po-v-po）/耳门上点间距（po-po）］×100，吴新智（2009）指出，在从直立人到现代人的进化过程中颅横曲度指数由大到小，即颅穹窿横向弯曲的程度有着变大的趋势。

35.颅矢状曲度指数（Sagittal Cranial Curvature Index） 颅矢状曲度指数=［颅矢状弧（arc n-o）/颅矢状弦（n-o）］×100，此指数的意义在于观察颅穹窿纵向变化的程度，人类进化的过程中呈由小到大的趋势。

国人数据（Chinese data）如下

1.颅骨指数的测量（Measurements of the Cranial Indices） 综合国人资料（$\bar{x}\pm s$），颅长宽指数（eu-eu/g-op）：男性（1588例）为79.28±4.74，女性（652例）为79.48±4.94；颅长高指数Ⅰ（ba-b/g-op）：男性（1540例）为76.28±3.59，女性（630例）为76.70±3.28；颅长高指数Ⅱ（po-b/g-op）：男性（1083例）为65.32±4.12，女性（422例）为65.83±4.63；颅宽高指数（ba-b/eu-eu）：男性（1540例）为96.14±5.09，女性（630例）为96.07±5.12；性别差异t值分别为0.88、2.63、1.98和0.29，P值分别为＞0.05、＜0.01、

＜0.05、＞0.05；说明颅长宽指数和颅宽高指数没有性别差异，颅长高指数Ⅰ和颅长高指数Ⅱ具有显著的性别差异，后者说明女性相比男性颅骨更高些；详见表5-110。

表5-110　颅骨指数　Measurements of the Cranial Indices

作者（年份）	地区或族别	例数	指数（$\bar{x}\pm s$）			
			颅长宽指数 （eu-eu/g-op）	颅长高指数Ⅰ （ba-b/g-op）	颅长高指数Ⅱ （po-b/g-op）	颅宽高指数 （ba-b/eu-eu）
姜兴杰等（1992）*	东北地区	男72	80.87±4.58	76.83±4.16	—	95.17±5.52
		女28	83.29±4.87	77.60±4.07	—	93.37±5.77
俞东郁等（1980）	长春地区	男100	80.3±5.65	76.2±4.66	73.5±3.97	95.6±6.63
		女100	82.5±5.67	77.6±3.31	70.6±3.18	93.1±4.86
韩永健等（1984）*	青岛地区	男141	76.32±4.15	75.82±3.20	64.30±2.73	99.47±4.87
		女110	77.46±4.41	76.46±3.88	64.09±3.04	98.89±4.51
张国徽等（1996）*	张家口地区	男36	77.93±4.14	76.68±3.30	—	98.61±5.58
		女47	80.02±4.66	76.97±4.39	—	96.25±3.36
包月昭（1984）	河南地区	男300	78.61	76.95	—	98.39
陈纲等（1988）	上海地区	男800	79.90±4.56	76.31±3.52	64.35±3.05	95.45±4.39
孙尚辉等（1988）	南京地区	男157	80.75±4.35	76.54±3.31	65.52±3.14	94.96±4.92
		女116	81.46±3.74	76.30±3.11	65.91±3.48	93.79±4.19
张怀瑶等（1965）	湖南地区	男100	78.65	74.80	—	95.50
党汝霖等（1984，1985）	西安地区	男50	76.80±3.34	75.80±3.95	—	98.80±5.81
		女50	76.52±4.11	76.78±3.07	—	100.38±5.19
王向义等（1986）*	湖北地区	男59	78.20±5.76	76.28±4.07	65.32±3.23	97.47±6.45
		女41	80.95±5.50	77.02±3.46	66.14±2.56	95.51±6.40
周惠英等（1998）*	西藏 藏族	男48	77.68±3.40	—	58.14±3.53	—
		女22	76.10±3.85	—	56.60±3.85	—
邵兴周等（1988）	和田地区洛 浦县	男26	73.03±2.77	74.42±2.46	62.62±2.37	101.98±3.30
		女33	74.94±2.54	74.36±3.48	62.67±2.54	99.24±4.00
朱芳武等（1989）	广西壮族	男70	79.06±3.75	76.57±2.99	—	94.82±2.96
		女79	78.84±3.88	76.77±2.87	—	95.84±2.90
黄新美等（1984）	广东地区	男29	77.94±3.11	76.19±2.67	—	97.86±4.30
		女26	78.75±3.20	76.74±2.69	—	97.52±3.42
合计（只含有性别标准差项） （例数）		男	79.28±4.74 （1588）	76.28±3.59 （1540）	65.32±4.12 （1083）	96.14±5.09 （1540）
		女	79.48±4.94 （652）	76.70±3.28 （630）	65.83±4.63 （422）	96.07±5.12 （630）

*按原数据的标准误，由笔者计算出标准差。

Chang（张鋆）（1934）测量北平地区颅骨100例和沈阳地区颅骨50例，颅长宽指数为78。

颅宽耳高指数的测量（Measurements of the cranial breadth-auricular height index）：周惠英等（1998）测量西藏藏族（$\bar{x}\pm s$），男性（48例）为74.85±0.71，女性（22例）为74.38±1.54，性别无差异（$P＞0.05$）。

2.颅骨曲度指数的测量（Measurements of the Cranial Curvature Indices）　综合国人资料（男421例、女377例）（$\bar{x}\pm s$），额骨曲度指数：男性为87.64±2.93，女性为87.76±3.58；顶骨曲度指数：男性为88.26±3.32，女性为88.72±3.88；枕骨曲度指数：男性为83.17±4.30，女性为84.11±4.00；性别差异t值分别为0.51、1.79、3.20；前两项均为$P＞0.05$，枕骨曲度指数$P＜0.01$；说明前两项没有性别差异，而枕

骨曲度指数具有极显著的性别差异；详见表5-111。

表5-111 颅骨曲度指数的测量 Measurements of the Cranial Curvature Indices

作者（年份）	地区或族别	例数	指数（$\bar{x}\pm s$）		
			额骨曲度指数	顶骨曲度指数	枕骨曲度指数
俞东郁等（1980）	长春地区	男 100	89.0±2.07	89.3±2.49	84.8±3.67
		女 100	88.8±2.38	89.5±2.35	85.5±3.59
朱永泽等（1985）	青岛地区	男 142	88.70±2.03	89.43±2.14	84.06±3.22
		女 107	88.63±1.97	89.41±2.28	85.12±2.79
党汝霖等（1984，1985）	西安地区	男 500	87.48±1.79	88.52±1.99	83.36±3.62
		女 50	88.06±1.37	88.92±1.98	83.08±2.91
毛成龙等（1986）[*]	四川地区	男 59	83.06±2.76	83.39±4.30	78.60±4.92
		女 41	82.39±4.48	83.01±7.23	78.60±5.06
朱芳武等（1989）	广西壮族	男 70	87.54±2.40	88.31±2.32	83.47±4.22
		女 79	87.84±4.46	89.66±2.96	84.49±3.23
合计		男 421	87.64±2.93	88.26±3.32	83.17±4.30
		女 377	87.76±3.58	88.72±3.88	84.11±4.00

＊按原数据的标准误，由笔者计算出标准差。

颅骨其他曲度指数的测量（Other measurements of the cranial curvature indices）：朱永泽等（1985）测量青岛地区颅骨男142例、女107例（$\bar{x}\pm s_{\bar{x}}$），颅矢状曲度指数：男性为36.32±1.55，女性为36.20±1.55；颅横曲度指数：男性为38.45±1.67，女性为37.78±1.55。毛成龙等（1986）测量四川地区男59例、女41例：枕鳞上部曲度指数：男性为89.11±0.79，女性为90.80±1.98；枕鳞下部曲度指数：男性为98.15±1.11，女性为78.94±1.77。

3. 额骨宽度指数的测量（Measurements of the Indices of Breadth of Frontal Bone） 综合国人资料（$\bar{x}\pm s$），额顶宽指数（ft-ft/eu-eu）：男性（1048例）为64.58±4.56，女性（211例）为64.95±4.37；额横指数（ft-ft/co-co）：男性（323例）为79.66±4.24，女性（291例）为78.91±3.91；性别差异t值分别为1.11和2.28；P值分别为＞0.05和＜0.05；说明前者没有性别差异，后者具有显著的性别差异；详见表5-112。

表5-112 额骨宽度指数的测量 Measurements of the Indices of Breadth of Frontal Bone

作者（年份）	地区	例数		额顶宽指数（ft-ft/eu-eu）（$\bar{x}\pm s$）		额横指数（ft-ft/co-co）（$\bar{x}\pm s$）	
		男	女	男	女	男	女
姜兴杰等（1992）[*]	东北	72	28	65.02±4.50	62.48±3.86	—	—
俞东郁等（1980）	长春	100	100	64.7±3.93	63.9±3.62	77.5±4.19	76.9±3.53
崔希云等（1984）[*]	青岛	147	108	—	—	80.91±3.88	79.94±3.74
邵兴周等（1988）	新疆	26	33	69.60±3.34	69.61±3.30	81.03±3.23	81.00±3.03
陈纲等（1988）	上海	800	—	64.25±4.56	—	78.77[**]	—
张怀瑶等（1965）	湖南	100	—	65.96			
党汝霖等（1984，1985）	西安	50	50	66.32±4.41	65.36±4.32	79.60±4.04	79.32±3.77
合计（只含有性别标准差项）（例数）				64.58±4.56（1048）	64.95±4.37（211）	79.66±4.24（323）	78.91±3.91（291）

＊按原数据的标准误，由笔者计算出标准差。

＊＊根据原文数据由笔者计算出。

4.枕骨大孔指数的测量（Measurements of the Index of Foramen Magnum） 综合国人资料，枕骨大孔指数（$\bar{x}\pm s$）：男性（246例）为84.92±6.27，女性（262例）为84.95±5.99，性别差异t值0.06，$P>0.05$，说明性别没有差异，详见表5-113。

表5-113　枕骨大孔指数的测量　Measurements of the Index of Foramen Magnum

作者（年份）	地区或族别	男例数	指数（$\bar{x}\pm s$）	女例数	指数（$\bar{x}\pm s$）
俞东郁等（1980）	长春	100	86.4±5.77	100	85.9±5.66
邵兴周等（1988）	和田地区洛浦县	26	82.84±7.71	33	83.33±6.33
党汝霖等（1984，1985）	西安	50	82.04±5.31	50	84.78±6.48
朱芳武等（1989）	广西壮族	70	85.65±6.10	79	84.52±5.72
合计		246	84.92±6.27	262	84.95±5.99

5.颅骨长宽指数（Measurements of the Types of Cranial Length-Breadth Index） 综合国人资料（男1620例、女361例）（%±Sp），男性：长颅型占14.75±0.88%，中颅型占43.95±1.23%，圆颅型占30.00±1.14%，特圆颅型占11.30±0.79%；女性：分别占9.14±1.52%、37.67±1.22%、32.41±2.46%和20.78±2.14%；分型构成比性别差异$X^2=30.42$，$P=0$，说明具有极显著的性别差异，各型性别差异u值分别为3.19、3.62、0.89、4.16；P值除圆颅型无差异外（$P>0.05$），其余各型均具有极显著的性别差异（$P<0.01$），即长颅型和中颅型男性远高于女性，特圆颅型则反之；详见表5-114。

表5-114　颅骨长宽指数分型的测量
Measurements of the Types of Cranial Length-Breadth Index

作者（年份）	地区或族别	例数	分型构成百分比（例数）			
			长颅型（$X\sim74.9$）	中颅型（$75\sim79.9$）	圆颅型（$80\sim84.9$）	特圆颅型（$85\sim X$）
俞东郁等（1980）	长春地区	男100	14.0（14）[a]	38.0（38）	26.0（26）	22.0（22）
		女100	4.0（4）	17.0（17）	37（37）	42.0（42）
张怀瑶等（1965）	湖南地区	男100	10.0（10）	61.0（61）	27.0（27）	2.0（2）
包月昭等（1984）	河南地区	男300	20.0（60）	49.0（147）	31.0（93）	—
孙尚辉等（1988）	南京地区	男157	8.27（13）[b]	36.94（58）	37.58（59）	17.20（27）[c]
		女116	1.72（2）	36.21（42）	43.10（50）	18.96（22）[d]
陈纲等（1988）	上海地区	男800	12.13（97）[e]	40.62（325）	31.75（254）	15.50（124）[f]
张国徽等（1996）	浙江地区	男36	27.78（10）	41.67（15）	22.22（8）	8.33（3）
		女47	12.77（6）	38.30（18）	36.17（17）	12.76（6）[g]
党汝霖等（1985）	西安地区	男50	36.0（18）	50.0（25）	8.0（4）	6.0（3）
		女50	28.0（14）[h]	60.0（30）	6.0（3）	6.0（3）
周惠英等（1998）	西藏藏族	男48	25.6（12）	55.8（27）	14.6（7）	4.2（2）
		女22	20.0（4）[i]	65.0（15）	15.0（3）	0
黄新美等（1984）	广东地区	男29	17.24（5）	55.17（16）	27.59（8）	0
		女26	11.54（3）	53.85（14）	26.92（7）	7.69（2）
合计（例数）		男1620	14.75±0.88（239）	43.95±1.23（712）	30.00±1.14（486）	11.30±0.79（183）
		女361	9.14±1.52（33）	37.67±1.22（136）	32.41±2.46（117）	20.78±2.14（75）

注：其中含特长颅型（$X\sim69.9$）分别3例（a）、2例（b）、6例（e）、2例（h）和1例（i）；合计：男性为0.68±0.20%，女性为0.83±0.48%。

其中含超圆颅型（$90\sim X$）分别1例（c）、3例（d）、20例（f）和2例（g）；合计：男性为1.91±0.34%，女性为1.39±0.62%。

6.颅骨长高指数分型的测量（Measurements of the Types of Cranial Length-Height Index） 综合国人资料（男1542例、女313例）（%±Sp），男性：低颅型占2.40±0.39%，中颅型占33.46±1.20%，高颅型占

64.14±1.22%；女性：分别占1.28±0.63%、27.80±2.53%、70.93±2.57%；分型构成比性别差异$X^2=5.889$，$P=0.117$，说明没有性别差异，各型性别差异u值分别为1.51、2.02、2.39；除低颅型无性别差异外（$P>0.05$），其余二型均具有显著的性别差异（$P<0.05$），即男性正颅型卢比高于女性，高颅型则反之；详见表5-115。

表5-115　颅骨长高指数分型的测量　Measurements of the Types of Cranial Length-Height Index

作者（年份）	地区	例数	分型构成百分比（例数）		
			低颅型（$X\sim69.9$）	正颅型（$70\sim74.9$）	高颅型（$75\sim X$）
俞东郁等（1980）	长春	男100	8.0（8）	30.0（30）	62.0（62）
		女100	1.0（1）	16.0（16）	83.0（83）
张怀瑶等（1965）	湖南	男99	2.0（2）	48.5（48）	49.5（49）
包月昭等（1984）	河南	男300	1.0（3）	28.3（85）	70.7（212）
孙尚辉等（1988）	南京	男157	3.18（5）	29.92（47）	66.88（105）
		女116	0.86（1）	34.48（40）	64.66（75）
陈纲等（1988）	上海	男800	1.75（14）	35.00（280）	63.25（506）
张国徽等（1996）	浙江	男36	0（0）	30.56（11）	69.44（25）
		女47	4.26（2）	31.91（15）	63.83（30）
党汝霖等（1985）	西安	男50	10.0（5）	30.0（15）	60.0（30）
		女50	0（0）	32.0（16）	68.0（34）
合计%±Sp（例数）		男1542	2.40±0.39（37）	33.46±1.20（516）	64.14±1.22（989）
		女313	1.28±0.63（4）	27.80±2.53（87）	70.93±2.57（222）

7.颅骨宽高指数分型的测量（Measurements of the Types of Cranial Breadth-Hight Index）　综合国人资料（男1542例、女313例）（%±Sp），男性：阔颅型占18.22±0.98%，中颅型占48.12±1.27%，狭颅型占33.66±1.20%；女性：分别占28.75±2.56%、43.45±2.80%和27.80±2.53%；分型构成比性别差异$X^2=18.362$，$P=0.000$，说明具有非常显著的性别差异，各型性别差异u值分别为3.84、1.52、2.09；除中颅型无性别差异外（$P>0.05$），其余二型均具有显著的性别差异（$P<0.01$和$P<0.05$），即狭颅型男性高于女性，阔颅型则反之；详见表5-116。

表5-116　颅骨宽高指数分型的测量　Measurements of the Types of Cranial Breadth-Hight Index

作者（年份）	地区	例数	分型构成百分比（例数）		
			阔颅型（$X\sim91.9$）	中颅型（$92\sim97.9$）	狭颅型（$98\sim X$）
俞东郁等（1980）	长春	男100	28.0（28）	36.0（36）	36.0（36）
		女100	38.0（38）	48.0（48）	14.0（14）
包月昭等（1984）	河南	男300	8.3（25）	38.7（116）	53.0（159）
孙尚辉等（1988）	南京	男157	20.38（32）	59.24（93）	20.38（32）
		女116	39.66（46）	41.38（48）	18.97（22）
张怀瑶等（1965）	湖南	男99	16.2（16）	55.6（55）	28.3（28）
陈纲等（1988）	上海	男800	21.37（171）	51.38（411）	27.25（218）
张国徽等（1996）	浙江	男36	11.11（4）	36.11（13）	52.78（19）
		女47	10.64（5）	57.45（27）	31.91（15）
党汝霖等（1985）	西安	男50	10.0（5）	36.0（18）	54.0（27）
		女50	2.0（1）	26.0（13）	72.0（36）
合计%±Sp（例数）		男1542	18.22±0.98（281）	48.12±1.27（742）	33.66±1.20（519）
		女313	28.75±2.56（90）	43.45±2.80（136）	27.80±2.53（87）

8.颅长耳高指数分型的测量（Measurements of the Types of Cranial Length-Auricular Height Index） 综合国人资料（男241例、女185例）（%±S_p）：低颅型：男性为9.96±1.93%，女性为7.57±1.94%；正颅型：男性为24.90±2.79%，女性为21.08±3.00%；高颅型：男性为65.15±3.07%，女性为71.35±3.32%；分型构成比性别差异X^2=1.92，P=0.589，说明没有性别差异，各型性别差异u值分别为0.87、0.93、1.37；均为P>0.05，说明没有性别差异；详见表5-117。

表5-117 颅骨颅长耳高指数分型的测量
Measurements of the Types of Cranial Length-Auricular Height Index

作者（年份）	地区或族别	例数	分型构成百分比（例数）		
			低颅型（$X \sim 57.9$）	正颅型（58.0～62.9）	高颅型（63.0～X）
孙尚辉等（1988）	南京地区	男157	0（0）	19.11（30）	80.89（127）
		女116	0.86（1）	12.93（15）	86.21（100）
张国徽等（1996）	浙江地区	男36	0	30.56（11）	69.44（25）
		女47	4.26（2）	31.91（15）	63.83（30）
周惠英等（1998）	西藏藏族	男48	50.00（24）	39.58（19）	10.42（5）
		女22	50.09（11）	40.91（9）	10.00（2）
合计%±Sp（例数）		男241	9.96±1.93（24）	24.90±2.79（60）	65.15±3.07（157）
		女185	7.57±1.94（14）	21.08±3.00（39）	71.35±3.32（132）

9.颅宽耳高指数分型的测量（Measurements of the Types of Cranial Breadth-Auricular Height Index） 综合国人资料（男84例、女69例）（%±S_p），阔颅型：男性占52.38±5.45%，女性占33.33±5.68%；中颅型：男性占23.81±4.65%，女性占43.38±5.97%；高颅型：男性占23.81±4.65，女性占23.19±5.08%；分型构成比性别差异X^2=7.629，P=0.054，说明没有性别差异，各型性别差异u值分别为2.42、2.59、0.09；除高颅型无性别差异外（P>0.05），其余二型均具有显著的性别差异（P<0.05和P<0.01），即阔颅型男性占比高于女性，中颅型则反之；详见表5-118。

表5-118 颅骨宽耳高指数分型的测量
Measurements of the Types of Cranial Breadth-Auricular Height Index

作者（年份）	地区或族别	例数	分型构成百分比（例数）		
			阔颅型（$X \sim 79.9$）	中颅型（80.0～85.9）	高颅型（86.0～X）
张国徽等（1996）	浙江地区	男36	11.11（4）	36.11（13）	52.78（19）
		女47	10.64（5）	57.45（27）	31.91（15）
周惠英等（1998）	西藏藏族	男48	83.7（40）	14.0（7）	2.3（1）
		女22	80.0（18）	15.0（3）	5.0（1）
合计%±Sp（例数）		男84	52.38±5.45（44）	23.81±4.65（20）	23.81±4.65（20）
		女69	33.33±5.68（23）	43.38±5.97（30）	23.19±5.08（16）

10.颅骨额顶宽指数分型的测量（Measurements of the Types of Transverse Parietooccipital Index） 综合国人资料（男1000例、女100例）（%±S_p），男性：狭额型占67.70±1.48%，中额型占22.70±1.32%，阔额型占9.60±0.93%；女性：分别占72.00±4.49%、20.00±4.00%和8.00±2.71%；分型构成比性别差异X^2=0.788，P=0.852，说明没有性别差异，各型性别差异u值分别为0.91、0.64、0.56；均为P>0.05，说明各型没有性别差异；详见表5-119。

表5-119　颅骨额顶宽指数分型的测量
Measurements of the Types of Transverse Parietooccipital Index

作者（年份）	地区或族别	例数	分型构成百分比（例数）		
			狭额型（$X \sim 65.9$）	中额型（$66 \sim 68.9$）	阔额型（$69 \sim X$）
俞东郁等（1980）	长春	男100	62.0（62）	25.0（25）	13.0（13）
		女100	72.0（72）	20.0（20）	8.0（8）
张怀瑶等（1965）	湖南	男100	56.0（56）	35.0（35）	9.0（9）
陈纲等（1988）	上海	男800	69.88（559）	20.87（167）	9.25（74）
合计%±Sp（例数）		男1000	67.70±1.48（677）	22.70±1.32（227）	9.60±0.93（96）
		女100	72.00±4.49（72）	20.00±4.00（20）	8.00±2.71（8）

11. 颅骨枕骨大孔指数分型的测量（Measurements of the Types of Index of Occipital Foramen）　俞东郁等（1980）测量长春地区男100例、女100例（%±Sp），狭额型：男性占23.0±4.21%，女性占21.0±4.07%；中额型：男性占21.0±4.07%、女性占25.0±4.33%；阔额型：男性占56.0±4.96%、女性占54.0±4.98%；分型构成比性别差异$X^2 = 0.475$，$P = 0.924$，说明没有性别差异，各型性别差异u值分别为0.34、0.67、0.28；均为$P > 0.05$，说明各型没有性别差异。

12. 颧额指数的测量（Measurements of the Jugofrontal Index）　杨玉田等（1987）测量了西安地区男女各50例（$\bar{x} \pm s$），颧额指数Ⅰ：男性为68.76±4.19，女性为69.12±3.38；颧额指数Ⅱ：男性为86.52±4.73，女性为87.24±4.64；性别差异t值分别为0.47、0.77，说明各型没有性别差异（$P > 0.05$）。

二、面指数（Facial Indices）

1. 眉间突度指数（Glabella Projection Index）　眉间突度指数＝（眉间点高/眉间纵高）×100

眉间纵高为自g点与g-n等长连线交于额骨正中面的点p点，n-p的直线距离即眉间纵高，眉间点高为g点至纵高线的垂直高度。此指数对人类进化具有重要意义，根据吴定良（1960）研究，以猿人到现代人，指数愈来愈小，如猿人27.3，古人20.5，新人男18.3、女14.2，现代人男12.3、女8.2。

眉间突度指数分型	指数分级
微显型（insignificant type）	$X \sim 4.9$
稍显型（little significant type）	$5 \sim 9.9$
中等型（median significant type）	$10 \sim 14.9$
显著型（significant type）	$15 \sim 19.9$
极显型（very significant type）	$20 \sim 24.9$
粗壮型（sturdy type）	$25 \sim X$

2. 颅面垂直指数（Vertical Cranio-Facial Index）　亦称垂直颅面指数，颅面垂直指数＝［上面高Ⅰ（n-sd）/颅高（ba-b）］×100。

3. 颅面横指数（Transverse Cranio-Facial Index）　亦称横向颅面指数，颅面横指数＝［颧宽（zy-zy）/颅宽（eu-eu）］×100。

4. 全面指数（Total Facial Index）　全面指数＝［全面高（n-gn）/颧宽（zy-zy）］×100。

全面指数分型	指数分级
特阔面型（hypereuryprosopy）	$X \sim 79.9$
阔面型（euryprosopy）	$80 \sim 84.9$
中面型（mesoprosopy）	$85 \sim 89.9$
狭面型（leptoprosopy）	$90 \sim 94.9$
特狭面型（hyperleptoprosopy）	$95 \sim X$

5.上面指数（Upper Facial Index） 上面指数＝［上面高Ⅱ（n-pr）/颧宽（zy-zy）］×100。

Martin（1928）上面指数分型	指数分级
特阔上面型（hypereureny）	$X \sim 44.9$
阔上面型（euryeny）	$45 \sim 49.9$
中上面型（meseny）	$50 \sim 54.9$
狭上面型（lepteny）	$55 \sim 59.9$
特狭上面型（hyperlepteny）	$60 \sim X$

6.颧中面指数（Jugomalar Index） 颧中面指数＝［中面宽Ⅰ（zm-zm）/颧宽（zy-zy）］×100。

7.上颌牙槽指数（Maxillo-Alveolar Index） 亦称上齿槽指数或上牙槽弓指数，上颌牙槽指数＝［上牙槽弓宽（ecm-ecm）/上牙槽弓长（pr-alv）］×100。

Turner（1884，1891）的分型	指数分级	Martin（1928）的分型	指数分级
长颌型（dolichocrany）	$X \sim 109.9$	长颌型（dolichocrany）	$X \sim 109.9$
中颌型（mesocrany）	$110.0 \sim 115.0$	中颌型（mesocrany）	$110.0 \sim 114.9$
短颌型（brachyurany）	$115.1 \sim X$	短颌型（brachyurany）	$115.0 \sim X$

8.上颌额指数（Maxillo-Frontal Index） 上颌额指数＝［鼻梁至眶间宽的矢高（subtence mf-mf）/前眶间宽（mf-mf）］×100。

9.前颌指数（Premaxillary Index） 前颌指数＝［颧上颌高/中面宽Ⅰ（zm-zm）］×100。

10.颌指数（Maxillo-Mandibular Index） 亦称面突度指数（gnathic index），颌指数＝［面底长（pr-enba）/颅底长（enba-n）］×100。

颌指数分型	指数分级
正颌型（orthognath）	$X \sim 97.9$
中颌型（mesognath）	$98.0 \sim 102.9$
突颌型（prognath）	$103.0 \sim X$

11.外耳门指数（Index of External Acoustic Pore） 外耳门指数＝（外耳门横径/外耳门纵径）×100。

国人数据（Chinese data）如下

1.上面指数的测量（Measurement of the Upper Facial Index） 综合国人资料，上面指数（n-pr/zy-zy）（$x \pm s$）：男性（573例）为53.37±4.14，女性（434例）为53.47±3.63，性别差异t值为0.41，$P > 0.05$，说明颅上面指数没有性别差异；详见表5-120。

表5-120 上面指数的测量 Measurement of the Upper Facial Index					
作者（年份）	地区或族别	男例数	上面指数（$\bar{x}\pm s$）	女例数	上面指数（$\bar{x}\pm s$）
张怀瑶等（1965）	湖南地区	86	53.57	—	—
魏占东等（1982）	长春地区	130	55.55±3.65	70	54.51±3.42
俞东郁等（1982）	延边地区	200	55.56	251	53.5
崔希云等（1984）*	青岛地区	147	53.47±4.73	108	53.99±4.16
黄美新等（1984）	广东地区	25	54.55±3.68	20	53.72±2.97
丁细藩等（1985）	广西壮族	30	50.27	—	—
	广西汉族	50	52.04	—	—
朱芳武等（1989）	广西壮族	64	51.31±3.12	70	52.37±3.59
杨玉田等（1987）	西安地区	50	53.66±3.09	50	54.39±3.04
孙尚辉等（1988）	南京地区	157	52.04±3.69**	116	52.60±3.19**
合计（只含有性别标准差项）		573	53.37±4.14	434	53.47±3.63

*按原数据的标准误，由笔者计算出标准差。

**上面指数（n-sd/zy-zy）。

2.其他上面指数的测量（Other Measurements of the Upper Facial Indices） 崔希云等（1984）测量青岛地区男147例、女108例（$\bar{x}\pm s_x$），上面指数Ⅱ（n-sd/zy-zy）：男性为55.95±0.38，女性为56.31±0.41；邵兴周等（1988）测量新疆洛浦县两汉-魏晋时代男26例、女33例，上面高指数（$\bar{x}\pm s$）：男性为55.01±4.01，女性为53.96±2.81。

3.颅面垂直指数的测量（Measurement of the Vertical Cranio-Facial Index） 综合国人资料，颅面横指数[（n-sd）/（ba-b）]：男性（346例）为52.07±3.88，女性（300例）为51.35±3.45，性别差异t值为2.50，$P<0.05$，男性显著大于女性；详见表5-121。

表5-121 颅面垂直指数的测量 Measurement of the Vertical Cranio-Facial Index					
作者（年份）	地区或族别	男例数	颅面垂直指数（$\bar{x}\pm s$）	女例数	颅面垂直指数（$\bar{x}\pm s$）
邵兴周等（1988）	新疆地区	26	51.26±3.48	33	50.30±3.15
周惠英等（1998）	西藏藏族	48	51.26±3.48	22	50.30±3.15
朱芳武等（1989）	广西壮族	65	50.86±3.37	79	50.22±3.46
杨玉田等（1987）	西安地区	50	54.26±3.54	50	53.04±2.76
孙尚辉等（1988）	南京地区	157	52.25±4.04	116	51.89±3.42
合计		346	52.07±3.88	300	51.35±3.45

4.颅面横指数的测量（Measurement of the Transverse Cranio-Facial Index） 综合国人资料，颅面横指数[（zy-zy）/（eu-eu）]（$\bar{x}\pm s$）：男性（272例）为95.86±4.20，女性（245例）为93.31±4.27，性别差异t值为6.83，$P<0.01$，男性非常显著大于女性；详见表5-122。

表5-122 颅面横指数的测量 Measurement of the Transverse Cranio-Facial Index					
作者（年份）	地区或族别	男例数	颅面横指数（$\bar{x}\pm s$）	女例数	颅面横指数（$\bar{x}\pm s$）
朱芳武等（1989）	广西壮族	65	96.66±4.10	79	93.54±4.54
杨玉田等（1987）	西安地区	50	96.48±4.36	50	95.04±4.89
孙尚辉等（1988）	南京地区	157	95.33±4.10	116	92.41±3.46
合计		272	95.86±4.20	245	93.31±4.27

5.全面指数的测量（Measurement of Total Facial Index） 杨玉田等（1987）测量西安地区颅骨男女各 50例，全面指数（n-gn/zy-zy）（$\bar{x}\pm s$）：男性为91.65±5.18，女性为90.91±5.35；邵兴周等（1988）测量 新疆洛浦县两汉－魏晋时代颅骨：男性（26例）为92.15±5.45，女性（33例）为87.10±9.64。

6.面部指数的测量（Measurements of the Facial Indices） 综合国人资料（$\bar{x}\pm s$），前颌指数［颧上颌高/ （zm-zm）］：男性（187例）为33.16±3.84，女性（157例）为34.36±3.88；上颌额指数［（subtence mf-mf） /（mf-mf）］：男（115例）为30.97±10.74，女性（129例）为31.96±8.80；颌指数［（pr-enba）/（enba-n）］： 男性（163例）为95.61±5.63，女性（140例）为96.23±4.96，性别差异 t 值分别为2.87、078、1.02；前颌 指数 $P < 0.01$，男性极显著大于女性，后两项均为 $P > 0.05$，没有性别差异；详见表5-123。

表5-123　面部指数的测量　Measurements of the Facial Indices

作者（年份）	地区或族别	例数	前颌指数（$\bar{x}\pm s$）	上颌额指数（$\bar{x}\pm s$）	颌指数（$\bar{x}\pm s$）
姜兴杰等（1992）[*]	东北地区	男72	33.95±3.65	—	95.69±6.79
		女28	35.34±3.97	—	97.09±4.39
邵兴周等（1988）	新疆地区	男26	—	—	93.58±3.37
		女33	—	—	93.39±3.37
朱芳武等（1989）	广西壮族	男65	31.68±3.96	35.30±11.86	96.34±4.67
		女79	33.45±3.87	34.52±9.57	97.12±5.25
杨玉田等（1987）	西安地区	男50	33.94±3.37	25.35±5.15	—
		女50	35.26±3.47	27.91±5.34	—
合计（例数）		男	33.16±3.84（187）	30.97±10.74（115）	95.61±5.63（163）
		女	34.36±3.88（157）	31.96±8.80（129）	96.23±4.96（140）

*按原数据的标准误，由笔者计算出标准差。

7.上颌牙槽指数的测量（Measurement of the Maxillo-Alveolar Index） 综合国人资料（$\bar{x}\pm s$），上颌 牙槽指数：男性（509例）为125.21±8.54，女性（335例）为124.27±9.37，性别差异 t 值为1.48，均为 $P > 0.05$，没有性别差异；详见表5-124。

表5-124　上颌牙槽指数　Measurement of the Maxillo-Alveolar Index

作者（年份）	地区或族别	男例数	上颌牙槽指数（$\bar{x}\pm s$）	女例数	上颌牙槽指数（$\bar{x}\pm s$）
王钦（1995）	长春、通辽地区	57	129.40±11.01	43	131.19±11.02
佘永华等（1982）[*]	南充地区	252	124.27±9.05	152	122.39±10.36
戴义华等（1986）[*]	西南地区	102	124.17±5.56	68	123.33±5.28
杨玉田等（1987）	西安地区	50	126.53±9.73	50	124.14±7.73
周惠英等（1998）	西藏藏族	48	125.98±2.08	22	126.96±2.63
合计		509	125.21±8.54	335	124.27±9.37

*按原数据的标准误，由笔者计算出标准差。

姜兴杰等（1992）测量东北地区上颌牙槽指数（ecm-ecm）/（pr-alv）（$\bar{x}\pm S_{\bar{x}}$）：男性（72例）为 80.39±0.68，女性（28例）为79.74±0.99。

8.鼻根指数的测量（Measurement of the Nasal Root Index） 杨玉田等（1987）测量西安地区男女各50 例（$\bar{x}\pm s$），鼻根指数：男性31.11±12.80，女性31.76±11.00。

9.上面高指数的测量（Measurement of the Upper Facial Height Index） 周惠英等（1998）测量西藏藏族 上面高指数（$\bar{x}\pm s$）：男性（48例）为55.01±4.01，女性（22例）为53.96±2.81。

10.外耳门指数的测量（Measurement of the Index of External Acoustic Pore）　综合国人资料，外耳门指数（外耳门横径/外耳门纵径）（$\bar{x}\pm s$）：男性（451例）为66.18±11.85，女性（483例）为68.56±13.24，性别差异t值2.88，$P<0.01$；说明男性的外耳门横径显著小于女性；潘曦东等计算的侧别没有差异（$P>0.05$），详见表5-125。

表5-125　外耳门指数　Measurement of the Index of External Acoustic Pore

作者（年份）	地区	男例数	外耳门指数（$\bar{x}\pm s$）	女例数	外耳门指数（$\bar{x}\pm s$）
潘曦东等（1996）	东北	左89	62.43±9.35	左77	62.47±9.22
		右89	60.37±8.87	右77	63.73±9.69
马玉祥等（2010）	长春	273	69.29±12.36	329	71.11±13.96
合计		451	66.18±11.85	483	68.56±13.24

11.上面指数分型的测量（Measurements of the Types of the Upper Facial Index）　综合国人资料（男442例、女256例），阔上面型：男性占22.40±1.98%，女性占13.67±2.15%；中上面型：男性占50.45±2.38%，女性占51.95±3.12%；狭上面型：男性占23.76±2.20%、女性占32.03±2.92%；特狭上面型：男性占5.66±1.10%，女性占2.34±0.95%。分型构成比性别差异$X^2=14.654$，$P=0.005$，说明具有非常显著的性别差异，各型性别差异u值分别为2.99、0.38、2.26、2.28；除中上面型无差异外（$P>0.05$），其余三型均具有显著的性别差异（$P<0.01$和$P<0.05$），即阔上面型和特狭上面型男性高于女性，狭上面型则反之；详见表5-126。

表5-126　上面指数分型的测量　Measurements of the Types of the Upper Facial Index

作者（年份）	地区或族别	例数	分型构成百分比（例数）			
			阔上面型（$X\sim49.9$）	中上面型（$50\sim54.9$）	狭上面型（$55\sim59.9$）	特狭上面型（$60\sim X$）
张怀瑶等（1965）	湖南地区	86	15.10（13）	52.33（45）	30.23（26）	2.33（2）
魏占东等（1982）	长春地区	男130	6.9（9）	40.76（53）*	38.46（50）	13.85（18）
		女70	12.86（9）	38.57（27）	42.86（30）	5.71（4）
俞东郁等（1982）	延边地区	200	5.5（11）	41.5（83）	42.5（85）	10.5（21）
黄美新等（1984）	广东地区	男25	4（1）	52（13）	36（9）	8（2）
		女20	5（1）	65（13）	25（5）	5（1）
丁细藩等（1985）	广西壮族	男30	56.67（17）	40.00（12）	3.33（1）	0（0）
	广西汉族	男50	26.0（13）	58.0（29）	16.0（8）	0（0）
杨玉田等（1987）	西安地区	男50	10.0（5）	64.0（32）	22.0（11）	4.0（2）
		女50	8.0（4）	50.0（25）	40.0（20）	2.0（1）
孙尚辉等（1988）**	南京地区	男157	28.02（44）[a]	53.50（84）	16.56（26）	1.91（3）
		女116	18.11（21）[a]	58.62（68）	23.28（27）	0（0）
合计（只含有性别项）（$\bar{x}\pm Sp$）（例数）		男442	22.40±1.98（99）	50.45±2.38（223）	23.76±2.20（105）	5.66±1.10（25）
		女256	13.67±2.15（35）	51.95±3.12（133）	32.03±2.92（82）	2.34±0.95（6）

注：*原数据印刷有误。

** 上面指数为（n-sd/zy-zy）。

a 其中特阔上面型（$X\sim44.9$）：男2例、女3例。

12.全面指数分型的测量（Measurements of the Types of Total Facial Index）　综合国人资料（男427例、女81例），阔面型：男性占4.68±1.02%，女性占12.35±3.66%；中面型：男性占（17.33±1.83）%，女性

占32.10±5.19%；狭面型：男性占75.88±2.07%，女性占41.98±5.20%；特狭面型：男性占2.11±0.70%，女性占13.58±3.81%，分型构成比性别差异$X^2=48.178$，$P=0$，因此，分型构成比具有极显著的性别差异；各型间性别差异u值分别为2.01、2.68、6.06、2.96；阔面型$P<0.05$，后三型均为$P<0.01$，说明狭面型男性显著多于女性，其他三型女性远多于男性；详见表5-127。

表5-127　全面指数及其分型的测量
Measurements of the Types of the Total Facial Index

作者（年份）	地区	例数	分型构成百分比（例数）			
			阔面型（$X\sim84.9$）	中面型（$85\sim89.9$）	狭面型（$90\sim94.9$）	特狭面型（$95\sim X$）
宫下公平（1935）	长春	男336	3.9（13）	14.3（48）	81.8（275）	-
杨玉田等（1987）	西安	男50	10.0（5）	18.0（9）	54.0（27）	18.0（9）
		女50	12.0（6）	32.0（16）	34.0（17）	22.0（11）
毛翊章等（1987）	北京	男41	4.9（2）	41.5（17）	53.6（22）	—
		女31	12.9（4）	32.2（10）	54.8（17）	
合计（$\bar{x}\pm S_p$）（例数）		男427	4.68±1.02（20）	17.33±1.83（74）	75.88±2.07（324）	2.11±0.70（9）
		女81	12.35±3.66（10）	32.10±5.19（26）	41.98±5.20（34）	13.58±3.81（11）

三、眶指数（Orbital Indices）

1.眶指数Ⅰ（Orbital Index Ⅰ）　眶指数Ⅰ＝［眶高/眶宽（mf-ek）］×100。

眶指数I分型	指数分级
低眶型（chamaeconchy）	$X\sim75.9$
中眶型（mesoconchy）	$76.0\sim84.9$
高眶型（hypsiconchy）	$85.0\sim X$

2.眶指数Ⅱ（Orbital Index Ⅱ）　眶指数Ⅱ＝［眶高/眶宽（d-ek）］×100，也有将中眶型的标准定为$84.0\sim88.9$。

眶指数Ⅱ分型	指数分级
低眶型（chamaeconchy）	$X\sim82.9$
中眶型（mesoconchy）	$83.0\sim88.9$
高眶型（hypsiconchy）	$89.0\sim X$

3.泪囊窝指数（Index of Fossa for Lacrimal Sac）　泪囊窝指数＝（泪囊窝宽/泪囊窝高）×100。

泪囊窝指数分型	指数分级
窄泪囊窝型（narrow fossa for lacrimal sac）	$X\sim39.9$
中泪囊窝型（meso fossa for lacrimal sac）	$40.0\sim49.9$
宽泪囊窝型（wide fossa for lacrimal sac）	$50.0\sim X$

国人数据（Chinese data）如下

1.眶指数Ⅰ的测量（Measurement of the Orbital Index Ⅰ） 综合国人资料，眶指数Ⅰ［眶高/眶宽（mf-ek）］（$\bar{x}\pm s$）：男性（412例）为81.89±5.49，女性（384例）为81.61±4.83，性别差异t值0.76，$P>0.05$；说明没有性别差异；详见表5-128。

表5-128 眶指数Ⅰ的测量 Measurement of the Orbital Index Ⅰ

作者（年份）	地区或族别	男例数	左侧（$\bar{x}\pm s$）	右侧（$\bar{x}\pm s$）	女例数	左侧（$\bar{x}\pm s$）	右侧（$\bar{x}\pm s$）
陈实等（1996）	通辽地区	136	83.59±4.80		64	83.54±4.38	
杨玉田等（1987）	西安地区	50	83.97±5.74	83.26±5.83	50	83.20±5.18	83.29±5.96
张怀瑶等（1965）	湖南地区	男99	83.02	81.10（100）	—	—	—
邵兴周等（1988）	新疆山普拉古墓	26	81.54±5.51	80.43±4.84	33	80.55±4.37	80.05±4.42
朱芳武等（1989）	广西壮族	67	79.00±4.56	79.01±4.85	77	80.36±3.83	80.27±4.16
丁细藩等（1988）	广西汉族、广东汉族	男51	79.10	79.04	—	—	—
合计（只含有标准差项）		男412	81.89±5.49		女384	81.61±4.83	

2.眶指数Ⅱ的测量（Measurement of the Orbital Index Ⅱ） 综合国人资料，眶指数Ⅱ［眶高/眶宽（d-ek）］（$\bar{x}\pm s$）：男性（1474例）为88.24±4.19，女性（704例）为88.98±4.21，性别差异t值3.84，$P<0.01$，提示具有极显著的性别差异；详见表5-129。

表5-129 眶指数Ⅱ的测量 Measurement of the Orbital Index Ⅱ

作者（年份）	地区	男例数	左侧（$\bar{x}\pm s$）	右侧（$\bar{x}\pm s$）	女例数	左侧（$\bar{x}\pm s$）	右侧（$\bar{x}\pm s$）
刘美音等（1984）	山东	420	87.37±6.24		218	88.51±5.51	
陈实等（1996）	通辽	136	90.81±5.00		64	91.48±5.55	
崔模等（1959）	河北	合1015			89.8		
丁士海（1961）	青岛	合1565			92.05		
宫少青等（1966）	南京	818	88.1±1.06		322	89.25±0.99	
杨玉田等（1987）	西安	50	90.04±6.20	89.11±6.09	50	87.65±5.28	87.47±5.46
合计（只含有标准差项）		1474	88.24±4.19		704	88.98±4.21	

3.眶指数Ⅰ［眶高/眶宽（mf-ek）］分型的测量（Measurements of the Types of Orbital Index Ⅰ） 综合国人资料（男535例、女164例）（%±S_p），低眶型（X～75.9）：男性占10.84±1.34%，女性占5.49±1.78%；正眶型（76～84.9）：男性占52.52±2.16%，女性占48.78±3.90%，高眶型（85～X）：男性占36.64±2.08%，女性占45.73±3.89%，分型构成比性别差异$X^2=9.556$，$P=0.089$，说明构成比没有性别差异；各型间性别差异u值分别为2.40、0.84、2.06；低眶型和高眶型均$P<0.05$，正眶型$P>0.05$，说明正眶型没有性别差异，低眶型男性显著多于女性，高眶型女性远多于男性；详见表5-130。

表5-130　眶指数 I 分型的测量
Measurements of the Types of Orbital Index I

作者（年份）	地区或族别	例数	分型构成百分比（例数）		
			低眶型（$X \sim 75.9$）	正眶型（$76 \sim 84.9$）	高眶型（$85 \sim X$）
陈实等（1996）	通辽地区	男136	2.94（4）	38.24（52）	58.82（80）
		女64	6.25（4）	28.13（18）	65.63（42）
张怀瑶等（1965）	湖南地区	男左99	9.09（9）	49.49（49）	41.41（41）
		右98	16.33（16）	55.10（54）	28.57（28）
杨玉田等（1987）	西安地区	男100	9.0（9）	51.0（51）	40.0（40）
		女100	5.0（5）	62.0（62）	33.0（33）
丁细藩等（1988）	广西汉族、广东汉族	男51左	19.61（10）	72.55（37）	7.84（4）
		51右	19.61（10）	74.51（38）	5.88（3）
合计（%±S_p）（例数）		男535	10.84±1.34（58）	52.52±2.16（281）	36.64±2.08（196）
		女164	5.49±1.78（9）	48.78±3.90（80）	45.73±3.89（75）

4.眶指数 II ［眶高/眶宽（d-ek）］分型的测量（Types of Orbital Index II）　综合国人资料（男1474例、女704例）（%±Sp），低眶型（$X \sim 82.9$）：男性占21.44±1.07%，女性占15.91±1.38%，正眶型（$83 \sim 88.9$）：男性占38.67±1.27%，女性占39.91±1.85%；高眶型（$89 \sim X$）：男性占39.89±1.28%，女性占44.18±1.87%；分型构成比性差$X^2 = 14.025$，$P = 0.015$，说明构成比具有性别差异；各型间性别差异u值分别为3.17、0.55、1.89；低眶型$P < 0.01$，正眶型和高眶型均为$P > 0.05$，说明正眶型和高眶型没有性别差异，低眶型男性显著多于女性；详见表5-131。

表5-131　眶指数 II 分型的测量　Measurements of the Types of Orbital Index II

作者（年份）	地区	例数	分型构成百分比（例数）		
			低眶型（$X \sim 82.9$）	正眶型（$83 \sim 88.9$）	高眶型（$89 \sim X$）
陈实等（1996）	通辽	男136	4.41（6）	55.88（76）	39.71（54）
		女64	3.13（2）	59.38（38）	37.50（24）
崔模等（1959）	河北	合1015	17.34（176）	30.64（311）*	52.02（528）
刘美音等（1984）	山东	男420	24.5（103）	40.0（168）	35.5（149）
		女218	18.8（41）	38.1（83）	43.1（94）
丁士海（1961）	青岛	合1565	11.47（180）	24.16（378）*	64.37（1007）
宫少青等（1966）	南京	男818	23.47（192）	35.94（294）*	40.59（332）
		女322	15.53（50）	34.78（112）*	49.69（160）*
杨玉田等（1987）	西安	男100	15.0（15）	32.0（32）	53.0（53）
		女100	19.0（19）	48.0（48）	33.0（33）
合计（%±Sp）（例数）		男1474	21.44±1.07（316）	38.67±1.27（570）	39.89±1.28（588）
		女704	15.91±1.38（112）	39.91±1.85（281）	44.18±1.87（311）

*眶指数 II 分型标准：正眶型为84.0～88.9。

5.泪囊窝指数及分型的测量（Measurements of the Index of the Lacrimal Sac & its Classification） 综合国人资料共计1655例，泪囊窝指数（$\bar{x} \pm s$）为42.50±1.31；按宫少青资料计算性别差异t值21.80，$P<0.01$；男性极显著大于女性，说明男性相较女性更宽些；泪囊窝分型：窄窝型占33.90±1.16%，中窝型占51.18±1.23%，宽窝型占14.92±0.88%，按宫少青资料计算各型构成比性别差异$X^2=8.882$，$P<0.114$；说明构成比没有性别差异；各型间性别差异u值分别为2.27、1.58、070。窄窝型$P<0.05$，后二型均为$P>0.05$；窄窝型女性显著多于男性，中、宽窝型没有性别差异；详见表5-132。

表5-132 泪囊窝指数及分型的测量
Measurements of the Index of the Lacrimal Sac & its Classification

作者	地区	例数	指数（$\bar{x} \pm s$）	分型构成百分比（例数）		
				窄窝型 （$X \sim 39.9$）	中窝型 （$40.0 \sim 49.9$）	宽窝型 （$50.0 \sim X$）
宫少青等（1966）	南京	男592	43.70±1.33	26.52±1.81（157）	53.04±2.05（314）	20.44±1.66（121）
		女224	41.45±1.31	34.82±3.18（78）	46.88±3.33（105）	18.30±2.58（41）
佟德顺等（1984）	长春	合839	41.94±0.23	38.86（326）	51.01（428）	10.13（85）
合计（%，$\bar{x} \pm S_p$）（例数）		1655	42.50±1.31	33.90±1.16（561）	51.18±1.23（847）	14.92±0.88（247）

四、鼻指数（Nasal Indices）

1.鼻指数（Nasal Index） 鼻指数＝［鼻宽/鼻高（n-ns）］×100。

Broca（1875）的分型	指数分级	Martin（1928）的分型	指数分级
窄鼻型（leptorrhiny）	$X \sim 47.9$	狭鼻型（leptorrhiny）	$X \sim 46.9$
中鼻型（mesorrhiny）	$48 \sim 52.9$	中鼻型（mesorrhiny）	$47.0 \sim 50.9$
阔鼻型（platyrrhiny）	$53 \sim X$	阔鼻型（chamaerrhiny）	$51.0 \sim 57.9$
		特阔鼻型（hyperchamaerrhiny）	$58.0 \sim X$

Collignon（1887）的鼻指数分型	指数分级
超窄鼻型（ultraleptorrhiny）	$X \sim 39.9$
特窄鼻型（hypeleptorrhiny）	$10 \sim 54.9$
窄鼻型（leptorrhiny）	$55 \sim 69.9$
中鼻型（mesorrhiny）	$70 \sim 84.9$
阔鼻型（platyrrhiny）	$85 \sim 99.9$
特阔鼻型（hyperplatyrrhiny）	$100 \sim 114.9$
超阔鼻型（ultraplatyrrhiny）	$115 \sim X$

2.鼻根指数（Simotic Index） 鼻根指数＝（鼻部最小矢高/鼻骨最小弦）×100。

3.鼻骨指数（Index of Nasal Bone） 鼻骨指数＝（鼻骨最小宽/鼻骨最大宽）×100。

国人数据（Chinese data）如下

1.鼻指数的测量（Measurement of the Nasal Index） 综合国人资料，鼻指数（$\bar{x} \pm s$）：男性（580例）为50.00±5.98，女性（378例）为51.03±6.42，性别差异t值2.49，$P<0.05$；男性显著小于女性，说明女性鼻宽相对大些；详见表5-133。

表5-133 鼻指数的测量 Measurement of the Nasal Index

作者	地区或族别	男例数	鼻指数（$\bar{x}\pm s$）	女例数	鼻指数（$\bar{x}\pm s$）
俞东郁等（1982）	长春	合200		49.59	
赵宝东等（1982）	长春	130	50.28±4.22	70	50.57±4.73
Chang（张鋆）（1933）	北京、沈阳	合150		48	
王世濬（1954）	南京	77	47.4	23	47.2
	杭州	77	47.7	23	47.5
	四川南溪	27	48.2	21	49.3
张怀瑶等（1965）	湖南	100	48.92	—	—
杨玉田等（1987）	西安	50	47.56±4.71	50	48.38±4.23
程辉龙等（1988）	中南	合400		49.39	
黄新美等（1984）	广东	29	47.45±4.19	26	47.40±5.66
丁细藩等（1985）	广西壮族	33	51.17	—	—
	广西汉族	50	49.53	—	—
朱芳武等（1989）	广西壮族	56	53.82±10.30	71	54.40±7.82
邵兴周等（1988）	新疆山普拉	26	46.14±5.52	33	45.40±6.67
周惠英等（1998）*	西藏藏族	48	54.77±4.23	22	55.14±5.27
Yen（颜誾）（1942）	昆明	241	49.24±5.09	106	52.12±5.15
合计（只含有性别标准差项）		580	50.00±5.98	378	51.03±6.42

＊按原数据的标准误，由笔者计算出标准差。

2.鼻指数分型的测量（Measurements of the Types of Nasal Index） 综合国人资料（男343例、女159例）（%±S_p），狭鼻型（$X\sim46.9$）：男性占39.07±2.63%，女性占38.36±3.86%；中鼻型（47～59.9）：男性占32.65±2.53%，女性占32.08±3.70%；阔鼻型（60～X）：男性占28.28±2.43%，女性占29.56±3.62%。各型构成比性别差异$X^2=0.087$，$P=0.993$；说明构成比没有性别差异；各型间性别差异u值分别为0.15、0.13、0.29，均为$P>0.05$；各型也没有性别差异；详见表5-134。

表5-134 鼻指数分型的测量 Measurements of the Type of the Nasal Index

作者（年份）	地区或族别	例数	分型构成百分比（例数）		
			狭鼻型 （$X\sim46.9$）	中鼻型 （47～59.9）	阔鼻型 （60～X）
俞东郁等（1982）	长春地区	合200	35.0（70）	36.5（73）	26.5（57）
刘美音等（1984，1986）	山东地区	男210	44.3（93）	33.8（71）	21.9（46）
		女109	35.8（39）	33.0（36）	31.1（34）
杨玉田等（1987）	西安地区	男50	46.0（23）	26.0（13）	28.0（14）
		女50	44.0（22）	30.0（15）	26.0（13）
程辉龙等（1988）	中南地区	合400	41.0（164）	34.0（136）	25.0（100）
丁细藩等（1985）	广西壮族	男33	21.21（7）	21.21（7）	57.58（19）
	广西汉族	男50	22.00（11）	42.00（21）	36.00（18）
合计（只含有性别项）		男343	39.07±2.63（134）	32.65±2.53（112）	28.28±2.43（97）
		女159	38.36±3.86（61）	32.08±3.70（51）	29.56±3.62（47）

3.另两类鼻指数分型的测量（Other Measurements of Two Types of Nasal Index） 张怀瑶等（1965）按Broca标准进行了鼻指数分型的测量。综合国人资料，按另一种标准（男207例、女118例）（%，$\bar{x}\pm S_p$），狭鼻型（$X\sim 47.9$）：男性占23.67±2.95%，女性占16.10±3.38%；中鼻型（47～50.9）：男性占29.49±3.17%，女性占35.59±4.41%；阔鼻型（51～57.9）：男性占40.58±3.41%，女性占41.53±4.54%；特阔鼻型（58～X）：男性占6.28±1.69%，女性占6.78±2.31%；各型构成比性别差异$X^2=8.102$，$P=0.231$；说明构成比没有性别差异；各型间性别差异u值分别为1.69、1.12、017、0.18；均为$P>0.05$；各型也没有性别差异；详见表5-135。

表5-135 另两类鼻指数分型的测量 Other Measurements of Two Types of Nasal Index

作者（年份）	地区	例数	分型构成百分比（例数）		
			狭鼻型 （$X\sim 47.9$）	中鼻型 （48～52.9）	阔鼻型 （53～X）
张怀瑶等（1965）	湖南	男99	56.57（56）*	29.29（29）*	14.14（14）*

作者（年份）	地区或族别	例数	分型构成百分比（例数）			
			狭鼻型 （$X\sim 46.9$）	中鼻型 （47～50.9）	阔鼻型 （51～57.9）	特阔鼻型 （58～X）
赵宝东等（1982）	长春地区	男130	26.9（35）	30.0（39）	40.76（53）	2.30（3）
		女70	17.14（12）	37.14（26）	42.8（30）	2.86（2）
周惠英等（1998）*	西藏 藏族	男48	2.3（1）	23.2（11）	53.5（26）	20.9（10）
		女22	0（0）	28.6（6）	52.4（12）	19.0（4）
黄新美等（1984）	广东地区	男29	44.83（13）	37.93（11）	17.24（5）	0（0）
		女26	26.92（7）	38.16（10）	34.61（7）	7.69（2）
合计（%，$\bar{x}\pm S_p$）（例数）		男207	23.67±2.95（49）	29.49±3.17（61）	40.58±3.41（84）	6.28±1.69（13）
		女118	16.10±3.38（19）	35.59±4.41（42）	41.53±4.54（49）	6.78±2.31（8）

4.鼻根指数的测量（Measurement of the Simotic Index） 综合国人资料，鼻根指数（$\bar{x}\pm s$）：男性（234例）为35.25±12.51，女性（189例）为29.59±9.15，性别差异t值为5.37，$P<0.01$男性极显著大于女性，说明女性鼻宽相对大些；详见表5-136。

表5-136 鼻根指数的测量 Measurement of the Simotic Index

作者（年份）	地区或族别	男例数	鼻根指数（$\bar{x}\pm s$）	女例数	鼻根指数（$\bar{x}\pm s$）
孙永华等（1984）*	青岛地区	147	37.80±12.73	109	30.79±10.13
黄新美等（1984）	广东地区	29	33.85±15.25	26	27.09±10.16
朱芳武等（1989）	广西壮族	58	29.49±7.34	54	28.36±5.36
丁细藩等（1985）	广西壮族	33	32.44	—	—
	广西汉族	51	36.05	—	—
合计（只含有标准差项）		234	35.25±12.51	189	29.59±9.15

*按原数据的标准误，由笔者计算出标准差。

5.鼻根指数分型的测量（Measurements of the Types of the Simotic Index）　丁细藩等（1985）对广西壮族进行了鼻根指数分型的测量，男33例中低鼻型占51.52±8.70%，中鼻型占24.24±7.46%，高鼻型占24.24±7.46%，男49例中，上述三型分别占28.57±6.45%、28.57±6.45%和42.86±7.07%。

6.鼻骨指数的测量（Measurements of the Index of Nasal Bone）　刘耀曦（1925）测量东北地区颅骨182例，鼻骨指数为38.6±2.33；胡懋廉等（1957）测量结果为鼻骨指数27.03；房子钦（1965）测量广东地区成年颅骨379例为27.03。丁士海（1981）测量青岛地区成年颅骨400例，鼻骨指数为（40.0±0.53）；丁细藩等（1985）测量广西壮族男33例，鼻骨指数为32.44，广西汉族男49例为36.05。

7.鼻骨其他指数的测量（Other Measurements of the Indices of Nasal Bone）　Yen（颜闿）（1942）曾对昆明地区进行过测量，结果显示均无性别差异，详见表5-137。

表5-137　鼻骨其他指数的测量
Other Measurements of the Indices of Nasal Bone

作者（年份）和地区	项目	男例数	指数（$\bar{x}\pm s$）	女例数	指数（$\bar{x}\pm s$）
Yen（颜闿）（1942）昆明	鼻骨弧线指数	75	94.46±2.78	44	94.28±2.99
	鼻骨横指数A	76	115.12±27.95	45	114.97±20.85
	鼻骨横指数B	85	59.21±13.35	42	61.45±15.45
	鼻骨横指数C	73	52.59±9.38	42	54.82±8.28

五、腭指数（Palatal Indices）

1.腭指数（Palatal Index）　腭指数＝［腭宽（enm-enm）/腭长（ol-sta）］×100。

腭指数分型	指数分级
狭腭型（leptostaphyliny）	$X\sim 79.9$
中腭型（mesostaphyliny）	$80.0\sim 84.9$
阔腭型（brachystaphyliny）	$85.0\sim X$

2.腭高指数（Palatal Height Index）　亦称腭深指数（palatal depth index），腭高指数＝［腭高/腭宽（enm-enm）］×100。

腭高指数分型	指数分级
低腭型（chamaestaphyliny）	$X\sim 27.9$
正腭型（orthostaphyliny）	$28.0\sim 39.9$
高腭型（hypsistaphyliny）	$40.0\sim X$

国人数据（Chinese data）如下

1.硬腭的指数的测量（Measurements of the Indices of Hard Palate）　综合国人资料（$\bar{x}\pm s$），腭指数：男性（713例）为87.53±10.73，女性（327例）为87.70±11.11；性别差异t值为0.23，$P>0.05$，说明没有性别差异。腭高指数：男性（557例）为29.61±8.64，女性（217例）为24.98±8.33，性别差异t值为6.393，$P<0.01$，男性极显著大于女性，说明男性的腭高（即腭深）相对较高深；详见表5-138。

表5-138　硬腭的指数的测量　Measurements of the Indices of the Hard Palate

作者（年份）	地区或族别	例数		腭指数（$\bar{x}\pm s$）		腭高指数（$\bar{x}\pm s$）	
		男	女	男	女	男	女
姜兴杰等（1992）[*]	东北地区	72	28	80.89±7.30	83.18±8.62	—	—
王钦（1995）	长春、通辽地区	57	43	80.30±10.62	81.28±9.87	27.40±8.99	27.01±7.66
俞东郁等（1982）	长春地区	合200		33.46		28.96	
杨玉田等（1987）	西安地区	50	50	94.76±11.27	86.68±9.59	—	—
安丽（1988）[*]	上海地区	200	—	86.19±8.20	—	32.76±6.08	—
佘永华等（1982）[*]	南充地区	252	152	91.20±10.32	91.12±10.73	27.04±9.36	23.93±8.14
周惠英等（1998）[*]	西藏藏族	48	22	88.79±13.51	91.68±13.88	32.61±8.04	28.26±9.24
朱芳武等（1989）	广西地区	34	32	82.05±9.23	82.95±8.88	—	—
合计（只含有性别标准差项）（例数）				87.53±10.73（713）	87.70±11.11（327）	29.61±8.64（557）	24.98±8.33（217）

[*]按原数据的标准误，由笔者计算出标准差。

2.硬腭指数分型的测量（Measurements of the Types of Types of Palate index）　综合国人资料（男403例、女267例），硬腭指数分型（%，$\bar{x}\pm s$）：狭腭型：男性占17.12±1.88%，女性占18.35±2.37%；中腭型：男性占16.87±1.87%，女性占16.85±2.29%；阔腭型：男性占66.00±2.36%，女性占64.79±2.92%。各型构成比性别差异$X^2=6.111$，$P=0.296$；说明构成比没有性别差异；各型间性别差异u值分别为0.41、0.01、0.32；均为$P>0.05$；各型也没有性别差异；详见表5-139。

表5-139　腭指数分型的测量　Measurements of the Types of Indices of Hard Palate

作者（年份）	地区或族别	例数	分型构成百分比（例数）		
			狭腭型（$X\sim 79.9$）	中腭型（$80.0\sim 84.9$）	阔腭型（$85.0\sim X$）
俞东郁等（1982）	长春地区	合200	31.5（63）	26.5（53）	42.0（84）
王钦（1995）	长春、通辽地区	男57	49.1（28）	24.6（14）	26.3（15）
		女43	48.9（21）	20.9（9）	30.2（13）
佘永华等（1982）	南充地区	男252	10.7（27）	16.3（41）	73.0（184）
		女152	11.2（17）	13.8（21）	75.0（114）
杨玉田等（1987）	西安地区	男50	4.0（2）	18.0（9）	78.0（39）
		女50	18.0（9）	22.0（11）	60.0（30）
周惠英等（1998）	西藏藏族	男44	27.3（12）	9.1（4）	63.6（28）
		女22	9.1（2）	18.2（4）	72.7（16）
合计（只含有性别项）（$\bar{x}\pm S_p$）（例数）		男403	17.12±1.88（69）	16.87±1.87（68）	66.00±2.36（266）
		女267	18.35±2.37（49）	16.85±2.29（45）	64.79±2.92（173）

3.腭高指数分型的测量（Measurements of the Types of Palatal Height Index）　综合国人资料（男353例、女217例）（$\bar{x}\pm s$），腭高指数分型占比如下，低腭型：男性占48.16±2.66%，女性占61.29±3.31%；正腭型：男性占41.93±2.63%，女性占34.56±3.23%；高腭型：男性占9.92±1.59%，女性占4.15±1.35%。各型构成比性别差异$X^2=17.556$，$P=0.004$；说明构成比具有极显著的性别差异；各型间性别差异u值分别

为3.09、1.77、2.77；正腭型$P>0.05$，没有性别差异，低或高腭型均为$P<0.01$，具有极显著的性别差异，说明低腭型女性远多于男性，高腭型则反之；详见表5-140。

表5-140 腭高指数分型的测量 Measurements of the Types of Palatal Height Index

作者（年份）	地区或族别	例数	低腭型（$X\sim27.9$）	正腭型（$28.0\sim39.9$）	高腭型（$40.0\sim X$）
			分型构成百分比（例数）		
俞东郁等（1982）	长春地区	合200	49.5（99）	49.0（98）	1.5（3）
王钦（1995）	长春、通辽地区	男57	50.9（29）	40.3（23）	8.8（5）
		女43	51.2（22）	44.2（19）	4.6（2）
佘永华等（1982）	南充地区	男252	52.4（132）	38.5（97）	9.1（23）
		女152	67.8（103）	29.6（45）	2.6（4）
周惠英等（1998）	西藏藏族	男44	20.9（9）	62.8（28）	16.3（7）
		女22	38.1（8）	47.6（11）	14.3（3）
合计（只含有性别项）（$\bar{x}\pm S_p$）（例数）		男353	48.16±2.66（170）	41.93±2.63（148）	9.92±1.59（35）
		女217	61.29±3.31（133）	34.56±3.23（75）	4.15±1.35（9）

六、下颌指数（Mandibular Indices）

1. 下颌骨指数（Mandibular Index） 下颌骨指数＝［下颌骨长/下颌髁间宽（cdl-cdl）］×100。

下颌骨指数分型	指数分级
长狭下颌型（dolichostenomandibular type）	$X\sim97.9$
中下颌型（mesomandibular type）	$98.0\sim104.9$
短阔下颌型（brachyeurymandibular type）	$105.0\sim X$

2. 下颌支指数（Index of Mandibular Ramus） 下颌支指数＝（下颌支宽/下颌支高）×100。

3. 下颌宽指数（Breadth Index of Mandible） 下颌宽指数＝［下颌角间宽（go-go）/下颌髁间宽（cdl-cdl）］×100。

4. 下颌切迹指数（Index of Mandibular Notch） 下颌切迹指数＝（下颌切迹深/下颌切迹宽）×100。

5. 下颌体高厚指数Ⅰ（Height-Thickness Index of Mandibular Body Ⅰ） 下颌体高厚指数Ⅰ＝［下颌体厚（颏孔处）/下颌体高（颏孔处）］×100。

6. 下颌体高厚指数Ⅱ（Height-Thickness Index of Mandibular Body Ⅱ） 下颌体高厚指数Ⅱ＝［下颌体厚（$M_1\sim M_2$）/下颌体高（（$M_1\sim M_2$）］×100。

7. 颏孔位置指数A（Position of Mental Foramen A） 由Woo（吴定良）（1942）提出，亦称颏孔下颌骨长指数，颏孔位置指数A＝（左或右颏孔-pg点的投影距/下颌骨长）×100。

8. 颏孔位置指数B（Position of Mental Foramen B） 同上，亦称颏孔下颌体指数，颏孔位置指数B＝（左或右颏孔-下颌体后界的投影距/下颌体长）×100。

9. 齿弓指数（Index of Dental Arch） 齿弓指数＝（齿弓宽/齿弓长）×100。

10. 齿指数（Dental Index） 齿指数＝［颊齿长（$P_3\sim M_3$）/颅底长（enba-n）］×100。

Turner（1891）的分型	指数分级	Martin（1928）的分型	指数分级
小齿型（microdonty）	$X\sim41.9$	小齿型（microdonty）	$X\sim41.9$
中齿型（mesodonty）	$42.0\sim44.0$	中齿型（mesodonty）	$42.0\sim43.9$
大齿型（megadonty）	$44.1\sim X$	大齿型（megadonty）	$44.0\sim X$

国人数据（Chinese data）如下

1.下颌骨指数的测量（Measurements of the Mandibular Indices） 综合国人资料（$\bar{x} \pm s$），下颌骨指数：男性（622例）为80.56±7.00，女性（420例）为83.07±8.77；下颌支指数：男性（338例）为54.26±4.88，女性（262例）为56.55±4.80；性别差异t值分别为4.90和5.75，均为$P < 0.01$；性别差异非常显著，详见表5-141。

表5-141 下颌骨的指数的测量
Measurements of the Mandibular Indices

作者（年份）	地区	例数		下颌骨指数单位		下颌支指数单位	
		男	女	男	女	男	女
王永豪等（1956）*	上海	284	158	82.5±4.21	85.0±3.77	—	—
李应义等（1984）*	西安	50	50	62.92±4.24	63.25±3.96	53.6±2.90	56.5±4.60
丁家明（1988）	四川	288	212	81.71±5.11	86.30±5.69	54.38±5.14	56.56±4.84
合计				80.56±7.00（622）	83.07±8.77（420）	54.26±4.88（338）	56.55±4.80（262）

*按原数据的标准误，由笔者计算出标准差。

2.下颌体指数的测量（Measurements of the Indices of Mandibular Body） 综合国人资料（$\bar{x} \pm s$），下颌体高厚指数Ⅰ：男性（718例）为40.43±5.13，女性（262例）为41.62±4.50；下颌体高厚指数Ⅱ：男性（572例）为53.79±5.67，女性（370例）为56.19±6.33；下颌体高高指数：男性（430例）为84.66±8.51，女性（50例）为92.0±5.66；下颌宽指数：男性（718例）为83.13±4.19，女性（262例）为81.35±4.69；性别差异t值分别为3.53、5.92、8.16和5.41，均为$P < 0.01$；性别差异极显著，详见表5-142。

表5-142 下颌体指数的测量
Measurements of the Indices of Mandibular Body

作者（年份）	地区	例数	指数（$\bar{x} \pm s$）			
			下颌体高厚指数Ⅰ	下颌体高厚指数Ⅱ	下颌体高高指数	下颌宽指数
宫下公平（1935）*	东北	男380	39.7±5.46	—	83.8±8.58	84.3±3.31
王永豪等（1956）*	上海	男284	—	53.6±5.06	—	—
		女158	—	54.5±6.03		
李应义等（1984）*	西安	男50	39.20±3.68	—	91.24±3.75	83.00±4.17
		女50	41.99±4.52	—	92.0±5.66	82.31±4.81
丁家明（1988）	四川	男288	41.61±4.65	53.98±6.21	—	81.62±4.71
		女212	41.54±4.49	57.45±6.25	—	81.12±4.63
合计		男	40.43±5.13（718）	53.79±5.67（572）	84.66±8.51（430）	83.13±4.19（718）
		女	41.62±4.50（262）	56.19±6.33（370）	92.0±5.66（50）	81.35±4.69（262）

*按原数据的标准误，由笔者计算出标准差。

3.下颌骨其他指数的测量（Other Measurements of the Indices of Mandible） 综合国人资料（$\bar{x} \pm s$），颏孔位置指数A［（左或右颏孔-pg点的投影距/下颌骨长）×100］：男性（1606例）为17.53±3.81，女性

（726例）为16.42±3.21；颏孔位置指数B〔（左或右颏孔－下颌体后界的投影距/下颌体长）×100〕：男性（1564例）为24.44±5.08，女性（722例）为23.58±4.13；下颌切迹指数：男性（622例）为41.89±5.12，女性（420例）为39.26±4.81；性别差异t值分别为7.28、4.29和8.43，均为P＜0.01；性别差异极显著，详见表5-143。

表5-143　下颌骨其他指数的测量
Other Measurements of the Indices of Mandible

作者（年份）	地区	例数	侧别	指数（$\bar{x}\pm s$）		
				颏孔位置指数A	颏孔位置指数B（例数）	下颌切迹指数
丁家明（1988）*	四川	男288		—	—	40.90±5.85
		女212		—	—	39.15±5.46
李应义等（1984）*	西安	男50		—	—	40.15±3.25
		女50		—	—	39.95±4.03
王永豪等（1954）*	上海	男503	左	17.6±4.71	24.3±6.06	43.2±4.21
王永豪等（1956）*		男503	右	17.6±4.49	24.3±5.83	（284）
		女227	左	15.1±3.77	22.1±3.92	39.2±4.02
		女227	右	16.8±3.47	23.5±4.97	（158）
Woo（吴定良）等（1941）	侯家庄	男139	左	17.4±1.8	24.3±2.4（127）	—
		男139	右	17.8±2.0	24.9±2.9（127）	—
		女46	左	16.9±1.7	23.9±2.6（42）	—
		女46	右	17.4±1.7	24.6±2.8（42）	—
Woo（吴定良）等（1941）	昆明	男161	左	17.2±1.6	24.6±3.0（152）	—
		男161	右	17.3±1.9	24.9±3.2（152）	—
		女90	左	17.1±1.8	25.0±2.9（92）	—
		女90	右	17.4±2.0	25.4±2.9（92）	—
合计（例数）		男		17.53±3.81（1606）	24.44±5.08（1564）	41.89±5.12（622）
		女		16.42±3.21（726）	23.58±4.13（722）	39.26±4.81（420）

注：*按原数据的标准误，由笔者计算出标准差。

4.下颌骨其他指数的测量（Other Measurements of the Indices of Mandible）　宫下公平（1935）测量东北地区男380例（$\bar{x}\pm S_{\bar{x}}$）：下颌体宽长指数61.0±0.23，下颌角宽长指数75.7±0.40，颏棘高指数40.9±0.31。王永豪等（1956）测量上海地区下颌骨男284例和女158例（$\bar{x}\pm s_x$），下颌角宽喙突宽指数：男性为102.3±0.28，女性为102.7±0.38；下颌喙突高髁突高指数：男性为87.8±0.27，女性为84.3±0.38；下颌长喙突高指数：男性为65.0±.026，女性为56.7±0.30；下颌联合高体高指数：男性为82.7±0.41，女性为80.7±0.64。李应义等（1984）测量西安地区男女各50例，下颌体粗壮指数：男性为51.71±0.76，女性为55.0±0.64；下颌角宽长指数：男性为79.94±1.05，女性为75.94±1.08。丁家明（1988）测量四川南充地区下颌骨下颌支指数Ⅰ（$\bar{x}\pm s$）：男性（288例）为66.81±5.71，女性（212例）为70.14±5.22。

第四节 躯干骨的测量及指数
Measurements & Indices of the Bones of Trunk

一、颈椎的测量（Measurements of the Cervical Vertebrae）

（一）寰椎的测量（Measurements of the Atlas）

寰椎的测量见图5-33。

1. 寰椎矢径（Sagittal Diameter） 亦称寰椎前后径（antero-posterior diameter）或最大长（maximum length），用游标卡尺或直脚规在正中矢状面上测量的寰椎前、后结节间的最大距离。

2. 寰椎全宽（Total Transverse Diameter） 亦称最大宽（maximum Breadth），用游标卡尺或直脚规测量的寰椎左、右横突突出点间的最大距离，需要与正中矢状面垂直（以下凡是横径均要注意与正中矢状面垂直）。

3. 寰椎椎孔矢径（Sagittal Diameter of Vertebral Foramen） 亦称寰椎椎孔前后径（antero-posterior diameter），用游标卡尺内卡测量的在正中矢状面上寰椎椎孔前后的最大距离。

4. 寰椎椎孔横径（Transverse Diameter of Vertebral Foramen） 亦称寰椎椎孔最大横径（maximum transverse diameter）用游标卡尺内卡测量的寰椎椎孔左右的最大距离。

5. 寰椎前弓最大高（Maximum Height of Anterior Arch） 用游标卡尺内卡或直脚规测量的寰椎前弓的最大垂直高度。

6. 寰椎后弓最大高（Maximum Height of Posterior Arch） 用游标卡尺内卡或直脚规测量的寰椎后弓的最大垂直高度。

7. 寰椎最大高（Maximum Height of Atlas） 用游标卡尺内卡或直脚规测量的寰椎上下关节突的最大垂直高度。

8. 寰椎关节凹前距（Distance Between Anterior Ends of Superior Articular Fovea） 用游标卡尺或直脚规测量的寰椎两侧上关节凹（面）前端间的直线距离。

9. 寰椎关节凹后距（Distance Between Posterior Ends of Superior Articular Fovea） 用游标卡尺或直脚规测量的寰椎两侧上关节凹（面）后端间的直线距离。

10. 寰椎关节凹角（Angle Between Two Maximum Lengths of Superior Fovea） 用量角器测量的两侧上关节凹（面）最大长沿线的交角，大样本测量时，可采用测量计算法，参阅本章颅骨的顶角测量法。

11. 寰椎上关节面凹倾角（Medial Inclination Angle of Superior Articular Fovea） 为上关节凹（面）中部内外侧缘最高点连线与水平线所形成的夹角。

12. 寰椎下关节面外倾角（Lateral Inclination Angle of Inferior Articular Surface） 为下关节面中部横线

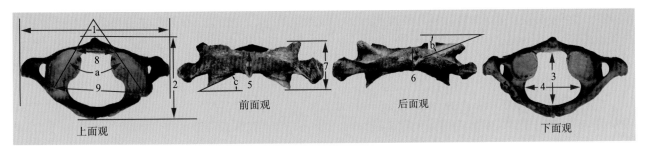

图5-33 寰椎的测量 Measurements of the Atlas

1.寰椎矢径；2.寰椎全宽；3.寰椎椎孔矢径；4.寰椎椎孔横径；5.寰椎前弓最大高；6.寰椎后弓最大高；7.寰椎最大高；8.寰椎关节凹前距；9.寰椎关节凹后距；a寰椎关节凹角；b.寰椎上关节面凹倾角；c.寰椎下关节面外倾角

与水平线所形成的夹角。

国人数据（Chinese data）如下

1.寰椎整体和椎孔的测量（Measurements of the Atlas & Vertebral Foramen of Atlas） 综合国人资料（$\bar{x}\pm s$，mm），寰椎矢径：男性（196例）为45.19±2.62，女性（115例）为42.23±2.84；寰椎全宽：男性（196例）77.20±5.09，女性（115例）为71.15±5.78；寰椎椎孔矢径（不含齿突后矢径）：男性（124例）29.26±2.19，女性（75例）27.51±2.56；寰椎椎孔横径：男性（276例）为28.60±1.95，女性（130例）为27.08±2.24；性别差异t值分别为9.13、8.38、4.93、6.64；均为$P<0.01$，各项男性均极显著大于女性，与一般规律一致，详见表5-144。

表5-144 寰椎的测量 Measurements of the Atlas & Vertebral Foramen of Atlas

作者（年份）	地区	例数	测量数据（$\bar{x}\pm s$，mm）			
			寰椎矢径	寰椎全宽	寰椎椎孔矢径	寰椎椎孔横径
陈鸿儒等（1982）	东北	男98	—	—	19.06[**]	26.73
		女4	—	—	18.14[**]	26.65
廖庆平等（1982）[*]	长春、通辽	男78	45.82±2.12	79.29±3.44	30.18±1.77	27.91±1.68
		女36	43.78±2.88	76.52±4.44	29.25±2.04	27.69±2.16
任光金（1986）	青岛、长春	男46	45.98±3.12	78.36±3.87	27.75±1.94	29.76±1.82
		女39	42.06±2.33	70.99±3.34	25.90±1.83	27.75±1.60
柏蕙英等（1980）[*]	苏州	男52	—	—	18.2±0.31[**]	26.6±2.09
		女55	—	—	18.2±0.29[**]	26.2±2.37
孙树功等（1982）	南京	合140	—	—	29.11±2.01	26.79±2.46
卢守祥等（1981）	西安	合100	43.2±3.2	74.4±4.9	29.2±2.0	27.0±2.2
焦甘泽等（1985）[*]	广西	男100	—	—	19.29±2.1[**]	28.10±2.2
李桂成等（2010）	广西	合55	42.89±2.63	70.08±4.92	29.12±2.01	26.53±2.84
杨月如（1989）	昆明	合280	43.7±4.22	74.1±4.96	28.9±3.14	28.0±2.09
Woo（吴汝康）（1941）	昆明	男72	44.0±2.3	74.2±5.8	—	—
		女40	41.0±2.6	68.2±5.8	—	—
合计（只含有性别标准差项）（例数）		男	45.19±2.62（196）	77.20±5.09（196）	29.28±2.19（124）[***]	28.60±1.95（276）
		女	42.23±2.84（115）	71.75±5.78（115）	27.51±2.56（75）[***]	27.08±2.24（130）

[*] 按原数据的标准误，由笔者计算出标准差。

[**] 系齿突后矢径。

[***] 不含齿突后矢径。

寰椎椎孔齿突后矢径的测量（Measurements of the Sagittal Diameter Posterior to Dens of Axis）：临床多称椎管。陈鸿儒等（1982）测量东北地区男性98例为19.06mm，女性18.14mm。焦甘泽等（1985）测量广西100例（$\bar{x}\pm s$，mm），为19.29±2.10。吴仁秀（1985）用X线测量男女各30例（$\bar{x}\pm s$，mm），男性为22.74±0.43，女性为22.47±0.23。祝波等（1983）用X线测量北京地区健康成年男女各20例，男性为21.25±0.54，女性为19.45±0.25。

2.寰椎椎弓的测量（Measurements of the Arch of Atlas） 综合国人资料（$\bar{x}\pm s$，mm），寰椎前弓最大高（874例）：10.48±1.57；寰椎前弓最大宽（647例）7.41±1.79；寰椎后弓最大高（814例）9.36±1.80；寰椎后弓最大厚（1147侧）6.95±2.10；按性别差异统计：前弓最大高男（92例）为11.12±1.14，女（60例）为10.26±0.97；性别差异t值为4.93，$P<0.01$，男性显著大于女性；后弓最大高男（72例）为9.3±1.5，女（40例）为9.0±1.0；性别差异t值1.26，$P>0.05$，没有性别差异；详见表5-145。

表5-145 寰椎椎弓的测量 Measurements of the Arch of Atlas

作者（年份）	地区	例数	测量数据（$\bar{x}\pm s$, mm）			
			前弓最大高	前弓最大厚	后弓最大高	后弓最大厚
胡勇等（2015）	华东	男20	10.49±1.12	—	—	—
		女20	10.79±0.62	—	—	—
朱海波等（1997）	上海	合180	10.4±1.65	7.1±1.39	9.6±1.74	7.5±2.17
许瑞生等（2005）	上海	合100	—	—	—	左6.5±1.9
			—	—	—	右6.3±1.7
陈坚等（1999）	成都	合87	10.3±1.3	9.4±1.9	10.3±1.3	9.4±1.9
卢守祥等（1981）	西安	合100	11.0±1.5	8.2±1.5	9.8±2.0	7.0±2.3
李桂成等（2010）	广西	合55	10.64±1.16	—	9.95±1.82	—
曹正霖等（2000）	广东	合150	—	—	—	左6.3±1.9
			—	—	—	右6.5±1.8
孙俊等（1998）	广州	合20	10.4±1.2	—	—	—
杨月如（1989）	昆明	合280	10.2±1.77	6.7±1.50	8.7±1.80	6.8±1.90
Woo（吴汝康）（1941）	昆明	男72	11.3±1.3	—	9.3±1.5	—
		女40	10.0±1.0	—	9.0±1.0	—
合计（不分性别）（例数）			10.48±1.57（874）	7.41±1.79（647）	9.36±1.80（814）	6.95±2.10（1147）

3. 寰椎侧块的测量（Measurements of the Lateral Mass of Atlas） 综合国人资料（$\bar{x}\pm s$, mm），寰椎侧块长（820侧）24.07±2.57，寰椎侧块宽（1293侧）14.96±3.55，寰椎侧块高（1003侧）15.78±4.28，寰椎侧块厚（60侧）17.22±0.95；详见表5-146。

表5-146 寰椎侧块的测量 Measurements of the Lateral Mass of Atlas

作者（年份）	地区	例数	测量数据（$\bar{x}\pm s$, mm）			
			寰椎侧块长	寰椎侧块宽	寰椎侧块高	寰椎侧块厚
胡勇等（2015）	华东	男20	—	—	18.37±2.05	—
		女20	—	—	16.70±1.79	—
夏虹等（2002）		30左	—	12.66±1.09		
		右	—	12.73±1.00		
陈前芬等（2009）		60	21.33±1.06	10.42±1.50	10.22±0.80	
严望军等（2005）	上海	100左	—	10.03±0.46	10.33±0.63	
		右	—	10.05±0.70	9.89±0.46	
卢守祥等（1981）	西安	100左	23.9±2.8	16.7±1.8	19.2±2.0	
		右	24.2±2.5	15.1±2.1	19.7±2.0	
朱海波等（1997）	上海	180左	24.4±2.40	18.1±1.97	18.7±2.11	
		右	24.6±2.31	18.0±2.29	18.9±2.06	
李桂成等（2010）	广西	55	23.29±1.47	11.13±1.17	13.33±1.40	
尹东等（2003）	广东	30左	—	15.52±1.35	14.18±1.88	17.21±0.80
		右	—	15.43±1.06	14.00±2.03	17.22±1.08
黄卫兵等（2006）	广州	100左	24.14±2.62	17.39±1.69	—	
		右	24.15±2.71	17.45±1.78	—	
马向阳等（2003）	广州	50	12.95±0.93[**]	12.78±1.14		
何帆等（2006）	广州	48	—	12.69±1.62	12.40±1.12	
合计（不分侧别性别）（例数）			24.07±2.57（820）	14.96±3.55（1293）	15.78±4.28（1003）	17.22±0.95（60）

** 侧块中部高（未计入合计）。

4.寰椎关节面的测量（Measurements of the Articular Surfaces of Atlas）　综合国人资料（$\bar{x}\pm s$，mm），寰椎上关节面长（960侧）21.81±3.02，寰椎上关节面宽（960侧）12.23±3.89，寰椎下关节面长（1020侧）17.00±1.73，寰椎下关节面宽（1020侧）15.10±1.75；详见表5-147。

表5-147　寰椎关节面的测量
Measurement of the Articular Surfaces of Atlas

作者（年份）	地区	例数	测量数据（$\bar{x}\pm s$，mm）			
			上关节面长	上关节面宽	下关节面长	下关节面宽
严望军等（2005）	上海	100左	24.56±2.06	17.96±1.97	—	—
		右	24.44±2.31	18.10±2.29	—	—
卢守祥等（1981）	西安	100左	24.3±2.1	14.0±1.8	17.9±1.6	17.5±1.4
		右	22.7±2.1	10.8±3.8	17.8±1.7	16.2±1.3
尹东等（2003）	广东	30左	—	—	17.98±1.25	15.40±1.04
		右	—	—	17.83±1.15	15.86±1.03
黄卫兵等（2006）	广州	100左	—	—	17.07±1.72	15.79±1.44
		右	—	—	17.22±1.58	15.65±1.55
杨月如（1989）	昆明	280左	19.5±2.33	10.3±1.63	16.6±1.72	14.3±1.23
		右	21.0±2.39	9.9±2.16	16.5±1.61	14.1±1.41
合计（不分侧别）（例数）			21.81±3.02（960）	12.23±3.89（960）	17.00±1.73（1020）	15.10±1.75（1020）

5.寰椎椎弓根的测量（Measurements of the Pedicle of Vertebral Arch of Atlas）　综合国人资料（$\bar{x}\pm s$，mm），寰椎椎弓根长（100例）25.57±2.00，寰椎椎弓根宽（258例）8.99±1.89，寰椎椎弓根高（210例）5.23±1.01；详见表5-148。

表5-148　寰椎椎弓根的测量
Measurements of the Pedicle of Vertebral Arch of Atlas

作者（年份）	地区	例数	测量数据（$\bar{x}\pm s$，mm）		
			椎弓根长	椎弓根宽	椎弓根高
张华等（2007）	新疆	合100	25.57±2.00	10.78±1.40	4.70±1.01
林斌等（2008）	福州	儿童10左	—	6.26±0.75	5.26±0.44
		右	—	6.13±0.76	5.14±0.57
马向阳等（2003）	广州	合50	—	8.57±0.65	5.83±0.75
陈世忠等（2003）	广州	合40	—	7.78±0.94	5.81±0.71
何帆等（2006）	广州	合48	—	7.89±1.10	—
合计（不分性别）（例数）			25.57±2.00（100）	8.99±1.89（258）	5.23±1.01（210）

6.寰椎横突孔的测量（Measurements of the Transverse Foramen of Atlas）　综合国人资料（男301侧、女212侧）（$\bar{x}\pm s$，mm），寰椎横突孔横径：男性为6.12±1.03，女性为6.92±1.03；寰椎横突孔矢径：男性为5.75±0.76，女性为6.57±0.99；性别差异t值分别为4.68和3.88，均为$P<0.01$，男性寰椎横突孔极显著大于女性；详见表5-149。

表5-149 寰椎横突孔的测量
Measurements of the Transverse Foramen of Atlas

作者（年份）	地区	男例数	横径（$\bar{x}\pm s$, mm）	矢径（$\bar{x}\pm s$, mm）	女例数	横径（$\bar{x}\pm s$, mm）	矢径（$\bar{x}\pm s$, mm）
胡声宇（1985）	东北	66左	5.8±0.7	6.8±0.7	33左	5.8±0.7	7.0±1.0
		66右	5.5±0.6	6.5±1.1	34右	5.7±0.6	6.9±0.7
左秉中等（1992）	长春	33左	7.26±0.85	7.58±0.85	18左	5.94±0.8	6.27±0.81
		33右	7.06±1.21	7.56±1.21	18右	5.61±0.79	5.95±0.98
柏慧英等（1983）	苏州	51左	6.2±.1.0	6.9±0.9	55左	5.8±0.7	6.6±1.0
		52右	5.9±0.8	6.8±1.0	55右	5.7±0.9	6.4±1.0
朱发亮等（1994）	西北	165左	6.1	7.0	—	—	—
		165右	6.0	7.1	—	—	—
合计（只含标准差项）		301	6.12±1.03	6.92±1.03	212	5.75±0.76	6.57±0.99

单云官等（2000）测量天津地区127副寰椎，横突孔间距为44.7±4.1mm。

7.寰椎桥的测量（Measurements of the Pedicle Bridge of Vertebral Arch of Atlas） 寰椎桥是横突后根形成的完全性侧桥（lateral bridge），亦称侧小桥（ponticulus lateralis），由侧块上关节面后外侧的边缘延伸到后弓外上方者形成完全性后桥（posterior bridge），亦称后小桥（ponticulus posticus）。陆有璠（1987）观察了四川地区253例寰椎中出现的完全侧桥与后桥30例，不完全性桥34例，测量了桥的宽和厚，以及不完全性桥的间距；详见表5-150。

表5-150 寰椎桥的测量
Measurements of the Pedicle Bridge of Vertebral Arch of Atlas

项目	例数	左侧（$\bar{x}\pm s$, mm）	例数	右侧（$\bar{x}\pm s$, mm）
完全寰椎侧桥宽	8	4.48±1.08	8	5.60±1.64
完全寰椎侧桥厚	8	1.94±0.32	5	2.04±0.23
完全寰椎后桥宽	9	2.86±0.35	9	2.96±0.58
完全寰椎后桥厚	8	1.67±0.28	8	1.54±0.28
不完全寰椎侧桥间距	4	3.13±0.76	5	5.16±0.57
不完全寰椎后桥间距	29	6.07±0.22	29	5.22±0.40

8.寰椎其他项的测量（Other Measurements of the Atlas） Woo（吴汝康）（1941）测量了昆明地区男72例、女46例，关节凹后距（$\bar{x}\pm s$, mm）：男性为40.5±4.0、女性为39.6±3.1；关节凹前距（$\bar{x}\pm s$, mm）：男性为19.0±3.4，女性为17.3±2.7；关节凹角（$\bar{x}\pm s$, °）：男性为58.4±6.66，女性为63.8±8.36。许多学者从临床手术出发，如为寰椎侧块螺钉固定提供数据，陈世忠等（2003）测量了广州地区40例：进钉处寰椎后弓高度4.58±0.91mm；黄卫兵等（2006）为前路内固定术提供数据，测量了广州成年寰椎200侧：寰椎上关节面内倾角32.°，寰椎下关节面外倾角26.7°。张华等（2007）测量新疆地区100例：椎弓根轴线内倾角17.67°±4.21°；另有缪国专等（2008）、陈前芬等（2009）、王智运等（2009）、焦云龙等（2009）等均做过类似的研究，不再一一列举。

（二）枢椎的测量（Measurements of the Axis）

枢椎的测量见图5-34。

1.枢椎全高（Total Height） 亦称枢椎最大高（maximum height） 用直脚规测得的枢椎椎体下面至齿突尖的垂直投影距离。

2.枢椎齿突高（Height of Odontoid Process） 用直脚规测得的枢椎齿突基底部至齿突尖的垂直投影距离。

3.枢椎椎体高（Height of Vertebral Body） 用已测的全高减去齿突高的垂直投影距离。

4.枢椎矢径（Antero-posterior Diameter） 亦称最大长（maximum length），用直脚规在正中矢状面上测得的枢椎椎体前、后的直线距离。

5.枢椎全宽（Total Transverse Diameter） 亦称最大宽（maximum Breadth），用直脚规测得的枢椎左、右横突间的最大距离。

6.枢椎椎孔矢径（Sagittal Diameter of Vertebral Foramen） 用游标卡尺内卡测得的枢椎椎孔前、后的最大距离。

7.枢椎椎孔横径（Maximum Transverse Diameter of Vertebral Foramen） 用游标卡尺内卡测得的枢椎椎孔左、右的最大距离。

8.枢椎椎板高（Height of Lamina） 用游标卡尺内卡测得的枢椎椎板中部的上下间直线距离。

9.枢椎椎板厚（Thickness of Lamina） 用游标卡尺内卡测得的枢椎椎板中部的内外间直线距离。

10.枢椎椎板角（Angle of Lamina） 用量角器测得的椎板长轴与正中矢状面夹角。

11.上关节面外倾角（Lateral Inclination Angle of Superior Articular Surface） 用附着式量角器测得的枢椎上关节面与枢椎下平面的夹角，直接读出结果即得。

12.齿突后倾角（Posterior Inclination Angle of Odontoid Process） 用附着式量角器从侧面对准齿突中心轴与地面垂直轴间的夹角，直接读出结果即得。

13.椎弓根上倾角（Superior Inclination Angle of Pedicle） 用附着式量角器从侧面对准椎弓根长轴与枢椎下面的夹角，直接读出结果即得。

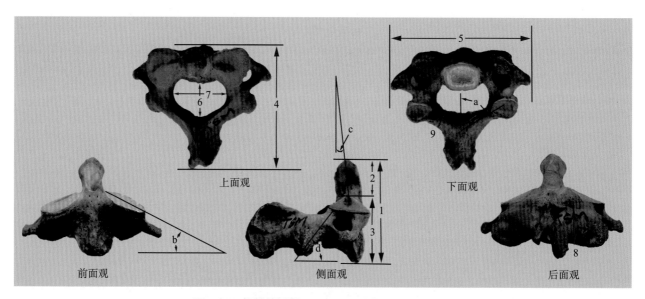

图5-34　枢椎的测量　Measurements of the Axis

1.枢椎全高；2.枢椎齿突高；3.枢椎椎体高；4.枢椎矢径；5.枢椎全宽；6.枢椎椎孔矢径；7.枢椎椎孔横径；8.枢椎椎板高；9.枢椎椎板厚；a.枢椎椎板角；b.上关节面外倾角；c.齿突后倾角；d.椎弓根上倾角

国人数据（Chinese data）如下

有关枢椎的测量项目，从人类学角度的测量至今较少，多半是基于临床的需要，尤其是对骨科医师来讲，特别重要。因此，以下测量的项目多数为临床需要的数据。

1.枢椎整体和椎孔的测量（Measurements of the Axis and Vertebral Foramen of Axis） 综合国人资料（男234例、女126例）（$\bar{x}\pm s$，mm），枢椎全高：男性为38.37±2.54，女性为35.88±2.59；枢椎矢径：男性为49.52±3.59，女性为46.12±3.97；枢椎全宽：男性为56.79±4.46，女性为52.74±4.04；枢椎椎孔矢径：

男性为18.31±2.55，女性为17.17±2.45；枢椎椎孔横径：男性为22.41±1.42，女性为21.80±1.46，性别差异t值分别为8.76、8.01、8.74、4.15和3.82，均为P＜0.01，说明各项指标男性均明显大于女性。详见表5-151。

表5-151　枢椎的测量
Measurements of the Axis and Vertebral Foramen of Axis

作者（年份）	地区	例数	测量数据（$\bar{x}\pm s$, mm）				
			枢椎全高	枢椎矢径	枢椎全宽	椎孔矢径	椎孔横径
廖庆平等（1982）*	长春、通辽	男78	38.86±2.03	51.29±1.77	58.82±3.18	19.95±1.59	22.32±1.41
		女36	37.04±2.40	48.34±2.82	54.9±3.90	19.13±1.98	21.91±1.44
蒋振芳等（1996）	长春	男53	38.90±2.80	50.59±2.40	57.85±3.52	15.04±1.61	22.27±1.40
		女36	35.48±2.53	47.32±4.03	52.95±3.80	14.78±1.31	21.60±1.20
	通辽	男23	38.87±2.50	50.82±1.87	58.86±3.27	15.43±1.41	22.69±1.47
		女17	36.20±1.77	46.33±1.77	53.64±2.46	15.22±1.43	22.08±1.95
陈昌富等（1981）*	江苏	100	—	—	—	19.3±1.00	22.2±2.00
柏蕙英等（1980）*	苏州	男55	—	—	—	16.8±2.82	22.2±1.63
		女52	—	—	—	15.5±2.02	21.6±1.23
张军辉等（2001）	浙江	50	38.32±2.11	—	—	—	—
马兆龙等（1981）	西安	100	—	48.6±4.1	54.5±4.9	16.9±2.0	22.1±1.6
瞿东滨等（1999）	广东	60	36.8±2.4	—	—	—	—
孙俊等（1998）	广州	20	36.4±2.8	—	—	—	—
焦甘泽等（1985）*	广西	105	—	—	—	17.7±1.74	22.40±1.44
杨月如（1982）	昆明	240	—	45.5±2.77	53.0±3.83	21.0±3.97	24.4±4.58
Woo（吴汝康）（1941）	昆明	男80	37.4±2.3	46.7±4.2	53.5±4.5	19.7±0.5	22.5±1.4
		女37	35.0±2.7	42.7±3.3	50.0±3.4	18.5±1.1	21.7±1.4
合计（只含有性别项）（例数）		男234	38.37±2.54	49.52±3.59	56.79±4.46	18.31±2.55	22.41±1.42
		女126	35.88±2.59	46.12±3.97	52.74±4.04	17.17±2.45	21.80±1.46

*按原数据的标准误，由笔者计算出标准差。

2.枢椎椎管的测量（Measurement of Vertebral Canal of Axis）　吴仁秀（1985）用X线测量健康男女各30例（$\bar{x}\pm S_{\bar{x}}$, mm），男性为21.28±0.38，女性为20.68±0.37。祝波等（1983）用X线测量北京地区健康成年男女各20例，男性为19.26±0.40，女性为18.09±0.16；性别差异t值分别为6.40和12.14，均为P＜0.0.1，说明各项指标男性均极显著大于女性。

3.枢椎椎体的测量（Measurements of the Vertebral Body of Axis）　综合国人资料（$\bar{x}\pm s$, mm），椎体矢径（247例）12.36±1.67，椎体横径（287例）16.6±2.30，椎体前高（829例）21.79±2.82，椎体后高（691例）18.07±2.39；按性别计，椎体前高：男性（156例）为22.32±3.20，女性（87例）为20.48±2.35；椎体后高：男性（78例）为18.51±1.24，女性（36例）为17.53±1.74；性别差异t值分别为5.12和3.04，均为P＜0.0.1，说明各项指标男性均极显著大于女性；详见表5-152。

表5-152 枢椎椎体的测量 Measurements of the Vertebral Body of Axis

作者（年份）	地区	例数	测量数据（$\bar{x}\pm s$, mm）			
			椎体矢径	椎体横径	椎体前高	椎体后高
廖庆平等（1982）*	长春、通辽	男78	—	—	—	18.51±1.24
		女36	—	—	—	17.53±1.74
蒋振芳等（1996）	长春	男53	—	—	24.41±2.29	—
		女36	—	—	22.01±1.77	—
	通辽	男23	—	—	24.17±4.83	—
		女17	—	—	21.20±2.09	—
陈昌富等（1981）*	江苏	100	—	—	—	17.1±1.74
王文军等（2009）	湖南	40	16.23±1.28	16.80±1.26	22.03±1.99	
马兆龙等（1981）	西安	100	14.8±1.7	17.1±2.2	—	—
陈坚等（1999）	成都	87	15.7±1.5	17.6±1.9	20.7±1.5	17.8±1.4
瞿东滨等（1999）	广东	60	—	14.2±1.8	—	—
曹正霖等（2000）	广东	150	—	—	22.8±1.1	19.5±0.9
黄卫兵等（2006）	广州	100	—	18.36±1.57	—	—
孙俊等（1998）	广州	20	15.0±1.8	—	—	—
杨月如（1982）	昆明	240	—	—	2.20±3.56	1.77±3.32
Woo（吴汝康）（1941）	昆明	男80	—	—	20.4±1.5	—
		女34	—	—	18.5±1.4	—
合计（不论性别）（例数）			12.36±1.67 （247）	16.6±2.30 （287）	21.79±2.82 （829）	18.07±2.39 （691）

*按原数据的标准误，由笔者计算出标准差。

4.枢椎齿突的测量（Measurements of the Dens of Axis） 综合国人资料（$\bar{x}\pm s$, mm），枢椎齿突高（1312例）15.54±2.48，枢椎齿突矢径（767例）10.74±0.93，枢椎齿突横径（949例）9.96±1.11；按性别计算，枢椎齿突高：男性（154例）为17.62±3.24，女性（89例）为16.14±3.23；t值为3.44，P＜0.01，男性极显著大于女性；详见表5-153。

表5-153 枢椎齿突的测量 Measurement of the Dens of Axis

作者（年份）	地区	例数	测量数据（$\bar{x}\pm s$, mm）		
			枢椎齿突高	齿突矢径	齿突横径
陈鸿儒等（1982）	东北	102	18.40±1.20	—	10.09±1.02
廖庆平等（1982）*	长春、通辽	男78 女36	20.35±1.24 19.45±1.26	—	—
蒋振芳等（1996）	长春、通辽	男53 女36	14.52±1.42 13.29±1.45	—	—
		男23 女17	15.48±2.88 15.18±2.33	—	—
陈昌富等（1981）*	江苏	100	15.3±1.5	11.0±0.9	10.3±0.8
张军辉等（2001）	浙江	50	15.24±1.32	11.65±0.92	10.51±0.83
王文军等（2009）	湖南	40	—	10.13±0.63	9.80±0.83
马兆龙等（1981）	西安	100	15.9±1.6	11.3±0.9	—
陈坚等（1999）	成都	87	14.3±1.8	10.6±1.0	10.3±0.8
朱海波等（1997）	上海	180	14.9±1.1	10.4±0.2	10.0±0.2
瞿东滨等（1999）	广东	60	14.0±1.2	10.8±0.8	—
曹正霖等（2000）	广东	150	14.7±1.9	10.5±1.1	8.3±0.6
杨月如（1982）	昆明	240	14.6±2.46	—	10.56±2.75
合计（不分性别项）（例数）			15.54±2.48 （1312）	10.74±0.93 （767）	9.96±1.11 （949）

*按原数据的标准误，由笔者计算出标准差。

5.枢椎关节面的测量（Measurements of the Articular Surface of Axis） 综合国人资料（$\bar{x}\pm s$, mm），上关节面矢径（1540侧）18.02±2.28，上关节面横径（1540侧）16.31±2.12，下关节面矢径（680侧）11.52±3.31，下关节面横径（680侧）9.79±3.10；详见表5-154。

表5-154 枢椎关节面的测量 Measurements of the Articular Surface of Axis

作者（年份）	地区	例数	测量数据（$\bar{x}\pm s$, mm）			
			上关节面矢径	上关节面横径	下关节面矢径	下关节面横径
马兆龙等（1981）	西安	100	左18.1±2.0	14.7±1.0	12.1±1.0	10.0±1.0
			右17.9±2.0	14.7±1.0	12.0±1.0	8.8±1.0
朱海波等（1997）	上海	180	左17.4±1.6	16.3±1.5	—	—
			右17.6±1.3	16.2±1.7	—	—
曹正霖等（2000）	广东	150	左19.1±1.2	17.9±0.8	—	—
			右19.2±1.3	17.8±0.8	—	—
黄卫兵等（2006）	广州	100	左17.52±1.31	17.15±1.56		
			右18.16±1.43	17.65±1.70		
杨月如（1982）	昆明	240	左17.8±3.46	15.9±2.13	11.3±4.04	10.2±4.22
			右17.8±3.02	15.3±2.49	11.3±3.69	9.7±2.84
合计（不分性别）（例数）			18.02±2.28 (1540)	16.31±2.12 (1540)	11.52±3.31 (680)	9.79±3.10 (680)

6.枢椎椎板的测量（Measurements of the Lamina of Vertebral Arch of Axis） 综合国人资料（$\bar{x}\pm s$），椎板长（mm）：男性（51例）为18.5±5.1，女性（45例）为17.9±5.8；椎板高（mm）：男性（83例）为11.79±1.74，女性（73例）为10.60±1.47；椎板厚（mm）：男性（83例）为6.09±1.71，女性（73例）为5.69±1.31；椎板角（椎板长轴与正中矢状面所成角）（°）：男性（83例）为46.03±6.86，女性（73例）为45.51±4.51；性别差异t值分别为0.54、4.63、1.65、0.56；椎板高$P<0.01$，男性显著大于女性，其余三项值均为$P>0.05$，没有性别差异；详见表5-155。

表5-155 枢椎椎板的测量 Measurements of the Lamina of Vertebral Arch of Axis

作者（年份）	地区	例数	椎板长（$\bar{x}\pm s$, mm）	椎板高（$\bar{x}\pm s$, mm）	椎板厚（$\bar{x}\pm s$, mm）	椎板角（$\bar{x}\pm s$, °）
侯黎升等（2004）	北京	57	—	13.47±1.83	—	—
刘新宇等（2011）	山东	男51	18.5±5.1	12.3±1.7	6.2±1.8	44.9±6.9
		女45	17.9±5.8	11.0±1.2	6.0±1.2	45.1±3.4
尚景舜等（1984）		84	—	12.7±1.8	7.0±1.7	—
袁峰等（2006）（CT）	江苏	30	—	—	—	42.6±4.9
黄师等（2009）	右江	男32	—	10.98±1.47	5.93±1.54	47.84±6.38
		女28	—	9.97±1.64	5.18±1.32	46.16±5.82
朱海波等（1997）	上海	180	—	—	左6.8±1.0	—
			—	—	右6.5±1.0	—
徐瑞生等（2004）	上海	100	左18.0±5.0	14.3±4.1	4.5±1.3	—
			右18.5±7.2	14.5±3.6	4.8±1.4	—
合计（只含有性别项）（例数）		男	18.5±5.1 (51)	11.79±1.74 (83)	6.09±1.71 (83)	46.03±6.86 (83)
		女	17.9±5.8 (45)	10.60±1.47 (73)	5.69±1.31 (73)	45.51±4.51 (73)

徐瑞生等（2004）测量上海地区寰枢椎100副，椎板下缘厚：左侧为8.1±1.5，右侧为7.8±1.6。

7.枢椎椎弓根的测量（Measurements of the Pedicle of Vertebral Arch of Axis） 综合国人资料（$\bar{x}\pm s$，mm），椎弓根上缘宽（425例）：左侧为7.79±1.55，右侧为7.51±1.49；椎弓根下缘宽（120例）：左侧为3.92±1.03，右侧为3.98±1.09；椎弓根外缘高（60例）：左侧为5.79±1.44，右侧为5.92±1.34；椎弓根内缘高（425例）：左侧为8.60±0.97，右侧为8.50±0.93；侧别差异t值分别为2.68、0.44、0.51、1.53；除椎弓根上缘宽$P<0.01$，具有性别差异外，其余三项均为$P>0.05$，说明没有侧别差异；按沙勇等资料计，男性显著大于女性；详见表5-156。

表5-156 枢椎椎弓根的测量
Measurements of the Pedicle of Vertebral Arch of Axis

作者（年份）	地区	例数	测量数据（$\bar{x}\pm s$，mm）			
			椎弓根上缘宽	椎弓根下缘宽	椎弓根外缘高	椎弓根内缘高
侯黎升等（2004）	北京	57	7.13±1.71	4.19±1.05	—	—
袁峰等（2009）	江苏	50	左7.73±1.35	3.88±1.02	5.58±1.47	8.68±0.78
			右7.61±1.31	3.86±1.17	5.74±1.38	8.93±0.70
尚景舜等（1984）		84	—	—		8.4±1.2
沙勇等（2009）	重庆	男70	左8.26±1.70	—	—	9.13±1.00
			右7.54±1.82	—	—	9.41±1.09
		女30	左6.85±1.76	—	—	8.4±1.02
			右7.32±1.71	—	—	8.63±0.74
林斌等（2008）	福州	儿童10	左6.63±0.61	3.71±0.30	6.86±0.48	6.67±0.49
			右6.54±0.51	3.81±0.20	6.79±0.51	6.60±0.49
瞿东滨等（1999）	广东	60	左8.2±1.6	4.0±1.1	—	8.2±0.9
			右7.6±1.6	4.1±1.1	—	8.3±0.9
尹东等（2000）	广东	55	左8.30±1.48	—	—	8.26±0.85
			右8.14±1.49	—	—	8.22±0.89
曹正霖等（2000）	广东	150	左7.5±1.3	—	—	8.5±0.7
			右7.3±1.2	—	—	8.5±0.7
合计（只含侧别项）（侧数）			左7.79±1.55	3.92±1.03	5.79±1.44	8.60±0.97
			右7.51±1.49	3.98±1.09	5.92±1.34	8.50±0.93
			（425）	（120）	（60）	（425）

8.枢椎横突孔的测量（Measurements of the Transverse Foramen of Axis） 综合国人资料（男498例、女317例）（$\bar{x}\pm s$，mm），枢椎横突孔横径：男性为5.74±0.83，女性为5.45±0.81；枢椎横突孔矢径：男性为5.94±1.29，女性为5.66±1.23；性别差异t值分别为4.94和3.11，均为$P<0.01$，说明各项指标男性均明显大于女性；侧别没有差异，详见表5-157。

表5-157					枢椎横突孔的测量 Measurements of the Transverse Foramen of Axis			
作者（年代）	地区	例数	口别 侧别		横突孔横径（$\bar{x}\pm s$，mm）		横突孔矢径（$\bar{x}\pm s$，mm）	
					男	女	男	女
胡声宇（1985）	东北	男66	上	左	5.4±0.8	5.4±0.6	5.3±0.6	5.3±0.6
		女34	□	右	5.3±0.8	5.0±0.7	5.1±0.6	4.9±0.6
			下	左	6.2±0.8	6.2±0.7	5.7±0.6	5.6±0.5
			□	右	5.7±0.6	5.6±0.6	5.5±0.6	5.5±0.9
左秉申等（1992）	长春	男33	上左		5.98±0.85	5.66±0.61	7.75±1.39	7.98±1.31
		女18	□右		5.65±0.71	5.44±0.91	7.70±1.10	7.70±1.10
			下左		5.94±0.74	5.62±0.61	7.46±0.91	6.85±0.65
			□右		5.90±0.87	5.59±0.56	7.33±1.04	6.72±0.60
柏慧英等（1983）	苏州	男50，52	左		50例5.8±0.7	54例5.4±0.9	50例5.4±0.8	54例5.1±0.8
		女54，55	右		52例5.5±0.9	55例5.1±0.8	52例5.1±0.9	55例4.9±0.7
陈昌富等（1981）*	江苏	100	左		6.3±0.016		6.0±0.016	
			右		6.2±0.017		6.0±0.013	
朱发亮等（1994）	西北	男165	左		6.0	—	5.4	—
			右		5.2	—	5.5	—
瞿东滨等 （1999）	广东	100	左		6.1±0.7		5.4±0.6	
			右		6.1±0.7		5.3±0.5	
合计（只含有性别项）$\bar{x}\pm s$，mm（侧数）					5.74±0.83 (498)	5.45±0.81 (317)	5.94±1.29 (498)	5.66±1.23 (317)

注：* 数据系 $\bar{x}\pm S_x$，mm。

9.枢椎横突孔间距的测量（Measurement of the Distance of Bilateral Transverse Foramina of Axis） 孙俊等（1998）测量广东地区成年尸体20具（$\bar{x}\pm s$，mm）：枢椎横突孔间距平均25.5±2.3，蒋富贵等（2000）测量广东地区17例标本，平均26.7±3.9；朱发亮等（1994）测量西北地区（男165例），平均40.70mm。

10.枢椎椎弓根的测量（Measurements of the Pedicle of Axis） 沙勇等（2002）测量重庆地区成年枢椎男70、女30例（$\bar{x}\pm s$），椎弓根长（mm）：男性左侧为26.5±1.64，右侧为26.4±1.64；椎弓根上倾角（°）：男性左侧为27.6±5.26，右侧为27.9±4.96，女性左侧为27.6±4.74，右侧为27.6±5.23；枢椎侧块外侧高（mm）：男性左侧为9.10±0.97，右侧为9.07±0.98，女性左侧为8.21±0.97，右侧为8.33±0.91；枢椎侧块内侧高（mm）：男性左侧为4.14±1.45，右侧为3.69±1.5，女性左侧为3.6±1.51，右侧为3.26±1.26；椎动脉沟深（mm）：男性左侧为4.88±1.31，右侧为5.36±1.26，女性左侧为4.69±1.46，右侧为5.12±1.04；椎弓根内侧高：男性左侧为6.16±1.59，右侧为6.38±1.35，女性左侧为4.93±1.46，右侧为4.83±1.38。付小勇等（2009）测量广州地区100例枢椎：横突尖-下关节面前缘距：左侧17.39±2.53，右侧17.35±2.51。

11.枢椎的临床应用测量项目（Measurements of the Axis for Clinic Apply） 曹正霖等（2000）为探讨某些椎弓根螺钉固定所需的穿刺角度，测量了广东地区150例枢椎标本（$\bar{x}\pm s$，°），上关节面外倾角：左侧为23.5±3.2，右侧为24.5±3.1；齿突后倾角10.3±3.5。许多学者从临床手术出发，为经口前路枢椎椎弓根螺钉固定术或安装钩状钛板提供数据，如吴增晖等（2009）测量广州地区60例（$\bar{x}\pm s$）：椎弓根螺钉进钉位置（mm）为7.80±0.74，椎弓根螺钉进钉的骨性长度（mm）为26.38±1.53，椎弓根螺钉进钉方向外倾角α（°）17.55±3.93，椎弓根螺钉进钉方向外倾角β（°）13.82±3.67。刘新宇等（2011）测量山东地区标本男58例、女54例，进钉点-侧块外缘距（$\bar{x}\pm s$，mm）：男性为25.7±1.3，女性为24.9±1.6；进钉点-椎板外缘距（$\bar{x}\pm s$，mm）：男性为32.9±2.8，女性为31.3±2.3；椎板棘突角（$\bar{x}\pm s$，°）：男性为44.9±6.9，女性为45.1±3.4。袁峰等（2006）为明确枢椎椎弓根及峡部的解剖部位，指导枢椎后路螺钉的临床应用，测量了成年枢椎标本30例。枢椎下方结构与C_3下方的表面解剖结构接近，枢椎上方结构与C_3相比较，上关节突移向齿突的外下方，并使峡部拉长前移，其轴向角度为11.1°±2.4°；枢椎椎弓根轴向角度为42.6°±4.9°。椎弓根轴线，下关节突背侧关节突上缘的交点坐标0与下关节突上缘-中垂线交点0′基本重合。结论是枢椎上下关节突之间的部分，应为峡部和椎弓根的复合体，复合体的上部较为扁平的部分为峡部，其中下部分位于横突孔内后侧的半管柱状结构为椎弓根部，其连接着椎体和下关节突。

12.寰齿间隙的测量（Measurements of the Atlanto-dental Interval）　寰椎和枢椎齿突之间的间隙，可以从X线片上测量出来，这对于临床诊断寰枢椎的脱位和半脱位具有重要意义。戴力扬（1996）采用三种体位测量了上海地区成人93例（$\bar{x}\pm s$, mm）：屈曲位寰齿间隙为1.38±0.77，中立位为1.33±0.75，伸展位为1.36±0.74。

（三）一般椎骨的测量（Measurements of the Vertebra）

一般椎骨的测量见图5-35。

1.椎体前高（Anterior Height of Vertebral Body）（M1）　用游标卡尺或直脚规在正中矢状面上测得的椎体前面上、下缘之间的距离。

2.椎体后高（Posterior Height of Vertebral Body）（M2）　用弯脚规在正中矢状面上测得的椎体后面上、下缘之间的距离。

3.椎体中心高（Central Height of Vertebral Body）（M3）　用弯脚规测得的椎体上、下面中心点之间的距离。

4.椎体上矢径（Upper Sagittal Diameter of Vertebral Body）（M4）　用游标卡尺或直脚规在正中矢状面上测得的椎体上面前、后缘之间的距离。

5.椎体下矢径（Lower Sagittal Diameter of Vertebral Body）（M5）　用游标卡尺或直脚规在正中矢状面上测得的椎体下面前、后缘之间的距离。

6.椎体中矢径（Middle Sagittal Diameter of Vertebral Body）（M6）　用弯脚规在正中矢状面上测得的椎体前、后面中点之间的距离。

7.椎体上横径（Upper Transverse Diameter of Vertebral Body）（M7）　用游标卡尺或直脚规测得的椎体上面左、右之间的距离。

8.椎体下横径（Lower Transverse Diameter of Vertebral Body）（M8）　用游标卡尺或直脚规测得的椎体下面左、右之间的距离。

9.椎体中横径（Middle Transverse Diameter of Vertebral Body）（M9）　用游标卡尺或弯脚规测得的椎体中部左、右之间的距离。

10.椎孔矢径（sagittal Diameter of Vertebral Foramen）（M10）　用游标卡尺内卡在正中矢状面上测得的椎孔前、后缘之间的距离。

11.椎孔横径（Transverse Diameter of Vertebral foramen）（M11）　用游标卡尺内卡测得的椎孔左、右之间的距离，注意要与矢径垂直。

12.椎弓根长（Length of Vertebral Pedicle）　亦称椎弓根宽，为椎体下面后缘最突出点至下关节面前缘最凸点之间距离。用游标卡尺测量。临床可采用CT重建测量。

13.椎弓根高（Height of Vertebral Pedicle）　为椎弓根最窄处的上下直线距离，用游标卡尺测量。临床可采用CT重建测量。临床可采用CT重建测量。

14.椎弓根厚（Thickness of Vertebral Pedicle）　亦称椎弓根外径，如除去内外侧骨皮质的厚度，则称椎弓根内径。为椎弓根最窄处的内外侧直线距离，对骨科用螺丝钉固定椎弓根骨折很重要。临床可采用CT重建测量。

15.椎板厚（Thickness of Vertebral Lamina）　为椎板中部内外的直线距离，用游标卡尺测量。对临床椎板骨折具有应用价值。

16.椎下切迹深（depth of Inferior Vertebral Notch） 为椎弓根长至切迹最深处的垂直线距离。

17.棘突上倾角（Dip Angle of Upper Spinous Process）（M12） 亦称棘突上缘倾角，用自制量角器或直脚规带附着式量角器测量，将一脚贴于棘突上缘前、后的突出点，直接读出角度即得；注意需要将椎体上面置于水平面上。

18.棘突下倾角（Dip Angle of Lower Spinous Process）（M13） 亦称棘突下缘倾角，用自制量角器或直脚规带附着式量角器测量，将一脚贴于棘突下缘前、后的突出点，直接读出角度即得；注意需要将椎体下面置于水平面上。

19.椎弓根外展角（Outreach Angle of Vertebral Pedicle） 系椎体正中矢状面与椎弓根中轴线在水平面上的夹角。两侧合并为椎弓根间夹角，要注意两侧的角度并非一样。目前临床采用CT重建测量。下述各项均系临床骨科手术医师所需掌握的数据。

20.椎弓根间夹角（Angle Between Vertebral Pedicles） 为两侧椎弓根长轴向前延长线的夹角。用量角器测量，临床可采用CT重建后再用量角器测量。

21.体根角（Angle Between Vertebral Pedicle and Body） 亦称根体角，为椎弓根长轴与椎体垂直轴间夹角，用量角器测量。椎弓根是脊柱活检术、椎弓根内固定术和椎体成形术等手术的通道口，进针轨道的偏移常会使经椎弓根手术失败。因此，确定椎弓根轴线在脊柱外科中有重要价值。临床可采用CT重建后再用量角器测量。

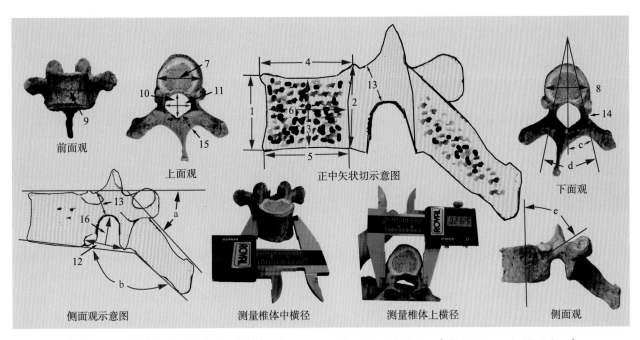

图5-35 一般椎骨的测量（第6胸椎） Measurements of the Vertebra（Sixth Thoracic Vertebra）

1.椎体前高；2.椎体后高；3.椎体中心高；4.椎体上矢径；5.椎体下矢径；6.椎体中矢径；7.椎体上横径；8.椎体下横径；9.椎体中横径；10.椎孔矢径；11.椎孔横径；12.椎弓根长；13.椎弓根高；14.椎弓根厚；15.椎板厚；16.椎下切迹深；a.棘突上倾角；b.棘突下倾角；c.椎弓根外展角；d.椎弓根间夹角；e.体根角

国人数据（Chinese data）如下

1.颈椎椎体矢径的测量（Measurements of the Sagittal Diameter of the Cervical Vertebral Body） 陈雁卉等（2010）对山西地区25～35岁男女各20例颈椎椎体的矢径CT片进行测量；刘锦波等（2001）对苏州地区55副颈椎椎体标本进行测量（表5-158）。陈雁卉等（2010）还用CT测量了山西地区成人36～、46～、56～和>65岁四个年龄组，每组男女各20例的椎体上矢径、椎体中矢径和椎体下矢径。

表5-158 颈椎椎体矢径的测量
Measurements of the Sagittal Diameter of the Cervical Vertebral Body

作者（年份）	项目	例数	测量数据（$\bar{x}\pm s$, mm）				
			C_3	C_4	C_5	C_6	C_7
陈雁卉等（2010）	椎体上矢径	男20（CT）	15.95±1.33	17.05±1.33	17.42±2.18	17.34±1.02	17.59±1.93
		女20（CT）	13.87±0.74	14.74±0.76	14.69±0.78	14.99±0.55	15.33±1.41
	椎体中矢径	男20（CT）	16.80±1.29	16.89±1.55	16.08±2.06	16.09±1.51	16.02±0.85
		女20（CT）	14.30±0.99	14.60±0.68	14.36±0.99	14.70±0.76	14.16±0.93
	椎体下矢径	男20（CT）	17.18±1.14	17.75±2.15	18.12±1.90	18.18±0.99	17.50±1.47
		女20（CT）	14.89±0.72	15.05±0.77	15.24±0.71	15.47±0.95	15.78±1.26
刘锦波等（2001）	椎体矢径	55	16.88±1.23	14.92±1.88	15.40±1.68	15.99±1.63	16.31±1.65
陈雁卉等（2010）	椎体矢径	20	16.16±1.90	16.58±1.72	16.90±1.49	17.61±1.98	19.75±1.96
		80（CT）	16.36±1.33	16.69±1.12	17.41±1.71	18.11±2.17	18.79±2.13

陈文英等（1985）测量了苏州地区男60副和女32副$C_{3\sim7}$标本颈椎椎体矢径的合并平均值（$\bar{x}\pm s_x$，mm），椎体上矢径：男性为15.69±0.09，女性为15.49±0.17；椎体中矢径：男性为15.51±0.10，女性为15.09±0.15；椎体下矢径：男性为16.26±0.09，女性为16.36±0.17。

2.颈椎椎体高度的测量（Measurements of the Height of Cervical Vertebral Body） 唐杰等（2002）对河北地区30副男性标本颈椎椎体高度的测量，以及刘锦波等（2001）对苏州地区55例标本的测量情况见表5-159。

表5-159 颈椎椎体高度的测量
Measurements of the Height of Cervical Vertebral Body

作者	项目	例数	测量数据（$\bar{x}\pm s$, mm）				
			C_3	C_4	C_5	C_6	C_7
唐杰等（2002）	椎体前高	男30	12.97±2.37	12.49±2.18	11.56±1.81	11.73±1.81	13.52±1.53
刘锦波等（2001）	椎体前高	55	12.90±1.66	12.26±1.76	11.85±1.65	11.63±1.68	13.76±1.67
唐杰等（2002）	椎体中高	男30	10.79±1.41	10.18±1.27	10.28±1.33	10.08±1.24	11.60±1.38
刘锦波等（2001）	椎体中高	55	10.18±1.18	9.78±1.10	9.57±1.21	9.48±1.17	10.97±1.41
唐杰等（2002）	椎体后高	男30	12.75±2.03	12.46±1.76	12.51±1.58	12.33±1.74	13.56±1.49
唐杰等（2002）	椎体左缘高	男30	13.41±1.88	13.00±1.72	12.28±1.47	13.89±2.10	14.91±2.38
唐杰等（2002）	椎体右缘高	男30	13.13±1.54	12.84±1.52	12.39±1.59	13.54±1.73	15.40±2.32

陈文英等（1985）测量了苏州地区男60副和女32副$C_{3\sim7}$标本颈椎椎体高的合并平均值（$\bar{x}\pm s_x$，mm），椎体前高：男性为14.52±0.21，女性为13.01±0.17；椎体中高：男性为11.69±0.97，女性为10.09±0.14；椎体后高：男性为14.54±0.15，女性为13.16±0.17。

颈椎椎体和椎间盘厚度的测量（Measurements of the Thickness of Cervical Vertebral Body and Intervertebral Disc） 朱发亮等（1994）测量了西北地区男165副颈椎椎体（mm），C_2为38.2，C_3为13.7，C_4为13.7，C_5为13.7，C_6为13.5，C_7为14.7；椎间盘厚度：C_2为4.51，C_3为5.20，C_4为5.70，C_5为5.70，C_6为5.88，C_7为6.25。

3.颈椎椎体横径的测量（Measurement of the Transverse Diameter of Cervical Vertebral Body） 综合国人资料155副，颈椎椎体横径的测量结果（$\bar{x}\pm s$，mm）：C_3为20.10±1.65，C_4为20.96±1.94，C_5为22.94±2.01，C_6为23.35±2.43，C_7为25.30±3.27，明显可看出越向下位椎体横径越大，适应了承重越向下越重的需要；详见表5-160。

表5-160　颈椎椎体横径的测量
Measurement of the Transverse Diameter of Cervical Vertebral Body

作者（年份）	地区	例数	测量数据（$\bar{x}\pm s$，mm）				
			C_3	C_4	C_5	C_6	C_7
廖旭昱等（2009）	安徽	20	20.44±1.50	21.80±2.96	22.65±1.99	23.78±2.86	26.01±4.28
		80（CT）	20.33±1.84	20.77±1.66	22.16±2.20	23.01±2.34	25.37±3.26
刘锦波等（2001）	苏州	55	19.63±1.27	20.92±1.76	22.36±1.68	23.68±2.31	24.93±2.77
合计		155	20.10±1.65	20.96±1.94	22.94±2.01	23.35±2.43	25.30±3.27

陈文英等（1985）测量了苏州地区男60副和女32副$C_{3\sim7}$标本颈椎椎体横径的合并平均值（$\bar{x}\pm S_{\bar{x}}$，mm），椎体上横径：男性为22.75±0.18，女性为22.15±0.34；椎体中横径：男性为26.05±0.29，女性为24.57±0.29；椎体下横径：男性为22.52±0.23，女性为22.54±0.32。

4.颈椎椎孔的测量（Measurements of the Vertebral Foramina of Cervical Vertebra）综合国人资料，男108副、女123副［包括柏蕙英等（1980）测量的苏州地区男性52副、女55副标本，以及王成旭等（2009）测量的中国北方男56副、女68副标本］，颈椎椎孔横径结果（$\bar{x}\pm s$，mm），C_3：男性为22.15±1.58，女性为21.61±1.34；C_4：男性为22.72±1.64，女性为22.53±1.13；C_5：男性为23.72±1.49，女性为23.43±1.23；C_6：男性为24.30±1.45，女性为23.57±1.27；C_7：男性为23.04±1.75，女性为22.86±1.35；性别差异t值分别为2.78、1.01、6.34、4.04、0.87，除C_4和C_7外均为$P<0.01$，说明男性极显著大于女性。颈椎椎孔矢径结果（$\bar{x}\pm s$，mm），C_3：男性为13.46±1.39，女性为13.09±1.52；C_4：男性为13.11±1.28，女性为12.68±1.54；C_5：男性为13.12±1.25，女性为12.75±1.26；C_6：男性为13.04±1.27，女性为12.65±1.12；C_7：男性为13.64±1.33，女性为12.96±1.17；性别差异t值分别为1.93、2.32、2.24、2.46、4.10，除C_3外其余均为$P<0.05$和<0.01，说明男性显著大于女性；表5-161中显示，颈椎椎孔的横径和矢径，从上向下C_6横径最大，矢径C_7最大，其原因是其中容纳的脊髓出现颈膨大。另外，裴守明等（1997）测量华北地区成年98副颈椎标本，附于表5-161内。

表5-161　颈椎椎孔的测量
Measurements of the Vertebral Foramina of Cervical Vertebra

作者（年份）	项目和地区	例数	测量数据（$\bar{x}\pm s$，mm）				
			C_3	C_4	C_5	C_6	C_7
柏蕙英等（1980）	颈椎椎孔横径	男56	21.92±1.24	22.64±1.30	23.46±1.37	24.02±1.35	23.07±1.39
		女68	21.53±1.24	22.48±1.05	23.37±1.17	23.54±1.19	23.00±1.21
王成旭等（2009）		男52	22.4±1.84	22.8±1.94	24.0±1.56	24.6±1.50	23.0±2.07
		女55	21.7±1.44	22.6±1.22	23.5±1.30	23.6±1.36	22.7±1.49
裴守明等（1997）	华北	合98	22.90±1.56	23.40±1.76	24.32±1.54	24.46±1.13	25.10±0.87
合计		男108	22.15±1.58	22.72±1.64	23.72±1.49	24.30±1.45	23.04±1.75
		女123	21.61±1.34	22.53±1.13	23.43±1.23	23.57±1.27	22.86±1.35
柏蕙英等（1980）	颈椎椎孔矢径	男56	13.27±1.23	13.50±1.11	13.41±1.03	13.27±1.12	13.49±1.15
		女68	13.40±1.38	12.90±1.01	12.96±1.01	12.86±0.94	13.18±1.11
王成旭等（2009）		男52	13.2±1.50	12.7±1.32	12.8±1.38	13.2±1.12	13.8±1.49
		女55	12.7±1.60	12.4±1.98	12.5±1.48	12.4±1.26	12.7±1.18
裴守明等（1997）	华北	合98	13.40±1.42	13.10±1.34	13.48±0.96	13.90±1.68	14.01±1.93
合计		男108	13.46±1.39	13.11±1.28	13.12±1.25	13.04±1.27	13.64±1.33
		女123	13.09±1.52	12.68±1.54	12.75±1.26	12.65±1.12	12.96±1.17

颈椎椎孔面积的测量（Measurements of the Area of Vertebral Foramen of Cervical Vertebra） 孙博等（1982）测量了东北地区50副标本（mm²）：C_2为265.5，C_3为224.8，C_4为214.46，C_5为218.55，C_6为215.97，C_7为207.89。

5.颈椎横突孔矢径（Measurements of the Sagittal Diameter of Transverse Foramen of Cervical Vertebra）综合国人资料，男151副、女107副（$\bar{x}\pm s$，mm）［包括柏慧英等（1983）苏州地区男52副、女55副标本，胡声宇（1985）东北地区男66副、女34副标本，以及左秉申等（1992）长春地区男33副、女18副标本］，颈椎横突孔矢径（男302侧、女214侧）结果如下，C_3：男性为5.20±0.54，女性为5.04±0.53；C_4：男性为5.18±0.57，女性为5.20±0.64；C_5：男性为5.38±0.74，女性为5.26±0.62；C_6：男性为5.51±1.09，女性为5.42±1.13；C_7：男（170侧）3.98±1.10，女（146侧）4.00±1.09；性别差异t值分别为3.32、0.36、2.00、0.91、0.16；除C_3和C_5 P值分别为<0.01和<0.05外，其余均无性别差异。男女共358副，侧别差异t值分别为3.89、2.61、3.43、3.34、1.52；除C_7外，其余均为$P<0.01$，说明左侧均极显著大于右侧；这与左侧椎动脉外径大于右侧（国人体质调查续集，150例椎动脉外径：左侧为3.36±0.72，右侧为3.04±0.63，t值为4.10，$P<0.01$）是一致的。结果显示C_7矢径特别小，其原因是椎动脉一般自第6颈椎横突孔进入，上升至寰椎横突孔，再经椎骨大孔合并成基底动脉供应脑，所以第7颈椎横突孔突然缩小（表5-162）。另外朱发亮等（1994）测量了西北地区男性165副标本，没有标准差，列于表5-162内供参考。

表5-162 颈椎横突孔矢径的标本测量
Measurements of the Sagittal Diameter of Transverse Foramen of the Cervical Vertebra

作者（年份）	地区	例数	测量数据（$\bar{x}\pm s$，mm）				
			C_3	C_4	C_5	C_6	C_7
柏蕙英等（1983）	苏州	男52左	5.3±0.5	5.3±0.6	5.5±0.7	6.0±1.0	4.0±1.1
		右	5.2±0.6	5.1±0.7	5.4±0.8	5.5±1.2	4.2±1.1
		女55左	5.1±0.5	5.2±0.6	5.4±0.2	5.7±1.2	4.1±1.1
		右	5.0±0.6	4.9±0.6	5.1±0.7	5.5±1.1	4.1±1.2
胡声宇（1985）	东北	男66左	5.2±0.4	5.0±0.4	5.3±0.7	5.3±1.1	—
		右	5.0±0.4	5.1±0.4	5.2±0.7	5.1±1.1	—
		女34左	5.1±0.4	5.3±0.6	5.3±0.8	5.2±1.1	—
		右	4.8±0.5	5.7±0.6	5.1±0.7	4.9±1.2	—
左秉申等（1992）	长春	男33左	5.51±0.54	5.51±0.58	5.66±0.75	5.93±0.73	3.56±1.06
		右	5.19±0.44	5.29±0.64	5.38±0.77	5.58±0.79	4.04±1.07
		女18左	5.23±0.45	5.30±0.51	5.39±0.54	5.61±0.63	3.50±0.76
		右	5.20±0.55	4.90±0.43	5.39±0.58	5.56±0.93	3.84±0.73
孙明元等（2000）	北方	100左	5.2±0.5	5.2±0.6	5.5±0.7	5.8±1.2	4.1±1.2
		右	5.1±0.6	5.0±0.7	5.3±0.8	5.5±1.1	4.1±1.2
朱发亮等（1994）	西北	男165左	5.4	5.4	5.6	5.8	4.0
		右	5.3	5.2	5.4	5.7	3.8
合计（只含有标准差项）		男（302侧）	5.20±0.54	5.18±0.57	5.38±0.74	5.51±1.09	3.98±1.10（170侧）
		女（214侧）	5.04±0.53	5.20±0.64	5.26±0.62	5.42±1.13	4.00±1.09（146侧）
		358左	5.22±0.52	5.22±0.58	5.44±0.66	5.66±1.12	3.96±1.14（258）
		358右	5.06±0.58	5.10±0.65	5.26±0.74	5.38±1.12	4.09±1.14（258）

6.颈椎横突孔横径的测量（Measurements of the Transverse Diameter of Transverse Foramen of Cervical Vertebra） 综合国人资料（男151副、女107副）（$\bar{x}\pm s$，mm），颈椎横突孔横径（男302侧、女214侧）：C_3，男性为6.37±0.66，女性为6.20±0.67；C_4：男性为6.34±0.84，女性为6.21±0.84；C_5：男性为6.20±0.85，女性为5.92±0.74；C_6：男性为6.33±1.18，女性为5.94±1.07；C_7：男性（170侧）为

5.17±1.40，女性（146侧）为5.44±1.25；性别差异 t 值分别为2.86、1.73、3.98、3.91、1.81；C_3、C_5 和 C_6 均为 $P<0.01$，男性均极显著大于女性，其余为 $P>0.05$，均无性别差异。男女共358副，侧别差异 t 值分别为3.03、3.44、1.48、1.80、1.34；除 C_3 和 C_4 外均为 $P<0.01$，说明左侧均显著大于右侧；这与左侧椎动脉外径大于右侧（国人体质调查续集，150例椎动脉外径：左侧为3.36±0.72，右侧为3.04±0.63，t 值4.10，$P<0.01$）是一致的；其余侧别差异均为 $P>0.05$，说明没有侧别差异。结果显示 C_7 矢径特别小，其原因与颈椎横突孔矢径相同。另外朱发亮等（1994）测量西北地区男165副标本，没有标准差，列于表内供参考，详见表5-163。

表5-163　颈椎横突孔横径的标本测量
Measurements of the Transverse Diameter of Transverse Foramen of the Cervical Vertebra

作者（年份）	地区	例数	测量数据（$\bar{x}\pm s$，mm）				
			C_3	C_4	C_5	C_6	C_7
柏蕙英等（1983）	苏州	男52左	6.4±0.6	6.5±1.3	6.1±0.7	6.4±1.0	4.8±1.0
		右	6.3±0.8	6.3±0.7	6.1±0.8	6.1±1.4	5.2±1.4
		女55左	6.2±0.6	6.4±0.8	6.0±0.7	5.9±1.1	5.4±1.5
		右	6.2±0.7	6.2±0.8	5.9±0.3	5.9±1.0	5.5±1.1
胡声宇（1985）	东北	男66左	6.4±0.5	6.2±0.5	6.2±0.8	6.1±1.2	—
		右	6.1±0.6	6.0±0.6	5.9±0.9	6.0±1.0	—
		女34左	6.2±0.6	6.2±0.8	6.0±0.8	5.8±0.9	—
		右	5.9±0.7	5.9±0.9	5.8±1.1	5.6±1.1	—
左秉申等（1992）	长春	男33左	6.83±0.62	6.82±0.69	6.77±0.76	7.04±0.89	5.22±1.51
		右	6.57±0.65	6.61±0.89	6.57±0.86	7.01±1.00	5.68±1.63
		女18左	6.48±0.66	6.30±0.77	5.46±0.57	6.68±1.00	5.31±1.06
		右	6.45±0.63	6.23±0.88	6.32±0.74	6.40±1.02	5.49±0.97
孙明元等（2000）	北方	100左	6.3±0.6	6.4±0.8	6.1±0.7	6.1±1.1	5.3±1.5
		右	6.2±0.8	6.2±0.7	6.0±0.9	6.0±1.2	5.3±1.7
朱发亮等（1994）	西北	男165左	6.7	6.6	6.5	6.7	4.8
		右	6.6	6.5	6.4	6.5	4.0
合计（只含有标准差项）		男302侧	6.37±0.66	6.34±0.84	6.20±0.85	6.33±1.18	5.17±1.40（170侧）
		女214侧	6.20±0.67	6.21±0.84	5.92±0.74	5.94±1.07	5.44±1.25（146侧）
		358左	6.36±0.61	6.39±0.86	6.12±0.77	6.20±1.12	5.21±1.41（258）
		358右	6.21±0.71	6.18±0.77	6.03±0.86	6.07±1.05	5.38±1.48（258）

　　颈椎横突孔间距的测量（Measurements of the bilateral distance of cervical transverse foramina）：朱发亮等（1994）测量西北地区男性颈椎165副，颈椎横突孔间距（mm），C_1 为54.99，C_2 为40.70，C_3 为33.50，C_4 为33.96，C_5 为34.99，C_6 为37.01，C_7 为39.80。

　　7.颈椎椎弓根高的测量（Measurements of the Height of Pedicles of Cervical Vertebra）　对于颈椎椎弓根的研究，主要是从临床角度出发，服务于螺丝钉内固定手术。综合国人CT资料（$\bar{x}\pm s$，mm），男1384侧、女776侧［含陈雁卉等（2010）对山西地区男女各40侧颈椎椎弓根高的CT片测量，以及刘俊堂等（2012）用CT重建法测量河北地区男1304侧、女696侧］（$\bar{x}\pm s$，mm），C_3：男性为9.20±1.38，女性为6.00±1.86；C_4：男性为9.75±1.30，女性为6.35±1.62；C_5：男性为10.72±1.34，女性为7.24±1.5；C_6：男性为9.94±1.30，女性为6.40±1.70；C_7：男性为12.19±1.35，女性为8.64±1.43；性别差异 t 值分别为41.89、50.11、53.72、50.34、58.47；均为 $P<0.01$，均男性极显著大于女性；侧别差异 t 值分别为2.78、0.30、5.57、0、2.79；第3、5、7颈椎的椎弓高 $P<0.01$，具有非常显著侧别差异，其余无侧别差异。另外，王东来等（1998）测量江苏地区54副标本，一并列于表内；详见表5-164。

表5-164　颈椎椎弓根高的标本测量　Measurements of the Height of Pedicles of Cervical Vertebra

作者（年份）	地区	侧数	测量数据（$\bar{x}\pm s$, mm）				
			C_3	C_4	C_5	C_6	C_7
陈雁卉等（2010）（CT）	山西	男40	9.00 ± 1.42	9.56 ± 1.31	9.52 ± 1.26	9.31 ± 0.95	9.27 ± 1.15
		女40	9.36 ± 1.37	8.68 ± 1.20	9.35 ± 1.21	9.41 ± 1.19	9.59 ± 1.05
刘俊堂等（2012）CT	河北	男652左	9.15 ± 1.54	9.78 ± 1.55	10.89 ± 1.85	9.98 ± 1.55	12.85 ± 1.50
		右	9.28 ± 1.40	9.76 ± 1.00	10.70 ± 1.50	9.97 ± 1.01	11.90 ± 1.03
		女348左	6.15 ± 1.31	6.10 ± 1.64	7.01 ± 1.47	6.05 ± 1.54	9.07 ± 1.20
		右	5.08 ± 1.45	6.06 ± 1.20	7.00 ± 1.55	6.07 ± 1.20	8.00 ± 1.43
李志军等（2003）CT	内蒙古	合30	6.9 ± 0.9	6.8 ± 0.9	6.4 ± 0.7	6.5 ± 0.8	7.3 ± 0.9
王东来等（1998）（标本）	江苏	合54	6.41 ± 0.80	6.59 ± 0.87	6.30 ± 0.90	6.28 ± 0.82	7.06 ± 0.92
刘锦波等（2001）标本	上海	合35	6.88 ± 0.74	6.99 ± 1.00	6.60 ± 1.93	6.64 ± 0.66	7.28 ± 1.21
合计（只含有标准差项）		男1384	9.20 ± 1.38	9.75 ± 1.30	10.72 ± 1.34	9.94 ± 1.30	12.19 ± 1.35
		女776	6.00 ± 1.86	6.35 ± 1.62	7.24 ± 1.65	6.40 ± 1.70	8.64 ± 1.43
		1000左	8.11 ± 2.04	8.50 ± 2.36	9.54 ± 2.53	8.61 ± 2.43	11.53 ± 2.28
		1000右	7.83 ± 2.45	8.47 ± 2.06	9.00 ± 1.73	8.61 ± 2.15	10.54 ± 2.20

8.颈椎椎弓根宽的测量（Measurements of the Breadth of Pedicles of Cervical Vertebra）　综合国人资料（男1384侧、女776侧）（$\bar{x}\pm s$, mm），颈椎椎弓根宽的测量结果如下，C_3：男性为6.18 ± 1.43，女性为3.55 ± 1.68；C_4：男性为6.82 ± 1.18，女性为3.22 ± 1.53；C_5：男性为8.69 ± 1.52，女性为4.61 ± 1.59；C_6：男性为6.46 ± 1.28，女性为4.65 ± 1.57；C_7：男性为9.66 ± 1.75，女性为5.96 ± 1.44：性别差异t值分别为36.77、56.76、58.12、27.41、52.94；均为$P<0.01$，各椎的椎弓根宽与椎弓根高一样，男性极显著大于女性；侧别差异t值分别为0.44、0.91、2.41、0.36、0.29；除第5颈椎的椎弓宽外，均为$P<0.05$，具有侧别差异，其余无侧别差异；详见表5-165。

表5-165　颈椎椎弓根宽的标本测量　Measurements of the Breadth of Pedicles of Cervical Vertebra

作者（年份）	地区	侧数	测量数据（$\bar{x}\pm s$, mm）				
			C_3	C_4	C_5	C_6	C_7
陈雁卉等（2010）（CT）	山西	男40	5.42 ± 1.12	5.93 ± 1.34	5.82 ± 1.44	5.54 ± 1.26	5.44 ± 1.13
		女40	5.74 ± 1.46	4.95 ± 1.80	5.44 ± 0.94	5.47 ± 1.50	5.43 ± 1.25
陈雁卉等（2010）（CT）	河北	男652左	6.30 ± 1.15	6.81 ± 1.21	8.82 ± 1.15	6.81 ± 1.41	9.90 ± 1.15
		右	6.15 ± 1.66	6.94 ± 1.06	8.93 ± 1.50	6.85 ± 1.06	9.94 ± 1.64
		女348左	3.10 ± 1.45	3.01 ± 1.23	5.05 ± 1.35	4.07 ± 1.43	6.02 ± 1.31
		右	3.50 ± 1.56	3.04 ± 1.50	4.07 ± 1.70	4.08 ± 1.45	6.02 ± 1.58
李志军等（2003）（CT）	内蒙古	合30	5.1 ± 0.7	5.0 ± 0.8	5.2 ± 0.8	5.6 ± 0.9	6.6 ± 0.8
刘锦波等（2001）（标本）	江苏	合54	4.52 ± 0.77	4.51 ± 0.79	5.05 ± 0.82	5.32 ± 0.86	6.23 ± 0.86
谢宁等（2000）（标本）	上海	合35	4.98 ± 0.70	4.97 ± 0.95	5.42 ± 0.75	5.45 ± 0.76	6.08 ± 0.74
合计（只含有标准差项）		男1384	6.18 ± 1.43	6.82 ± 1.18	8.69 ± 1.52	6.46 ± 1.28	9.66 ± 1.75
		女776	3.55 ± 1.68	3.22 ± 1.53	4.61 ± 1.59	4.65 ± 1.57	5.96 ± 1.44
		1000左	5.19 ± 1.98	5.49 ± 2.18	7.51 ± 2.17	5.86 ± 1.93	8.55 ± 2.21
		1000右	5.23 ± 2.06	5.58 ± 2.23	7.24 ± 2.80	5.89 ± 1.79	8.58 ± 2.47

9.颈椎椎弓根长的测量（Measurements of the Length of Pedicles of Cervical Vertebra）　王东来等（1998）测量了54副江苏标本（$\bar{x}\pm s$，mm）：C_3为16.65±1.32，C_4为15.44±1.23，C_5为15.32±1.63，C_6为15.01±1.93，C_7为14.01±1.74。

10.颈椎椎弓根外展角的测量（Measurements of the Outreach Angle of Pedicles of Cervical Vertebra）综合刘俊堂等（2012）用CT重建法测量河北地区男1304侧、女696侧，颈椎椎弓根外展角（$\bar{x}\pm s$，°），C_3：男性为41.06±1.30，女性为39.97±1.30；C_4：男性为42.92±1.70，女性为40.87±1.75；C_5：男性为40.18±1.59，女性为41.17±1.80；C_6：男性为41.08±1.61，女性为41.38±1.66；C_7：男性为42.45±1.30，女性为42.46±1.65；性别差异t值分别为17.86、25.20、12.19、3.86、0.14；除C_7外均为$P<0.01$，具有极显著的性别差异，但前二者男性大，而后二者女性大，详见表5-166。

表5-166　颈椎椎弓根外展角的标本测量
Measurements of the Outreach Angle of Pedicles of Cervical Vertebra

作者（年份）	地区	侧数	测量数据（$\bar{x}\pm s$，°）				
			C_3	C_4	C_5	C_6	C_7
刘俊堂等（2012）CT	河北	男652左	41.02±1.45	42.95±1.63	40.15±1.61	41.15±1.93	42.18±1.17
		右	41.10±1.12	42.89±1.76	40.21±1.57	41.01±1.39	42.72±1.36
		女348左	40.03±1.45	40.35±1.63	41.13±1.61	41.35±1.93	42.13±1.17
		右	39.90±1.12	41.39±1.72	41.21±1.97	41.21±1.33	42.79±1.96
合计（只含有标准差项）		男1304	41.06±1.30	42.92±1.70	40.18±1.59	41.08±1.61	42.45±1.30
		女696	39.97±1.30	40.87±1.75	41.17±1.80	41.38±1.66	42.46±1.65

11.颈椎钩突的测量（Measurements of the Uncus Process of Cervical Vertebra）　临床颈椎钩突的增生，可导致常见的颈椎病。马仁俊等（1984）对江苏地区72副标本左侧颈椎钩突的测量，详见表5-167。

表5-167　颈椎左侧钩突标本的测量
Measurements of the Uncus Process of Cervical Vertebra

椎骨	测量数据（$\bar{x}\pm s$）				
	钩突矢径（mm）	钩突斜径（mm）	钩突横径（mm）	钩突高（mm）	钩突角度（°）
C_3	10.59±1.68	5.29±1.05	5.61±1.04	4.88±0.93	103
C_4	11.35±1.40	5.25±0.89	5.22±1.89	4.94±1.03	105
C_5	11.31±1.29	5.37±1.11	5.35±0.88	5.11±1.27	106
C_6	10.94±1.59	5.40±0.90	5.61±0.99	4.95±1.07	107
C_7	10.90±1.47	4.98±1.09	5.65±1.12	4.29±1.05	110

12.颈椎关节面角度的测量（Measurements of the Angles of Articular Surfaces of Cervical Vertebra）　郭云良等（1993）对通辽地区男性25副、女性20副标本颈椎关节面的测量，结果显示冠状角和矢状角向下逐渐缩小，对颈椎的稳定具有重要意义。表5-168内各角除冠状角$C_{5,6}$和$C_{6,7}$ t值分别为2.96和3.79外，其余均无性别差异，详见表5-168。

13.颈椎关节面面积的测量（Measurements of the Area of Articular Surfaces of Cervical Vertebra）　刘丰春等（1992）对通辽地区90副标本颈椎关节面面积的测量，详见表5-169。

14.颈椎椎间管的测量（Measurements of the Intervertebral Canal of Cervical Vertebra）　颈椎椎间管的大小，与其中的颈神经密切相关，如果管径过小，可压迫颈神经产生所谓的"颈椎病"。单云官等（1991）对天津地区男性30侧防腐标本颈椎椎间管的测量，详见表5-170。

表5-168 颈椎间关节面角度的测量
Measurements of the Angles of Articular Surfaces of Cervical Vertebra

项目	性别侧数	测量数据（$\bar{x} \pm S_{\bar{x}}$，°）				
		$C_{2,3}$	$C_{3,4}$	$C_{4,5}$		$C_{6,7}$
冠状角	男50	28.78±0.64	28.09±0.57	27.19±0.67	24.05±0.47	20.57±0.48
	女40	31.77±0.95	30.15±0.80	28.13±0.60	26.38±0.63	23.09±0.46
矢状角	男50	34.29±0.77	33.19±0.63	30.24±0.59	26.09±0.53	22.68±0.52
	女40	35.24±1.18	32.43±0.73	30.00±0.54	27.38±0.75	24.01±0.70
水平角	男50	80.65±0.57	86.46±0.53	91.36±0.56	94.04±0.79	96.11±0.69
	女40	80.76±0.95	86.33±0.78	90.74±0.65	93.40±0.69	95.95±0.79
顶角	男25	110.26±0.82	111.27±0.81	114.13±0.84	106.38±0.76	100.53±0.71
	女20	110.94±0.88	111.96±0.87	115.28±0.89	107.65±0.80	101.32±0.76

注：冠状角，一侧上关节面纵轴与正中矢状面的夹角；矢状角，一侧上关节面纵轴与椎体上下中轴所形成的夹角；水平角，一侧上关节面横轴与正中矢状面的夹角；顶角，两侧上关节面中点与椎体上面中点所形成的夹角。

表5-169 颈椎关节面面积标本的测量
Measurements of the Area of Articular Surfaces of Cervical Vertebra

项目	性别	测量数据（$\bar{x} \pm s$，mm^2）				
		C_3	C_4	C_5	C_6	C_7
下关节面	男	80.3±3.2	81.0±3.7	81.3±3.2	78.4±4.0	—
	女	71.0±4.1	72.3±3.6	70.0±3.2	73.1±3.5	—
上关节面	男	77.7±3.3	79.0±3.5	73.0±3.2	70.5±3.6	75.8±4.0
	女	70.0±3.5	69.6±4.2	72.5±3.4	61.0±3.1	70.2±3.6

表5-170 颈椎椎间管标本的测量
Measurements of the Intervertebral Canal of Cervical Vertebra

项目	测量数据（$\bar{x} \pm s$，mm）						
	$C_{1\sim2}$	$C_{2,3}$	$C_{3,4}$	$C_{4,5}$	$C_{5,6}$	$C_{6,7}$	$C_7 \sim T_1$
外口纵径	9.61±0.81	11.77±1.04	12.47±1.29	12.69±1.17	12.11±1.20	12.15±1.22	12.43±1.12
外口横径	17.31±1.82	12.68±1.14	11.55±1.09	11.77±1.10	12.03±1.18	11.81±1.14	10.70±1.01
椎间管长	7.53±0.64	10.52±0.92	10.87±0.94	11.40±1.11	11.77±1.09	11.92±1.12	10.04±1.02

15.颈椎棘突上缘倾角的测量（Measurements of the Superior Inclination Angle of Cervical Spinous Process） 李伟等（1990）对成都地区125副标本颈椎椎间管的测量，详见表5-171。

表5-171 颈椎棘突上缘倾角的测量
Measurements of the Superior Inclination Angle of Cervical Spinous Process

性别和例数	测量数据（$\bar{x} \pm s$，°）				
	C_3	C_4	C_5	C_6	C_7
男70	50.37±7.48	48.50±8.16	44.04±8.95	39.27±8.09	35.64±7.19
女55	50.38±5.54	48.51±6.06	46.62±6.73	41.98±7.20	37.96±6.73

16. 颈椎椎间隙的测量（Measurements of the Inter-spaces of the Cervical Vertebra） 张亘瑷等（2006）对广州市青壮年43例颈椎椎间隙的X线片测量，详见表5-172。

表5-172 颈椎椎间隙的X线片测量
Measurements of the Inter-spaces of Cervical Vertebra

性别和例数	项目		测量数据（$\bar{x}\pm s$, mm）				
			$C_{2,3}$	$C_{3,4}$	$C_{4,5}$	$C_{5,6}$	$C_{6,7}$
男	椎间隙	前部	7.17±1.25	8.23±0.83	8.24±1.45	8.91±1.66	8.68±0.78
24	椎间隙	中部	7.94±0.76	8.05±1.15	8.48±1.45	8.83±1.66	8.96±1.78
	椎间隙	后部	4.95±0.93	5.28±1.41	4.68±1.19	4.91±1.46	4.70±0.56
女	椎间隙	前部	5.32±1.61	5.47±1.25	5.29±1.14	5.94±1.19	5.71±0.97
19	椎间隙	中部	7.67±0.86	8.38±0.93	7.98±0.65	7.76±1.21	8.26±0.69
	椎间隙	后部	4.73±0.67	4.05±0.92	3.90±0.57	4.27±0.49	4.20±0.78

17. 颈椎椎基静脉孔的测量（Measurements of the Cervical Vertebral Basivertebral Veinous Foramen） 在颈椎椎体后面两椎弓根之间有明显的椎基静脉孔，亦称椎基底静脉孔，其中有椎基底静脉通过。马春明等（2014）测量了山东地区23副颈椎标本的颈椎椎基静脉孔，详见表5-173。

表5-173 胸椎椎基静脉孔的测量
Measurement of the Cervical Vertebral Basivertebral Veinous Foramen

胸椎	测量数据（$\bar{x}\pm s$）					
	孔数	孔面积（cm²）	孔上缘距（cm）	孔下缘距（cm）	孔左根距（cm）	孔右根距（cm）
C_2	3.1±1.66	0.22±0.18	0.42±0.11	0.76±0.29	0.52±0.16	0.51±0.10
C_3	3.0±0.94	0.25±0.13	0.45±0.17	0.45±0.11	0.55±0.09	0.59±0.12
C_4	2.3±0.95	0.24±0.11	0.41±0.07	0.51±0.10	0.55±0.16	0.55±0.20
C_5	3.3±1.33	0.25±0.14	0.44±0.11	0.41±0.10	0.54±0.15	0.59±0.12
C_6	2.7±0.82	0.31±0.13	0.49±0.16	0.46±0.08	0.52±0.12	0.54±0.13
C_7	3.0±1.15	0.42±0.11	0.45±0.09	0.48±0.07	0.49±0.14	0.47±0.12
合计	2.9±1.66	0.28±0.15	0.44±0.12	0.51±0.18	0.53±0.14	0.54±0.13

注：孔上缘距为孔上缘与椎体上缘的垂直距离，孔下缘距为孔下缘与椎体下缘的垂直距离，孔左根距为孔左缘与左侧椎弓根的最短距离，孔右根距为孔右缘与右侧椎弓根的最短距离。

18. 第7颈椎的测量（Measurements of the Seventh Cervical Vertebra） 刘牧之（1978）测量了我国北方第7颈椎100例（mm），椎体矢径25.3；椎体横径17.0；椎体前高19.4；椎孔矢径14.0；椎孔横径21.1；上关节面下关节面矢径：左侧为10.6、右侧为11.0；上关节面横径：左侧为13.5，右侧为13.5；横突孔矢径：左侧为5.5，右侧为5.0；横突孔横径：左侧为6.7，右侧为6.7，重量9 g。

二、胸椎的测量（Measurements of the Thoracic Vertebrae）

许多研究者进行了测量，这里选择部分国内有代表性的测量结果综合介绍如下。

1. 胸椎椎体高度的测量（Measurements of the Height of Thoracic Vertebral Body） 唐杰等（2002）对河北地区成年男性30副胸椎标本进行测量，表5-174中显示椎体的高度从上向下依次增加，与人体直立时，脊柱承受的压力逐渐加大有直接关系。

表5-174　胸椎椎体高度男性标本30副的测量
Measurement of the Height of Thoracic Vertebral Body

胸椎	测量数据（$\bar{x}\pm s$，mm）				
	椎体前缘高	椎体后缘高	椎体中央高	椎体左缘高	椎体右缘高
T_1	14.84±1.94	15.62±2.18	14.04±1.07	16.71±1.78	16.72±2.19
T_2	16.31±2.29	16.83±2.02	14.37±1.44	17.00±1.71	17.01±1.72
T_3	15.71±2.14	16.39±2.11	15.40±1.14	17.02±2.01	16.74±1.53
T_4	16.47±1.98	17.71±2.21	15.50±1.27	17.00±1.80	17.03±1.61
T_5	16.67±2.29	18.08±2.30	16.18±1.31	17.64±1.61	17.78±1.88
T_6	17.17±1.98	18.54±1.84	17.08±1.52	18.24±1.70	18.39±1.89
T_7	17.79±1.95	19.41±2.25	17.13±1.68	18.74±1.82	19.08±2.07
T_8	18.22±2.09	19.49±2.27	17.22±1.45	19.41±1.89	19.45±1.81
T_9	19.30±2.19	20.10±2.26	18.03±1.68	20.03±2.10	20.24±2.27
T_{10}	20.38±2.27	21.29±2.46	18.43±1.68	20.70±1.84	20.64±1.89
T_{11}	20.55±2.15	22.47±2.78	19.43±1.67	20.09±2.00	21.82±2.07
T_{12}	21.69±2.26	24.07±2.84	21.35±1.42	23.69±1.83	23.61±2.47

　　陈文英等（1985）测量了苏州地区男60副和女31副$T_{1\sim12}$胸椎标本，胸椎椎体的合并平均值（$\bar{x}\pm S_{\bar{x}}$，mm），椎体前高：男性为19.21±0.15，女性为17.33±0.22；椎体中高：男性为18.76±0.16，女性为16.83±0.16；椎体后高：男性为20.43±0.14，女性为20.08±0.18；椎体上横径：男性为29.84±0.20，女性为28.65±0.27；椎体中横径：男性为29.52±0.19，女性为27.83±0.23；椎体下横径：男性为32.49±0.21，女性为32.14±0.29；椎体上矢径：男性为23.65±0.19，女性为22.87±0.23；椎体中矢径：男性为22.80±0.18，女性为22.20±0.22；椎体下矢径：男性为24.83±0.22，女性为23.61±0.25。

　　2.胸椎椎孔横径的测量（Measurements of the Transverse Diameter of Thoracic Vertebral Foramen）　综合国人资料男性316副、女性123副标本［包括王成旭等（2009）测量中国北方地区男性56副、女性68副，柏慧英等（1983）测量苏州地区男性52副、女性55副，焦甘泽等（1985）测量广西地区男性108副，朱发亮等（1995）测量西北地区男性100副］；另外，裴守明等（1999）测量华北地区（不分性别）100副标本的结果也列于表内。胸椎横突孔横径（$\bar{x}\pm s$，mm），T_1：男性为19.90±1.61，女性为19.30±1.36；T_2：男性为17.25±1.38，女性为16.93±1.54；T_3：男性为16.04±1.32，女性为15.96±1.32；T_4：男性为15.58±1.42，女性为15.16±1.48；T_5：男性为15.53±1.47，女性为15.22±1.53；T_6：男性为15.55±1.41，女性为15.40±1.39；T_7：男性为15.61±1.46，女性为15.11±1.47；T_8：男性为15.65±1.48，女性为15.45±1.60；T_9：男性为15.61±1.42，女性为15.44±1.46；T_{10}：男性为15.73±1.57，女性为15.41±1.53；T_{11}：男性为16.99±1.75，女性为16.98±1.50；T_{12}：男19.87±2.02，女19.63±1.74；性别差异t值分别为3.94、2.01、0.57、2.70、1.93、1.01、3.21、1.20、1.10、1.95、0.06、1.24，T_1、T_4和T_7均为$P<0.01$，T_2的$P<0.05$；男性均显著大于女性，其余各胸椎均为$P>0.05$，说明没有性别差异；详见表5-175。

　　3.胸椎椎孔矢径的测量（Measurements of the Sagittal Diameter of Thoracic Vertebral Foramen）　综合国人资料男316副、女123副标本（同胸椎椎孔横径）；另外，孙博等（1987）测量广东地区成年胸椎30例也列于表内。胸椎横突孔矢径结果（$\bar{x}\pm s$，mm）如下，T_1：男性为13.95±1.21，女性为13.64±1.17；T_2：男性为14.26±1.17，女性为14.16±1.30；T_3：男性为14.42±1.18，女性为14.35±1.16；T_4：男性为14.59±1.24，女性为14.58±1.32；T_5：男性为14.65±1.28，女性为14.65±1.70；T_6：男性为14.74±1.28，女性为14.86±1.51；T_7：男性为14.68±1.17，女性为14.44±1.46；T_8：男性为14.49±1.21，女性为14.56±1.16；T_9：男性为14.21±1.19，女性为14.27±1.21；T_{10}：男性为14.24±1.20，女性为13.99±1.07；T_{11}：男性为14.86±1.29，女性为14.89±1.14；T_{12}：男性为16.06±1.33，女性为16.34±1.39；性别差异t值分别为2.47、0.74、0.56、0.07、0、0.78、1.63、0.56、0.47、2.12、0.24、1.92；T_1和T_{10}均为$P<0.05$；男性显著大于女性，其余各胸椎均为$P>0.05$，说明没有性别差异；详见表5-176。

表5-175 胸椎椎孔横径的测量

Measurements of the Transverse Diameter of Thoracic Vertebral Foramen

作者（年份）	例数	测量数据（x̄±s，mm）											
		T_1	T_2	T_3	T_4	T_5	T_6	T_7	T_8	T_9	T_{10}	T_{11}	T_{12}
王成旭等（2009）	男56	19.21±1.20	16.74±0.96	15.40±0.96	14.89±1.19	15.07±1.23	15.09±1.23	15.11±1.22	15.17±1.21	15.29±1.13	15.54±1.25	16.61±1.09	19.94±1.35
	女68	19.46±1.28	17.11±1.59	16.17±1.32	15.21±1.59	15.32±1.61	15.32±1.40	15.45±1.44	15.65±1.53	15.63±1.36	15.82±1.30	17.20±1.55	19.58±1.60
柏慧英等（1983）	男52	19.7±1.65	17.2±1.34	16.0±1.22	15.7±1.25	15.5±1.12	15.6±1.21	15.6±1.34	15.7±1.21	15.8±1.18	16.0±1.76	17.4±1.61	20.3±2.15
	女55	19.1±1.43	16.7±1.45	15.7±1.34	15.1±1.34	15.1±1.42	15.5±1.38	14.7±1.41	15.2±1.65	15.2±1.55	14.9±1.63	16.7±1.40	19.7±1.90
焦甘泽等（1985）	男108	20.86±1.47	18.00±1.37	16.83±1.26	16.30±1.38	16.18±1.53	16.19±1.25	16.27±1.37	16.40±1.48	16.36±1.34	16.46±1.48	17.77±1.87	20.51±2.06
朱发亮等（1995）	男100	19.35±1.44	16.76±1.25	15.58±1.17	15.14±1.29	15.10±1.43	15.08±1.48	15.18±1.47	15.09±1.39	14.89±1.35	14.90±1.27	16.16±1.54	18.93±1.87
裴守明等（1999）	100	20.39±1.41	19.28±1.32	16.94±1.14	16.01±1.58	15.98±1.64	16.20±1.53	16.31±1.47	16.43±1.47	16.56±1.24	16.68±1.66	17.80±1.83	20.43±1.90
合计	男316	19.90±1.61	17.25±1.38	16.04±1.32	15.58±1.42	15.53±1.47	15.55±1.41	15.61±1.46	15.65±1.48	15.61±1.42	15.73±1.57	16.99±1.75	19.87±2.02
	女123	19.30±1.36	16.93±1.54	15.96±1.32	15.16±1.48	15.22±1.53	15.40±1.39	15.11±1.47	15.45±1.60	15.44±1.46	15.41±1.53	16.98±1.50	19.63±1.74

表5-176 胸椎椎孔矢径的测量

Measurements of the Sagittal Diameter of Thoracic Vertebral Foramen

作者（年份）	例数	测量数据（x̄±s，mm）											
		T_1	T_2	T_3	T_4	T_5	T_6	T_7	T_8	T_9	T_{10}	T_{11}	T_{12}
王成旭等（2009）	男56	14.17±1.44	14.57±1.34	14.69±1.30	15.04±1.45	14.80±1.24	15.10±1.35	15.01±1.31	14.77±1.38	14.30±1.39	14.26±1.37	14.86±1.25	16.02±1.45
	女68	13.84±1.08	14.37±1.09	14.55±1.13	14.89±1.39	14.85±1.52	15.24±1.35	15.03±1.43	14.94±1.22	14.49±1.21	14.39±0.90	14.97±1.05	16.05±1.25
柏慧英等（1983）	男52	14.1±1.30	14.7±1.12	14.8±1.14	14.8±1.28	15.0±1.51	15.0±1.41	14.9±1.27	14.9±1.44	14.5±1.22	14.7±1.37	15.4±1.49	16.8±1.43
	女55	13.4±1.23	13.9±1.48	14.1±1.15	14.2±1.12	14.4±1.87	14.4±1.56	13.7±1.12	14.1±0.88	14.0±1.16	13.5±1.07	14.8±1.24	16.7±1.46
焦甘泽等（1985）	男108	14.15±1.08	14.25±1.07	14.46±1.08	14.58±1.15	14.75±1.23	14.73±1.25	14.65±1.07	14.51±1.05	14.35±1.18	14.35±1.10	15.02±1.22	16.08±1.17
朱发亮等（1995）	男100	13.54±1.03	13.87±1.06	14.02±1.11	14.23±1.07	14.29±1.15	14.40±1.09	14.42±1.07	14.10±1.02	13.86±0.98	13.87±1.00	14.40±1.12	15.68±1.19
裴守明等（1999）	100	11.10±1.13	14.25±1.48	14.36±1.34	14.47±1.78	14.75±1.53	14.65±1.34	14.20±1.87	14.10±1.36	13.90±1.96	14.16±1.74	14.96±1.39	15.70±1.92
孙博等（1987）	30	14.73	14.97	15.55	15.95	16.33	16.10	15.83	16.10	16.00	15.86	16.50	17.66
合计	男316	13.95±1.21	14.26±1.17	14.42±1.18	14.59±1.24	14.65±1.28	14.74±1.28	14.68±1.17	14.49±1.21	14.21±1.19	14.24±1.20	14.86±1.29	16.06±1.33
	女123	13.64±1.17	14.16±1.30	14.35±1.16	14.58±1.32	14.65±1.70	14.86±1.51	14.44±1.46	14.56±1.16	14.27±1.21	13.99±1.07	14.89±1.14	16.34±1.39

4.胸椎椎孔面积的测量（Measurements of the Area of Thoracic Vertebral Foramina） 孙博等（1982）测量广东地区50副成年胸椎椎孔的面积（mm^2）：T_1 186.32，T_2 172.40，T_3 164.73，T_4 164.50，T_5 168.20，T_6 170.28，T_7 175.18，T_8 172.18，T_9 169.26，T_{10}161.15，T_{11}171.20，T_{12}216.82。结果显示上位和下位胸椎的椎孔面积大，是和位于其内的脊髓颈膨大和腰膨大是一致的。

5.胸椎横突的测量（Measurements of the Transverse Process of Thoracic Vertebra） 崔新刚等（2005）对山东地区成年胸椎45副胸椎横突标本的测量，包括横突长、横突厚、横突高、横突上仰角和横突后仰角，黄铁柱等（1992）对湖北地区男性30副标本测量了横突间夹角，结果显示胸椎横突的上仰角，由上向下逐渐缩小，说明横突上翘的程度逐渐缩小，也就是横突逐渐过渡的较水平位，有的标本显示下位横突甚至下斜呈负角，后仰角逐渐加大，说明由上向下呈现逐渐向后的趋势，详见表5-177。

表5-177　胸椎横突的测量　Measurements of the Transverse Process of Thoracic Vertebra

胸椎	测量数据（$\bar{x}\pm s$）					
	胸椎横突长（mm）	胸椎横突厚（mm）	胸椎横突高（mm）	横突上仰角（°）	横突后仰角（°）	横突间夹角（°）
T_1	16.90±0.80	10.78±1.35	11.90±1.06	24.9±3.10	24.50±2.91	132±24.8
T_2	17.22±1.01	8.73±1.01	12.30±1.05	20.0±2.94	34.4±6.44	121±10.8
T_3	17.07±1.01	7.88±0.84	12.87±1.48	8.5±2.92	39.6±4.14	114±13.7
T_4	17.38±1.67	8.74±1.31	12.48±1.24	8.2±2.78	41.9±4.70	113±15.5
T_5	17.51±1.73	8.66±1.57	11.89±0.87	8.2±2.93	43.9±4.81	113±15.5
T_6	17.75±1.93	8.44±1.36	12.21±1.12	6.3±1.88	45.4±4.16	113±16.2
T_7	18.10±1.95	7.86±1.24	11.68±0.80	3.0±1.56	48.6±4.32	111±8.2
T_8	17.49±1.74	8.90±1.51	12.06±0.79	3.1±1.59	52.0±4.71	109±22.4
T_9	17.44±1.34	8.99±1.28	12.01±1.04	3.7±1.25	60.6±6.18	109±22.2
T_{10}	16.63±1.59	8.98±093	11.98±1.23	3.9±1.19	64.5±5.12	110±25.4

6.胸椎椎体肋横突的测量（Measurements of the Costotransverse Process of Thoracic Verterbral Body） 欧阳林志等（2009）测量了苏州地区50例（男34例、女16例）CT片的胸椎椎体肋横突，结果显示椎体肋横突自上而下逐渐增大，而内倾角和下倾角逐渐减小，详见表5-178。

表5-178　胸椎椎体肋横突的测量　Measurements of the Costotransverse Process of Thoracic Verterbral Body

胸椎	测量数据（$\bar{x}\pm s$）				
	长度（mm）	宽度（mm）	高度（mm）	内倾角（°）	下倾角（°）
T_1	53.0±3.8	15.0±1.5	8.2±0.8	38.2±2.2	16.0±1.8
T_2	55.2±4.0	14.3±1.0	9.8±1.2	35.2±2.0	15.1±1.7
T_3	58.3±3.8	14.5±0.9	10.2±1.4	32.2±2.8	15.0±1.8
T_4	60.9±3.9	14.0±1.1	9.7±2.0	30.5±2.1	14.9±1.9
T_5	61.0±4.1	14.2±0.9	9.7±1.3	29.6±2.0	13.0±1.1
T_6	61.3±3.9	14.1±1.2	9.6±1.2	29.2±1.9	13.3±1.7
T_7	62.5±4.3	14.8±0.9	9.9±1.1	28.7±1.2	12.5±1.3
T_8	62.1±3.6	15.1±1.1	10.6±1.0	26.2±1.5	10.6±1.6
T_9	63.0±3.5	16.2±0.8	11.9±1.4	25.3±1.0	9.7±1.5
T_{10}	63.2±4.0	17.1±1.2	14.0±1.4	25.0±0.8	9.4±1.4

7.胸椎椎弓根的测量（Measurements of the Pedicles of Thoracic Vertebrae） 椎弓根的研究，多从临床螺丝钉内固定术的需要出发，提出测量项目，如弓根的进钉角度和弓根的大小粗细，直接相关联；马岩等（2009）对中国北方134副（男66副、女68副）胸椎椎弓根的测量，结果显示除T_1～T_3的椎弓根长、高和厚，女性大于男性外，其余均男性大于女性，且均具有性别差异（$P<0.05$），详见表5-179。

表5-179　胸椎椎弓根的测量（$\bar{x}\pm s$，mm）
Measurements of the Pedicles of Thoracic Vertebrae（$\bar{x}\pm s$，mm）

椎骨	椎弓根长		椎弓根高		椎弓根厚	
	男112侧	女136侧	男112侧	女136侧	男112侧	女136侧
T_1	8.88±0.91	8.99±1.00	10.49±0.89	9.45±0.89	6.45±0.58	7.75±0.85
T_2	9.64±0.96	9.50±1.01	12.06±0.80	10.87±0.86	5.51±0.58	6.35±0.68
T_3	10.41±0.86	10.33±1.03	12.19±0.86	11.37±0.94	5.28±0.56	5.30±0.56
T_4	11.27±0.87	11.15±1.02	12.06±0.55	11.13±0.95	4.94±0.55	4.18±0.63
T_5	12.26±0.95	11.85±1.05	12.10±0.73	11.11±0.94	5.40±0.61	4.23±0.51
T_6	12.90±0.89	12.55±1.03	12.18±0.74	11.04±0.92	5.40±0.65	4.59±0.61
T_7	12.84±0.91	12.69±1.05	12.34±0.77	11.21±0.95	6.19±0.55	4.87±0.70
T_8	12.22±0.88	12.80±1.06	13.47±0.86	11.74±0.94	6.58±0.57	5.25±0.73
T_9	11.40±0.81	12.00±1.01	13.75±0.88	12.57±0.88	7.86±0.62	5.71±0.90
T_{10}	10.80±0.86	11.18±1.00	15.63±0.81	14.68±0.93	8.37±0.68	6.80±0.83
T_{11}	11.72±0.81	11.30±1.01	17.57±0.71	16.50±1.01	9.10±0.59	8.15±0.85
T_{12}	13.15±0.80	12.69±1.03	18.13±0.64	16.85±1.01	9.29±0.54	8.47±0.82

8.胸椎椎弓根角度的测量（Measurements of the Angle of Pedicle of Thoracic Vertebra）　椎弓根的角度对临床椎弓根螺丝钉的进入方向颇为重要，表5-180显示了黄铁柱等（1992）测量的湖北地区男性30副标本，李筱贺等（2007）测量的内蒙古地区30侧标本，单云官等（1988）测量的甘肃地区59副骨标本；结果显示两侧的弓根间夹角，由上向下依次缩小，说明弓根的中轴方向逐渐向后方转移，到了T_{12}为0°，说明其方向正对向后方。详见表5-180。

表5-180　胸椎椎弓根角度的测量
Measurements of the Angle of Pedicle of Thoracic Vertebra

椎骨	黄铁柱等（1992）男30副（$\bar{x}\pm s$，°）		李筱贺等（2007）内蒙古30侧（$\bar{x}\pm s$，°）		单云官等（1988）甘肃59副（$\bar{x}\pm s$，°）	
	弓根间夹角	椎体弓根角	正中面夹角	水平面夹角	根前内斜角	根前下斜角
T_1	73±8.4	107±6.4	32.63±4.01	26.63±4.76	26.1±5.1	16.5±2.5
T_2	47±10.1	109±4.8	25.00±4.42	27.53±4.93	24.3±4.3	16.9±2.9
T_3	34±7.5	112±6.6	22.13±5.88	25.87±4.24	23.7±3.5	17.7±3.7
T_4	26±7.0	112±4.8	16.77±6.07	22.67±5.72	18.7±2.1	18.8±2.2
T_5	23±6.6	110±5.3	14.30±5.35	17.84±4.65	12.5±2.2	16.8±2.5
T_6	19±7.1	110±5.3	10.87±6.24	16.03±7.23	9.8±2.9	16.7±3.2
T_7	16±6.6	108±4.7	7.20±7.34	17.80±7.37	7.5±2.1	17.5±3.2
T_8	15±6.5	111±5.6	4.56±6.30	18.03±6.37	5.4±2.2	17.8±3.3
T_9	16±5.6	110±4.5	2.10±7.80	18.07±7.46	4.3±1.1	18.0±2.9
T_{10}	14±6.2	109±5.0	-0.40±5.83	10.97±5.96	4.6±1.0	18.3±2.9
T_{11}	6±6.9	108±4.4	-2.00±4.60	11.10±4.94	4.1±1.1	17.2±2.5
T_{12}	0±9.4	107±5.9	-3.50±2.18	9.30±6.72	3.6±1.0	17.3±2.2

注：弓根间夹角为椎弓根中轴线与横突中轴线的夹角，椎体弓根角为椎弓根中轴线与椎体下面垂直轴所形成的夹角，正中面夹角为椎弓根中轴线与正中矢状面夹角，水平面夹角为椎弓根中轴线与水平面夹角，根前内斜角为椎弓根上面中轴线与矢状面形成的夹角，根前下斜角为椎弓根外侧面中轴线与水平面形成的夹角。

9.胸椎椎弓根皮质和髓质的的测量（Measurements of the Cortex & Medulla of Pedicles of Thoracic Vertebra）　皮质的厚度和髓腔的大小，直接与螺丝钉的粗细相关；石锐等（2005）测量了成人防腐标本20

副，详见表5-181。

胸椎	测量数据（$\bar{x}\pm s$，mm）					
	外侧皮质厚	内侧皮质厚	上面皮质厚	下面皮质厚	椎弓根髓质宽	椎弓根髓质高
T_1	1.7±0.3	2.7±0.3	2.1±0.3	2.1±0.4	5.1±0.4	6.5±0.5
T_2	1.5±.05	2.2±0.5	2.5±0.5	2.7±0.6	3.9±1.0	6.9±0.4
T_3	1.2±0.4	1.9±0.4	3.8±0.2	3.0±0.3	2.6±0.6	7.4±1.1
T_4	1.3±0.4	2.0±0.4	4.6±1.1	3.1±0.4	1.9±0.4	6.6±0.5
T_5	1.3±0.4	1.8±0.4	3.6±0.6	3.3±0.7	2.2±0.6	6.9±0.5
T_6	1.4±0.4	2.1±0.4	4.0±0.6	3.0±0.3	2.5±0.4	7.1±1.0
T_7	1.5±0.3	2.3±0.3	4.0±0.8	3.1±0.5	2.0±0.5	7.1±0.8
T_8	1.5±0.2	2.1±0.4	3.4±0.7	3.1±0.4	2.5±0.4	7.2±0.8
T_9	1.3±0.3	2.3±0.3	3.2±0.4	2.8±0.3	2.6±1.0	8.3±0.6
T_{10}	1.5±0.2	2.6±0.3	3.5±0.6	3.0±0.4	3.3±0.6	10.7±1.1
T_{11}	1.4±0.3	2.7±0.4	3.2±0.5	3.0±0.4	4.3±1.4	12.6±0.7
T_{12}	1.3±0.2	2.4±0.2	2.9±0.2	3.2±0.5	4.0±0.8	11.0±0.9

表5-181 胸椎椎弓根皮质和髓质的测量 Measurements of the Cortex & Medulla of Pedicles of Thoracic Vertebra

10.胸椎椎间板的测量（Measurements of the Lamina of Thoracic Vertebra） 胸椎椎间板的粗细和髓腔的大小，直接与临床螺丝钉内固定术相关。表5-182中显示了裴守明等（1999）对华北地区100副胸椎的测量数据、李志军等（1999）对内蒙古100副标本的测量数据，以及李志军等（2003）为螺钉内固定提供数据，对内蒙古地区30例CT片的测量数据。结果显示椎板的厚度与髓腔也是上下位较厚，与脊髓颈膨大和腰膨大一致。详见表5-182。

表5-182 胸椎椎板厚和胸椎椎弓根髓腔的测量 Measurements of the Lamina of the Thoracic Vertebra

胸椎	裴守明等（1999）	李志军等（1999）		李志军等（2003）（CT）	
	胸椎椎板厚（$\bar{x}\pm s$，mm）	男胸椎椎板厚（$\bar{x}\pm s$，mm）	女胸椎椎板厚（$\bar{x}\pm s$，mm）	根髓腔宽（$\bar{x}\pm s$，mm）	根髓腔高（$\bar{x}\pm s$，mm）
T_1	6.23±1.14	7.1±0.9	6.2±0.9	5.5±1.1	6.4±0.7
T_2	6.24±1.03	7.1±0.9	6.5±1.0	4.7±0.8	6.6±0.6
T_3	6.20±1.86	7.2±0.8	6.6±1.0	3.5±1.1	6.8±0.7
T_4	6.10±1.06	7.2±0.8	6.6±0.9	2.9±0.6	6.5±0.7
T_5	6.03±0.98	6.9±0.8	6.5±0.9	3.0±0.6	6.9±0.8
T_6	5.96±0.94	6.7±0.8	6.2±0.8	3.3±0.9	6.8±0.8
T_7	6.18±0.86	6.8±0.8	6.3±0.8	3.5±1.0	7.1±0.9
T_8	6.24±1.06	6.9±0.7	6.5±0.8	3.6±0.9	7.3±0.9
T_9	6.30±0.78	7.0±0.7	6.6±0.9	4.0±0.9	8.5±0.8
T_{10}	6.54±1.35	6.8±0.8	6.4±1.0	4.7±0.9	10.7±1.1
T_{11}	6.60±1.73	7.1±1.0	6.6±1.2	5.5±1.2	12.6±1.2
T_{12}	6.64±1.14	7.8±1.1	7.3±1.1	6.0±1.2	12.8±1.3

11.胸椎棘突上倾角度的测量（Measurements of the Superior Inclined Angle of Spinous Process of Thoracic Vertebra） 胸椎棘突的特点是向后下方倾斜，棘突上缘与椎体上面正中矢状轴所成之角，被称为棘突上倾角。综合国人资料男85例、女68例，包括李伟等（1990）成都地区男70例、女55例胸椎棘突上倾角，以及朱文仁等（2008）测量的黔南地区男15例、女13例胸椎棘突上倾角（$\bar{x}\pm s$，°），T_1：男性为31.44±5.43，女性为30.78±5.77；T_2：男性为36.13±7.09，女性为35.98±7.86；T_3：男性为40.21±7.22，女性为39.74±6.44；T_4：男性为46.52±7.87，女性为46.30±7.43；T_5：男性为51.86±8.00，女性为

51.86±7.08；T₆：男性为56.72±7.74，女性为56.06±6.86；T₇：男性为60.51±6.42，女性为60.39±6.59；T₈：男性为58.67±6.16，女性为56.86±5.96；T₉：男性为52.88±7.14，女性为52.21±7.41；T₁₀：男性为45.38±7.78，女性为44.98±7.44；T₁₁：男性为36.42±8.60，女性为36.76±7.04；T₁₂：男性为23.76±8.36，女性为24.53±7.73；性别差异t值分别为0.72、0.12、0.42、0.18、0、0.56、0.11、1.84、0.56、0.32、0.27、0.59；均为P>0.05，说明均无性别差异。结果显示棘突的朝向由上向下逐渐加大倾斜，到第7胸椎达到角度最大，最向后下方倾斜，然后倾斜度又依次减少。详见表5-183。

表5-183　胸椎棘突的测量　Measurements of the Superior Inclined Angle of Spinous Process of Thoracic Vertebra

椎骨	胸椎棘突上倾角（$\bar{x}\pm s$,°）		胸椎棘突上倾角（$\bar{x}\pm s$,°）		合计（$\bar{x}\pm s$,°）	
	男70例	女55例	男15例	女13例	男85例	女68例
T₁	30.04±4.91	29.08±5.03	38.0±1.5	38.0±1.7	31.44±5.43	30.78±5.77
T₂	33.80±5.47	33.38±6.36	47.0±1.2	47.0±1.3	36.13±7.09	35.98±7.86
T₃	38.76±7.12	38.03±5.95	47.0±1.7	47.0±1.5	40.21±7.22	39.74±6.44
T₄	45.77±8.46	45.42±7.99	50.0±1.6	50.0±1.4	46.52±7.87	46.30±7.43
T₅	52.26±8.73	52.30±7.77	50.0±1.6	50.0±1.5	51.86±8.00	51.86±7.08
T₆	56.02±8.33	55.13±7.30	60.0±1.5	60.0±1.3	56.72±7.74	56.06±6.86
T₇	61.69±6.52	61.67±6.70	55.0±1.2	55.0±1.0	60.51±6.42	60.39±6.59
T₈	59.67±6.34	57.53±6.42	54.0±1.0	54.0±1.2	58.67±6.16	56.86±5.96
T₉	54.57±6.72	53.91±7.21	45.0±1.7	45.0±1.8	52.88±7.14	52.21±7.41
T₁₀	46.53±8.08	46.16±7.76	40.0±1.9	40.0±2.0	45.38±7.78	44.98±7.44
T₁₁	36.73±9.43	37.18±7.74	35.0±1.3	35.0±1.1	36.42±8.60	36.76±7.04
T₁₂	23.49±9.17	24.42±8.56	25.0±1.2	25.0±1.0	23.76±8.36	24.53±7.73

12.胸椎椎间管的测量（Measurements of the Inter-vertebral Canal of Thoracic Vertebra）　椎间管的口径和长度，直接与胸部脊神经的通过程度密切相关，如管径过细，可能产生胸神经的压迫。单云官等（1991）测量了天津男性30侧防腐标本的胸椎椎间管，详见表5-184。

表5-184　胸椎椎间管的测量　Measurements of the Inter-vertebral Canal of Thoracic Vertebra

项目	测量数据（$\bar{x}\pm s$, mm）					
	T₁,₂	T₂,₃	T₃,₄	T₄,₅	T₅,₆	T₆,₇
外口纵径	11.66±1.01	11.33±1.01	12.98±1.21	12.74±1.19	13.02±1.28	14.41±1.39
外口横径	9.35±0.86	8.72±0.72	8.77±0.78	8.85±0.81	9.07±0.90	9.10±0.92
椎间管长	8.18±0.78	6.33±0.51	5.72±0.68	5.78±0.68	5.86±0.65	6.09±0.66

项目	测量数据（$\bar{x}\pm s$, mm）					
	T₇,₈	T₈,₉	T₉,₁₀	T₁₀,₁₁	T₁₁,₁₂	T₁₂～L₁
外口纵径	14.86±1.46	14.80±1.40	14.25±1.40	14.32±1.42	15.16±1.49	15.76±1.55
外口横径	9.00±0.84	8.98±0.83	8.32±0.81	8.82±0.87	10.33±1.01	12.03±1.20
椎间管长	6.51±0.67	6.90±0.69	8.05±0.72	9.18±0.88	9.44±0.92	8.73±0.85

13.椎骨上关节突棘的测量（Measurements of the Supra-spine of Superior Articular Process of Thoracic Vertebra）　椎骨上关节突棘位于椎骨上关节突关节面，多位于内侧，研究者认为这是随着年龄的增长，上关节囊韧带骨化所致，李志军等（2006）特将其命名为"上突内棘"，曲永松等（2009）则将其命名为上关节突棘（superior articular process），他们曾观察过2例儿童和5例胎儿，均无此棘，这进一步说明，和身体其他部位的关节韧带，随着年龄的增长而骨化所致。欠缺的是二者的材料缺少年龄因素。曲永松等

（2009）对山东地区35副标本出现上关节突的测量结果，详见表5-185。

表5-185 椎骨上关节突棘的测量
Measurements of the Supra-spine of Superior Articular Process of Thoracic Vertebra

胸椎	左侧			右侧		
	长（$\bar{x}\pm s$, mm）	宽（$\bar{x}\pm s$, mm）	厚（$\bar{x}\pm s$, mm）	长（$\bar{x}\pm s$, mm）	宽（$\bar{x}\pm s$, mm）	厚（$\bar{x}\pm s$, mm）
T_2	3.67±2.50	2.59±0.24	2.35±1.20	3.56±1.33	3.01±0.69	1.54±0.48
T_3	3.81±0.95	3.54±1.52	1.63±0.43	4.25±1.58	3.50±1.33	1.85±0.51
T_4	3.62±1.67	3.27±1.07	1.64±0.40	4.34±1.96	3.26±1.19	2.16±0.48
T_5	3.34±1.22	3.32±1.12	1.45±0.54	3.14±0.92	2.81±0.78	1.50±0.48
T_6	3.42±1.27	4.37±1.53	1.68±0.55	3.54±1.28	3.69±1.34	2.00±0.68
T_7	3.33±0.83	3.70±0.88	1.78±0.43	3.44±0.97	3.78±0.89	1.70±0.47
T_8	3.89±1.44	3.94±1.19	1.84±0.55	3.74±1.28	3.55±0.87	1.76±0.65
T_9	3.11±0.69	3.84±0.78	1.71±0.48	3.77±1.46	4.11±1.23	1.86±0.43
T_{10}	3.84±1.61	4.25±1.54	1.59±0.51	3.76±0.88	3.67±0.80	1.67±0.47
T_{11}	3.70±1.66	4.23±1.09	1.70±0.46	3.90±1.45	4.44±1.41	1.66±0.57
T_{12}	4.00±1.14	3.93±1.42	1.47±0.34	4.25±1.50	3.94±2.04	1.56±0.48

14.胸椎椎基静脉孔的测量（Measurements of the Thoracic Vertebral Basivertebral Veinous Foramen） 在胸椎椎体后面两椎弓根之间有明显的椎基静脉孔，亦称椎基底静脉孔，其中有椎基底静脉通过。马春明等（2013）测量了山东地区23副胸椎标本的椎基静脉孔，详见表5-186。

表5-186 胸椎椎基静脉孔的测量
Measurements of the Thoracic Vertebral Basivertebral Veinous Foramen

胸椎	测量数据（$\bar{x}\pm s$）					
	孔数（个）	孔面积（cm²）	孔上缘距（cm）	孔下缘距（cm）	孔左根距（cm）	孔右根距（cm）
T_1	1.7±0.67	0.48±0.27	0.65±0.13	0.53±0.22	0.49±0.20	0.43±0.18
T_2	2.7±1.06	0.36±0.19	0.62±0.13	0.67±0.25	0.35±0.12	0.40±0.09
T_3	2.2±0.79	0.31±0.20	0.70±0.15	0.73±0.21	0.45±0.11	0.45±0.17
T_4	2.2±0.92	0.30±0.12	0.73±0.18	0.74±0.13	0.40±0.12	0.44±0.08
T_5	2.5±0.85	0.29±0.19	0.77±0.22	0.77±0.13	0.44±0.15	0.48±0.12
T_6	2.1±0.74	0.20±0.12	0.81±0.16	0.78±0.19	0.47±0.17	0.56±0.20
T_7	2.3±1.06	0.20±0.11	0.80±0.20	0.89±0.21	0.50±0.19	0.58±0.20
T_8	1.9±0.88	0.19±0.07	0.89±0.19	0.86±0.19	0.45±0.14	0.59±0.19
T_9	2.3±1.16	0.23±0.10	0.82±0.23	0.83±0.17	0.53±0.15	0.61±0.16
T_{10}	2.6±1.51	0.36±0.18	0.80±0.11	0.93±0.11	0.54±0.16	0.60±0.12
T_{11}	2.2±1.32	0.32±0.17	0.87±0.27	1.06±0.24	0.55±0.16	0.78±0.19
T_{12}	2.0±0.67	0.36±0.20	0.93±0.25	1.11±0.12	0.64±0.16	0.74±0.22

注：孔上缘距为孔上缘与椎体上缘的垂直距离，孔下缘距为孔下缘与椎体下缘的垂直距离，孔左根距为孔左缘与左侧椎弓根的最短距离，孔右根距为孔右缘与右侧椎弓根的最短距离。

15.胸椎生物力学的测试（Tests of the Biomechanics of Thoracic Vertebral body） 齐向北等（2005）对河北地区新鲜及不同时间甲醛浸泡标本各8例，进行了胸椎椎体的生物力学测试，结果显示未经浸泡的椎体，各项测试均最为坚实，浸泡时间越长越脆弱，可供临床压缩病变参考；详见表5-187。

表5-187 胸椎体的生物力学测试
Tests of the Biomechanics of Thoracic Vertebral body

测试项目（单位）	测量数据（$\bar{x}\pm s$）				
	浸泡0个月	浸泡3个月	浸泡6个月	浸泡12个月	浸泡24个月
胸椎椎体最大轴向拔出力（kN）	1.030±0.08	0.985±0.03	0.735±0.05	0.620±0.08	0.501±0.01
胸椎椎体最大抗压力（kN）	7.348±1.02	6.907±0.12	6.460±0.23	4.628±0.25	3.978±0.25
胸椎椎体最大扭力矩（N·m）	1.406±0.15	1.334±0.25	1.008±0.14	0.705±0.10	0.568±0.08
胸椎椎体骨密度（g/cm²）	1.152±0.13	0.638±0.32	0.582±0.24	0.499±0.20	0.484±0.17

三、腰椎的测量（Measurements of the Lumbar Vertebrae）

随着测量方法的不断改进，除了传统的直接对骨标本测量外，临床现有影像学测量软件Centricity Enterprise Web v3.0可应用CT测量活体（General Electric Co., New York），这为椎骨的测量开阔了广袤的空间，对于以往缺少未知性别和年龄的标本具有重要的意义。

1.腰椎椎体高的测量（Measurements of the Height of Lumbar Vertebral Body） 综合国人资料〔张继宗等（2002）对八省男性汉族80副，姚仕康等（1989）对华东地区男136副和女84副，以及孙文琢等（1989）对成都地区男70副和女81副的测量情况），椎体前高性别差异t值：L_1为3.73，L_2为4.34，L_3为4.64，L_4为4.74，L_5为3.67，椎体后高性别差异t值：L_1为5.94，L_2为6.98，L_3为6.02，L_4为5.01，L_5为2.83，椎体前高和后高均为$P<0.01$，椎体中高除L_1的$P<0.05$，其余均为$P<0.01$，说明各项指标，男性均极显著大于女性。另外，可明显看出，前高由上向下逐渐增大，而后高则反之，这正说明了脊柱腰曲向前突出的本质；详见表5-188。

表5-188 腰椎椎体高度的测量 Measurements of the Height of Lumbar Vertebral Body

项目	作者（年份）（和地区）	例数	测量数据（$\bar{x}\pm s$，mm）				
			L_1	L_2	L_3	L_4	L_5
椎体前高	廖庆平等（1982）长春、通辽	男107	25.2	26.5	27.4	27.7	28.0
		女52	24.7	26.3	27.0	27.1.	27.5
	孙文琢等（1989）成都	男70	24.27±1.72	25.49±1.98	26.45±1.64	26.43±1.55	26.96±1.75
		女81	23.33±2.04	24.04±3.07	25.47±1.93	25.78±2.31	26.12±1.87
	姚仕康等（1989）[*] 华东	男136	24.49±3.96	26.08±2.45	26.88±3.96	26.95±1.86	27.23±5.13
		女84	23.06±4.13	24.98±3.67	25.56±1.83	25.27±3.39	25.61±4.58
	张继宗等（2002）八省[**]	男80	24.17±1.75	25.61±1.57	26.20±1.74	26.56±1.80	27.20±1.96
	合计（不含无标准差）	男286	24.35±3.01	25.80±2.14	26.59±3.01	26.71±1.79	27.16±3.79
		女165	23.19±3.28	24.52±3.42	25.52±1.88	25.52±2.92	25.86±3.53
椎体中高	孙文琢等（1989）	男70	22.44±1.80	22.83±1.75	22.70±1.79	22.16±1.82	21.35±2.26
		女81	21.30±1.98	21.64±1.88	21.61±2.20	21.13±2.00	20.48±2.30
椎体后高	孙文琢等（1989）	男70	27.08±1.89	27.16±1.83	26.43±2.11	24.78±2.41	22.02±2.30
		女81	25.40±2.39	25.60±2.14	25.63±2.55	24.01±2.57	22.04±2.38
	姚仕康等（1989）[*]	男136	27.73±3.85	27.78±1.86	26.99±3.03	25.25±2.33	23.09±4.55
		女84	26.30±3.48	26.20±3.48	25.51±1.83	23.98±3.48	21.96±5.04
	张继宗等（2002）	男80	27.86±1.73	27.91±1.78	27.38±2.04	26.12±2.27	23.93±2.24
	合计	男286	27.61±2.98	27.66±1.85	26.96±2.60	25.38±2.38	23.06±3.61
		女165	25.86±3.03	25.90±2.92	25.57±2.21	23.99±3.07	22.00±3.96

[*]按原数据的标准误，由笔者计算出标准差。

[**]八省：青海14副，江西14副，广西10副，云南15副，河北3副，贵州16副，山东6副，安徽2副。

陈文英等（1985）测量了苏州地区男60副和女32副$L_{1\sim5}$腰椎标本，腰椎椎体高的合并平均值（$\bar{x}\pm S_{\bar{x}}$，mm），椎体前高：男性为25.78±0.15，女性为25.63±0.20；椎体中高：男性为23.10±0.14，女性为22.51±0.15；椎体后高：男性为25.92±0.16，女性为25.46±0.18。

2.腰椎椎体矢径的测量（Measurements of the Sagittal Diameter of Lumbar Vertebral Body） 综合同上国人资料，椎体上矢径性别差异t值：L_1为6.22，L_2为5.82，L_3为6.12，L_4为5.70，L_5为4.59，椎体下矢径性别差异t值：L_1为6.42，L_2为5.54，L_3为5.93，L_4为5.54，L_5为2.86，均为$P<0.01$，说明各项指标，男性均极显著大于女性。另外，可明显看出，腰椎椎体上矢径、中矢径或下矢径，由上向下逐渐增大，这正说明了越向下脊柱承重越大及功能与形态一致的本质；详见表5-189。

表5-189　腰椎椎体矢径的测量　Measurements of the Sagittal Diameter of Lumbar Vertebral Body

项目	作者（年份）（和地区）	例数	测量数据（$\bar{x}\pm s$，mm）				
			L_1	L_2	L_3	L_4	L_5
椎体上矢径	孙文琢等（1989）成都	男70	30.03±2.38	31.02±2.33	32.05±2.37	32.39±2.37	33.21±2.40
		女81	28.02±2.85	28.99±3.07	30.41±2.90	30.93±2.85	31.16±2.79
	姚仕康等（1989）华东[*]	男136	30.69±4.66	32.49±2.80	33.64±3.96	34.35±2.80	35.67±5.25
		女84	27.22±4.95	29.39±4.13	30.88±2.84	31.66±2.48	32.65±4.58
	张继宗等（2002）八省[**]	男80	29.94±2.75	31.66±3.38	33.14±3.15	33.58±2.77	34.03±2.99
	合计	男286	30.32±3.73	31.90±2.93	33.11±3.46	33.65±2.81	34.61±4.26
		女165	27.61±4.08	29.19±3.65	30.65±2.88	31.30±2.69	31.92±3.88
椎体中矢径	孙文琢等（1989）	男70	27.16±2.50	28.09±2.26	29.27±2.24	29.86±2.19	29.74±2.02
		女81	24.99±2.68	25.81±2.66	27.28±2.86	27.75±2.77	27.55±2.78
	姚仕康等[*]	男136	30.27±3.96	31.17±2.68	32.26±4.66	32.83±2.45	33.02±5.71
		女84	27.55±3.94	28.63±4.22	30.00±2.38	31.28±2.38	30.94±3.67
	合计	男206	29.21±3.83	30.12±2.93	31.24±4.25	31.82±2.75	31.90±5.03
		女165	26.29±3.61	27.24±3.81	28.66±2.96	29.55±3.12	29.28±3.68
椎体下矢径	孙文琢等（1989）	男70	30.56±2.27	31.34±2.30	32.03±2.44	32.55±2.37	31.78±2.30
		女81	28.46±2.89	29.50±2.97	30.43±2.67	30.74±2.64	30.53±2.72
	姚仕康等[*]	男136	32.40±3.96	33.10±2.68	33.95±4.08	34.73±2.56	33.61±6.53
		女84	29.04±2.66	30.32±4.31	31.41±2.38	32.42±2.38	31.70±5.96
	张继宗等[**]	男80	31.05±3.33	32.57±3.23	33.37±2.98	33.91±2.85	32.82±2.74
	合计	男286	30.82±2.89	32.52±2.85	33.32±3.53	33.97±2.74	32.94±4.92
		女165	28.76±2.79	29.92±3.74	30.93±2.57	31.60±2.65	31.12±4.70

[*]按原数据的标准误，由笔者计算出标准差。

[**]八省：青海14副，江西14副，广西10副，云南15副，河北3副，贵州16副，山东6副，安徽2副。

陈仲欣等（1982）测量天津地区男57例，女33例（$\bar{x}\pm s$，mm），椎体中矢径，L_1：男性为28.58±2.45，女性为26.63±2.71；L_4：男性为31.88±2.25，女性为30.10±2.38；L_5：男性为30.94±4.40，女性为29.45±2.46。陈文英等（1985）测量苏州地区男60副和女31副$L_{1\sim5}$腰椎标本，腰椎椎体矢径的合并平均值（$\bar{x}\pm S_{\bar{x}}$，mm）；椎体上矢径：男性为31.40±0.24，女性为30.64±0.27；椎体中矢径：男性为29.66±0.23，女性为28.58±0.31；椎体下矢径：男性为32.09±0.29，女性为30.63±0.29。

3.腰椎椎体横径的测量（Measurements of the Transverse Diameter of Lumbar Vertebral Body） 综合同上国人资料，椎体上横径性别差异t值：L_1为8.55，L_2为9.14，L_3为7.42，L_4为10.64，L_5为6.39；椎体中横

径性别差异t值：L_1为9.78，L_2为8.80，L_3为9.87，L_4为11.17，L_5为6.50；椎体下横径性别差异t值：L_1为10.84，L_2为8.50，L_3为9.40，L_4为11.50，L_5为4.25，上、中、下横径均为$P<0.01$，男性极显著大于女性，另外，也可看出由上向下各项指标逐渐增大，其原因正说明了越向下脊柱承重越大及功能与形态一致的本质；详见表5-190。

表5-190 腰椎椎体横径的测量
Measurements of the Transverse Diameter of Lumbar Vertebral Body

项目	作者（年份）（和地区）	例数	测量数据（$\bar{x}\pm s$, mm）				
			L_1	L_2	L_3	L_4	L_5
椎体上横径	孙文琢等（1989）成都	男70	41.51±3.05	43.43±3.67	45.65±3.23	47.85±3.49	50.16±4.13
		女81	38.50±3.76	39.87±3.66	42.51±3.61	44.30±4.15	46.66±4.91
	姚仕康等（1989）华东*	男136	43.34±6.76	45.28±4.66	47.51±6.30	50.14±3.96	51.89±7.46
		女84	38.36±5.78	40.99±5.59	43.68±5.87	46.02±3.30	48.04±6.60
	张继宗等（2002）八省**	男80	42.54±3.93	44.32±3.89	46.38±4.10	48.83±3.82	50.42±4.20
	合计	男286	42.67±5.37	44.56±4.29	46.74±5.17	49.21±3.93	51.06±6.02
		女165	38.43±4.89	40.45±4.77	43.10±4.93	45.18±3.84	47.36±5.87
椎体中横径	孙文琢等（1989）成都	男70	35.98±3.32	37.02±3.05	39.31±2.96	41.67±2.77	43.65±4.36
		女81	33.31±2.93	34.50±3.43	36.20±3.10	38.39±3.56	40.68±3.83
	姚仕康等（1989）华东*	男136	38.67±4.90	39.82±3.85	41.91±5.25	43.75±3.26	45.98±7.81
		女84	35.30±3.12	36.08±5.32	38.49±3.03	40.38±3.03	42.74±6.42
	张继宗等（2002）八省**	男80	37.72±3.53	39.37±3.86	41.24±3.61	43.40±3.69	45.97±4.76
	合计	男286	37.74±4.17	39.01±3.85	41.09±4.72	43.14±3.38	45.41±6.40
		女165	34.32±3.19	35.30±4.56	37.36±3.27	39.40±3.45	41.73±5.41
椎体下横径	孙文琢等（1989）成都	男70	44.26±3.23	45.98±3.59	48.84±3.64	50.74±3.51	49.60±3.59
		女81	40.84±3.71	42.73±3.61	45.46±3.85	47.35±3.55	46.56±4.79
	姚仕康等（1989）华东*	男136	46.78±5.36	48.54±4.78	51.49±5.83	53.39±3.50	52.16±10.14
		女84	42.03±2.93	44.11±6.24	47.25±3.39	48.99±3.30	48.69±11.10
	张继宗等（2002）八省**	男80	44.78±4.09	47.28±4.68	49.53±4.18	51.68±3.99	50.61±4.47
	合计	男286	45.60±4.71	47.56±4.61	50.29±5.06	52.26±3.81	51.10±7.67
		女165	41.44±3.39	43.43±5.17	46.37±3.73	48.18±3.52	47.64±8.67

*按原数据的标准误，由笔者计算出标准差。

**八省：青海14副，江西14副，广西10副，云南15副，河北3副，贵州16副，山东6副，安徽2副。

陈仲欣等（1982）测量了天津地区男57例、女33例（$\bar{x}\pm s$, mm），椎体中横径，L_1：男性为37.67±3.16，女性为35.11±3.03；L_5：男性为47.21±3.39，女性为43.87±3.74。陈文英等（1985）测量了苏州地区男60副和女32副$L_{1\sim5}$腰椎标本，腰椎椎体横径的合并平均值（$\bar{x}\pm S_{\bar{x}}$, mm），椎体上横径：男性为45.68±0.26，女性为43.78±0.46；椎体中横径：男性为41.42±0.37，女性为39.54±0.45；椎体下横径：男性为47.60±0.28，女性为46.27±0.43。

4.腰椎椎孔的测量（Measurements of the Lumbar Vertebral Foramen） 综合国人资料男313副、女201副（$\bar{x}\pm s$, mm），腰椎椎孔矢径，L_1：男性为16.64±1.46，女性为16.66±1.43；L_2：男性为16.00±1.62，女性为15.93±1.67；L_3：男性为15.35±1.66，女性为15.57±1.68；L_4：男性为15.64±1.81，女性为

15.90 ± 1.69；L_5：男性为16.46 ± 2.04，女性为16.54 ± 1.96。椎孔矢径性别差异t值：L_1为0.15，L_2为0.47，L_3为1.46，L_4为1.66，L_5为0.44；均为$P > 0.05$，说明椎孔矢径无性别差异；腰椎椎孔横径，L_1：男性为21.93 ± 2.07，女性为21.31 ± 1.89；L_2：男性为22.27 ± 2.34，女性为21.61 ± 2.25；L_3：男性为22.80 ± 1.93，女性为22.07 ± 1.97；L_4：男性为23.75 ± 2.32，女性为23.07 ± 2.10；L_5：男性为26.63 ± 2.63，女性为25.60 ± 2.13；腰椎椎孔横径性别差异t值：L_1为3.50、L_2为3.19，L_3为4.08，L_4为3.44，L_5为4.87；均为$P < 0.01$，说明各椎椎孔横径男性均极显著大于女性；详见表5-191。

表5-191　腰椎椎孔的测量
Measurements of the Lumbar Vertebral Foramen

| 项目 | 作者（年份）（和地区） | 例数 | 测量数据（$\bar{x} \pm s$，mm） | | | | |
			L_1	L_2	L_3	L_4	L_5
椎孔矢径	孙文琢等（1989）成都	男70	17.12 ± 1.45	16.86 ± 1.85	16.26 ± 2.07	16.58 ± 2.32	17.28 ± 2.50
		女81	16.76 ± 1.58	16.46 ± 1.54	15.79 ± 1.75	16.24 ± 1.82	16.75 ± 2.15
	王成旭等（2009）北方	男56	16.89 ± 1.40	15.33 ± 1.50	15.12 ± 1.43	15.23 ± 1.44	15.55 ± 1.26
		女68	17.04 ± 1.21	15.87 ± 1.33	15.90 ± 1.49	16.17 ± 1.64	16.49 ± 1.63
	孙明元等（2000）华北	男107	16.1 ± 1.42	15.7 ± 1.38	15.1 ± 1.34	15.4 ± 1.23	16.6 ± 1.73
		女52	16.0 ± 1.20	15.2 ± 1.96	14.8 ± 1.54	15.0 ± 1.12	16.3 ± 2.01
	徐燕笑等（2019）广州	30	17.74 ± 1.21	17.07 ± 1.67	15.56 ± 2.97	15.36 ± 3.53	17.43 ± 3.52
	张继宗等（2002）八省*	男80	16.76 ± 1.37	16.10 ± 1.44	15.06 ± 1.51	15.44 ± 1.88	16.20 ± 2.10
	合计	男313	16.64 ± 1.46	16.00 ± 1.62	15.35 ± 1.66	15.64 ± 1.81	16.46 ± 2.04
		女201	16.66 ± 1.43	15.93 ± 1.67	15.57 ± 1.68	15.90 ± 1.69	16.54 ± 1.96
椎孔横径	孙文琢等（1989）	男70	22.09 ± 2.01	22.80 ± 1.87	23.26 ± 2.44	24.35 ± 2.38	27.00 ± 3.28
		女81	21.18 ± 2.06	21.61 ± 2.79	22.17 ± 1.99	23.26 ± 2.51	25.34 ± 2.52
	王成旭等（2009）北方	男56	21.86 ± 1.08	22.08 ± 1.14	22.75 ± 1.07	23.76 ± 1.20	26.56 ± 1.18
		女68	21.48 ± 1.59	21.62 ± 1.59	22.09 ± 1.56	23.03 ± 1.58	25.92 ± 1.54
	孙明元等（2000）华北	男107	21.9 ± 2.34	22.3 ± 2.48	22.8 ± 2.03	23.7 ± 2.78	26.6 ± 2.54
		女52	21.3 ± 1.96	21.6 ± 2.03	21.9 ± 2.37	22.8 ± 1.97	25.6 ± 2.08
	徐燕笑等（2019）广州	30	17.04 ± 2.93	17.90 ± 1.78	17.70 ± 3.75	18.72 ± 4.42	21.36 ± 4.14
	张继宗等（2002）八省*	男80	21.89 ± 2.26	21.91 ± 2.98	22.42 ± 1.65	23.31 ± 2.10	26.37 ± 2.81
	合计	男313	21.93 ± 2.07	22.27 ± 2.34	22.80 ± 1.93	23.75 ± 2.32	26.63 ± 2.63
		女201	21.31 ± 1.89	21.61 ± 2.25	22.07 ± 1.97	23.07 ± 2.10	25.60 ± 2.13

*八省：青海14副，江西14副，广西10副，云南15副，河北3副，贵州16副，山东6副，安徽2副。

5.腰椎椎孔面积的测量（Measurements of the Area of Lumbar Vertebral Foramina）　孙博等（1982）对东北地区50副的测量结果（mm²）：L_1为249.21，L_2为249.48，L_3为230.50，L_4为230.41，L_5为271.47。

6.腰椎椎孔容积的测量（Measurements of the Volume of Lumbar Vertebral Foramina）　陈仲欣等（1984）对天津地区成人男性30副的测量结果（$\bar{x} \pm s$，ml）：L_1为8.83 ± 1.59，L_2为8.52 ± 1.86，L_3为7.48 ± 1.86，L_4为6.72 ± 1.81，L_5为6.17 ± 1.48。

7.腰椎椎弓根的测量（Measurements of the Pedicle of Lumbar Vertebrae）　综合国人资料［张继宗等（2002）测量的八省男性汉族80副、马岩等（2009）测量的我国北方男56副和女68副、李筱贺等（2007）测量的内蒙古地区14～19岁30侧骨标本、石锐等（2005）测量的成人防腐标本20副（男12副、女8副），以及李志军等（2003）测量的内蒙古30例CT片），椎弓根厚性别差异t值：L_1为4.11，L_2为0.48，L_3为5.32，

L_4为3.10，L_5为7.10，除L_2外均为$P<0.01$，其余各椎男性极显著大于女性，至于为何L_2反之，难以解释。详见表5-192。

表5-192 腰椎椎弓根的测量
Measurements of the Pedicle of Lumbar Vertebrae

项目	作者（年份）（和地区）	例数	测量数据（$\bar{x}\pm s$, mm）				
			L_1	L_2	L_3	L_4	L_5
椎弓根长	马岩等（2009）北方	男56	13.50±0.95	13.24±0.91	12.61±0.93	12.12±0.96	11.61±0.93
		女68	12.96±1.05	12.90±1.06	12.45±1.05	11.33±1.00	11.06±1.03
椎弓根高	王东来等（1998）江苏	54	14.7±1.5	14.2±1.5	13.9±1.4	14.9±1.7	20.0±3.1
	马岩等（2009）北方	男56	16.04±0.66	16.63±0.64	15.82±0.75	15.13±0.70	14.94±0.99
		女68	15.32±1.08	14.75±1.19	14.57±1.05	14.20±1.00	14.34±1.08
	李志军等（2003）内蒙古	30（CT）	15.5±1.4	15.0±1.5	14.6±1.5	14.5±1.9	16.7±2.8
	李筱贺等（2007）内蒙古	30	14.01±1.23	13.55±2.27	13.60±1.45	12.84±1.66	12.17±1.58
	石锐等（2005）	20	15.4±0.8	15.4±0.5	14.6±1.2	14.3±1.8	13.4±2.1
椎弓根厚	马岩等（2009）北方	男56	9.42±0.62	10.90±0.80	13.41±0.63	15.40±0.65	19.95±0.75
		女68	8.96±0.88	9.20±0.80	10.10±0.80	13.15±0.81	17.13±0.95
	张继宗等（2002）八省*	男80	7.42±1.60	7.86±1.35	9.80±1.94	12.66±2.29	18.15±3.12
	李志军等（2003）内蒙古	30（CT）	7.2±1.4	7.6±1.3	9.4±1.6	10.5±1.7	13.2±3.0
	李筱贺等（2007）内蒙古	30	6.71±0.71	7.01±1.22	8.72±1.76	10.80±1.74	13.86±2.24
	石锐等（2005）	20	7.9±0.6	7.7±1.1	9.4±1.3	11.0±2.0	18.1±2.5
	合计（只含有性别项）	男136	8.24±1.62	9.11±1.89	11.29±2.35	13.79±2.25	18.89±2.60
		女68	8.96±0.88	9.20±0.80	10.10±0.80	13.15±0.81	17.13±0.95
合计（不分性别）（mm）	椎弓根长	124	13.20	13.05	12.52	11.69	11.31
	椎弓根高	258	15.22	14.98	14.60	14.43	15.60
	椎弓根厚	284	8.12	8.65	10.40	12.78	17.28

*八省：青海14副，江西14副，广西10副，云南15副，河北3副，贵州16副，山东6副，安徽2副。

徐燕笑等（2019）测量了广州30例椎弓根长度：L_1左侧为7.36±0.79，右侧为7.16±1.04；L_2左侧为6.81±0.80，右侧为6.78±0.81；L_3左侧为6.31±0.78，右侧为6.13±0.89；L_4左侧为5.59±0.91，右侧为5.27±1.18；L_5左侧为4.88±0.68，右侧为4.27±0.97。

8.椎弓根结构和角度的测量（Measurements of the Structure & the Angle of Lumbar Pedicles） 对椎弓根相关项目的研究，主要是基于临床进行螺丝钉固定的需要。详见表5-193。

表5-193　腰椎椎弓根皮质和髓质的测量
Measurements of the Structure & the Angle of Lumbar Pedicles

作者（年份）及相关信息	项目	测量数据（$\bar{x} \pm s$, mm）				
		L_1	L_2	L_3	L_4	L_5
石锐等（2005）防腐标本30副	外侧皮质厚（mm）	1.5±0.2	1.5±0.2	1.6±0.2	1.7±0.2	2.5±0.6
	内侧皮质厚（mm）	2.4±0.4	2.3±0.3	2.6±0.4	2.6±0.5	3.3±0.5
	上面皮质厚（mm）	2.7±0.4	3.0±0.4	3.1±0.2	3.0±0.3	2.8±0.6
	下面皮质厚（mm）	2.8±0.2	3.6±0.4	3.2±0.3	3.0±0.7	2.7±0.5
	骨松质宽（mm）	4.0±0.6	3.9±1.1	5.2±1.2	6.8±2.0	12.3±2.0
	骨松质高（mm）	10.0±0.7	8.8±0.6	8.4±1.2	8.3±2.5	7.9±2.4
李志军等（2003）内蒙古（CT）30例	根髓腔宽（mm）	4.2±1.0	4.8±1.1	6.2±1.3	7.4±1.4	9.6±1.7
	根髓腔高（mm）	11.4±1.2	11.1±1.1	10.7±1.3	10.5±1.4	12.4±2.0
应福其等（1986）男60副，大连X线片女50副	椎弓根间距男（mm）	25.1±1.3	25.7±1.4	27.1±1.7	28.9±1.8	32.4±2.4
	椎弓根间距女（mm）	24.2±1.0	24.8±1.5	25.9±1.7	27.8±2.1	31.3±2.2
单云官等（1988）甘肃50副	椎弓根前内斜度（°）	2.5±0.8	4.1±1.1	5.1±1.1	6.1±1.1	15.3±3.9
	椎弓根前下斜度（°）	16.2±2.2	15.1±3.1	14.5±3.2	13.5±2.9	14.0±2.7
李筱贺等（2007）内蒙古30侧	椎弓根与正中面夹角（°）	5.40±2.95	9.73±4.47	14.70±2.39	25.03±2.19	28.20±1.60
	椎弓根与水平面夹角（°）	5.50±4.75	5.93±3.00	6.50±3.27	3.93±2.78	1.60±3.21

9.腰椎椎间管的测量（Measurements of the Inter-vertebral Canal of the Lumbar Vertebrae）　对于腰椎椎间管，不同研究者测量了椎管长度、椎间管各壁的长度，有研究省测量椎间管外口的矢径和纵径，还有研究省测量椎间孔的纵横经。由于例数不多，且测量标准又无统一的标准，有的测量项目虽同，但差距太大，很难综合出国人数据。详见表5-194。

表5-194　腰椎椎间管的测量
Measurements of the Inter-vertebral Canal of the Lumbar Vertebrae

作者（年份）及相关信息	项目	测量数据（$\bar{x} \pm s$, mm）				
		$L_{1,2}$	$L_{2,3}$	$L_{3,4}$	$L_{4,5}$	$L_5 \sim S_1$
何欣等（1998）（X线片）男135女154	腰椎间孔横径	15.4±1.30	15.9±1.83	15.4±1.77	13.8±1.9	12.0±0.91
		14.7±1.30	15.5±1.58	15.4±1.36	14.0±1.70	11.5±1.55
	腰椎间孔纵径	23.2±1.52	25.3±1.11	25.8±1.65	23.7±0.97	18.0±1.05
		22.6±1.16	24.1±0.87	24.2±1.42	22.2±1.78	16.8±1.35
刘宗智等（1989）尸体15具	椎间管外口矢径	8.3±0.1	8.8±0.2	8.8±0.2	8.9±0.4	9.7±0.9
	椎间管外口纵径	12.2±0.4	12.9±0.7	14.2±0.5	14.7±0.7	15.0±0.7
	椎间管后壁长	7.2±0.4	7.7±0.3	8.9±0.4	10.1±0.5	11.7±0.0
	椎间管前壁长	5.0±0.3	5.8±0.3	7.0±0.3	8.0±0.4	9.8±0.4
单云官等（1991）天津男尸15具	椎间管外口纵径	17.40±1.69	18.60±1.81	18.96±1.86	20.14±1.95	14.53±1.38
	椎间管外口横径	13.50±1.29	13.61±1.30	13.65±1.32	14.72±1.40	19.91±1.92
	椎间管管长	8.83±0.78	9.86±0.89	11.52±1.10	13.67±1.31	16.03±1.58
林炎生等（2002）重庆尸体30具	椎间管上部矢径	—	—	14.50±5.65	15.97±11.04	16.59±10.90
	椎间管上部宽	—	—	6.96±2.54	6.44±3.05	6.04±2.54
	椎间管下部矢径	—	—	16.63±14.92	16.19±7.86	16.43±7.56
	椎间管下部宽	—	—	4.05±2.25	2.92±2.30	4.65±3.38

10.腰椎侧隐窝的测量（Measurements of the Lateral Recesses of Lumbar Vertebrae） 综合国人资料，150副腰椎侧隐窝横径：L$_3$为4.24±0.86（120例），L$_4$为4.53±1.13，L$_5$为5.63±2.09；185例腰椎侧隐窝矢径：L$_3$为7.21±0.87，L$_4$为6.92±1.43，L$_5$为6.56±1.40。明显可以看出腰椎侧隐窝横径由上向下逐渐加大，而腰椎侧隐窝矢径则反之，其原因是侧隐窝内的腰神经根越下位容量越大，同时越向下位的腰神经根越细，矢径越小，王开明曾测量23例腰脊神经根的矢径，L$_3$为5.73±1.89，L$_4$为5.34±1.18，L$_5$为5.08±0.81；显然与侧隐窝的矢径是一致的。详见表5-195。

表5-195 腰椎侧隐窝的测量
Measurements of the Lateral Recesses of Lumbar Vertebrae

项目	作者（年份）	地区	例数	测量数据（$\bar{x}\pm s$，mm）		
				L$_3$	L$_4$	L$_5$
腰椎隐窝长径	徐燕笑等（2019）	广州	30左	6.48±1.11	5.44±1.13	4.80±1.45
			30右	6.80±1.14	5.49±1.04	5.28±1.06
腰椎隐窝横径	夏玉军等（1988）	山东	60	3.8±0.8	4.5±1.4	6.4±2.6
	李林宏等（2011）	西安	30	4.90±0.55	4.20±0.66	5.11±0.56
	徐胜等（1998）	西北	100	2.5	2.3	2.4
	陈通等（2010）	重庆	30	4.48±0.78	4.32±0.77	5.02±0.51
	林炎生等（2002）	重庆	30	—	5.12±0.99	5.24±2.41
	合计（不含无标准差）		150	4.24±0.88（120）	4.53±1.13	5.63±2.09
腰椎隐窝矢径	夏玉军等（1988）	山东	60	7.1±0.8	7.3±0.9	7.3±1.1
	李林宏等（2011）	西安	男18	7.43±0.53	7.08±0.86	6.33±0.59
			女12	6.75±0.38	6.64±0.50	6.20±0.45
	徐胜等（1998）	西北	100	6.9	5.9	5.1
	王开明等（2009）	贵州	35	6.92±097	5.86±1.03	5.15±0.98
	陈通等（2010）	重庆	30	6.97±0.95	6.46±0.86	6.37±0.54
	林炎生等（2002）	重庆	30	8.07±0.33	7.88±2.39	7.23±2.02
	合计（不含无标准差）		185	7.21±0.87	6.92±1.43	6.56±1.40

徐胜等（1988）测量了西北地区成人腰椎100副侧隐窝和椎弓上切迹，提出由测量椎弓上切迹的长度推测该侧隐窝的矢径回归方程式，现选相关系数较高者介绍如下：$\hat{Y}=2.1990+0.7752$椎弓上切迹，r值为0.99；$\hat{Y}=1.0019+1.0357$椎弓上切迹，r值为0.97。

11.腰椎横突的测量（Measurements of the Transverse Process of Lumbar Vertebrae） 崔新刚等（2005）对山东地区45副、王汉琴等（2001）对湖北地区成年男性腰椎30副的腰椎横突间距和横突间夹角的测量结果见表5-196。

		表5-196　腰椎横突的测量 Measurements of the Transverse Process of Lumbar Vertebrae				
作者(年代)	项目	测量数据（$\bar{x}\pm s$，mm）				
		L₁	L₂	L₃	L₄	L₅
王汉琴等（2001） 湖北 30副男	横突长左	14.1±3.2	16.7±4.5	18.6±4.4	15.9±4.3	18.4±3.4
	右	14.0±2.9	17.3±3.6	19.4±3.8	16.4±4.6	17.9±3.4
	横突宽左	8.2±2.4	8.9±2.0	10.0±1.8	8.6±1.7	12.7±3.1
	右	7.8±2.6	9.1±2.4	9.6±1.7	8.7±1.5	11.8±3.1
	横突厚左	4.9±1.6	4.2±0.9	4.9±1.0	4.2±1.0	8.1±1.7
	右	4.6±1.5	4.1±1.3	4.9±2.0	4.3±1.6	7.7±1.7
	横突间距*	61.2±10.4	69.6±10.6	79.0±9.2	77.0±9.5	85.5±10.7
	横突间夹角（°）*	124.3±26.8	129.9±23.1	128.3±19.5	134.8±23.1	128.2±23.8
崔新刚等（2005） 山东45副 （男25女20）	横突长	11.19±1.51	13.13±1.76	18.84±0.62	14.32±1.90	15.33±1.21
	横突厚	4.27±0.45	3.84±0.29	4.29±0.42	4.12±0.38	8.67±1.73
	横突高	7.83±1.28	8.35±1.17	9.30±0.83	9.28±0.74	11.85±0.94
	横突上仰角（°）	1.0±1.05	1.5±1.08	1.2±1.03	1.4±1.95	1.4±0.90
	横突后仰角（°）	3.9±2.33	3.7±.45	4.0±1.76	3.6±0.96	3.6±2.50

注：*横突间距为左右横突末端间直线距离，横突间夹角（°）为左右横突长轴间夹角。

12.腰椎关节突和关节面的测量（Measurements of the Articular Process & Articular Surface of Lumbar Vertebrae）　王开明等（2007）为腰椎小关节穿刺提供数据，测量了成年尸体标本35例（男22例、女13例），结果显示由上向下不论何项指标，均逐渐加大，这明显与承受重量相关；由上向下关节面逐渐向矢状位偏斜，即所谓的关节面逐渐从冠状位向矢状位过渡。详见表5-197。

		表5-197　腰椎关节突和关节面的测量 Measurements of the Articular Process & Articular Surface of Lumbar Vertebrae				
作者（年份） 及相关信息	项目	测量数据（$\bar{x}\pm s$，mm）				
		L₁	L₂	L₃	L₄	L₅
王开明等（2007） 贵州 骨标本35副	下关节面高（mm）	11.80±0.18	13.86±0.24	13.90±0.27	14.28±0.41	16.65±0.35
	下关节面宽（mm）	9.64±0.27	10.69±0.31	11.20±0.26	11.55±0.25	13.67±0.31
	下关节突间距（mm）	26.17±0.73	28.46±0.45	31.43±0.74	37.88±0.98	48.43±1.22
	上关节突间距（mm）	37.32±5.68	40.29±0.57	42.78±6.90	46.39±8.88	52.87±10.72
	关节角（°）*	26.0±3.1	30.0±4.5	35.0±2.6	40.0±4.8	45.0±6.0

*关节角是在上关节面中轴向上与正中矢状面形成的夹角，两侧相加取其平均值。

13.腰椎椎骨上关节突棘的测量（Measurements of the Supra-spine of Superior Articular Process of Lumbar Vertebrae）　腰椎椎骨上关节突棘是随着年龄的增长，上关节囊韧带骨化所致，曲永松等（2009）对山东地区35副腰椎标本出现上关节突棘的测量结果详见表5-198。

表5-198 腰椎椎骨上关节突棘的测量
Measurements of the Supra-spine of Superior Articular Process of Lumbar Vertebrae

腰椎	左侧（$\bar{x}\pm s$）				右侧（$\bar{x}\pm s$）			
	例数	长（mm）	宽（mm）	厚（mm）	例数	长（mm）	宽（mm）	厚（mm）
L_1	11	3.96±1.39	3.50±1.43	1.71±0.96	11	4.45±1.89	3.97±1.06	1.53±0.43
L_2	5	3.40±0.81	3.40±0.29	2.22±1.13	4	4.98±2.68	2.89±0.89	1.96±1.03
L_3	1	5.20	4.20	2.20	3	4.13±0.99	4.03±0.59	2.61±0.96
L_4	2	2.90±0.14	2.07±0.64	1.78±0.45	2	4.52±3.25	3.90±1.84	1.50

14.腰椎关节面曲率半径的测量（Measurements of the Curvature Radius of Lumbar Articular Surface） 郭云良等（1990）对腰部脊柱的稳定性进行研究，测量了青岛和长春地区男30副和女20副标本，结果显示自上而下，关节面的曲率半径依次加大，从而腰骶部脊柱的活动度也依次增大；性别差异比较，同一节t值＜1.49，相邻节段比较t值＜1.73，两类均为P＞0.05，因此无性别差异；详见表5-199。

表5-199 腰椎关节面曲率半径的测量
Measurements of the Curvature Radius of Lumbar Articular Surface

性别	关节面曲率半径（$\bar{x}\pm s$, mm）				
	L_1	L_2	L_3	L_4	L_5
男30左	7.54±1.39	8.35±1.41	8.81±1.47	9.18±1.97	9.76±2.30
右	7.64±1.49	8.45±1.52	8.75±1.34	8.97±1.64	9.77±1.98
女20左	6.90±1.11	7.40±1.14	8.03±1.24	8.70±1.36	9.13±1.74
右	6.80±1.13	7.41±1.17	7.69±1.19	8.51±1.46	9.30±1.78

15.腰椎棘突角度的测量（Measurements of the Angle of Spinous Process of Lumbar Vertebrae） 李伟等（1990）测量了成都地区125副腰椎棘突上缘倾角，王景臣等（1998）测量了20副腰椎乳突角（乳突至副横突连线与乳突至下关节突外侧缘连线的夹角），详见表5-200。

表5-200 腰椎棘突角度的测量
Measurements of the Angle of Spinous Process of Lumbar Vertebrae

作者	项目	性别	测量数据（$\bar{x}\pm s$, °）				
			L_1	L_2	L_3	L_4	L_5
李伟等（1990）	腰椎棘突上缘倾角	男	11.74±9.20	9.43±8.30	10.77±7.32	14.72±7.10	20.64±8.63
		女	13.85±8.98	11.67±8.36	13.35±6.43	15.26±8.20	21.36±9.24
王景臣等（1998）	腰椎乳突角	合20	32.5±2.5	37.5±1.5	39.5±2.5	40.5±2.0	42.5±2.5

16.腰椎棘突间距的测量（Measurements of the Inter-diameter Between the Lumbar Spinous Processes） 索利娅等（2014）为临床安装腰椎棘突间内固定器提供数据，测量了内蒙古地区男尸21例，女尸15例腰椎棘突间距，这也对腰椎穿刺具有意义；详见表5-201。

		表5-201　腰椎棘突间距的测量 Measurements of the Inter-diameter between the Lumbar Spinous Processes				
项目	例数	测量数据（$\bar{x}\pm s$，mm）				
		$L_{1\sim2}$	$L_{2\sim3}$	$L_{3\sim4}$	$L_{4\sim5}$	$L_5\sim S_1$
棘突前部间距	男21	11.31±2.61	11.44±2.88	9.69±2.05	7.93±1.05	9.11±2.43
	女15	12.38±2.29	11.98±2.59	9.89±2.39	8.74±3.09	9.68±0.99
棘突中部间距	男21	11.12±2.42	11.24±2.54	8.56±2.82	6.92±1.20	7.26±1.52
	女15	12.20±2.69	11.86±3.17	9.65±1.82	7.79±3.10	8.13±0.98
棘突后部间距	男21	9.17±2.42	9.22±2.44	7.77±2.71	6.23±1.04	6.93±2.32
	女15	11.52±2.59	9.83±2.06	7.25±1.20	6.50±1.38	6.89±1.26
棘突顶部间距	男21	57.98±3.71	58.31±3.19	52.75±4.77	42.69±5.84	—
	女15	55.48±5.08	55.67±5.45	48.96±4.80	38.75±4.10	—

17.腰椎椎弓板的测量（Measurements of the Lamina of Lumbar Vertebrae）　腰椎椎弓板的厚度对于关节突螺丝钉瞄准器的设计和通过椎板内固定，至关重要。综合国人资料男76例、女54例（$\bar{x}\pm s$，mm），椎弓板厚度，L_1：男性为7.38±1.29，女性为6.99±1.23；L_2：男性为7.45±1.28，女性为7.15±1.18；L_3：男性为7.20±1.37，女性为6.81±1.09；L_4：男性为6.70±1.20，女性为6.34±0.93；L_5：男性为5.92±1.12，女性为5.86±1.07。性别差异t值分别为1.74、1.38、1.80、1.92、0.31；均为$P>0.05$，没有性别差异，椎弓板下缘宽也无性别差异，详见表5-202。

			表5-202　腰椎椎弓板的测量　Measurements of the Lamina of Lumbar Vertebrae				
作者（年份）及相关信息	项目	例数	测量数据（$\bar{x}\pm s$，mm）				
			L_1	L_2	L_3	L_4	L_5
王大伟等（2003）山东30副	椎弓板下缘宽	男19	1.5±0.3	1.6±0.4	1.7±0.2	1.9±0.3	2.1±0.2
		女11	1.3±0.2	1.4±0.2	1.5±0.3	1.6±0.2	1.8±0.3
李志军等（1999）内蒙古100副	椎弓板厚度	男19	5.8±0.6	6.1±0.7	6.0±1.6	6.1±1.0	5.7±0.8
		女11	5.4±0.6	5.8±0.8	5.7±0.6	5.7±0.8	5.3±0.7
		男57	7.9±1.0	7.9±1.1	7.6±1.0	6.9±1.2	6.0±1.2
		女43	7.4±1.0	7.5±1.0	7.1±1.0	6.5±0.9	6.0±1.1
合计	椎弓板厚度	男76	7.38±1.29	7.45±1.28	7.20±1.37	6.70±1.20	5.92±1.12
		女54	6.99±1.23	7.15±1.18	6.81±1.09	6.34±0.93	5.86±1.07

腰椎椎板下棘的测量（Measurements of the Infra-spine of the lamina of lumbar vertebra）：腰椎椎板下棘为随着年龄的增长，腰椎椎板黄韧带骨化所致，李志军等（2006）特将其命名为"腰骨椎板下棘"，他测量了内蒙古地区164副腰椎共出现36个下棘，平均长度1.9～3.0mm，宽2.0～3.7mm，厚0.8～2.1mm。

18.腰椎峡部的测量（Measurements of the Isthmus of Lumbar Vertebrae）　腰椎峡部位于上下关节突之间，是承受压力最大之处，因而其大小和形态对该部断裂或不连至关重要。有时发生先天或后天的不连，致使腰部疼痛。孙广林等（1994）对河北地区成人腰椎50副进行了测量，测量结果显示，从上向下位，腰椎峡部逐渐加大加宽，L_5峡部明显向外侧展开，加之躯干下传的重力，与腰骶关节向前内上传的反作用力在峡部形成剪力，易使其断裂，另外，上方的腰椎峡部断面形状多系柱状，而L_5多为半月状，其承受力不如上位腰椎峡部。详见表5-203。

表5-203　腰椎峡部的测量　Measurements of the Isthmus of Lumbar Vertebrae

作者（年份）及相关信息	项目	测量数据（$\bar{x}\pm s$, mm）				
		L$_1$	L$_2$	L$_3$	L$_4$	L$_5$
孙广林等	腰椎峡部长	13.6±2.0	14.6±2.5	14.7±1.6	14.7±1.6	14.7±2.0
（1994）	腰椎峡部宽	7.5±1.3	7.6±1.2	7.9±1.2	8.0±1.4	8.0±1.3
河北	腰椎峡部厚	7.9±1.3	8.2±1.2	8.8±1.3	9.0±1.9	9.1±1.1
50副	腰椎峡部周径	39.5±4.5	40.7±6.3	41.3±7.2	43.2±4.2	44.2±7.7
	腰椎两侧峡部外侧宽	24.5±3.0	25.7±3.1	28.9±5.3	33.4±5.7	40.3±8.5

19.腰椎骨纤维管的测量（Measurements of the Bony Fibrous Canal of Lumbar Vertebrae）　腰椎骨纤维管位于腰椎乳突和副突之间，近年来，腰椎骨纤维管的测量国内外均有报道，为脊柱相关疾病的诊治提供了依据，也补充了骨学资料。倪辉等（1998）对广西壮族31～86岁54副的测量，见表5-204。

表5-204　腰椎骨纤维管的测量
Measurements of the Bony Fibrous Canal of Lumbar Vertebrae

作者（年份）	项目	测量数据（$\bar{x}\pm s$, mm）			
		L$_2$	L$_3$	L$_4$	L$_5$
倪辉等（1998）	腰椎骨纤维管入口长径	2.64±0.10	2.71±1.00	2.93±0.74	2.83±0.82
	腰椎骨纤维管入口宽径	1.22±0.20	1.57±0.59	1.93±0.33	1.77±0.65
	腰椎骨纤维管出口长径	2.01±1.09	2.08±0.81	2.37±0.80	2.84±1.27
	腰椎骨纤维管出口宽径	1.24±0.17	1.17±0.55	1.82±0.55	1.93±0.55
	腰椎骨纤维管管长	1.72±0.93	3.25±2.17	3.25±1.68	3.52±1.45

20.腰椎矿物质的测量（Measurements of the Mineral Material of Lumbar Vertebra）　张光等（2003）测量了长春地区健康成人727例骨密度（bone mineral density），结果显示随着年龄的增长，腰椎骨矿密度逐步减少，这与年龄越大，骨质疏松率也越高是一致的。详见表5-205。

表5-205　正常人腰椎骨密度（BMD）的测量
Measurements of the BMD of Lumbar Vertebra in Healthy People

作者（年份）及相关信息	年龄组	男例数	BMD（mg/cm^3）（$\bar{x}\pm s$, mg/cm^3）	女例数	BMD（mg/cm^3）（$\bar{x}\pm s$, mg/cm^3）
张光等（2003）	20～	48	180.6±30.3	40	188.5±23.3
长春地区	30～	92	170.6±27.7	103	180.0±27.5
727例	40～	83	155.4±27.9	109	162.9±32.3
健康成人	50～	72	128.6±33.6	72	114.0±33.3
	60～	55	121.8±28.9	55	90.6±29.2

21.新鲜腰椎脊柱的活动测试（Tests of the Movement of Lumbar Vertebrae）　以下研究者在新鲜标本上测试了腰椎脊柱的屈、伸、侧弯和旋转运动范围，详见表5-206。

22.腰椎的活动和生物力学测试（Tests of the Movement & Biomechanics of Lumbar Vertebra）　齐向北等（2005）对河北地区新鲜及不同时间浸泡甲醛液标本各8例，测试了腰椎椎体的生物力学，结果显示腰椎脊柱浸泡时间越长，各项生物力学测试值越低；详见表5-207。

表5-206 新鲜腰椎脊柱的活动测试 Tests of the Movement of Lumbar Vertebra

运动方式	原 林等（1994）（广州地区男7例）					姚女兆（2009）（6例）	陈良等（2009）（6例）
	$L_{1,2}$	$L_{2,3}$	$L_{3,4}$	$L_{4,5}$	$L_5 \sim S_1$	$L_{4,5}$（$\bar{x} \pm s$）	$L_1 \sim L_5$（$\bar{x} \pm s$）
前屈（°）	7.0	8.3	8.1	8.0	10.6	4.10±0.31	7.03±2.24
后伸（°）	6.1	4.01	3.6	5.0	3.8	5.90±0.42	—
侧弯（°）	5.7	6.0	6.0	5.5	4.6	3.24±0.28	8.8±2.68
旋转（°）	4.9	3.8	4.5	4.6	7.4	2.86±0.36	3.96±2.03

表5-207 腰椎的活动和生物力学测试
Tests of the Movement & Biomechanics of Lumbar Vertebra

浸泡时间	测量数据（$\bar{x} \pm s$）				
	新鲜	3个月	6个月	12个月	24个月
腰椎椎体最大轴向拔出力（kN）	1.103±0.04	1.092±0.01	0.812±0.02	0.783±0.04	0.558±0.02
腰椎椎体最大抗压力（kN）	7.546±1.04	7.123±0.24	6.023±0.33	4.968±0.43	4.023±0.12
腰椎椎体最大扭力矩（N·m）	1.526±0.22	1.436±0.22	1.122±0.21	0.815±0.02	0.674±0.02
腰椎椎体骨密度（g/cm²）	1.243±0.23	0.864±0.20	0.765±0.12	0.502±0.12	0.511±0.20

四、骶骨的测量（Measurements of the Sacrum）

骶骨的测量见图5-36。

1.骶骨弓长（Mid-ventral Curved Length of Sacrum）（M1） 亦称骶骨弧长（length of sacral arc），用米格纸或卷尺沿正中矢状面上沿骨面测得的骶骨岬至第5骶椎下缘中点的弯曲距离。

2.骶骨前弦长（Mid-ventral Straight Length of Sacrum）（M2） 用测骨盘或直脚规在正中矢状面上测得的骶骨岬至第5骶椎下缘中点的直线距离。

3.骶骨上部弧（Upper Arc of Sacrum） 用米格纸或卷尺测得的沿骨面自一侧耳状面最前突出点，经骶骨岬至对侧耳状面最前突出点的曲线距离。

4.骶骨最大宽（Maximum Breadth of Sacrum）（M5） 用测骨盘或直脚规测得的两侧耳状面最外侧突出点之间的直线距离。

5.骶骨弓高（Maximum Arch Height of Sacrum）（M6） 亦称骶骨弧高（height of sacral arc），用三脚平行规在前弦长的基础上，中间竖尺测至前面最凹点的垂直距离；或用直脚规分别测量骶骨岬至前面最凹点、最凹点至第5骶椎下缘中点和前弦长的距离，代入计算机计算出，程序为余弦定理推导公式和直角三角形公式（丁士海，1985）。

6.弓高垂足点-骶骨岬距（Location of Maximum Arch Height of Sacrum）（M7） 用5.中的方法进行测量计算。

7.骶骨中部弧（Middle Arc of Sacrum） 用米格纸或卷尺测得的沿骨面自一侧耳状面最下突出点，至对侧耳状面最下突出点的曲线距离。

8.骶骨中部宽（Middle Breadth of Sacrum） 用直脚规测得的两侧耳状面最下突出点之间的直线距离。

9.骶骨翼长（Length of Sacral Ala）（M11） 先找出骶骨底（第1骶椎上面）最外侧点与第1骶前孔内侧缘中点连线的中点，用直脚规测得的至耳状面最外侧突出点的直线距离。

10.骶骨底宽（Breadth of Sacral Basis）（M19） 亦称骶骨底横径（transverse diameter of sacral basis），用直脚规测得的骶骨底最大横径，需与正中矢状面垂直。

11.骶骨上面前宽（Anterior Breadth of Sacral Basis） 用直脚规测得的两侧耳状面前方最突出点之间的直线距离。

12.骶骨上面后宽（Posterior Breadth of Sacral Basis） 用直脚规测得的两侧骶骨后面上方突出点之间的

直线距离。

13.骶骨耳状面长（Length of Auricular Surface of Sacrum）　用直脚规测得的两侧耳状面上、下突出点之间的直线距离。

14.骶骨耳状面宽（Breadth of Auricular Surface of Sacrum）　用直脚规测得的与耳状面长相垂直的最大直线距离。

15.骶管上口矢径（Sagittal Diameter of Upper Sacral Canal）　亦称骶管上口前后径（antero-posterior diameter of upper sacral canal），用游标卡尺内卡测得的骶管上口最大前后径。

16.骶管上口横径（Transverse Diameter of Upper Sacral Canal）　用游标卡尺内卡测得的骶管上口最大横径，要与矢径相垂直。

17.骶骨底正中矢径（Sagittal Diameter of Sacral Basis）（M18）　用直脚规测得的骶骨底（第1骶椎上面）前后最大直线距离。

18.骶前孔间宽（Breadth of Anterior Sacral Foramen）　用直脚规分别测得的第一至第四骶前孔之间的直线距离。

19.骶后孔间宽（Breadth of Posterior Sacral Foramen）　用直脚规分别测得的第一至第四骶后孔之间的直线距离。

20.骶骨角间距（Bisacral Cornu Distance）　用直脚规测得的两侧骶骨角尖的直线距离。

21.骶管裂孔高（Height of Sacral Hiatus）　用直脚规测得的两侧骶骨骶骨裂孔上端至骶管裂孔宽的垂直

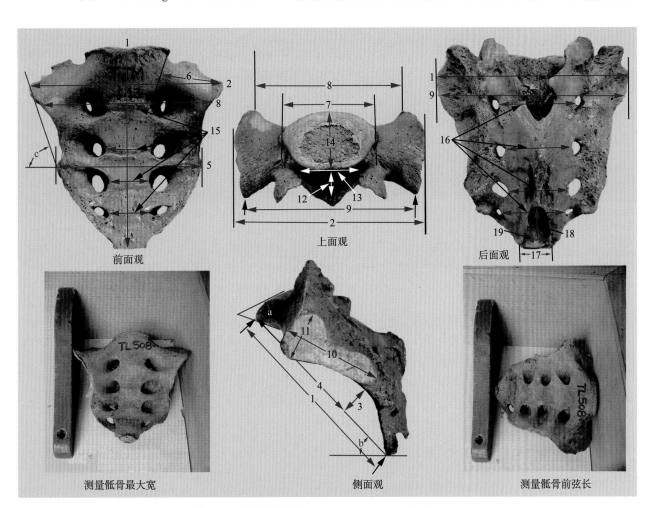

图5-36　骶骨的测量　Measurements of the Sacrum

1.骶骨前弦长；2.骶骨最大宽；3.骶骨弓高；4.弓高垂足点-骶骨岬距；5.骶骨中部宽；6.骶骨翼长；7.骶骨底宽；8.骶骨上面前宽；9.骶骨上面后宽；10.骶骨耳状面长；11.骶骨耳状面宽；12.骶管上口矢径；13.骶管上口横径；14.骶骨底正中矢径；15.骶前孔间宽；16.骶后孔间宽；17.骶骨角间距；18.骶管裂孔高；19.骶管裂孔宽；a.骶骨岬角；b.骶骨倾角；c.耳状面前倾角

线距离。

22.骶管裂孔宽（Breadth of Sacral Hiatus） 用直脚规测得的两侧骶骨裂孔下界内侧缘间的直线距离。

23.骶骨岬角（Promontory Angle of Sacrum）（M22） 用自制的量角器（丁士海，1957），在正中矢状面上直接贴近骶骨底面和第1骶椎体前面，所成之角。

24.骶骨倾角（Dip Angle of Sacrum） 测量前事先需要将髋骨和骶骨固定组装好，在骶髂关节两耳状面间和两耻骨联合面之间夹有适当厚度的油泥或纸片。再将双侧髂前上棘和耻骨联合三点的平面抵于垂直壁上，在此基础上测得的骶骨前弦长与水平面之间的角度。一般此项测量最好在测量骨盆有关项目时进行。

25.耳状面前倾角（Anterior Dip Angle of Auricular Surface） 耳状面长与水平面所成之角，测量前需将骶骨固定于解剖学位置，即髂前上棘和耻骨联合上端在冠状面上。可用附着式量角器直接测出。

国人数据（Chinese data）如下

1.骶骨整体的测量（Measurements of the Sacrum） 综合国人资料（$\bar{x} \pm s$，mm），骶骨弓长：男性（2518例）为115.58±9.62，女性（544例）为108.15±9.45；骶骨前弦：男性（2820例）为106.63±10.23，女性（755例）为100.69±9.59；骶骨最大宽：男性（2883例）为110.47±7.23，女性（809例）为109.87±7.15；骶骨底宽：男性（2523例）为50.13±5.08，女性（590例）为44.25±4.67；骶骨弓高：男性（1358例）为20.14±5.41，女性（711例）为16.97±4.98。性别差异t值分别为16.58、14.90、2.10、27.07、13.34；除骶骨最大宽$P<0.05$外，其他四项均$P<0.01$，男性均极显著大于女性，骶骨最大宽女性的相对较长，但绝对值男性仍显著大于女性；详见表5-208。

表5-208 骶骨的测量 Measurements of the Sacrum

作者（年份）	地区或族别	例数	测量数据（$\bar{x} \pm s$，mm）				
			骶骨弓长	骶骨前弦	骶骨最大宽	骶骨底宽	骶骨弓高
张万仁等（1982）*	长春地区	男89	120.38±7.62	109.33±8.49	101.64±6.70	52.53±4.15	19.29±4.90
		女40	115.03±8.60	104.90±10.43	103.22±3.60	48.49±5.06	18.39±5.24
邵兴周等（1982）*	新疆汉族	男120	119.75±7.99	115.60±8.87	113.17±6.13	45.69±3.50	19.73±5.69
		女51	113.63±9.00	99.78±8.92	111.93±6.57	40.07±4.86	20.73±4.78
杜清太等（1983）*	菏泽地区	男58	117.84±8.92	107.83±8.38	112.35±7.09	—	—
		女8	107.88±16.16	93.52±3.23	107.15±7.47	—	—
任光金（1982）	青岛地区	男63	—	—	113.01±6.77	49.40±4.05	—
	长春地区	女54	—	—	113.91±5.97	41.16±2.68	—
李瑜如等（1960）*	河南地区	男1296	116.52±9.38	108.76±9.38	111.88±6.25	51.70±4.86	—
		女36	112.00±8.46	108.76±1.62	112.68±7.62	49.55±4.20	—
佘永华（1982）*	南充地区	男325	114.28±8.83	103.55±10.46	110.22±6.31	49.17±4.33	20.32±5.41
		女200	107.81±9.05	99.70±10.04	110.30±6.64	45.05±3.96	16.31±4.38
张钊等（1984）	关中地区	男68	116.34±11.68	103.69±16.44	104.29±7.99	46.14±7.46	21.29±5.29
		女59	106.82±9.08	98.79±9.14	104.07±10.28	44.94±4.02	16.61±5.03
刘正清等（1982）*	南充地区	男302	—	103.6±9.91	111.2±5.74	—	20.7±5.39
		女211	—	100.9±10.46	109.8±6.83	—	16.4±4.94
欧受禄等（1985）*	广西地区	男104	119.63±11.63	107.02±11.02	112.48±12.55	46.97±6.02	21.33±5.61
张继宗等（1988）	四省**	男108	115.6±8.1	105.1±8.0	100.2±5.7	50.0±4.1	—
叶铮（1980）*	昆明	男350	108.96±8.04	101.2±8.42	109.2±5.99	48.02±3.74	19.25±5.24
		女150	104.51±7.96	100.1±7.60	110.8±5.25	43.05±3.68	17.15±5.14
合计（例数）		男	115.58±9.62（2518）	106.63±10.23（2820）	110.47±7.23（2883）	50.13±5.08（2523）	20.14±5.41（1358）
		女	108.15±9.45（544）	100.69±9.59（755）	109.87±7.15（809）	44.25±4.67（590）	16.97±4.98（711）

*按原数据的标准误，由笔者计算出标准差。

**包括广西47例、云南27例、贵州20例和江西14例。

2.骶骨整体的测量（续）Measurements of the Sacrum（Continue）　综合国人资料（$\bar{x}\pm s$，mm），弓高垂足点-骶骨岬距：男1056例65.41±8.75，女500例63.72±8.52；骶骨底矢径：男性（2370例）为31.78±3.60，女性（536例）为28.34±2.37；骶骨翼长：男性（538例）为34.09±3.19，女性（260例）为36.13±3.76；骶骨中部宽：男性（1989例）为82.73±5.69，女性（386例）为84.80±5.48。性别差异t值分别为3.62、27.24、7.54、6.75；均$P<0.01$，除弓高垂足点-骶骨岬距男性极显著大于女性，其余两项反之，女性均极显著大于男性，这说明女性骶骨的特征，骶骨翼长和骶骨中部宽的数据均显示女性盆腔大于男性，适用于女性分娩。详见表5-209。

表5-209　骶骨的测量（续）　Measurements of the Sacrum（Continue）

作者（年份）	地区或族别	例数	测量数据（$\bar{x}\pm s$，mm）			
			弓高垂足点-骶骨岬距	骶骨底矢径	骶骨翼长	骶骨中部宽
张万仁等（1982）*	长春地区	男89	66.86±6.88	32.49±2.73	—	—
		女40	64.57±10.18	30.19±2.84	—	—
邵兴周等（1982）*	新疆汉族	男120	65.50±6.46	31.94±2.63	34.14±2.96	—
		女51	60.23±4.84	28.87±2.28	35.70±4.71	—
李瑜如等（1960）*	河南地区	男1296	—	32.52±2.43	—	82.27±5.90
		女36	—	29.99±2.28	—	84.03±6.06
佘永华（1982）*	南充地区	男325	67.65±9.74	30.21±2.88	—	83.09±5.77
		女200	65.74±9.05	27.72±2.40	—	84.62±5.51
张钊等（1984）	关中地区	男68	66.40±10.11	31.72±2.86	34.71±3.56	—
		女59	64.98±11.42	30.42±2.76	35.26±3.66	—
欧受禄等（1985）*	广西地区	男104	65.17±10.71	31.57±2.55	—	—
张继宗等（1988）	四省**	男108	—	34.7±2.65	—	83.9±4.3
叶铮（1980）*	昆明地区	男350	62.80±7.11	29.60±6.17	33.96±3.18	83.63±5.05
		女150	61.50±5.51	27.27±2.57	36.62±3.31	85.24±5.27
合计（例数）		男	65.41±8.75（1056）	31.78±3.60（2370）	34.09±3.19（538）	82.73±5.69（1989）
		女	63.72±8.52（500）	28.34±2.37（536）	36.13±3.76（260）	84.80±5.48（386）

*按原数据的标准误，由笔者计算出标准差。

**包括广西47例、云南27例、贵州20例和江西14例。

3.骶骨的其他测量（Other Measurements of the Sacrum）　王绍坤等（1980）测量了太原地区骶骨角间距：男性（213例）为13.84±0.23，女性（147例）为12.85±0.28；张继宗等（1988）测量了公安部男性（18～75岁）108例（$\bar{x}\pm s$，mm）：骶骨弧11.56±0.81；郭道静等（1986）测量了男123例、女84例（$\bar{x}\pm s$，mm），骶骨前弦长：男性为105.76±0.85，女性为101.53±1.01；王永珍等（1988）测量了华东地区50副（$\bar{x}\pm s$）：骶骨宽长指数53.14±0.89；骶后孔中间点至骶角尖点距离：单云官等（1999）为置入螺钉内固定提供数据测量了广州地区137例（$\bar{x}\pm s$，mm）：S_1为76.2±8.8，S_2为53.0±8.4，S_3为32.2±5.3，S_4为13.8±2.6。

4.骶骨角度（Angles of Sacrum）

（1）骶骨岬角的测量（Measurement of the promontory angle of sacrum）：骶骨岬角为骶骨底平面与S_1椎体前缘所成之角。综合国人资料（$\bar{x}\pm s$，°）：男性（2038例）为62.89±7.25，女性（228例）为59.70±5.70；性别差异t值7.78，$P<0.01$，男性极显著大于女性，有利于女性分娩时胎儿顺畅进入骨盆。详见表5-210。

表5-210　骶骨岬角的测量
Measurement of the Promontory Angle of Sacrum

作者（年份）	地区	男例数	男骶骨岬角（$\bar{x}\pm s$,°）	女例数	女骶骨岬角（$\bar{x}\pm s$,°）
张万仁等（1982）*	长春	89	63.90±5.94	40	61.75±4.36
张永发等（1995）	甘肃	203	63.0±7.5	—	—
		100（X线片）	63.0±6.9	—	—
李瑜如等（1960）*	河南	1296	63.56±6.84	38	63.08±3.88
叶铮（1980）*	昆明	350	60.08±8.23	150	58.30±5.88
合计		2038	62.89±7.25	228	59.70±5.70

*按原数据的标准误，由笔者计算出标准差。

（2）骶骨倾角的测量（Measurement of the dip angle of sacrum）：骶骨倾角为双侧髂前上棘和耻骨联合上缘三点的垂直平面与骶骨前弦长与水平面之间的角度，具有临床意义。张永发等（1993）测量了甘肃地区男性203副骨盆标本和100例男性X线片腰骶角（$\bar{x}\pm s$,°）：分别为52.5±8.7和51.6±8.5。

（3）腰骶角的测量（Measurement of the lumbo-sacral angle）：腰骶角为双侧髂前上棘和耻骨联合上缘的平面和骶骨上面所成之角，具有临床意义。李俊祯等（1991）测量了甘肃地区男性203副骨盆标本和100例男性X线片腰骶角（$\bar{x}\pm s$,°）：分别为37.5±8.5和38.0±8.1。

（4）骨盆倾角的测量（Measurement of the dip angle of pelvis）：骨盆倾角为骶骨岬与左侧耻骨结节前上缘连线与垂直于髂前上棘和耻骨联合上缘平面所成之角，具有临床意义。张永发等（1995）测量了甘肃地区男性203副骨盆标本和100例男性X线片腰骶角（$\bar{x}\pm s$,°）：分别为61.9±5.3和62.9±5.2。

5.骶骨耳状面的测量（Measurements of the Auricular Surface of Sacrum）　综合国人资料（$\bar{x}\pm s$, mm），耳状面长：男性（258侧）为59.22±5.43，女性（30侧）为51.40±5.11，性别差异t值7.88，$P<0.01$；耳状面宽：男性（216侧）为22.49±3.27，女性（30侧）为23.02±4.47；性别差异t值0.63，$P>0.05$，没有性别差异。详见表5-211。

表5-211　骶骨耳状面的测量
Measurements of the Auricular Surface of Sacrum

作者（年份）	地区	侧数	耳状面长（$\bar{x}\pm s$, mm）		耳状面宽（$\bar{x}\pm s$, mm）	
张继宗等（1988）	四省**	男216	60.3±4.6		—	
王永珍等1988）*	华东	100	56.04±5.2***		29.59±3.2***	
庄礼尚等（1992）	内蒙古	男42	53.70±5.98		22.49±3.27	
		女30	51.40±5.11		23.02±4.47	
合计（不含无性别项）			男258侧	女30侧	男216侧	女30侧
			59.22±5.43	51.40±5.11	22.49±3.27	23.02±4.47

*按原数据的标准误，由笔者计算出标准差。

**包括广西47例、云南27例、贵州20例和江西14例。

***测量方法：按照耳状面上下向后最突点的切线为基准，再沿耳状面上下和向前的最突出点画一直角长方形，长边为耳状面长，短边为耳状面宽。

骶骨耳状面的其他测量（Other Measurements of the Auricular Surface of Sacrum）　庄礼尚等（1992）测量了内蒙古地区男42侧、女30侧，骶骨耳状面的各项测量，性别差异t值分别为0.77、1.61、2.71、0.44、1.39；说明除耳状面下半部宽$P<0.01$外，男性极显著大于女性；其余各项均无性别差异（$P>0.05$），详见表5-212。

表5-212　骶骨耳状面的测量（$\bar{x}\pm s$）　Other Measurements of the Auricular Surface of Sacrum（$\bar{x}\pm s$）

项　目	男42侧	女30侧
上半部长（mm）	12.40±3.28	11.75±3.67
下半部长（mm）	52.02±5.99	49.87±5.29
下半部宽（mm）	24.97±6.91	20.68±6.39
上半部侧倾角（°）	23.52±4.88	22.94±6.01
下半部侧倾角（°）	3.01±5.26	1.28±5.19

6.骶骨上关节突的测量（Measurements of the Superior Articular Process of Sacrum）　许家军等（1989）测量了甘肃地区100例骶骨标本上关节突，各项测量均无侧别差异（$P>0.05$），见表5-213。

表5-213　骶骨上关节突的测量
Measurements of the Superior Articular Process of Sacrum

项　目	左（$\bar{x}\pm s$, mm）	右（$\bar{x}\pm s$, mm）	项　目	左（$\bar{x}\pm s$, mm）	右（$\bar{x}\pm s$, mm）
上关节突宽	15.4±2.0	15.6±1.7	上关节面宽	15.4±2.0	15.6±1.7
上关节突内侧厚	4.2±0.9	4.1±0.8	上关节面深	2.4±1.13	2.5±1.2
上关节突外侧厚	5.2±1.7	5.3±2.1	上关节突棘突距	25.2±3.3	24.8±3.5
上关节面高	15.3±1.7	14.9±1.7	上关节突间距	26.7±4.2	

7.骶管的测量（Measurements of the Sacral Canol）　综合国人资料（$\bar{x}\pm s$, mm），骶管上口矢径：男性（68例）16.71±3.11，女性（59例）为15.26±2.54；骶管上口横径：男性（68例）为31.10±2.93，女性（59例）为29.91±2.94；骶管裂孔横径：男性（583例）为11.85±3.70，女性（417例）为10.40±4.01；骶管裂孔纵径：男性（583例）为22.21±9.47，女性（417例）为15.94±8.73；性别差异t值分别为2.89、2.28、5.82、10.81；除骶管上口横径$P<0.05$外，其余均为$P<0.01$，男性均极显著大于女性。骶管裂孔纵径个体差异较大；详见表5-214。

表5-214　骶管的测量　Measurements of the Sacral Canal

作者（年份）	地区	例数	测量数据（$\bar{x}\pm s$, mm）			
			骶管上口矢径	骶管上口横径	骶管裂孔横径	骶管裂孔纵径
卜国铉（1949）		137	—	—	13.5	22.1
郭世绂（1957）	天津	400	—	—	18.22	26.7
王绍坤等（1980）	太原	男213	—	—	12.10±2.70	22.85±9.36
		女147	—	—	8.74±2.26	22.06±9.41
张年甲（1957）	江西	男143	14.0	31.0	17.0	22.5
		女60			16.0	19.0
张钊等（1984）	陕西	男68	16.71±3.11	31.10±2.93	17.51±3.06	22.89±9.99
	关中	女59	15.26±2.54	29.91±2.94	17.38±3.13	20.53±8.36
刘正清等（1982）*	四川	男302	—	—	10.4±3.13	21.6±9.38
	南充	女211	—	—	9.6±3.05	10.4±2.62
合计（例数）		男68	16.71±3.11	31.10±2.93	11.85±3.70（583）	22.21±9.47（583）
		女59	15.26±2.54	29.91±2.94	10.40±4.01（417）	15.94±8.73（417）

*按原数据的标准误，由笔者计算出标准差。

8.骶管裂孔尖处矢径的测量（Measurement of the Sagittal Diameter at the Tip of Sacral Hiatus） 刘正清等（1982）测量了四川南充男302例、女211例：男性为5.1±1.56，女性为5.5±1.45；郭世绂（1957）测量了400例结果为5.45mm。

9.骶前孔的测量（Measurements of the Anterior Sacral Foramina） 单云官等（1991，1999）先后测量了天津地区男30例和广州地区137例，高从敬等（1994）测量了江苏地区男女各30例的X线片，结果显示不论骶前孔的大小、两侧间距离和骶前后孔间距离，均向下依次减小，这与骶骨的形态是一致的；见表5-215。

表5-215 骶前孔的测量 Measurements of the Anterior Sacral Foramina

作者（年份）和地区	例数	项目	测量数据（$\bar{x}\pm s$，mm）			
			S_1	S_2	S_3	S_4
单云官等（1991）天津	男30	骶前孔纵径	15.61±1.52	14.96±1.39	14.27±1.41	8.64±0.82
		骶前孔横径	15.40±1.51	17.92±1.74	17.34±1.68	9.62±0.91
单云官等（1999）广州	合137	骶前后孔间距	24.6±3.6	18.9±3.1	13.1±2.7	7.1±2.6
高从敬等（1994）江苏（X线片）	男30	骶前孔间距	33±5	31±6	29±5	——
	女30		31±5	29±7	28±7	——

10.骶后孔的测量（Measurements of the Posterior Sacral Foramen） 骶后孔是我国针灸的"八髎穴"，因此结合临床针灸和骶后孔阻滞麻醉非常重要。

（1）骶后孔的测量（Measurements of the Posterior Sacral Foramina）：综合国人资料（男268侧、女26侧）（$\bar{x}\pm s$，mm），骶后孔纵径，S_1：男性为11.44±3.25，女性为9.86±1.74；S_2：男性为8.18±3.93，女性为6.81±1.46；S_3：男性为7.51±2.91，女性为6.29±1.35；S_4：男性为8.75±3.04，女性为6.17±1.52。性别差异t值分别为4.00、3.67、3.82、7.35；均为$P<0.01$，男性极显著大于女性。骶后孔横径，S_1：男性为7.61±1.81，女性为8.11±1.74；S_2：男性为6.65±1.64，女性为7.02±1.11；S_3：男性为6.25±2.28，女性为7.30±1.32；S_4：男性为6.60±2.12，女性为7.44±1.68；性别差异t值分别为1.39、1.54、3.57、2.37；上两个骶后孔横径没有性别差异（$P>0.05$），下两个孔横径具有性别差异（P值分别为<0.01和<0.05），男性显著大于女性。结果显示骶后孔的大小基本呈现向下依次减小的趋势，这也与骶骨的形态是一致的；结果见表5-216。

表5-216 骶后孔的测量 Measurements of the Posterior Sacral Foramina

作者（年份）	地区	例数	项目	测量数据（$\bar{x}\pm s$，mm）			
				S_1	S_2	S_3	S_4
余汝堂等（2007）	温州	男30	纵径	11.18±3.50	6.15±1.55	5.59±1.12	6.44±1.77
		女26		9.86±1.74	6.81±1.46	6.29±1.35	6.17±1.52
		男30	横径	7.74±1.66	6.29±0.94	6.50±1.16	8.20±1.77
		女26		8.11±1.74	7.02±1.11	7.30±1.32	7.44±1.68
单云官等（1991）	天津	男30	纵径	14.52±1.38	8.66±0.82	7.91±0.73	7.35±0.71
			横径	8.39±0.81	7.91±0.71	7.81±0.70	8.50±0.81
欧受禄等（1985）[*]	广西	男208	纵径	11.04±3.17	8.40±4.33	7.73±3.17	9.28±3.17
			横径	7.48±2.02	6.52±1.73	5.99±2.45	6.09±2.02
合计		男268	纵径	11.44±3.25	8.18±3.93	7.51±2.91	8.75±3.04
			横径	7.61±1.81	6.65±1.64	6.25±2.28	6.60±2.12
		女26	纵径	9.86±1.74	6.81±1.46	6.29±1.35	6.17±1.52
			横径	8.11±1.74	7.02±1.11	7.30±1.32	7.44±1.68

[*]按原数据的标准误，由笔者计算出标准差。欧受禄等的数据，根据左右两侧相加由笔者计算出。

（2）骶后孔面积的测量（Measurements of the Area of Posterior Sacral Foramina） 余汝堂等（2007）测量了温州地区男30侧、女26侧（$\bar{x} \pm s$，mm^2），S_1：男性为91.31±48.05，女性为81.17±26.32；S_2：男性为39.74±14.65，女性为48.53±14.83；S_3：男性为36.79±11.00，女性为46.75±15.73；S_4：男性为54.55±23.18，女性为46.40±17.64，性别差异均为$P > 0.05$，没有性别差异。

（3）骶后孔间距的测量（Measurements of Interdiameter of the Posterior Sacral Foramina） 对于中医针灸具有重要意义。

1）两侧骶后孔间距的测量（Measurements of bilateral-diameter of the posterior sacral foramina）：综合国人资料（男454例、女150例）（$\bar{x} \pm s$，mm），$S_1 \sim S_1$：男性为38.68±3.76，女性为38.86±2.45；$S_2 \sim S_2$：男性为31.72±3.54，女性为31.72±2.20；$S_3 \sim S_3$：男性为28.41±3.09，女性为28.47±1.84；$S_4 \sim S_4$：男性为27.10±3.73，女性为27.44±2.57；性别差异均为$P > 0.05$，说明两侧骶骨后孔间距没有性别差异，详见表5-217。

表5-217 两侧骶后孔间距的测量
Measurements of Bilateral-diameter of the Posterior Sacral Foramina

作者（年份）	地区	例数	测量数据（$\bar{x} \pm s$，mm）			
			$S_1 \sim S_1$	$S_2 \sim S_2$	$S_3 \sim S_3$	$S_4 \sim S_4$
张年甲（1957）	江西	203	41.0	33.0	29.0	27.5
欧受禄等（1985）*	广西	男104	38.07±3.77	31.72±4.08	28.21±3.88	25.95±2.65
叶铮等（1980）*	昆明	男350	38.86±3.74	31.72±3.37	28.47±2.81	27.44±3.93
		女150	38.86±2.45	31.72±2.20	28.47±1.84	27.44±2.57
合计（只含有性别项）		男454	38.68±3.76	31.72±3.54	28.41±3.09	27.10±3.73
		女150	38.86±2.45	31.72±2.20	28.47±1.84	27.44±2.57

*按原数据的标准误，由笔者计算出标准差。

2）骶后孔纵向间距的测量（Measurements of longitudinal-diameter of the posterior sacral foramina）：综合国人资料（男908侧、女300侧）（$\bar{x} \pm s$，mm），$S_1 \sim S_2$：男性为17.20±3.96，女性为16.65±2.60；$S_2 \sim S_3$：男性为14.82±3.83，女性为13.72±2.60；$S_3 \sim S_4$：男性为13.47±3.01，女性为12.88±1.90；性别差异t值分别为2.76、5.59、4.11；均为$P < 0.01$，男性极显著大于女性，详见表5-218。

表5-218 骶后孔纵向间距的测量
Measurements of longitudinal-diameter of the posterior sacral foramina

作者（年份）	地区	例数	测量数据（$\bar{x} \pm s$，mm）		
			$S_1 \sim S_2$	$S_2 \sim S_3$	$S_3 \sim S_4$
张年甲（1957）	江西	203 左	16.7	15.2	13.0
		右	16.2	15.0	13.5
欧受禄等（1985）*	广西	男208	16.18±3.75	14.00±3.17	11.94±3.60
叶铮等（1980）*	昆明	男700	17.50±3.97	15.06±3.97	13.92±2.65
		女300	16.65±2.60	13.72±2.60	12.88±1.90
合计（只含有性别项）		男908	17.20±3.96	14.82±3.83	13.47±3.01
		女300	16.65±2.60	13.72±2.60	12.88±1.90

*按原数据的标准误，由笔者计算出标准差。

（4）骶后孔至附近结构距离的测量（Measurements of the distance from posterior sacral foramina to nearby structures）：陈忠孝等（2008）为经骶后孔骶管阻滞进针提供数据，测量了温州地区尸体28具，结果见表5-219。

表5-219　骶骨后孔至附近结构距离的测量
Measurements of the Distance from Posterior Sacral Foramina to Nearby Structures

骶后孔	骶后孔中点-髂线距		骶后孔中点-骶角距（$\bar{x}\pm s$，mm）		骶后孔中点-嵴线距（$\bar{x}\pm s$，mm）	
	男15例	女13例	男15例	女13例	男15例	女13例
S_1	49.71±6.15	44.17±5.17	72.68±3.45	66.50±3.12	23.09±2.85	23.79±1.98
S_2	68.45±5.78	60.44±6.30	52.46±5.24	48.26±4.32	20.76±2.53	19.58±2.10
S_3	86.91±6.14	78.60±7.23	31.00±4.62	30.20±4.27	19.20±2.50	17.45±2.32
S_4	104.91±7.00	96.48±7.87	13.21±3.81	12.62±4.18	18.44±2.00	17.34±1.86

11.骶椎的测量（Measurements of the Sacral Vertebrae）　郭道静等（1986）测量了山西地区男123例、女84例骶骨标本，结果详见表5-220。

表5-220　骶椎的测量
Measurements of the Sacral Vertebrae

项　　目	性别	测量数据（$\bar{x}\pm s$，mm）				
		S_1	S_2	S_3	S_4	S_5
椎体高度	男	31.24±0.27	31.24±0.27	21.13±0.23	18.00±0.23	17.09±0.23
	女	30.29±0.37	25.70±0.35	20.53±0.46	18.18±0.29	16.41±0.17
弦高（横线中点-前弦垂直距）	性别	测量数据（$\bar{x}\pm s$，mm）				
		$S_{1,2}$	$S_{2,3}$	$S_{3,4}$	$S_{4,5}$	
	男	10.02±0.41	15.83±0.54	15.11±0.49	10.20±0.26	
	女	10.50±0.51	16.00±0.66	15.64±0.61	10.43±0.43	

五、胸骨的测量（Measurements of the Sternum）

胸骨的测量见图5-37。

1.胸骨全长（Total Length of Sternum）（M1）　用直脚规或测骨盘在正中矢状面上测得的胸骨柄颈静脉切迹最低点至胸骨体下缘中点的直线距离。注意此项不包括胸骨剑突。

2.胸骨柄长（Length of Sternal Manubrium）（M2）　用直脚规在正中矢状面上测得的胸骨柄颈静脉切迹最低点至胸骨柄下缘中点的直线距离。

3.胸骨体长（Length of Sternal Body）（M3）　用直脚规在正中矢状面上测得的胸骨体上、下缘中点的直线距离。胸骨柄长和胸骨体长的比例具有性别和种族差异。

4.胸骨柄最大宽（Maximum Breadth of Sternal Manubrium）（M4）　用直脚规测得的胸骨柄最大宽度，要与正中矢状面垂直。

5.胸骨柄最小宽（Minimum Breadth of Sternal Manubrium）　用直脚规测得的胸骨柄两下外侧第二肋切迹上缘间的直线距离。

6.胸骨体最大宽（Maximum Breadth of Sternal Body）（M5）　亦称胸骨体宽（breadth of sternal body），用直脚规测得的胸骨体两侧最突出点间的直线距离，要与正中矢状面垂直。

7.胸骨体最大厚（Maximum Thickness of Sternal Body）（M6）　用直脚规测得的胸骨体最大厚度。

8.胸骨柄最大厚（Maximum Thickness of Sternal Manubrium）　用直脚规或弯脚规测得的胸骨柄最大厚度。

9.胸骨角（Sternal Angle）　胸骨侧面观，可见胸骨柄长轴和胸骨体长轴之间有一向前突出的钝角。测量时，如果柄体已融合，可直接用量角器测量，如果未融合，最好用油泥使柄体联合面吻合严密，再行测量。

国人数据（Chinese data）如下

1.胸骨柄和胸骨体的测量（Measurements of the Manubrium and Body of Sternum）　综合国人资料（男90例、女73例）（$\bar{x}\pm s$，mm），胸骨柄长：男性为51.33±5.12，女性为47.78±5.90；胸骨柄最大宽：男性为67.80±6.53，女性为59.43±7.18；胸骨体长：男性为100.44±10.27，女性为88.59±10.23；胸骨体最大宽：男性为40.02±5.02，女性为35.00±5.89；性别差异t值分别为4.06、7.70、7.34、5.78；均为$P<0.01$，各项测量男性均极显著大于女性；这与男性身高大于女性是一致的，详见表5-221。

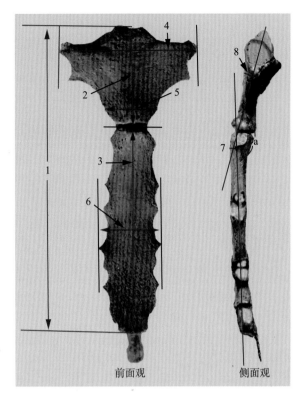

图5-37　胸骨的测量　Measurements of the sternum
1.胸骨全长；2.胸骨柄长；3.胸骨体长；4.胸骨柄最大宽；5.胸骨柄最小宽；6.胸骨体最大宽；7.胸骨体最大厚；8.胸骨柄最大厚；a.胸骨角

作者（年份）	地区	例数	测量数据（$\bar{x}\pm s$，mm）			
			胸骨柄长	胸骨柄最大宽	胸骨体长	胸骨体最大宽
韩连斗等（1965）	东北华北	男160	52.46	63.09	103.6	38.95
		女40	49.40	56.15	84.9	34.55
刘建国等（1996）	长春、通辽	男75	51.74±5.48	67.69±6.33	101.35±10.97	40.87±4.86
		女60	48.86±5.97	60.11±7.00	91.32±9.21	36.17±5.71
赵志远等（1988）	北方	男15	—	68.5±7.4	—	35.8±3.4
		女13	—	56.3±7.1	—	29.6±3.0
胡佩儒等（1987）	北方	男15	49.3±1.39	—	95.9±2.56	—
		女13	42.8±0.84	—	76.0±1.92	—
合计（只含有标准差项）		男90	51.33±5.12	67.80±6.53	100.44±10.27	40.02±5.02
		女73	47.78±5.90	59.43±7.18	88.59±10.23	35.00±5.89

表5-221　胸骨柄和胸骨体的测量　Measurements of the Manubrium and Body of Sternum

2.胸骨剑突和胸骨下角的测量（Measurements of the Xiphoid Process of Sternum and the Infrasternal Angle）　综合国人资料（男170例、女114例）（$\bar{x}\pm s$），胸骨剑突长（mm）：男性为50.68±3.88，女性为48.02±4.41；胸骨剑突宽（mm）：男性为21.21±1.89，女性为17.52±1.86；胸骨剑突厚（mm）：男性为4.13±0.49，女性为4.00±0.52；胸骨下角（°）：男性（143例）为61.45±0.11，女性（114例）为60.55±0.66；性别差异t值分别为5.74、17.39、2.27、14.40；除剑突厚$P<0.05$外，其余均为$P<0.01$，各

项测量男性均显著大于女性；这与男性身高大于女性是一致的，详见表5-222。

表5-222 胸骨剑突和胸骨下角的测量
Measurements of the Xiphoid Process of Sternum and the Infrasternal Angle

作者（年份）	地区	例数	测量数据（$\bar{x}\pm s$）			
			胸骨剑突长（mm）	胸骨剑突宽（mm）	胸骨剑突厚（mm）	胸骨下角（°）
郑秉学等（1994）	上海	男28	58.91±1.30	20.50±0.67	4.82±0.15	—
		女30	55.91±1.05	20.89±0.43	4.72±0.19	—
徐达传等（1985）	广东	男69	49.0±1.3	19.4±0.7	4.4±0.1	61.4±0.1
		女59	44.5±1.2	16.1±0.5	4.2±0.1	60.6＋±0.7
刘运泉等（1994）	广东	男73	49.1±1.3	23.2±0.7	3.6±0.1	61.5±0.1
		女55	47.5±1.1	17.2±0.5	3.4±0.1	60.5±0.6
合计		男170	50.68±3.88	21.21±1.89	4.13±0.49	61.45±0.11（143）
		女144	48.02±4.41	17.52±1.86	4.00±0.52	60.55±0.66（114）

3.胸骨厚度的测量（Measurements of the Thickness of Sternum） 掌握胸骨厚度对于临床进行胸骨髓穿刺术非常重要，孙文琢等（1994）测量东北地区30例成人标本，详见表5-223。

表5-223 胸骨厚度的测量
Measurements of the Thickness of Sternum

胸骨	部位	测量数据（$\bar{x}\pm s$，mm）			
		胸骨厚	前皮质厚	后皮质厚	骨髓腔厚
胸骨柄	上1/3中部	12.44±1.82	1.41±0.64	1.03±0.23	10.00±1.97
	中1/3中部	9.98±1.85	1.33±0.45	0.99±0.27	7.65±1.90
胸骨角	中部	12.23±2.23	2.01±1.33	1.73±0.93	8.49±2.21
胸骨体	上1/3中部	8.95±1.41	1.28±0.41	1.12±0.40	6.56±1.26
	中1/3中部	7.93±1.07	1.04±0.29	0.95±0.29	5.94±1.06
	下1/3中部	8.41±1.09	1.05±1.46	0.88±0.22	6.47±1.14

4.儿童胸骨全长的测量（Measurements of the Total Length of Sternum in Children） 刘建国（1993）对湖南吉首地区3～6岁儿童的胸骨全长进行了测量，各年龄均具有高度的性别差异（$P<0.01$），这与同年龄段的身高男性高于女性是一致的，详见表5-224。

表5-224 儿童胸骨全长的测量
Measurements of the Total Length of Sternum in Children

年龄（岁）	男例数	男胸骨全长（$\bar{x}\pm s$，mm）	女例数	女胸骨全长（$\bar{x}\pm s$，mm）	性别差异t值	性别差异P值
3	192	9.08±0.52	148	8.74±0.45	6.45	<0.01
4	145	9.59±0.53	129	9.14±0.55	6.88	<0.01
5	132	9.99±0.60	120	9.59±0.51	5.72	<0.01
6	171	10.37±0.62	122	9.98±0.61	3.98	<0.01

5.胸骨其他项的测量（Other Measurements of the Sternum） 胡佩儒等（1987）测量中国北方胸骨全长（$\bar{x}\pm s$，mm）：男性（15例）为143.4±3.5，女性（13例）为122.5±2.14。刘建国等（1996）测量了长

春、通辽骨标本男75例、女60例，胸骨全长：男性为153.10±12.64，女性为140.18±11.62；胸骨柄最大厚：男性为18.36±2.10，女性为16.93±2.66；胸骨体厚：男性为9.49±1.29，女性为8.80±1.40。常桂珍等（1994）测量了太原地区新生儿胸骨全长：男性（466例）为7.62±0.57，女性（402例）为7.41±0.51。韩连斗等（1965）测量了东北和华北骨骼男160例、女40例（$\bar{x}\pm s$，mm），胸骨柄上部厚度：男性为13.75，女性为12.15；胸骨柄中部厚度：男性为10.06，女性为9.82；胸骨柄下部厚度：男性为12.90，女性为11.80；胸骨体上部厚度：男性为13.43，女性为12.03；胸骨体中部厚度：男性为8.78，女性为8.05；胸骨体下部厚度：男性为9.91、女性为9.15。

六、肋骨的测量（Measurements of the Rib）

肋骨的测量见图5-38。

1.最大宽（Maximum Breadth of Rib）（M1） 用直脚规测得的肋骨体上下缘最宽处直线距离。第1肋则于体内外侧缘最大直线距离。如胸骨端最宽，则不计入。

2.肋骨厚（Thickness of Rib）（M2） 用直脚规测得的肋骨体中部最厚处的直线距离。

3.肋骨弧（arc of the rib）（M3） 亦称肋骨弓长（length of costal arc），用米格纸或卷尺沿肋骨外面自肋骨头最高点测得的至胸骨端最前点间的弧度距离。

4.肋骨弦（Chord of Rib）（M4） 亦称肋骨前后径（antero-posterior diameter of rib）或肋骨直线长，用直脚规测得的肋骨头最高点至胸骨端最前下点的直线距离。

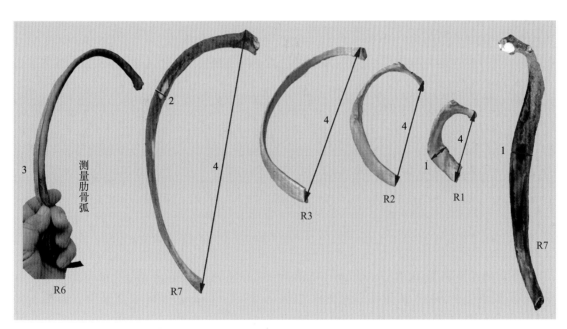

图5-38 肋骨的测量（右侧） Measurements of the Rib（right）
1.肋骨最大宽；2.肋骨厚；3.肋骨弧；4.肋骨弦

国人数据（Chinese data）如下

1.肋骨弧和弦的测量（Measurements of the Arc and Chord of Ribs） 魏林玉等（1981）测量了东北地区成年20副肋骨，结果显示肋骨弧和肋骨弦长由上向下逐渐加长，至第8肋骨达到最长，然后再逐渐缩短。详见表5-225。

表5-225 肋骨的测量（cm） Measurements of the Arc and Chord of Ribs（cm）												
项目	R_1	R_2	R_3	R_4	R_5	R_6	R_7	R_8	R_9	R_{10}	R_{11}	R_{12}
肋骨弧	14.0	21.0	26.2	28.2	26.9	27.7	28.1	29.8	28.7	26.6	19.9	14.4
肋骨弦	8.1	12.5	15.8	17.2	17.3	17.3	20.2	20.0	20.0	19.5	18.0	12.8

2.肋骨肋横突结合区相关的测量（Measurements of the Ribs Related with the Rib Costo-transverse Unit）肋横突结合区是临床所指胸椎横突、肋横突关节、肋骨头、肋头关节及椎弓根所围成的区域。胡哲等（2014）通过肋横突结合区的三维重建测量法（MSCT）测量了包头地区男性成年30例肋骨颈部的宽与厚及其整体宽厚、肋结节至肋头的距离和肋结节关节面至肋头的距离，结果显示肋颈和肋结节整体宽度均数由上向下逐渐加宽加厚，基本也是到第八肋骨最厚，然后再逐渐缩小，至R_{11}又加大。详见表5-226。

表5-226 肋横突结合区肋骨的测量（$\bar{x}\pm s$，mm）Measurements of the Ribs Related with the Rib Costo-transverse Unit（$\bar{x}\pm s$，mm）						
肋骨	肋颈宽	肋颈厚	肋结节整体宽	肋结节整体厚	肋结节-肋头距	肋结节关节面-肋头距
R_1	7.46±1.31	5.76±1.16	15.02±3.34	8.88±3.01	16.63±4.56	16.37±4.15
R_2	6.35±0.86	6.93±0.63	11.05±2.04	10.10±1.15	23.49±5.67	18.71±4.34
R_3	5.76±1.44	9.39±2.20	9.50±1.55	11.76±2.23	18.44±6.30	16.68±3.14
R_4	5.60±0.75	9.97±2.52	9.70±0.91	11.31±1.25	19.83±5.82	16.69±2.66
R_5	6.01±0.85	11.24±1.53	10.07±1.63	11.41±2.21	22.73±4.78	18.28±2.52
R_6	5.88±0.43	11.25±1.12	9.64±1.04	12.51±1.21	23.25±5.58	18.90±3.36
R_7	5.96±0.94	11.87±1.31	10.05±1.17	12.96±1.28	20.76±5.50	18.24±2.95
R_8	6.14±1.01	12.15±1.52	10.38±1.17	12.87±1.59	22.11±7.56	18.97±2.63
R_9	5.87±0.63	11.05±2.24	9.50±1.05	11.88±0.97	20.03±6.05	18.10±3.03
R_{10}	6.09±0.73	10.49±2.56	9.38±1.22	11.87±1.56	17.74±5.96	18.50±3.42
R_{11}	7.88±3.33	11.55±0.71	10.86±1.65	12.99±1.23	24.38±6.29	—
R_{12}	7.73±1.62	11.15±0.29	9.06±2.77	12.41±0.17	11.13±1.73	—

3.肋软骨的测量（Measurements of the Cartilage of Ribs） 唐耘熳等（2001）测量了成都地区儿童尸体29具的肋软骨长度（cm）：R_1为2.8，R_2为3.0，R_3为3.4，R_4为4.1，R_5为4.9，R_6为6.5，R_7为8.4，R_8为10.8。

4.第12肋末端至中线和棘突距的测量（Measurements of the Distance from Tip of Last Rib to Nearby Structures） 郑和平等（1998）测量了安徽地区53例肋骨（$\bar{x}\pm s$，cm）：R_{12}末端至中线距为7.34±1.62，R_{12}末端至T_{12}棘突距为15.19±1.70。

七、体骨指数及其分类（Indices of the Bones of Trunk & Their Classification）

（一）躯干骨指数（Indices of Bones of Trunk）

1.寰椎椎体指数（Index of Vertebral Body of Atlas） 寰椎椎体指数=（寰椎矢径/寰椎全宽）×100。

2.寰椎椎孔指数（Index of Vertebral Foramen of Atlas） 寰椎椎孔指数=（寰椎椎孔矢径/寰椎椎孔横径）×100。

3.寰椎椎弓指数（Index of Vertebral Arch） 寰椎椎弓指数=（寰椎后弓最大高/寰椎前弓最大高）×100。

4.寰椎高宽指数（Index of Maximum Height and Length） 寰椎高宽指数=（寰椎最大高/全宽）×100。

5.寰椎上关节凹指数（Index of Superior Articular Facet） 寰椎上关节凹指数=（上关节凹前距/上关节

凹后距）×100。

6.枢椎椎体指数（Index of Vertebral Body of Axis） 枢椎椎体指数＝（枢椎矢径/枢椎全宽）×100。

7.枢椎椎孔指数（Index of Vertebral Foramen of Axis） 枢椎椎孔指数＝（枢椎椎孔矢径/枢椎椎孔横径）×100。

8.枢椎椎体高指数（Index of Axial Height） 枢椎椎体高指数＝（枢椎椎体高/椎体最大高）×100。

9.椎体垂直指数（Vertical Index of Vertebral Body） 椎体垂直指数＝（椎体后高/椎体前高）×100。

10.肯宁汉指数（Cunningham's Index） 肯宁汉指数＝（全部腰椎后高之和/全部腰椎前高之和）×100。

11.椎体横径矢径指数（Transverso-Sagittal Index of Vertebral Body） 椎体横径矢径指数＝（椎体中部矢径/椎体中部横径）×100。

12.椎孔横径矢径指数（Transverso-Sagittal Index of Vertebral Foramen） 亦称椎孔指数，椎孔横径矢径指数＝（椎孔矢径/椎孔横径）×100。

国人数据（Chinese data）如下

1.寰椎和枢椎指数的测量（Measurements of the Indices of Atlas and Axis） 综合国人资料（$\bar{x}\pm s$）；寰椎椎体指数：男性（114例）为59.26±4.80，女性（78例）为59.88±3.96；寰椎椎孔指数：男性（46例）为92.78±7.29，女性（39例）为93.58±7.12。枢椎椎体指数：男性（144例）为87.26±6.51，女性（92例）为87.27±6.58；枢椎椎孔指数：男性（144例）为77.25±12.40，女性（92例）为75.68±10.24；性别差异t值分别为0.98、0.51、0.01、1.06；均为$P>0.05$，说明没有性别差异；详见表5-227。

表5-227 寰椎和枢椎指数的测量 Measurements of the Indices of Atlas and Axis

作者（年份）	地区	例数	指数（$\bar{x}\pm s$）			
			寰椎椎体指数	寰椎椎孔指数	枢椎椎体指数	枢椎椎孔指数
廖庆平等（1982）*	长春、通辽	114	57.67±2.88	107.67±8.12	87.66±5.13	88.93±7.69
陈鸿儒等（1982）	东北	男98	—	—	—	71.3
		女4	—	—	—	68.1
蒋振芳等（1996）	通辽	男23	—	—	86.60±5.53	68.24±7.50
		女17	—	—	86.51±4.77	69.03±6.60
	长春	男53	—	—	87.65±4.86	67.78±7.14
		女36	—	—	89.45±5.62	68.47±5.20
任光金（1986）	青岛	男46	58.72±4.27	92.78±7.29	—	—
		女39	59.53±3.95	93.58±7.12	—	—
柏蕙英等（1980）	苏州	男52	—	68.4		75.6
		女55	—	69.4		71.7
焦甘泽等（1985）	广西	男105	—	—	—	69.33
Woo（吴汝康）（1941）	昆明	男68	59.63±5.09	—	87.17±7.79	87.68±7.14
		女39	60.22±3.94	—	85.60±7.45	85.23±6.72
合计（只含有性别标准差项）		男	59.26±4.80（114）	92.78±7.29（46）	87.26±6.51（144）	77.25±12.40（144）
		女	59.88±3.96（78）	93.58±7.12（39）	87.27±6.58（92）	75.68±10.24（92）

*按原数据的标准误，由笔者计算出标准差。

2.颈椎椎孔指数的测量（Measurements of the Indices of Cervical Vertebral Foramina） 综合国人资料（男108例、女123例），C_3：男性为59.73，女性为60.54；C_4：男性为57.82，女性为56.24；C_5：男性为55.32，女性为54.23；C_6：男性为54.43，女性为53.66；C_7：男性为59.22，女性为56.67；虽无标准差计算

性别差异 t 值，应该说没有性别差异；详见表5-228。

表5-228 颈椎椎孔指数的测量
Measurements of the Indices of Cervical Vertebral Foramina

作者（年份）	地区	例数	C_3	C_4	C_5	C_6	C_7
王成旭等（2009）	北方	男56	60.5	59.6	57.2	55.2	58.5
		女68	62.2	57.4	55.5	54.6	57.3
裴守明等（1999）	华北	100	58.51	55.98	55.42	56.82	55.80
柏慧英等（1983）	苏州	男52	58.9	55.7	53.3	53.6	60.0
		女55	58.5	54.8	53.1	52.5	55.9
合计		男108	59.73	57.82	55.32	54.43	59.22
		女123	60.54	56.24	54.23	53.66	56.67

3.颈椎骨其他指数的测量（Other Measurements of the Indices of Cervical Vertebrae） Woo（吴汝康）（1941）测量了昆明地区男68例，女39例（$\bar{x}\pm s$），寰椎椎弓指数：男性为85.11±14.28，女性为90.13±14.28；寰椎高宽指数：男性为51.30±5.00，女性为48.43±4.00；寰椎上关节凹指数：男性为47.34±8.31，女性为43.98±7.35；枢椎椎体高指数：男性为54.41±3.21，女性为53.00±3.18。

4.胸椎椎孔指数的测量（Measurements of the Indices of Thoracic Vertebral Foramina） 综合国人资料（男316例、女123例），胸椎椎孔指数，T_1：男性为70.09，女性为70.65；T_2：男性为82.89，女性为85.30；T_3：男性为89.97，女性为92.89；T_4：男性为93.72，女性为96.18；T_5：男性为94.42，女性为96.18；T_6：男性为95.01，女性为96.55；T_7：男性为94.15，女性为95.37；T_8：男性为92.68，女性为94.25；T_9：男性为91.09，女性为92.43；T_{10}：男性为90.63，女性为90.82；T_{11}：男性为87.51，女性为93.24；T_{12}：男性为81.14，女性为83.21；由于没有标准差，不能进行性别差异计算，从结果可以看出，从上向下，椎孔指数逐渐加大，至T_6又逐渐缩小，也就是说，胸椎椎孔由上向下，逐渐由横径大的椭圆形过渡到横径变小的类似圆形，然后又逐渐加大横径；详见表5-229。

表5-229 胸椎椎孔指数的测量
Measurements of the Indices of Thoracic Vertebral Foramina

作者（年份）	地区	例数	T_1	T_2	T_3	T_4	T_5	T_6	T_7	T_8	T_9	T_{10}	T_{11}	T_{12}
王成旭等（2009）	北方	男56	73.8	87.0	95.4	101.0	98.2	100.1	99.3	97.4	93.5	91.8	89.5	82.0
		女68	71.1	84.0	90.0	97.9	96.9	99.5	97.2	95.5	92.7	91.0	97.0	82.0
朱发亮等（1995）	西北	男100	69.97	82.79	89.99	93.99	94.64	95.94	94.99	93.44	93.08	93.09	89.11	82.83
裴守明等（1999）	华北	100	69.16	73.90	87.73	90.04	88.559	90.04	87.06	85.82	83.73	85.53	84.04	76.841
柏慧英等（1983）	苏州	男52	71.0	86.4	92.5	94.2	96.7	96.1	95.5	94.9	91.7	91.8	88.5	82.7
		女55	70.1	83.2	89.8	94.0	95.3	92.9	93.1	92.7	92.1	90.6	88.6	84.7
焦甘泽等（1985）	广西	男108	67.83	79.17	85.92	89.45	91.16	90.98	90.04	88.48	87.71	87.18	84.52	78.40
合计（不含无性别项）		男316	70.09	82.89	89.97	93.72	94.42	95.01	94.15	92.68	91.09	90.63	87.51	81.14
		女123	70.65	85.30	92.89	96.16	96.18	96.55	95.37	94.25	92.43	90.82	93.24	83.21

5.腰椎椎孔指数的测量（Measurements of the Indices of Lumbar Vertebral Foramina） 综合国人资料（男366例、女220例），腰椎椎孔指数，L_1：男性为76.14，女性为80.24；L_2：男性为71.56，女性为75.76；L_3：男性为67.22，女性为70.44；L_4：男性为66.11，女性为68.53；L_5：男性为91.90，女性为63.69；性别差异按孙文琢等资料计算，t 值分别为1.48、1.46、0.66、1.69、1.41；均为 $P > 0.05$，说明全部没有性别差异；

从结果可以看出，从上向下，椎孔指数逐渐减少，也就是说，腰椎椎孔由上向下，逐渐由横径小的椭圆形过渡到横径大的椭圆形；详见表5-230。

表5-230　腰椎椎孔指数的测量
Measurements of the Indices of Lumbar Vertebral Foramina

作者（年份）	地区	例数	指数（$\bar{x}\pm s$）				
			L$_1$	L$_2$	L$_3$	L$_4$	L$_5$
柏蕙英等（1980）	苏州	男52	78.5	74.5	70.1	69.1	63.7
		女55	81.6	77.1	69.2	68.2	62.2
姚世康等（1980）	南京	男136	76.7	71.7	67.0	66.7	62.2
		女84	80.1	75.2	70.5	67.0	62.0
孙文琢等（1989）	成都	男70	77.56±7.53	73.69±7.01	70.20±7.76	68.03±8.67	64.38±9.56
		女81	79.45±8.09	75.44±7.72	71.21±10.95	70.34±7.98	66.43±8.05
焦甘泽等（1985）	广西	男108	73.40	68.58	64.19	62.68	59.05
合计		男366	76.14	71.56	67.22	66.11	61.90
		女220	80.24	75.76	70.44	68.53	63.68

6.腰椎其他指数的测量（Other Measurements of the Indices of Lumbar Vertebrae）　应福其等（1986）测量大连X线片的腰椎宽度和椎弓根指数，结果显示不论男女，均越向下位腰椎指数越大；孙文琢等（1989）测量成都地区腰椎椎体垂直指数和椎体横矢径指数，结果显示不论男女，均越向下位腰椎指数越小；详见表5-231

表5-231　腰椎其他指数的测量
Other Measurements of the Indices of Lumbar Vertebrae

作者（年份）和地区	例数	项目	指数（$\bar{x}\pm s$）				
			L$_1$	L$_2$	L$_3$	L$_4$	L$_5$
应福其等（1986）大连（X线片）	男60	腰管宽度和椎弓根指数	161.5±30.1	176.1±31.0	200.5±32.0	213.8±33.0	233.5±34.8
	女50		133.4±22.6	148.9±25.7	171.7±25.7	187.2±25.9	207.6±26.2
孙文琢等（1989）成都	男70	椎体垂直指数	112.00±8.68	106.44±8.12	100.10±8.16	93.68±8.62	81.60±7.88
	女81		109.21±9.26	104.60±13.2	100.64±7.58	92.83±8.11	85.04±9.17
	男70	椎体横矢径指数	75.79±5.50	75.87±5.54	74.45±4.92	71.83±4.46	68.64±5.89
	女81		75.05±4.86	75.11±7.22	75.11±6.13	72.80±7.07	68.43±7.34

（二）骶骨指数（Indices of Sacrum）

1.骶骨长宽指数（Length-Breadth Index of Sacrum）　骶骨长宽指数=（骶骨最大宽/骶骨前弦）×100。

骶骨长宽指数分型	指数分级
狭骶型（dolichohieric type）	$X \sim 99.9$
中骶型（subplatyhieric type）	$100.0 \sim 105.9$
宽骶型（platyhieric type）	$106.0 \sim X$

2.骶骨纵弯曲指数（Longitudinal Curvature Index of Sacrum） 骶骨纵弯曲指数＝（骶骨前弦/骶骨弧）×100。

3.骶骨弦弧高指数（Chord-Arc Height Index of Sacrum） 骶骨弦弧高指数＝（骶骨弧高/骶骨前弦）×100。

4.骶骨弧高位置指数（Height Index of Sacral Arc） 骶骨弧高位置指数＝（骶骨弧高/骶骨前弦）×100。

5.骶骨上横弯曲指数（Upper Transverse Curvature Index of Sacrum） 骶骨上横弯曲指数＝（骶骨最大宽/骶骨上部弧）×100。

6.骶骨中横弯曲指数（Middle Transverse Curvature Index of Sacrum） 骶骨中横弯曲指数＝（骶骨中部宽/骶骨中部弧）×100。

7.骶骨弧耳状面指数（Auriculao-Anterior Index of Sacrum） 骶骨弧耳状面指数＝（耳状面长/骶骨弧）×100。

8.骶骨耳状面长宽指数（Length-Breadth Index of the Auricular Surface of Sacrum） 骶骨耳状面长宽指数＝（耳状面宽/耳状面长）×100。

9.骶管指数（Index of the Sacral Canal） 骶管指数＝（骶管上口矢径/骶管上口横径）×100。

10.骶骨底指数（Index of the Sacral Base） 骶骨底指数＝（骶骨底正中矢径/骶骨底横径）×100。

11.骶骨底宽指数（Index of the Sacral Base） 骶骨底宽指数＝（骶骨底宽/骶骨最大宽）×100。

国人数据（Chinese data）如下

1.骶骨指数的测量（Measurements of the Indices of Sacrum） 李瑜如等（1960）测量了河南地区男性1296例和女性38例成年骶骨（$\bar{x}\pm s$），骶骨指数：男性为104.01±9.00，女性为112.1±10.78；骶骨曲度指数：男性为108.3±4.97，女性为108.1±5.03；骶骨曲差指数：男性为7.8±4.33，女性为7.6±4.85；骶骨指数女性极显著大于男性（t值4.58，$P<0.01$），其余指数均无性别差异。任光金（1982）测量骶骨底宽指数（骶骨底宽/骶骨最大宽）（$\bar{x}\pm s$）：男性（63例）为43.78±2.91，女性（54例）为36.15±1.94，具有性别差异（$P<0.01$），这是因为女性的骶骨底宽显著小于男性，相反女性的骶骨最大宽相较男性为大。郭道静等（1986）测量了男123例、女84例（$\bar{x}\pm s$）：骶骨上宽指数1.06±0.81，骶骨下宽指数1.10±0.84。

2.骶骨三项指数的测量（Measurements of the Three Indices of Sacrum） 综合国人资料（男1620例、女238例）（$\bar{x}\pm s$），骶宽指数：男性为74.35±5.01，女性为76.43±4.37；骶骨底宽指数：男性为62.17±6.20，女性为61.84±6.69；骶骨纵弯曲指数：男性（324例）为90.53±4.50，女性（200例）为92.44±3.68；性别差异t值分别为6.72、0.72、5.29；除骶宽底指数外骶宽指数和骶纵弯曲指数均为$P<0.01$，女性极显著大于男性，而骶宽底指数没有性别差异（$P>0.05$）；详见表5-232。

作者（年份）	地区	例数	骶宽指数（$\bar{x}\pm s$）	骶宽底指数（$\bar{x}\pm s$）	骶纵弯曲指数（$\bar{x}\pm s$）
李瑜如等（1960）	河南	男1296	74.1±5.02	62.32±6.17	—
		女38	74.6±5.22	61.78±7.60	—
佘永华（1982）*	四川南充	男324	75.35±4.86	61.55±6.30	90.53±4.50
		女200	76.78±4.10	61.85±6.50	92.44±3.68
合计		男1620	74.35±5.01	62.17±6.20	90.53±4.50（324）
		女238	76.43±4.37	61.84±6.69	92.44±3.68（200）

表5-232 骶骨三项指数的测量 Measurements of the Three Indices of Sacrum

*按原数据的标准误，由笔者计算出标准差。

3.骶骨长宽指数及其分型的测量（Measurements of the Length-Breadth Index of Sacrum & It's Type） 综合国人资料（$\bar{x}\pm s$），骶骨长宽指数：男性（364例）为104.26±12.27，女性（216例）为109.26±12.30，性别差异t值4.74，$P<0.01$；具有非常显著的差异，女性大于男性，说明女性的骶骨前弦相对较小。男女

性指数分型性别差异$X^2=20.721$，$P=0.000$，说明骶骨长宽指数分型构成比具有极显著的性别差异；女性的宽骶型远较男性多，这都是适应女性分娩的特征所致。详见表5-233。

表5-233　骶骨长宽指数及其分型的测量
Measurements of the Length-Breadth Index of Sacrum & It's Type

作者（年份）	地区	例数	骶骨长宽指数（$\bar{x}\pm s$）	狭骶型（$X\sim99.9$）	中骶型（$100.0\sim105.9$）	宽骶型（$106.0\sim X$）
张万仁等* （1982）	长春、通辽	男89	93.45±8.96	78.6（70）	12.4（11）	9.0（8）
		女40	99.34±11.12	55.0（22）	12.5（5）	32.5（13）
佘永华* （1982）	四川南充	男275	107.74±11.11	24.4（67）	25.4（70）	50.2（138）
		女176	111.52±11.41	14.2（25）	21.6（38）	64.2（113）
合计（$x\pm Sp$）		男364	104.26±12.27	37.64±2.54（137）	22.25±2.18（81）	40.11±2.57（146）
		女216	109.26±12.30	21.76±2.81（47）	19.91±2.72（43）	58.33±3.35（126）

*按原数据的标准误，由笔者计算出标准差。

（三）胸骨的指数（Indices of Sternum）

1.胸骨柄指数（Manubrial Index）　胸骨柄指数＝（胸骨柄长/胸骨全长）×100。

2.胸骨柄长宽指数（Length-Breadth Index of Sternal Manubrium）　胸骨柄长宽指数＝（胸骨柄宽/胸骨柄长）×100。

3.胸骨指数（Sternal Index）　胸骨指数＝（胸骨体宽/胸骨全长）×100。

4.胸骨体长宽指数（Length-Breadth Index of Sternal Body）　胸骨体长宽指数＝（胸骨体宽/胸骨体长）×100。

5.胸骨体宽厚指数（Breadth-Thickness Index of Sternal Body）　胸骨体宽厚指数＝（胸骨体厚/胸骨体宽）×100。

6.胸骨柄宽厚指数（Breadth-Thickness Index of Sternal Manubrium）　胸骨宽厚指数＝（胸骨柄厚/胸骨柄最小宽）×100。

7.胸骨体柄长指数（Length Index of Sternal Manubrium and Body）　胸骨体柄长指数＝（胸骨柄长/胸骨体长）×100。

国人数据（Chinese data）如下

1.胸骨的指数的测量（Measurements of the Indices of Sternum）　包括胸骨体长宽指数、胸骨宽厚指数、胸骨指数和胸骨柄指数，按刘建国等资料计算t值分别为0.92、0.21、1.71、1.68；均为$P>0.05$，没有性别差异；详见表5-234。

表5-234　胸骨的指数的测量　Measurements of the Indices of Sternum

作者（年份）	地区	例数	胸骨体长宽指数	胸骨宽厚指数	胸骨指数	胸骨柄指数
韩连斗等（1965）	东北、华北	男160	37.48	—	—	—
		女40	41.00	—	—	—
刘建国等（1996）	长春、通辽	男75	40.75±6.37	39.35±8.87	26.82±3.46	33.88±3.52
		女60	39.77±5.99	39.04±8.18	25.80±3.42	34.87±3.32

2.胸骨其他指数的测量（Other Measurements of the Indices of Sternum） 韩连斗等（1965）测量了东北和华北地区男160例、女40例，柄长宽指数：男性为103.37，女性为99.58；胸骨体宽厚指数：男性为48.20，女性为48.18；胸骨体柄长指数：男性为50.89，女性为59.45。

3.身长胸骨长指数的测量（Measurements of the Index of Stature-Sternum） 刘建国（1993）测量了湖南吉首地区3～6岁年龄段（男132～192例，女120～148例）（$\bar{x}\pm s$），3岁：男性为9.60±0.46，女性为9.29±0.45；4岁：男性为9.41±0.41，女性为9.04±0.38；5岁：男性为9.28±0.47，女性为8.99±0.38；6岁：男性为9.17±0.46，女性为8.87±0.46。

（四）肋骨曲度指数（Curvature Index of Rib）

肋骨曲度指数＝（肋骨弦/肋骨弧）×100。
目前尚未见到有关肋骨的指数资料。

第五节　上肢骨的测量及指数
Measurements & Indices of the Bones of Upper Limb

一、锁骨的测量（Measurements of the Clavicle）

锁骨的测量见图5-39。

1.锁骨最大长（Maximum Length of Clavicle）（M1） 用直脚规或测骨盘测得的锁骨两端最大直线距离。用测骨盘测量时，首先要将锁骨向后的两个突出点置于测骨盘的底板上，此线也称为基底线（base line），胸骨端触及测骨盘的侧板，活动板触及肩峰端，二者间的直线距离，即为最大值。

2.锁骨体曲度矢高Ⅰ（Sagittal Height I of the Curve of Clavical Shaft）（M2a） 又称为锁骨干曲度高Ⅰ，同上述方法将锁骨两端后突出点置于测骨盘底板上，活动板测量锁骨体前缘最突出点至侧壁的直线距离即此高度。

3.锁骨体曲度矢高Ⅱ（Sagittal Height Ⅱ of the Curve of Clavical Shaft） 又称为锁骨干曲度高Ⅱ，将锁骨两端后突出点置于测骨盘上，用直脚规测量锁骨体前后缘间距离，注意要与侧壁垂直。

4.锁骨肩峰端曲度高（Height of the Curve of the Acromion End of Clavicle） 又称为肩峰端最大垂直径（maximum perpendicular diameter of acromial end），将锁骨两端后突出点置于测骨盘底板上，活动板测量锁骨肩峰段最突出点至侧壁的垂直距离。

5.锁骨体弦长（Length of the Chord of Clavical Shaft） 又称为锁骨干弦长，用直脚规测得的锁骨体前弧两端的直线距离。

6.锁骨体中部高（Height of Clavicle at Midshaft）（M4） 又称为锁骨干中部高，用直脚规或游标卡尺测得的锁骨体中点处的上下直线距离。

7.锁骨体中部矢径（Sagittal Diameter of Clavicle at Midshaft） 又称为锁骨干中部矢径，用直脚规或游标卡尺测得的锁骨体中点处的前后直线距离，注意此线并不与基底线垂直。

8.锁骨体最小宽（Minimum Breadth of Clavicle）（M5） 又称为锁骨干最小宽，用直脚规或游标卡尺测得的锁骨体前后面之间的最小直线距离。注意此线并不一定在锁骨的中部，要根据具体锁骨而定。

9.锁骨体中部周长（Circumference of Clavicle at Midshaft）（M6） 又称为锁骨干中部周长，用米格纸或卷尺测得的锁骨体中点处的周长。

10.肩峰端最大宽（Maximum Breadth of Acromial End） 用直脚规测得的锁骨肩峰端的前后直线距离。注意此线要与肩峰端中轴垂直。

11.胸骨端最大宽（Maximum Breadth of Sternal End） 用直脚规测得的锁骨胸骨端的前后直线距离。注意此线要与胸骨端中轴垂直。

12.肩峰端最小深（Minimum Depth of Acromial End） 用弯脚规测得的锁骨肩峰端的上下直线距离。

13.胸骨端最大深（Maximum Depth of Sternal End） 用弯脚规测得的锁骨胸骨端的上下直线距离。

14.锥状结节处深（Depth at the Level of Conoid Tubercle） 用弯脚规测得的锁骨锥状结节处的上下直线距离。

15.锁骨全弧长（Total Arc of Clavicle） 传统方法比较费时，采用简易描骨器沿锁骨前侧、外侧、后侧和内侧缘描画出锁骨轮廓图于白纸上，然后按前后缘的中线绘出，再进行测量。笔者采用米格纸沿锁骨四缘测出总长，再除以2，即可得此全弧长（即图5-39中的虚线x点至z点的全长）。

16.外侧弧长（Lateral Arc of Clavicle） 用上述轮廓图，将x点和z点连一直线成为锁骨全弦，此线与弧线的交叉点为y，外侧的弧长即外侧弧长（即图5-39中的y-z虚线长）。

17.内侧弧长（Medial Arc of Clavicle） 同16，内侧的弧长即内侧弧长（即图5-39中的x-y虚线长）。

18.锁骨全弦（Total Chord of Clavicle） 用16所述轮廓图，将x点和z点连一直线，此线的长度即为锁骨全弦。

19.外侧弦长（Lateral Chord of Clavicle） 同16，外侧的弦长即y-z长（即图5-39中的y-z直线长）。

20.内侧弦长（Medial Chord of Clavicle） 同16，内侧的弦长即x-y长（即图5-39中的x-y直线长）。

21.锁骨外侧角（Lateral Angle of Clavicle） 在16所述轮廓图上用透明量角器测量此角，也可用测量三角三个边长用电脑计算的方法（丁士海，1983）。

22.锁骨内侧角（Medial Angle of Clavicle） 在16所述轮廓图上用透明量角器测量此角，也可用测量三角三个边 长用计算机计算的方法（丁士海，1983）。

23.锁骨弦倾角（Inclination Angle of the Total Chord of Clavicle） 在16所述轮廓图上用透明量角器测量此角。

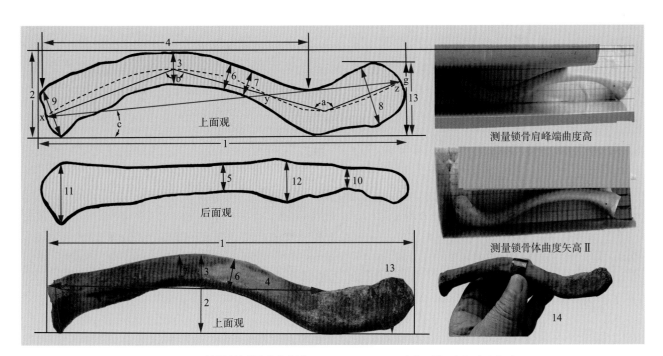

图5-39 锁骨的测量（右侧） Measurements of the Clavicle（right）

1.锁骨最大长；2.锁骨体曲度矢高Ⅰ；3.锁骨体曲度矢高Ⅱ；4.锁骨体弦长；5.锁骨体中部高；6.锁骨体中部矢径；7.锁骨体最小宽；8.肩峰端最大宽；9.胸骨端最大宽；10.锁骨肩峰端曲度高；11.胸骨端最大深；12.锥状结节处深；13.锁骨体中部周长；a.锁骨外侧角；b.锁骨内侧角；c.锁骨弦倾角；14.测量锁骨体中部周长

国人数据（Chinese data）如下

1. 锁骨最大长的测量（Measurement of the Maximum Length of Clavicle） 综合国人资料（$\bar{x}\pm s$，mm），锁骨最大长：男性（1500例）为147.83±9.76、女性（618例）为135.48±9.06，性别差异t值27.87，$P<0.01$；男性极显著大于女性。侧别差异：男性$t=4.65$、女性$t=1.51$，P：男性<0.01、女性>0.05，说明男性具有侧别差异，左侧极显著大于右侧，这与上肢肱骨和前臂骨的长度相反，可能与右利手的人比例大有关，而锁骨的长度是左侧长于右侧，这是否也与右利手者多有关，值得商榷，但女性无侧别差异；详见表5-235。

表5-235 锁骨最大长的测量 Measurement of the Maximum Length of Clavicle

作者（年份）	地区	男性		女性	
		例数	锁骨最大长（$\bar{x}\pm s$，mm）	例数	锁骨最大长（$\bar{x}\pm s$，mm）
石世庆等（1960）*	东北	216	145.90±9.70	84	133.26±3.85
席焕久等（1986）*	长春	108	144.1±15.07	108	135.6±12.36
刘学景（1986）	长春、通辽	128	149.14	72	140.77
张黎明等（1994）*	长春、通辽	104	150.73±7.96	100	134.95±9.30
张钰等（1982）	张家口	合100	144.45±7.81		
郭志坤等（1982）	青岛	合400	143.2±11.4		
Woo（吴定良）（1938）	南京	72	146.8	36	134.7
	河南	24	147.8	16	138.5
张继宗等（1994）	九省**	241左	151.98±8.66	38左	135.67±7.88
		241右	148.25±8.10	38右	132.91±7.06
徐兴军等（1986）*	成都	100	149.29±9.60	150	135.77±9.80
张钊等（1986）	陕西	63	143.80	44	128.51
杨玉田（1989）*	西安	50左	145.8±4.95	50左	138.6±6.29
		50右	143.8±5.59	50右	137.8±6.65
陈洪等（2008）	湖北、宜春	75左	147.71±12.21	—	—
		75右	146.21±12.29	—	—
彭书琳等（1983）*	华南	140	145.65±6.86	—	—
丁细藩等（1989）	华南	50左	149.1±8.56	—	—
		50右	146.9±8.11	—	—
合计（只含有性别标准差项）		男416左	150.12±9.35	女88左	137.33±7.17
		右	147.18±8.89	右	135.69±7.25
		男1500	147.83±9.76	女618	135.48±9.06

*按原数据的标准误，由笔者计算出标准差。

**九省：江西、山东、云南、贵州、广西、安徽、河北、青海和吉林。

2. 锁骨的测量（Measurements of the Clavicle） 综合国人资料（$\bar{x}\pm s$，mm），锁骨体中部周长：男性（678例）为36.84±4.54，女性（442例）为32.56±4.64；锁骨中部矢径：男性（678例）10.71±1.75，女性（442例）9.39±1.60；锁骨体最小宽：男性（462例）为11.71±1.73，女性（358例）为9.87±1.71；锁骨曲度矢高：男性（462例）为30.75±4.32，女性（358例）为27.71±4.00；性别差异t值分别为15.22、13.00、15.20、10.42；均为$P<0.01$，各项男性均极显著大于女性。按陈洪资料计算，男性均无侧别差异（$P>0.05$）；详见表5-236。

表5-236 锁骨的测量 Measurements of the Clavicle

作者（年份）	地区	例数	测量数据（$\bar{x} \pm s$, mm）			
			体中部周长	锁骨中部矢径	锁骨最小宽	体曲度矢高
石世庆等（1960）*	东北	男216	36.93±3.53	10.65±1.32	—	—
		女84	31.55±2.57	9.43±1.19	—	—
席焕久等（1986）*	长春	男108	35.4±5.61	9.2±1.77	10.3±1.97	30.3±5.71
		女108	31.8±4.99	8.4±1.66	9.2±1.87	27.4±4.36
刘学景（1986）	长春、通辽	男128	38.11	12.05	11.7	31.19
		女72	34.24	10.22	11.07	28.17
张黎明等（1994）*	长春、通辽	男104	39.13±4.49	12.01±1.43	12.46±1.12	32.94±2.24
		女100	32.02±5.0	9.74±1.1	10.62±1.1	28.73±3.5
张钰等（1982）	张家口	合50左	39.3±3.2	10.3±1.4	11.6±1.3	30.5±3.2
		50右	39.8±2.8	10.7±1.8	11.6±1.4	31.3±2.9
郭志坤等（1982）	青岛	合200左	37.0±4.5	10.4±1.7	11.7±1.9	29.5±4.3
		200右	36.9±4.9	10.4±1.6	11.7±1.7	30.1±4.6
Woo（吴定良）（1938）	南京	男72	37.5	10.5	10.4	29.7
		女36	33.6	9.2	9.3	27.4
	河南	男24	39.5	11.9	12.2	31.4
		女16	34.1	9.2	9.7	26.2
徐兴军等（1986）*	成都	男100	36.82±4.5	10.69±1.5	11.96±1.4	29.05±3.4
		女150	34.04±4.66	9.86±1.72	11.13±1.35	27.26±3.92
张钊等（1986）	陕西	男63	38.09	10.43	11.50	31.39
		女44	33.66	10.16	9.03	27.33
杨玉田（1989）	西安	男100	38.0	11.8	12.3	30.4
		女100	35.4	10.2	11.4	28.8
陈洪等（2008）	湖北	男75左	36.10±4.32	10.77±1.60	11.88±1.51	30.55±4.67
		男75右	36.25±4.51	11.25±1.95	12.18±1.51	30.84±3.63
合计（只含有性别无标准差项）（例数）		男	36.84±4.54（678）	10.71±1.75（678）	11.71±1.73（462）	30.75±4.32（462）
		女	32.56±4.64（442）	9.39±1.60（442）	9.87±1.71（358）	27.71±4.00（358）

*按原数据的标准误，由笔者计算出标准差。

3. 锁骨其他项的测量（Other Measurements of the Clavicle） Woo（吴定良）（1938）测量了南京和河南地区锁骨，这是我国最早的资料，特介绍如下，见表5-237。

石世庆等（1960）测量了东北地区锁骨男216例、女84例：锁骨体中部横径（$\bar{x} \pm S_{\bar{x}}$, mm）：男性为12.32±0.11，女性为11.12±0.18。

4. 锁骨有关角度的测量（Measurements of Some Angles of Clavicle） 钱洁等（1998）测量了106副：锁骨胸骨端关节面扭转角（$\bar{x} \pm S_{\bar{x}}$, °）：左侧为55.8±0.1、右侧为52.7±0.7；曾菁等（2013）从临床重建钢板治疗锁骨骨折出发测量了10具尸体20侧，锁骨体内侧凹陷角（$\bar{x} \pm s$, °）：158.71±5.33。

5. 锁骨重量的测量（Measurement of the Weight of Clavicle） 孙尔玉等（1982）测量了东北地区锁骨双侧总重（$\bar{x} \pm s$, g）：男性（209例）为41.34±9.88，女性（25例）为30.58±6.31，性别差异非常显著（t值7.50，$P < 0.01$），男性极显著大于女性。

项目	南京下关绣球山				河南安阳小屯	
	男36例		女18例		男12例	女8例
	右	左	右	左		
锁骨体中部横径（mm）	12.9	12.9	11.6	11.4	13.9	12.1
锁骨全弧长（mm）	153.5	155.7	141.4	142.6	155.4	142.6
锁骨外侧弧长（mm）	66.2	64.2	63.1	62.0	67.8	66.3
锁骨内侧弧长（mm）	86.8	92.0	77.5	81.4	87.5	75.6
锁骨全弦（mm）	141.7	143.7	129.7	131.9	141.4	131.1
锁骨外侧弦长（mm）	58.2	58.8	54.2	55.3	60.8	57.8
锁骨内侧弦长（mm）	82.6	85.9	74.3	77.7	83.6	73.3
肩峰端最大垂直径（mm）	29.7	28.0	27.0	25.5	31.6	28.0
肩峰端最大宽（mm）	21.9	21.5	19.8	19.9	24.5	17.6
胸骨端最大宽（mm）	19.7	20.1	17.5	17.9	22.2	19.3
最小宽处位置距离（mm）	70.1	70.7	64.3	65.6	64.4	50.4
肩峰端最小深（mm）	9.5	9.4	8.6	8.5	11.1	9.4
胸骨端最大深（mm）	23.2	22.8	29.2	20.0	26.2	21.3
锥状结节处深（mm）	12.5	12.3	11.9	11.7	14.3	12.7
锥状结节位置距离（mm）	34.4	35.9	31.6	32.9	38.5	32.2
锁骨外侧凹陷角（°）	139.5	141.9	139.6	142.6	141.3	137.2
锁骨内侧凹陷角（°）	151.1	152.9	152.3	152.3	153.5	152.5
锁骨弦倾角（°）	5.3	4.7	5.2	5.2	5.8	6.7

表5-237　吴定良的锁骨的测量　Measurements of the Clavicle by Woo

6.锁骨生物力学的测试（Tests of the Biomechanics of Clavicle）　陈惟昌（1978）测量了内蒙古成年干燥骨骼：测试锁骨抗弯曲强度，支点距离13 cm，楔形骨折强度70 kg，极限弯曲强度230 kg/cm²。全骨骼弯曲强度＝（破坏力×两支点距离）÷4，极限弯曲强度＝弯矩÷［0.1×管状骨外径³×（1-（管状骨内径÷管状骨外径）⁴）］。

7.推算锁骨最大长回归方程（Regression Equations of the Calculation of Maximum Length of Clavicle）　陈洪等（2008）提出了推算锁骨最大长的回归方程式：$\hat{Y}$（锁骨最大长）＝77.21＋1.19锁骨体曲度矢高±8.34，r值0.73，$\hat{Y}$（锁骨最大长）＝29.23＋1.07锁骨干弦长±4.31，r值0.94。

二、肩胛骨的测量（Measurements of the Scapula）

肩胛骨的测量见图5-40。

1.肩胛骨总高（Total Height of Scapula）（M1）　亦称肩胛骨形态宽（morphological Breadth of scapula），用直脚规或测骨盘测得的肩胛骨上下角两点间的直线距离。

2.肩胛骨宽（Breadth of Scapula）（M2）　亦称肩胛骨形态长（morphological length of scapula），用弯脚规测得的肩胛骨关节盂中点至内侧缘最突出点间的直线距离。

3.肩胛骨最大宽（Maximum Breadth of Scapula）（M2a）　亦称肩胛骨长（length of scapula），用直脚规测得的肩胛骨关节盂下缘点至内侧缘最突出点间的直线距离。

4.肩胛骨腋缘长（Length of Axillary Margin of Scapula）（M3）　用直脚规测得的肩胛骨关节盂下缘点至下角点间的直线距离。

5.肩胛骨上缘长（Length of Superior Margin of Scapula）（M4）　用直脚规测得的肩胛骨关节盂上缘点至上角点间的直线距离。

6.冈下窝投影高（Height in Projection of Infraspinous Fossa）（M5）　传统方法需要先将肩胛骨前面朝

下，使关节盂最深点、下角点和内侧缘最突出点三点与水平面平行，再用简易描骨器将三测点绘轮廓图于纸上。然后用直尺连接三测点呈交叉线，测量交叉点至下角点的直线距离。

7.冈下窝高（Height of Infraspinous Fossa）（M5a） 亦称冈下窝形态宽（morphological breadth of infraspinous fossa），同6.法，测量内侧缘最突出点至下角点的直线距离。

8.冈上窝投影高（Height in Projection of Supraspinous Fossa）（M6） 同6.法，测量交叉点至上角点的垂直距离。

9.冈上窝高（Height of Supraspinous Fossa）（M6a） 亦称冈上窝形态宽（morphological breadth of supraspinous fossa），同6.法，测量内侧缘最突出点至上角点的直线距离。

10.肩胛冈长（Length of the Scapular Spine）（M7） 用直脚规测得的内侧缘最突出点至肩峰最外侧点间的直线距离。

11.肩胛冈根部长（Length of the Base of Scapular Spine） 用直脚规测得的内侧缘最突出点至肩胛切迹最深点间的直线距离。

12.肩峰长（Length of Acromion） 用直脚规测得的肩峰最低点至肩峰最外侧点间的直线距离。

13.肩峰宽（Breadth of Acromion） 用直脚规测得的肩峰最低点至肩峰上缘间的最小距离。

14.喙突长（Length of the Coracoid Process of Scapula）（M11） 用直脚规测得的喙突根部上缘点至喙突尖间的直线距离。

15.关节盂长（Length of the Glenoid Cavity of Scapula）（M12） 用直脚规测得的关节盂上下突出点间的最大直线距离。

16.关节盂宽（Breadth of the Glenoid Cavity of Scapula）（M13） 用直脚规测得的关节盂前后缘间的最大直线距离，注意要与关节盂长相垂直。

17.关节盂深（Depth of the Glenoid Cavity of Scapula）（M14） 用三角平行规测得的关节盂上下突出点间至关节盂最深点的垂直距离。

18.肩胛骨宽长角（Spinal Axis Angle of Scapula）（M15） 用量角器在轮廓图上测得的肩胛骨总高和肩胛骨宽间的夹角。

19.腋冈角（Axillo-Spinal Angle of Scapula）（M16） 用量角器在轮廓图上测得的肩胛骨总高和腋缘长二者延线的夹角。

20.腋窝关节盂角（Axillo-Glenoid Angle of Scapula） 亦称腋缘关节盂角，用量角器在轮廓图上测得的肩胛骨关节盂长和腋缘长间的夹角。

21.肩胛冈冈下角（Spinoinfraspinous Angle of Scapula） 用量角器在轮廓图上测得的肩胛骨宽与冈下窝高的夹角。

22.肩胛冈冈上角（Spinosupraspinous Angle of Scapula） 用量角器在轮廓图上测得的肩胛骨宽与冈上窝高的夹角。

23.肩胛关节盂角（Spinoglnoid Angle of Scapula） 用量角器在轮廓图上测得的肩胛骨宽与关节盂长的夹角。

24.肩胛骨总高关节盂角（Total Height-Glenoid Angle of Scapula） 用量角器在轮廓图上测得的肩胛骨总高和关节盂长间的夹角。此角由两轴的延长线所成的夹角，一般不超过10°，有人用其补角计算。

传统的肩胛骨角度测量法（Conditional Method of Measuring the Angles of Scapula）：比较繁杂费时（图5-41），因为需事先将肩胛骨定位，描绘其轮廓，用简易描骨器将三测点绘轮廓图于纸上。然后，连线后再间接用量角器测量，且误差较大。为此，丁士海（1988）根据余弦定理及三角形内角和定理，提出了一种新的方法。本法包括两步：①直接在骨上测量九项径线，即肩胛骨总高、肩胛骨宽、肩胛骨最大宽、腋缘长、冈上窝高、冈下窝高、盂上距（关节盂中点至上角点）、关节盂长和盂上下距（关节盂最上点至下角点）。②用计算机按程序计算出七个角度（肩胛骨宽高角、腋冈角、腋关节盂角、肩胛冈关节盂角、冈上角、冈下角和下角），两个投影高（冈上窝投影高和冈下窝投影高）和八项指数（肩胛指数Ⅰ及Ⅱ、冈上窝指数Ⅰ及Ⅱ、冈下窝指数Ⅰ及Ⅱ和冈窝指数Ⅰ及Ⅱ）。

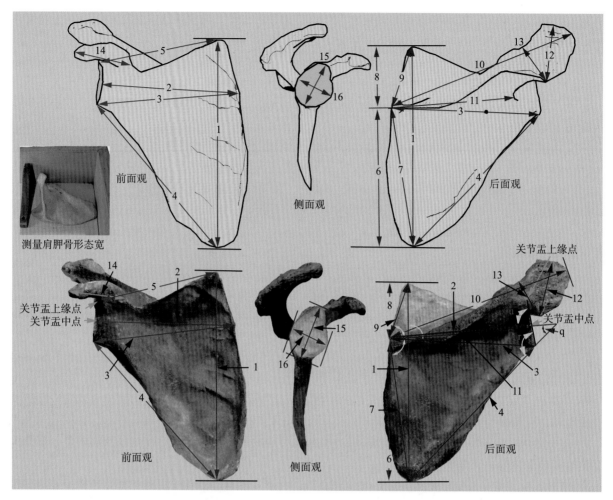

图5-40　肩胛骨的测量（右侧）　Measurements of the Scapula（right）

1.肩胛骨总高；2.肩胛骨宽；3.肩胛骨最大宽；4.肩胛骨腋缘长；5.肩胛骨上缘长；6.冈下窝投影高；7.冈下窝高；8.冈上窝投影高；9.冈上窝高；10.肩胛冈长；11.肩胛冈根部长；12.肩峰长；13.肩峰宽；14.喙突长；15.关节盂长；16.关节盂宽；p.肩胛骨宽长角；q.腋冈角；r.腋窝关节盂角；s.肩胛冈冈下角；t.肩胛冈冈上角；u.肩胛关节盂角

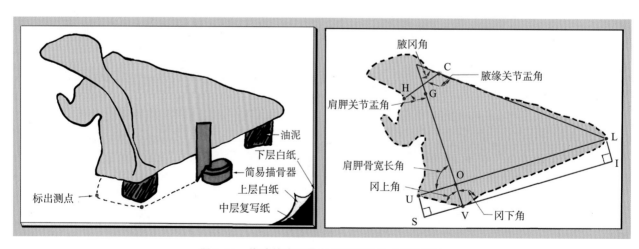

图5-41　传统的肩胛骨角度的测量法（示意图）

Conditional Method of Measuring the Angles of Scapula（Schematic diagram）

UL.肩胛骨总高；VG.肩胛骨宽；VC.肩胛骨最大宽；CL.肩胛骨腋缘长；VU.冈上窝高；VL.冈下窝高；GU.盂上距；HC.关节盂长；HL.盂上下距；SV.冈上窝投影高；VI.冈下窝投影高

国人数据（Chinese data）如下

1.肩胛骨的测量（Measurements of the Scapula）　综合国人资料（$\bar{x}\pm s$，mm），肩胛骨总高：男性（1142例）为152.72±8.58，女性（590例）为135.89±9.26；肩胛骨宽（其中包括肩胛骨最大宽）：男性（1002例）为102.73±5.62，女性（590例）为93.49±7.84；肩胛骨上缘长：男性（936例）为79.31±7.50，女性（607例）为71.36±7.22；肩胛骨腋缘长：男性（858例）为129.44±7.73，女性（534例）为115.24±7.58；性别差异t值分别为36.74、25.16、20.81、33.73；均为$P<0.01$，男性均极显著大于女性；详见表5-238。

表5-238　肩胛骨的测量　Measurements of the Scapula

作者（年份）	地区	例数	测量数据（$\bar{x}\pm s$，mm）			
			肩胛骨总高	肩胛骨宽	肩胛骨上缘长	肩胛骨腋缘长
孙风歧等（1966）	黑龙江	男337	左154.59±8.27	101.03±4.96	79.91±7.76	130.07±7.51
			右153.89±8.37	101.03±4.96	79.46±7.53	129.25±7.09
		女163	左134.41±7.62	89.55±5.61	71.33±7.06	114.17±6.72
			右133.72±7.89	89.39±5.19	69.89±6.05	113.54±6.24
李翠美等（1995）*	长春、通辽	男78	—	—	77.92±8.30	—
		女73	—	—	72.13±7.77	—
张万仁等（1984）*	长春	男72	左156.2±5.94	106.0±4.92	—	—
			右155.3±5.94	105.0±4.24	—	—
		女28	左144.2±8.40	98.5±5.25	—	—
			右144.8±8.92	97.5±6.30	—	—
任光金（1983）	青岛、长春	男84	152.74±7.05	108.88±4.67	81.18±6.57	130.70±7.22
		女58	134.30±7.50	96.62±7.81	71.49±7.90	115.28±6.80
吴仁秀（1984）	安徽	合100	—	—	85.23	134.11
彭书琳等（1983）	华南	男140	147.0±7.7	—	—	—
徐兴军等（1986）*	成都	男100	146.07±8.90	99.570.59	76.31±7.10	124.81±9.00
		女150	137.25±10.90	94.170.60	72.56±7.72	118.25±9.06
合计（不含无性别项）（例数）		男	152.72±8.58（1142）	102.73±5.62（1002）	79.31±7.50（936）	129.44±7.73（858）
		女	135.89±9.26（590）	93.49±7.84（590）	71.36±7.22（607）	115.24±7.58（534）

*按原数据的标准误，由笔者计算出标准差。

徐兴军等（1986）测量成都地区男100例、女150例，肩胛骨最大宽：男性为104.93±5.90，女性为99.33±7.84。

2.肩胛冈窝的测量（Measurements of the Scapular Spinous fossae）　综合国人资料（$\bar{x}\pm s$，mm），肩胛骨冈上窝高：男性（1002例）为51.05±5.32，女性（590例）为44.84±5.75；肩胛骨冈下窝高：男性（858例）为116.96±8.34，女性（534例）为102.64±8.17；肩胛骨冈上窝投影高：男性（858例）为40.04±4.85，女性（534例）为34.88±4.96；肩胛骨下窝投影高：男性（1002例）为113.33±7.81，女性（590例）为100.73±7.76；性别差异t值分别为21.39、31.54、19.03、31.21，均为$P<0.01$，男性均极显著大于女性；详见表5-239。

表5-239　肩胛骨冈上下窝的测量
Measurements of the Scapular Spinous fossae

作者（年份）	地区	例数	测量数据（$\bar{x}\pm s$，mm）			
			冈上窝高	冈下窝高	冈上窝投影高	冈下窝投影高
孙风歧等（1966）	黑龙江	男337	左51.77±5.36	117.98±8.04	40.91±4.62	113.81±7.25
			右51.28±5.31	117.96±7.91	40.36±4.51	114.01±7.15
		女163	左45.42±5.20	101.81±7.61	35.97±4.70	98.74±6.73
			右44.74±5.49	101.85±7.46	35.42±4.26	98.77±6.55
张万仁等（1984）*	长春	男72	左52.2±3.40	—	—	113.7±5.94
			右51.6±4.24	—	—	113.4±11.4
		女28	左49.3±3.68	—	—	104.9±7.41
			右47.4±4.72	—	—	104.7±7.84
任光金（1983）	青岛、长春	男84	48.60±5.19	116.90±8.35	39.27±5.07	113.66±8.28
		女58	42.42±4.40	102.22±6.79	34.01±3.13	99.86±6.63
徐兴军等（1986）*	成都	男100	48.68±5.80	110.17±7.50	36.66±5.00	108.85±7.90
		女150	43.98±6.74	104.56±9.56	33.44±6.00	103.84±8.82
合计均值（例数）		男	51.05±5.32（1002）	116.96±8.34（858）	40.04±4.85（858）	113.33±7.81（1002）
		女	44.84±5.75（590）	102.64±8.17（534）	34.88±4.96（534）	100.73±7.76（590）

*按原数据的标准误，由笔者计算出标准差。

3.肩胛冈的测量（Measurements of the Scapular Spine）　综合国人资料（$\bar{x}\pm s$，mm），肩胛冈长：男1080例、女663例，肩胛冈根部长：男752例、女399例；性别差异t值分别为38.77、30.57；均为$P<0.01$，男性均极显著大于女性；侧别无差异（$P>0.05$）；详见表5-240。

表5-240　肩胛冈的测量
Measurements of the Scapular Spine

作者（年份）	地区	例数		侧别	肩胛冈长（$\bar{x}\pm s$，mm）		肩胛冈根部长（$\bar{x}\pm s$，mm）	
		男	女		男	女	男	女
孙风歧等（1966）	黑龙江	337	163	左	136.42±6.80	120.62±7.18	86.79±5.20	76.03±5.60
				右	136.41±6.80	120.66±6.72	86.76±5.42	75.36±4.88
张万仁等（1984）	长春	72	28	左	137.6±5.77	128.1±7.41		
				右	137.0±5.94	128.0±6.35	—	—
李翠美等（1995）*	长春、通辽	78	73		137.31±7.42	127.33±9.91	86.34±5.12	79.01±6.32
任光金（1983）	青岛、长春	84	58		136.65±5.38	119.68±5.47	—	—
吴仁秀（1984）	安徽		合100		141.86		—	—
徐兴军等（1986）*	成都	100	150		131.14±7.70	124.94±1.47		
合计（不含无性别项）（例数）		男	女		136.13±6.62（1080）	122.89±7.10（663）	86.73±5.29（752）	76.30±5.62（399）

*按原数据的标准误，由笔者计算出标准差。

4.肩胛骨关节盂的测量（Measurements of the Scapular Glenoid Cavity） 综合国人资料（$\bar{x}\pm s$）：关节盂长（mm）：男性（1415例）为36.70±2.71，女性（933例）为33.46±2.66；关节盂宽（mm）：男性（1415例）为26.89±2.27，女性（933例）为23.58±2.24；关节盂深（mm）：男性（1126例）4.34±1.53，女性（629例）为3.70±1.33；关节盂面积（mm²）：男性（230例）为673.13±74.21，女性（174例）为560.34±95.22；性别差异t值分别为28.67、34.85、9.15、12.93，均为$P<0.01$，男性均极显著大于女性；详见表5-241。

表5-241 肩胛骨关节盂的测量
Measurements of the Scapular Glenoid Cavity

作者（年份）	地区	例数	关节盂长（$\bar{x}\pm s$, mm）	关节盂宽（$\bar{x}\pm s$, mm）	关节盂深（$\bar{x}\pm s$, mm）	关节盂面积（$\bar{x}\pm s$, mm²）
孙凤歧等（1966）	黑龙江	男337	左37.65±2.89	27.32±2.13	5.24±0.48	—
			右37.84±2.93	27.60±2.24	5.24±0.48	—
		女163	左33.72±2.45	23.57±1.79	4.52±0.23	—
			右33.64±2.48	23.75±1.81	4.57±0.35	—
张万仁等（1984）*	长春	男72	左37.7±1.61	27.0±1.53	1.50±0.51	—
			右37.9±1.61	27.3±1.44	1.56±0.85	—
		女28	左34.9±1.85	24.3±1.80	1.21±0.74	—
			右34.9±1.85	25.1±1.74	1.40±0.85	—
李翠美等（1995）*	长春、通辽	男78	34.70±2.47	26.16±2.21	1.54±0.18	—
		女73	32.32±2.82	23.61±2.56	1.32±0.17	—
韩铭等（2014）	长春、通辽	男49	36.66±2.51	26.97±2.60	—	—
		女52	34.16±2.80	24.01±2.65	—	—
任光金（1983）	青岛、长春	男84	36.58±1.78	27.03±2.17	—	—
		女58	31.74±1.63	23.09±1.69	—	—
孙潮（1989）	西安	男115	左36.19±2.06	25.39±1.65	4.30±0.68	671.13±73.27
			右36.25±2.08	25.98±1.61	4.49±0.75	675.13±75.09
		女87	左33.34±2.86	23.01±2.19	3.83±0.57	560.11±94.26
			右33.24±2.86	23.31±2.17	3.94±0.71	560.57±96.18
徐兴军等（1986）	成都	男100	34.57±2.40	24.65±2.10	—	—
		女150	33.18±2.82	22.79±2.70	—	—
张宝庆等（1981）*	重庆	男56	37.64±1.12	29.61±1.22	—	—
		女44	35.02±1.52	25.95±1.08	—	—
叶林根等（2004）	浙江	合30	36.2±4.5	26.6±3.6	—	—
合计（不含无性别项）（例数）		男	36.70±2.71（1415）	26.89±2.27（1415）	4.34±1.53（1126）	673.13±74.21（230）
		女	33.46±2.66（933）	23.58±2.24（933）	3.70±1.33（629）	560.34±95.22（174）

*按原数据的标准误，由笔者计算出标准差。

5.肩胛骨肩峰的测量（Measurements of the Scapular Acromion） 综合国人资料（$\bar{x}\pm s$, mm）：肩胛骨肩峰宽：男性（752例）为29.35±3.29，女性（399例）为25.26±3.69；肩胛骨肩峰长：男性（801例）为47.54±5.29，女性（451例）为40.88±5.11；肩胛骨喙突长：男性（1045例）为43.46±3.79，女性（657例）为40.02±3.55；性别差异t值分别为18.57、21.86、18.96；均为$P<0.01$，男性均极显著大于女性；详见表5-242。

表5-242 肩胛骨肩峰的测量 Measurements of the Scapular Acromion

作者（年份）	地区	例数	测量数据（$\bar{x}\pm s$，mm）		
			肩峰宽	肩峰长	喙突长
孙凤歧等（1966）	黑龙江	男337	左29.23±3.18	47.90±5.03	43.18±3.47
			右29.57±3.18	48.44±5.03	43.47±3.54
		女163	左24.49±3.99	40.76±4.02	39.44±2.60
			右25.36±3.13	41.35±4.76	39.23±2.64
张万仁等（1984）*	长春	男72	—	—	44.1±2.12
			—	—	44.2±2.38
		女28	—	—	40.8±2.64
			—	—	41.1±2.64
李翠美等（1995）*	长春、通辽	男78	28.90±4.06	44.33±5.21	43.69±2.91
		女73	26.73±3.67	40.58±5.89	40.42±3.84
韩铭等（2014）	长春、通辽	男49	—	44.00±5.53	49.86±3.59
		女52	—	40.21±7.38	46.93±3.72
徐兴军等（1986）*	成都	男100	—	—	40.02±3.8
		女150	—	—	38.55±2.33
林根等（2004）	浙江	合30	—	—	48.5±4.5
合计（不含无性别项）（例数）		男	29.35±3.29（752）	47.54±5.29（801）	43.46±3.79（1045）
		女	25.26±3.69（399）	40.88±5.11（451）	40.02±3.55（657）

*按原数据的标准误，由笔者计算出标准差。

6.肩胛骨其他项目的测量（Other Measurements of the Scapula） 吴仁秀（1984）测量了100侧尸解标本：内侧缘中点厚3.50mm，外侧缘中点厚10.82mm；徐达传等（1993）测量了广州地区肩胛骨左右各150例（$\bar{x}\pm S_{\bar{x}}$，mm）：外侧缘上部厚12.4±0.1，外侧缘中部厚10.3±0.1，外侧缘下部厚7.2±0.1；孙潮（1989）测量了西安地区男115例、女87例，关节盂面积（mm²）：男673.13、女560.34；潘曦东等（1994）测量了天津地区30侧（$\bar{x}\pm s$，mm）：肩胛上孔横径8.0±0.9，纵径6.6±0.4。

7.肩胛骨角度的测量（Measurements of the Angles of Scapula） 综合国人资料（$\bar{x}\pm s$，°），肩胛骨宽长角：男性（976例）为88.56±3.91、女性（562例）为88.02±4.08；腋冈角：男性（918例）为51.42±4.34，女性（532例）为50.26±3.88；肩胛骨冈上角：男性（674例）为53.47±5.43，女性（326例）为52.62±5.55；肩胛骨冈下角：男性（674例）为77.24±4.66，女性（326例）为77.72±3.82；性别差异t值分别为2.54、5.25、2.29、1.73；肩胛骨宽长角和冈上角均为$P<0.05$，腋冈角$P<0.01$，冈上角$P>0.05$，说明前三项男性均显著大于女性，但冈下角没有性别差异；详见表5-243。

表5-243 肩胛骨角的测量 Measurements of the Angles of Scapula

作者（年份）	地区	例数	测量数据（$\bar{x}\pm s$，°）			
			肩胛骨宽长角	腋冈角	肩胛骨冈上角	肩胛骨冈下角
孙凤歧等（1966）	黑龙江	男337	左88.81±3.55	50.88±4.09	53.54±5.60	77.18±3.97
			右89.29±3.50	51.33±4.42	53.40±5.26	77.31±3.86
		女163	左88.53±3.69	50.00±3.57	54.18±5.42	77.58±4.32
			右88.61±4.54	50.03±3.66	54.05±5.53	77.87±3.24

作者（年份）	地区	例数	测量数据（$\bar{x}\pm s$,°）			
			肩胛骨宽长角	腋冈角	肩胛骨冈上角	肩胛骨冈下角
张万仁等（1984）*	长春	男72	左85.9±3.40	53.8±3.99	—	—
			右86.8±4.24	54.4±3.40	—	—
		女28	左86.4±1.59	54.06±2.12	—	—
			右86.7±1.59	54.05±1.80	—	—
任光金等（1983）*	长春、青岛	男58	89.36±6.10	—	—	—
		女30	86.84±5.48	—	—	—
徐兴军等（1986）*	成都	男100	87.95±3.50	49.67±4.10	—	—
		女150	87.62±4.04	49.38±4.16	—	—
合计（例数）		男	88.56±3.91（976）	51.42±4.34（918）	53.47±5.43（674）	77.24±4.66（674）
		女	88.02±4.08（562）	50.26±3.88（532）	52.62±5.55（326）	77.72±3.82（326）

8.肩胛骨其他角度的测量（Other Measurements of the Angles of Scapula）　孙凤歧等（1966）测量了哈尔滨地区男337副、女163副肩胛骨，肩胛冈关节盂角具有非常显著的性别差异（t值左侧为8.88，右侧为7.94，均为$P<0.01$）；其余两角均无性别差异（$P>0.05$），各种角度均无侧别差异（$P>0.05$）；详见表5-244。

表5-244　肩胛骨其他角的测量（$\bar{x}\pm s$,°）
Measurements of Other Angle of Scapula（$\bar{x}\pm s$,°）

项目	男左337侧	男右337侧	女左163侧	女右163侧
腋缘关节盂角	132.42±4.81	133.11±4.98	131.24±4.26	131.18±4.68
总高关节盂角	9.24±5.85	8.97±5.57	8.49±6.65	8.52±5.10
肩胛冈关节盂角	81.76±5.10	81.70±4.98	78.00±4.09	78.33±4.17

9.肩胛骨重量的测量（Measurement of the Weight of Scapula）　孙尔玉等（1982）测量了东北地区肩胛骨双侧总重（$\bar{x}\pm s$, g）：男性（209例）为108.61±17.47，女性（25例）为74.80±14.51，显然，具有非常显著的性别差异（$P<0.01$）。

三、肱骨的测量（Measurements of the Humerus）

肱骨的测量见图5-42。

1.肱骨最大长（Maximum Length of Humerus）（M1）　用测骨盘测得的肱骨上、下端的最大直线距离。

2.肱骨全长（Total Length of Humerus）（M2）　亦称肱骨生理长（physiologic length of humerus），用测骨盘测得的肱骨上端至肱骨小头最下点间的直线距离。

3.肱骨上端宽（Breadth of the Superior End of Humerus）（M3）　将肱骨前面朝下置于测骨盘，使内上髁与肱骨头内侧突出点贴到盘壁上，用测骨盘或直脚规测量肱骨头内侧突出点至大结节外侧突出点间的投影距离。注意要与侧壁垂直。

4.肱骨下端宽（Breadth of the Inferior End of Humerus）（M4）　同3.法测量肱骨下端内、外上髁间的投影距离（M4）。

5.肱骨体中部最大径（Maximum Diameter of Humerus at Midshaft）（M5）　用直脚规测得的肱骨中点处的最大直线距离，测量时要旋转肱骨，以便找出最大距离。

6.肱骨体中部最小径（Minimum Diameter of Humerus at Midshaft）（M6） 同5.法测量肱骨中点处的最小直线距离。

7.肱骨体中部横径（Transverse Diameter of Humerus at Midshaft）（M7）（M6b） 亦称肱骨干中部横径，用直脚规测得的肱骨中点处内外侧的直线距离。

8.肱骨体中部矢径（Sagittal Diameter of the Humerus at Midshaft）（M6c） 亦称肱骨干中部矢径，用直脚规测得的肱骨中点处前后的直线距离。要注意与横径垂直。

9.肱骨体最小周长（Minimum Circumference of Humeral Shaft） 亦称肱骨干最小周长，用米格纸或卷尺测得的肱骨体的最小周长，一般在三角肌粗隆下部2～3cm处。

10.肱骨体中部周长（Circumference of Humerus at Midshaft） 亦称肱骨干中部周长，用米格纸或卷尺测得的肱骨体中部的周长。

11.肱骨头周长（Circumference of Humeral Head）（M8） 用米格纸或卷尺测得的肱骨头的周长，位于解剖颈稍内侧。

12.肱骨头横径（Transverse Diameter of Humeral Head）（M9） 亦称肱骨头最大横径（maximum transverse diameter of humeral head）或肱骨头垂直径（vertical diameter of humeral head），用直脚规测得的肱骨头关节面的上下两点间的直线距离。

13.肱骨头矢径（Sagittal Diameter of Humeral Head）（M10） 用直脚规或测骨盘测得的肱骨头关节面最前和最后点之间的直线距离，要注意与横径垂直。

14.肱骨外科颈横径（Transverse Diameter of Humeral Surgical Neck） 用直脚规测得的肱骨外科颈水平内外侧直线距离。

15.肱骨滑车宽（Breadth of the Trochlear of Humerus） 用直脚规测得的肱骨滑车的内、外侧缘中点的直线距离。

16.肱骨滑车和小头宽（Breadth of the Trochlear and Capitulum of Humerus）（M12a） 用直脚规测得的肱骨滑车内侧中点至肱骨小头外侧中点间的直线距离。

17.肱骨滑车矢径（Sagittal Diameter of the Trochlear of Humerus）（M13） 用直脚规测得的肱骨滑车内侧缘前后的最大距离，要注意与滑车宽垂直。

18.鹰嘴窝宽（Breadth of Olecranon Fossa） 用直脚规测得的肱骨鹰嘴窝的最大宽。

19.鹰嘴窝深（Depth of Olecranon Fossa） 在测量鹰嘴窝宽时，用三脚平行规的中间竖尺对准肱骨鹰嘴窝最深处测得的垂直距离。

20.肱骨髁体角（Condylo-Shaft Angle of Humerus）（M16） 测量方法有多种：①先将肱骨前面朝下，将下端两突出点置于测骨盘侧壁，用自制角度测量器的底线与测骨盘侧壁平行接触，再将测量器长轴中线对准肱骨长轴，则直接读出此角；②采用传统的方法，固定肱骨同前，用测骨盘上的滑动丝线对准肱骨长轴，然后再用量角器测量丝线与底面之间的夹角。此法复杂、较为费时，且精度也不如前者；③采用测量计算法，固定方法同前，用测骨盘测出直角三角形的三个边长，即量出丝线的侧壁交点和丝线与肱骨头上端交叉点的距离，后者至侧壁的垂直距离，和垂直距的下点线至丝线与侧壁交点间距离。然后将三边距离输入计算机程序，计算得出此角。此法也较为复杂，适用于测量大量标本时，统一由计算机算出。

21.肱骨头体角（Capito-Shaft Angle of Humerus） 亦称肱骨头轴角（capito-axial angle），同20.法，将两根滑动丝线分别对准肱骨长轴与肱骨解剖颈间测得的夹角。

22.肱骨扭转角（Torsion Angle of Humerus）（M18） 是肱骨滑车长轴与肱骨头长轴间的钝夹角。测量方法有多种，比较实用的是先用持骨器与地面垂直夹稳，再用平行定点仪将两轴的内外侧测点定于纸上，画出两轴呈夹角的线条，最后用量角器测量夹角的钝角。

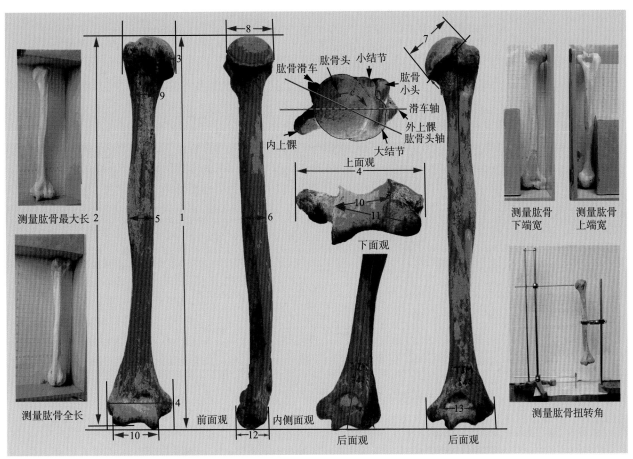

肱骨滑车　肱骨头　小结节
肱骨小头
滑车轴
内上髁
外上髁
肱骨头轴
大结节
上面观
下面观

测量肱骨最大长 2
测量肱骨全长
前面观
内侧面观
后面观
后面观
测量肱骨下端宽
测量肱骨上端宽
测量肱骨扭转角

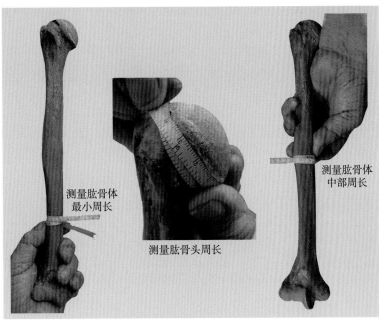

测量肱骨体最小周长
测量肱骨头周长
测量肱骨体中部周长

图 5-42　肱骨及其周长的测量（右侧）
Measurements of the Humerus and the Circumference of Humerus（right）

1.肱骨最大长；2.肱骨全长；3.肱骨上端宽；4.肱骨下端宽；5.肱骨体中部横径；6.肱骨体中部矢径；7.肱骨头横径；8.肱骨头矢径；9.肱骨外科颈横径；10.肱骨滑车宽；11.肱骨滑车和小头宽；12.肱骨滑车矢径；13.鹰嘴窝宽；a.肱骨髁体角；b.肱骨头体角；c.肱骨扭转角

国人数据（Chinese data）如下

1.肱骨最大长的测量（Measurement of the Maximum Length of Humerus）　综合国人资料，肱骨最大长（$\bar{x}\pm s$, mm）：男性（2902例）为310.00±14.93，女性（1206例）为289.59±16.52，性别差异t值37.07，$P<0.01$，男性极显著大于女性；侧别差异：男性$t=3.52$，女性$t=1.73$，P值：男性<0.01，女性>0.05，说明男性具有侧别差异，右侧极显著大于左侧，这可能与右利手者比例大有关，但女性无侧别差异；详见表5-245。

表5-245　肱骨最大长的测量
Measurement of the Maximum Length of Humerus

作者（年份）	地区	男性		女性	
		例数	肱骨最大长（$\bar{x}\pm s$, mm）	例数	肱骨最大长（$\bar{x}\pm s$, mm）
来现臣（1983）[*]	长春	70左	310.18±12.72	30左	294.15±15.56
		右	311.45±13.48	右	296.35±15.67
刘武（1989）	长春	100	303.7±19.6	100	283.8±11.8
段秀吉等（1991）[*]	长春	172左	312.36±13.63	173左	292.99±17.23
		右	314.73±19.01	右	294.58±17.88
赵恒珂等（1984）[*]	山东	103左	310.61±15.73	—	—
		右	313.57±15.22	—	—
荣海钦等（1988）[*]	青岛、长春	122	313.67±14.36	46	284.00±14.10
		38	302.49±15.58	56	283.89±11.89
公安部126研究所（1984）	九省[**]	437左	307.72±14.98	—	—
		右	309.27±14.86	—	—
张继宗（2001）	九省[**]	—	—	67左	283.54±16.54
		—	—	右	286.24±17.72
吴晋宝等（1981）	上海	77左	304.5±2.1	49左	287.1±14.7
		右	308.4±2.7	右	288.3±13.3
但林芝（1984）	成都	170左	300.29	130左	283.10
		右	304.03	右	285.99
王永豪等（1979）	重庆	80	307.5±14.0	—	—
王敦林等（2007）[*]	江西	100	304.08±17.90	—	—
李应义等（1981）	西安	230	310.1±14.9	170	292.9±19.4
王衡（1982）[*]	乌鲁木齐	155左	311.6±14.44	45左	280.7±11.68
		右	314.0±14.57	右	282.8±11.94
卓汉青（1982）	宁夏	合252	301.9		
陈子为等（1978）	贵州	合200		（左100例）301.22	
				（右100例）303.65	
王启华等（1985）	广东	合256		（左124例）290.7±18.8	
				（右132例）292.6±31.5	
许梦兰（1949）[*]	台湾	102	左311.1±9.70	53	291.2±11.94
			右313.4±9.90		294.0±11.50
合计（只含有性别标准差项）		男左1116	309.48±13.88	女左417	289.31±16.26
		右1116	311.62±14.82	右417	291.28±16.55
		男2902	310.00±14.93	女1206	289.59±16.52

注：公安部数据系根据原五个成年年龄组数据由笔者相加。

[*]按原数据的标准误，由笔者计算出标准差。

[**]九省为江西、山东、云南、贵州、广西、安徽、河北、青海和吉林。

2.推算肱骨最大长的回归方程式（Regression Equation of the Calculation of Humeral Maximum Length）

王敦林等（2007）测量了江西地区男性成人50副肱骨，提出高度相关的推算肱骨最大长的回归方程式（mm）：$\hat{Y}=-1.88+1.03$ 肱骨全长 ±2.63，r 值0.989，$\hat{Y}=64.03+1.1$ 大小结节嵴汇合处至鹰嘴窝上点距 ±7.91，r 值0.898。

3.肱骨全长的测量（Measurement of the Total Length of Humerus） 综合国人资料，肱骨全长（$\bar{x}\pm s$，mm）：男性（2014例）为303.86±14.93，女性（672例）283.57±15.68，性别差异 t 值29.39，$P<0.01$，男性极显著大于女性；侧别差异男性 $t=2.07$，女性 $t=1.33$，P 值：男性 <0.01，女性 >0.05，说明男性具有侧别差异，右侧极显著大于左侧，这可能与右利手者比例大有关，但女性无侧别差异；详见表5-246。

表5-246 肱骨全长的测量
Measurement of the Total Length of Humerus

作者（年份）	地区	男性		女性	
		例数	肱骨全长（$\bar{x}\pm s$，mm）	例数	肱骨全长（$\bar{x}\pm s$，mm）
来现臣（1983）[*]	长春	70左	305.02±12.39	30左	289.32±14.96
		右	306.00±12.72	右	291.48±14.69
刘武（1989）	长春	100	299.0±18.8	100	279.9±11.6
赵恒珂等（1984）[*]	山东	103左	306.24±15.53	—	—
		右	309.17±15.02	—	—
荣海钦等（1988）[*]	青岛、长春	122	308.18±13.92	46	279.96±14.24
		38	297.62±15.15	56	280.38±12.19
公安部126研究所（1984）	九省[**]	437左	303.08±15.16	—	—
		右	304.31±13.7	—	—
张继宗（2001）	九省[**]	—	—	67左	278.91±16.25
		—	—	右	281.00±16.79
王敦林等（2007）[*]	江西	100	298.12±17.30	—	—
但林芝（1984）	成都	170左	296.35	130左	278.63
		右	297.94	右	281.20
李应义等（1981）	西安	230	305.0±14.4	170	287.5±18.7
卓汉青1982）	宁夏	合252	297.4		
许梦兰（1949）[*]	台湾	102	左306.5±9.49	53	左286.6±11.87
			右308.3±10.30		右289.4±11.36
合计（只含有性别标准差项）		男左712	304.22±14.36	女左150	283.71±15.23
		右712	305.75±13.52	右150	286.06±15.36
		男2014	303.86±14.93	女672	283.57±15.68

注：公安部的数据系按原五个成年年龄组数据由笔者相加所得。

[*]按原数据的标准误，由笔者计算出标准差。

[**]九省为江西、山东、云南、贵州、广西、安徽、河北、青海和吉林。

4.肱骨上端的测量（Measurements of the Upper Part of Humerus） 综合国人资料（$\bar{x}\pm s$，mm），肱骨头周长：男性（1786例）为134.14±7.83，女性（432例）为122.20±8.83；肱骨上端宽：男性（1140例）为48.35±2.80，女性（538例）为44.42±2.34；性别差异 t 值25.76、30.09，均为 $P<0.01$，男性极显著大于女性；详见表5-247。

表5-247　肱骨上端的测量　Measurements of the Upper Part of Humerus

作者（年份）	地区	例数		肱骨头周长（$\bar{x}\pm s$, mm）		肱骨上端宽（$\bar{x}\pm s$, mm）	
		男	女	男	女	男	女
来现臣（1983）*	长春	70	30 左	136.14±7.11	128.80±6.90	49.20±2.68	46.75±2.52
			右	136.75±7.20	128.35±7.07	49.49±2.59	46.57±2.47
刘武（1989）	长春	100	100	131.5±9.1	118.6±4.8	46.9±3.1	42.7±1.8
公安部126研究所（1984）	九省**	425	左	133.95±7.06	—	—	—
			右	134.69±7.24	—	—	—
赵恒珂等（1984）*	山东	103	左	136.09±7.21	—	48.24±2.74	—
			右	137.35±7.31	—	49.07±2.54	—
荣海钦等（1988）*	青岛	122	46	130.14±8.18	115.94±5.36	48.03±2.98	42.62±2.10
	长春	38	56	125.26±9.61	115.41±5.24	45.62±3.88	42.76±1.50
王敦林等（2007）*	江西	100	—	131.21±9.90		47.49±3.30	—
李应义等（1981）	西安	230	170	135.8±6.2	126.0±9.4	48.7±2.4	45.4±1.4
卓汉青（1982）	宁夏	合252		131.1		47.4	
王启华等（1985）	广东	合124左		—		46.6±4.0	
		132右		—		47.1±3.0	
许梦兰（1949）*	台湾	102	53左	134.9	122.5	48.2±1.72	44.4±2.11
			右	135.9	123.6	49.4±1.62	45.3±2.11
合计（只含有性别标准差项）（例数）		男	女	134.14±7.83 (1786)	122.20±8.83 (432)	48.35±2.80 (1140)	44.42±2.34 (538)

注：公安部的数据系按原五个成年年龄组数据由笔者相加所得。

*按原数据的标准误，由笔者计算出标准差。

**九省为江西、山东、云南、贵州、广西、安徽、河北、青海和吉林。

5.肱骨头最大径的测量（Measurements of the Maximum Diameter of Humeral Head）　综合国人资料（男486例、女314例）（$\bar{x}\pm s$, mm），肱骨头最大横径：男性为41.80±2.91，女性为38.34±2.72；肱骨头最大矢径：男性为43.77±3.50，女性为39.86±4.13；性别差异t值17.09、13.86，均为$P<0.01$，男性非常显著大于女性；详见表5-248。

表5-248　肱骨头最大径的测量　Measurements of the Maximum Diameter of Humeral Head

作者（年代）	地区	例数		肱骨头最大横径（$\bar{x}\pm s$, mm）		肱骨头最大矢径（$\bar{x}\pm s$, mm）	
		男	女	男	女	男	女
刘武（1989）	长春	100	100	42.8±3.3	38.1±1.7	40.3±2.8	36.2±2.1
赵春明等（2008）	江苏	合34左		40.67±1.90		44.54±1.31	
		右		40.49±1.36		43.45±1.48	
王敦林等（2007）*	江西	100	—	39.84±3.50	—	42.71±3.40	—
李应义等（1981）	西安	230	170	42.0±2.2	38.8±3.3	45.0±2.7	41.7±4.1
张宝庆等（1981）*	重庆	56	44	42.67±1.72	37.09±1.33	46.84±1.64	41.06±1.26
王启华等（1985）	广东	合124左		39.2±2.8		42.5±2.9	
		132右		39.9±2.8		43.0±2.0	
许梦兰（1949）*	台湾	102	53	左41.1	37.1	44.7	40.8
				右41.6	37.8	45.0	40.9
合计（只含有性别标准差项）（例数）		男	女	41.80±2.91 (486)	38.34±2.72 (314)	43.77±3.50 (486)	39.86±4.13 (314)

*按原数据的标准误，由笔者计算出标准差。

6.肱骨上端其他项目的测量（Other Measurements of the Upper Part of Humerus） 张宝庆等（1981）测量了重庆地区尸体男28具、女22具，肱骨大小结节间距（$\bar{x}\pm s$，mm）：男性（56侧）为9.95±0.14，女性（44侧）为9.58±0.14。王启华等（1985）测量了广东地区256侧：解剖颈周长132.2±12.0，外科颈周长73.6±7.6，外科颈横径22.8±2.5，外科颈矢径22.1±4.6。王启华等（1986）还测量了广东地区212侧：结节间沟沟长32.3±14.1，结节间沟沟深4.5±1.2。杨圣杰等（1988）测量了山东地区181例：结节间沟宽8.9±0.1，结节间沟深3.8±0.1，结节间沟内侧壁宽6.5±0.1，结节间沟外侧壁宽5.6±0.1。王之一等（1991）测量了山西地区290副，结节间沟长：左侧为30.9±3.5，右侧为32.0±3.9；结节间沟宽：左侧为9.9±1.7，右侧为10.2±1.8；结节间沟深：左侧为6.9±1.1，右侧为6.7±1.1。

7.肱骨上端骨松质长度的测量（Measurement of the Length of Spongy Substance in Upper Part of Humerus） 张维彬等（1999）为研究骨龄的鉴定，对青岛地区177例10～93岁的肱骨上端进行了X线片的测量，其中骨松质长度的测量标准是肱骨骨髓腔最上端至肱骨头最上端的直线距离，骨松质指数＝（肱骨上端骨松质长度/肱骨长度）×100，换言之，如果指数为20，即肱骨上端骨松质长度为肱骨长度的1/5，结果显示随年龄的增长，骨松质逐渐短缩；具有明显的年龄差异，详见表5-249。

表5-249 肱骨上端骨松质长度的X线片测量及其指数
Measurement of the Length of Spongy Substance in Upper Part of Humerus on X-rat Film & It's Index

年龄（岁）	例数		骨松质长度（$\bar{x}\pm s$，mm）		骨松质指数（$\bar{x}\pm s$）	
	男	女	男	女	男	女
10～	16	18	65.2±7.18	63.4±7.89	22.6±1.99	22.6±3.12,
15～	22	16	62.6±12.61	61.4±5.26	20.0±4.04	20.3±1.71
20～	36	40	51.6±10.66	53.4±8.65	16.1±3.38	18.0±3.11
30～	18	20	45.3±6.76	40.6±4.67	14.0±2.12	13.5±1.52
40～	24	28	40.5±5.80	34.6±4.06	12.6±2.01	11.7±1.30
50～	24	16	32.8±8.39	33.6±5.90	10.6±2.68	11.0±1.82
60～	16	20	27.6±6.57	27.4±4.37	8.8±1.96	9.2±1.33
70～	16	14	27.1±4.67	25.4±3.96	8.7±1.59	8.9±1.33
80～	8	2	25.1±3.83	18.0	8.0±1.35	—

8.肱骨体的测量（Measurements of the Shaft of Humerus） 综合国人资料（$\bar{x}\pm s$，mm），肱骨体中部横径：男性（404例）为20.45±1.95，女性（206例）为18.24±1.64，肱骨体中部矢径：男性（404例）为20.60±1.98，女性（206例）为17.97±2.03；肱骨体中部周长：男性（200例）为64.70±6.40，女性（100例）为58.00±4.10；性别差异t值分别为14.74、15.26、10.97；均为$P<0.01$，男性均极显著大于女性，详见表5-250。

表5-250 肱骨体的测量 Measurements of the Shaft of Humerus

作者（年份）	地区	例数	肱骨体中部横径（$\bar{x}\pm s$，mm）	肱骨体中部矢径（$\bar{x}\pm s$，mm）	肱骨体中部周长（$\bar{x}\pm s$，mm）
刘武（1989）	长春	男100	20.7±2.6	19.5±2.8	65.5±6.5
		女100	18.5±2.0	17.1±2.5	58.0±4.1
王敦林等（2007）*	江西	男100	20.20±2.50	21.21±2.10	63.91±6.20
许梦兰（1949）*	台湾	男102左	20.2±1.01	20.7±1.01	63.3
		右	20.7±1.01	21.0±0.91	64.8
		女53左	17.8±1.09	18.8±0.87	56.5
		右	18.2±1.16	18.8±0.80	57.3
合计（不含无标准差项）（例数）		男	20.45±1.95（404）	20.60±1.98（404）	64.70±6.40（200）
		女	18.24±1.64（206）	17.97±2.03（206）	58.00±4.10（100）

*按原数据的标准误，由笔者计算出标准差。

9.肱骨体中部的测量（Measurements of the Mid-Shaft of Humerus） 综合国人资料（男1140例、女538例）（$\bar{x}\pm s$，mm），肱骨体中部最小径：男性为17.28±1.52，女性为15.40±1.57；肱骨体中部最大径：男性为22.28±1.70，女性为20.25±1.49；性别差异t值分别为23.13、24.87；均为$P<0.01$，男性均非常显著大于女性，详见表5-251。

表5-251 肱骨体中部的测量 Measurements of the Mid-Shaft of Humerus

作者（年份）	地区	例数		肱骨体中部最小径（$\bar{x}\pm s$，mm）		肱骨体中部最大径（$\bar{x}\pm s$，mm）	
		男	女	男	女	男	女
来现臣（1983）[*]	长春	70左	30左	17.71±1.26	16.63±1.81	22.80±1.42	23.19±1.42
		右	右	17.94±1.17	16.67±1.59	21.41±1.97	21.83±2.14
刘武（1989）	长春	100	100	16.9±2.2	14.6±1.4	22.0±2.1	19.6±1.6
赵恒珂等（1984）[*]	山东	103左	—	17.62±1.52	—	22.69±1.83	—
		右	—	18.02±1.52	—	23.33±1.72	—
荣海钦等（1988）[*]	青岛、长春	122	46	17.11±1.66	14.98±1.15	21.92±1.16	19.80±1.08
		38	56	16.24±1.42	14.81±1.20	21.86±1.85	19.48±1.35
王敦林等（2007）[*]	江西	100	—	16.73±1.70	—	22.03±2.10	—
但林芝（1984）	成都	340	260	16.50	14.31	20.83	18.96
李应义等（1981）	西安	230	170	17.4±1.3	15.9±1.7	22.4±1.6	20.6±1.9
卓汉青（1982）	宁夏	合252		17.0		21.2	
许梦兰（1949）[*]	台湾	102左	53左	16.8±0.91	15.1±0.95	21.8±1.01	19.4±0.95
		右	右	17.1±0.81	15.2±0.95	22.4±1.01	19.9±0.95
合计（只含有性别标准差项）（例数）				17.28±1.52（1140）	15.40±1.57（538）	22.28±1.70（1140）	20.25±1.49（538）

[*]按原数据的标准误，由笔者计算出标准差。

10.肱骨体最小周长的测量（Measurement of the Minimum Circumference of Humeral Shaft） 综合国人资料（男1140例、女538例），肱骨体最小周长（$\bar{x}\pm s$，mm）：男性为62.22±4.52，女性为56.22±4.78；性别差异t值24.42，$P<0.01$，男性非常显著大于女性，详见表5-252。

表5-252 肱骨体最小周长的测量 Measurement of the Minimum Circumference of Humeral Shaft

作者（年份）	地区	男性		女性	
		例数	肱骨体最小周长（$\bar{x}\pm s$，mm）	例数	肱骨体最小周长（$\bar{x}\pm s$，mm）
来现臣（1983）[*]	长春	70左	62.94±3.52	30左	59.02±4.93
		右	63.74±3.52	右	59.82±5.10
刘武（1989）	长春	100	59.8±5.5	100	53.7±3.8
赵恒珂等（1984）[*]	山东	103左	63.38±4.26	—	—
		右	64.37±4.58	—	—
荣海钦等（1988）[*]	青岛、长春	122	61.20±4.97	46	55.01±2.98
		38	59.58±5.05	56	54.05±3.37
王敦林等（2007）[*]	江西	100	59.99±5.1	—	—
李应义等（1981）	西安	230	63.9±4.0	170	58.6±5.4
卓汉青1982）	宁夏	合252		61.0	
许梦兰（1949）[*]	台湾	102左	60.6±2.22	53左	54.3±2.18
		右	62.0±2.22	右	55.0±2.11
合计（只含有性别标准差项）		1140	62.22±4.52	538	56.22±4.78

[*]按原数据的标准误，由笔者计算出标准差。

11. *肱骨皮质和髓腔的测量*（Measurements of the Cortex & Bone Marrow of Humerus）　杨桂姣等（1992）测量了山西地区60侧（$\bar{x}\pm s$，mm）肱骨体中点：前皮质厚5.01±1.04，后皮质厚4.53±0.83，肱骨体中点髓腔内径11.50±1.64；段满生等（2004）为肱骨假体柄设计提供数据，测量了江西地区50具尸体CT片：解剖颈下髓腔横径32.85±4.21，解剖颈下髓腔矢径28.45±4.38，髓腔狭窄处横径10.29±2.08，髓腔狭窄处矢径13.09±2.97；李颖等（2004）测量了西安地区肱骨髓腔铸型标本15根（$\bar{x}\pm S_{\bar{x}}$，mm）：肱骨体中部髓腔横径8.7±0.4，矢径8.1±0.4。

12. *肱骨下端的测量*（Measurements of the Lower Part of Humerus）　综合国人资料（$\bar{x}\pm s$，mm）：肱骨下端宽：男性（1210例）为59.23±3.91，女性（588例）为54.00±4.42；肱骨滑车小头宽：男性（866例）为43.53±3.68，女性（422例）为39.47±3.94，肱骨滑车矢径：男性（866例）为24.84±2.32，女性（422例）为22.58±2.37；性别差异t值分别为24.42、17.73、16.17；均为$P<0.01$，男性非常显著大于女性，详见表5-253。

表5-253　肱骨下端的测量
Measurements of the Lower Part of Humerus

作者（年份）	地区	例数	肱骨下端宽（$\bar{x}\pm s$，mm）	肱骨滑车小头宽（$\bar{x}\pm s$，mm）	肱骨滑车矢径（$\bar{x}\pm s$，mm）
来现臣（1983）[*]	长春	男70左	60.72±3.60	—	—
		右	60.59±3.35	—	—
		女30左	55.77±4.44	—	—
		右	56.33±4.82	—	—
刘武（1989）	长春	男100	55.77±4.8	41.2±3.1	23.8±2.3
		女100	50.6±4.0	36.5±2.5	21.3±2.1
赵恒珂等（1984）[*]	山东	男103左	60.46±3.55	44.12±2.64	25.21±1.93
		右	60.73±3.35	44.58±2.33	25.92±1.93
荣海钦等（1988）[*]	青岛	男122	58.49±3.87	40.65±3.09	24.53±2.43
		女46	51.86±3.80	36.54±1.56	21.62±1.97
	长春	男38	56.87±5.11	40.52±3.33	23.97±1.97
		女56	51.69±2.99	37.11±2.09	22.03±1.50
王敦林等（2007）[*]	江西	男100	57.29±4.80	41.87±3.80	23.93±2.50
罗滨等（2004）	江西	男70	58.92±4.03	45.34±3.15	23.35±2.06
		女50	55.75±3.85	42.18±3.01	23.13±2.15
李应义等（1981）	西安	男230	60.4±3.1	46.0±2.8	25.8±1.9
		女170	55.8±4.5	42.0±3.5	23.6±2.4
卓汉青（1982）	宁夏	合252	58.6	42.4	24.3
王启华等（1985）	广东	合124左	56.5±4.0	—	—
		132右	57.5±1.0	—	—
许梦兰（1949）	台湾	男102左	59.1±1.92	—	24.5
		右	59.3±1.82	—	25.1
		女53左	54.2±2.48	—	22.1
		右	54.7±2.33	—	22.7
合计（只含有性别标准差项）（例数）		男	59.23±3.91（1210）	43.53±3.68（866）	24.84±2.32（866）
		女	54.00±4.42（588）	39.47±3.94（422）	22.58±2.37（422）

注：*按原数据的标准误，由笔者计算出标准差。

13. *肱骨下端的测量*（续）[Measurements of the Lower Part of Humerus（continue）]　综合国人资料，肱骨滑车宽（$\bar{x}\pm s$，mm）：男性（170例）为22.69±2.60，女性（150例）为19.66±2.17；肱骨小头宽

（$\bar{x}\pm s$，mm）：男性（70例）为17.69±1.23，女性（50例）为16.39±1.21；肱骨尺骨头窝宽（mm）：男性（204例）26.4，女性（106例）为24.6；肱骨尺骨头窝深（mm）：男性（204例）为11.5，女性（106例）为11.4；前两项性别差异t值分别为11.36、5.76；均为$P<0.01$，男性非常显著大于女性，详见表5-254。

表5-254 肱骨下端的测量续
Measurements of the Lower Part of Humerus（cont.）

作者（年份）	地区	例数	肱骨滑车宽（$\bar{x}\pm s$，mm）	肱骨小头宽（$\bar{x}\pm s$，mm）	肱骨尺骨头窝宽（mm）	肱骨尺骨头窝深（mm）
刘武（1989）	长春	男100	21.2±2.0	—	—	—
		女100	18.6±1.6	—	—	—
罗滨等（2004）	江西	男70	24.82±1.74	17.69±1.23	—	—
		女50	21.78±1.51	16.39±1.21	—	—
王启华等（1985）	广东	合256	24.1±2.4	15.5±1.7	—	—
许梦兰（1949）	台湾	男204	22.6	17.0	26.4	11.5
		女106	20.6	15.6	24.6	11.4
合计（只含有性别标准差项）（例数）		男	22.69±2.60（170）	17.69±1.23	26.4	11.5
		女	19.66±2.17（150）	16.39±1.21	24.6	11.4

14.肱骨鹰嘴窝的测量（Measurements of the Olecranon Fossa of Humerus） 综合国人资料（$\bar{x}\pm s$，mm），肱骨鹰嘴窝宽：男性（170例）为25.27±2.36，女性（50例）为25.10±2.13；肱骨鹰嘴窝深：男性为12.62±1.35，女性为12.41±1.17；肱骨鹰嘴窝高：男性（100例）为20.49±1.9；前两项性别差异t值分别为0.48、1.08；均为$P>0.05$，均无性别差异，详见表5-255。

表5-255 肱骨鹰嘴窝的测量
Measurements of the Olecranon Fossa of Humerus

作者（年份）	地区	例数	鹰嘴窝宽（$\bar{x}\pm s$，mm）	鹰嘴窝深（$\bar{x}\pm s$，mm）	鹰嘴窝高（$\bar{x}\pm s$，mm）
罗滨等（2004）	江西	男70	24.14±1.76	13.18±1.05	—
		女50	25.10±2.13	12.41±1.17	—
王敦林等（2007）*	江西	男100	26.06±2.4	12.22±1.4	20.49±1.9
王启华等（1985）	广东	合256	24.2±2.3	13.0±1.5	—
合计（只含有性别标准差项）		男170	25.27±2.36	12.62±1.35	20.49±1.9（100）
		女50	25.10±2.13	12.41±1.17	—

*按原数据的标准误，由笔者计算出标准差。

15.肱骨下端其他项目的测量（Other Measurements of the Lower Part of Humerus） 罗滨等（2004）为肱骨远端假体设计提供数据，测量了江西地区男70侧、女50侧标本（$\bar{x}\pm s$，mm），肱骨小头最大矢径：男性为19.47±1.38，女性为19.13±2.19；肱骨尺神经沟深：男性为8.31±0.93，女性为7.71±1.02。丁士海等（2000）测量了青岛和东北地区具有滑车上孔骨骼标本56例：孔长径5.25±0.05，孔短径3.72±0.03。另外，青岛地区具有滑车上孔X线片99例：孔长径10.53±0.76，孔短径5.97±0.46。

16.肱骨角度的测量（Measurements of the Angle of Humerus） 综合国人资料（$\bar{x}\pm s$，°），肱骨髁体角：男性（591例）为81.94±3.61，女性（271例）为80.99±3.81；肱骨扭转角：男性（230例）为151.65±11.40，女性（170例）为152.65±10.25；性别差异t值分别为3.45、0.92；P值分别为<0.01和>0.05，髁体角男显著大于女性，肱骨扭转角无性别差异，详见表5-256。

表5-256 肱骨角度的测量 Measurements of the Angle of Humerus

作者（年份）	地区	例数		肱骨髁体角（$\bar{x}\pm s$,°）		肱骨扭转角（$\bar{x}\pm s$,°）	
		男	女	男	女	男	女
荣海钦等（1983）	青岛、长春	117	45	80.54±3.28	81.65±2.31	—	—
		38	56	81.82±3.37	83.05±3.58		
赵恒珂等（1984）	山东	103	左	84.55±2.74	—	—	—
			右	85.02±2.84	—	—	—
陈昌富等（1988）*	江西	合225		—		157.72±9.6	
杨玉田等（1984）*	西安	230	170	80.12±2.73	80.14±3.91	151.65±11.40	152.65±10.25
莫世泰等（1985）*	广西	合103左		—		157.52±3.15	
		右		—		155.67±3.15	
王启华等（1986）	广东	合107左		81.2±2.5		—	
		右		82.3±4.8		—	
许梦兰（1949）	台湾	202	100	81.3	81.2	156.85	159.95
合计（只含有性别标准差项）（例数）				81.94±3.61（591）	80.99±3.81（271）	151.65±11.40（230）	152.65±10.25（170）

*按原数据的标准误，由笔者计算出标准差。

17.肱骨其他角度的测量（Other Measurements of the Angle of Humerus） 徐梦兰（1949）测量了台湾地区男200、女98侧肱骨头体角：男性为43.55°，女性为43.25°。张宝庆等（1981）测量了重庆地区成年尸体肱骨头体角（肱骨外科颈水平线与肱骨小结节内侧缘与肱骨干平行的垂线所成之角）（$\bar{x}\pm s_x$,°）：男性（56侧）为141.2±0.09，女性（44侧）为141.3±0.10。王启华等（1985）测量了广东地区212侧（$\bar{x}\pm s$,°）：肱骨轴角58.7±4.7，肱骨髁间角48.6±8.7，提携角9.1±2.5。王启华等（1986）材料同前，肱骨远端前倾角：左107侧为12.1±2.6，右105侧为13.7±7.0；肱骨纵轴与颈中轴夹角：左侧为128.9±15.4，右侧为134.7±15.4。罗滨等（2004）测量了江西地区男70侧和女50侧：下端前倾角（°）：男性为35.78±5.12，女性为36.33±5.06；滑车外旋角：男性为5.35±1.13，女性为5.55±1.22。赵春明等（2008）测量了江苏地区34副，肱骨头后倾角：左侧为26.59±1.36，右侧为26.85±1.61；肱骨颈干角：左侧为134.32±3.49，右侧为135.58±1.50。

18.肱骨重量的测量（Measurement of the Weight of Humerus） 孙尔玉等（1982）测量了东北地区双侧肱骨重（$\bar{x}\pm s$，g）：男性（209例）为243.33±31.93，女性（25例）为158.20±56.51；王广新（1992）测量了乌鲁木齐汉族肱骨重：男性左侧（155例）为164.35±2.28，右侧为167.96±2.00；女性左侧（45例）为102.82±2.92，右侧为103.89±2.95；以上均具有非常显著的性别差异（$P<0.01$）。

19.肱骨生物力学的测试（Tests of the Mechanics of Humerus） 程心恒等（1982）对5副成年肱骨进行了扭转强度测试$\bar{x}\pm s$：强度极限扭矩（494.0±165.6）kg-cm，强度极限扭角17.0°±4.54°，扭矩-扭转角曲线48.59，扭转剪切强度（4.30±1.47）kg-mm²。

20.运动员肱骨的测量（Measurements of the Sportsmen' Humerus） 盛克标（1984）对武汉市优秀青年划船运动员X线片进行测量，结果说明划船运动员的肱骨比非运动员发达，特别是骨密度有非常显著的差异，但均无侧别差异，见表5-257。

表 5-257　运动员肱骨的测量　Measurements of the Sportsmen' Humerus

项目	性别	侧别	测量数据（$\bar{x}\pm s$, mm）			
			划艇 男 10	赛艇 男 28，女 12	皮艇 男 17，女 10	对照 男 16，女 17
肱骨最大长	男	左	354.40±9.08	364.46±12.16	349.59±10.45	341.19±12.31
		右	357.2±93.00	365.32±11.55	349.76±10.40	344.06±11.86
	女	左	—	336.92±8.32	332.50±7.34	322.24±10.85
		右	—	339.25±9.82	326.75±7.69	324.18±12.27
肱骨头横径	男	左	54.70±2.34	53.51±2.14	52.97±2.86	49.80±2.63
		右	55.01±2.12	54.03±2.12	53.12±2.79	50.72±2.57
	女	左	—	48.18±1.65	45.96±1.96	44.52±1.77
		右	—	48.60±1.87	46.49±1.74	45.30±1.39
肱骨上半中点横径	男	左	26.76±1.46	25.45±1.60	25.63±1.49	22.78±1.55
		右	27.35±2.12	26.04±1.66	25.90±1.53	23.80±1.33
	女	左	—	23.55±1.76	22.60±1.44	20.72±2.03
		右	—	24.05±1.61	22.84±1.34	21.42±1.70
肱骨骨中点横径	男	左	26.91±1.48	25.48±1.86	24.99±1.68	21.53±1.55
		右	27.23±1.39	26.33±24.99	25.98±1.61	22.13±1.30
	女	左	—	21.91±1.76	200.75±1.91	19.99±2.26
		右	—	22.59±1.45	22.00±1.55	20.42±2.14
肱骨下半段中点横径	男	左	22.11±1.57	22.27±2.30	21.94±12.66	19.41±1.35
		右	23.06±1.44	22.15±1.77	22.70±2.11	20.34±1.47
	女	左	—	20.24±2.45	19.48±1.57	18.19±1.63
		右	—	20.92±2.29	19.54±1.67	18.87±1.50
三角肌粗隆处骨密质厚度	男	左	7.64±1.33	6.89±1.10	6.71±0.59	5.52±1.06
		右	7.72±1.69	7.22±1.36	6.84±0.65	5.91±1.07
	女	左	—	53.90±0.88	5.74±0.53	3.41±1.10
		右	—	5.84±1.52	5.81±0.76	3.67±1.15

21.肱骨上段生物力学测试（Tests of Biomechanics of the Upper Part of Humerus）　吴焯鹏等（2009）测量了老年女性尸骨16例双侧肱骨上段极限载荷和拉伸试验，详见表5-258。

表 5-258　肱骨上段生物力学测试
Tests of Biomechanics of the Upper Part of Humerus

压缩试验	极限载荷（$\bar{x}\pm s$, N）	刚度（$\bar{x}\pm s$, N）	拉伸试验	极限载荷（$\bar{x}\pm s$, N）	刚度（$\bar{x}\pm s$, N）
A组4例	968.0±98.5	126.7±20.4	A组4例	112.0±9.7	40±5.6
B组4例	4191.4±511.2	1142.8±101.7	B组4例	143.3±11.2	44.4±12.0
C组4例	5990.5±395.5	231.0±29.9	C组4例	598.1±42.3	290.5±33.7
D组4例	5651.8±288.2	1578.9±85.6	D组4例	677.5±29.8	387.5±59.9

四、桡骨的测量（Measurements of the Radius）

桡骨的测量见图5-43。

1.桡骨最大长（Maximum Length of Radius）（Total Length）（M1）　用测骨盘测得的桡骨上、下端的最大直线距离。

2.桡骨生理长（Physiological Length of Radius）（M2） 亦称桡骨功能长，用弯脚规对准桡骨上下两关节面最凹点测得的最小直线距离。

3.桡骨体最小周长（Minimum Circumference of Radial Shaft）（M3） 亦称桡骨干最小周长，用米格纸或卷尺测得的桡骨体最细处的周长。

4.桡骨体横径（Transverse Diameter of Radial Shaft）（M4） 亦称桡骨干横径，用直脚规测得的桡骨体最粗处的左右间直线距离。

5.桡骨体矢径（Sagittal Diameter of Radial Shaft）（M5） 亦称桡骨干矢径，用直脚规在上述桡骨体横径处测量其前后间直线距离，注意要与矢径垂直。

6.桡骨头周长（Circumference of Caput Radii）[M5（3）] 用米格纸或卷尺测得的桡骨头的周长。

7.桡骨体中部横径（Transverse Diameter of Radius at Midshaft）（M6） 亦称桡骨干中部横径，用直脚规测得的桡骨体中部的左右间直线距离。

8.桡骨体中部矢径（Sagittal Diameter of Radius at Midshaft）（M7） 亦称桡骨干中部矢径，用直脚规测得的桡骨体中部的前后间直线距离，注意要与横径垂直。

9.桡骨头横径（Transverse Diameter of Caput Radii） 用直脚规测得的桡骨头内外侧间的直线距离，注意要与矢径垂直。

10.桡骨头矢径（Sagittal Diameter of Caput Radii） 用直脚规测得的桡骨头前后间的直线距离，注意要与小横径垂直。

11.桡骨颈横径（Transverse Diameter of Radial Neck） 用直脚规测得的桡骨颈最细处内外侧间的直线距离。

12.桡骨颈矢径（Sagittal Diameter of Radial Neck） 用直脚规测得的桡骨颈最细处前后间的直线距离，注意要与颈横径垂直。

13.桡骨颈周长（Circumference of Radial Neck） 用米格纸或卷尺测得的桡骨颈最细处的周长。

14.桡骨体中部周长（Circumference of Radius at Midshaft）[M5（5）] 亦称桡骨干中部周长，用米格纸或卷尺测得的桡骨体中部的周长。

15.桡骨下端宽（Breadth of the Distal End of Radius）[M5（6）] 将桡骨前面朝下置于测骨盘上，测量桡骨下端内外侧最突处间的投影距离，注意桡骨体下半中轴与侧壁平行。

16.桡骨体弦长（Chord of Radial Shaft） 亦称桡骨干弦长，用直脚规测得的桡骨体外侧缘上下最凹处间的直线距离，传统方法比较烦琐。

17.桡骨体曲度高（Height of the Curvature of Radial Shaft） 亦称桡骨干曲度高或桡骨体垂高，用三脚平行规两脚对准桡骨体外侧缘最凹处点，中间竖尺对向外侧缘弧度的最突出点测得的垂直距离。

18.桡骨颈体角（Collo-Shaft Angle of Radius）（M8） 亦称桡骨颈干角，由桡骨颈长轴和桡骨体上半长轴所形成的角度。测量时首先将桡骨前面置于测骨盘上，用盘上的两丝线对准桡骨颈和桡骨上部长轴，再用量角器测量其间的夹角。

19.桡骨前倾角（Anterior Inclination Angle of Radius） 由桡骨体上下半中轴形成的夹角，需从内侧面或外侧面测量，测量时将桡骨内侧面置于测骨盘上，将两根丝线分别对准上下中轴，再用量角器测量。

20.桡骨内倾角（Medial Inclination Angle of Radius） 由桡骨体上下半中轴形成的夹角，需从前面或后面测量，测量时将桡骨前面置于测骨盘上，将两根丝线分别对准上下中轴，再用量角器测量。

21.桡骨下端前倾角（Anterior Inclination Angle of Lower End of Radius） 由桡骨下端下关节面前后缘连线与水平面形成的夹角，需从内侧面或外侧面测量，测量时将桡骨外侧面置于测骨盘上，注意桡骨应垂直于水平面，将两根丝线分别对准下关节面前后缘连线和地平线，再用量角器测量。

22.桡骨下端内倾角（Medial Inclination Angle of Lower End of Radius） 由桡骨下端下面内外侧最向下突出点的连线与水平面形成的夹角，需从前面或后面测量，测量时将桡骨外侧面置于测骨盘上，注意桡骨应垂直于水平面，将两根丝线分别对准下关节面前后缘连线和地平线，再用量角器测量。

上述两角对临床具有一定的意义，由于二角与腓骨头关节面的内倾角和后倾角十分吻合，因而多采用带血管的游离腓骨上端移植腕关节术，另外对Colles骨折或腕关节脱位的诊断与修复具有重要意义。

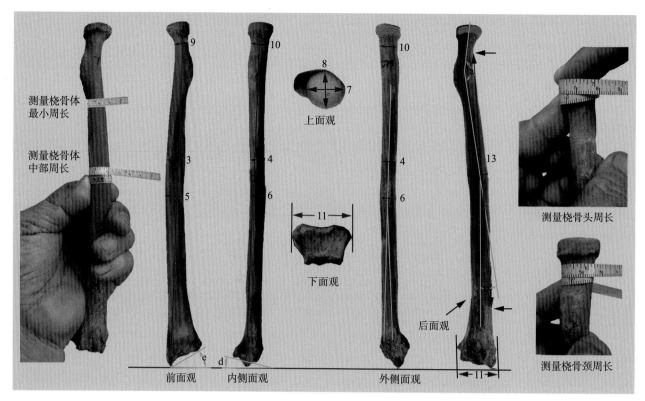

测量桡骨体
最小周长

测量桡骨体
中部周长

测量桡骨头周长

上面观

下面观

后面观

测量桡骨颈周长

前面观　　内侧面观　　　　外侧面观

图5-43　桡骨的测量（右侧）　Measurements of the Radius（right）

1.桡骨最大长；2.桡骨生理长；3.桡骨体横径；4.桡骨体矢径；5.桡骨体中部横径；6.桡骨体中部矢径；7.桡骨头横径；8.桡骨头矢径；9.桡骨颈横径；10.桡骨颈矢径；11.桡骨下端宽；12.桡骨体弦长；13.桡骨体曲度高；a.桡骨颈体角；b.桡骨内倾角；c.桡骨前倾角；d.桡骨体下端前倾角；e.桡骨体下端内倾角

国人数据（Chinese data）如下

1.桡骨最大长的测量（Measurement of the Maximum Length of Radius）　综合国人资料（$\bar{x}\pm s$，mm）：桡骨最大长：男性（2518例）为234.45±13.27，女性（996例）为216.80±14.94，性别差异t值为32.55，$P<0.01$，男性极显著大于女性；侧别差异t值：男性为2.47，女性为1.54，P值：男性<0.05，女性>0.05，说明男性右侧桡骨最大长显著大于左侧，这可能与右利手者比例大有关，但女性无侧别差异；详见表5-259。

表5-259　桡骨最大长的测量　Measurement of the Maximum Length of Radius

作者（年份）	地区或族别	男性		女性	
		例数	桡骨最大长（$\bar{x}\pm s$，mm）	例数	桡骨最大长（$\bar{x}\pm s$，mm）
刘武（1989）	长春	100	227.4±16.3	100	208.8±10.4
段秀吉等（1991）*	长春	172左	238.15±13.80	173左	218.93±14.33
		右	239.10±10.75	右	220.37±14.60
赵一清（1957）	南京	153左	237.35±10.77	26左	215.14±9.17
		右	239.42±10.86	右	216.14±7.88
吴晋宝等（1981）*	上海	78左	228.0±15.89	45左	212.9±14.23
		右	228.6±16.16	右	214.2±13.96
王敦林等（2007）*	江西	100	228.97±14.40	—	—
张建国等（1986）*	成都	148	223.20±12.78	88	209.50±11.54
王永豪等（1979）	重庆	80	233.7±12.6	—	—
杨玉田（1988）	西安	100	235.6±11.6	100	221.5±17.2
陈子为等（1978）	贵州	合100		左227.88	
				右229.54	

作者（年份）	地区或族别	男性		女性	
		例数	桡骨最大长（$\bar{x}\pm s$，mm）	例数	桡骨最大长（$\bar{x}\pm s$，mm）
王衡等（1982）[*]	新疆汉族	155左	236.7±11.33	45左	209.0±9.93
		右	237.9±11.08	右	210.4±9.86
公安部126研究所（1984）	九省[**]	437左	234.05±12.29	—	—
		右	235.55±11.70	—	—
张继宗（2001）	九省[**]	—	—	65左	209.77±11.18
		—	—	右	212.22±11.14
王启华等（1987）	广东	合205		226.9±13.4	
许梦兰（1949）	台湾	100左	236.0	40左	222.5
		右	237.7	右	224.4
合计（只含有性别标准差项）		男995左	235.20±12.81	女354左	214.94±13.62
		995右	236.58±12.08	354右	216.51±13.59
		男2518	234.45±13.27	女996	216.80±14.94

注：公安部的数据系按原五个成年年龄组数据由笔者相加所得。

*按原数据的标准误，由笔者计算出标准差。

**九省：河北、青海、吉林、山东、安徽、江西、广西、云南、贵州。

2.桡骨生理长的测量（Measurement of the Physiological Length of Radius） 综合国人资料（$\bar{x}\pm s$，mm），桡骨生理长：男性（1628例）为219.36±12.17，女性（470例）为200.25±13.84；性别差异t值为27.39，$P<0.01$，男性极显著大于女性；侧别差异t值：男性为2.28，女性为1.14，P值：男性<0.05，女性>0.05，说明男性右侧桡骨生理长显著大于左侧，这可能与右利手者比例多有关，但女性无侧别差异；详见表5-260。

表5-260 桡骨生理长的测量 Measurement of the Physiological Length of Radius

作者（年份）	地区	男例数	桡骨生理长（$\bar{x}\pm s$，mm）	女例数	桡骨生理长（$\bar{x}\pm s$，mm）
刘武（1989）	长春	100	212.7±15.3	100	196.1±10.1
赵一清（1957）	南京	153左	222.11±11.10	26左	201.38±9.39
		右	224.45±10.72	右	204.57±13.85
王敦林等（2007）[*]	江西	100	215.88±13.8	—	—
张建国等（1986）[*]	成都	148	211.86±11.93	88	197.45±14.72
杨玉田（1988）	西安	100	222.4±11.3	100	208.7±16.4
公安部126研究所（1984）	九省[**]	437左	219.48±11.19	—	—
		右	220.65±11.02	—	—
张继宗（2001）	九省[**]	—	—	65左	197.04±10.79
		—	—	右	198.47±11.14
王启华等（1987）	广东	合205		207.7±13.0	
许梦兰（1949）	台湾	200	222.6	80	210.1
合计（只含有性别标准差项）		男590左	220.16±11.23	女91左	198.28±10.58
		590右	221.64±11.07	91右	200.21±12.29
		男1628	219.36±12.17	女470	200.25±13.84

注：公安部的数据系按原五个成年年龄组数据由笔者相加所得。

*按原数据的标准误，由笔者计算出标准差。

**九省：河北、青海、吉林、山东、安徽、江西、广西、云南、贵州。

3.桡骨头的测量（Measurements of the Head of Radius） 综合国人资料（男200例、女100例）（$\bar{x}\pm s$，mm），桡骨头横径：男性为20.39±2.01，女性为17.7±1.0；桡骨头矢径：男性为20.72±1.86，女性为17.8±1.3；桡骨头周长：男性为65.84±5.80，女性为58.3±3.6，性别差异t值分别为15.48、15.79、13.82，均为$P<0.01$，各项指标男性均非常显著大于女性，详见表5-261。

表5-261 桡骨头的测量 Measurements of the Head of Radius

作者（年份）	地区	例数	桡骨头横径（$\bar{x}\pm s$，mm）	桡骨头矢径（$\bar{x}\pm s$，mm）	桡骨头周长（$\bar{x}\pm s$，mm）
刘武（1989）	长春	男100	20.3±1.8	20.6±1.7	66.6±5.5
		女100	17.7±1.0	17.8±1.3	58.3±3.6
王敦林等（2007）[*]	江西	男100	20.48±2.2	20.84±2.0	65.09±6.0
王启华等（1987）	广东	合205	20.4±1.7	20.9±2.0	69.1±5.1
许梦兰（1949）	台湾	男200	21.6	22.2	68.7
		女80	19.7	20.3	63.4
合计（不含无性别项）		男200	20.39±2.01	20.72±1.86	65.84±5.80
		女100	17.7±1.0	17.8±1.3	58.3±3.6

[*]按原数据的标准误，由笔者计算出标准差。

4.桡骨颈的测量（Measurements of the Neck of Radius） 许梦兰（1949）测量了台湾地区男200例、女80例，桡骨颈横径（$\bar{x}\pm s$，mm）：男性为15.53±1.79，女性为10.49±1.36；桡骨颈矢径（mm）：男性为14.5，女性为13.0，桡骨颈周长（mm）：男性为45.4，女性为40.2，性别差异非常显著（$P<0.01$）。

5.桡骨体的测量（Measurements of the Shaft of Radius） 综合国人资料（男922例、女428例）（$\bar{x}\pm s$，mm），桡骨体横径：男性为15.22，女性为14.58±1.72；桡骨体矢径：男性为11.52±1.31，女性为10.36，桡骨体最小周长：男性（766例）为39.25±4.25，女性（338例）为35.88±3.6；桡骨体中部周长：男性（256例）为42.44±4.46，女性（190例）为38.35±3.44；性别差异t值分别为9.32、13.10、13.50、10.93；均为$P<0.01$，男性均非常显著大于女性；前三项按赵一清资料计算男性侧别差异t值分别为6.00、5.18、2.00；女性侧别差异t值分别为0.11、0.17、0；男性前两项均为$P<0.01$，桡骨体最小周长为$P<0.05$，女性三项均为$P>0.05$，说明男性均具有侧别差异，右侧大于左侧，这可能与右利手者多有关，而女性均无侧别差异；详见表5-262。

表5-262 桡骨体的测量 Measurements of the Shaft of Radius

作者（年份）	地区	例数	测量数据（$\bar{x}\pm s$，mm）			
			桡骨体横径	桡骨体矢径	桡骨体最小周长	桡骨体中部周长
刘武（1989）	长春	男100	16.7±1.7	11.1±1.6	39.7±3.6	45.3±4.0
		女100	14.8±1.3	9.6±0.8	35.1±2.3	40.1±2.7
赵一清（1957）	南京	男159左	15.27±1.59	11.41±0.80	39.12±3.05	—
		右	16.37±1.68	11.92±0.95	39.88±3.70	—
		女25左	14.92±2.02	10.22±0.82	34.92±2.71	—
		右	14.98±1.86	10.26±0.80	34.92±2.60	—
吴晋宝等（1981）[*]	上海	男156	14.2±1.47	11.5±1.34	—	40.6±3.70
		女90	12.9±1.27	10.2±1.14	—	36.4±3.10
王敦林等（2007）[*]	江西	男100	16.31±1.5	11.80±1.2	39.07±3.3	16.31±1.5[**]
张建国等（1986）[*]	成都	男148	14.69±1.46	10.77±1.22	37.10±5.60	—
		女88	14.68±1.50	10.44±1.50	35.03±3.94	—

续表

作者（年份）	地区	例数	测量数据（$\bar{x}\pm s$，mm）			
			桡骨体横径	桡骨体矢径	桡骨体最小周长	桡骨体中部周长
杨玉田（1988）	西安	男100	16.0±1.4	12.3±1.5	41.4±4.4	—
		女100	15.6±1.4	11.3±1.3	37.9±4.0	—
王启华等（1987）	广东	合205	14.5±1.4	11.8±1.1	—	44.4±3.4
许梦兰（1949）	台湾	男200	15.9	11.7	40.0	42.2
		女80	14.3	10.4	35.6	37.9
合计（只含有性别标准差项）（例数）		男	15.53±1.79（922）	11.52±1.31（922）	39.25±4.25（766）	42.44±4.46（256）
		女	14.58±1.72（428）	10.49±1.36（428）	35.88±3.62（338）	38.35±3.44（190）

*按原数据的标准误，由笔者计算出标准差。

6.桡骨体其他项目的测量（Other Measurements of the Shaft of Radius）　许梦兰（1949）测量了台湾地区男200例、女80例（mm），桡骨体中部周长：男性为42.2，女性为37.9；桡骨体中部横径：男性为15.2，女性为13.6。赵一清（1957）测量了南京和杭州地区桡骨体弦长（$\bar{x}\pm s$，mm），男性（160例）：左侧为171.21±13.90，右侧为173.20±12.34；女性（26例）：左侧为157.88±12.30，右侧为159.65±11.22；桡骨体曲度高：男性左侧为5.21±1.24，右侧为5.98±2.13，女性左侧为4.92±1.05，右侧为4.96±1.06。王启华等（1988）测量了广东地区205侧：桡骨滋养孔（共234孔）至上端的距离7.89±1.45cm。

7.桡骨下端宽的测量（Measurement of the Breadth of Distal End of Radius）　综合国人资料，桡骨下端宽（$\bar{x}\pm s$，mm）：男性（200例）为30.59±2.72，女性（100例）为26.8±2.4；性别差异t值为12.32，$P<0.01$，男性非常显著大于女性；详见表5-263。

表5-263　桡骨下端宽的测量　Measurement of the Breadth of Distal End of Radius

作者（年份）	地区	男性		女性	
		例数	桡骨下端宽（$\bar{x}\pm s$，mm）	例数	桡骨下端宽（$\bar{x}\pm s$，mm）
刘武（1989）*	长春	100	30.0±2.8	100	26.8±2.4
王敦林等（2007）*	江西	100	31.18±2.5	—	—
王佑怀等（1989）	湖北	合100		28.0±2.3	
王启华等（1987）*	广东	合205		31.4±2.1	
许梦兰（1949）	台湾	100左	33.0	40左	30.3
		右	33.5	右	31.0
合计（只含有性别标准差项）		男200	30.59±2.72	女100	26.8±2.4

*按原数据的标准误，由笔者计算出标准差。

8.桡骨下端其他项的测量（Other Measurements of the Distal End of Radius）　王佑怀等（1989）测量了湖北地区桡骨100侧（$\bar{x}\pm s$，mm）：桡骨下端厚22.3±2.2，桡骨背侧结节高2.0±0.8，桡骨背侧结节宽4.0±1.0，背侧结节-内侧缘距17.2±1.8，背侧结节-外侧缘距14.5±1.5，背侧结节-下缘距11.9±1.4，拇长伸肌腱沟宽3.6±0.5，拇长伸肌腱沟深2.0±0.8，茎突背侧嵴宽3.4±0.6。江仁兵等（2009）为腓骨近端移植替代桡骨远端重建桡腕关节提供数据，测量了新疆地区40侧，舟骨关节窝：冠状弧长13.75±1.79、矢状弧长12.13±2.28；月骨关节窝：冠状弧长10.32±2.37、矢状弧长13.17±2.54。

9.桡骨角度的测量（Measurements of the Angle of Radius）

（1）桡骨颈体角的测量（Measurement of the collo-shaft angle of radius）：综合国人资料（男568例、女

238例），桡骨颈体角（$\bar{x}\pm s$,°）：男性165.30±6.57，女性162.48±6.95，性别差异t值为5.34，$P<0.01$，说明桡骨颈体角具有非常显著的性别差异，男性大于女性；侧别差异t值男女分别为1.23和1.86，均为$P>0.05$；详见表5-264。

表5-264　桡骨颈体角的测量　Measurement of the Collo-Shaft Angle of Radius

作者（年份）	地区	男例数	男左（$\bar{x}\pm s$,°）	男右（$\bar{x}\pm s$,°）	女例数	女左（$\bar{x}\pm s$,°）	女右（$\bar{x}\pm s$,°）
赵一清（1957）	南京	160	167.21±7.39	166.61±3.17	25	167.60±2.51	166.00±3.31
张建国等（1986）*	成都	148	168.49±1.83		88	168.14±1.97	
杨玉田（1988）	西安	50	156.30±3.97	154.58±3.83	50	156.44±4.36	154.24±3.92
许梦兰（1949）	台湾	100	170.2	170.5	40	169.7	168.0
合计（只含有性别标准差项）		210	164.61±8.18	163.74±6.12	75	160.16±6.52	158.16±6.68
		568	165.30±6.57		238	162.48±6.95	

*按原数据的标准误，由笔者计算出标准差。

（2）桡骨倾角的测量（Measurements of the Inclination Angle of Radius）：综合国人资料（$\bar{x}\pm s$,°），桡骨内倾角：男性（624例）为22.81±4.26，女性（270例）为21.50±4.62；桡骨前倾角：男性（224例）为11.90±6.34，女性（270例）为11.56±6.11；性别差异t值分别为3.98、0.60，内倾角$P<0.01$，前倾角$P>0.05$，说明桡骨内倾角具有非常显著的性别差异，桡骨前倾角没有性别差异；按洛树东等资料计算侧别差异t值男性分别为0.59、0.24，女性分别为0.71、1.96，说明两种角度均无侧别差异外（$P>0.05$），详见表5-265。

表5-265　桡骨倾角的测量　Measurements of the Inclination Angle of Radius

作者（年份）	地区	例数	桡骨内倾角（$\bar{x}\pm s$,°） 左	右	桡骨前倾角（$\bar{x}\pm s$,°） 左	右
谭洪等（1991）X线片	西安	男400	23.25±4.09		—	
江仁兵等（2009）	新疆	合40	23.02±2.49		11.18±2.31	
洛树东等（1982）	太原	男112	22.20±4.33	21.85±4.53	11.80±6.23	12.00±6.37
		女135	21.70±4.80	21.30±4.42	10.75±7.33	12.37±6.20
王启华等（1988）	广东	合左108右107	21.0±3.1	21.0±3.1	9.4±2.2	10.7±2.2
合计（只含有性别标准差项）（例数）		男	22.81±4.26（624）		11.90±6.34（224）	
		女	21.50±4.62（270）		11.56±6.11（270）	

（3）桡骨其他角度的测量（Other measurements of the angles of radius）：谭洪等（1991）测量了男性400例X线片桡尺茎突夹角（$\bar{x}\pm s$,°）为7.79±3.52；许梦兰（1949）测量了台湾地区男100例、女40例，粗面位置角（°）：男性左侧为44.7，右侧为51.8，女性左侧为，45.4右侧为50.8。

10.桡骨弧度、曲率和弧度的测量（Measurements of the Curvature & Radian of Radius）　王启华等（1988）测量了广东地区左98例、右107侧（$\bar{x}\pm s$,°），向桡侧生理弧度：左侧为11.1±1.9，右侧为10.6±1.7；向背侧生理弧度：左侧为7.8±1.3，右侧为7.5±1.2；黄启顺等（2000）为腓骨头移植替代桡骨远端术提供数据，测量了武汉地区左右各20例成人腕关节标本，腕关节面冠状弧长：左侧为30.51±2.35，右侧为29.85±2.19；腕关节面矢状弧长：左侧为16.41±1.06，右侧为15.31±1.13；腕关节面冠状曲率：左侧为0.154±0.021，右侧为0.160±0.025；腕关节面矢状曲率：左侧为0.132±0.023，右侧为0.135±0.019。

11.推算桡骨最大长的回归方程式（Regression Equation of the Calculation of Humeral Maximum Length）（mm）　王敦林等（2007）测量了江西地区提出：$\hat{Y}=9.39+1.02$桡骨生理长 ±3.75，r值0.969。

12.桡骨骨矿含量的测量（Measurements of the Mineral in Radius）　杨定焯等（1983）测量了四川成都地区294例20～60岁X线片，用显微光密度仪测量法测量茎突上6cm处的骨矿含量（mg/cm²），30～40岁年龄组骨矿物质最高，40岁以后，每10年骨矿物质减少量男性为9.13%，女性为11.26%；杨定焯等（1987）又用γ射线吸收法测量了20～87岁1099例桡骨中下1/3处1cm内骨矿含量（$\bar{x}\pm s$，g/cm²），结果也显示，随着年龄的增长，桡骨骨矿物质的含量逐渐减少；详见表5-266。

表5-266　桡骨骨矿含量X线片测量　Measurements of the Mineral in Radius on X-ray Film

年龄组（岁）	显微光密度仪测量法（$\bar{x}\pm s$，mg/cm²）		γ射线吸收法（$\bar{x}\pm s$，g/cm²）	
	男105例	女76例	男366例	女733例
20～	789.99±153.09	649.86±151.96	0.832±0.13	0.723±0.07
30～	785.24±92.66	647.13±126.54	0.824±0.11	0.719±0.08
40～	747.41±126.39	614.53±154.20	0.808±0.09	0.690±0.09
50～	685.69±103.23	550.20±112.47	0.815±0.08	0.667±0.10
60～	568.73±88.22	445.83±140.00	0.743±0.09	0.616±0.09
70～	—	—	—	0.497±0.04

另外，张光鹏等（1988）用γ射线吸收法对四川凉山地区男272例、女224例20～75岁活体进行的测量，以及张记怀（1980）对四川地区汉族498例7～16岁的桡骨骨矿含量（$\bar{x}\pm s$，g/cm）的测量，不再列表。

13.桡骨下端骨骺线或骺软骨的测量（Measurements of the Epiphyseal Line & Epiphyseal Plate in Distal End of Radius）　张光鹏等（2001）对成都地区17岁和18岁人群的桡骨下端骨骺线或骺软骨的测量，结果显示性别差异非常显著（$P<0.01$），男性均显著大于女性；但两性年龄间均无差异（$P>0.05$），详见表5-267。

表5-267　桡骨下端骨骺线或骺软骨的测量
Measurements of the Epiphyseal Line & Epiphyseal Cartilage Plate in Distal End of Radius

项目	男			女		
	测量数据（$\bar{x}\pm s$，mm）			测量数据（$\bar{x}\pm s$，mm）		
	18岁26例	17岁28例	合计	18岁24例	17岁30例	合计
下端最大横径	30.64±1.98	30.37±1.79	30.50±1.89	26.92±1.74	26.60±1.22	26.76±1.48
骺线两端间径	28.95±1.82	28.72±1.39	28.83±1.60	25.74±1.64	25.58±1.17	25.66±1.40
骺线内侧端-腕关节面	6.04±1.50	5.17±0.84	5.88±1.17	4.66±1.33	4.84±0.90	4.76±1.12
骺线中点-腕关节面	6.04±0.99	6.13±0.98	6.08±0.98	4.81±1.05	4.92±0.84	4.86±0.95
骺线外侧端-腕关节面	9.45±1.67	8.94±1.13	9.19±1.40	8.07±1.31	7.94±1.08	8.00±1.20
骺线外侧端-茎突尖	18.35±1.79	18.51±1.54	18.43±1.67	15.44±1.30	15.54±1.20	15.44±1.25
桡骨茎突长	8.90±1.31	9.58±1.35	9.24±1.33	7.38±1.15	7.60±1.05	7.49±1.10

14.桡骨重量的测量（Measurement of the Weight of Radius）　赵一清（1957）测量了南京和杭州地区桡骨重量（$\bar{x}\pm s$，g），男性58例：左侧为38.59±6.07，右侧为39.67±6.34；女性8例：左侧为26.38±2.84，右侧为27.53±3.16。孙尔玉等（1982）测量了东北地区桡骨双侧共重：男性（209例）为80.60±14.04，女性（25例）为56.36±9.21；均显示具有非常显著的性别差异（$P<0.01$）。

15.桡骨生物力学的测试（Tests of the Biomechanics of Radius）　陈惟昌（1978）对内蒙古成年干燥

骨骼测试桡骨抗弯曲强度，支点距离20 cm，楔形骨折强度100 kg，极限弯曲强度500 kg/cm^2，极限抗压强度1540 kg/cm^2。程心恒等（1982）对成年桡骨5副进行扭转强度测试：强度极限扭矩（112.30±27.16）kg-cm，强度极限扭角18.15°±4.83°，扭矩－扭转角曲线64.91，扭转剪切强度3.878±1.36 kg-mm^2。

五、尺骨的测量（Measurements of the Ulna）

尺骨的测量见图5-44。

1.尺骨最大长（Maximum Length of Ulna）（M1）　亦称尺骨全长（total length of ulna），用测骨盘测得的尺骨上、下端的最大直线距离。

2.尺骨生理长（Physiological Length of Ulna）（M2）　亦称尺骨功能长（functional length of ulna），用弯脚规对准尺骨滑车切迹中嵴的最低点和尺骨小头最低点测得的直线距离。

3.尺骨体最小周长（Minimum Circumference of Ulnar Shaft）（M3）　亦称尺骨干最小周长，用米格纸或卷尺测得的尺骨体最细处的周长。

4.鹰嘴小头长（Length of Olecranon-Capitulum of Ulna）　用测骨盘测得的尺骨鹰嘴最高点和尺骨小头最低点间的直线距离。

5.鹰嘴宽（Breadth of the Olecranon）　用游标卡尺或直脚规测得的尺骨鹰嘴滑车切迹间的直线距离，要注意与滑车上中嵴相垂直。

6.鹰嘴深（Depth of the Olecranon）　用游标卡尺或直脚规测得的鹰嘴尖端至鹰嘴后面间的投影距离，要注意与尺骨上端中轴相垂直。

7.鹰嘴高（Height of the Olecranon）　用游标卡尺或直脚规测得的鹰嘴滑车切迹上中嵴的投影距离，要注意与鹰嘴宽相垂直。

8.鹰嘴冠突间距（Olecranon-Coronoid Distance）　用游标卡尺或直脚规测得的鹰嘴尖端至冠突尖间的直线距离。

9.尺骨冠突上关节面外侧前宽（Anterior Breadth of Lateral Half of the Upper Articular Surface of Coronoid Process）（M9）　用游标卡尺或直脚规测得的滑车切迹中嵴外侧半关节面前部宽度。

10.尺骨冠突上关节面外侧后宽（Posterior Breadth of Lateral Half of the Upper Articular Surface of Coronoid Process）（M10）　用游标卡尺或直脚规测得的滑车切迹中嵴外侧半关节面后部宽度。

11.尺骨体矢径（Sagittal Diameter of Ulnar Shaft）（M11）　用游标卡尺或直脚规测得的尺骨体上部最大前后径。

12.尺骨体横径（Transverse Diameter of Ulnar Shaft）（M12）　亦称尺骨干横径，用游标卡尺或直脚规测得的尺骨体上部最大左右径，要注意与矢径相垂直。

13.尺骨体弦长（Length of the Chord of Ulnar Shaft）　亦称尺骨干弦长，用直脚规测得的桡骨体后缘上下最凹处间的直线距离。

14.尺骨体曲度高（Height of the Curvature of Ulnar Shaft）　亦称尺骨干曲度高，用三脚平行规两脚对准尺骨体后缘上下最凹处点，中间竖尺对向后缘弧度的最突出点测得的垂直距离。

15.尺骨上部横径（Upper Transverse Diameter of Ulnar Shaft）（M13）　用游标卡尺或直脚规测得的尺骨桡骨切迹下缘处左右径。

16.尺骨上部矢径（Upper Sagittal Diameter of Ulnar Shaft）（M14）　用游标卡尺或直脚规测得的尺骨桡骨切迹下缘出前后径，要注意与上部横径相垂直。

17.尺骨头最大径（Maximum Diameter of the Head of Ulna）　用游标卡尺或直脚规测得的尺骨头的最大径。

18.肘关节轴角（Angle of Elbow Joint's Axis）（M15）　亦称尺骨角（ulnar angle），是由尺骨滑车上下两个关节面交界处与关节面中嵴相垂直的横线和尺骨上部中轴所形成的夹角；测量时将尺骨后面朝下置于测骨盘上，使尺骨中轴与侧壁平行，用丝线对准尺骨鹰嘴宽轴，再用量角器测量。

19.尺骨前倾角（Anterior Inclination Angle of Ulna）　由尺骨上、下中轴所形成的夹角，需从内侧面或外侧面测量，对临床具有一定的意义，测量时将尺骨外侧面置于测骨盘上，将两根丝线分别对准下、下中

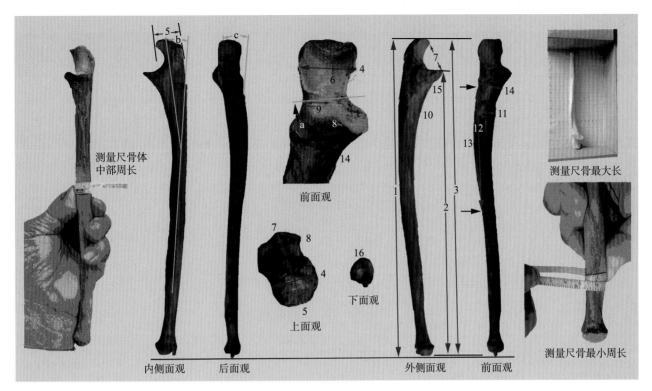

图5-44　尺骨的测量（右侧）　Measurements of the Ulna（right）

1.尺骨最大长；2.尺骨生理长；3.鹰嘴小头长；4.鹰嘴宽；5.鹰嘴深；6.鹰嘴高；7.鹰嘴冠突间距；8.尺骨冠突上关节面外侧前宽；9.尺骨冠突上关节面外侧后宽；10.尺骨体矢径；11.尺骨体横径；12.尺骨体弦长；13.尺骨体曲度高；14.尺骨上部横径；15.尺骨上部矢径；16.尺骨头最大径；a.肘关节轴角；b.尺骨前倾角；c.尺骨内倾角

轴，再用量角器测量。

20.尺骨内倾角（Medial Inclination Angle of Lower End of Radius）　由尺骨上、下部中轴形成的夹角，需从前面或后面测量，对临床具有一定的意义，特别是对Colles骨折或腕关节脱位的诊断与修复；测量时将桡骨外侧面置于测骨盘上，注意桡骨应垂直于水平面，将两根丝线分别对准下关节面前后缘连线和地平线，再用量角器测量。

国人数据（Chinese data）如下

1.尺骨长度的测量（Measurements of the Length of Ulna）

（1）尺骨最大长的测量（Measurement of the maximum length of ulna）：综合国人资料（$\bar{x}\pm s$，mm），尺骨最大长：男性（2318例）为251.59±13.14，女性（890例）为231.80±15.18，性别差异t值为34.27，$P<0.01$，男性显著比女性大；侧别差异t值男性为2.76，女性为1.69；P值：男性<0.01，女性>0.05，说明男性具有侧别差异，右侧显著大于左侧，这可能与右利手者比例大有关，但女性无侧别差异；详见表5-268。

表5-268　尺骨最大长的测量　Measurement of the Maximum Length of Ulna

作者（年份）	地区	男例数	尺骨最大长（$\bar{x}\pm s$，mm）	女例数	尺骨最大长（$\bar{x}\pm s$，mm）
刘武（1989）	长春	100	243.8±16.9	100	224.4±11.6
段秀吉等（1991）*	长春	172左	255.45±13.90	173左	235.44±14.99
		右	256.73±13.77	右	237.72±16.96
赵一清（1957）	南京	145左	253.15±10.88	25左	227.70±9.43
		右	255.12±10.24	右	231.00±10.80
吴晋宝等（1981）*	上海	73左	244.0±15.20	39左	226.5±12.29
		右	244.9±15.37	右	228.3±12.85

续表

作者（年份）	地区	男例数	尺骨最大长（$\bar{x}\pm s$，mm）	女例数	尺骨最大长（$\bar{x}\pm s$，mm）
王敦林等（2007）*	江西	100	245.87±14.50	—	—
杨玉田（1988）	西安	100	253.1±12.9	100	237.7±17.6
王永豪等（1979）	重庆	80	249.0±13.1	—	—
王衡等（1982）*	乌鲁木齐	155 左	253.0±11.58	45 左	224.7±10.33
		右	254.5±11.58	右	226.5±10.53
公安部126研究所（1984）	九省**	424 左	250.15±11.83	—	—
		右	251.86±11.69		
张继宗（2001）	九省**	—	—	63 左	227.72±13.34
				右	228.21±11.80
许梦兰（1949）	台湾	91 左	255.2	33 左	236.5
		右	256.7	右	241.1
合计（只含有性别标准差项）		男 969 左	251.53±12.68	女 345 左	231.06±14.24
		右	253.11±12.54	右	232.97±15.33
		男 2318	251.59±13.14	女 890	231.80±15.18

注：公安部的数据系按原五个成年年龄组数据由笔者相加所得。

*按原数据的标准误，由笔者计算出标准差。

**九省：江西、山东、云南、贵州、广西、安徽、河北、青海和吉林。

（2）尺骨生理长的测量（Measurement of the physiologic length of ulna） 综合国人资料（$\bar{x}\pm s$，mm），尺骨生理长：男性（1344例）为223.14±12.17，女性（378例）为204.78±14.13，性别差异t值为22.98，$P<0.01$，男性显著比女性大；侧别差异t值：男性为1.97，女性为1.19，P值：男性<0.05，女性>0.05，说明男性右侧显著大于左侧，这可能与右利手者比例大有关，但女性无侧别差异；详见表5-269。

表5-269 尺骨生理长的测量 Measurement of the Physiologic Length of Ulna

作者（年份）	地区	男例数	尺骨生理长（$\bar{x}\pm s$，mm）	女例数	尺骨生理长（$\bar{x}\pm s$，mm）
刘武（1989）	长春	100	214.6±15.2	100	197.6±9.7
赵一清（1957）	南京	148 左	226.53±12.16	26 左	205.80±9.82
		右	227.58±10.24	右	209.20±10.43
王敦林等（2007）*	江西	100	217.85±1.35	—	—
杨玉田（1988）	西安	100	225.8±11.7	100	212.5±16.2
公安部126研究所（1984）	九省**	424 左	221.74±11.63	—	—
		右	223.19±11.12	—	—
张继宗（2001）	九省**	—	—	63 左	202.32±13.69
		—	—	右	204.11±13.01
王启华等（1987）	广东	合 205		215.4±12.7	
许梦兰（1949）	台湾	91 左	225.6	33 左	212.7
		右	227.0	右	213.3
合计（只含有性别标准差项）		男 572 左	222.98±11.95	女 89 左	203.34±12.78
		572 右	224.32±11.07	89 右	205.60±12.53
		男 1344	223.14±12.17	女 378	204.78±14.13

注：公安部的数据系按原五个成年年龄组数据由笔者相加所得。

*按原数据的标准误，由笔者计算出标准差。

**九省：江西、山东、云南、贵州、广西、安徽、河北、青海和吉林。

2.尺骨上端的测量（Measurements of the Upper Part of Ulna）

（1）尺骨鹰嘴窝的测量（Measurements of the fossa of olecranon of ulna）：综合国人资料（$\bar{x}\pm s$，mm），鹰嘴窝宽：男性（412例）为23.70±2.30，女性（152例）为20.70±2.28；鹰嘴窝高：男性（312例）为19.91±1.44，女性（52例）为18.03±1.37；鹰嘴窝深：男性（100例）为22.6±2.4，女性（100例）为20.1±2.1；性别差异 t 值分别为13.83、9.09、7.84，均为 $P<0.01$，各项男性均非常显著比女性大；详见表5-270。

表5-270　尺骨鹰嘴的测量
Measurements of the Fossa of Olecranon of Ulna

作者（年份）	地区	例数	鹰嘴窝宽（$\bar{x}\pm s$，mm）	鹰嘴窝高（$\bar{x}\pm s$，mm）	鹰嘴窝深（$\bar{x}\pm s$，mm）
刘武（1989）	长春	男100	22.3±2.0	—	22.6±2.4
		女100	20.1±2.0	—	20.1±2.1
赵一清（1957）	南京	男156左	23.78±2.02	19.81±1.46	—
		右	24.53±2.31	20.01±1.42	—
		女26左	21.84±2.04	17.80±1.23	—
		右	21.86±2.61	18.26±1.46	—
王敦林等（2007）[*]	江西	男100	22.90±2.6	19.30±1.7	22.95±1.9
王启华等（1987）	广东	合205	23.9±2.3	—	22.8±1.9
合计（只含有性别标准差项）		男	23.70±2.30（412）	19.91±1.44（312）	22.6±2.4（100）
		女	20.70±2.28（152）	18.03±1.37（52）	20.1±2.1（100）

[*]按原数据的标准误，由笔者计算出标准差。

许建中等（1998）测量了河南地区成人四肢骨标本100根（$\bar{x}\pm s$，mm）：尺骨鹰嘴矢状径31.7±2.3，尺骨鹰嘴横径21.0±2.2。

（2）尺骨上端的测量（Measurements of the upper part of ulna）：综合国人资料（$\bar{x}\pm s$，mm），尺骨上部横径：男性（200例）为20.26±2.49，女性（100例）为17.7±1.8；尺骨上部矢径：男性（200例）为24.55±2.06，女性（200例）为22.60±2.24；性别差异 t 值分别为10.17、9.06，均为 $P<0.01$，男性均非常显著大于女性；详见表5-271。

表5-271　尺骨上端的测量
Measurements of the Upper Part of Ulna

作者（年份）	地区	例数		尺骨上部横径（$\bar{x}\pm s$，mm）		尺骨上部矢径（$\bar{x}\pm s$，mm）	
		男	女	男	女	男	女
刘武（1989）	长春	100	100	19.6±2.4	17.7±1.8	23.8±2.2	21.6±1.8
王敦林等（2007）[*]	江西	100	—	20.93±2.4	—	24.76±7.6	—
杨玉田（1988）	西安	100	100	合20.6±3.1		25.3±1.6	23.6±2.2
王启华等（1987）	广东	合205		19.6±1.8		23.9±2.1	
合计（只含有性别标准差项）（例数）				20.26±2.49（200）	17.7±1.8（100）	24.55±2.06（200）	22.60±2.24（200）

[*]按原数据的标准误，由笔者计算出标准差。

3.尺骨体的测量（Measurements of the Shaft of Ulna）

（1）尺骨体的测量（Measurements of the shaft of ulna）：综合国人资料男776例、女330例（$\bar{x}\pm s$， mm），尺骨体横径：男性为15.61±1.70，女性为14.05±1.70；尺骨体矢径：男性为13.09±1.68，女性为11.60±1.71；尺骨体最小周长：男性（630例）为35.75±3.34，女性（252例）为32.95±3.65，性别差异t值分别为13.96、13.33、10.54，均为P＜0.01，各项男性均非常显著比女性大。侧别差异t值男性分别2.19、2.55、6.72，女性分别为0.40、2.34、0.90。男性尺骨体横径和矢径为P＜0.05，最小周长为P＜0.01，说明均有侧别差异，右侧均大于左侧，可能与右利手者比例大有关，然而女性只有尺骨体矢径为P＜0.05，其余两项均为P＞0.05，说明只有矢径具有侧别差异，其余均无侧别差异；详见表5-272。

表5-272　尺骨体的测量
Measurements of the Shaft of Ulna

作者（年份）	地区	例数	尺骨体横径（$\bar{x}\pm s$, mm）	尺骨体矢径（$\bar{x}\pm s$, mm）	尺骨体最小周长（$\bar{x}\pm s$, mm）
刘武（1989）	长春	男100	15.7±2.1	12.1±1.6	35.3±3.8
		女100	13.9±1.4	10.4±0.9	32.1±2.9
吴晋宝等（1981）*	上海	男73左	14.9±1.71	12.1±1.37	43.2±0.53**
		右	15.0±1.54	12.3±1.28	43.9±0.47**
		女39左	13.2±1.31	10.5±0.81	37.8±0.46**
		右	13.2±1.12	11.2±1.00	38.3±0.43**
赵一清（1957）	南京	男165左	15.44±1.64	13.49±1.45	35.00±3.17
		右	15.87±1.56	13.93±1.46	37.34±3.15
		女26左	13.67±1.18	12.15±1.45	30.80±2.76
		右	13.90±1.37	12.51±1.46	31.60±3.59
王敦林等（2007）*	江西	男100	15.93±1.8	12.56±1.4	34.55±3.0
杨玉田（1988）	西安	男100	16.0±1.2	13.9±1.8	36.0±2.7
		女100	15.0±2.0	13.0±1.7	34.7±3.8
王启华等（1987）	广东	合205	15.5±1.4	13.5±1.5	35.7±7.4
许梦兰（1949）	台湾	男91左	12.3	13.4	34.5
		右	12.8	13.6	35.1
		女33左	10.5	12.6	30.7
		右	11.1	12.9	31.8
合计（只含有性别标准差项）（例数）		男238左	15.27±1.68	13.06±1.56	35.00±3.17（165）
		右	15.60±1.60	13.43±1.60	37.34±3.15（165）
		女65左	13.39±1.28	11.16±1.37	30.80±2.76（26）
		右	13.48±1.27	11.72±1.36	31.60±3.59（26）
		男776	15.61±1.70	13.09±1.68	35.75±3.34（630）
		女330	14.05±1.70	11.60±1.71	32.95±3.65（252）

*按原数据的标准误，由笔者计算出标准差。

**为尺骨体中部周长，未计入合计。

（2）尺骨体其他项目的测量（Other measurements of the shaft of ulna）：高雨仁等（1984）对山西地区30根尺骨体中点骨皮质厚度和髓腔内径进行了测量（$\bar{x}\pm s$, mm），后侧皮质厚：左侧为4.07±0.81，右侧为4.14±0.69；前侧皮质厚：左侧为2.45±0.42，右侧为2.84±0.77；髓腔内径：左侧为5.21±1.04，右侧为4.84±0.95；赵一清（1957）测量了南京和杭州地区，结果见表5-273。

表5-273 尺骨其他项目的测量 Other Measurements of the Shaft of Ulna

测量项目	男例数	男左（$\bar{x}\pm s$）	男右（$\bar{x}\pm s$）	女例数	女左（$\bar{x}\pm s$）	女右（$\bar{x}\pm s$）
尺骨体弦长（mm）	163	187.51±17.66	187.78±17.71	25	163.32±18.83	162.02±16.76
尺骨体曲度高（mm）	163	4.69±1.37	4.96±1.45	24	3.50±1.17	3.68±1.43
尺骨上关节高（mm）	153	36.60±2.83	37.44±2.56	25	33.78±1.78	34.84±2.55
尺骨鹰嘴帽高（mm）	126	4.37±0.81	4.02±0.86	16	3.71±0.88	3.65±0.65
尺骨鹰嘴厚（mm）	163	17.67±1.85	19.59±2.49	26	15.78±1.14	16.17±1.23
尺骨骨干关节角（°）	83	86.89±9.10	87.14±7.89	26	85.09±8.30	85.71±7.60
尺骨重量（g）	58	46.53±6.85	47.47±6.44	21	32.22±5.41	34.67±5.84

4.尺骨角度的测量（Measurements of the Angles of Ulna） 王启华等（1988）测量了成年尺骨205侧的生理弧度（$\bar{x}\pm s$，°），双侧平均为11.4±2.8；谭洪等（1991）测量了西安男性400例X线片：尺骨内倾角17.88±3.39，尺腕角32.72±5.50；王友华等（2006）测量了60侧，尺骨轴与冠突鹰嘴尖连线夹角（°）：男性为29.83±0.21，女性为30.01±0.17。

5.尺骨重量的测量（Measurement of Weight of Ulna） 孙尔玉等（1982）测量了东北地区尺骨双侧共重（$\bar{x}\pm s$，g）：男性（209例）为98.37±14.50，女性（25例）为71.08±10.14，性别差异非常显著（$P<0.01$）。

6.尺骨力学的测试（Tests of the Mechanics of Ulna） 太原工学院力学研究室等（1982）测量了新鲜成人尺骨和经林格液浸泡48小时的干骨，干骨的拉伸、压缩弹性模量都高于新鲜标本；如干骨的平均压缩强度为17 kg/mm²，拉伸强度为19 kg/mm²，拉压弹性模量为2060 kg/mm²；而新鲜标本分别为12 kg/mm²、14 kg/mm²和1857kg/mm²。程心恒等（1982）对成年尺骨5副进行了扭转强度测试：强度极限扭矩82.00±12.48 kg/cm，强度极限扭角13.10°±4.04°，扭矩−扭转角曲线45.48，扭转剪切强度2.68±0.59 kg/mm²。

7.推算尺骨最大长的回归方程式（Regression Equations of Calculation of the Maximum Length of Ulna） 王敦林等（2007）测量了江西地区男性100例，提出$\hat{Y}$（mm）＝20.04＋1.04尺骨生理长±4.77，r值0.945；$\hat{Y}$（mm）＝1.50＋1.01尺骨鹰嘴小头长±1.56，r值0.994。

六、手骨的测量（Measurements of the Bones of Hand）

腕骨测量（Measurements of the Carpal Bones）

1.手舟骨最大长（Maximum Diameter of Scaphoid Bone） 用游标卡尺或直脚规测量手舟骨的最大长径。

2.手舟骨最大高（Maximum Height of Scaphoid Bone） 用游标卡尺或直脚规测量手舟骨的最大高径。

3.手舟骨最大宽（Maximum Breadth of Scaphoid Bone） 用游标卡尺或直脚规测量手舟骨的最大宽径，注意要与长径垂直。

4.月骨长（Length of Lunate Bone） 用游标卡尺或直脚规测量月骨的最大径。

5.月骨最大宽（Maximum Breadth of Lunate Bone） 用游标卡尺或直脚规测量月骨的最大宽径。

6.月骨最大高（Maximum Height of Lunate Bone） 用游标卡尺或直脚规测量月骨的最大高径。

7.大多角骨最大长（Maximum Diameter of Trapezium Bone） 用游标卡尺或直脚规测量大多角骨的最大径。

8.大多角骨最大宽（Maximum Breadth of Trapezium Bone） 用游标卡尺或直脚规测量大多角骨的最大宽径，注意要与长径垂直。

9.大多角骨最大高（Maximum Height of Trapezium Bone） 用游标卡尺或直脚规测量大多角骨的最大高径。

10.掌骨长（Length of Metacarpal Bone） 用游标卡尺或直脚规测量掌骨基底中点至头的突出点的直线

距离。

11.掌骨最大长（Maximum Length of Metacarpal Bone） 用游标卡尺或直脚规测量掌骨的最大距离。

12.掌骨宽（Width of Metacarpal Bone） 亦称掌骨横径，用游标卡尺或直脚规测量掌骨中点的宽度，即内、外侧缘间的直线距离。

13.掌骨矢径（Sagittal Diameter of Metacarpal Bone） 亦称掌骨前后径，用游标卡尺或直脚规测量掌骨中点的前后间的直线距离。

14.掌骨皮质厚（Thickness of the Cortical Substance of Metacarpal Bone） 用游标卡尺或直脚规测量掌骨中点断面内、外侧骨皮质厚度之和。

15.指骨长（Length of the Phalanx of Fingers） 用游标卡尺或直脚规测量指骨底中点至滑车最凹点（末节指骨至粗隆最突出点）的直线距离。

16.指骨最大长（Maximum Length of the Phalanx of Fingers） 用游标卡尺或直脚规测量指骨的最大径。

17.指骨宽（Width of Phalanx of Fingers） 用游标卡尺或直脚规测量指骨中点的宽度，即内、外侧缘间的直线距离。

18.腕骨角（Carpal Angle） 腕骨角是手舟骨、月骨和三角骨的近侧切线间的夹角，一半在正位手X线片上测量，连接手舟骨和月骨的切线以及月骨和三角骨的切线，二切线所成的夹角。用量角器直接测量（图5-45）。

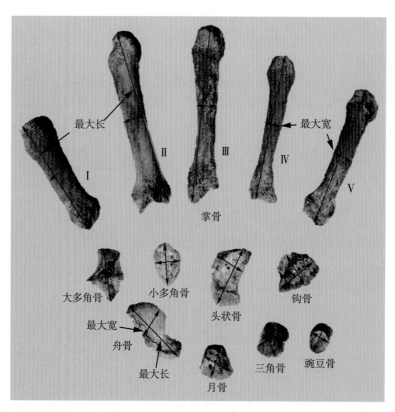

图5-45 腕骨和掌骨的测量（右侧后面） Measurements of the Bones of Hand（right，posterior view）

国人数据（Chinese Data）如下

（一）腕骨的测量（Measurements of the Carpal Bones）

1.手舟骨的测量（Measurements of the Scaphoid Bone） 综合国人资料（$\bar{x}\pm s$，mm）：舟骨长，男性（200例）为25.41±2.73、女性（170例）为22.13±2.83；舟骨宽，男性（200例）为12.91±1.81、女性（170例）为11.40±1.25；舟骨腰部矢径，男性（50例）为12.18±2.29、女性（34例）为11.70±0.70；舟骨结节远端宽，男性（50例）为6.76±0.63、女性（34例）为6.32±0.49；舟骨结节远端高，男性（50例）为

11.54±0.98、女性（34例）10.79±0.65；性别差异 t 值分别为11.29，9.44，1.39，3.59，4.22；除舟骨腰部矢径外，P 值均＜0.01，说明男性手舟骨均显著大于女性，手舟骨同样符合男性较大的规律。详见表5-274。

表5-274　手舟骨的测量　Measurements of the Scaphoid Bone

作者（年份）	地区	例数	测量值（$\bar{x}\pm s$, mm）				
			舟骨长	舟骨宽	舟骨腰部矢径	结节远端宽	结节远端高
王连璞（1986）	长春	100	25.94	10.50	9.4	—	—
孙群慧等（1997）X线片	青岛	男150	24.57±2.26	13.65±1.31	—	—	—
		女136	21.04±2.01	11.65±1.19	—	—	—
李汉云等（1986）	广东	100	26.5±2.3	12.5±1.2	10.8±1.7	—	—
章莹等（2004）	广州	86	26.8±2.5	12.2±1.3	7.4±0.9	6.2±0.7	10.5±1.4
孔维云等（2008）	昆明	男50	27.92±2.46	10.69±1.19	12.18±2.29	6.76±0.63	11.54±0.98
		女34	26.47±0.58	10.41±0.94	11.70±0.70	6.32±0.49	10.79±0.65
合计（只含有性别标准差项）（$x\pm s$, mm）（例数）		男	25.41±2.73（200）	12.91±1.81（200）	12.18±2.29（50）	6.76±0.63（50）	11.54±0.98（50）
		女	22.13±2.83（170）	11.40±1.25（170）	11.70±0.70（34）	6.32±0.49（34）	10.79±0.65（34）

2.月骨的测量（Measurements of the Lunate Bone）　综合国人资料（$\bar{x}\pm s$, mm）：月骨长（530例）16.96±2.74，月骨宽（530例）12.10±1.67，腕关节面长（130例）15.08±2.49，腕关节面宽（130例）12.35±1.83。按孙群慧等的资料性别差异 t 值：月骨长为12.84，月骨宽为10.79，P 值均＜0.01，男性显著大于女性。详见表5-275。

表5-275　月骨的测量　Measurements of the Lunate Bone

作者（年份）	地区	例数	测量值（$\bar{x}\pm s$, mm）			
			月骨长	月骨宽	腕关节面长	腕关节面宽
路来金等（1997）	长春	合100	13.4±1.4	10.6±1.5	16.2±1.8	13.0±1.5
丁自海等（1997）	山东	合30	17.25±2.00	12.80±2.06	11.35±1.15	10.20±0.97
孙群慧等（1997）X线片	青岛	男150	19.70±1.69	13.13±1.33	—	—
		女136	16.90±1.97	11.59±1.08	—	—
张正治等（1988）	广州	合114	16.5±1.6	12.5±1.5		
合计		530	16.96±2.74	12.10±1.67	15.08±2.49（130）	12.35±1.83（130）

覃励明等（2006）测量成都地区45例（$\bar{x}\pm s$, mm）：月骨长8.68±1.09，月骨宽7.46±1.00，月骨厚度11.91±1.17。为何与上述相差如此悬殊，可能是测量标准不一，不得而知。

3.三角骨的测量（Measurements of the Triangular Bone）　覃励明等（2006）测量成都45例标本（$\bar{x}\pm s$, mm）：三角骨长15.00±1.19，三角骨宽8.58±1.03，三角骨矢径8.76±0.91。孙群慧等（1997）测量青岛地区X线片男150例、女136例：三角骨长，男性15.63±1.42、女性14.17±1.13；三角骨宽，男性10.50±0.93、女性9.19±0.85；性别差异 t 值分别为9.66和12.45，P 值均＜0.01，男性均显著大于女性。

4.豌豆骨的测量（Measurements of the Pisiform Bone）　张正治等（1988）测量广州地区114侧标本（$\bar{x}\pm s$, mm）：豌豆骨宽8.5±1.3，豌豆骨纵径12.9±1.5。孙群慧等（1997）材料同上测量：豌豆骨长，

男性13.34±1.34、女性11.56±1.31；豌豆骨宽，男性10.56±0.96、女性9.41±1.09；性别差异*t*值分别为11.35和9.43，*P*值均＜0.01，男性显著大于女性。

5.大多角骨的测量（Measurements of the Trapezium Bone） 孙群慧等（1997）测量青岛地区X线片测量（$\bar{x}\pm s$，mm）：大多角骨长，男性19.36±1.22、女性16.94±1.08；大多角骨宽，男性17.08±1.36、女性15.18±1.15；性别差异*t*值分别为17.79和12.79，*P*值均＜0.01，男性显著大于女性。曾立军等（2008）测量成都地区32侧标本：大多角骨长11.96±1.25，宽12.43±1.84，矢径15.14±1.44。

6.小多角骨的测量（Measurements of the Trapezoid Bone） 孙群慧等（1997）材料同上X线片的测量（$\bar{x}\pm s$，mm）：小多角骨长，男性12.68±1.37、女性11.19±1.10；小多角骨宽，男性10.89±1.30、女性9.71±1.07；性别差异*t*值分别为10.18和8.41，*P*值均＜0.01，男性显著大于女性。曾立军等（2008）材料同上：小多角骨长16.50±1.50，宽14.59±1.57，矢径10.36±0.83。

7.头状骨的测量（Measurements of the Capitate Bone） 综合国人资料（$\bar{x}\pm s$，mm）：头状骨长（463例）22.86±2.62，头状骨宽（463例）13.65±1.64，头状骨矢径（177例）12.65±1.58，腕关节面长（100例）14.6±1.7，腕关节面宽（100例）12.9±1.5。按孙群慧等资料计算性别差异*t*值分别为17.04、10.84，*P*值均＜0.01，说明男性头状骨均显著比女性大。详见表5-276。

表5-276 头状骨的测量 Measurements of the Capitate Bone

作者（年份）	地区	例数	测量值（$\bar{x}\pm s$，mm）				
			头状骨长	头状骨宽	头状骨矢径	腕关节面长	腕关节面宽
路来金等（1997）	长春	合100	22.3±1.7	13.6±1.4	12.5±1.5	14.6±1.7	12.9±1.5
孙群慧等（1997）*	青岛	男150	24.07±1.31	14.81±1.35	—	—	—
		女136	21.49±1.25	13.11±1.30	—	—	—
覃励明等（2006）	成都	合45	19.72±1.52	11.89±1.20	12.20±1.04	—	—
曾立军等（2008）	成都	合32	29.23±1.50	13.18±1.76	13.77±1.91	—	—
合计（例数）			22.86±2.62（463）	13.65±1.64（463）	12.65±1.58（177）	14.6±1.7（100）	12.9±1.5（100）

注：*系指测量X线片的数据。

8.钩骨的测量（Measurements of the Hamate Bone） 孙群慧等（1997）材料同上X线片的测量（$\bar{x}\pm s$，mm）：钩骨长，男性23.90±1.65、女性21.53±1.49；钩骨宽，男性16.32±1.49、女性14.54±1.16；性别差异*t*值分别为12.76、17.76，*P*值均＜0.01，说明男性钩骨均显著比女性大。覃励明等（2006）材料同上：钩骨长19.56±1.79，钩骨宽14.68±1.45，钩骨矢径9.85±1.10。

9.腕骨有关角的测量（Measurements of the Angles of Carpal Bone） 王溓等（1965）测量尺腕角（$\bar{x}\pm s$，°）：男性为35.40±6.06。谭洪等（1991）测量男400例X线片：腕骨角131.23±5.97，尺腕角32.72±5.50。龚少兰等（2000）测量山东籍大学生X线片的腕骨角：男性（182例）为137.0°±8.83°、女性（166例）为134.2°±9.61°；性别差异*t*值为2.82，*P*＜0.01，说明男性腕骨角显著大于女性。

10.腕管的测量（Measurements of the Carpal Tunnel） 腕管是由两列腕骨和腕横韧带共同形成的股纤维性管道，其中通过9条肌腱和正中神经。由于缺乏伸缩性，任何原因引起的腕管容积的改变，都将导致腕骨内肌腱和正中神经受压迫而产生腕管综合征。王启华等（1987）测量了广州地区成人63侧（左28侧，右35侧）的有关项目，再按照椭圆形计算公式$S=(\pi\times a\times d_2)/4$求出腕管的面积，以及腕管内容9根肌腱和正中神经总和面积，可供临床所需数据。腕管近侧面积为529.8±53.4 mm^2，腕管远侧面积为221.8±47.2 mm^2，腕管内容的面积为79.0mm^2。

11.腕骨体积的测量（Measurements of the Volume of Carpal Bones） 宋晓霞等（2010）对全国武术赛功力组男8人、对照组男6人进行测量，结论：武术功力运动（单掌断砖）所产生的应力对各腕骨体积影响较小，但可使受力部位某些腕骨的骨密度增高。详见表5-277。

表5-277　腕骨体积的测量　Measurements of the Volume of Carpal Bones

腕骨	侧别	测量数据（$\bar{x}\pm s$, cm³）		腕骨	侧别	测量数据（$\bar{x}\pm s$, cm³）	
		功力组	对照组			功力组	对照组
手舟骨	右	3.69±0.77	2.96±0.63	大多角骨	右	2.81±0.36	2.77±0.24
	左	3.76±0.56	3.09±0.50		左	2.76±0.26	2.50±0.25
月骨	右	2.40±0.22	2.14±0.36	小多角骨	右	2.09±0.36	1.64±0.24
	左	2.48±0.45	2.19±0.35		左	2.04±0.29	1.65±0.22
三角骨	右	1.86±0.37	1.74±0.19	头状骨	右	4.44±0.52	4.11±0.44
	左	1.95±0.38	1.76±0.30		左	4.32±0.58	3.91±0.30
豌豆骨	右	0.95±014	0.84±0.14	钩骨	右	3.67±0.42	3.37±0.33
	左	0.99±0.09	0.91±0.23		左	3.50±1.44	3.25±0.37

（二）掌骨测量（Measurements of the Metacarpal Bones）

1.掌骨长的测量（Measurement of the Length of Metacarpal Bones）　综合国人资料（$\bar{x}\pm s$, mm），男942例、女472例的掌骨长：第一掌骨，男性45.30±2.93、女性42.43±2.72；第二掌骨，男性66.54±3.38、女性62.89±3.87；第三掌骨，男性64.11±3.84、女性60.50±3.59；第四掌骨，男性57.45±3.94、女性54.15±3.39；第五掌骨，男性53.43±3.24、女性50.34±3.57；性差t值分别为18.23、17.43、17.42、16.33、15.82，P值均<0.01，各掌骨长男性均显著长于女性。详见表5-278。

表5-278　掌骨长的测量　Measurement of the Length of Metacarpal Bones

作者（年份）	地区	例数		测量值（$\bar{x}\pm s$, mm）				
				第一掌骨	第二掌骨	第三掌骨	第四掌骨	第五掌骨
刘丰春等	青岛	男90	左	44.25±2.67	66.03±3.71	63.55±3.80	57.49±3.21	52.79±2.89
（2003）			右	44.81±2.54	65.90±3.58	63.45±3.65	57.27±3.26	52.67±2.89
（X线片测量）		女96	左	41.12±2.04	61.76±3.07	59.38±3.12	53.34±2.85	49.06±3.31
			右	41.63±2.06	61.91±3.09	59.31±3.06	53.14±2.74	49.02±3.33
高焕武等	河北	男400		45.34±2.44	66.22±3.63	63.69±3.52	57.77±3.33	53.24±3.12
（1994）（X线片测量）								
寇伯龙等（1999）	北京	10		45.1±2.3	66.3±1.9	63.9±2.8	57.8±2.2	53.8±1.4
程其荣（1984）	苏州	男80		44.1±3.4	64.7±4.6	63.7±4.6	54.6±3.6	54.0±3.4
		女20		42.2±2.9	63.6±3.6	61.2±3.3	52.2±3.3	49.2±2.8
谭富生等		男82		44.41±2.38	66.5±3.61	63.11±3.43	56.94±2.94	52.20±2.99
（1989）（X线片测量）		女60		41.25±2.26	61.86±3.19	58.89±3.36	52.86±3.01	48.32±2.65
努尔买买提·巴哈夏尔等	新疆	男100	右	47.00±2.78	68.66±3.86	66.28±3.71	59.28±3.33	54.59±3.37
（2010）	哈萨克族		左	46.57±2.84	68.25±3.94	65.92±3.71	57.18±6.66	54.81±3.34
（X线片测量）		女100	右	43.81±2.65	64.61±4.48	62.06±3.53	55.73±3.54	51.16±2.99
			左	43.82±2.85	63.68±4.16	62.00±3.50	55.47±3.41	53.46±2.84
合计（不含无性别项）		男942		45.30±2.93	66.54±3.38	64.11±3.84	57.45±3.94	53.43±3.24
		女472		42.43±2.72	62.89±3.87	60.50±3.59	54.15±3.39	50.34±3.57

2.掌骨宽的测量（Measurement of the Breadth of Metacarpal Bones）　综合国人资料（$\bar{x}\pm s$, mm），男718侧、女510侧掌骨宽：第一掌骨，男性9.15±1.21、女性8.60±0.95；第二掌骨，男性8.33±0.96、女性7.59±0.83；第三掌骨，男性8.11±0.84、女性7.50±0.84；第四掌骨，男性6.62±0.82、女性5.99±0.79；第五掌骨，男性7.62±0.90、女性6.94±0.92；t值分别为8.91、14.42、12.54、13.55、12.88，P值均<0.01，

各掌骨宽男性均显著大于女性，详见表5-279。

表5-279　掌骨宽的测量　Measurement of the Breadth of Metacarpal Bones

作者（年份）	地区	例数	测量值（$\bar{x}\pm s$，mm）				
			第一掌骨	第二掌骨	第三掌骨	第四掌骨	第五掌骨
刘丰春等	青岛	男90左	10.18±0.74	8.66±0.69	8.44±0.61	6.97±0.53	7.88±0.64
（2003）		右	10.27±0.84	8.94±0.76	8.67±0.71	7.29±0.59	8.23±0.70
（X线片测量）		女96左	8.87±0.72	7.65±0.60	7.52±0.52	6.02±0.53	6.86±0.60
		右	8.86±0.82	7.79±0.65	7.71±0.53	6.23±0.61	7.16±0.62
寇伯龙等（1999）	北京	10	10.9±1.6	8.1±0.9	7.8±1.1	6.3±0.9	7.1±1.0
程其荣（1984）	苏州	男80	8.2±0.9	7.7±0.9	7.8±0.9	6.2±0.7	7.2±0.9
		女20	8.1±0.8	7.5±0.9	7.6±0.6	6.2±0.7	6.8±0.8
魏兴武（1996）	甘肃	男127左	8.47±0.70	8.20±0.61	8.15±0.63	6.53±0.60	7.78±0.83
		右	8.26±0.75	8.30±0.62	8.21±0.60	6.72±0.67	7.73±0.69
		女50左	8.25±0.69	8.15±0.68	8.00±0.69	6.32±0.69	7.66±0.91
		右	8.20±0.78	8.19±0.70	8.14±0.65	6.54±0.75	7.63±0.74
夏瑞明等[*]	绍兴	男204	9.57±1.14	8.25±1.28	7.76±1.00	6.32±1.00	7.23±1.00
（1992）（X线片测量）		女198	8.58±1.12	7.19±0.84	7.09±0.98	5.64±0.84	6.53±0.98
合计（只含有性别标准差项）		男718	9.15±1.21	8.33±0.96	8.11±0.84	6.62±0.82	7.62±0.90
		女510	8.60±0.95	7.59±0.83	7.50±0.84	5.99±0.79	6.94±0.92

[*]按原数据的标准误，由笔者计算出标准差。

3.掌骨矢径的测量（Measurement of the Sagittal Diameter of Metacarpal Bones）　综合国人资料（$\bar{x}\pm s$，mm），男334例、女120例掌骨矢径：第一掌骨，男性11.43±1.14、女性11.24±1.14；第二掌骨，男性9.12±0.82、女性8.91±0.82；第三掌骨，男性9.25±0.85、女性9.13±0.79；第四掌骨，男性7.51±0.74、女性7.36±0.75；第五掌骨，男性6.86±0.68、女性6.74±0.69；性差t值分别为1.56、2.41、1.40、1.88、1.64，除第二掌骨外，其余各掌骨矢径P值均＞0.05，说明只有第二掌骨矢径具有性别差异，其余各掌骨矢径均无性别差异，详见表5-280。

表5-280　掌骨矢径的测量　Measurement of the Sagittal Diameter of Metacarpal Bones

作者（年份）	地区	例数	测量值（$\bar{x}\pm s$，mm）				
			第一掌骨	第二掌骨	第三掌骨	第四掌骨	第五掌骨
寇伯龙等（1999）	北京	10	7.93±1.0	9.1±1.0	9.0±0.9	7.0±0.8	6.9±0.7
程其荣（1984）	苏州	男80	11.3±1.4	9.2±1.0	9.1±1.0	7.4±0.9	6.8±0.6
		女20	11.1±1.1	8.8±0.8	8.9±0.6	7.3±0.6	6.6±0.6
魏兴武（1996）	甘肃	男127左	11.35±0.85	9.02±0.76	9.21±0.77	7.51±0.65	6.84±0.77
		右	11.60±1.19	9.18±0.74	9.38±0.81	7.58±0.70	6.92±0.63
		女50左	11.06±0.85	8.82±0.80	9.06±0.81	7.33±0.75	6.74±0.74
		右	11.49±1.22	9.04±0.83	9.29±0.81	7.42±0.80	6.79±0.67
合计（只含有性别标准差项）		男334	11.43±1.14	9.12±0.82	9.25±0.85	7.51±0.74	6.86±0.68
		女120	11.24±1.14	8.91±0.82	9.13±0.79	7.36±0.75	6.74±0.69

4.掌骨重量的测量（Measurement of the Weight of Metacarpal Bones）　综合国人资料男254例、女100例，掌骨重量（$\bar{x}\pm s$，g）：第一掌骨，男性11.43±1.14、女性11.24±1.14；第二掌骨，男性9.12±0.82、女性8.91±0.82，第三掌骨，男性9.25±0.85、女性9.13±0.79；第四掌骨，男性7.51±0.74、女性7.36±0.75；第五掌骨：男性6.86±0.68、女性6.74±0.69；性差t值分别为1.56、2.41、1.40、1.88、1.64，

除第二掌骨外，其余各掌骨矢径*P*值均＞0.05，说明只有第二掌骨矢径具有性别差异，其余各掌骨矢径均无性别差异。详见表5-281。

作者（年份）	地区	例数	测量值（$\bar{x}\pm s$，g）				
			第一掌骨	第二掌骨	第三掌骨	第四掌骨	第五掌骨
魏兴武（1996）	甘肃	男127 左	3.29±0.71	5.26±1.17	5.02±1.04	3.04±0.57	2.63±0.50
		右	3.42±0.66	5.58±0.96	5.14±0.99	3.16±0.61	2.70±0.47
		女50　左	3.11±0.80	5.01±1.27	4.93±0.11	2.90±0.69	2.48±0.52
		右	3.38±0.71	5.50±1.04	5.08±0.96	2.99±0.69	2.56±0.51
合计		男254（侧）	3.36±0.69	5.42±1.08	5.08±1.02	3.10±0.59	2.66±0.49
		女100（侧）	3.24±0.77	5.26±1.19	5.00±0.69	2.94±0.69	2.52±0.52

表5-281　掌骨重量的测量　Measurement of the Weight of Metacarpal Bones

5.掌骨年龄变化的测量（Measurements of the Metacarpal Bones by Age）　李明等（2010）测量了拉萨藏族儿童青少年左手X线片的掌骨长和掌骨宽，X线片放大率为1.03。前者结果见表5-282，后者见表5-283。

表5-282　藏族儿童青少年左手X线片掌骨长的测量
Measurements of the Length of Metacarpal Bones in Tibetan Children & Adolescents on Left Hand`s X-ray Films

年龄组（岁）	性别	例数	测量值（$\bar{x}\pm s$，cm）				
			第一掌骨	第二掌骨	第三掌骨	第四掌骨	第五掌骨
7	男	48	3.00±0.23	4.51±0.30	4.33±0.31	3.87±0.29	3.50±0.25
	女	50	3.03±0.19	4.47±0.28	4.34±0.28	3.92±0.28	3.52±0.30
8	男	51	3.17±0.20	4.71±0.30	4.56±0.28	4.08±0.24	3.69±0.23
	女	50	3.17±0.22	4.68±0.31	4.56±0.30	4.08±0.27	3.67±0.28
9	男	42	3.28±0.20	4.83±0.25	4.69±0.28	4.22±0.25	3.80±0.22
	女	67	3.29±0.26	4.81±0.33	4.69±0.32	4.20±0.29	3.80±0.25
10	男	38	3.38±0.20	4.96±0.24	4.81±0.24	4.30±0.23	3.88±0.19
	女	56	3.49±0.24	5.11±0.33	4.98±0.30	4.46±0.31	4.03±0.29
11	男	56	3.61±0.27	5.25±0.42	5.05±0.62	4.60±0.37	4.17±0.36
	女	47	3.70±0.24	5.40±0.35	5.24±0.34	4.68±0.31	4.25±0.29
12	男	46	3.75±0.30	5.47±0.44	5.28±0.45	4.75±0.40	4.30±0.36
	女	30	3.77±0.27	5.55±0.35	5.38±0.38	4.83±0.32	4.39±0.30
13	男	54	3.94±0.29	5.71±0.42	5.57±0.39	5.01±0.36	4.52±0.33
	女	54	3.91±0.23	5.78±0.34	5.58±0.33	5.00±0.29	4.56±0.28
14	男	32	4.11±0.28	5.02±0.41	5.86±0.39	5.30±0.38	4.79±0.36
	女	35	4.02±0.28	5.00±0.40	5.83±0.39	5.23±0.34	4.76±0.34
15	男	37	4.28±0.27	6.34±0.41	6.13±0.40	5.52±0.35	5.04±0.31
	女	42	4.02±0.21	6.04±0.30	5.85±0.30	5.26±0.28	4.81±0.26
16	男	47	4.26±0.22	6.30±0.33	6.10±0.31	5.52±0.27	5.06±0.25
	女	62	4.03±0.26	6.02±0.33	5.84±0.35	5.26±0.30	4.78±0.27
17	男	53	4.28±0.22	6.38±0.31	6.19±0.31	5.59±0.31	5.09±0.28
	女	56	4.14±0.34	6.11±0.29	5.90±0.28	5.33±0.26	4.88±0.24
18	男	53	4.34±0.23	6.44±0.32	6.25±0.34	5.63±0.34	5.14±0.29
	女	52	4.09±0.22	6.07±0.31	5.86±0.28	5.30±0.27	4.83±0.25
19	男	63	4.41±0.24	6.57±0.30	6.33±0.33	5.75±0.31	5.25±0.29
	女	56	4.06±0.26	6.09±0.30	5.88±0.29	5.27±0.29	4.82±0.34
20	男	46	4.39±0.21	6.54±0.34	6.33±0.36	5.72±0.32	5.26±0.28
	女	22	4.14±0.22	6.12±0.35	5.93±0.33	5.36±0.28	4.91±0.28

表 5-283 藏族儿童青少年左手 X 线片掌骨宽的测量
Measurements of the Breadth of Metacarpal Bones in Tibetan Children & Adolescents on Left Hand's X-ray Films

年龄组（岁）	性别	例数	测量值（$\bar{x}\pm s$, cm）				
			第一掌骨	第二掌骨	第三掌骨	第四掌骨	第五掌骨
7	男	48	0.80±0.06	0.56±0.05	0.60±0.05	0.51±0.05	0.60±0.07
	女	51	0.77±0.06	0.54±0.06	0.57±0.06	0.47±0.05	0.56±0.06
8	男	51	0.83±0.05	0.60±0.06	0.62±0.06	0.53±0.06	0.61±0.07
	女	51	0.80±0.06	0.57±0.06	0.59±0.05	0.50±0.05	0.58±0.06
9	男	43	0.82±0.05	0.58±0.06	0.60±0.05	0.51±0.05	0.59±0.05
	女	69	0.78±0.06	0.58±0.06	0.59±0.05	0.49±0.05	0.57±0.05
10	男	39	0.84±0.07	0.61±0.06	0.64±0.07	0.54±0.07	0.63±0.07
	女	56	0.80±0.07	060±0.06	0.63±0.06	0.51±0.05	0.59±0.07
11	男	58	0.86±0.09	0.63±0.06	0.64±0.07	0.53±0.06	0.62±0.06
	女	47	0.83±0.07	0.92±0.06	0.63±0.07	0.52±0.05	0.61±0.07
12	男	47	0.85±0.06	0.66±0.07	0.66±0.05	0.55±0.05	0.65±0.07
	女	31	0.80±0.07	0.61±0.06	0.62±0.08	0.50±0.06	0.58±0.08
13	男	55	0.88±0.07	0.68±0.06	0.69±0.07	0.56±0.06	0.66±0.07
	女	55	0.83±0.07	0.66±0.05	0.66±0.06	0.52±0.05	0.61±0.07
14	男	32	0.89±0.09	0.71±0.06	0.71±0.07	0.56±0.06	0.65±0.07
	女	36	0.85±0.07	0.70±0.07	0.69±0.08	0.55±0.06	0.68±0.07
15	男	38	0.91±0.07	0.74±0.07	0.72±0.06	0.58±0.06	0.69±0.08
	女	43	0.83±0.07	0.66±0.05	0.67±0.05	0.51±0.05	0.60±0.06
16	男	48	0.95±0.08	0.76±0.06	0.76±0.06	0.61±0.07	0.71±0.07
	女	62	0.85±0.07	0.69±0.06	0.70±0.06	0.54±0.06	0.64±0.06
17	男	53	0.96±0.08	0.78±0.06	0.79±0.07	0.63±0.07	0.75±0.07
	女	56	0.87±0.08	0.70±0.06	0.71±0.06	0.56±0.06	0.65±0.07
18	男	53	0.98±0.08	0.81±0.08	0.81±0.07	0.66±0.05	0.75±0.06
	女	52	0.87±0.06	0.71±0.06	0.73±0.05	0.58±0.05	0.66±0.06
19	男	63	0.99±0.09	0.82±0.07	0.82±0.07	0.66±0.05	0.77±0.08
	女	56	0.88±0.07	0.73±0.06	0.73±0.06	0.57±0.06	0.66±0.06
20	男	46	0.99±0.09	0.84±0.07	0.82±0.07	0.66±0.07	0.76±0.06
	女	22	0.88±0.09	0.73±0.05	0.74±0.06	0.58±0.06	0.66±0.07

6.掌骨骨矿物质的测量（Measurements of the Mineral of Metacarpal Bone） 杨定焯等（1983）用显微光密度仪测量了四川成都地区健康成人第三掌骨中点 X 线片骨矿含量，40 岁以后每 10 年骨矿物质减少率男性为 9.9%，女性为 12.4%，详见表 5-284。

表5-284 第三掌骨骨矿含量
Measurements of the Mineral of Third Metacarpal Bone

年龄组（岁）	男例数	均值（$\bar{x}\pm s$, mg/cm^2）	女例数	均值（$\bar{x}\pm s$, mg/cm^2）
20～	46	746.59±128.08	30	681.74±171.23
30～	21	683.16±86.01	18	628.24±94.66
40～	15	752.29±185.87	17	628.71±130.85
50～	7	664.89±148.25	3	526.19±255.70
60～	14	531.97±145.93	6	445.81±97.35

（三）指骨测量（Measurements of the Phalanges of Fingers）

1.指骨的测量（Measurements of the Phalanges of Fingers） 张庆等（2003）测量了青岛地区汉族大学生男90例、女96例X线片指骨的长和宽、指骨长度，中指基节和中节指骨最长，其次是环指，末节指骨拇指最长，其次是环指；指骨宽度与长度相似，中指基节指骨最宽，其次是示指和环指，末节指骨拇指最宽，其次是中指和环指。详见表5-285。

表5-285 汉族大学生指骨长宽的X线测量
Measurements of the Phalanges of Fingers in Han Nationality University Students on X-ray Films

手指	指骨	指骨长（$\bar{x}\pm s$, mm）				指骨宽（$\bar{x}\pm s$, mm）			
		男性（90副）		女性（96副）		男性（90副）		女性（96副）	
		左侧	右侧	左侧	右侧	左侧	右侧	左侧	右侧
拇指	基	29.67±0.92	29.61±1.87	27.51±1.86	27.54±1.79	8.87±0.92	8.95±0.82	7.66±0.62	7.81±0.63
	末	21.04±1.59	21.04±1.90	18.94±1.56	19.04±1.50	6.46±0.91	6.65±0.82	5.74±0.76	0.87±0.72
示指	基	39.35±2.32	39.34±2.36	37.02±2.16	37.13±2.17	9.62±0.56	9.86±0.59	8.39±0.57	8.55±0.89
	中	22.38±1.61	22.25±1.54	20.85±1.36	20.91±1.39	7.62±0.52	7.65±0.50	6.68±0.58	6.75±0.60
	末	16.89±1.02	16.61±0.97	15.43±1.08	15.40±1.11	4.94±0.63	4.93±0.69	4.36±0.43	4.40±0.45
中指	基	44.15±2.38	43.97±3.721	41.38±2.28	41.40±3.25	9.87±0.64	10.10±0.61	8.57±0.58	0.75±0.62
	中	26.69±2.13	26.72±0.80	25.03±1.67	25.12±1.64	8.37±0.80	8.45±0.54	7.30±0.55	0.28±0.58
	末	18.01±1.57	17.71±1.06	16.40±1.12	16.43±1.22	5.43±0.53	5.36±0.53	4.77±0.50	0.74±0.49
无名指	基	41.24±0.49	41.73±2.27	38.75±1.60	39.04±2.18	9.08±0.57	9.29±0.56	7.86±0.64	8.00±0.62
	中	25.60±1.68	25.5±1.93	23.94±1.58	23.91±1.52	8.03±0.53	8.07±0.54	6.77±0.56	6.84±0.62
	末	18.49±1.10	18.39±1.34	16.83±1.53	16.91±1.17	5.20±0.53	5.27±0.60	4.60±0.56	4.59±0.44
小指	基	32.34±1.93	32.60±2.00	30.13±1.78	30.45±1.77	7.80±0.71	7.93±0.61	6.64±0.66	6.86±0.64
	中	17.89±2.18	17.53±1.81	15.84±1.78	15.97±.166	6.72±0.59	6.76±0.57	5.59±0.64	5.65±0.56
	末	16.50±1.12	16.32±1.05	14.96±1.27	14.94±1.30	4.03±0.42	4.06±0.45	3.48±0.45	3.52±0.34

李慧等（2012）对藏族男女各840例手骨X线片进行了测量，结果显示藏族男女指骨的规律性基本与青岛地区大学生一致，详见表5-286。

表 5-286　藏族各指骨长度和宽度的X线测量

Measurements of the Length & Breadth of Phalanges of Fingers in Tibetan on X-ray Films

手指	指骨	指骨长度（$\bar{x}\pm s$，mm）		指骨宽度（$\bar{x}\pm s$，mm）		指骨长度*（$\bar{x}\pm s$，mm）
		男 840 例	女 840 例	男 840 例	女 840 例	男 400 例
拇指	基节	27.39±2.39	25.80±1.86	8.23±0.94	7.34±0.62	29.44±2.09
	末节	19.83±2.08	18.05±1.873	5.83±0.85	5.43±0.61	21.76±1.83
示指	基节	36.32±2.94	35.14±2.50	8.86±1.04	7.92±0.62	38.60±2.37
	中节	21.12±1.97	20.15±2.14	7.34±1.20	6.46±0.55	22.04±1.61
	末节	15.31±1.55	14.25±1.26	4.88±0.62	4.39±0.42	16.45±1.36
中指	基节	42.05±9.48	39.72±2.81	9.19±1.01	8.07±0.79	43.68±2.55
	中节	25.45±2.15	24.32±2.55	8.04±0.85	7.16±0.65	26.78±1.93
	末节	16.56±1.48	15.48±1.20	5.41±0.55	4.87±0.43	17.45±1.38
无名指	基节	39.05±2.95	37.47±2.57	8.45±0.94	7.37±0.74	41.78±2.32
	中节	24.25±2.01	23.46±1.93	7.52±0.86	6.62±0.66	25.63±1.84
	末节	17.19±1.51	15.77±1.25	5.10±0.51	4.68±0.46	18.01±1.39
小指	基节	30.19±2.62	29.09±2.19	7.08±0.90	6.20±0.64	33.12±2.41
	中节	16.91±1.92	15.99±2.06	6.15±0.81	5.42±0.53	17.66±1.87
	末节	15.47±1.66	14.02±1.35	3.87±0.47	3.52±0.39	16.23±1.51

*末列指骨长度系高焕武等（1994）对河北地区 23～60 岁男性 400 例X片的测量结果。

2. 基节指骨骨髓腔长度的测量（Measurement of the Length of Medullary Cavity of Proximal Phalanx）寇伯龙等（1999）为掌指骨假体的设计提供数据，测量了北京地区尸体手10具的髓腔长度（$\bar{x}\pm s$，mm）：拇指为18.5±1.9，示指为25.8±1.0，中指为32.7±2.1，无名指为27.2±1.8，小指为23.9±1.8。

3. 指骨年龄变化的测量（Measurements of the Proximal Phalanx by Age）　李明等（2011）测量了7～20岁拉萨藏族左手X线片基节指骨长，见表5-287。

表 5-287　藏族儿童青少年左手X线片基节指骨长的测量

Measurements of the Length of Proximal Phalanx in Tibetan Children & Adolescents on Left Hand's X-ray Films

年龄（岁）	性别	例数	测量值（$\bar{x}\pm s$，cm）			
			示指基节指骨长	中指基节指骨长	环指基节指骨长	小指基节指骨长
7	男	48	5.62±0.34	6.39±0.41	6.16±0.40	4.78±0.32
	女	51	5.59±0.42	6.37±0.49	6.10±0.48	4.69±0.39
8	男	51	5.85±0.32	6.66±0.36	6.42±0.37	4.97±0.32
	女	50	5.82±0.36	6.61±0.42	6.34±0.40	4.84±0.33
9	男	43	6.00±0.40	6.82±0.46	6.57±0.43	5.13±0.41
	女	69	5.97±0.41	6.80±0.46	6.51±0.45	4.98±0.39
10	男	39	6.11±0.27	6.97±0.29	6.71±0.29	5.17±0.25
	女	56	6.34±0.42	7.19±0.43	6.89±0.42	5.30±0.35
11	男	58	6.49±0.46	7.37±0.53	7.10±0.52	5.53±0.47
	女	47	6.61±0.37	7.49±0.40	7.16±0.37	5.52±0.38
12	男	47	6.70±0.54	7.63±0.58	7.36±0.57	5.71±0.51
	女	31	6.71±0.38	7.65±0.49	7.34±0.48	5.68±0.40
13	男	55	7.00±0.44	7.99±0.50	7.70±0.51	5.95±0.41
	女	55	6.98±0.42	7.95±0.46	7.62±0.45	5.87±0.41

续表

年龄（岁）	性别	例数	测量值（$\bar{x}\pm s$, cm）			
			示指基节指骨长	中指基节指骨长	环指基节指骨长	小指基节指骨长
14	男	32	7.37±0.51	8.39±0.59	8.14±0.58	6.38±0.46
	女	36	7.27±0.45	8.27±0.48	7.94±0.43	6.17±0.40
15	男	38	7.59±0.43	8.62±0.47	8.35±0.46	6.54±0.40
	女	43	7.25±0.39	8.22±0.42	7.89±0.41	6.09±0.38
16	男	48	7.62±0.39	8.68±0.41	8.39±0.44	6.57±0.45
	女	62	7.24±0.35	8.19±0.39	7.88±0.39	6.14±0.34
17	男	53	7.66±0.39	8.71±0.43	8.43±0.42	6.62±0.35
	女	56	7.37±0.41	8.36±0.44	8.03±0.43	6.21±0.43
18	男	53	7.68±0.32	8.72±0.36	8.44±0.37	6.60±0.33
	女	52	7.32±0.36	8.29±0.39	7.96±0.36	6.20±0.34
19	男	63	7.88±0.45	8.92±0.50	8.60±0.48	6.78±0.43
	女	56	7.32±0.39	8.28±0.45	7.94±0.46	6.19±0.42
20	男	46	7.97±0.45	9.00±0.46	8.70±0.45	6.81±0.42
	女	22	7.39±0.36	8.37±0.38	8.04±0.32	6.29±0.32

（四）手骨重量的测量（Measurement of the Weight of Bones of Hand）

孙尔玉等（1982）测量东北地区手骨双侧总共重（$\bar{x}\pm s$, g）：男性（209例）为105.87±16.43、女性（25例）为82.25±8.17，性别差异非常显著（$P<0.01$）。

（五）上肢骨滋养孔的测量（Measurements of the Nutrient Foramina of Long Bones of Upper Limb）

许宏基等（1982）测量东北地区100副上肢长骨滋养孔的口径（$\bar{x}\pm s$, mm）：肱骨，左侧为0.64±0.27、右侧为0.65±0.26；桡骨，左侧为0.52±0.24、右侧为0.56±0.25，尺骨，左侧为0.6±0.26、右侧为0.62±0.26。

（六）胎儿上肢骨长的测量（Measurements of the Length of Bones of Upper Limb in Fetus）

宜宝和等（1991）测量石家庄地区胎儿74例，结果见表5-288。

表5-288　胎儿上肢骨长的测量
Measurements of the Length of Bones of Upper Limb in Fetus

胎龄（周）	例数	测量值（$\bar{x}\pm s$, cm）			
		锁骨	肱骨	桡骨	尺骨
13～16	10	1.53±0.20	2.39±0.86	1.79±0.40	2.01±0.39
17～20	10	2.92±0.46	3.55±0.67	2.77±0.62	2.96±0.49
21～24	10	3.01±0.49	5.28±1.00	4.21±0.84	4.71±0.88
25～28	10	3.09±0.42	5.42±0.76	4.50±0.54	4.94±0.92
29～32	10	4.02±0.25	7.00±0.28	5.38±0.40	6.22±0.28
33～36	9	4.47±0.31	7.29±0.30	5.54±0.29	6.59±0.37
37～40	8	4.67±0.53	7.72±0.22	5.68±0.28	6.88±0.36
41～	7	4.74±0.29	8.23±0.51	6.08±0.31	7.19±0.51

（七）由下肢骨长推算上肢骨长的回归方程（Regression Equations of the Calculation of Bony Lengths of Upper Limb from Bony Lengths of Lower Limbs）

段秀吉等（1991）测量长春地区成年骨标本男172副、女173副，提出下肢骨推算上肢骨长的回归方程式，只选其中 r 值高于0.7者，另外将冯元富等（1984）测量山东地区男88副上下肢骨长提出的回归方程式，以及关华中等（1982）测量新疆汉族男155副、女45副提出的一个 r 值高达0.8的方程式，一并归纳见表5-289。

表5-289　下肢骨长推算上肢骨长的回归方程
Regression Equations of the Calculation of Bony Lengths of Upper Limb from Bony Lengths of Lower Limbs

性别	回归方程（mm）	r 值
男性	$\hat{Y}$（肱骨长）＝75.98＋0.54股骨长±15.96	0.82
	$\hat{Y}$（肱骨长）＝102.84＋0.57胫骨长±15.46	0.76
	$\hat{Y}$（尺骨长）＝56.53＋0.64腓骨长±12.49	0.78
	$\hat{Y}$（桡骨长）＝54.6＋0.50胫骨长±13.62	0.81
	$\hat{Y}$（桡骨长）＝82.61±0.4360胫骨长	0.74
	$\hat{Y}$（桡骨长）＝96.64±0.3981腓骨长	0.71
女性	$\hat{Y}$（肱骨长）＝45.78＋0.5977股骨长±7.13	0.80
	$\hat{Y}$（肱骨长）＝39.11±0.6184股骨长	0.84
	$\hat{Y}$（尺骨长）＝34.50±0.4907股骨长	0.78
	$\hat{Y}$（桡骨长）＝24.18±0.4746股骨长	0.78
	$\hat{Y}$（肱骨长）＝67.61±0.6820胫骨长	0.72
	$\hat{Y}$（尺骨长）＝43.47±0.5823胫骨长	0.73
	$\hat{Y}$（桡骨长）＝30.91±0.5691胫骨长	0.74
	$\hat{Y}$（肱骨长）＝64.04±0.6939腓骨长	0.78
	$\hat{Y}$（尺骨长）＝37.63±0.6009腓骨长	0.79
	$\hat{Y}$（桡骨长）＝24.04±0.5908腓骨长	0.81

注：本表内全部为骨的最大长。

（八）上肢长骨的生物力学测试（Testments of Biomechanics of Bones of Upper Limb）

欧阳钧等（2003）对广州地区儿童新鲜尸体标本11例测试上肢骨的最大弯曲力（N）和变形（mm），详见表5-290。

表5-290　四肢长骨的生物力学测试　Testments of Biomechanics of Bones of Upper Limb

分组	骨骼	测量项目	儿童年龄（岁） 2	2.5	3	3	4	5	5	6	6	7.5	12
			平均身高（cm） 91.3	117	97	87.5	93	91	109	101	108	109	140
静态	肱骨	力	280	488	417	290	516	288	432	580	554	418	673
		变形	3.6	4.5	8.5	7.6	9.3	4.3	8.2	10.0	4.8	8.9	10.7
	桡骨	力	120	208	134	141	181	113	190	241	233	190	308
		变形	3.1	8.9	11.7	5.3	9.7	3.2	5.2	8.6	4.5	9.7	14.6
	尺骨	力	211	249	171	149	221	－	133	213	243	212	260
		变形	3.9	3.8	7.4	7.6	17.2	5.6	10.0	10.4	6.6	—	22.9
动态	肱骨	力	429	543	517	355	588	331	603	619	681	505	864
		变形	6.8	9.7	11.9	7.3	10.5	4.6	8.3	10.1	6.8	17.4	16.0
	桡骨	力	194	198	190	153	283	—	272	250	238	354	411
		变形	5.6	8.7	10.5	7.3	10.5	—	6.8	10.5	6.8	14.6	16.4
	尺骨	力	143	266	241	181	296	—	183	305	331	203	484
		变形	6.8	7.3	9.2	8.2	18.8	—	8.3	10.5	14.2	7.7	24.3

注：测试为三点弯曲强度试验，表中力＝最大弯曲力，单位N；变形＝最大变形，单位mm，静态标准为5mm/min，动态标准为500mm/min。

七、上肢骨测量要点（Focus Points of the Measuring Bones of Upper Limb）

综上上肢骨的测量，对于鉴定性别和年龄较为重要的上肢骨测量项目如下：肱骨最大长、桡骨最大长、尺骨最大长。如果肱骨不完整，则需测量下述距离：肱骨头顶点至肱骨头周长最低点、肱骨头周长最低点至鹰嘴窝最高点、鹰嘴窝最上点至鹰嘴窝下缘最低点、鹰嘴窝下缘最低点至滑车最低点。

八、上肢骨指数（Indices of the Bones of Upper Limb）

（一）锁骨指数（Indices of Clavicle）

1.锁骨长厚指数（Caliber Index of Clavicle） 亦称锁骨口径指数。锁骨长厚指数＝（锁骨体中部周长/锁骨最大长）×100。

2.锁骨曲度指数（Curvature Index of Clavicle） 亦称锁骨长高指数。锁骨曲度指数＝（锁骨体曲度高Ⅰ/锁骨最大长）×100。

3.锁骨断面指数（Cross Section Index of Clavicle） 亦称锁骨体中部指数（shaft index of clavicle at middle）。锁骨断面指数＝（锁骨体中部高/锁骨体中部矢径）×100。

4.锁骨全曲度指数（Total Curvature Index of Clavicle） 锁骨全曲度指数＝（锁骨全弦/锁骨全弧）×100。

5.锁骨双弧指数（Two Arcs Index of Clavicle） 锁骨双弧指数＝（锁骨外侧弧长/锁骨内侧弧长）×100。

6.锁骨胸肩峰宽指数（Sterno-acromial Breadth Index of Clavicle） 锁骨胸肩峰宽指数＝（锁骨胸骨端最大宽/锁骨肩峰端最大宽）×100。

7.锁骨胸肩峰深指数（Sterno-acromial Depth Index of Clavicle） 锁骨胸肩峰深指数＝（锁骨肩峰端最小深/锁骨胸骨端最大深）×100。

8.锁骨最小宽位置指数（Minimum Breadth Position Index of Clavicle） 锁骨最小宽位置指数＝（锁骨最小宽-肩峰端距/锁骨最大长）×100。

9.锁骨锥状结节位置指数（Conoid Tubercle Position Index of Clavicle） 锁骨锥状结节位置指数＝（锁骨锥状结节-肩峰端距/锁骨最大长）×100。

10.锁肱指数（Claviculo-Humeral Index） 锁肱指数＝（锁骨最大长/肱骨最大长）×100。

国人数据（Chinese Data）

1.锁骨指数的测量（Measurements of the Indices of the Clavicle） 综合国人资料，男412例、女458例（$\bar{x}\pm s$）：锁骨长厚指数，男性为25.70±3.29、女性为24.52±3.19；锁骨曲度指数，男性为21.09±2.43、女性为20.54±2.40；性别差异t值分别为5.36和3.35，P值均＜0.01，说明男性的锁骨体中部周长和锁骨体曲度高相对较女性为小，具有非常显著的性别差异。详见表5-291。

表5-291 锁骨指数的测量 Measurements of the Indices of the Clavicle

作者（年份）	地区	例数		锁骨长厚指数（$\bar{x}\pm s$）		锁骨曲度指数（$\bar{x}\pm s$）	
		男	女	男	女	男	女
石世庆等（1960）*	东北	216	84	25.4±1.91	24.25±1.65	21.33±2.35	19.98±2.38
席焕久等（1986）*	长春	108	108	24.57±3.64	23.50±3.43	21.01±3.43	20.20±2.60
刘学景（1986）	长春、通辽	128	72	25.6	24.35	20.95	20.06
张黎明等（1994）*	长春、通辽	104	100	26.01±3.16	23.74±3.4	21.89±1.53	21.27±2.00
郭志坤等（1982）	青岛	合200左右		25.41±3.06 26.11±2.79		20.28±2.52 21.29±2.90	
张钊等（1986）	陕西	63	44	26.55	26.28	22.30	21.31
杨玉田等（1989）	西安	100	100	26.30±2.62	25.59±2.48	21.02±1.81	20.84±2.05
徐兴军等（1986）*	成都	100	150	25.99±3.33	25.05±2.94	20.41±2.2	20.09±2.57
合计（只含有性别标准差项）		412	458	25.70±3.29	24.52±3.19	21.09±2.43	20.54±2.40

*按原数据的标准误，由笔者计算出标准差。

2.锁骨其他指数的测量（Other Measurements of the Indices of Clavicle）　石世庆等（1960）测量东北地区锁骨男216例、女84例（$\bar{x} \pm S_{\bar{x}}$）：锁骨长厚指数，男性为25.4±0.13、女性为24.25±0.18；锁骨体断面指数，男性为86.0±1.04、女性为86.7±1.26；肩峰弯曲指数（肩峰弯曲度高/锁骨全长），男性为20.01±0.20、女性为20.94±0.29。张继宗等（1994）测量江西、云南、贵州、广西、安徽、山东、河北、青海、吉林九省男482侧、女76侧（$\bar{x} \pm s$）：锁骨表面积指数，男性为56.10±6.26、女性为41.76±4.16；锁骨截面积指数，男性为1.34±0.26、女性为0.94±0.24，性别差异t值分别为25.80、13.35，P值均＜0.01，男性显著大于女性。Woo（吴定良）（1938）测量了南京绣球山和河南安阳小屯锁骨的其他指数，详见表5-292。

表5-292　锁骨其他指数的测量　Other Measurements of the Indices of Clavicle

项目	南京绣球山		河南安阳小屯	
	男 72	女 36	男 24	女 16
锁骨长厚指数	25.7	25.0	26.7	24.6
锁骨体断面指数	82.6	79.7	80.6	77.9
锁骨长高指数	20.5	20.5	21.2	19.5
锁肱指数	47.7	47.5	47.4	48.8
锁骨全曲度指数	92..2	91.9	93.0	91.9
锁骨双弧指数	76.8	78.1	80.3	90.4
锁骨胸肩峰宽指数	92.2	90.2	89.9	110.6
锁骨胸肩峰深指数	41.4	42.8	43.3	43.6
锁骨最小宽位置指数	47.0	47.3	43.7	37.3
锁骨锥状结节位置指数	23.9	24.1	26.0	23.4

（二）肩胛骨指数（Indices of the Scapula）

1.肩胛骨指数（Scapular Index）　肩胛骨指数＝（肩胛骨宽/肩胛骨总高）×100。

2.肩胛骨冈上窝指数（Supraspinous Index）　肩胛骨冈上窝指数＝（冈上窝投影高/肩胛骨总高）×100。

3.肩胛骨冈下窝指数（Infraspinous Index）　肩胛骨冈下窝指数＝（冈下窝投影高/肩胛骨总高）×100。

4.肩胛骨冈窝指数Ⅰ（Fossorial Index Ⅰ）　肩胛骨冈窝指数Ⅰ＝（冈上窝投影高/冈下窝投影高）×100。

5.肩胛骨冈窝指数Ⅱ（Fossorial Index Ⅱ）　肩胛骨冈窝指数Ⅱ＝（冈上窝高/冈下窝高）×100。

6.肩胛骨关节盂长宽指数（Length-Breadth Index of the Glenoid Cavity of Scapula）　肩胛骨关节盂长宽指数＝（关节盂宽/关节盂长）×100。

7.肩胛骨关节盂曲度指数（Curvature Index of the Glenoid Cavity of Scapula）　肩胛骨关节盂曲度指数＝（关节盂深/关节盂长）×100。

国人数据（Chinese Data）

1.肩胛骨指数的测量（Measurements of the Indices of Scapula）　综合国人资料（$\bar{x} \pm s$）：肩胛骨指数，男性（858例）66.62±3.78、女性（534例）67.83±3.88；肩胛骨冈上窝指数，男性（858例）38.29±6.15、女性（534例）37.29±6.83；肩胛骨冈下窝指数，男性（758例）87.03±7.46、女性（384例）88.99±9.19；肩胛骨冈窝指数，男性（858例）35.66±5.13、女性（534例）35.08±5.99；肩胛骨关节盂长宽指数，男性（988例）72.38±5.47、女性（558例）69.96±5.06；性别差异t值分别为5.71、2.76、3.62、1.85、8.77；P值除冈窝指数外均＜0.01，具有非常显著的性别差异；肩胛骨冈窝指数P＞0.05，没有性别差异。详见表5-293。

表5-293 肩胛骨指数的测量 Measurements of the Indices of the Scapula

作者（年份）	地区	例数	肩胛骨指数 （$\bar{x}\pm s$）	肩胛骨 冈上窝指数 （$\bar{x}\pm s$）	肩胛骨 冈下窝指数 （$\bar{x}\pm s$）	肩胛骨 冈窝指数 （$\bar{x}\pm s$）	肩胛骨关节盂 长宽指数 （$\bar{x}\pm s$）
孙风岐等（1966）	哈尔滨	男337	左66.08±3.65	40.50±4.51	88.49±6.22	36.50±4.96	72.56±5.71
			右66.40±3.58	39.63±4.43	88.79±6.06	35.54±4.59	72.66±5.84
		女163	左67.29±4.42	40.39±5.41	91.30±7.46	36.83±5.62	69.17±5.14
			右67.53±4.06	39.97±4.74	91.84±7.25	34.73±5.62	70.06±5.21
张万仁等（1984）	长春	男144	147.48	27.24	72.91	37.36	—
		女56	148.23	27.12	72.54	37.38	—
任光金 （1983）*	青岛 长春	男84 女58	67.73±4.31 67.88±3.73	25.74±3.39 25.66±2.82	74.12±3.58 74.49±2.74	34.91±6.60 37.70±5.18	74.41±5.50 72.81±4.88
孙潮等 （1989）	西安	男230 女174	— —	— —	— —	— —	70.98±4.05 69.66±4.53
徐兴军等（1986）*	成都	男100 女150	68.25±3.9 68.73±2.80	36.84±4.9 35.52±5.76	109.60±7.7** 109.79±8.08	33.85±5.4 32.53±6.00	71.30 68.69
合计（只含有性别标准差项） （例数）		男	66.62±3.78 （858）	38.29±6.15 （858）	87.03±7.46 （758）	35.66±5.13 （858）	72.38±5.47 （988）
		女	67.83±3.88 （534）	37.29±6.83 （534）	88.99±9.19 （384）	35.08±5.99 （534）	69.96±5.06 （558）

*按原数据的标准误，由笔者计算得出标准差。

**冈下窝指数计算公式不同，未计入合计。

2.肩胛骨其他指数的测量（Other Measurements of the Indices of Scapula） 孙风岐等（1966）测量哈尔滨地区标本男337副、女163副（$\bar{x}\pm s$）：最大长腋缘长指数（腋缘长/最大长），男左84.46±4.20、男右84.52±3.99，女左84.82±5.57、女右85.48±5.63；按冈下冈上窝脊柱缘指数＝（冈上窝脊柱缘长/冈下窝脊柱缘长）计算，男左43.90±5.43、男右43.71±5.02，女左44.86±6.27、女右44.21±6.12；按关节盂弦高指数＝（关节盂深/关节盂长）：男：左13.01±2.34、右12.95±2.28，女：左12.41±2.98、右12.53±3.49。孙潮等（1989）测量西安地区标本男115副、女87副：关节盂曲度指数：男左11.80±1.67、男右12.38±1.90、女左11.50±1.47、女右11.83±1.85；关节盂盂深指数，男左16.95±2.52、男右17.30±2.77，女左16.70±2.34、女右16.91±2.81。

（三）肱骨指数（Indices of the Humerus）

1.肱骨体横断面指数（Shaft Index of Humerus） 肱骨体横断面指数＝（肱骨体中部最小径/肱骨体中部最大径）×100。

2.肱骨粗壮指数（Caliber Index of Humerus） 肱骨粗壮指数＝（肱骨体最小周长/肱骨最大长）×100。

3.肱骨头断面指数（Cross Section Index of Humeral Head） 肱骨头断面指数＝（肱骨头最大横径/肱骨头最大矢径）×100。

4.肱骨滑车上髁指数（Trochlea-Epicondyle Index of Humerus） 肱骨滑车上髁指数＝（肱骨滑车宽/肱骨下端宽）×100。

5.桡肱指数（Radio-Humeral Index） 桡肱指数＝（桡骨最大长/肱骨最大长）×100。

桡肱指数分型	指数分级
短桡型（brachycercic type）	$X \sim 74.9$
中桡型（mesecercic type）	$75 \sim 78.9$
长桡型（dolichocercic type）	$79 \sim X$

Martin（1928）

国人数据（Chinese Data）如下

1.肱骨指数的测量（Measurements of the Indices of Humerus） 综合国人资料，男506例、女162例（$\bar{x} \pm s$）：肱骨体断面指数，男性为77.55±5.98、女性为76.49±5.19；肱骨粗壮指数，男性为20.20±1.38、女性为19.50±1.34；性别差异t值分别为2.18和5.74；P值分别为＜0.05和＜0.01，均具有显著的性别差异，说明男性的肱骨中部相对较细。详见表5-294。

表5-294 肱骨指数的测量 Measurements of the Indices of Humerus

作者（年份）	地区	例数 男	例数 女	肱骨体断面指数（$\bar{x} \pm s$）男	肱骨体断面指数（$\bar{x} \pm s$）女	肱骨粗壮指数（$\bar{x} \pm s$）男	肱骨粗壮指数（$\bar{x} \pm s$）女
来现臣（1983）*	长春	70左 右	30左 右	77.88±7.53 77.59±5.94	77.72±4.93 76.58±5.21	20.31±1.26 20.50±1.34	20.08±1.48 20.17±1.53
荣海钦等（1988）*	长春、青岛	38 122	56 46	74.06±5.98 78.46±5.86	76.38±4.86 75.76±5.56	19.93±1.36 19.57±1.33	18.97±1.20 19.32±0.88
赵恒珂等（1984）*	山东	103左 右	— —	77.68±5.38 77.39±4.97	— —	20.43±1.32 20.54±1.32	— —
许梦兰（1949）	台湾	204	106	76.70	76.17	—	—
合计（例数）		男	女	77.55±5.98 （506）	76.49±5.19 （162）	20.20±1.38 （506）	19.50±1.34 （162）

*按原数据的标准误，由笔者计算得出标准差。

2.肱骨其他指数的测量（Other Measurements of the Indices of Humerus） 许梦兰（1949）测量台湾地区肱骨男204侧、女106侧：肱骨长宽指数，男性为19.62、女性为18.72；肱骨头断面指数，男性为92.03、女性为91.60；肱骨滑车上指数，男性为38.32、女性为37.76。王启华等（1988）测量广东地区205侧（$\bar{x} \pm s$），桡骨滋养孔（共234孔）孔指数34.84±5.36。胡兴宇等（2000）测量四川珙县7副僰人20岁以上骨骼，肱股指数男性70.55、女性72.91。

3.桡肱指数及分级的测量（Measurements of the Radio-Humeral Index and Its Type） 张建国等（1986）测量成都地区标本男68例、女28例（$\bar{x} \pm s$）：桡肱指数，男性为75.09±2.41、女性为74.60±4.91；桡肱指数分型［%（96例）］，短桡型（$X \sim 74.9$）56.25%（54例），中桡型（75.0 $\sim$ 78.9）39.58%（38例），长桡型（79.0 $\sim X$）4.17%（4例）。

（四）桡骨指数（Indices of the Radius）

1.桡骨长厚指数（Caliber Index of Radius） 亦称桡骨粗壮指数。桡骨长厚指数＝（桡骨最小周长/桡骨功能长）×100。

2.桡骨体断面指数（Diaphyseal Index of Radius） 亦称桡骨纵横径指数。桡骨体断面指数＝（桡骨体矢径/桡骨体横径）×100。

3.桡骨体曲度指数（Curvature Index of Radius） 桡骨体曲度指数＝（桡骨体曲度高/桡骨体弦长）×100。

国人数据（Chinese Data）如下

桡骨指数的测量（Measurements of the Indices of Radius）　综合国人资料（$\bar{x}\pm s$）：桡骨长厚指数，男性（616例）为17.97±2.54、女性（228例）为17.68±1.90；桡骨体断面指数，男性（716例）为73.53±9.18、女性（328例）为71.51±9.84；桡骨体曲度指数，男性（320例）为3.05±0.84、女性（56例）为3.10±1.13；性别差异t值分别为1.79，3.14，0.30；肱骨断面指数$P < 0.01$，男性显著大于女性，说明男性的桡骨体中部矢径相对较女性为小，其余均无性别差异。详见表5-295。

表5-295　桡骨指数的测量　Measurements of the Indices of the Radius

作者（年份）	地区	例数	桡骨长厚指数（$\bar{x}\pm s$）	桡骨体断面指数（$\bar{x}\pm s$）	桡骨体曲度指数（$\bar{x}\pm s$）
赵一清（1957）	南京	男160左	17.73±1.56	72.33±6.00	3.01±0.64
		右	18.59±2.01	72.93±6.71	3.09±1.01
		女26左	17.45±1.36	69.47±10.18	3.09±1.29
		右	17.47±1.75	70.62±10.65	3.10±0.95
杨玉田（1988）	西安	男100	合18.25±1.26	76.57±9.61	—
		女100		72.47±6.36	—
张建国等（1986）*	成都	男296	17.77±3.10	73.48±11.18	2.50
		女176	17.75±1.99	71.40±11.15	2.80
许梦兰（1949）	台湾	男200	18.02	73.68	2.10
		女80	17.03	72.32	2.80
合计（只含有性别标准差项）（例数）		男	17.97±2.54（616）	73.53±9.18（716）	3.05±0.84（320）
		女	17.68±1.90（228）	71.51±9.84（328）	3.10±1.13（52）

*按原数据的标准误，由笔者计算得出标准差。

（五）尺骨指数（Indices of the Ulna）

1.尺骨长厚指数Ⅰ（Caliber Index of Ulna Ⅰ）　亦称尺骨粗壮指数。尺骨长厚指数Ⅰ=（尺骨最小周长/尺骨功能长）×100。

2.尺骨长厚指数Ⅱ（Caliber Index of Ulna Ⅱ）　尺骨长厚指数Ⅱ=（鹰嘴宽/鹰嘴小头长）×100。

3.尺骨鹰嘴宽深指数（Breadth-Depth Index of Olecranon）　鹰嘴宽深指数=（鹰嘴深/鹰嘴宽）×100。

4.尺骨鹰嘴宽高指数（Breadth-Height Index of Olecranon）　鹰嘴宽高指数=（鹰嘴高/鹰嘴宽）×100。

5.尺骨冠突上关节面外侧部指数（Index of the Lateral Half of Upper Articular Surface of Coronoid Process of Ulna）　尺骨冠突上关节面外侧部指数=（尺骨冠突上关节面外侧前宽/尺骨冠突上关节面外侧后宽）×100。

6.尺骨体断面指数（Diaphyseal Index of Ulna）　亦称尺骨纵横径指数。尺骨体断面指数=（尺骨体矢径/尺骨体横径）×100。

7.尺骨体曲度指数（Curvature Index of Ulna）　尺骨体曲度指数=（尺骨体曲度高/尺骨体弦长）×100。

8.尺骨扁平指数（Platymeric Index of Ulna）　尺骨扁平指数=（尺骨上部横径/尺骨上部矢径）×100。

国人数据（Chinese Data）

1.尺骨指数的测量（Measurements of the Indices of Ulna）　综合国人资料（$\bar{x}\pm s$）：尺骨长厚指数：男性（294例）为15.79±1.63、女性（52例）为15.23±1.64，尺骨体断面指数：男性（330例）为88.43±10.02、女性（52例）为89.76±9.21，尺骨体曲度指数：男性（326例）为2.43±2.49、女性（48例）为2.12±1.52；按赵一清资料性差t值分别为2.27、0.96、1.23，只有尺骨长厚指数具有性别差异（$P < 0.05$），其余两项均无性别差异（$P > 0.05$）。详见表5-296。

表5-296　尺骨指数的测量　Measurements of the Indices of Ulna

作者（年份）	地区	例数	尺骨长厚指数（$\bar{x}\pm s$）	尺骨体断面指数（$\bar{x}\pm s$）	尺骨体曲度指数（$\bar{x}\pm s$）
赵一清	南京	男	15.79±1.63（294）	88.43±10.02（330）	2.43±2.49（326）
（1957）		女	15.23±1.64（52）	89.76±9.21（52）	2.12±1.52（48）
杨玉田（1988）	西安	合200	16.07±1.18	86.91±7.60	—
许梦兰	台湾	男182	—	76.81	—
（1949		女66	—	75.40	—
合计		男	15.79±1.63（294）	88.43±10.02（330）	2.43±2.49（326）
		女	15.23±1.64（52）	89.76±9.21（52）	2.12±1.52（48）

2.尺骨其他指数的测量（Other Measurements of the Indices of Ulna）　许梦兰和赵一清的资料见表5-297。

表5-297　尺骨其他指数的测量　Other Measurements of the I Indices of Ulna

作者（年份）	地区	测量项目	男			女		
			例数	左	右	例数	左	右
许梦兰	台湾	尺骨头深指数	86	97.90	94.92	29	100.70	97.18
（1949）		尺骨头指数	86	77.54	79.10	29	82.22	83.68
		尺骨头顶高指数	86	2.02	2.19	32	1.92	2.23
赵一清	南京	鹰嘴帽指数	104	1.92±1.48	1.78±1.32	14	1.92±0.35	1.85±2.83
（1957）		鹰嘴高宽指数	149	81.99±5.80	82.18±5.71	26	81.88±7.71	85.31±11.36
		鹰嘴宽厚指数	154	73.13±6.59	73.42±6.08	26	73.62±5.40	74.82±8.73

（六）手骨指数（Indices of the Bones of Hand）

1.手舟骨长宽指数（Length-Breadth Index of Scaphoid Bone）　手舟骨长宽指数=（手舟骨最大宽/手舟骨最大长）×100。

2.手舟骨长高指数（Length-Height Index of Scaphoid Bone）　手舟骨长高指数=（手舟骨最大高/手舟骨最大长）×100。

3.手舟骨宽高指数（Breadth-Height Index of Scaphoid Bone）　手舟骨宽高指数=（手舟骨最大高/手舟骨最大宽）×100。

4.月骨长宽指数（length-Breadth index of lunate bone）　月骨长宽指数=（手舟骨最大宽/手舟骨最大长）×100。

5.月骨高长指数（Height-Length Index of Lunate Bone）　月骨高长指数=（手舟骨最大高/手舟骨最大长）×100。

6.月骨高宽指数（Height-Breadth Index of Lunate Bone）　月骨高宽指数=（手舟骨最大高/手舟骨最大宽）×100。

7.大多角骨宽长指数（Breadth-Length Index of Trapezium Bone）　大多角骨宽长指数=（手舟骨最大宽/手舟骨最大长）×100。

8.大多角骨高长指数（Height-Length Index of Trapezium Bone）　大多角骨高长指数=（手舟骨最大高/手舟骨最大长）×100。

9.大多角骨宽高指数（Height-Breadth Index of Trapezium Bone）　大多角骨宽高指数=（手舟骨最大高/手舟骨最大宽）×100。

10.掌骨骨皮质指数（Index of Metacarpal Bone） 掌骨骨皮质指数＝（骨皮质厚度/掌骨宽）×100。

国人数据（Chinese Data）如下

有关手骨指数的国人资料，实在太过缺乏。目前仅看到有关掌骨皮质指数的资料，简介如下。

掌骨骨皮质指数的测量（Measurements of the Index of the Cortex of Metacarpal Bone） 骨皮质厚度可以间接反映骨矿物质含量，不仅可以对正常儿童青少年发育状况做出评价，也可对一些影响骨代谢疾病的早期诊断和治疗。第二掌骨骨皮质指数的测量见表5-298。

表5-298 第二掌骨骨皮质指数的测量
Measurements of the Index of the Cortex of Metacarpal Bone

年龄（岁）	哈尔滨（刘宝林等，1996）		黑龙江（刘宝林等，1996）		拉萨藏族（李明等，2010）	
	男（$\bar{x}\pm s$）	女（$\bar{x}\pm s$）	男（$\bar{x}\pm s$）	女（$\bar{x}\pm s$）	男（$\bar{x}\pm s$）	女（$\bar{x}\pm s$）
7	0.39±0.07	0.45±0.06	0.36±0.04	0.44±0.07	0.48±0.07	0.48±0.08
8	0.40±0.07	0.43±0.06	0.40±0.07	0.44±0.09	0.46±0.06	0.48±0.06
9	0.43±0.06	0.46±0.06	0.40±0.06	0.46±0.07	0.47±0.06	0.50±0.05
10	0.41±0.09	0.49±0.07	0.41±0.06	0.47±0.07	0.47±0.05	0.51±0.06
11	0.42±0.06	0.51±0.09	0.42±0.06	0.46±0.07	0.49±0.05	0.50±0.05
12	0.45±0.06	0.55±0.10	0.42±0.06	0.48±0.07	0.46±0.07	0.51±0.09
13	0.50±0.10	0.60±0.10	0.45±0.09	0.54±0.09	0.47±0.06	0.50±0.08
14	0.52±0.10	0.58±0.10	0.44±0.07	0.51±0.07	0.48±0.08	0.51±0.07
15	0.54±0.10	0.62±0.10	0.49±0.10	0.53±0.08	0.49±0.07	0.52±0.08
16	0.55±0.08	0.60±0.10	0.49±0.09	0.53±0.09	0.51±0.06	0.50±0.08
17	0.54±0.07	0.60±0.08	0.52±0.07	0.60±0.10	0.52±0.07	0.54±0.07
18	0.54±0.06	0.64±0.10	0.54±0.06	0.62±0.08	0.53±0.06	0.56±0.06

根据表中显示的三地的第二掌骨骨皮质指数，说明随年龄的增长，第二掌骨骨皮质厚度也逐年增大，而且女性较男性更为显著。17～18岁年龄组，三地比较拉萨明显低于海拔较低的哈尔滨和黑龙江，说明高海拔地区骨密度较差。

第六节 下肢骨的测量及指数
Mesurements and Indices of the Bones of Lower Limb

一、骨盆的测量（Measurements of the Pelvis）

骨盆的测量（图5-46），事先需要将髋骨和骶骨固定组装好，在骶髂关节两耳状面间和两耻骨联合面之间夹有适当厚度的油泥或纸片。在此基础上进行下列测量。

1.骨盆最大高（Maximum Height of Pelvis）（M1） 亦称骨盆高（height of pelvis），测量时找出两侧髂嵴最高点连线与坐骨结节最低点连线间的垂直距离，此项与髋骨最大长是有区别的。用测骨盘测量时需有全部盆骨。

2.骨盆最大宽（Maximum Breadth of Pelvis）（M2） 亦称髂嵴间径（bi-iliac breadth），用测骨盘或弯脚规测量两侧髂嵴最外侧突出点间的直线距离。

3.骨盆外矢径（External Conjugate Diameter of Pelvis） 用弯脚规测量耻骨联合面前缘和骶骨中嵴间最大直线距离。

4.髂前上棘间宽（Interspinous Diameter of Ilium）（M5）　用直脚规测量两侧髂前上棘间的直线距离。

5.髂前下棘间宽（Anterior Inferior Spinous Diameter of Ilium）　用直脚规测量两侧髂前下棘间的直线距离。

6.髂后上棘间宽（Posterior Inferior Spinous Diameter of Ilium）　用直脚规测量两侧髂后下棘间的直线距离。

7.髂后下棘间宽（Posterior Inferior Spinous Diameter of Ilium）　用直脚规测量两侧髂后上棘间的直线距离。

8.髋臼间宽（Interbreadth of Acetabular Fossa）（M7）　用弯脚规测量两侧髋臼中心点间的直线距离。

9.坐骨棘间宽（Interbreadth of Ischial Spine）　用直脚规测量两侧坐骨棘间的直线距离。

10.闭孔间径（耻骨联合区宽）（Interbreadth of Obturator ForamIna）　用直脚规测量两侧闭孔内侧缘间最小直线距离。

11.骨盆入口矢径（Sagittal Diameter of Pelvic Inlet）（M23）　用直脚规测量骶骨岬中点和耻骨联合面上后点间的直线距离。

12.骨盆中矢径（Sagittal Diameter of Mid-pelvic）　用直脚规测量第3骶椎体中点和耻骨联合面上后角间的直线距离。

13.骨盆下矢径（Sagittal Diameter of Pelvic Inlet）［M23（2）］　用直脚规测量骶骨岬中点和耻骨联合面下后角间的直线距离。

14.骨盆入口横径（Transverse Diameter of Pelvic Inlet）（M24）　用直脚规测量骨盆入口左右的最大直线距离，注意要与矢径垂直。

15.骨盆入口斜径（Oblique Diameter of Pelvic Inlet）　用直脚规测量骨盆入口一侧的骶髂关节弓状线交叉点和对侧髂耻隆起弓状缘点间的直线距离，注意需要对换测量另一侧的斜径。

16.骨盆下骶耻径（Sagittal Diameter of Lower Sacropubis）　用直脚规测量耻骨联合面下角点和第5骶椎下缘中点间的直线距离。

17.骨盆出口矢径（Sagittal Diameter of Pelvic Outlet）　用直脚规测量骨盆出口的耻骨联合面下角点和尾骨尖中点间的直线距离。

18.骨盆出口横径（Sagittal Diameter of Pelvic Outlet）　用直脚规测量骨盆出口两侧的坐骨结节最下点间的直线距离。

19.小骨盆侧高（Lateral Height of Lesser Pelvis）　用直脚规测量骨盆入口的髂耻隆起最高点和骨盆出口的坐骨结节最下点间的直线距离。

20.小骨盆前高（Anterior Height of Lesser Pelvis）　用直脚规测量一侧的耻骨联合面最上点和坐骨结节最下点间的直线距离，注意两侧都要测量。

21.小骨盆真高（True Height of Lesser Pelvis）（M33）　用直脚规测量骨盆入口的骶髂关节弓状缘交叉点和坐骨结节最下点间的直线距离，注意两侧都要测量。

22.耻骨下角（Lower Pubic Angle）　用量角器测量两侧耻骨弓内侧缘间的夹角。

23.髂骨翼倾角（Inclination Angle of Iliac Ala）　先将骨盆的两侧髂前上棘和耻骨联合三点固定于垂直面，再用附着式量角器直接测量骨盆最大宽外侧点和骨盆入口横径外侧点。

24.骨盆倾角（Inclination Angle of Pelvis）（M35）　同上法固定骨盆，再用附着式量角器测量骶骨岬中点和耻骨联合上缘点与水平面所成之角。

25.骶骨倾角（Inclination Angle of Sacrum）　同上法固定骨盆，用附着式量角器直接测量骶骨底前后缘的中点与水平面所成之角。

国人数据（Chinese Data）如下

1.骨盆的测量（Measurements of the Pelvis）　张万仁等（1982）测量长春、通辽地区男、女各50例（$\bar{x} \pm s_x$, mm）：骨盆最大高：男性221.47±0.76、女性202.56±1.26；胡兴宇等（1988，1990）测量泸州地区女性126例（$\bar{x} \pm s$, cm）：髂结节间径27.58±1.41，髂前上棘间径24.58±1.42，髂后上棘间径9.98±1.25，坐骨结节间径8.37±1.08，骶耻外径19.50±1.91，骨盆倾斜度46.83°±3.89°；X线片中（$\bar{x} \pm s$, cm）骨盆横径

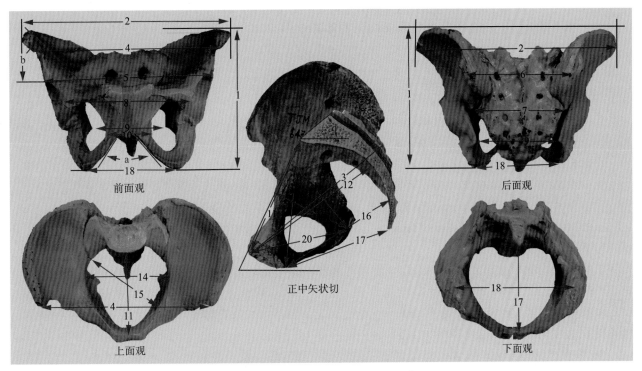

图5-46 骨盆的测量 Measurements of the Pelvis

1.骨盆最大高；2.骨盆最大宽；3.骨盆外矢径；4.髂前上棘间宽；5.髂前下棘间宽；6.髂后上棘间宽；7.髂后下棘间宽；8.髋臼间宽；9.坐骨棘间宽；10.闭孔间径；11.骨盆入口矢径；12.骨盆中矢径；13骨盆下矢径；14.骨盆入口横径；15.骨盆入口斜径；16.骨盆下骶耻径；17.骨盆出口矢径；18.骨盆出口横径；19.小骨盆侧高；20小骨盆前高；21.小骨盆真高；a.耻骨下角；b.髂骨翼倾角；c.骨盆倾角；d.骶骨倾角

10.47±0.80，骨盆矢径11.90±0.88，骨盆后矢径4.31±.0.61。刘尚清等（2009）测量四川地区男性17例、女性5例（$\bar{x}\pm s$, mm）：骨盆入口前后径：男性为107.92±13.55、女性为112.60±17.46，骨盆入口横径：男性为114.58±6.83、女性为116.18±14.25，骨盆入口左斜径：男性为113.42±7.74、女性为110.94±3.01，骨盆入口右斜径：男性为113.55±8.22、女性为115.52±7.73，耻骨联合面长：男性为46.05±5.53、女性为43.08±5.35，耻骨间盘厚：男性为18.67±2.77、女性为15.71±3.47，耻骨联合腔宽：男性为2.26±0.78、女性为3.10±0.67；张永法等（1995）测量甘肃地区骨盆倾角：男性203例骨盆标本测量61.9°±5.3°，男性100例X线片测量62.9°±5.2°。

2.骨盆外测量推算盆腔内径的回归方程式（Regression Equations of the Calculation of Internal Diameters of Pelvis from Outer Measurements） 胡兴宇等（1988，1990）提供泸州地区女性126例骨盆外测量推算骨盆内径，详见表5-299。

表5-299 骨盆外测量推算盆腔内径的回归方程式
Regression Equations of the Calculation of Internal Diameters of Pelvis from Outer Measurements

回归方程（cm）（$\hat{y}=a+b_1X_1+b_2X_2+\cdots+b_nX_n$）（cm）	S_b	t_b
$\hat{Y}$（骨盆真实倾斜度）=-3.631 2+1.356 7骨盆倾斜度	0.143 5	9.454 4
$\hat{Y}$（中骨盆横径）=5.281 2+0.188 3髂嵴间径	0.050 2	3.736 1
$\hat{Y}$（中骨盆横径）=5.779 8+0.191 0髂前上棘间径	0.050 1	3.812 4
$\hat{Y}$（中骨盆横径）=4.559 4+0.198 7大转子间径	0.051 7	3.856 3
$\hat{Y}$（中骨盆横径）=5.762 1+0.188 3坐骨结节间径	0.131 2	4.285 1
$\hat{Y}$（中骨盆矢径）=4.544 6+0.376 0骶耻外径	0.078 5	4.789 8
$\hat{Y}$（中骨盆后矢径）=-0.429 6+0.242 4骶耻外径	0.055 1	4.399 3
$\hat{Y}$（中骨盆横径）=-6.894 1+0.054 9骨盆髂结节间径+0.118 7髂前上棘间径+0.229 6大转子间径+0.770 8坐骨结节间径	F值	
	40.685	
$\hat{Y}$（中骨盆矢径）=6.091 8+0.388 2骶耻外径-0.046 3骨盆倾斜度	8.263	

二、髋骨的测量（Measurements of the Hip Bone）

髋骨的测量见图5-47，图5-47a。

1.髋骨最大高（Maximum Height of Hip Bone）（M1）　亦称髋骨最大长（maximum length of hip bone），用测骨盘测量髂嵴最高点和坐骨结节最低点间的直线距离。

2.髋骨最大宽（Maximum Breadth of Hip Bone）（M4）　亦称髋骨高（height of hip bone），用直脚规测量髂后上棘至耻骨联合上端间的直线距离。

3.髂骨高（Height of Ilium）（M9）　用直脚规测量髋臼中心点（cotyloid point）和髂嵴最高点间的直线距离。

4.髂骨翼高（Height of the Ala of Ilium）　用直脚规测量弓状线最低点和髂嵴最高点间的直线距离。

5.髂骨翼宽（Breadth of the Ala of Ilium）　用直脚规测量弓状线最高点和髂前上棘间的直线距离。

6.髂窝深（Depth of the Fossa of Ilium）　用三脚平行规在测量髂骨翼高的基础上，中间竖尺抵向髂窝最深处的垂直距离。

7.髂骨宽（Breadth of Ilium）（M12）　用测骨盘或弯脚规测量髂前上棘和髂后上棘间的直线距离。

8.髂骨最小宽（Minimum Breadth of Ilium）　用游标卡尺或直脚规测量坐骨大切迹至前缘间的最小直线距离。

9.髋臼耻联宽（Breadth of Acetabular-Symphsis）　用游标卡尺或直脚规测量耻骨联合中心点和髋臼后缘间的最大直线距离。

10.耻骨联合-髋臼径（Pubic Symphysis-Acetabular Length）　亦称耻骨长Ⅲ（pubis length Ⅲ），用游标卡尺或直脚规测量耻骨联合最高点至最近髋臼缘的直线距离，注意要与耻骨上支轴平行。

11.髋臼坐骨大切迹宽（Cotylosciatic Breadth）　亦称髋臼切迹距，用直脚规或游标卡尺测量坐骨大切迹下缘中点至髋臼后缘间的直线距离。

12.最大坐耻径（Maximum Ischio-Pubic Diameter）　亦称坐耻骨宽（ischiopubic Breadth），用测骨盘或直脚规测量髋骨下缘间的最大直线距离。

13.坐骨长Ⅰ（Ischium Length Ⅰ）（M15）　用游标卡尺或直脚规测量髋中心点和坐骨结节下突出点间的最大直线距离。

14.坐骨长Ⅱ（Ischium Length Ⅱ）　用游标卡尺或直脚规测量髋臼月状面前内缘小切迹最深点和坐骨结节下突出点间的最大直线距离。

15.坐骨长Ⅲ（Ischium Length Ⅲ）　亦称坐骨结节-髋臼长（ischial tuberosity-acetabulum length），用游标卡尺或直脚规测量髋臼上缘和坐骨结节下突出点间的最大直线距离。

16.耻骨长Ⅰ（Pubis Length Ⅰ）（M16）　用游标卡尺或直脚规测量髋中心点和耻骨联合面上点间的最大直线距离。

17.耻骨长Ⅱ（Pubis Length Ⅱ）　用游标卡尺或直脚规测量髋臼月状面前内缘小切迹最深点和耻骨联合面上点间的最大直线距离。

18.耻骨结节联合高（Tuberculosymphyseal Height）　用游标卡尺或直脚规测量耻骨结节最高点至耻骨联合上点的直线距离。

19.耻骨下支高（Inferior Pubic Ramal Height）　亦称耻骨下支最小宽（minimum height of inferior pubic ramus），用游标卡尺或直脚规测量耻骨下支最细处的上下径。

20.耻骨下支斜径（Oblique Pubic Ramal Length）　亦称耻骨下支斜长，用游标卡尺或直脚规测量耻骨下支最细处的上点至耻骨联合最下点的直线距离。

21.耻骨联合高（Height of Symphysis）　亦称耻骨联合面长（length of symphysis），用游标卡尺或直脚规测量耻骨联合面上下缘间的最大直线距离。

22.闭孔长（Length of Obturator Foramen）（M20）　用游标卡尺内卡测量髋上缘和坐骨结节下突出点间的最大直线距离。

23.闭孔宽（Breadth of Obturator Foramen）（M21）　用游标卡尺内卡测量闭孔的最大直线距离。

24.髋臼最大径（Maximum Diameter of Acetabulum）（M22）　用游标卡尺或直脚规测量髋臼边缘的最

大直线距离。一般位置与坐骨体轴平行，上下方向，如果最大径位于横位，记录时需注明"t"字。

25.髋臼横径（Transverse Diameter of Acetabulum） 亦称髋臼前后径（antero-posterior diameter of acetabulum），用游标卡尺或直脚规测量髋臼边缘的前后缘间的直线距离。一般与髋臼最大径相垂直。

26.耳状面最大长（Maximum Length of the Auricular Surface of Hip Bone） 用游标卡尺或直脚规测量耳状面上下缘间的最大直线距离。

27.耳状面最大宽（Maximum Breadth of the Auricular Surface of Hip Bone） 亦称耳状面上矢径（superior sagittal diameter of auricular surface），用游标卡尺或直脚规测量耳状面前后缘间的最大直线距离。

28.坐骨大切迹宽（Breadth of Greater Sciatic Notch） 用游标卡尺或直脚规测量坐骨大切迹上下突出点（即耳状面下点至坐骨棘尖）间的直线距离。

29.坐骨大切迹深（Depth of Greater Sciatic Notch） 亦称坐骨大切迹高（height of greater sciatic notch），用三脚平行规在上述基础上，中间竖尺测量至切迹最深点间的垂直距离。丁士海等（1982）采用测量计算法测量坐骨大切迹的各项数据。方法是测量有关坐骨大切迹的三个测点（图5-47a）间的直线距离，三个测点为髂后下棘最低点A、坐骨棘尖B和坐骨大切迹最深（高）点C，然后用计算机程序计算出有关数据。程序如下：①坐骨大切迹深（CD）＝SQR$[BC^2-(AB^2+BC^2-AC^2)^2/(4\times AB^2)]$；②坐骨大切迹宽后段长（AD）＝SQR（$AC^2-CD^2$）；③坐骨大切迹后角（∠CAB）＝$Sin^{-1}$（CD/AC）；④坐骨大切迹前角（∠ABC）＝$Sin^{-1}$（CD/BC）；⑤坐骨大切迹上角（∠ACB）＝$180^°-$∠CAB$-$∠ABC。

30.坐骨大切迹宽前段长（Length of Anterior Part of Greater Sciatic Notch） 即坐骨大切迹宽的下段长。

31.坐骨大切迹宽后段长（Length of Posterior Part of Greater Sciatic Notch） 即坐骨大切迹宽的上段长。

32.盆缘线（Pelvic Margin Line） Derry（1923）提出缘线指数（Chilotic index）可以判断性别和种族，其指数＝骶缘线/盆缘线×100，此线的测量可用游标卡尺对准髂耻点（骨盆弓状线和耻骨梳的交点）和耳点（耳状面前上角点）的直线距离。

33.骶缘线（Sacral Margin Line） 同上，自耳状面前上角点，沿盆缘线向后至髂嵴的交点之间的直线距离。

34.髋臼深（Depth of Acetabulum） 用三角平行轨的内外脚对准髋臼最大径的测点，再用中间竖尺测量至髋臼最深处。

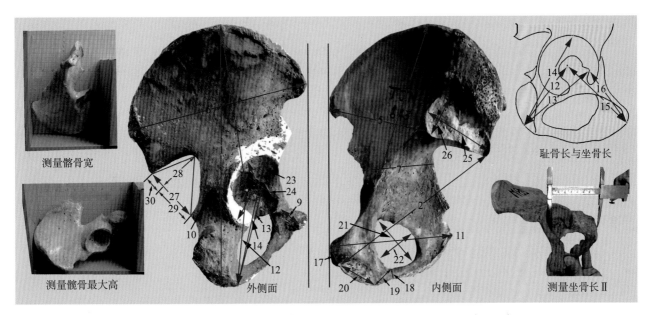

图5-47 髋骨的测量（右侧） Measurements of the Hip Bone（right）

1.髋骨最大高；2.髋骨最大宽；3.髂骨高；4.髂骨翼高；5.髂骨翼宽；6.髂骨宽；7.髂骨最小宽；8.髋臼耻联宽；9.耻骨联合-髋臼径；10.髋臼坐骨大切迹宽；11.最大坐耻径；12.坐骨长Ⅰ；13.坐骨长Ⅱ；14.坐骨长Ⅲ；15.耻骨长Ⅰ；16.耻骨长Ⅱ；17.耻骨结节联合高；18.耻骨下支高；19.耻骨下支斜径；20.耻骨联合高；21.闭孔长；22.闭孔宽；23.髋臼最大径；24.髋臼横径；25.耳状面最大长；26.耳状面最大宽；27.坐骨大切迹宽；28.坐骨大切迹深；29.坐骨大切迹宽前段长；30.坐骨大切迹宽后段长

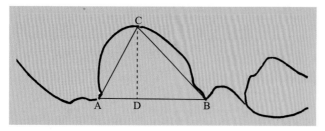

图5-47a　坐骨大切迹的测量

CAB＝坐骨大切后角；ABC＝坐骨大切迹前角；ACB＝坐骨大切迹上角；A.髂后下棘最低点；B.坐骨棘点；C.坐骨大切迹最深点；D.C点垂直于AB线之点；AB.坐骨大切迹宽；CD.坐骨大切迹深；AD.坐骨大切迹后段长；BD.坐骨大切迹宽前段长

国人数据（Chinese Data）如下

1.髋骨最大长的测量（Measurements of the Maximum Length of Hip Bone）　综合国人资料（$\bar{x}\pm s$，mm）：男性（1326例）为206.57±10.18，女性（630例）为195.90±11.99，性别差异t值19.28，$P<0.01$；男性非常显著大于女性，详见表5-300。

作者（年份）	地区	男例数	男均值（$\bar{x}\pm s$，mm）	女例数	女均值（$\bar{x}\pm s$，mm）
张万仁等（1982）[*]	东北	100	212.47±7.60	100	202.56±12.60
任光金（1983）	青岛、长春	98	209.38±10.07	70	191.59±7.86
沈宗起（1990）	张家口	250	208.5±10.7	200	200.2±10.5
胡兴宇等（2000）	四川	8	199.00	6	189.08
孙文琢（1988）	成都	142	199.6±11.1	160	187.8±9.5
党汝霖等（1987）[*]	西安	100	205.4±9.10	100	196.6±11.80
花锋等（1994）	九省[**]	496	206.95±9.46	—	—
彭书琳等（1983）[*]	华南	140	203.5±8.20	—	—
合计（只含有性别标准差项）		1326	206.57±10.18	630	195.90±11.99

表5-300　髋骨最大长的测量　Measurements of the Maximum Length of Hip Bone

[*]按原数据的标准误，由笔者计算出标准差。

[**]九省：江西、山东、云南、贵州、广西、安徽、河北、青海和吉林。

2.髋骨最大宽的测量（Measurements of the Maximum Breadth of Hip Bone）　综合国人资料（$\bar{x}\pm s$，mm）：男性（1342例）为161.20±14.07，女性（694例）为154.30±13.65，性别差异t值9.10，$P<0.01$；男性显著大于女性，详见表5-301。

作者（年份）	地区	男例数	男均值（$\bar{x}\pm s$，mm）	女例数	女均值（$\bar{x}\pm s$，mm）
任光金（1983）	青岛、长春	98	154.46±8.22	70	143.17±7.74
沈宗起（1990）	张家口	250	172.1±14.8	200	162.2±11.4
胡兴宇等（2000）	四川	8	163.54	6	155.68
孙文琢（1988）	成都	142	165.3±14.0	160	162.3±12.5
党汝霖等（1987）[*]	西安	100	158.6±9.20	100	151.9±9.50
张友云等（1987）[*]	湖北	256	151.08±14.72	164	143.08±8.71
花锋等（1994）	九省[**]	496	161.60±9.97	—	—
合计（只含有性别标准差项）		1342	161.73±14.30	624	155.55±13.60

表5-301　髋骨最大宽的测量　Measurements of the Maximum Breadth of Hip Bone

[*]按原数据的标准误，由笔者计算出标准差。

[**]九省：江西、山东、云南、贵州、广西、安徽、河北、青海和吉林。

3.髂骨的测量（Measurements of the Ilium）　综合国人资料（$\bar{x}\pm s$，mm）：髂骨高，男性（1344例）129.75±8.42，女性（252例）122.51±8.76；髂骨宽，男性（1304例）154.08±8.24，女性（404例）144.30±7.78；髂骨最小宽，男性（1244例）65.46±7.56，女性（252例）55.75±4.00，性别差异 t 值分别为12.11、21.77、29.35，P 均＜0.01；说明各项男性均非常显著大于女性，详见表5-302。

表5-302　髂骨的测量　Measurements of the Ilium

作者（年份）	地区	例数	髂骨高（$\bar{x}\pm s$，mm）	髂骨宽（$\bar{x}\pm s$，mm）	髂骨最小宽（$\bar{x}\pm s$，mm）
张万仁等	东北	男100	130.76±4.7	157.90±7.4	—
（1982）*		女100	125.67±6.6	150.56±9.1	—
任光金	青岛、长春	男216	—	154.46±8.22	—
（1983）		女152	—	143.17±7.74	—
沈宗起	张家口	男250	134.6±7.6	155.8±8.5	60.2±3.7
（1990）		女200	128.8±7.6	147.2±7.8	57.4±4.4
胡兴宇等	四川	男8	125.15	145.00	53.31
（2000）		女6	120.53	147.17	53.63
孙文琢	成都	男142	121.9±11.6	150.9±6.6	61.0±4.8
（1988）		女160	118.9±7.2	143.7±7.4	54.8±3.4
党汝霖等	西安	男100	134.4±7.0	153.3±6.6	60.6±3.8
（1987）*		女100	126.8±7.7	146.4±8.0	56.5±3.8
张友云等	湖北	男256	128.15±8.0	—	60.64±4.96
（1987）		女164	122.55±7.81	—	55.97±4.10
花锋等（1994）九省**		男496	129.25±6.43	153.35±8.50	72.85±4.84
合计（只含有性别标准差项）		男	129.75±8.42（1344）	154.08±8.24（1304）	65.46±7.56（1244）
（例数）		女	122.51±8.76（252）	144.30±7.78（404）	55.75±4.00（252）

*按原数据的标准误，由笔者计算出标准差。

**九省：江西、山东、云南、贵州、广西、安徽、河北、青海和吉林。

4.髂骨其他项的测量（Other Measurements of the Ilium）　沈宗起等（1982）测量天津地区男性62侧，女性40侧（$\bar{x}\pm s$，mm）：髂结节长，男性46.00±1.03，女性45.32±1.12；髂结节宽，男性17.87±1.23，女性16.60±1.20；髂结节-髂前上棘距，男性65.03±0.94，女性64.50±0.95；丁士海等（1982）测量青岛地区男性124例，女性72例：髂骨的盆缘线（自髂耻点至耳状面前上缘点的直线距离），男性55.56±5.80，女性60.08±6.71；骶缘线（自耳状面前上缘点延盆缘线直达髂嵴后缘的直线距离），男性73.08±5.35，女性63.59±6.00；赵文潭（1984，1985）测量南京地区男女各210侧，髋骨弓状线长（$\bar{x}\pm S_{\bar{x}}$，mm）：男性36.4±0.2，女性46.0±0.3；髂骨翼高：男性94.6±0.4，女性85.8±0.3，赵文潭（1985）测量髂骨外倾角（$\bar{x}\pm s$，°）：男性（178侧）47.79°±5.00°，女性（174侧）47.14°±5.32°；沈宗起（1990）测量张家口地区，髂嵴长度：男性（272例）155.80±8.50，女性（184例）147.15±7.87；张万仁等（1982）测量东北地区男性100例，女性100例（$\bar{x}\pm S_{\bar{x}}$，mm）；髂骨翼高：男性131.20±0.60，女性126.96±0.67；髂窝深：男性13.58±0.37，女性12.47±0.37；徐永清等（2000）测量44侧成人干骨：髂结节内收角（$\bar{x}\pm s$，°）19.6°±2.7°，髂结节切线角10.2°±4.9°。

5.髋骨耳状面和闭孔的测量（Measurements of the Auricular Surface and Obturator Foramen）　综合国人资料（$\bar{x}\pm s$，mm），耳状面最大径：男性（988例）56.43±4.91，女性（460例）51.77±6.00；闭孔长：男性（900例）50.63±4.17，女性（400例）48.80±4.14；闭孔宽：男性（800例）33.44±3.24，女性（300例）34.35±3.01；性别差异 t 值分别为14.54、7.34、4.37，P 均＜0.01，闭孔宽之所以女性非常显著大于男性，也是由于适应扩大盆腔所致，其余两项男性均非常显著大于女性，见表5-303。

表5-303　髋骨耳状面和闭孔测量
Measurements of the Auricular Surface and Obturator Foramen of Hip Bone

作者（年份）	地区	例数	耳状面最大径（$\bar{x}\pm s$，mm）	闭孔长（$\bar{x}\pm s$，mm）	闭孔宽（$\bar{x}\pm s$，mm）
张万仁等（1982）*	东北	男100	—	53.75±3.9	—
		女100	—	51.02±4.4	—
沈宗起（1990，1982）	张家口	男250	56.4±5.5	44.56±1.68（62）	36.29±1.60（62）
		女200	53.7±5.1	44.18±1.25（40）	37.50±1.38（40）
胡兴宇等（2000）	四川	男8	51.90	46.87	31.39
		女6	51.62	44.70	36.40
孙文琢（1988）	成都	男142	53.2±4.5	49.8±4.1	33.9±3.3
		女160	47.4±5.5	47.7±3.0	34.4±2.9
党汝霖等（1987）*	西安	男100	57.8±4.0	53.1±3.8	34.2±3.5
		女100	54.9±4.2	50.2±4.1	33.0±2.7
花锋等（1994）	九省**	男496	57.10±4.47	50.50±3.53	32.80±3.07
合计（不含无标准差项）（例数）		男988	56.43±4.91（988）	50.63±4.17（900）	33.44±3.24（800）
		女460	51.77±6.00（460）	48.80±4.14（400）	34.35±3.01（300）

*按原数据的标准误，由笔者计算出标准差。
**九省：江西、山东、云南、贵州、广西、安徽、河北、青海和吉林。

　　王永珍等（1988）测量华东地区100侧（男女各半）（$\bar{x}\pm S_x$）：耳状面长55.65±0.64 mm，耳状面宽32.19±0.35 mm；耳状面面积1084.92±19.55 mm²。

　　6.最大坐耻径的测量（Measurement of the Maximum Ischio-Pubic Diameter）　综合国人资料（$\bar{x}\pm s$，mm）：最大长坐耻径，男性（988例）118.02±6.33，女性（460例）114.13±6.22，性别差异t值为11.02，$P<0.01$，男性非常显著大于女性，详见表5-304。

表5-304　最大坐耻径的测量
Measurement of the Maximum Ischio-Pubic Diameter

作者（年份）	地区	男例数	最大坐耻径（$\bar{x}\pm s$，mm）	女例数	最大坐耻径（$\bar{x}\pm s$，mm）
沈宗起（1990）	张家口	250	119.3±6.7	200	114.3±6.0
胡兴宇等（2000）	四川	8	118.80	6	115.23
孙文琢（1988）	成都	142	116.4±6.4	160	113.5±5.9
党汝霖等（1987）*	西安	100	118.5±5.5	100	114.8±7.0
花锋等（1994）	九省*	496	117.75±6.13	—	—
合计（不含无标准差项）		988	118.02±6.33	460	114.13±6.22

*按原数据的标准误，由笔者计算出标准差。

　　7.坐耻骨长的测量（Measurements of the Lengths of Ischium & Pubis）　综合国人资料男性1191例，女性446例（$\bar{x}\pm s$，mm）：耻骨长，男性83.18±5.58，女性80.85±6.79；坐骨长：男性81.75±5.72，女性76.47±6.77，性别差异t值分别为6.47、14.63，P均<0.01，男性非常显著大于女性，详见表5-305。

表 5-305　坐耻骨长的测量　Measurements of the Lengths of Ischium & Pubis

作者（年份）	地区	例数		耻骨长（$\bar{x}\pm s$，mm）		坐骨长（$\bar{x}\pm s$，mm）	
		男	女	男	女	男	女
张万仁等（1982）[*]	东北	100	100	86.98±4.2	85.60±5.3	85.86±4.4	80.80±5.9
丁士海等（1982）	青岛	90	32	86.75±4.54	88.26±6.27	84.69±4.34	77.04±4.44
鲁厚祯等（1981）	华北	140	60	85.62±4.27	84.72±4.09	79.70±4.02	76.02±3.80
沈宗起（1990）	张家口	250	200	80.4±4.3	76.8±5.5	78.3±5.4	73.5±5.6
胡兴宇等（2000）	四川	8	6	77.69	83.40	79.73	73.62
吴新智等（1982）	新疆	115	54	76.2±4.84	78.4±4.12	88.9±5.19	79.6±3.25
花锋等（1994）	九省[**]	496	—	84.10±4.96	—	81.05±4.62	—
合计（只含有标准差项）（例数）		男	女	83.18±5.58（1191）	80.85±6.79（446）	81.75±5.72（1191）	76.47±6.77（446）

[*]按原数据的标准误，由笔者计算出标准差。

[**]九省：江西、山东、云南、贵州、广西、安徽、河北、青海和吉林。

8. 坐耻骨长Ⅱ的测量（Measurements of the Lengths Ⅱ of Ischium & Pubis）　吴新智等（1982）测量新疆地区男性115例和女性54例（$\bar{x}\pm s$，mm）：耻骨长Ⅱ：男性68.8±4.26，女性70.1±3.78；坐骨长Ⅱ：男性109.5±6.06，女性96.5±3.92，性别差异 t 值分别为2.00、16.73，耻骨长Ⅱ $P<0.05$，坐骨长Ⅱ P 值 <0.01；女性均显著大于男性，这是适应于女性扩大骨盆腔的需要，便于分娩所致。

9. 坐耻骨的其他项测量（Other Measurements of the Ischium & Pubis）　张宏文等（1996）测量山西地区男性100例和女性83例X线片（$\bar{x}\pm S_{\bar{x}}$，mm）：坐耻弓长（耻骨联合中点至坐骨结节距离），男性54.0±0.2，女性77.2±0.8，坐耻弓中点上下径：男性22.8.±0.9，女性18.8±0.9；王子轩等（2000）测量东北地区男性84例，女性80例：耻骨长（髋臼关节面内缘后小切迹–耻骨联合上缘），男性90.34±6.35，女性88.91±5.68；坐骨长（髋臼关节面内缘后小切迹–坐骨结节），男性72.00±5.08，女性62.94±6.39；耻弓最小宽，男性14.32±1.94，女性10.41±2.26。

10. 坐骨大切迹的测量（Measurement of the Greater Sciatic Notch）　综合国人资料男性951例，女性732例（$\bar{x}\pm s$，mm）：坐骨大切迹宽，男性52.01±6.57，女性59.59±7.32；坐骨大切迹深，男性37.34±4.36，女性34.61±4.18，性别差异 t 值分别为22.01、13.04，P 均<0.01，坐骨大切迹宽女性非常显著大于男性，这是适应于女性扩大骨盆腔的需要，便于分娩所致；详见表5-306。

表 5-306　坐骨大切迹的测量　Measurement of the Greater Sciatic Notch

作者（年份）	地区	例数		坐骨大切迹宽（$\bar{x}\pm s$，mm）		坐骨大切迹深（$\bar{x}\pm s$，mm）	
		男	女	男	女	男	女
张万仁等（1982）[*]	东北	100	100	48.27±5.7	51.19±7.0	36.86±3.0	34.53±3.2
丁士海等（1982）	青岛	110	70	54.74±6.69	63.59±5.47	37.17±3.51	34.31±6.56
孙尚辉等（1986）	南京	358	256	50.89±6.26	60.91±6.12	37.24±4.02	34.16±3.65
范岳年（1985）	银川	126	92	54.41±4.78	57.86±5.33	39.56±7.14	37.48±4.40
胡兴宇等（2000）	四川	8	6	48.61.	49.83	36.13	33.38
孙文琢（1988）	成都	142	160	55.8±6.8	62.9±6.3	36.7±3.4	34.2±3.6
吴新智等（1982）	新疆	115	54	48.8±4.91	56.8±5.89	36.6±3.24	33.6±3.34
合计（只含有标准差项）（例数）		男	女	52.01±6.57（951）	59.59±7.32（732）	37.34±4.36（951）	34.61±4.18（732）

[*]按原数据的标准误，由笔者计算出标准差。

11.坐骨大切迹的其他测量（Other Measurements of the Greater Sciatic Notch） 综合国人资料男性594例，女性418例（$\bar{x}\pm s$, mm）：坐骨大切迹前缘长，男性49.96±4.56，女性46.75±4.67；坐骨大切迹后缘长，男性42.93±5.29，女性46.28±5.88；坐骨大切迹后段长，男性（709例）19.37±6.18，女性（472例）29.74±6.60，性别差异t值分别为10.87、9.30、27.12，P均＜0.01，坐骨大切迹后缘长和大切迹后段长女性非常显著大于男性，这都是适应于女性扩大骨盆腔的需要，便于分娩所致；详见表5-307。

表5-307　坐骨大切迹的其他测量　Other Measurements of the Greater Sciatic Notch

作者（年份）	地区	例数	坐骨大切迹前缘长（$\bar{x}\pm s$, mm）	坐骨大切迹后缘长（$\bar{x}\pm s$, mm）	坐骨大切迹后段长（$\bar{x}\pm s$, mm）
丁士海等（1982）	青岛	男110	51.26±3.92	42.55±5.08	19.81±6.99
		女70	45.51±4.04	48.82±5.99	34.31±3.75
孙尚辉等（1986）	南京	男358	49.28±4.83	42.24±5.38	19.28±6.17
		女256	45.85±4.17	45.91±5.84	30.39±6.51
范岳年（1985）	银川	男126	50.76±3.88	45.22±4.21	22.30±5.29
		女92	50.21±4.77	45.37±5.35	25.06±6.62
吴新智等（1982）	新疆	男115	—	—	16.0±4.35
		女54	—	—	28.7±4.44
合计（例数）		男	49.96±4.56（594）	42.93±5.29（594）	19.37±6.18（709）
		女	46.75±4.67（418）	46.28±5.88（418）	29.74±6.60（472）

12.坐骨大切迹角度的测量（Measurements of the Angle of Greater Sciatic Notch） 综合国人资料男性594例，女性418例（$\bar{x}\pm s$, °）：坐骨大切迹上角，男性68.04±7.73，女性80.96±8.45；坐骨大切迹后角，男性62.40±7.03，女性50.12±7.24；坐骨大切迹前角，男性49.40±5.98，女性48.93±6.26，性别差异t值分别为24.72、26.80、1.19，前两项P均＜0.01，坐骨大切迹上角女性非常显著大于男性，这是由于男性坐骨大切迹深明显大于女性，而坐骨大切迹宽，男性又显著小于女性，所致坐骨大切迹上角，女性明显大于男性，这更适应于女性具有分娩的功能。由于坐骨大切迹前角不受前者的影响，故没有性别差异（$P＞0.05$），见表5-308。

表5-308　坐骨大切迹角度的测量　Measurements of the Angle of Greater Sciatic Notch

作者（年份）	地区	例数	坐骨大切迹上角（$\bar{x}\pm s$, °）	坐骨大切迹后角（$\bar{x}\pm s$, °）	坐骨大切前角（$\bar{x}\pm s$, °）
丁士海等（1982）	青岛	男110	69.89±10.23	62.50±8.15	46.97±5.59
		女70	84.20±7.21	45.66±5.91	49.63±5.91
孙尚辉等（1986）	南京	男358	67.31±7.38	63.03±6.99	49.60±6.21
		女256	82.43±7.59	48.91±5.93	48.75±6.26
范岳年（1985）	银川	男126	68.65±5.89	60.52±5.73	50.75±4.96
		女92	74.39±8.20	56.86±7.03	48.89±6.46
合计$\bar{x}\pm s$（°）		男594	68.04±7.73	62.40±7.03	49.40±5.98
		女418	80.96±8.45	50.12±7.24	48.93±6.26

13.髋臼最大径的测量（Measurement of the Maximum Diameter of Acetabulum） 综合国人资料（$\bar{x}\pm s$, mm）：髋臼最大径，男性（1401例）56.05±3.75，女性（714例）50.50±3.34；性别差异t值为34.64，$P＜0.01$，男性非常显著大女于性；根据鲁厚桢资料侧别没有差异（$P＞0.05$），见表5-309。

表5-309　髋臼最大径的测量　Measurement of the Maximum Diameter of Acetabulum

作者（年份）	地区或族别	男例数	髋臼最大径（$\bar{x}\pm s$, mm）	女例数	髋臼最大径（$\bar{x}\pm s$, mm）
张万仁等（1982）[*]	东北地区	100	56.43±2.8	100	52.69±3.3
王子轩等（2000）	东北地区	84	54.40±2.80	80	49.34±3.13
任光金（1983）	青岛、长春地区	216	56.59±3.23	152	50.17±2.81
牛云飞等（2007）	上海地区	8	54.57±3.17	8	53.41±3.60
鲁厚祯等（1981）	华北地区	70左 70右	54.54±3.28[**] 54.81±3.19[**]	30左 30右	49.49±3.14[**] 52.40±3.54[**]
胡兴宇等（2000）	四川地区	8	56.08	6	50.68
孙文琢（1988）	成都地区	142	54.1±3.7	160	50.5±3.3
党汝霖等（1987）[*]	西安地区	100	52.1±2.6	100	49.7±3.4
吴新智等（1982）	新疆汉族	115	55.3±3.34[**]	54	49.6±2.36[**]
花锋等（1994）	九省[***]地区	496	57.95±3.48	—	—
合计（不含无标准差项）（$\bar{x}\pm s$, mm）		男1401	56.05±3.75	女714	50.50±3.34

[*]按原数据的标准误，由笔者计算出标准差。

[**]髋臼上下径。

[***]九省：江西、山东、云南、贵州、广西、安徽、河北、青海和吉林。

14.髋臼的其他测量（Other Measurements of the Acetabulum）　综合国人资料（$\bar{x}\pm s$, mm）：髋臼横径，男性（545例）53.46±3.14，女性（421例）48.82±4.08；髋臼深，男性（148例）28.29±2.52，女性（68例）27.23±2.00；臼前耻骨长，男性（613例）67.01±10.86，女性（505例）69.46±7.94；性别差异t值分别为19.33、0.19、4.35，髋臼横径和臼前耻骨长P均<0.01，髋臼横径男性非常显著大于女性，但臼前耻骨长反之，女性非常显著大于男性，这是因为臼前耻骨长加大可以增加骨盆腔的直径，适应女性的分娩之故，见表5-310。

表5-310　髋臼的测量　Other Measurements of the Acetabulum

作者（年份）	地区	例数	髋臼横径（$\bar{x}\pm s$, mm）	髋臼深（$\bar{x}\pm s$, mm）	臼前耻骨长（$\bar{x}\pm s$, mm）
贺智等（2001）[*]	长春、通辽	男182 女168	53.97±3.78 49.22±3.11	— —	68.51±18.48 69.23±12.05
任光金（1983）	青岛 长春	男216 女152	— —	— —	64.61±4.01 68.42±4.13
孙孝雄（1982）[*]	青岛	男215 女185	52.63±2.64 46.35±2.72	— —	68.14±4.69 70.52±4.90
牛云飞等（2007）	上海	男8 女8	54.57±3.17 53.41±3.60	29.55±1.97 28.99±1.80	— —
鲁厚祯等（1981）	华北	男70左 右 女30左 右	53.76±2.61 54.18±2.61 54.54±3.28 54.81±3.10	28.17±2.53 28.26±2.53 27.05±1.74 26.95±2.07	
胡兴宇等（2000）	四川	男8 女6	53.36 47.67	30.29 26.18	— —
合计（只含标准差项）（$\bar{x}\pm s$, mm）（例数）		男 女	53.46±3.14 （545） 48.82±4.08 （421）	28.29±2.52 （148） 27.23±2.00 （68）	67.01±10.86 （613） 69.46±7.94 （505）

[*]按原数据的标准误，由笔者计算出标准差。

15.髋臼的其他项测量（Other Measurements of the Acetabulum） 鲁厚祯等（1981）测量了华北地区男性140侧，女性60侧髋臼（$\bar{x}\pm s$，mm）：依据髂前上棘和耻骨联合上缘在垂直面上，依据髋臼中心轴定为三个角（$\bar{x}\pm s$，°），即髋臼下角，男性48.38±3.16，女性48.78±3.28；髋臼外角，男性44.80±3.57，女性42.54±2.90；髋臼前角，男性78.62±5.19，女性77.72±5.70；髋臼中心-髂前上棘距，男性81.10±5.32，女性80.20±4.98；杨本涛等（2000）测量成年CT片髋臼前倾角（°）：男性（49例）14.02±3.83，女性（51例）16.85±4.35；杨军林等（1996）测量新疆男性650例，女性679例新生儿B超测量：髋臼直径，男性15.9±0.9，女性15.3±0.7；贺智等（2001）测量长春和通辽地区（$\bar{x}\pm S_x$，mm）：臼耻结节长，男性（182例）51.85±0.76，女性（168例）51.53±1.72；臼坐结节长，男性108.84±0.39，女性97.41±0.01；董建东等（2005）对上海地区40例CT片三维重建后测量髋臼宽结果，横断面髋臼开口缘最大宽度主要集中在髋臼中下层面处（70%层面），横断面髋臼开口缘最大宽度的平均值为63.06±3.75mm，不同横断面髋臼开口缘宽度的变化并不呈等比例关系；不同横断面髋臼前倾角为11.91°±7.36°，前倾角由上至下出现前倾增加趋势，平均增值为1.92°±1.88°，其中，髋臼上半部最大增值可至6.02°，而髋臼下半部前倾角增加幅度较小；牛云飞等（2007）测量上海地区男性、女性各8例（$\bar{x}\pm s$，mm）：髋臼后柱宽，男性38.30±4.88，女性37.15±3.92；臼厚壁外上厚，男性9.78±0.74，女性9.68±0.97；臼后壁外中厚，男性8.25±1.14，女性7.99±1.01；臼后壁外下厚，男性10.73±1.49，女性10.77±1.01。

16.髋臼切线角及长度的测量（Measurements of the Angle and Length of Tangent Line on Cross Section of Anterior Column of Acetabulum） 刘照华等（2009）为安全放置重建钢板治疗髋臼前柱骨折提供依据，测量了广东地区15具骨盆标本，以骨盆界线及相关骨性标志为参考髋臼前柱切片，自闭孔沟到髂前上棘，以5mm为层厚进行切片，切线与界线垂直，切面与前柱上面垂直，第1切面经闭孔沟，第7切面经髂前下棘。测量各切面距离界线5mm、10mm、15mm点到髋臼的切线角度及长度，见表5-311。

表5-311　髋臼切线角及长度的测量
Measurements of the Angle and Length of Tangent Line on Cross Section of Anterior Column of Acetabulum

项目	切面切线角度（$\bar{x}\pm s$，°）			切面切线长（$\bar{x}\pm s$，mm）		
	距界线 5mm	距界线 10mm	距界线 15mm	距界线 5mm	距界线 10mm	距界线 15mm
第1切面	81.4±5.4	72.6±4.8	60.5±3.2	21.32±3.26	22.24±2.12	24.44±4.64
第2切面	81.4±4.4	75.3±5.4	58.2±4.9	19.04±4.02	21.24±2.46	23.24±4.88
第3切面	79.4±5.4	70.6±4.2	55.4±4.4	15.48±3.84	17.52±4.86	18.98±3.42
第4切面	70.2±4.2	50.4±4.8	35.2±4.4	11.24±2.32	12.48±3.68	13.26±3.80
第5切面	70.2±5.2	44.6±4.7	34.2±4.8	10.48±3.44	10.02±3.24	12.62±3.81
第6切面	84.6±5.2	81.4±4.0	62.2±5.2	52.24±5.45	51.42±3.86	39.62±4.64
第7切面	87.3±5.4	82.4±3.2	60.6±3.4	46.22±3.24	48.43±3.52	36.24±3.46

17.髋骨弓状线的测量（Measurements of the Arcuate Line of Hip Bone） 陈忠恒等（2002）测量东北髋骨男性102例、女性116例（$\bar{x}\pm s$，mm）：弓状线弧长，男性52.08±6.27，女性57.71±5.59；弓状线弧度（°），男性67.42±11.94，女性61.41±11.86；臼心弓距，男性22.64±3.45，女性18.71±2.55。性别差异t值分别为6.96、3.72、9.46，P均<0.01，说明后二者男性非常显著大于女性，而弓状线弧长则反之，这说明女性的盆腔是大于男性的。

18.髋骨生物力学的测试（Tests of the Biomechanics of Hip Bone） 李毅（1986）对和髂骨自耳状面至髋臼一段的生物力学测试：干髂骨压缩最大载荷测试2375kg（154kg/cm²），湿髂骨压缩最大载荷测试1160kg（83.4kg/cm²）；宋朝晖等（2004）对河北6具尸体标本进行测量，为髋臼后壁骨折与股骨头之间接触特性提供数据，见表5-312。

表5-312 股骨头与髋臼后壁负重的力学测试
Tests of the Loading Biomechanics of Femoral Head &.Posterior Wall of Acetabulum

项目		负重顶区	髋臼前壁	髋臼后壁
负重面积（$\bar{x}\pm s$，cm^2）	髋臼后壁完整	4.2±1.0	3.4±1.1	5.3±2.3
	髋臼后壁1/3骨折	5.2±0.7	3.1±0.8	4.0±1.4
	髋臼后壁2/3骨折	5.4±0.4	3.2±0.8	3.4±1.7
	髋臼后壁全骨折	5.0±0.9	3.2±0.9	3.2±1.8
负重的应力（$\bar{x}\pm s$，mPa）	髋臼后壁完整	1.1±0.3	2.0±0.5	1.4±0.4
	髋臼后壁1/3骨折	1.5±0.4	1.4±0.5	1.4±03
	髋臼后壁2/3骨折	1.7±0.2	1.3±0.5	1.7±0.4
	髋臼后壁全骨折	1.7±0.3	1.4±0.6	2.1±0.3
负重的影响（$\bar{x}\pm s$，N）	髋臼后壁完整	443.3±182.8	630.8±233.6	705.1±284.7
	髋臼后壁1/3骨折	756.9±179.1	430.2±181.8	544.9±214.4
	髋臼后壁2/3骨折	869.2±91.9	417.5±197.3	551.3±298.9
	髋臼后壁全骨折	836.5±183.6	426.1±198.0	659.9±366.9

19.髋骨骨重的测量（Measurement of the Weight of Hip Bone） 孙尔玉等（1982）测量了东北地区男性209例，女性25例双侧共重量（$\bar{x}\pm s$，g）：髋骨，男性303.46±65.01，女性227.33±44.48；性别差异t值为7.64，$P<0.01$，男性非常显著大于女性。

三、股骨的测量（Measurements of the Femur）

股骨的测量见图5-48，图5-48a，图5-48b。

1.股骨最大长（Maximum Length of Femur）（M1） 用测骨盘测量股骨上、下端的最大直线距离，即股骨头至内侧髁的直线距离。

2.股骨生理长（Physiological Length of Femur）（M2） 亦称股骨全长（total length of femur）或股骨双髁长（bicondylar length of femur），将股骨后面朝下置于测骨盘上，股骨内、外侧髁贴紧侧壁，测板测量股骨头最上点间的投影距离。

3.股骨转子内髁长（Trochanter-Medial Condyle Length） 用测骨盘测量大转子和股骨内侧髁间最大直线距离。

4.股骨转子全长（Total Trochanteric Length） 将股骨后面朝下置于测骨盘上，股骨内、外侧髁贴紧侧壁，用测板测量股骨大转子和内外侧髁平面间的投影距离。

5.股骨转子外髁长（Trochanter-Lateral Condyle Length） 用测骨盘测量大转子和股骨外侧髁间最大直线距离。

6.股骨体长（Diaphysial Length of Femur）（M5） 亦称股骨干长，用直脚规测量大转子外下缘和髌骨面最高点间的直线距离，要注意此长要与股骨中轴平行。

7.股骨体中部矢径（Sagittal Diameter of Femur at Midshaft）（M6） 亦称股骨干中部矢径或股骨体前后径（femoral anteroposterior diameter at midshaft），用直脚规或游标卡尺测量股骨中部前、后间的最大直线距离。

8.股骨体中部横径（Transverse Diameter of the Femur at Midshaft）（M7） 亦称股骨干中部横径或股骨体横径（femoral transverse diameter at midshaft），用直脚规或游标卡尺测量股骨中部内、外侧间的直线距离，注意要与中部矢径相垂直。

9.股骨体中部周长（Circumference of Femur at Midshaft）（M8） 亦称股骨干中部周长或股骨中部周长（femoral middle circumference），用米格纸或卷尺测量肱骨体中部的周长。

10.股骨体上部横径（Maximum Transverse Diameter of Subtrochanteric Flattening of Femur）（M9） 亦

称股骨干上部横径，用直脚规或游标卡尺测量股骨小转子基部下方 3～5cm 处测量内、外侧面间的直线距离，注意要与股骨颈轴片面对齐。

11. 股骨体上部矢径（Sagittal Diameter of Subtrochanteric Flattening of Femur）（M10） 亦称股骨干上部矢径，用直脚规或游标卡尺测量股骨上部横径水平的前、后间的直线距离，注意要与股骨上部横径相垂直。

12. 股骨体下部最小矢径（Minimum Lower Sagittal Diameter of Shaft of Femur）（M11） 亦称股骨干下部最小矢径，用直脚规或游标卡尺测量股骨下部髁面上方约 4cm 处前、后间的直线距离。

13. 股骨体下部横径（Lower Transverse Diameter of Shaft of Femur）（M12） 亦称股骨干下部横径，用直脚规或游标卡尺测量股骨下部髁面上方约 4cm 处内、外侧间的直线距离，注意要与下部最小矢径相垂直。

14. 股骨上端宽（Upper Breadth of Femur）（M13） 亦称股骨颈头上宽，用直脚规或游标卡尺测量股骨头顶端和股骨头颈轴至股骨外侧面相交的一点间的直线距离。

15. 股骨颈头前长（Anterior Length of Femoral Neck and Head）（M14） 用测骨盘的两线找出股骨颈轴和股骨体轴，然后用直脚规或游标卡尺测量股骨头顶端和股骨头颈轴与股骨体轴相交点间的直线距离。

16. 股骨颈垂直径（Vertical Diameter of Femoral Neck）（M15） 用直脚规或游标卡尺测量股骨颈最细处上下缘间的直线距离，注意要与股骨头颈轴相垂直。

17. 股骨颈矢径（Sagittal Diameter of Femoral Neck）（M16） 用直脚规或游标卡尺测量股骨颈最细处前、后缘间的直线距离，注意要与股骨颈垂直径相垂直。

18. 股骨颈周长（Circumference of Femoral Neck） 用米格纸或卷尺测量股骨径的周长。

19. 股骨头垂直径（Vertical Diameter of Femoral Head） 用直脚规或游标卡尺测量股骨头上、下缘突出点间的直线距离，注意要与股骨体轴相平行。

20. 股骨头矢径（Sagittal Diameter of Femoral Head）（M19） 用直脚规或游标卡尺测量股骨头前、后缘间的直线距离，注意要与股骨头颈轴相垂直。

21. 股骨头周长（Circumference of Femoral Head）（M20） 用米格纸或卷尺测量股骨头的最大周长。

22. 股骨上髁宽（Epicondylar Breadth of Femur）（M21） 亦称股骨下端宽（distal breadth of femur），用直脚规或游标卡尺测量股骨内、外上髁间的最大直线距离。

23. 股骨外侧髁长（Length of the Lateral Condyle of Femur）（M23） 用直脚规或游标卡尺测量股骨外侧髁前后间的直线距离。

24. 股骨内侧髁长（Length of the Medial Condyle of Femur）（M24） 用直脚规或游标卡尺测量股骨内侧髁前后间的直线距离。

25. 股骨外侧髁高（Height of the Lateral Condyle of Femur） 用直脚规或游标卡尺测量股骨外侧髁最高点和最低点间的投影距离。

26. 股骨内侧髁高（Height of the Medial Condyle of Femur） 用直脚规或游标卡尺测量股骨内外侧髁最高点和最低点间的投影距离。

27. 股骨体弦长（Length of the Chord of Femoral Shaft） 亦称股骨干弦长，用直脚规或大三脚平行规或圆杆直脚规，测量股骨体向前突出的后弧上下端间最凹点的直线距离。

28. 股骨体曲度高（Height of the Curve of Femoral Shaft） 亦称股骨干曲度高，用大三脚平行规或圆杆直脚规在测量股骨体弦长的基础上，用中间活动脚触及股骨体后面最深处，再用直脚规沿该处轴线测量股骨体矢径，将二者相加，即为股骨体曲度高，也即股骨体弦长至股骨体前面的最大垂直距离。

29. 股骨扭转角（Torsion Angle of Femur）（M28） 亦称股骨颈前倾角（anteverted angle of the femoral neck），此角的构成是股骨颈轴与股骨内外侧髁后缘连线之间投影与水平面的角度。测量方法有许多种报道（雷琦1963，邵象清1980，李光宗等2000），传统的测量方法首先用持骨器将股骨垂直固定于桌面白纸上。用平行定位仪分别标出股骨颈轴的两点和股骨髁间后连线两点，然后用直尺连接各两点间线，最后用量角规测量出双线的夹角，即股骨扭转角。我们用自制的角度测量器测量，将两股骨髁和测量尺底板置于桌面，然后自上面用测量轴对准股骨颈中轴即可直接读出此角。

30.股骨颈体角（Collo-Diaphyseal Angle of Femur）（M29） 亦称股骨颈干角，将股骨后面置于测骨盘上，股骨长轴于测骨盘底板平行，然后将丝线对准股骨颈中轴，用量角器测量二轴间夹角；我们用自制的量角器测量，将活动轴对准股骨体中轴，量角器底板对准股骨颈中轴即可直接读出，此角一般在127°～132°。

31.股骨髁体角（Condylo-Diaphyseal Angle of Femur）（M30） 亦称股骨髁干角或股骨位置角，将股骨后面置于测骨盘上，内外侧髁同时触及测骨盘侧壁，使长轴与侧壁平行，将股骨生理长位置于测骨盘上，

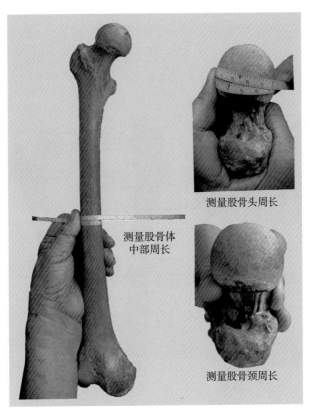

图5-48a 股骨周长的测量（右侧） Measurements of the Circumference of Femur（right）

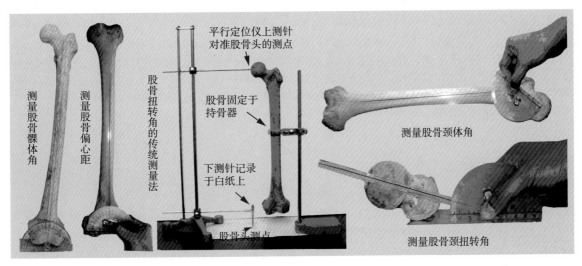

图5-48b 股骨角度的测量（右侧） Measurements of the Angle of Femur（right）

丝线对准股骨体长轴，用量角器测量长轴与股骨内外侧髁下缘切线间夹角，一般采用内侧夹角，也有学者采用外侧夹角；我们用自制的角度测量器测量，将两股骨髁和测量尺底板置于桌面，然后自上面用测量轴对准股骨体中轴即可直接读出，此角一般约100°。

32.股骨偏心距（Femoral Offset） 是指旋转中心（即关节面的中心点）至股骨长轴间的垂直距离。测量方法用自制量角器，先将量角器的移动长轴对准股骨体的中轴，将量角器固定于90°，直接读出量角器底板值关节面的中心点的刻度，如量角器底板的刻度不足时可再用游标卡尺测量。

33.股骨距（Femoral Calcar） Merkel（1874）最早描述股骨距，Harty（1957）正式提出股骨距的概念。股骨距是股骨上端颈体连接处内侧骨皮质向内部延伸的一骨密质板，上起于股骨颈后内侧，向下止于小转子下股骨内侧皮质，前附于股骨前内侧，向后外行于大转子，并融于股骨上段松质骨。股骨距是股骨上段的重要承载结构在股骨力学负重、骨折病理机制、内固定和人工股骨头或全髋关节置换术中具有重要意义。测量前需要将股骨置于盐酸浸泡软化后解剖进行测量。王震宇等（1994）曾测量股骨距从上向下存在向后扭转达16.5°±10.7°。

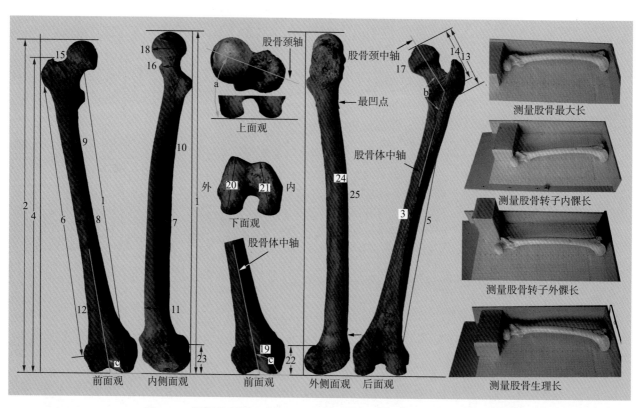

图5-48　股骨的测量（右侧）Measurements of the Femur（right）

1.股骨最大长；2.股骨生理长；3.转子内髁长；4.转子全长；5.转子外髁长；6.股骨体长；7.股骨体中部矢径；8.股骨体中部横径；9.股骨体上部横径；10.股骨体上部矢径；11.股骨体下部最小矢径；12.股骨体下部横径；13.股骨上端宽；14.股骨颈头前长；15.股骨垂直径；16.股骨颈矢径；17.股骨体垂直径；18.股骨头矢径；19.股骨上髁宽；20.股骨外侧髁长；21.股骨内侧髁长；22.股骨外侧髁高；23.股骨内侧髁高；24.股骨体弦长；25.股骨体曲度高；a.股骨扭转角；b.股骨颈体角；c.股骨髁体角

国人数据（Chinese Data）如下

1.股骨长度的测量（Measurements of the Length of Femur）

（1）股骨最大长的测量（Measurement of the maximum length of femur）：综合国人资料（$\bar{x}\pm s$，mm），男性（3145侧）434.68±21.78，女性（1400侧）406.08±25.85，性别差异t值35.33，$P<0.01$，男性非常显著大于女性；按刘晓炜等资料计算侧别差异t值：男性为0.52，女性为0.17，P均>0.05，说明不论男女均无侧别差异见表5-313。

表5-313 股骨最大长的测量 Measurement of the Maximum Length of Femur

作者（年份）	地区	男股骨最大长（$\bar{x}\pm s$, mm）			女股骨最大长（$\bar{x}\pm s$, mm）		
		例数	左	右	例数	左	右
桥本正武（1936）[*]	东北	100	434.0±11.90	433.2±11.60	—	—	—
魏占东等（1980）	东北	合	100例左419±27	100例右420±31			
韩肜学等（1984）[*]	长春	144	440.3±28.44		56	408.1±39.05	
段秀吉等（1991）[*]	长春	172	440.36±19.80	439.74±19.53	173	412.30±23.93	411.37±23.54
刘武等（1989）	长春	74	431.4±25.8		67	394.1±17.5	
郭志坤等（1984）[*]	长春	合	171例左423.8±35.32	171例右417.2±35.32			
高雨仁等（1980）	长春	合	100例左419±24	100例右420±31			
高雨仁等（1984）	山西	合	30例左424.7±25.5	30例右410.7±26.3			
沈福彭等（1963）	青岛	合	200例左424.5±9.88	200例右425.9±8.96			
荣海钦等（1988）[*]	青岛	120	441.52±21.90		50	403.63±21.42	
	长春	38	432.25±22.98		56	401.30±14.06	
王荫槐（1983）[*]	南京	合	150例左422.62±26.95	150例右417.74±25.72			
秦月琴等（1984）[*]	上海	200	423.4±25.45		140	401.6±22.48	
王衡（1982）[*]	新疆（汉族）	155	439.6±19.55	438.9±19.30	45	396.7±16.71	396.8±16.64
张怀瑶等（1982）	西安	122	437.7±20.2	436.1±20.4	84	410.5±28.4	419.3±28.8
郑靖中等（1988）	西安	100	433.9±21.3		100	410.5±28.8	
胡兴宇等（2000）	四川（僰人）	8	424.69		6	403.50	
王永豪等（1979）	重庆	80	428.0±20.6		—	—	—
沙川华等（1987）	成都	109	423.12±25.92		141	402.75±31.92	
陈子为等（1978）	贵州	合	100例左426.62	100例右425.69			
公安部126研究所（1984）	九省[**]	441	434.00±21.27	432.72±21.01	—	—	—
张继宗（2001）	九省[**]	—	—	—	63	402.19±20.63	400.81±20.16
刘晓炜等（2009）	十四省[***]	150	435.42±19.84	436.61±19.86	30	399.87±21.51	400.83±22.16
合计（只含有性别项）$\bar{x}\pm s$（mm）		3145侧	434.67±21.74		1400侧	406.08±25.85	

注：公安部数据由笔者将原五个成年年龄组的数据相加求得。

[*] 按原数据的标准误，由笔者计算出标准差。

[**] 九省：江西、山东、云南、贵州、广西、安徽、河北、青海和吉林。

[***] 十四省：青海、江西、广西、广东、云南、河北、河南、黑龙江、贵州、浙江、四川、山东、吉林、安徽。

（2）股骨生理长的测量（Measurement of the physiologic length of femur）：综合国人资料（$\bar{x}\pm s$, mm），男性（1470例）429.04±22.09，女性（494例）398.47±24.13，性别差异t值24.87，$P<0.01$，男性非常显著大于女性；按刘晓炜等资料计算侧别差异t值：男为0.63，女性为0.10，P均>0.05，说明不论男女均无侧别差异见表5-314。

表5-314 股骨生理长的测量 Measurement of the Physiologic Length of Femur					
作者（年份）	地区	男例数	股骨生理长（$\bar{x}\pm s$, mm）	女例数	股骨生理长（$\bar{x}\pm s$, mm）
桥本正武（1936）*	东北	100左	430.0±11.2	—	—
		100右	430.0±11.4	—	—
韩彤学等（1984）*	长春	144	433.1±3.36	56	405.8±5.51
刘武等（1989）	长春	74	426.8±25.9	67	390.4±17.5
荣海钦等（1988）*	青岛	120	437.20±21.46	50	399.08±21.00
	长春	38	427.82±22.24	56	395.21±17.50
王荫槐（1983）	南京	合		左150例，417.26±26.95	
				右150例，412.49±26.95	
郑靖中等（1988）	西安	100	430.3±21.6	100	406.5±26.9
胡兴宇等（2000）	四川（僰人）	8	413.39	6	391.17
沙川华等（1987）	成都	109左	418.18±28.07	141左	398.89±26.82
公安部126研究所（1984）	九省**	441左	430.20±21.14	—	—
		446右	428.69±21.04	—	—
张继宗（2001）	九省**	—	—	63左	397.69±20.64
		—	—	63右	396.43±20.38
刘晓炜等（2009）	十四省***	150左	431.22±20.48	30左	395.79±21.75
		150右	432.70±20.12	30右	396.37±22.05
合计（只含标准差项）$\bar{x}\pm s$（mm）		1470	429.04±22.09	494	398.47±24.13

公安部数据由笔者将原五个成年年龄组的数据相加求得。

*按原数据的标准误，由笔者计算出标准差。

**九省：江西、山东、云南、贵州、广西、安徽、河北、青海和吉林。

***十四省：青海、江西、广西、广东、云南、河北、河南、黑龙江、贵州、浙江、四川、山东、吉林、安徽。

（3）股骨转子全长的测量（Measurement of the total trochanteric length of femur）：综合国人资料（$\bar{x}\pm s$, mm）：转子全长，男性（1660例）408.87±19.95，女性（267例）378.69±23.63，性别差异t值为9.77，$P<0.01$，男性非常显著大于女性；按刘晓炜等资料计算侧别差异t值：男性为1.21，女性为0.24，P均>0.05，说明不论男女均无侧别差异，见表5-315。

表5-315 股骨转子全长的测量 Measurement of the Total Trochanteric Length of Femur					
作者（年份）	地区	男例数	股骨转子全长（$\bar{x}\pm s$, mm）	女例数	股骨转子全长（$\bar{x}\pm s$, mm）
桥本正武（1936）*	东北	100左	410.9±11.1	—	—
		右	409.9±11.6		
刘武等（1989）	长春	74	403.9±25.7	67	369.3±18.0
沈福彭等（1963）	青岛	合	左200例，414.9±4.04		右200例，417.6±4.36
秦月琴等（1984）*	上海	200	407.4±24.04	140	385.5±22.48
公安部126研究所（1984）	九省**	444左	408.26±20.62	—	—
		442右	406.58±20.49		
刘晓炜等（2009）	14省***	150左	413.06±14.42	30左	371.89±30.57
		右	415.36±18.36	右	374.67±21.59
合计（不含无性别项）$\bar{x}\pm s$（mm）		男1660	408.87±19.95	女267	378.69±23.63

公安部数据由笔者将原五个成年年龄组的数据相加求得。

*按原数据的标准误，由笔者计算出标准差。

**九省：江西、山东、云南、贵州、广西、安徽、河北、青海和吉林。

***14省：青海、江西、广西、广东、云南、河北、河南、黑龙江、贵州、浙江、四川、山东、吉林、安徽。

（4）股骨转子髁长的测量（Measurement of the trochanter-condyle length of femur）：综合国人资料男性1186例，女性60例（$\bar{x}\pm s$，mm），转子内髁长：男性419.00±20.63、女性385.16±21.25；转子外髁长：男性411.16±19.82、女性377.78±20.94；性别差异t值分别为12.05、12.08，P均＜0.01，男性均非常显著大于女性；按刘晓炜等资料计算侧别差异t值：男性分别为0.53和0.005，女性分别为0.08和0.09，P均＞0.05，说明不论男女均无侧别差异，见表5-316。

表5-316　股骨转子髁长的测量　Measurements of theTrochanter-Condyles Length of Femur

作者年代	地区	例数	股骨转子内髁长（$\bar{x}\pm s$，mm）	股骨转子外髁长（$\bar{x}\pm s$，mm）
公安部126研究所（1984）	九省**	男444左	418.72±20.61	411.19±20.34
		442右	417.40±20.91	409.55±20.82
刘晓炜等（2009）	十四省***	男150左	421.17±20.47	413.07±18.45
		右	422.39±19.40	413.06±15.81
		女30左	384.95±21.30	377.52±20.96
		右	385.37±21.19	378.03±20.92
合计（$\bar{x}\pm s$，mm）		男1186	419.00±20.63	411.16±19.82
		女60	385.16±21.25	377.78±20.94

注：公安部数据由笔者将原五个成年年龄组的数据相加求得。
**九省：江西、山东、云南、贵州、广西、安徽、河北、青海和吉林。
***十四省：青海、江西、广西、广东、云南、河北、河南、黑龙江、贵州、浙江、四川、山东、吉林、安徽。

2. 股骨上端的测量（Measurements of Upper Part of the Femur）

（1）股骨头的测量（Measurements of the femoral head）：综合国人资料（$\bar{x}\pm s$，mm），股骨头垂直径：男性（1972例）45.69±2.77，女性（534例）41.26±3.04；股骨头矢径：男性（1605例）46.19±2.54，女性（187例）41.35±2.79；股骨头周长：男性（1902例）145.64±8.19，女性（463例）132.35±9.18；性别差异t值分别为30.43、22.65、28.51，P均＜0.01，股骨头各径男性均非常显著大于女性；侧别差异男女P均＞0.05，均无侧别差异，见表5-317。

表5-317　股骨头的测量　Measurements of the Femoral Head

作者（年份）	地区	例数	股骨头垂直径（$\bar{x}\pm s$，mm）	股骨头矢径（$\bar{x}\pm s$，mm）	股骨头周长（$\bar{x}\pm s$，mm）
桥本正武（1936）[*]	东北	男100左	46.9±1.4	46.6±1.4	146.3±4.4
		右	46.7±1.4	46.3±1.3	147.8±4.4
鲁厚祯等（1981）[*]	东北	男70左	46.10±2.51	46.71±2.51	—
	华北	右	46.23±2.43	46.56±2.51	—
		女30左	43.25±2.30	43.85±2.36	—
		右	43.26±2.14	43.68±2.25	—
韩彤学等（1984）[*]	长春	男144	—	—	145.9±10.08
		女56	—	—	136.4±14.36
荣海钦等（1988）[*]	青岛	男158	45.85±3.02	—	143.57±7.16
	长春	女106	40.93±2.37	—	128.55±7.21
刘武等（1989）	长春	男74	42.7±3.1	44.7±3.2	—
		女67	38.4±1.9	40.0±1.9	—
王荫槐（1983）[*]	南京	合150左	42.95±5.02	—	136.61±14.58
		右	43.18±3.80	—	137.45±9.92
郑靖中等（1988）	西安	男100	45.6±2.2	—	147.0±7.2
		女100	42.3±3.5	—	136.5±10.8

续表

作者（年份）	地区	例数	股骨头垂直径（$\bar{x}\pm s$, mm）	股骨头矢径（$\bar{x}\pm s$, mm）	股骨头周长（$\bar{x}\pm s$, mm）
胡兴宇等（2000）	四川（僰人）	男8	—	—	146.10
		女6	—	—	129.17
向国元等（1981）	重庆	合250	44.55±3.38	44.16±3.01	—
沙川华等（1987）	成都	男109左	43.88±3.36	—	139.67±12.45
		女141左	41.68±2.90	—	132.11±3.49
公安部126研究所（1984）	九省**	男444左	45.62±2.98	45.90±2.68	145.11±8.08
		447右	45.74±2.74	46.11±2.72	145.83±8.10
刘晓炜等（2009）	14省***	男150左	46.23±2.46	46.85±2.34	148.27±6.85
		右	45.96±2.50	46.64±2.23	147.54±6.54
		女30左	40.29±2.54	40.46±2.59	128.83±8.21
		右	40.34±2.59	40.43±2.44	129.08±7.60
合计（不含无性别项）（$\bar{x}\pm s$, mm）（例数）		男	45.69±2.77 （1972）	46.19±2.54 （1605）	145.64±8.19 （1902）
		女	41.26±3.04 （534）	41.35±2.79 （187）	132.35±9.18 （463）

公安部数据由笔者将原五个成年年龄组的数据相加求得。

*按原数据的标准误，由笔者计算出标准差。

**九省：江西、山东、云南、贵州、广西、安徽、河北、青海和吉林。

***14省：青海、江西、广西、广东、云南、河北、河南、黑龙江、贵州、浙江、四川、山东、吉林、安徽。

（2）股骨头直径的测量（Measurement of the diameter of femoral head）：综合国人资料，股骨头直径（$\bar{x}\pm s$, mm）：男性（752例）47.08±3.29，女性（573例）43.06±2.98，性别差异t值为19.35，$P<0.01$，男性非常显著大于女性，见表5-318。

表5-318　股骨头直径的测量　Measurement of the Diameter of Femoral Head

作者（年份）	地区	男性例数	股骨头直径（$\bar{x}\pm s$, mm）	女性例数	股骨头直径（$\bar{x}\pm s$, mm）
刘武等（1989）	长春	74	45.4±3.2	67	40.3±1.9
王永豪等（1982）*	上海	10	42.80±2.78	—	—
杜心如等（2006）	北京、唐山	合		160例42.6±3.3	
汪伟等（2003）	北京	合		68例44.9±2.7	
白波等（2004）	华南	合		120例44.6±3.7	
王居楼等（1982）	西安	合		左600例42.0 右560例43.0	
殷浩等（2010）	苏州	50	46.80±2.90	50	43.60±2.60
吴祖尧等（1980）	重庆	334	46.8±3.3	224	43.3±2.9
胡兴宇等（2000）	四川（僰人）	8	45.85	6	40.57
沈慧勇等（1999）	广东	71左	48.3±2.6	58左	42.5±2.7
		右	48.3±3.2	右	44.1±3.6
丁悦等（2003）（CT片）	广东	142	47.8±3.1	116	43.7±2.6
杨军林等（1996）（新生儿B超）	新疆	650	15.5±0.8	679	15.1±0.9
合计（不含无性别和新生儿项）（$\bar{x}\pm s$, mm）		752	47.08±3.29	573	43.06±2.98

*按原数据的标准误，由笔者计算出标准差。

（3）股骨头其他项的测量（Other measurements of the of femoral head）：鲁厚祯等（1981）测量东北和华北地区男性70和女性30例（$\bar{x} \pm S_{\bar{x}}$，mm）：股骨头面积（cm²），男性左43.51±0.56，右43.26±0.56，女性左38.67±0.66、右38.40±0.64；股骨头体积（cm³）：男性左37.26±0.71、右37.02±0.71，女性左31.88±0.79、右31.21±0.79；股骨颈头上宽，男性左98.84±0.56、右98.65±0.56，女性左93.26±0.80、右92.48±0.90；股骨颈头前长，男性左75.54±0.61、右74.92±0.51，女性左70.75±0.74、右69.91±0.83；王永豪等（1982）测量男性股骨10例，股骨头高27.62±1.01，股骨头面积37.141cm²，股骨头体积29.224cm³；石世庆等（11982）测量成年男性股骨126副，股骨头凹的测量（mm）：左3.0、右2.84；王连璞等（1994）测量沈阳地区X线片男性186侧，女性196侧（$\bar{x} \pm s$，mm）：股骨头凹上下径，男性16.42±3.16，女性16.92±3.66；沈慧勇等（1999）测量广东地区股骨男性71例、女性58例：股骨头高：男性左56.8±5.9、右53.6±6.0，女性左50.7±6.7、右49.5±4.2；汪伟等（2003）测量北京地区60例CT片测量：股骨头高49.9±6.5；白波等（2004）测量华南地区标本和X线片120例的X线测量：股骨头高56.12±3.92。

（4）股骨颈的测量（Measurements of the femoral neck）：综合国人资料，男性1101例、女性463例：股骨颈垂直径（$\bar{x} \pm s$，mm），男性32.38±2.61、女性28.57±3.16；股骨颈矢径，男性25.80±2.69、女性23.00±2.68；股骨颈头前长，男性71.01±6.12、女性64.44±6.58；除股骨颈长外，性别差异t值分别为22.65、18.60、18.18；P均＜0.01，男性均非常显著大于女性；按刘晓炜等资料计算侧别差异t值：男性分别为1.38、0.11和0.29，女性分别为0.06、0.23和0.06，P均＞0.05，说明不论男女均无侧别差异，见表5-319。

表5-319　股骨颈的测量　Measurements of the Femoral Neck

作者（年份）	地区	例数	股骨颈垂直径（$\bar{x} \pm s$，mm）	股骨颈矢径（$\bar{x} \pm s$，mm）	颈头前长（$\bar{x} \pm s$，mm）
桥本正武（1936）*	东北	男100左	32.3±1.6	26.4±1.4	71.3±3.5
		右	32.6±1.8	26.6±1.4	71.3±3.5
韩肜学等（1984）*	长春	男144	32.9±2.88	26.7±3.24	74.5±7.20
		女56	29.4±4.86	23.9±3.44	69.1±8.98
荣海钦等（1988）*	青岛、长春	男158	32.12±2.89	24.45±2.39	70.00±6.03
		女106	27.87±2.37	21.76±1.85	62.75±5.05
郑靖中等（1988）	西安	男100	32.4±2.8	25.2±2.5	70.4±4.9
		女100	29.1±3.2	23.4±2.6	66.2±7.0
胡兴宇等（2000）	四川（僰人）	男8	31.58	27.15	45.63
		女6	29.20	23.27	46.60
向国元等（1981）	重庆	合250	31.92±3.17	24.83±2.54	—
沙川华等（1987）	成都	男109左	30.81±3.18	25.16+3.06	66.35±5.91
		女141左	28.88±2.99	23.43±2.69	62.18±4.27
刘晓炜等（2009）	十四省**	男150左	32.60±2.13	26.03±2.30	71.68±5.55
		右	32.96±2.38	26.06±2.39	71.47±6.79
		女30左	27.41±1.82	22.59±2.22	65.43±6.75
		右	27.38±1.97	22.73±2.52	65.53±6.86
合计（只含有性别标准差项）（$\bar{x} \pm s$，mm）（例数）		男1011	32.38±2.61	25.80+2.69	71.01±6.12
		女463	28.57±3.16	23.00±2.68	64.44±6.58

*按原数据的标准误，由笔者计算出标准差。

**十四省：青海、江西、广西、广东、云南、河北、河南、黑龙江、贵州、浙江、四川、山东、吉林、安徽。

（5）股骨颈长的测量（Measurement of the length of femoral neck）：综合国人资料，股骨颈长（$\bar{x} \pm s$，mm）：男性（486例）43.51±4.39，女性（172例）41.01±8.57，性别差异t值为3.66，P＜0.01，男性非常显著大于女性，侧别无差异（P＞0.05），见表5-320。

表5-320　股骨颈长的测量　Measurement of the Length of Femoral Neck

作者（年份）	地区	男例数	股骨颈长（$\bar{x}\pm s$，mm）	女例数	股骨颈长（$\bar{x}\pm s$，mm）
桥本正武（1936）*	东北	100左	42.3±3.0	—	—
		右	42.2±3.1		
韩彤学等（1984）*	长春	144	46.4±2.88	56	43.1±4.56
汪伟等（2003）（CT片）	北京	合		60例48.5±4.4	
白波等（2004）（X线片）	华南	合		100例44.0±4.30	
沈慧勇等（1999）	广东	71左	42.5±5.7	58左	40.3±12.7
		右	42.2±5.7	右	39.7±5.5
合计（不含无性别项）		486	43.51±4.39	172	41.01±8.57

*按原数据的标准误，由笔者计算出标准差。

（6）股骨颈其他项的测量（Other measurements of the femoral neck）：桥本正武（1936）测量东北地区男性100例股骨颈周长（$\bar{x}\pm S_{\bar{x}}$，mm）：左96.5±0.35、右96.8±0.40；吴绍尧等（1980）测量重庆地区股骨400例（$\bar{x}\pm s$，mm）：股骨颈中部矢径25.94±2.81，股骨颈中部面积（mm²）677.8±138.4，股骨头颈交界处上下径32.22±3.38，股骨头颈交界处面积（mm²）627.8±135.2；杨漂渊等（1984）测量郑州地区男女各100例（$\bar{x}\pm s$，mm）：股骨颈体弧（arc of femoral neck and body），即自股骨头关节缘沿颈内侧至小转子下缘水平：男性92.59±6.24、女性80.43±6.09；股骨颈体弦长：男性82.33±6.05、女性72.23±5.78；股骨颈体最大弦高：男性15.84±1.32、女性13.82±1.28；曲率（9×10^{-2}mm⁻¹）：男性1.91±0.24、女性2.21±0.29。王居楼等（1982）测量西安地区成年股骨1160根：股骨颈垂直径3.05，股骨颈横径2.25，股骨头颈轴长8.80；韩彤学等（1984）东北地区骨标本男性144例，女性56例（$\bar{x}\pm s_{\bar{x}}$，mm），股骨颈头上宽：男性24.5±1.42、女性24.1±0.48；股骨颈最大长：男性46.4±0.24、女性43.1±0.61；沙川华等（1987）测量成都地区成人左侧股骨男性109例，女性141例：股骨颈头上宽，男性88.12±6.72、女性83.37±6.21；郑靖中等（1988）测量西安地区股骨男女各100例：股骨颈头上宽，男性94.8±5.0，女性89.9±7.9；高文山等（2000）测量男女各20人CT测量：股骨颈最小横截面积（mm²）687.9±163.0。

（7）股骨上端宽的测量（Measurement of the upper breadth of femur）：桥本正武（1936，1938）测量东北地区男性100副（$\bar{x}\pm S_{\bar{x}}$，mm）：左95.8±0.31、右95.6±0.31；刘武等（1989）测量长春地区（$\bar{x}\pm s$，mm）：男性（74例）95.0±6.2，女性（67例）84.6±4.3，性别差异非常显著（$P<0.01$）。

（8）股骨距的测量（Measurement of the calcar on femur）：股骨距指的是股骨上段髓腔内部股骨颈干交界处后内侧的一块骨板，它承受从股骨头来的较高的压缩载荷，将股骨头传来的载荷均匀地传向股骨内侧皮质，同时加强结构薄弱的转子间区。压力试验证明，它比周围骨小梁可耐受更大的压力。综合国人资料461例（$\bar{x}\pm s$，mm）：股骨距长37.95±8.49，按丁悦等资料性别差异t值为2.56；$P<0.05$，男性显著大于女性，见表5-321。

表5-321　股骨距的测量　Measurement of the Length of Calcar on Femur

作者（年份）	地区	例数	股骨距长（$\bar{x}\pm s$，mm）
李毅等（1991）	东北	50	54
安永胜等（2005）（X线片）	河北	87左	33.55±9.63
		56右	31.3±11.29
汪伟等（2003）（CT片）	长江北	60	36.6±6.0
丁悦等（2003）（CT片）	广东	男142	42.0±5.3
		女116	40.1±6.4
合计（只含有标准差项）		461	37.95±8.49

（9）股骨距其他项的测量（Other measurements of the calcar on femur）：戴尅荣等（1980）测量230例X线片股骨距髁角29.1°±12.4°；李毅等（1991）测量东北地区50例：股骨距宽4.4mm，股骨距厚6.3mm；党瑞山等（2001）测量上海地区30例，见表5-322。

表5-322　股骨距的其他测量　Other Measurements of the Calcar on Femur

项目	小转子上方平面	小转子中点平面	小转子下方平面
股骨距宽（$\bar{x}\pm S_{\bar{x}}$，mm）	19.91±0.93	16.30±0.82	13.19±1.06
距基底部厚（$\bar{x}\pm S_{\bar{x}}$，mm）	6.57±0.52	5.76±0.52	5.48±0.23
距－前面皮质距（$\bar{x}\pm S_{\bar{x}}$，mm）	20.13±0.76	19.33±0.78	17.00±1.09
距－后面皮质距（$\bar{x}\pm S_{\bar{x}}$，mm）	14.31±0.97	17.19±0.90	15.30±1.00
距－外侧面皮质距（$\bar{x}\pm S_{\bar{x}}$，mm）	28.06±1.80	23.01±1.41	21.02±1.29
距髁角（$\bar{x}\pm S_{\bar{x}}$，°）	17.82±2.32	25.55±1.36	34.78±1.98

（10）抗压力骨小梁宽度的测量（Measurements of the breadth of the main anti-pressure trabeculae on femur）：安永胜等（2005）测量河北地区左87、右56根股骨X线片抗压力骨小梁宽度（$\bar{x}\pm s$，mm），股骨头下缘水平宽：左10.26±2.17、右10.64±2.15；中点水平宽：左7.18±2.05、右7.41±1.65；与股骨距相交点水平宽：左5.33±1.90、右5.39±1.73；侧别均无差异（$P>0.05$）。

（11）股骨偏心距的测量（Measurement of the Offset of Femur）：股骨偏心距指的是股骨头的旋转中心至股骨体长轴的垂直距离。它对股骨近端应力的大小至关重要，它直接影响着下肢的运动方式活动范围。综合国人资料男女各150例；股骨偏心距（$\bar{x}\pm s$，mm）：男性41.89±5.63，女性37.84±5.97，性别差异 t 值6.04，$P<0.01$，男性非常显著大于女性，见表5-323。

表5-323　股骨偏心距的测量　Measurement of the Offset of Femur

作者（年份）	地区	男例数	股骨偏心距（$\bar{x}\pm s$，mm）	女例数	股骨偏心距（$\bar{x}\pm s$，mm）
韩铭等（2008）	长春、通辽	100	43.55±4.83	100	39.40±6.11
李利昕等（2011）	山东	合		X线片68例42.76±6.12	
章纯光等（1998）	北京	合		110例37.14±5.75	
周朝闵等（1987）	华东			250例35.6±6.4	
薛文东等（2002）	上海	合		480例33.64±5.45	
殷浩等（2010）	苏州	50	38.58±5.66	50	34.71±4.18
合计（只含有性别项）		150	41.89±5.63	150	37.84±5.97

（12）推算股骨偏心距回归方程式（Regression equations of calculating the offset of femur）：韩铭等（2008）提出用股骨角度推算偏心距的回归方程式，见表5-324。

表5-324　推算股骨偏心距回归方程式　Regression Equations of Calculating the Offset of Femur

回归方程式（$\hat{y}=a+bX$　或　$\hat{y}=a+b_1X_1+b_2X_2$）（mm）	F值
$\hat{y}$（偏心距）＝118.18−0.564颈干角−0.227扭转角	40.549
$\hat{y}$（偏心距右）＝108.18−0.489颈干角右−0.185扭转角右	34.686
$\hat{y}$（偏心距左）＝117.87−0.524颈干角左−0.256扭转角左	35.275
$\hat{y}$（偏心距）＝132.00−0.682颈干角	41.109
$\hat{y}$（偏心距右）＝121.77−0.603颈干角右	40.735
$\hat{y}$（偏心距左）＝117.93−0.579颈干角左	29.007
$\hat{y}$（偏心距）＝43.82−0.284扭转角	35.171
$\hat{y}$（偏心距右）＝44.15−0.248扭转角右	30.803
$\hat{y}$（偏心距左）＝43.17−0.281扭转角左	30.179

（13）股骨上端骨松质长度的X线片测量（Measurement of the length of spongy bone of femoral upper end）：股骨上端骨松质的长度和肱骨上端骨松质一样，具有年龄特征，都随年龄的增长而缩短，对骨骼的年龄鉴定至关重要，刘丰春等（1998）对青岛地区不同年龄组进行过测量，详见表5-325。

表5-325 股骨上端骨松质长度的X线片测量
Measurement of the Length of Spongy Bone of Femoral Upper End & Its Index

年龄（岁）	股骨上端骨松质长度				股骨上端骨松质指数*（$\bar{x}\pm s$）	
	男例数	男均值（$\bar{x}\pm s$, mm）	女例数	女均值（$\bar{x}\pm s$, mm）	男	女
10～	30	73.31±8.67	30	72.89±9.01	18.93±2.53	18.95±2.47
15～	16	80.78±5.90	18	75.60±5.38	18.62±1.76	18.50±1.62
20～	32	81.42±5.96	32	74.89±4.62	18.56±1.80	17.94±1.67
30～	18	77.18±5.53	18	71.98±4.78	17.80±1.85	17.56±1.53
40～	24	74.93±2.84	24	69.53±5.52	17.00±1.17	16.80±1.91
50～	14	71.30±5.09	12	68.14±5.40	16.16±1.64	16.52±1.96
60～	22	67.54±5.26	12	60.23±5.71	15.63±1.93	14.58±1.86
70～	12	66.42±5.35	12	56.27±4.05	15.58±1.66	14.29±1.49

*骨松质指数＝（股骨上端骨松质长度/股骨最大长）×100。

（14）股骨小转子上20mm髓腔的测量（Measurement of the medullary cavity above 20mm of lessor trochanter）：综合国人资料（$\bar{x}\pm s$, mm），股骨小转子上20mm髓腔横径：男性（389例）43.33±5.32，女性（297例）41.14±5.10；股骨小转子上20mm髓腔矢径：男性（284例）20.48±4.80，女性（232例）17.65±3.88；性别差t值分别为5.47和7.41，P均＜0.01，男性均非常显著大于女性；侧别差t值男性1.16、女性2.53，P值分别为＞0.05和＜0.05，说明小转子上20mm横径没有差异，而小转子上20mm矢径右侧大于左侧，见表5-326。

表5-326 股骨小转子上20mm髓腔的测量
Measurement of the Medullary Cavity Above 20mm of Lessor Trochanter

作者（年份）	地区	例数	小转子上20mm髓腔横径（$\bar{x}\pm s$, mm）	小转子上20mm髓腔矢径（$\bar{x}\pm s$, mm）
汪伟等（2003）	北京	合60	CT片43.3±7.2	CT片18.5±3.4
杜心如等（2006）	北京、唐山	合160	40.2±4.5	—
殷浩等（2010）	苏州	男50	41.60±4.90	—
		女50	40.10±5.10	—
刘宏伟等（2011）	苏州	合414	39.98±3.62	—
白波等（2004）	华南	合100	X线片42.9±4.0	X线片19.2±3.3
张晟等（2010）	广州	男55	44.79±5.42	—
		女65	39.79±4.96	—
沈慧勇等（1999）	广东	男71左	X线片43.3±5.3	X线片19.8±3.6
		右	X线片45.1±5.2	X线片21.3±7.5
		女58左	X线片42.7±4.3	X线片16.5±2.9
		右	X线片42.2±5.9	X线片18.5±5.4
丁悦等（2003）	广东	男142	CT片42.5±5.1	CT片20.4±3.3
		女116	CT片40.6±4.8	CT片17.8±3.2
合计（只含有性别项）		男	43.33±5.32（389例）	20.48±4.80（284例）
		女	41.14±5.10（297例）	17.65±3.88（232例）
		左侧	43.03±4.88（129例）	18.32±3.69（129例）
		右侧	43.80±5.71（129例）	20.04±6.78（129例）

（15）股骨小转子下20mm和小转子顶点水平髓腔的测量（Measurements of the medullary cavity lower 20mm & top of lessor trochanter of femur）：综合国人资料男性389例，女性347例（$\bar{x}\pm s$，mm）：股骨小转子下20mm髓腔横径，男性18.26±3.10，女性20.14±4.70；股骨小转子顶点水平髓腔横径，男性25.79±3.36，女性24.80±3.24，性别差异t值分别为6.32和4.07，P均为＜0.01，前者女性非常显著大于男性，后者男性非常显著大于女性；侧别差t值男性1.38、女性1.93，P均为＞0.05，说明均没有差异，见表5-327。

表5-327 股骨小转子下20mm和小转子水平髓腔的测量
Measurements of the Medullary Cavity Lower 20mm & Top of Lessor Trochanter of Femur

作者（年份）	地区	例数	小转子下20mm髓腔横径（$\bar{x}\pm s$，mm）	小转子顶点水平髓腔横径（$\bar{x}\pm s$，mm）
汪伟等（2003）	北京	合60	CT片18.5±3.4	CT片25.9±4.5
杜心如等（2006）	北京、唐山	合160	16.8±2.8	23.4±3.6
殷浩等（2010）	苏州	男50	17.60±3.10	24.50±2.60
		女50	19.80±2.20	24.20±2.10
刘宏伟等（2011）	苏州	合414	18.70±2.44	24.62±2.90
白波等（2004）	华南	合100	X线片20.2±2.6	X线片25.7±2.3
张晟等（2010）	广州	男55	18.65±1.96	26.93±3.71
		女65	18.21±2.30	24.18±3.31
沈慧勇等（1999）	广东	男71左	X线片17.9±3.1	X线片26.4±3.7
		右	X线片19.5±3.6	X线片27.0±3.4
		女58左	X线片22.6±9.5	X线片25.0±3.0
		右	X线片19.0±3.3	X线片26.2±4.1
丁悦等（2003）	广东	男142	CT片17.9±3.0	CT片24.9±2.8
		女116	CT片20.7±2.1	CT片24.6±3.0
合计（不含有性别项）（例数）		男	18.26±3.10（389例）	25.79±3.36（389例）
		女	20.14±4.70（347例）	24.80±3.24（347例）
		左侧	20.01±4.88（129例）	25.77±3.47（129例）
		右侧	19.28±3.48（129例）	26.64±3.75（129例）

3.股骨体测量（Measurements of the Femoral Shaft）

（1）股骨体中部的测量（Measurements of the mid-shaft of femur）：综合国人资料（$\bar{x}\pm s$，mm），股骨体长：男性（1397例）342.82±17.80、女性（301例）323.59±21.37；股骨体中部矢径：男性（583例）27.37±2.31，女性（368例）24.23±2.35；股骨体中部横径：男性（583例）26.14±2.26、女性（368例）23.69±2.14，股骨体中部周长：男性（1481例）83.88±5.81，女性（368例）75.60±7.51，性别差异t值分别为14.56、20.20、16.82、54.84，P均＜0.01，男性非常显著大于女性；不论男女均无侧别差异，见表5-328。

表5-328 股骨体的测量 Measurements of the Mid-Shaft of Femur

作者（年份）	地区	例数	股骨体长（$\bar{x}\pm s$，mm）	体中部矢径（$\bar{x}\pm s$，mm）	体中部横径（$\bar{x}\pm s$，mm）	体中部周长（$\bar{x}\pm s$，mm）
桥本正武（1936）*	东北	男100左	346.1±10.5	27.0±1.3	27.0±1.4	84.2±2.9
		男100右	344.9±10.9	27.2±1.3	26.7±1.3	84.0±3.0
韩彤学等（1984）*	长春	男144	343.7±2.52	27.9±4.92	28.5±1.42	85.9±6.24
		女56	324.7±4.95	24.7±3.96	25.1±3.59	77.2±3.07
荣海钦等（1988）*	青岛、长春	男158	349.98±18.60	27.74±2.26	26.06±2.51	83.79±6.03
		女106	320.19±16.27	24.47±1.65	23.93±1.75	75.06±3.81

续表

作者（年份）	地区	例数	股骨体长 （$\bar{x}\pm s$，mm）	体中部矢径 （$\bar{x}\pm s$，mm）	体中部横径 （$\bar{x}\pm s$，mm）	体中部周长 （$\bar{x}\pm s$，mm）
刘武等	长春	男74	—	27.0±2.6	26.8±2.2	84.7±6.9
（1989）		女67	—	23.7±1.7	24.2±1.7	75.7±4.5
王荫槐	南京	合150左	—	26.52±3.18	25.09±3.06	—
（1983）*		右		26.23±3.18	25.50±5.88	
秦月琴等	上海	男200	—	26.5±2.69	24.7±2.40	82.0±6.64
（1984）*		女140	—	24.2±3.43	22.5±2.13	74.5±5.09
郑靖中等	西安	男100	342.9±19.1	27.0±1.9	25.9±2.1	86.8±4.9
（1988）		女100	325.1±22.9	24.5±2.8	23.9±2.3	78.9±7.1
胡兴宇等（2000）	四川（僰人）	男8	323.94	28.95	—	86.72
		女6	314.33	25.04	—	78.60
沙川华等	成都	男109左	340.43±17.42	26.24±2.40	24.53±2.22	79.19±6.88
（1987）		女141左	325.12±21.26	24.16±2.46	23.38±2.23	73.45±8.88
公安部126研究所	九省**	男442左	342.79±17.74	—	男447左	83.86±5.31
		男446右	342.18±17.93	—	男451右	83.58±5.30
刘晓炜等	十四省***	男150左	344.38±17.10	28.00±2.14	26.83±1.97	84.69±5.77
（2009）		男150右	344.93±17.45	27.98±2.09	26.44±2.07	85.05±5.75
		女30左	317.25±17.64	24.57±1.64	23.57±1.99	75.22±4.66
		女30右	317.72±17.52	24.53±1.76	23.39±1.92	74.92±5.29
合计（只含标准差项）		男	342.82±17.80	27.37±2.31	26.14±2.26	83.88±5.81
（例数）			（1397）	（583）	（583）	（1481）
		女	323.59±21.37	24.23±2.35	23.69±2.14	75.60±7.51
			（301）	（368）	（368）	（368）

公安部数据由笔者将原五个成年年龄组的数据相加求得。

*按原数据的标准误，由笔者计算出标准差。

**九省：江西、山东、云南、贵州、广西、安徽、河北、青海和吉林。

***十四省：青海、江西、广西、广东、云南、河北、河南、黑龙江、贵州、浙江、四川、山东、吉林、安徽。

（2）股骨体上下部的测量（Measurements of the upper & lower parts of femoral shaft）：综合国人资料（$\bar{x}\pm s$，mm）：体上部横径，男性（283例）29.90±3.47，女性（308例）27.57±3.12；体上部矢径：男性（283例）25.14±2.42、女性（308例）23.52±2.53；体最小矢径：男性（634例）27.71±2.49、女性（227例）25.38±2.52；体下部横径：男性（643例）36.87±3.89、女性（408例）34.26±3.54，体下部矢径：男性（109例）28.68±2.73，女性（141例）26.42±2.69；性别差异t值分别为8.56、7.95、11.99、11.20、6.53，P均<0.01，各项男性均非常显著大于女性，见表5-329。

表5-329　股骨体上下部的测量　Measurements of the Upper & Lower Parts of Femoral Shaft

作者（年份）	地区	例数	体上部横径 （$\bar{x}\pm s$，mm）	体上部矢径 （$\bar{x}\pm s$，mm）	体最小矢径 （$\bar{x}\pm s$，mm）	体下部横径 （$\bar{x}\pm s$，mm）	体下部矢径 （$\bar{x}\pm s$，mm）
桥本正武（1936）*	东北	男100左	30.2±0.16	24.6±0.12	28.2±0.13	38.7±0.21	—
		右	30.1±0.16	24.5±0.12	28.3±0.14	38.1±0.23	—
王聚信等（1996）	东北	男160	—	—	28.35±2.52	37.03±4.21	
		女140	—	—	26.46±2.92	35.61±3.44	
荣海钦等	青岛、长春	男158	29.58±0.26	25.05±0.18	—	37.50±0.32	29.39±0.20
（1988）*		女106	26.71±0.19	22.43±0.18	—	34.52±0.30	26.01±0.22

续表

作者（年份）	地区	例数	体上部横径 （$\bar{x}\pm s$, mm）	体上部矢径 （$\bar{x}\pm s$, mm）	体最小矢径 （$\bar{x}\pm s$, mm）	体下部横径 （$\bar{x}\pm s$, mm）	体下部矢径 （$\bar{x}\pm s$, mm）
刘武等（1989）	长春	男74	31.9±3.1	26.1±2.2	27.1±2.9	37.6±4.5	—
		女67	28.6±2.4	22.9±1.6	24.4±2.2	34.5±3.3	—
郑靖中等（1988）	西安	男100	31.0±2.8	25.9±1.9	28.2±2.1	—	—
		女100	29.1±3.0	23.7±2..2	26.6±2.5	—	—
胡兴宇等（2000）	四川（僰人）	男8	28.33	26.29	29.85	36.00	—
		女6	25.28	21.48	25.85	34.68	—
沙川华等（1987）	成都	男109左	27.54±2.85	23.78±2.36	—	34.64±3.00	28.68±2.73
		女141左	26.00±2.74	23.68±3.01	—	33.09±3.33	26.42±2.69
刘晓炜等（2009）	十四省**	男150左	—	—	26.61±2.24	37.35±3.46	—
		右	—	—	28.12±2.28	37.48±3.61	—
		女30左	—	—	24.22±2.16	33.23±3.24	—
		右	—	—	24.68±1.70	33.98±3.50	—
合计（只含标准差项） （$\bar{x}\pm s$, mm）（例数）		男	29.90±3.47 （283）	25.14±2.42 （283）	27.71±2.49 （634）	36.87±3.89 （643）	28.68±2.73 （109）
		女	27.57±3.12 （308）	23.52±2.53 （308）	25.38±2.52 （227）	34.26±3.54 （408）	26.42±2.69 （141）

*按原数据的标准误，由笔者计算出标准差。

**十四省：青海、江西、广西、广东、云南、河北、河南、黑龙江、贵州、浙江、四川、山东、吉林、安徽。

（3）股骨粗线的测量（Measurements of the linea aspera of femur）：陈长发等（1992）测量长春地区股骨673例；股骨粗线分为3型，即沟型、嵴型和混合型，具体测量数据见表5-330。

表5-330 股骨粗线的测量 Measurements of the Linea Aspera of Femur

分型	股粗线长（$\bar{x}\pm s$, mm）	股粗线宽（$\bar{x}\pm s$, mm）	股粗线深（$\bar{x}\pm s$, mm）
沟型135例	206.39±22.83	10.26±1.50	5.94±1.47
嵴型326例	206.28±27.46	9.29±1.58	5.19±1.57
混合型212例	204.94±22.62	9.81±1.58	5.59±2.16

（4）股骨体其他项的测量（Other measurements of the of shaft of femur）：陈长发等（1992）测量长春地区股骨臀肌粗隆的测量（646例）：涩型臀肌粗隆，长61.46±14.20，宽10.64±1.95；嵴型臀肌粗隆，长53.38±12.87，宽9.88±2.14；粗涩型转子间线（670例），长55.49±8.27，宽11.54±2.23；平滑型转子间线，长53.35±9.54，宽10.97±2.01；股骨骨髓腔长度的测量（$\bar{x}\pm s$, cm），王之一等（1993）测量山西地区20例22.4±4.4；谢华等（1993）测量广东地区30例28.86±2.79；许建中等（1998）测量河南地区股骨标本100例：股骨粗隆矢径34.5±2.9，股骨粗隆横径54.4±3.8，股骨髁上2cm矢径20.1±2.5，股骨髁上2cm横径43.0±2.7；高雨仁等（1984）测量山西股骨左右各30例（$\bar{x}\pm s$, cm）：股骨干长（大转子外下缘-外上髁间距）：左37.58±2.38、右36.69±2.64，股骨干中点周长：左80.2±7.2，右79.3±7.4；王之一等（1993）测量山西地区左右各20例骨标本（$\bar{x}\pm s$, cm）：股骨干长（大转子外下缘-外上髁间距）32.2±3.0，骨髓腔长22.4±4.4，髓腔上端-转子窝距4.3±0.7，髓腔下端-下关节面11.6±3.7；董有海等（2002）测量上海地区左右各30例骨标本X线片测量（$\bar{x}\pm s$, cm）：股骨干长（大转子外下缘-外上髁间距）30.5±1.8，骨髓腔长22.4±4.4cm，髓腔上端-转子窝距4.3±0.7，髓腔下端-下关节面11.6±3.7；万黎等（2002）测量广州地区股骨24根（男性16例，女性8例）：股骨非松质骨区中轴弧度半径90.2±15.7，上段骨松质起始-大转子顶端距10.4±1.2，上段骨松质起始-髁间沟距14.9±1.2，上段骨松质髓腔顶-大转子

顶距5.8±0.6，大小转子间顶点垂直距4.5±0.4。

（5）股骨峡部的测量（Measurements of the isthmus portion of femur）：综合国人资料，男性213例，女性174例（$\bar{x}\pm s$，mm）：峡部髓腔矢径，男性13.20±2.90，女性12.87±4.14；峡部位置，男性124.77±15.06，女性120.83±14.06；性别差异t值分别为0.89、2.66，前者$P>0.05$，无差异；后者$P<0.01$，男性明显大于女性，见表5-331。

表5-331　股骨峡部的测量　Measurements of the Isthmus Portion of Femur

作者（年份）	地区	例数		峡部髓腔矢径（$\bar{x}\pm s$，mm）		峡部位置（$\bar{x}\pm s$，mm）	
		男	女	男	女	男	女
刘宏伟等（2011）	苏州	合414		—		99.46±11.67	
白波等（2004）（X线片）	华南	合100		12.8±2.4		117.2±11.7	
沈慧勇等（1999）	广东	71左	58左	13.5±2.6	12.3±2.2	123.3±15.3	118.6±11.6
		右	右	13.9±2.9	14.1±6.4	125.3±16.8	118.5±16.3
丁悦等（2003）（CT片）	广东	71	58	12.2±2.9	12.2±1.8	120.1±14.4	125.4±12.7
合计（不含无性别项）		213	174	13.20±2.90	12.87±4.14	124.77±15.06	120.83±14.06

（6）峡部外径的测量（Measurement of the external diameter of isthmus portion of femur）：汪伟等（2003）测量北京地区60例CT片（$\bar{x}\pm s$，mm）为26.4±3.0；刘宏伟等（2011）测量苏州地区414例为24.21±2.13。

（7）股骨峡部髓腔横径的测量（Measurement of the transverse diameter of medullary cavity at isthmus portion of femur）：综合国人资料，男性318例，女性289例，峡部髓腔横径（$\bar{x}\pm s$，mm）：男性10.50±1.76，女性10.48±1.96；性别差异t值为0.13，$P>0.05$，无差异，见表5-332。

表5-332　股骨峡部髓腔横径的测量
Measurement of the Transverse Diameter of Medullary Cavity at Isthmus Portion of Femur

作者（年份）	地区	男例数	峡部髓腔横径（$\bar{x}\pm s$，mm）	女例数	峡部髓腔横径（$\bar{x}\pm s$，mm）
汪伟等（2003）（CT片）	北京	合		60例11.2±2.3	
殷浩等（2010）	苏州	50	10.30±1.50	50	10.40±2.10
刘宏伟等（2011）	苏州	合		414例10.91±1.83	
白波等（2004）（X线片）	华南	合		100例10.1±1.7	
沈慧勇等（1999）	广东	71左	10.5±1.87	58左	10.6±2.2
		右	11.0±2.2	右	11.0±2.0
丁悦等（2003）（CT片）	广东	71	10.2±1.6	58	10.3±2.2
张晟等（2010）	广州	55	10.40±1.15	65	10.15±1.05
合计（不含无性别项）		318	10.50±1.76	289	10.48±1.96

（8）股骨峡部其他项的测量（Other measurements of the isthmus portion of femur）：杜心如等（2006a，2006b）测量北京、唐山地区160根股骨（$\bar{x}\pm s$，mm）：骨髓腔峡部近端内径10.0±2.6，骨髓腔峡部近端至小转子顶点距68.5±12.1；刘宏伟等（2011）测量苏州地区414例X线片测量：峡部内侧皮质厚6.10±1.15，峡部外侧皮质厚6.41±1.1，股骨远端髓腔开大角度5.31±1.36，小转子下20mm内皮质厚4.66±1.04，小转子下20mm外皮质厚4.20±0.81。

（9）股骨中部断面的测量（Measurements of the cross section at middle of femur）：综合国人资料

160例（$\bar{x}\pm s$，mm）：股骨中部内侧皮质厚6.78±1.56，股骨中部外侧皮质厚6.99±1.73，股骨中部前皮质厚7.65±1.87，股骨中部后皮质厚7.65±1.87，股骨中部髓腔横径12.88±2.84，股骨中部髓腔矢径14.71±2.54，见表5-333。

表5-333　股骨中部横断面的测量　Measurements of the Cross Section at Middle of Femur

作者（年份）	地区	例数	股骨内侧皮质厚（$\bar{x}\pm s$，mm）	股骨外侧皮质厚（$\bar{x}\pm s$，mm）	股骨前皮质厚（$\bar{x}\pm s$，mm）	股骨后皮质厚（$\bar{x}\pm s$，mm）	股骨髓腔横径（$\bar{x}\pm s$，mm）	股骨髓腔矢径（$\bar{x}\pm s$，mm）
高雨仁等（1984）	山西	合30		左5.63±0.85 右5.47±1.20			左11.71±2.50 右12.68±1.64	
王之一等（1993）**	山西	合40	6.6±1.8	6.6±1.6	4.4±1.0	7.1±1.6	12.4±2.1	14.1±2.0
董有海等（2002）X测量**	上海	合60	8±1	8±2	5±2	9±2	11.4±2.4	14.7±2.7
张华等（2009）*	甘肃	合60	5.68±0.78	6.23±1.55	4.23±0.78	6.67±0.78	14.67±2.7	15.13±2.6
合计（不含高雨仁项）（例数）			6.78±1.56（160）	6.99±1.73（160）	4.56±1.45（160）	7.65±1.87（160）	12.88±2.84（160）	14.71±2.54（160）

*按原数据的标准误，由笔者计算出标准差。

**各项数据为中点稍上数据。

4.股骨下端测量（Measurement of the Lower Part of the Femur）

（1）股骨内侧髁长的测量（Measurement of the length of medial condyle of femur）：综合国人资料，股骨内侧髁长（$\bar{x}\pm s$，mm）：男性（1977例）60.15±4.27，女性（879例）54.79±5.03；性别差异t值为27.49，$P<0.01$，男性非常显著大于女性，见表5-334。

表5-334　股骨内侧髁长的测量
Measurement of the Length of Medial Condyle of Femur

作者（年份）	地区	男例数	股骨内侧髁长（$\bar{x}\pm s$，mm）	女例数	股骨内侧髁长（$\bar{x}\pm s$，mm）
王聚信等（1996）	东北	160	60.89±4.10	140	57.91±5.03
李玉莲等（2000）	东北	50	58.2±3.2	50	56.0±4.7
修勤等（2000）	东北	102	58.10±5.42	126	55.09±6.10
韩彤学等（1984）*	长春	144	58.4±4.80	56	53.5±6.81
荣海钦等（1988）*	青岛、长春	158	59.37±4.40	106	52.98±3.60
刘武等（1989）	长春	74	58.0±4.2	67	52.6±2.8
修勤等（2000）（X线片）	青岛	191	65.66±5.74	72	60.43±6.82
胡兴宇等（2000）	四川（僰人）	8	60.01	6	54.20
沙川华等（1987）	成都	109左	57.38±3.92	141左	53.83±4.39
公安部126研究所（1984）	九省**	440左 440右	60.72±3.67 60.54±4.24	— —	— —
刘晓炜等（2009）	十四省***	150左 右	62.47±2.98 61.77±3.23	30左 右	54.97±3.40 54.87±3.53
朱志刚等（2008）（CT片）	广州	40	65.62±4.20	40	60.37±3.47
合计（不含X线片和CT片项）		1977	60.15±4.27	879	54.79±5.03

公安部数据由笔者将原五个成年年龄组的数据相加求得。

*按原数据的标准误，由笔者计算出标准差。

**九省：江西、山东、云南、贵州、广西、安徽、河北、青海和吉林。

***十四省：青海、江西、广西、广东、云南、河北、河南、黑龙江、贵州、浙江、四川、山东、吉林、安徽。

（2）股骨外侧髁长的测量（Measurement of the length of lateral condyle of femur）：综合国人资料，股骨外侧髁长（$\bar{x} \pm s$，mm）：男性（1983例）60.98±4.08，女性（746例）55.71±4.56；性别差异t值为27.67，$P < 0.01$，男性非常显著大于女性，见表5-335。

表5-335　股骨外侧髁长的测量　Measurement of the Length of Lateral Condyle of Femur

作者（年份）	地区	男例数	股骨外侧髁长（$\bar{x} \pm s$，mm）	女例数	股骨外侧髁长（$\bar{x} \pm s$，mm）
王聚信等（1996）	东北	160	60.90±3.79	140	58.38±4.41
李玉莲等（2000）	东北	50	56.9±3.4	50	54.5±4.6
修勤等（2000）	东北	102	58.14±4.51	126	54.91±5.96
韩彤学等（1984）*	长春	144	61.4±5.28	56	57.3±3.29
荣海钦等（1988）*	青岛、长春	158	61.26±4.02	106	55.24±3.30
刘武等（1989）	长春	74	59.6±3.9	67	54.3±2.9
修勤等（2000）（X线片）	青岛	191	63.81±5.87	72	58.96±6.33
胡兴宇等（2000）	四川（僰人）	8	61.34	6	57.25
沙川华等（1987）	成都	109左	58.71±4.03	141左	55.30±4.44
公安部126研究所	九省**	444左	61.49±3.70	—	—
		442右	61.41±3.79	—	—
刘晓炜等（2009）	十四省***	150左	61.69±3.01	女30左	54.08±3.31
		右	62.51±3.08	右	53.99±2.23
朱志刚等（2008）（CT片）	广州	40	67.34±4.21	40	62.12±3.68
合计（不含X线片和CT片项）		1983	60.98±4.08	746	55.71±4.56

公安部数据由笔者将原五个成年年龄组的数据相加求得。

*按原数据的标准误，由笔者计算出标准差。

**九省：江西、山东、云南、贵州、广西、安徽、河北、青海和吉林。

***十四省：青海、江西、广西、广东、云南、河北、河南、黑龙江、贵州、浙江、四川、山东、吉林、安徽。

（3）股骨内外侧髁高的测量（Measurement of the heights of medial & lateral condyles of femur）：综合国人资料，男性453例，女性338例（$\bar{x} \pm s$，mm）：股骨内侧髁高，男性40.72±3.87，女性38.08±4.34；股骨外侧髁高，男性37.47±3.35，女性34.76±3.91；性别差异t值分别为8.86、10.24，$P < 0.01$，男性非常显著大于女性，见表5-336。

表5-336　股骨内外侧髁高的测量
Measurement of the Heights of Medial & Lateral Condyles of Femur

作者（年份）	地区	例数	股骨内侧髁高（$\bar{x} \pm s$，mm）	股骨外侧髁高（$\bar{x} \pm s$，mm）
王聚信等（1996）	东北	男160	41.63±3.55	36.46±3.45
		女140	40.25±3.51	35.25±3.51
修勤等（2000）	东北	男102	36.87±3.61	35.78±3.17
		女126	35.70±4.68	34.32±4.88
修勤等（2000）（X线片）	青岛	男191	42.02±2.78	39.22±2.43
		女72	38.07±2.65	34.58±2.34
合计（不含X线片项）		男453	40.72±3.87	37.47±3.35
		女338	38.08±4.34	34.76±3.91

（4）股骨上髁宽的测量（Measurement of the breadth of epi-condyle of femur）：综合国人资料，股骨上髁宽（$\bar{x} \pm s$，mm）：男性（1347例）79.06±5.04，女性（796例）71.74±5.84；性别差异t值分别为29.47，

均$P<0.01$，男性非常显著大于女性，见表5-337。

表5-337 股骨上髁宽的测量 Measurement of the Breadth of Epi-condyle of Femur

作者（年份）	地区	男例数	股骨上髁宽（$\bar{x}\pm s$，mm）	女例数	股骨上髁宽（$\bar{x}\pm s$，mm）
桥本正武（1936）*	东北	100左	79.5±2.2	—	—
		右	79.0±2.2	—	—
王聚信等（1996）	东北	160	78.92±4.70	140	74.62±6.26
韩彤学等（1984）*	东北	144	79.9±6.12	56	73.3±8.23
修勤等（2000）	东北	102	75.04±6.28	126	70.63±6.70
荣海钦等（1988）*	青岛、长春	158	78.98±5.28	106	69.98±3.40
刘武等（1989）	长春	74	77.8±5.8	67	69.3±3.0
易传安等（2005）	湖南	合	左73.0±6.0		右74.3±5.7
郑靖中等（1988）	西安	100	79.4±3.8	100	73.9±5.3
沙川华等（1987）	成都	109	75.75±5.44	141	71.01±4.96
刘晓炜等（2009）	十四省**	150左	81.43±3.62	30左	70.23±4.50
		右	81.40±3.68	右	69.45±4.42
修勤等（2000）（X线片）	东北	191	87.36±6.69	72	79.03±6.43
朱志刚等（2008）（CT片）	广州	40	89.46±4.65	40	78.35±3.44
合计（不含X线片、CT片和无性别项）		1347	79.06±5.04	796	71.74±5.84

*按原数据的标准误，由笔者计算出标准差。

**十四省：青海、江西、广西、广东、云南、河北、河南、黑龙江、贵州、浙江、四川、山东、吉林、安徽。

（5）股骨下端其他项的测量（Other measurements of lower portion of femur）：郑靖中等（1988）测量西安地区股骨体下部横径（$\bar{x}\pm s$，mm）：男性（100侧）43.9±3.8，女性（100侧）41.9±4.2；王聚信等（1996）测量东北地区男性160例，女性140例：股骨髁间后径，男性21.49±2.68，女性20.18±2.69；朱志刚等（2008）测量广州地区男女各40侧CT片：外侧滑车前突距，男性7.8±0.54，女性7.1±0.44；内侧滑车前突距，男性3.31±0.22，女性2.26±0.17；髁间高度，男性44.25±2.16，女性38.57±1.62；修勤等（2000）测量东北地区股骨男性102例，女性126例（$\bar{x}\pm s$，mm）：股骨内侧髁宽，男性23.44±3.77，女性22.63±3.87；股骨外侧髁宽，男性24.48±3.34，女性22.83±4.47；性别差异t值分别为1.59、$P>0.05$，3.19、$P<0.01$，男性明显大于女性。修勤等（2000）同时测量青岛地区X线片男性191例，女性72例：股骨内侧髁宽，男性37.89±7.10，女性34.07±7.61；股骨外侧髁宽，男性37.19±6.77，女性34.06±6.30，由于有放大率，明显较测量标本为大，也具明显的性别差异。李玉莲等（2000）测量东北地区股骨男女各50侧（$\bar{x}\pm s$，mm）：股骨髁间前宽，男性19.4±2.0，女性17.9±1.7；股骨髁间后宽，男性45.9±3.4，女性42.8±3.7；髌面内侧缘长，男性19.64±2.66，女性19.00±3.13；髌面外侧缘长，男性33.51±2.85，女性32.42±2.98；髌面中间沟深，男性7.05±1.06，女性6.71±0.95；单云官等（2007）测量西北地区股骨标本93根：内侧髁关节面长62.0±2.8，外侧髁关节面长62.1±2.9，内侧髁关节面宽23.9±1.7，外侧髁关节面宽28.5±2.3，内侧髁关节面周缘长108.3±5.2，外侧髁关节面周缘长111.7±4.5；易传安等（2005）测量湖南地区股骨30副（$\bar{x}\pm s$，cm）：内侧髁后关节面宽，左2.21±0.23、右2.18±0.35，外侧髁后关节面宽，左2.28±0.31、右2.34±0.29，髁间窝最宽横径，左1.98±0.36、右2.06±0.29；杨滨等（2009）测量重庆地区MRI片男性77例，女性87例（$\bar{x}\pm s$，mm）：髌面宽，男性32.7±3.1，女性29.7±2.5；髌面深，男性5.1±1.1，女性4.9±1.1；髌面角（°），男性131.99±9.54，女性129.59±8.87；霍东升等（2011）测量内蒙古地区成人股骨80侧（$\bar{x}\pm s$）：股骨内侧髁面积21.39cm²±2.64cm²，股骨外侧髁面积24.02cm²±3.88cm²，股骨髁间窝2.28cm±0.24cm，股骨髁间窝宽1.91cm±0.14cm，髌关节面面积5.72cm²±1.23cm²；赵章仁等（1988）测量浙江地区75例：股骨下端中央凹的测量（$\bar{x}\pm s$，mm），中央凹前后径左7.19±1.69、右

7.48±2.44；中央凹横径，左10.39±3.07、右11.23±3.97；中央凹深度，左2.53±1.23、右2.21±1.02。张华等（1993）测量甘肃地区60例骨标本（$\bar{x}\pm s$，cm）：股骨内侧髁宽47.41±3.44，股骨外侧髁宽33.77±4.79，远侧骨松质长50.00±7.9mm，股骨干长382±8.0，髓腔下端－下关节面11.6±3.7。

5.股骨角度的测量（Measurements of the Angle of Femur）

（1）股骨扭转角（Measurement of the torsion angle of femur）：综合国人资料，股骨扭转角（$\bar{x}\pm s$，°）：男性（1817侧）10.50°±8.17°、女性（992侧）10.88°±8.70°，性别差异t值为1.13，$P>0.05$，没有性别差异；侧别差异t值：男性0、女性0.57，均$P>0.05$，也均没有侧别差异，见表5-338。

表5-338　股骨扭转角度的测量　Measurement of the Torsion Angle of Femur

作者（年份）	地区	男例数	股骨扭转角（$\bar{x}\pm s$，°）	女例数	股骨扭转角（$\bar{x}\pm s$，°）
桥本正武（1938）[*]	东北	100	右9.9±5.6 左9.5±4.9	—	— —
韩铭等（2008）	长春、通辽	50	右6.02±10.85 左7.08±9.03	50	右10.02±11.69 左6.02±10.85
韩铭等（1994）	长春、通辽	80	右12.1±9.41 左6.0±10.58	76	右14.6±8.67 左7.0±11.10
李光宗等（2000）	山东	118	右9.94±9.13 左8.66±7.5	—	— —
赵栋（1984）[*]	张家口（满族）	64	右12.75±5.60 左11.26±5.60	64	右13.29±5.12 左13.67±5.68
沈福彭等（1963）[*]	青岛	合			右200例11.20±6.05 左200例11.13±5.9
李学愚等（1957）[*]	北京	合			右161例7.19±7.15 左161例7.95±7.00
杜心如等（2006）	北京、唐山	合			160例9.4±6.6
雷琦（1963）	上海	25	右7.65±7.6 左8.25±7.6	34	右8.57±6.4 左10.19±6.0
		142	7.88±7.5	158	9.37±6.8
苗华（1966）	安徽	358	12.20	45	13.22
杨定焯等（1980）[*]	成都	合			右200例9.31±3.68 左200例10.58±4.10
杨定焯等（1980）[*]	成都	140	8.26±6.27	60	8.40±6.66
张怀瑶等（1982）	西安	122	右9.20±7.75 左14.51±8.08	84	右9.63±7.31 左15.95±9.63
王居楼等（1982）	西安	合			右560例12.7 左600例13.0
莫世泰等（1985）[*]	广西	103	右18.83±2.44 左18.71±2.44	—	— —
杨振铎等（1987）[*]	西宁（回族）	70	右7.10±6.53 左7.38±7.53	50	右10.42±7.64 左10.94±8.70
周立（1992）	广东	70	137.35	30	129.50
丁悦等（2003）（CT片）[*]	广东	71	12.2±8.43	58	13.6±8.38
合计（只含有性别标准差项）		男732	右10.93±8.16 左10.93±8.28	女358	右11.40±8.30 左11.01±9.90
		男1817侧	10.50±8.17	女992侧	10.88±8.70

[*] 按原数据的标准误，由笔者计算出标准差。

（2）股骨颈体角的测量（Measurement of the collo-diaphyseal angle of femur）：综合国人资料，股骨颈体角（$\bar{x}\pm s$，°）：男性（2945侧）130.06±6.70，女性（1508侧）131.25±6.29，性别差异t值为5.84，$P<0.01$，女性非常显著大于男性；侧别差异t值：男性1.63、女性1.04，均$P>0.05$，均没有侧别差异，见表5-339。

表5-339　股骨颈体角度的测量　Measurement of the Collo-Diaphyseal Angle of Femur					
作者（年份）	地区	男例数	股骨颈体角（$\bar{x}\pm s$，°）	女例数	股骨颈体角（$\bar{x}\pm s$，°）
桥本正武（1936）[*]	东北	100	右128.6±2.8 左128.4±2.9	—	— —
鲁厚祯等（1981）[*]	东北、华北	70	右128.81±3.18 左128.70±2.51	30	右129.30±1.75 左129.36±2.36
韩铭等（2008）	长春、通辽	50	右131.8±4.36 左134.0±4.78	50	右132.1±5.94 左132.8±4.93
荣海钦等（1988）[*]	青岛、长春	157	右129.88±9.02 左130.56±9.65	105	右131.62±5.74 左131.05±6.66
赵栋（1984）[*]	张家口（满族）	32	右119.36±5.83 左118.50±6.40	32	右122.16±8.77 左123.40±2.72
沈福彭等（1963）	青岛	合		右200例129.25±6.65 左200例127.48±6.95	
章纯光等（1998）	北京	合		110例127.86±5.91	
杜心如等（2006）	北京	合		160例128.4±7.0	
汪伟等（2003）（CT片）	北京	合		60例127.7±7.7	
杨漂渊等（1984）[*]	北方	50	右131.78±4.03 左131.69±4.17	—	— —
苗华（1966）[*]	安徽	右172 左186	右132.08±6.29 左134.84±6.14	右19 左26	右125.87±4.23 左129.08±4.34
苗华（1966）[*]（X线片）	安徽	62	右137.45±5.75 左138.50±5.90	53	右135.67±7.72 左138.30±6.04
殷浩等（2010）	苏州	50	127.00±4.56	50	132.00±4.21
吴祖尧等（1980）[*]	重庆	334	131.1±5.9	224	134.3±5.3
胡兴宇等（2000）	四川（僰人）	8	130.94	6	131.50
张怀瑶等（1982）	西安	122	右127.46±6.60 左128.87±6.75	84	右130.17±6.80 左130.88±6.10
王居楼等（1982）	西安	合		右560例127.7 左600例128.2	
杨漂渊等（1984）（X线片）	郑州	200	131.75±3.95	200	129.85±3.65
莫世泰等（1985）[*]	广西	103	右129.19±2.23 左130.10±2.13	—	— —
杨振铎等（1987）[*]	西宁（回族）	70	右129.07±6.11 左128.64±5.94	50	右127.5±4.31 左128.1±4.17
张继宗（2001）	九省[**]	—	—	63	129.35±6.77
刘晓炜等（2009）	十四省[***]	150	右127.90±6.11 左127.51±6.46	30	右131.57±6.33 左130.27±6.33
周立（1992）	广东	35	右131.03 左130.36	15	右127.20 左126.06
丁悦等（2003）（CT片）	广东	71	121.4±3.7	58	135.4±4.8
合计（只含有性别标准差项）		男966	右129.16±6.76 左129.67±7.00	女434	右130.55±7.02 左131.03±6.57
		男2945侧	130.06±6.70	女1508侧	131.25±6.29

[*] 按原数据的标准误，由笔者计算出标准差。

[**] 九省：河北、青海、吉林、山东、安徽、江西、广西、云南、贵州。

[***] 十四省：青海、江西、广西、广东、云南、河北、河南、黑龙江、贵州、浙江、四川、山东、吉林、安徽。

（3）股骨髁体角的测量（Measurement of the condylo-diaphyseal angle of femur）：综合国人资料，股骨髁体角（$\bar{x}\pm s$,°）：男性（597侧）88.10±9.42、女性（305侧）93.10±10.14，性别差异t值7.17，$P<0.01$，女性非常显著大于男性，见表5-340。

表5-340 股骨髁体度的测量 Measurement of the Condylo-Diaphyseal Angle of Femur

作者（年份）	地区	男例数	股骨髁体角（$\bar{x}\pm s$,°）	女例数	股骨髁体角（$\bar{x}\pm s$,°）
桥本正武（1936）[*]	东北	100左	80.9±1.1	—	—
		右	80.9±1.3	—	—
荣海钦等（1988）[*]	青岛、长春	77左	79.76±1.84	53左	79.46±1.82
		80右	80.40±1.79	52右	79.75±1.87
郑靖中等（1988）	西安	100	98.8±2.5	100	100.1±1.7
杨振铎等（1987）[*]	西宁（回族）	70左	99.45±2.01	50左	100.28±2.55
		右	100.04±2.09	右	101.48±2.26
合计		597	88.10±9.42	305	93.10±10.14

[*] 按原数据的标准误，由笔者计算出标准差。

（4）股骨的其他角度的测量（Other measurements of the angles of femur）：戴岙荣等（1980）测量股骨51例（$\bar{x}\pm s$,°）：股骨前倾角17.9±7.7；韩铭等（1994）测量长春通辽地区股骨转子扭转角（即大小转子连续与股骨额状面的夹角）：男性80例，左22.5±7.54、右23.0±7.14，女性76例，左22.9±8.33、右22.7±8.33；朱天岳（1995）测量北京地区男性70例、女性42例：髋臼前倾角，男性9.2±5.3、女性9.1±5.0；髋臼外展角，男性44.2±3.0、女性44.0±2.9。杨本涛等（2000）测量青岛地区成年男性46例，女性51例CT片（$\bar{x}\pm s$,°）：髋臼前倾角，男性14.02±3.83、女性16.85±4.35；白波等（2004）测量华南地区成人100例X线片：髋臼前倾角（°）14.4±5.3，髋臼外展角（°）43.6±3.3；罗吉伟等（2007）测量华南地区75侧尸体股骨本和20侧干股骨：股骨后髁角（即髁上轴线、股骨前后轴线弧股骨后髁轴线之间的夹角）3.67°±1.625°，股骨后髁轴线夹角（即股骨内外侧髁两轴线间夹角）3.50°±1.40°；高树明等（2010）用螺旋CT法测量了24例具有8～10年舞龄的芭蕾舞学员的股骨颈前倾角较正常人为大，左21.29°，右17.13°。正常人一般在10°～15°，$P<0.05$；陈昌富等（1984）测量河南、江苏地区成年股骨310根X线片：力干角（通过股骨头中心压力骨小梁轴与股骨干中心轴的仰角）江苏为23.11°±0.32°，河南为22.35°±0.51°。

6.股骨的年龄组测量（Measurements of Femur by Age-group） 公安部126研究所（1984）对九省（江西、山东、云南、贵州、广西、安徽、河北、青海和吉林）男性472副分年龄组测量股骨，见表5-341。

表5-341 男性股骨的测量 Measurements of Femur by Age-group in Male

项目	侧别	测量数据（$\bar{x}\pm s$, mm）				
		21～30岁	31～40岁	41～50岁	51～60岁	61～80岁
股骨转子内髁长	左	418.07±19.2	416.86±21.9	417.14±20.3	417.98±22.4	423.89±19.1
	右	417.12±18.9	415.73±21.6	415.26±23.7	415.82±22.4	422.89±18.6
股骨转子全长	左	407.66±18.7	406.54±21.6	406.78±19.6	407.50±23.2	413.10±20.4
	右	406.30±19.2	405.20±21.4	405.29±21.3	405.68±22.8	412.15±17.9
股骨转子外髁长	左	410.52±19.0	409.49±21.4	409.44±20.0	410.38±22.7	416.40±18.6
	右	408.46±19.7	408.13±21.4	408.14±21.4	407.98±23.0	415.38±18.6
股骨头垂直径	左	45.45±2.95	45.59±2.83	45.06±2.78	46.11±3.95	46.02±2.45
	右	45.69±2.67	45.60±2.80	45.33±2.60	45.97±3.05	46.16±2.56

续表

项目	侧别	测量数据（$\bar{x}\pm s$，mm）				
		21～30岁	31～40岁	41～50岁	51～60岁	61～80岁
股骨头矢径	左	45.86±2.82	45.81±2.64	45.56±2.54	45.95±2.99	46.29±2.35
	右	45.98±2.72	45.96±2.72	45.78±2.58	46.39±3.29	46.59±2.31
股骨头周长	左	144.47±7.76	144.78±8.29	144.05±7.90	146.77±8.49	146.20±7.82
	右	144.85±7.56	145.52±8.43	144.73±8.26	147.61±8.84	147.47±7.30
股骨上髁宽	左	78.86±5.14	79.55±4.31	78.64±4.00	79.40±4.01	80.15±7.32
	右	79.46±4.06	79.67±4.41	78.80±4.22	79.54±3.98	81.05±4.21
股骨外侧髁长	左	61.47±3.69	61.50±4.13	60.95±3.28	61.36±3.42	62.01±3.54
	右	61.50±3.76	61.32±4.21	60.86±3.42	61.04±3.51	62.06±3.82
股骨内侧髁长	左	60.82±3.37	60.95±3.77	59.90±3.54	60.62±3.46	61.29±4.04
	右	60.25±5.40	60.66±3.66	60.10±3.60	60.62±3.38	61.16±3.69

7.胎儿下肢骨长的测量（Measurements of the Length of Bones of Fetal Lower Limb）　宜宝和等（1991）测量石家庄地区胎儿的下肢骨长度，付茂等（1997）测量了4个月以上胎儿的股骨长，见表5-342。

表5-342　胎儿下肢骨长的测量　Measurements of the Length of Bones of Fetal Lower Limb

胎龄（周）	例数	股骨长（$\bar{x}\pm s$，cm）	胫骨长（$\bar{x}\pm s$，cm）	腓骨长（$\bar{x}\pm s$，cm）	胎龄（月）	股骨长（$\bar{x}\pm s$，cm）
13～16	10	2.56±0.54	1.98±0.46	1.89±0.47	4	2.44±0.13
17～20	10	3.94±0.70	3.35±0.22	2.97±0.75	5	3.84±0.09
21～24	10	5.03±1.31	4.90±1.13	4.82±1.19	6	4.67±0.08
25～28	10	6.33±1.13	5.03±0.85	4.85±0.92	7	5.76±0.06
29～32	10	8.38±0.59	7.05±0.48	5.88±0.52	8	6.80±0.04
33～36	9	8.81±0.40	7.33±0.33	6.97±0.66	9	6.98±0.39
37～40	8	9.32±0.37	7.52±0.40	7.52±0.26		
41～	7	9.87±0.28	7.86±0.62	7.80±0.65		

8.不同运动员股骨的测量（Measurements of the Femur in Sportsmen）　杨枫（1963）对沈阳地区52例20～31岁男性运动员（举重组27例、径赛组25例）X线片测量股骨，显示运动员的股骨体中部横径（35mm和35mm）和内侧骨皮质厚度（11mm和12mm），外侧骨皮质厚度（12mm和11mm）较非运动员组增厚，而髓腔减小（12mm和13mm），这是由于股皮质的发育不仅向外，也向髓腔内发育所致。

9.股骨化学成分的测量（Measurements of the Chemical Components of the Femur）

（1）胎儿长骨的化学成分的测量（Measurements of the chemical components in fetal long bones of limbs）

姜玉全等（1989）测量了山东潍坊地区对7～9月龄胎儿股骨、胫骨和肱骨长骨化学成分的分析，新鲜骨的水与壮年人骨成分进行对照，发现两者在水、有机基质、Ca^{2+}、PO_4^{3-}含量等方面有明显差异，见表5-343a。

表5-343a　胎儿四肢长骨化学成分含量　Measurements of the Chemical Components in Fetal Long Bones of Limbs

胎龄	鲜骨		干骨				灰化骨
	水（%）	无机盐/有机质	无机盐（%）	有机质（%）	Ca^{2+}（%）	PO_4（%）	Ca/P
7月	52.51	1.14±0.10	52.68	47.32	29.50	47.26	1.91±0.08
8月	48.96	1.32±0.03	56.60	43.40	32.05	49.85	1.96±0.06
9月	43.44	1.35±0.02	57.37	42.63	34.01	51.26	2.08±0.04

注：灰化骨系干骨于800℃电炉灰化、然后加入1mol/L HNO$_3$溶解后，用原子吸收分光光度法离子色谱法测定Ca^{2+}和PO_4^{3-}的百分含量。

（2）胎儿股骨微量元素的测量（Measurement of the trace elements of fetal femur）：张桂芝等（1995）测量兰州地区30例正常胎儿的股骨铁、锌、锂、锰、铜微量元素，结果显示，随着胎龄增长，五种元素均有减少的趋势；其中，锌、锂含量6～7月稍有上升，锰含量7～8月稍有上升，见表5-343b。

表5-343b　胎儿股骨微量元素的测量　Measurement of the Trace Elements of Fetal Femur

胎龄	例数	铁（Fe）($\bar{x}\pm s$, μg/g)	锌（Zn）($\bar{x}\pm s$, μg/g)	锂（Li）($\bar{x}\pm s$, μg/g)	锰（Mn）($\bar{x}\pm s$, μg/g)	铜（Cu）($\bar{x}\pm s$, μg/g)
5月	15	6.997±0.86	6.352±0.64	0.504±0.06	0.399±0.06	0.134±0.01
6月	15	4.543±0.66	3.411±0.64	0.272±0.08	0.182±0.10	0.088±0.04
7月	15	4.136±0.67	3.626±0.56	0.299±0.10	0.099±0.06	0.088±0.03
8月	15	3.780±0.77	3.200±0.68	0.221±0.09	0.102±0.06	0.069±0.01

（3）青铜时代成年人股骨化学元素含量的测定（Measurements of the chemical elements of adult femur in bronze era）：郑晓瑛（1993）测量甘肃酒泉青铜时代人26例股骨的化学元素，见表5-344。

表5-344　股骨化学元素含量的测定
Measurements of the Chemical Elements of Adult Femur in Bronze Era

元素	男16例（$\bar{x}\pm s$, ppm）	女10例（$\bar{x}\pm s$, ppm）	元素	男16例（$\bar{x}\pm s$, ppm）	女10例（$\bar{x}\pm s$, ppm）
钇Y	4.18±0.94	5.06±1.91	钡Ba	110.16±100.72	135.39±131.65
铝Al	7.20±4.50	6.37±5.70	锰Mn	62.10±33.43	56.68±13.56
铁Fe	47.74±26.57	39.72±19.4	钴Co	1.64±3.10	5.34±3.26
磷P	3627.91±352.19	3707.47±244.14	铬Cr	21.14±7.76	27.19±9.28
镁Mg	61.91±17.44	77.32±28.3	钒V	5.93±1.96	5.84±2.25
钙Ca	2146.88±117.69	2204.12±127.97	镍Ni	8.90±10.44	14.59±8.95
锌Zn	105.94±51.41	124.68±86.21	铍Be	0.86±0.41	0.95±0.40
钾K	121.82±45.29	101.00±23.84	硒Se	0.70±0.32	0.51±0.47
铜Cu	6.19±4.00	4.37±3.33	钛Ti	20.20±6.34	15.00±4.00
钼Mo	0.98±0.96	0.46±0.07	钪Sc	1.35±1.11	1.72±1.51
锶Sr	708.30±183.90	730.37±208.49	氟F	2094.25±560.81	2202.50±891.5

表5-344为我国建立了第一批古代人骨化学元素含量的数据，同时作者对骨的前期公元前1840～公元前1680和后期公元前1680～公元前1600）及与食物相关的元素的研究，得出如下的结论：①除铜、钴和钛外，无性别差异；②钇、钾、铜、锶、钡、硒有时代差异；③食物相关的元素与年龄相关性很大；④镁锌的时代变化不明显；⑤干骨崖墓地的居民以植物类食物为主，肉食类为辅，特别是后期居民。

10.股骨骨矿含量及弹性模量的测量（Measurements of the Mineral & Elastic Modulus of Femur）　陈纲等（1993）测量重庆地区40岁左右男性股骨18例，股骨中段分成测试块202块，用Ⅱ型γ线骨矿含量分析仪测试，付茂等（1997）测量44例胎儿股骨骨矿含量和骨密度，见表5-345。

表5-345　股骨骨矿含量及弹性模量　Measurements of the Mineral & Elastic Modulus of Femur

陈纲等（1993）重庆地区40岁左右男性股骨18例		付茂等（1997）胎儿44例		
骨矿含量面密度（g/cm²）	弹性模量（kg/mm²）	胎儿（月龄）	骨矿含量（g/cm）	骨密度（g/cm³）
1.3	402±24.36	4	0.05±0.01	0.18±0.04
1.4	488±26.42	5	0.05±0.01	0.13±0.02
1.5	518±23.46	6	0.07±0.01	0.17±0.01
1.6	583±21.86	7	0.13±0.01	0.26±0.02
1.7	642±22.48	8	0.18±0.01	0.32±0.02
1.8	708±20.63	9	0.21±0.01	0.33±0.02
1.9	630±29.08			

11.股骨骨密度和髋轴长度的测量（Measurements of the Bony Density & Length of Hip Axis of Femur）吴胜勇等（2001）测量健康妇女319例股骨密度和髋轴长度，见表5-346。

表5-346　股骨骨密度和髋轴长度的测量
Measurements of the Bony Density & Length of Hip Axis of Femur

年龄组	例数	骨密度（$\bar{x}\pm s$, g/cm³）	髋轴长度（$\bar{x}\pm s$, cm）
20 ～	30	0.949±0.103	10.20±0.46
30 ～	42	0.847±0.116	10.12±0.62
40 ～	62	0.816±0.093	10.01±1.03
50 ～	77	0.734±0.098	9.98±2.01
60 ～	67	0.702±0.077	10.15±1.47
70 ～	31	0.649±0.068	10.42±0.85
80 ～ 86	10	0.594±0.044	10.09±0.64
合计	319	0.766±0.128	10.23±0.81

注：髋轴长度（hip axis length）＝大转子下部通过股骨与骨盆内缘之间的长度。

12.股骨生物力学的测试（Tests of the Biomechanics of Femur）

（1）抗弯曲程度的测试（Tests of the anti-flexural strength）：陈惟昌（1978）测试内蒙古地区成年干燥骨骼，股骨抗弯曲强度，支点距离30cm，楔形骨折强度220kg，极限弯曲强度1650kg/cm²，极限抗压强度1800kg/cm²。全骨骼弯曲强度＝（破坏力×两支点距离）÷4，极限弯曲强度＝弯矩÷{0.1×管状骨外径³×［1－（管状骨内径÷管状骨外径）⁴）］}。

（2）股骨转子间骨折的生物力学测试（Tests of the biomechanics at intertrochanteric fracture）：田伟明等（2006）为研究螺钉固定转子间骨折，测试50 ～ 59岁尸骨16副（颈干角均值＝127°±6.7°），结果压力加载到1500N时32侧平均移位2.37，扭力加载到18（N·m）时32侧平均移位3.38；结论是螺钉固定术采用2孔动力髋螺钉（dynamic hip screw）足矣，不需要4孔的。

（3）股骨大转子区Von Mises应力值的测试（Tests of the value of Von Mises stress at greater trochanteric area）：梁磊等（2009）测试大连市25例固定标本股骨转子间的应力（$\bar{x}\pm s$），强度5.89±0.52 MPa，刚度852.63±14.84 N/min，极限荷载3087±42 N。

13.股骨骨重的测量（Measurement of the Weight of Femur）　综合国人资料，男性820例、女性212例（$\bar{x}\pm s$, g）：男性331.45、女性223.84，性别差异t值为29.3，P＜0.01，男性非常显著大于女性，见表5-347。

表5-347　股骨骨重的测量　Measurement of the Weight of Femur

作者（年份）	地区	男例数	股骨重（$\bar{x}\pm s$, g）	女例数	股骨重（$\bar{x}\pm s$, g）
孙尔玉等（1982）[**]	东北	209	663.12±108.8	25	460.50±86.70
任光金等（1980）[*]	青岛、长春	92	317.19±53.42	72	224.25±45.68
王广新（1992）[*]	新疆（汉族）	155左	335.99±50.92	45左	220.38±47.37
		右	335.10±52.66	右	219.53±47.44
合计		820	331.45±53.59	212	223.84±46.07

[*]按原数据的标准误，由笔者计算出标准差。
[**]系双侧重量。

四、髌骨的测量（Measurements of the Patella）

髌骨的测量见图5-49。

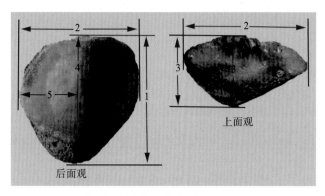

图5-49　髌骨的测量（右侧）　Measurements of the Patella（right）

1.髌骨最大高；2.髌骨最大宽；3.髌骨最大厚；4.髌骨关节面高；5.髌骨内侧关节面宽；6髌骨外侧关节面宽

1.髌骨最大高（Maximum Height of Patella）（M1）　用直脚规或游标卡尺测量髌骨底和髌骨尖间的最大直线距离。

2.髌骨最大宽（Maximum Breadth of Patella）（M2）　用直脚规或游标卡尺测量髌骨两侧缘间的最大直线距离，注意要与最大高垂直。

3.髌骨最大厚（Maximum Thickness of Patella）（M3）　用直脚规或游标卡尺测量髌骨前、后间的最大直线距离。

4.髌骨关节面高（Height of the Articular Surface of Patella）　用直脚规或游标卡尺测量髌骨关节面上下缘间的最大直线距离，注意要与关节面中嵴平行。

5.髌骨内侧关节面宽（Breadth of the Medial Articular Surface of Patella）　用直脚规或游标卡尺测量髌骨内侧关节面自中嵴至内侧缘的最直线距离，注意要与中嵴垂直。

6.髌骨外侧关节面宽（Breadth of the Lateral Articular Surface of Patella）　用直脚规或游标卡尺测量髌骨外侧关节面自中嵴至外侧缘的最直线距离，注意要与中嵴垂直。

国人数据（Chinese Data）

1.髌骨的测量（Measurements of the Patella）　综合国人资料（$\bar{x}\pm s$，mm）：髌骨高，男性（586例）42.84±2.73、女性（315例）38.62±2.95；髌骨宽，男性（586例）44.29±2.82、女性（315例）39.72±3.14；髌骨厚，男性（586例）20.74±1.71、女性（315例）18.59±1.60；髌骨关节面高，男性（460例）31.36±2.12、女性（264例）29.08±1.92；髌骨内侧关节面宽，男性（460例）20.80±2.05、女性（264例）18.80±1.80；性别差异t值分别为21.01、21.57、18.77、14.80、13.67；均$P<0.01$，各项男性均非常显著大于女性；按颜登鲁等资料，侧别没有差异（$P>0.05$），见表5-348。

表5-348　髌骨的测量　Measurements of the Patella

作者（年份）	地区	例数	髌骨高（$\bar{x}\pm s$，mm）	髌骨宽（$\bar{x}\pm s$，mm）	髌骨厚（$\bar{x}\pm s$，mm）	关节面高（$\bar{x}\pm s$，mm）	内侧关节面宽（$\bar{x}\pm s$，mm）
陈克功（1982）	东北	100	41.4	42.5	19.9	—	—
杜清太（1984）	长春	男126	42.76±2.47	44.06±2.60	20.40±1.51	—	—
		女51	40.47±2.53	42.06±2.29	19.46±1.36	—	—
刘建国等（1994）	长春	男104	42.71±3.12	43.46±2.60	20.63±1.52	30.87±2.13	20.14±1.70
		女88	39.38±3.42	40.64±3.39	19.24±1.61	29.24±2.28	19.19±1.74
任光金等（1981）*	青岛、长春	50	39.23±2.26	41.20±2.33	19.85±1.34	—	—
卓汉青等（1982）*	宁夏	74	40.1±4.19	41.6±3.49	19.8±2.01	—	—
	宁夏（X线片）	男124	45.9±3.07	50.4±4.46	20.3±4.46		
		女74	40.9±2.92	44.5±3.10	17.4±1.98		
周盛斌等（1997）	十省（汉族）**	男356	42.9±2.7	44.6±2.9	20.9±1.8	31.5±2.1	21.0±2.1
		女176	37.7±2.4	38.7±2.7	18.0±1.4	29.0±1.7	18.6±1.8
罗滨等（2004）	江西	73	40.16±3.07	41.85±3.18	19.17±1.58	27.91±2.38	19.01±1.88
颜登鲁等（2005）*	广州（X线片）	60左	44.56±2.17	—	22.40±1.08	—	—
		右	44.59±1.86	—	21.34±1.24	—	—
合计（只含有性别标准差，不含X线片项）（例数）		男	42.84±2.73（586）	44.29±2.82（586）	20.74±1.71（586）	31.36±2.12（460）	20.80±2.05（460）
		女	38.62±2.95（315）	39.72±3.14（315）	18.59±1.60（315）	29.08±1.92（264）	18.80±1.80（264）

*按原数据的标准误，由笔者计算出标准差。

**十省汉族：云南、广西、江西、江苏、安徽、山东、河北、青海、贵州、吉林。

2.髌骨其他项的测量（Other Measurements of the Patella）　罗滨等（2004）测量江西地区73例（$\bar{x}\pm s$，mm）：外侧关节面宽24.53±2.30；颜登鲁等（2005）测量广州地区60副X线片（$\bar{x}\pm S_x$，mm）：髌骨外侧关节面高，左38.34±0.98、右38.38±0.88，髌骨内侧关节面高，左40.24±0.94、右40.30±0.98；刘建国等（1994）测量长春地区男性104例、女性88例：外侧关节面宽，男性25.52±1.64、女性23.65±1.93；赵英林等（1997，1998）测量四川地区100例关节面面积（mm^2）1019±20；陈秀清等（1998）测量南京地区30例：关节面高29.0±2.1，外侧关节面高30.2±3.9、宽27.6±2.8，内侧关节面，高26.1±2.3、宽22.3±2.5，髌骨关节面面积（cm^2）12.2±1.6。

3.髌骨的生物力学测试（Tests of the Biomechanics of Patella）　吴永发等（2010）综述，髌骨的关节面与股骨髌面的作用力（特称髌股关节作用力）受膝关节屈膝成度而不同，当完全伸直时，起作用力生物力学为0，平地行走时承受人体重量的1～1.5倍力量，上下楼梯时3～4倍，蹲下时6～7倍。

4.髌骨骨重的测量（Measurement of Weight of Patella）　孙尔玉等（1982）测量东北地区男性209例、女性25例，双侧共重量（$\bar{x}\pm s$，g）：髌骨男性21.88±4.13、女性15.18±2.93；性别差异t值为10.28，$P<0.01$，男性显著大于女性。

五、胫骨的测量（Measurements of the Tibia）

胫骨的测量见图5-50。

1.胫骨最大长（Maximum Length of Tibia）　用测骨盘测量胫骨髁间隆起最高点和内踝最低点间与胫骨长轴平行的直线距离。

2.胫骨全长（Total Length of Tibia）　亦称外侧髁踝长，用测骨盘测量胫骨外侧髁最高点和内踝最低点间与胫骨长轴平行的直线距离。

3.胫骨长（Length of Tibia）（M1）　用测骨盘测量胫骨内侧髁内侧缘中点和内踝最低点间与胫骨长轴平行的直线距离。

4.胫骨髁踝长（Condylo-Malleolar Length of Tibia）（M1b）　亦称内侧髁踝长，用弯脚规测量内侧髁最深点和内踝尖端点间与胫骨长轴平行的直线距离。

5.胫骨生理长（Physiological Length of Tibia）（M2）　用弯脚规测量内侧髁最深点和下关节面最高点间与胫骨长轴平行的直线距离。

6.胫骨上端宽（Proximal Epiphyseal Breadth of Tibia）（M3）　用测骨盘测量胫骨上髁内外侧最突出点间的直线距离。

7.胫骨上内侧关节面宽（Breadth of Upper Medial Articular Surface of Tibia）　用游标卡尺或直脚规测量胫骨上内侧关节面内、外侧缘间的直线距离。

8.胫骨上外侧关节面宽（Breadth of Upper Lateral Articular Surface of Tibia）　用游标卡尺或直脚规测量胫骨上外侧关节面内、外侧缘间的直线距离。

9.胫骨上内侧关节面矢径（Sagittal Diameter of Upper Medial Articular Surface of Tibia）（M4a）　用游标卡尺或直脚规测量胫骨上内侧关节面前、后缘间的直线距离，注意要与胫骨上内侧关节面宽垂直。

10.胫骨上外侧关节面矢径（Sagittal Diameter of Upper Lateral Articular Surface of Tibia）（M4b）　用游标卡尺或直脚规测量胫骨上外侧关节面前、后缘间的直线距离，注意要与胫骨上外侧关节面垂直。

11.胫骨粗隆处最大矢径（Maximum Sagittal Diameter of Tibia at Tibial Tuberosity）　用游标卡尺或直脚规测量胫骨粗隆处前、后缘间的直线距离。

12.胫骨粗隆处横径（Transverse Diameter of Tibia at Tibial Tuberosity）　用游标卡尺或直脚规测量胫骨粗隆处内、外侧缘间的直线距离，注意要与最大矢径相垂直。

13.胫骨中部最大径（Maximum Diameter of Tibia at Midshaft）　亦称胫骨体前后径（tibial anterioposterior diameter at midshaft），用游标卡尺或直脚规测量胫骨中部的最大距离，不管测量胫骨的方位。

14.胫骨中部横径（Transverse Diameter of Tibia at Midshaft）　用游标卡尺或直脚规测量胫骨中部内、外侧缘间的直线距离。

15.胫骨体中部周长（Circumference of Tibia at Midshaft） 亦称胫骨干中部周长，用米格纸或卷尺测量胫骨中部的周长。

16.胫骨下端宽（Distal Epiphysis Breadth of Tibia）（M6） 用测骨盘测量胫骨下端内、外侧最突出点间的直线距离。

17.胫骨下端矢径（Sagittal Diameter of Distal Epiphysis of Tibia）（M7） 用直脚规测量胫骨下端前、后缘间的直线距离。

18.滋养孔处横径（Transverse Nutrient Foramen Diameter of Tibia）（M8a） 用游标卡尺或直脚规测量胫骨体滋养孔处内、外侧缘间的直线距离。

19.滋养孔处矢径（Sagittal Diameter of Tibia at Nutrient Foramen）（M9a） 用游标卡尺或直脚规测量胫骨体滋养孔处内、外侧缘间的直线距离。

20.胫骨体最小周长（Minimum Circumference of Tibial Shaft） 亦称胫骨干最小周长，用米格纸或卷尺测量胫骨最细处的周长（M10）。

21.胫骨体弦长（Length of the Chord of Tibial Shaft） 亦称胫骨干弦长，用直脚规测量胫骨粗隆下凹点和下端前嵴最凹点间的直线距离。此项测量容易产生误差，因为许多标本并不是那样明显，因此大量测量时，需要专人负责测量。

22.胫骨体曲度高（Height of the Curve of Tibial Shaft） 亦称胫骨干曲度高，用三脚平行规测量，在胫骨体弦长的基础上，中间竖尺对准胫骨前嵴最高点间的垂直距离。

23.胫骨后倾角（Retroversion Angle of Tibia） 此角是由胫骨内侧髁上关节面前后缘中点连线与胫骨

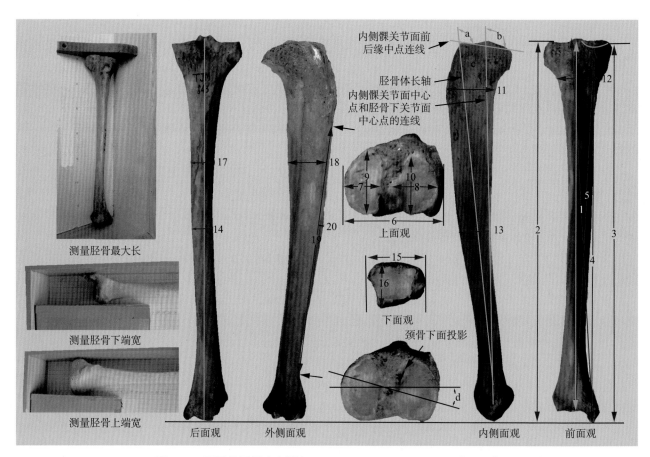

图5-50 胫骨的测量（右侧） Measurements of the Tibia（right）

1.胫骨最大长；2.胫骨全长；3.胫骨长；4.胫骨髁踝长；5.胫骨生理长；6.胫骨上端宽；7.胫骨上内侧关节面宽；8.胫骨上外侧关节面宽；9.胫骨上内侧关节面矢径；10.胫骨上外侧关节面矢径；11.胫骨粗隆处最大矢径；12.胫骨粗隆处横径；13.胫骨中部最大径；14.胫骨中部横径；15.胫骨下端宽；16.胫骨下端矢径；17.滋养孔处横径；18.滋养孔处矢径；19.胫骨体弦长；20.胫骨体曲度高；a.胫骨后倾角；b.胫骨倾斜角；c.胫骨扭转角

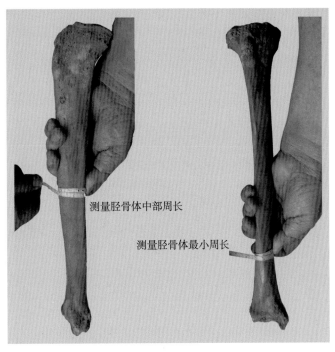

图 5-50a　胫骨周长的测量（右侧）
Measurements of the Circumference of Tibia（right）

体轴所形成的夹角。单涛等（1996）对此角的测量进行了方法的改进，即先将胫骨内侧面朝上置于测骨盘上，使胫骨长轴与侧壁平行，再用丝线对准胫骨内侧髁上面并平行，用量角器测量胫骨中轴和内侧髁上面矢状线间的夹角。

24.胫骨倾斜角（Inclination Angle of Tibia）　此角是由胫骨内侧髁上关节面前后缘中点连线与内侧髁关节面中心点和胫骨下关节面中心点的连线所形成的夹角。测量方法同上，先将胫骨内侧面朝上置于测骨盘上，使胫骨内侧髁上面平行于侧壁，再用丝线对准胫骨内侧髁上关节面中心点和下关节面中心点的连线，用量角器测二者间的夹角。

25.胫骨两轴角（Biaxial Angle of Tibia）　此角是由胫骨体长轴和胫骨内侧髁上关节面中心点与下关节面中心点连线所形成的夹角，此角非常小，一般约为5°。先将胫骨内侧面朝上置于测骨盘上，使胫骨长轴与侧壁平行，再用丝线对准胫骨内侧髁上面并平行，用量角器测量胫骨中轴和内侧髁上面矢状线间的夹角。

26.胫骨扭转角（Torsion Angle of Tibia）（M14）　用量角器测量胫骨上、下关节面两横轴之间的夹角。测量前，用持骨器将胫骨轴固定并与水平面垂直，用简易描骨器对准上、下面横轴的四个点于纸上，再连交叉线用量角器测量。

国人数据（Chinese Data）

1.胫骨长度的测量（Measurement of Length of Tibia）

（1）胫骨最大长的测量（Measurement of the maximum length of tibia）：综合国人资料，胫骨最大长（$\bar{x}\pm s$, mm）：男性（1121例）356.64±20.06、女性（759例）331.49±19.27，性别差异t值27.31，$P<0.01$；男性非常显著大于女性。按张继宗女性资料计算侧别差异t值0.09，单涛等原始资料侧别差异t值男性为0.20、女性为0.18，均$P>0.05$，说明不论男女均没有侧别差异，见表5-349。

表5-349 胫骨最大长的测量 Measurement of the Maximum Length of Tibia

作者（年份）	地区	男例数	胫骨最大长（$\bar{x}\pm s$，mm）	女例数	胫骨最大长（$\bar{x}\pm s$，mm）
刘武等（1989）	长春	69	351.4±26.3	66	323.5±15.2
魏占东等（1980）	长春	合	100例 左340.8±15.0 右338.0±16.0		
李逢春等（1982）	长春	合	100例 左337.1±7.7 右339.9±7.8		
段秀吉等（1991）*	长春	172	357.07±17.83	173	33.57±18.28
张万仁等（1982）*	长春	73左	357.7±17.93	27左	334.4±16.64
		右	359.7±17.93	右	337.1±16.64
方刚等（2010）	内蒙古	合	100例357±17.7		
单涛等（1996）	长春、通辽	142	359.38±17.27	112	333.16±21.41
程心恒等（1978）	上海	合	246例339.7		
吴晋宝等（1980）*	上海	76左	349.9±22.67	47左	329.6±17.56
		右	350.0±26.07	右	329.4±17.56
王衡等（1980）*	新疆（汉族）	155左	360.6±18.30	45左	323.5±15.50
		右	360.9±18.55	右	323.5±16.04
郑靖中（1987）	西安	50左	352.7±18.3	50左	331.9±23.7
王永豪等（1979）	重庆	80	350.8±18.5	—	—
陈子为等（1978）	贵州	合	100例 左339.62 右340.80		
杜韵璜等（1980）*	昆明	合	750例 左340.9±32.87 右343.4±52.04		
张继宗（2001）	九省**	—	—	60左	329.72±19.22
		—	—	右	329.40±18.28
合计（只含有性别项）		1121	356.64±20.06	759	331.49±19.27

*按原数据的标准误，由笔者计算出标准差。

**九省：河北、青海、吉林、山东、安徽、江西、广西、云南、贵州。

（2）胫骨生理长的测量（Measurement of the physiologic length of tibia）：综合国人资料（$\bar{x}\pm s$，mm）：胫骨生理长男性（332例）330.46±20.40，女性（382例）313.31±21.27，性别差异t值为10.98，$P<0.01$；男性非常显著大于女性。按张继宗女性资料计算侧别差异t值为0.09，单涛等原始资料侧别差异t值男性为0.16、女性为0.01，均$P>0.05$，说明不论男女均没有侧别差异，见表5-350。

表5-350 胫骨生理长的测量 Measurement of the Physiologic Length of Tibia

作者（年份）	地区	男例数	胫骨生理长（$\bar{x}\pm s$，mm）	女例数	胫骨生理长（$\bar{x}\pm s$，mm）
张万仁等（1982）*	长春	合100	左324.82±35.5		右320.52±27.0
单涛等（1996）	长春、通辽	142	333.65±17.33	112	309.67±20.61
郑靖中（1987）	西安	50左	333.8±18.4	50左	315.0±22.3
胡兴宇等（2000）	四川（僰人）	男8	323.53	6	320.75
邓兆宏等（1991）*	成都	140	326.03±22.95	100	302.14±16.6
杜韵璜等（1980）*	昆明	合750	左318.2±32.87		右317.2±30.13
张继宗（2001）	九省**	—	—	60左	325.45±18.83
				右	325.15±18.39
合计（只含有性别标准差项）		男332	330.46±20.40	女382	313.31±21.27

*按原数据的标准误，由笔者计算出标准差。

**九省：河北、青海、吉林、山东、安徽、江西、广西、云南、贵州。

（3）胫骨其他长度的测量（Other measurements of the lengths of tibia）：综合国人资料（$\bar{x}\pm s$，mm）：胫骨髁踝长男性（401例）343.07±20.19、女性（328例）320.76±19.68；胫骨全长男性（351例）350.39±26.92、女性（278例）321.63±19.61；胫骨长男性（142例）348.55±17.32、女性（112例）323.77±21.22，性别差异 t 值分别为15.05、15.49、10.01，均 $P<0.01$；各项长度男性均非常显著大于女性。按单涛等原始资料计算侧别差异男性 t 值分别为0.23、0.06和0.19，女性三项分别为0.05、0.05和0.05，男女各项侧别差异均 $P>0.05$，说明不论男女均没有侧别差异，见表5-351。

表5-351　胫骨长度的测量　Other Measurements of the Lengths of Tibia

作者（年份）	地区	例数	胫骨髁踝长（$\bar{x}\pm s$，mm）	胫骨全长（$\bar{x}\pm s$，mm）	胫骨长（$\bar{x}\pm s$，mm）
张万仁等（1982）*	长春	合100左	345.2±21.1	—	—
		右	344.9±21.9	—	—
刘武等（1989）	长春	男69	341.2±25.5	346.7±25.6	—
		女66	314.7±15.3	319.3±15.0	—
单涛等（1996）	长春、通辽	男142	347.30±17.37	354.79±17.21	348.55±17.32
		女112	322.00±21.65	329.37±21.54	323.77±21.22
郑靖中（1987）	西安	男50左	342.9±18.3	—	—
		女50左	323.3±23.4	—	—
胡兴宇等（2000）	四川（僰人）	男8	340.00	—	344.86
		女6	308.72	—	326.08
邓兆宏等（1991）*	成都	男140	339.76±19.76	347.76±19.64	—
		女100	322.09±16.9	314.49±16.7	—
杜韵璜等（1980）*	昆明	合750左	329.6±32.87	—	—
		右	328.6±46.56	—	—
合计（只含有性别标准差项）（例数）		男	343.07±20.19（401）	350.39±26.92（351）	348.55±17.32（142）
		女	320.76±19.68（328）	321.63±19.61（278）	323.77±21.22（112）

＊按原数据的标准误，由笔者计算出标准差。

2.胫骨上端的测量（Measurements of the Upper Part of Tibia）

（1）胫骨上端的测量（Measurements of the upper part of tibia）：综合国人男性461例、女性328例资料（$\bar{x}\pm s$，mm）：胫骨上端宽男性73.65±4.50、女性67.20±5.24，胫骨上内侧关节面矢径男性44.84±3.34、女性41.39±3.74，胫骨上外侧关节面矢径男性38.43±3.22、女性35.03±3.46，性别差异 t 值分别为18.05、13.34、14.00，均 $P<0.01$；各项指标男性均非常显著大于女性。按单涛等原始资料计算侧别差异男性 t 值分别为1.00、1.56和0.06，女性分别为0.24、0.18和0.86，均 $P>0.05$，说明不论男女均没有侧别差异，见表5-352。

表5-352　胫骨上端的测量　Measurements of the Upper Part of Tibia

作者（年份）	地区	例数	胫骨上端宽（$\bar{x}\pm s$，mm）	胫骨上内侧关节面矢径（$\bar{x}\pm s$，mm）	胫骨上外侧关节面矢径（$\bar{x}\pm s$，mm）
李玉莲等（1998）	东北	男60	74.77±3.87	45.98±2.47	39.45±2.37
		女64	69.29±5.93	43.20±3.92	36.39±3.71
刘武等（1989）	长春	男69	73.1±5.6	43.9±3.7	38.0±3.6
		女66	64.6±3.5	39.9±2.9	34.0±2.7
单涛等（1996）	长春、通辽	男142	75.78±3.32	46.07±3.03	39.33±2.96
		女112	69.11±5.38	42.49±3.76	35.58±3.48

续表

作者（年份）	地区	例数	胫骨上端宽 （$\bar{x}\pm s$，mm）	胫骨上内侧关节面矢径 （$\bar{x}\pm s$，mm）	胫骨上外侧关节面矢径 （$\bar{x}\pm s$，mm）
陈秀清等（1998）	湖北	合30	—	46.5±3.4	—
郑靖中（1987）	西安	男50左	74.1±3.8	45.9±2.9	39.0±2.9
		女50左	69.4±5.5	42.8±3.9	36.3±3.6
单云官等（2007）	西北	合93		45.3±2.7	41.4±3.9
胡兴宇等（2000）	四川（僰人）	男8	75.65	46.95	40.30
		女6	64.13	45.52	35.75
邓兆宏等（1991）*	成都	男140	71.53±4.38	43.18±3.08	37.07±3.19
		女100	65.68±4.6	40.44±3.5	34.46±3.5
杜韵璜等（1980）*	昆明	合750左	68.9±8.22	42.3±5.48	37.2±5.48
		右	62.7±5.48	42.7±5.48	36.8±5.48
合计（只含有性别标准差项）		男461	73.65±4.50	44.84±3.34	38.43±3.22
		女328	67.20±5.24	41.39±3.74	35.03±3.46

*按原数据的标准误，由笔者计算出标准差。

（2）胫骨上端的其他测量（Other measurements of the upper part of tibia）：综合国人资料（$\bar{x}\pm s$，mm）：胫骨上内侧关节面横径，男性（202例）30.10±2.49、女性（176例）27.88±2.58；胫骨上外侧关节面横径，男性31.44±3.14、女性27.88±2.64；胫骨上内侧关节面面积（$\bar{x}\pm s$，mm²），男性（60例）1149.93±147.36、女性（64例）996.40±186.44；胫骨上外侧关节面面积，男性（60例）1028.70±88.46、女性（64例）863.25±138.57，性别差异t值分别为8.48、11.97、5.10、7.97，均$P<0.01$；男性均非常显著大于女性；按单涛等原始资料前两项侧别差异男性t值分别为0.80和0.60，女性分别为0.18和0.48，均$P>0.05$，说明不论男女均没有侧别差异，见表5-353。

表5-353　胫骨上端的其他测量、面积
Other Measurements of the Upper Part of Tibia, Area

作者（年份）	地区	例数	胫骨上内侧关节面横径 （$\bar{x}\pm s$，mm）	胫骨上外侧关节面横径 （$\bar{x}\pm s$，mm）	胫骨上内侧关节面面积 （$\bar{x}\pm s$，mm²）	胫骨上外侧关节面面积 （$\bar{x}\pm s$，mm²）
李玉莲等（1998）	东北	男60	31.01±2.10	32.47±4.39	1149.93±147.36	1028.70±88.46
		女64	29.14±2.38	28.71±2.62	996.40±186.44	863.25±138.57
单涛等（1996）	长春、通辽	男142	29.71±2.54	31.00±2.28	—	—
		女112	27.16±2.41	27.41±2.54	—	—
陈秀清（1998）	湖北	合30	31.4±1.7	—	10.8±1.1 cm²	—
单云官等（2007）	西北	合93	30.7±1.8	31.9±2.2	—	—
合计（只含有性别标准差项）（例数）		男	30.10±2.49 （202）	31.44±3.14 （202）	1149.93±147.36 （60）	1028.70±88.46 （60）
		女	27.88±2.58 （176）	27.88±2.64 （176）	996.40±186.44 （64）	863.25±138.57 （64）

（3）胫骨上关节面面积的推算回归方程式（Regression equations of calculating the area of superior articular surface of tibia）：李玉莲等（1998）测量东北地区胫骨标本62副，提出推算胫骨上关节面面积的回归方程式，见表5-354。

表5-354 推算胫骨上关节面面积（mm^2）
Regression Equations of Calculating the Area of Superior Articular Surface of Tibia（mm^2）

回归方程式（$\hat{y} = a + b_1X_1 + b_2X_2 + \cdots\cdots + b_nX_n$）	r值
男性：$\hat{Y}_1 = 35.9691X_1 + 14.1866X_2 + 8.0861X_3 - 1546.9124$	0.90
女性：$\hat{Y}_1 = 21.3857X_1 + 32.3830X_2 + 4.1540X_3 - 1157.7265$	0.97
男性：$\hat{Y}_2 = 10.3664X_4 + 1.3874X_5 + 12.8619X_3 - 384.0717$	0.79
女性：$\hat{Y}_2 = 19.7068X_4 + 24.8752X_5 - 0.1998X_3 - 549.3739$	0.94
男性：$\hat{Y}_3 = 25.3700X_1 + 25.5132X_2 + 17.5126X_3 + 20.6702X_4 + 4.2652X_5 - 2036.5930$	0.95
女性：$\hat{Y}_3 = 22.0718X_1 + 32.8942X_2 + 1.8187X_3 + 17.2043X_4 + 34.6825X_5 - 1791.0110$	0.98

$\hat{Y}_1$＝胫骨上内侧关节面面积，$\hat{Y}_2$＝胫骨上外侧关节面面积，$\hat{Y}_3$＝胫骨关节面总面积，X_1＝上内侧关节面矢状径，X_2＝上内侧关节面宽，X_3＝胫骨上端宽，X_4＝上外侧关节面矢状径，X_5＝上外侧关节面宽。

（4）胫骨髁间隆起的测量（Measurements of the intercondylar eminence）：孙义清等（1993）测量河北地区250例髁间隆起高度（$\bar{x} \pm s$，mm），内侧结节6.64±1.30，外侧结节6.09±1.22，内外侧结节间距10.75±1.32；曾胜明等（1994）测量四川地区男女各105例X线片：胫骨近端横径男性79.4±3.92、女性70.0±2.74，胫骨髁间隆起内侧高男性9.4±1.56、女性8.0±1.20，胫骨髁间隆起外侧高男性8.3±1.42、女性7.4±1.12；高文山等（2000）测量河北地区250例：髁间隆起内侧结节高6.64±1.30，髁间隆起外侧结节高6.09±1.22，内外侧结节间距10.75±1.32。霍东升等（2011）测量内蒙古地区胫骨40副（$\bar{x} \pm s$，cm）：胫骨髁间隆起高，左1.08±0.27、右0.89±0.09；胫骨髁间隆起宽，左1.33±0.24、右1.21±0.04；侧别差异t值分别为4.22和3.12，P值均＜0.01，说明左侧髁间隆起均显著大于右侧。

3. 胫骨体部的测量（Measurement of the Shaft of Tibia）

（1）胫骨体的测量（Measurements of the shaft of tibia）：综合国人资料男401例，女性328例（$\bar{x} \pm s$，mm）：胫骨滋养孔处横径男性22.94±2.35、女性20.42±2.52，胫骨滋养孔处矢径男性32.08±3.04、女性28.10±3.60，胫骨体最小周长男性69.23±5.38、女性62.35±6.19，性别差异t值分别为13.84、15.91、15.82，均P＜0.01。各项指标男性均非常显著大于女性，见表5-355。

表5-355 胫骨体的测量 Measurements of the Shaft of Tibia

作者（年份）	地区	例数	滋养孔处横径（$\bar{x} \pm s$，mm）	滋养孔处矢径（$\bar{x} \pm s$，mm）	体最小周长（$\bar{x} \pm s$，mm）
刘武等（1989）	长春	男69	22.5±2.7	31.2±3.7	68.6±6.5
		女66	19.3±1.7	27.2±2.4	61.0±5.0
单涛等（1996）	长春、通辽	男142	24.23±1.79	33.27±2.55	69.02±4.33
		女112	21.38±2.69	28.71±3.89	61.94±5.93
郑靖中（1987）	西安	男50左	23.2±1.9	32.1±2.7	70.7±4.8
		女50左	21.1±2.6	28.5±3.9	64.4±7.8
胡兴宇等（2000）	四川	男8	23.11	33.33	73.59
	（僰人）	女6	20.85	29.45	64.33
邓兆宏等（1991）*	成都	男140	21.76±2.13	31.29±2.84	69.23±5.81
		女100	19.75±2.2	27.82±3.6	62.68±6.0
杜韵璜等（1980）*	昆明	合750左	21.9±5.48	30.4±5.48	70.8±10.96
		右	21.8±2.74	30.1±5.48	70.5±10.96
合计（只含标准差项）		男401	22.94±2.35	32.08±3.04	69.23±5.38
		女328	20.42±2.52	28.10±3.60	62.35±6.19

*按原数据的标准误，由笔者计算出标准差。

（2）胫骨体部其他项的测量（Other measurements of the shaft of tibia）：吴晋宝等（1980）测量上海地区（$\bar{x} \pm S_{\bar{x}}$，cm）中部矢径：男性（152例）2.72±0.03、女性（94例）2.35±0.03；刘武等（1989）测量长春地区男性69例、女性66例（$\bar{x} \pm s$，mm）：滋养孔处周长，男性87.0±8.4、女性75.3±5.4。单涛等（1996）测量长春通辽胫骨标本男性142例、女性112例：胫骨体中部横径；男性21.44±1.83、女性19.28±2.37，胫骨体中部周长，男性77.80±4.66、女性68.51±7.29；胫骨体中部最大径，男性29.43±3.61、女性25.82±3.72；胫骨粗隆处最大矢径，男性43.44±3.50、女性39.13±4.54；胫骨粗隆处横径，男性42.06±5.35、女性38.95±5.11；胫骨体弦长，男性135.56±21.33、女性119.78±20.48；胫骨体曲度高，男性2.94±1.05、女性2.00±1.20。许建中等（1998）测量河南地区100侧：胫骨结节矢径41.4±3.5，胫骨结节横径35.9±3.7。郑靖中（1987）测量西安地区男女各50侧：比目鱼肌线的粗涩线型高，男性0.7±0.4、女性0.6±0.4；粗涩线型宽，男性6.4±1.6、女性4.8±1.8；沟型高，男性1.0±0.6、女性0.8±0.5；沟型宽，男性8.2±3.2、女性5.5±1.2；嵴型高，男性1.9±0.9；嵴型宽，男性2.4±2.4。

（3）胫骨中段横断面的测量（Measurements of the cross section of tibia on mid-shaft）：汤谷初等（1991）测量湖南、广西、江西等五省共男性139、女性79例不同年龄尸骨，胫骨中段横断面的外矢状径和外横径，内髓腔平均直径，以及骨密质厚度的平均值，结果显示各项指标随年龄组的增长，各项指标逐渐加大，至20岁后，基本无差异，见表5-356。

表5-356 胫骨中段横断面的测量
Measurements of the Cross Section of Tibia on Mid-shaft

年龄（岁）	例数	外矢状径（$\bar{x} \pm s$，mm）	外横径（$\bar{x} \pm s$，mm）	内髓腔平均直径（$\bar{x} \pm s$，mm）	骨密质平均厚度（$\bar{x} \pm s$，mm）
<6	男13女7	10.81±3.15	9.73±3.26	5.26±2.99	2.34±0.33
6～	男12女8	16.07±1.93	14.02±1.38	8.08±1.41	3.40±0.70
11～	男12女8	20.92±2.31	17.28±1.81	11.16±1.67	3.81±0.72
16～	男12女8	25.37±3.66	20.37±2.27	12.99±3.28	4.55±0.67
21～	男17女3	27.92±3.06	21.51±3.24	13.24±1.18	5.31±0.51
26～	男14女6	28.80±2.65	22.15±1.51	11.95±1.97	5.82±0.51
31～	男17女3	28.98±2.81	22.22±2.15	14.03±3.34	5.14±1.13
36～	男11女9	28.95±2.62	22.51±1.28	13.42±2.50	5.08±0.91
41～	男7女5	28.63±3.18	21.71±2.59	14.91±2.22	4.97±1.17
46～	男7女3	27.32±1.13	21.51±1.25	11.01±0.76	4.94±0.41
51～	男6女5	28.11±2.20	23.72±2.09	11.69±1.15	4.80±0.90
56～	男1女6	28.13±2.83	21.91±2.16	16.84±1.78	4.26±0.34
61～	男4女2	26.45±1.49	20.27±0.10	11.88±3.01	4.68±1.08
66～	男2女4	26.90±1.97	22.85±0.86	16.12±0.65	3.76±0.77
>71	男4女2	29.47±2.09	22.47±1.86	15.53±4.12	3.71±1.21

注：骨密质平均厚度系指前、后、内侧和外侧四壁和的均值。

（4）胫骨皮质和骨髓的测量（Measurements of the tibial cortical bone & medullary cavity）：杨桂姣等（1992）测量山西地区30例，见表5-357。

（5）运动员胫骨髓腔和骨密质厚度的测量（Measurements of the tibial medullary cavity and cortex in sportsman）（$\bar{x} \pm s$，mm）：谢雪峰（1984）测量武汉16～17岁三个不同组（举重组、跳跃组和普通组）各15名青少年，进行了X线片测试胫骨的骨密质厚度和髓腔的大小，进行了对比，发现三组上部内外横径没有差异（$P > 0.05$），但中部和下部内外横径比较具有差异（$P < 0.01$）。谢雪峰（1996）进一步观察三组的胫骨骨密质厚度的变化，发现除外侧壁无差异外，其余三壁的厚度均具有非常显著的差异，也就是说，举重组和跳跃组均较普通组非常明显增厚，见表5-358。

表5-357　胫骨皮质和骨髓的测量
Measurements of the Tibial Cortex & Medullary Cavity

部位	侧别	测量数据（$\bar{x}\pm s$, mm）		
		胫骨前皮质厚	胫骨后皮质厚	胫骨髓腔内径
中点上12cm	左	3.23±1.02	5.74±1.66	31.25±3.39
	右	3.06±0.23	4.54±1.26	35.00±4.43
中点上8cm	左	4.99±1.14	6.72±1.66	21.61±3.02
	右	5.04±1.71	7.24±1.97	23.50±4.03
中点上4cm	左	5.55±1.14	7.70±1.19	15.33±2.37
	右	5.72±1.30	9.42±1.80	17.20±3.57
胫骨中点	左	6.09±1.52	8.42±1.92	10.53±2.33
	右	6.14±1.08	10.56±1.59	13.50±1.92
中点下4cm	左	5.31±1.11	7.02±1.39	10.65±2.84
	右	5.48±1.31	9.06±2.29	12.70±1.31
中点上8 cm	左	3.75±0.78	5.12±1.29	13.24±2.59
	右	4.24±0.57	5.64±1.42	15.56±1.93
中点上12cm	左	2.59±0.67	2.31±0.67	19.57±3.22
	右	2.86±0.30	3.02±0.64	21.78±2.57

表5-358　胫骨髓腔和骨密质壁测量
Measurements of the Tibial Medullary Cavity and Cortex in Sportsman

作者（年份）	项目	部位	普通组（$\bar{x}\pm s$, mm）	举重组（$\bar{x}\pm s$, mm）	跳跃组（$x\pm s$, mm）	F值	P值
谢雪峰（1984）	髓腔测量	上部内横径	22.17±2.43	21.79±3.27	22.87±2.13	0.649	＞0.05
		中部内横径	14.42±1.82	13.90±2.00	15.78±1.44	4.546	＜0.05
		下部内横径	17.68±1.45	17.09±2.97	18.33±1.41	1.331	＞0.05
		上部内矢径	26.41±3.97	24.23±3.60	26.87±3.86	2.045	＞0.05
		中部内矢径	14.10±2.27	12.59±1.69	15.08±2.04	5.824	＜0.05
		下部内矢径	15.43±2.06	13.90±1.96	15.97±1.51	5.018	＜0.05
谢雪峰（1996）	骨密质厚度	内侧壁	5.77±1.10	7.35±1.32	6.67±1.35	5.686	＜0.01
		外侧壁	4.15±0.92	4.85±0.85	4.65±1.00	2.339	＞0.05
		前嵴	9.41±1.21	11.55±1.34	12.82±1.64	22.369	＜0.01
		后壁	5.29±0.69	7.07±1.09	7.77±1.36	20.89	＜0.01

（6）胫骨骨髓腔的X线片测量（Measurements of the tibial medullary cavity on X-films）：王建华等（2001）为骨髓腔内固定设计提供数据，测量成人胫骨湿标本25根（男性15根，女10根），见表5-359。

表5-359　胫骨骨髓腔的X线片测量　Measurements of the Tibial Medullary Cavity on X-films

项目	均值（$\bar{x}\pm s$）	项目	均值（$\bar{x}\pm s$）	项目	均值（$\bar{x}\pm s$）
骨髓腔全长（cm）	29.4±1.9	髓腔入口矢径（mm）	30.4±3.8	髓腔出口矢径（mm）	36.1±3.6
骨髓腔狭段长（cm）	6.5±1.2	髓腔入口横径（mm）	36.1±4.9	髓腔出口横径（mm）	30.0±43.1
髓腔弧度（°）	2.6±1.4	髓腔上口指数	10.0±2.9	髓腔出口指数	8.5±2.6

4.胫骨下端的测量（Measurement of the Lower Part of Tibia）

（1）胫骨下端的测量（Measurements of the lower part of tibia）：综合国人资料（$\bar{x}\pm s$, mm）：男性

401例，女性328例，胫骨下端宽男性48.35±4.11、女性43.78±3.87，胫骨下端矢径男性36.86±3.13、女性33.00±3.61，性别差异t值分别为15.42、15.24，均$P<0.01$；各项指标男性均非常显著大于女性，见表5-360。

表5-360　胫骨下端的测量　Measurements of the Lower Part of Tibia

作者（年份）	地区	例数		胫骨下端宽（$\bar{x}\pm s$, mm）		胫骨下端矢径（$\bar{x}\pm s$, mm）	
		男	女	男	女	男	女
刘武等（1989）	长春	69	66	49.6±4.3	44.2±2.6	35.8±3.8	31.2±2.2
单涛等（1996）	长春、通辽	142	112	49.94±3.41	45.14±3.85	37.74±2.72	33.72±3.49
郑靖中（1987）	西安	50	50	47.9±2.4	43.8±4.4	37.3±2.9	34.2±4.8
胡兴宇等（2000）	四川（僰人）	8	6	53.14	46.33	38.360	34.33
邓兆宏等（1991）*	成都	140	100	45.59±3.55	41.99±3.6	36.35±2.96	32.79±3.3
杜韵璜等（1980）*	昆明	合750左右		45.3±5.48		35.3±5.48	
				44.8±5.48		35.2±5.48	
合计（只含有性别标准差项）		401	328	48.35±4.11	43.78±3.87	36.86±3.13	33.00±3.61

*按原数据的标准误，由笔者计算出标准差。

（2）胫骨下端关节面的测量（Measurements of the articular surface of lower part of tibia）：李玉莲等（2000）测量东北地区男女各78副胫骨，各项指标男性均非常显著大于女性（$P<0.01$），见表5-361。

表5-361　胫骨下端关节面的测量
Measurements of the Articular Surface of Lower Part of Tibia

项目	男78例	女78例	性别差异t值	P值
胫骨下端内踝关节面高（$\bar{x}\pm s$, mm）	16.58±1.25	14.61±1.75	8.13	<0.01
胫骨下端内踝关节面长（$\bar{x}\pm s$, mm）	24.07±1.41	22.19±2.13	6.51	<0.01
胫骨下端内踝关节面面积（$\bar{x}\pm s$, mm²）	245.37±26.92	200.88±39.61	8.22	<0.01
胫骨下端下关节面前宽（$\bar{x}\pm s$, mm）	29.93±1.65	27.34±2.72	7.20	<0.01
胫骨下端下关节面后宽（$\bar{x}\pm s$, mm）	24.31±1.66	22.84±1.98	5.03	<0.01
胫骨下端下关节面长（$\bar{x}\pm s$, mm）	26.76±1.49	24.81±2.24	6.44	<0.01
胫骨下端下关节面面积（$\bar{x}\pm s$, mm²）	812.70±83.58	688.82±127.57	7.19	<0.01

（3）胫骨下端腓切迹的测量（Measurements of the fibular notch of lower part of tibia）：方刚等（2010）测量内蒙古地区成人100侧（$\bar{x}\pm s$, cm）：腓切迹长2.6±0.59，腓切迹宽2.7±0.63，腓切迹深0.6±0.22。

（4）胫骨下端的其他测量（Other measurements of the lower part of tibia）：喻爱喜等（2004）测量湖北地区成人胫骨60根（$\bar{x}\pm s$, mm）：内踝关节面纵径13±2，胫骨内踝关节面横径13±2，胫骨内踝倾斜角（°）151±5；方刚等（2010）测量内蒙古地区成人100侧（$\bar{x}\pm s$, cm²）：下关节面面积8.6±1.02，内踝关节面面积2.5±1.56；罗吉伟等（2006）为全膝关节置换术和胫骨假体设计及胫骨平台截骨提供参数，测量了华南地区正常男女成人各30侧：胫骨平台内侧最低点与腓骨头高度在胫骨长轴上的差距，结果（$\bar{x}\pm s$, mm）为男性为8.67±0.92，女性为7.90±0.79。

5.胫骨的年龄测量（Measurements of the Tibia by Age-group）　公安部126研究所（1984）对九省（江西、山东、云南、贵州、广西、安徽、河北、青海和吉林）男性472副胫骨进行测量的结果见表5-362。

表5-362 男性胫骨的测量（$\bar{x}\pm s$, mm ） Measurements of the Tibia by Age-group（$\bar{x}\pm s$, mm ）

项目	侧别	21～30岁	31～40岁	41～50岁	51～60岁	61～80岁
胫骨最大长	左	355.29±19.3	355.22±19.5	353.72±17.6	352.59±19.1	360.07±16.2
	右	354.48±18.6	354.55±19.4	353.16±20.5	352.04±18.7	360.61±15.9
胫骨全长	左	349.93±19.3	350.76±20.1	349.30±17.0	347.48±18.8	355.00±16.2
	右	349.07±18.9	349.52±19.8	349.43±18.4	346.96±18.4	355.24±15.8
胫骨生理长	左	330.07±18.9	330.07±18.8	328.28±17.2	326.60±18.8	333.66±16.2
	右	329.33±18.6	329.75±19.2	331.05±19.6	325.71±18.4	333.77±16.0
胫骨髁踝长	左	344.63±19.3	344.70±19.3	343.28±17.0	341.43±19.1	348.36±16.5
	右	343.96±18.9	344.17±19.5	344.12±18.4	340.36±18.5	349.05±16.4
胫骨上端宽	左	74.01±4.30	74.51±3.95	74.45±3.83	74.96±3.97	76.00±3.72
	右	74.14±3.58	74.48±3.97	73.76±5.60	75.25±3.77	76.13±3.52

6.胫骨扭转角的测量（Measurement of the Torsion Angle of Tibia） 综合国人男性382例，女性312例的资料（$\bar{x}\pm s$,°）：男性18.22±7.40、女性19.24±7.18，性别差异t值为1.84，$P>0.05$，没有性别差异；按郑靖中的侧别比较t值男性为3.48、女性为3.61，均$P<0.01$，说明两性右侧非常显著大于女性，见表5-363。

表5-363 胫骨扭转角的测量 Measurement of the Torsion Angle of Tibia

作者（年份）	地区	男性例数	胫骨扭转角（$\bar{x}\pm s$,°）	女性例数	胫骨扭转角（$\bar{x}\pm s$,°）
单涛等（1996）	长春、通辽	142	16.01±7.77	112	18.22±7.47
郑靖中（1987）	西安	50左	16.1±7.9	50左	16.8±6.4
		右	21.3±7.0	右	22.1±8.1
胡兴宇等（2000）	四川（僰人）	8	22.81	6	18.58
邓兆宏等（1991）*	成都	140	20.13±5.92	100	20.19±6.00
杜韵璜等（1980）*	昆明	合750	左18.77±9.31	右	19.70±12.60
合计（只含有性别标准差项）		382	18.22±7.40	312	19.24±7.18

*按原数据的标准误，由笔者计算出标准差。

7.胫骨其他角度的测量（Other Measurements of the Angles of Tibia） 单涛等（1996）测量长春通辽地区男性142例、女性112例（$\bar{x}\pm s$,°）：两轴角，男性4.90±1.78、女性5.43±1.93；后倾角，男性107.01±3.71、女性109.02±3.86；倾斜角，男性102.03±3.23、女性103.50±2.22。韩铭等（1999）为胫骨下段骨折内固定塑形钢板提供数据，测量长春通辽男性41副、女性40副胫骨（$\bar{x}\pm s$,°）：胫骨下段扭转角，男性左64.8±3.6、右68.7±2.8，女性左63.3±5.1、右67.0±6.0；胫骨下段外翻角，男性左15.6±3.0、右14.2±2.1，女性左15.6±3.0、右16.4±2.9，性别没有差异（$P>0.05$），但下段扭转角侧别差异t值男性5.48、女性2.97，均$P<0.01$，侧别差异非常显著，胫骨下段外翻角侧别差异t值男性2.45、女性1.21，P值分别为<0.05和>0.05，男性左侧大于右侧，女性无侧别差异；侯伟国等（2005）测量广州地区健康成人男女各20例前倾角（°）：男性左7.34±0.93、男性右7.35±0.91，女性左6.19±0.43、女性右6.21±0.40。

8.胫骨的生物力学测试（Tests of the Biomechanics of Tibia） 徐海荣等（1983）对固定胫骨6根进行胫骨的抗压测试，见表5-364。

表 5-364　胫骨的生物力学测试　Tests of the Biomechanics of Tibia

项目（单位）	老年组		成年组		少年组
	男	女	男	女	男
有效面积（mm²）	126.0	723.0	110.0	93.0	71.0
最大压力（kg）	4200.0	1500.0	4150.0	3340.0	2050.0
压缩强度（kg/mm²）	33.3	20.8	37.7	35.9	28.9
杨氏模量（kg/mm²）	6532.1	5050.5	4797.3	4966.6	3373.5

9.胫骨骨重的测量（Measurement of the Weight of Tibia）　综合国人资料男性820例、女性212例（$\bar{x}\pm s$，g）：男性194.21±5.99、女性125.05±6.34，性别差异 t 值为143.2，$P<0.01$，男性非常显著重于女性，见表5-365。

表 5-365　胫骨骨重的测量　Measurement of the Weight of Tibia

作者（年份）	地区	男例数	胫骨重（$\bar{x}\pm s$，g）	女例数	胫骨重（$\bar{x}\pm s$，g）
孙尔玉等（1982）[**]	东北	209	383.83±66.10	25	265.00±56.51
任光金等（1980）[*]	青岛、长春	92	191.65±4.22	72	121.08±3.19
王广新（1992）[*]	新疆（汉族）	155左	198.18±2.52	45左	124.08±4.93
		右	197.92±2.45	右	124.08±4.93
合计		820	194.21±5.99	212	125.05±6.34

[*]按原数据的标准误，由笔者计算出标准差。

[**]系双侧重量。

六、腓骨的测量（Measurements of the Fibula）

腓骨的测量见图5-51。

1.腓骨最大长（Maximum Length of Fibula）（M1）　用测骨盘测量腓上、下端间的最大直线距离。

2.腓骨头外踝长（Medial Eapitulo-Malleolar Length of Fibula）　用测骨盘测量腓骨头最上点和外踝关节面最下点间的直线距离。

3.腓骨中部最大径（Maximum Diameter of Fibula at Midshaft）（M2）　用游标卡尺或直脚规测量腓骨中部最大的直线距离，不要求测量方向。

4.腓骨中部最小径（Minimum Diameter of Fibula at Midshaft）（M3）　用游标卡尺或直脚规测量腓骨中部最小的直线距离，不要求测量方向。

5.腓骨体中部周长（Circumference of Fibula at Midshaft）　亦称腓骨干中部周长，用米格纸或卷尺测量腓骨中部周长。

6.腓骨最小周长（Minimum Circumference of Fibula）（M4）　用米格纸或卷尺测量腓骨体最细处的周长。

7.腓骨上端宽（Proximal Breadth of Fibula）　用游标卡尺或直脚规测量腓骨头内、外侧最突出的投影距离。

8.腓骨上端矢径（Sagittal Diameter of Fibular Upper End）　用游标卡尺或直脚规测量腓骨头前后缘最突出的直线距离，注意要与上端宽相垂直。

9.腓骨下端宽（Distal Breadth of Fibula）　用游标卡尺或直脚规测量腓骨下端内、外侧的直线距离。

10.腓骨下端矢径（Sagittal Diameter of Fibular Lower End）　用游标卡尺或直脚规测量腓骨下端前后缘的最大直线距离。

11.腓骨外踝关节面高（Height of Articular Facet of Lateral Malleolus） 用游标卡尺或直脚规测量腓骨外踝关节面上下缘的最大直线距离。

12.腓骨外踝关节面矢径（Sagittal Diameter of Articular Facet of Lateral Malleolus） 用游标卡尺或直脚规测量腓骨外踝关节面上部前后缘之间的最大直线距离，注意与上述腓骨外踝关节面高相垂直。

13.腓骨头关节面内倾角（Medial Inclination Angle of Articular Surface of Fibular Head） 此角是由腓骨长轴和腓骨头关节面在冠状面所形成的夹角，也有学者将腓骨长轴改为与长轴的垂直线，后者的结果需要90°减去前者的角度；测量方法可将腓骨外侧面置于测骨盘上，使腓骨长轴与测骨盘底壁平行，再用丝线对准腓骨头关节面的内外侧突出点的连线，用量角器测出。

14.腓骨头关节面后倾角（Retroversion Angle of Articular Surface of Fibular Head） 此角是由腓骨长轴和腓骨头关节面在矢状面所形成的夹角，也有学者将腓骨长轴改为与长轴的垂直线，后者的结果需要90°减去前者的角度；上述两角具有重要的临床和生理意义，前者在临床上常用带血管的游离腓骨头移植替代桡骨下端，重建腕关节，后者则对胫腓关节的稳定性具有重要意义；测量方法同上，只是将腓骨的内侧面置于测骨盘。黄启顺等（1998）曾用三维摄影法进行测量，再编程后由计算机算出；江仁兵等（2009）利用X线片测量更为方便。

15.腓骨下端前倾角（Anterior Inclination Angle of Articular Surface of Fibular Head） 此角是由腓骨长轴和腓骨下端关节面在矢状面所形成的夹角，测量方法同上。

16.腓骨下端内倾角（Medial Inclination Angle of Fibular Lower End） 此角是由腓骨长轴和腓骨下端关节面在冠状面所形成的夹角，测量方法同上。

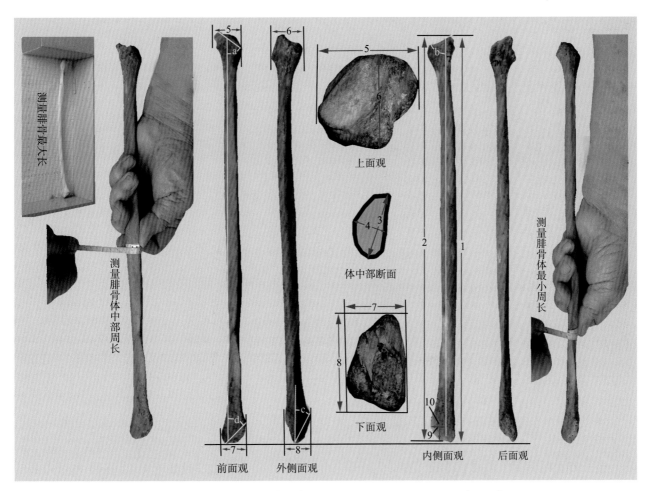

图5-51　腓骨的测量（右侧） Measurements of the Fibula（right）

1.腓骨最大长；2.腓骨头外踝长；3.腓骨中部最大径；4.腓骨中部最小径；5.腓骨上端宽；6.腓骨上端矢径；7.腓骨下端宽；8.腓骨下端矢径；9.腓骨外踝关节面高；10.腓骨外踝关节面长；a.腓骨头关节面内倾角；b.腓骨头关节面后倾角；c.腓骨下端前倾角；d.腓骨下端内倾角

国人数据（Chinese Data）

1.腓骨长度的测量（Measurement of the Length of Fibula）

（1）腓骨最大长的测量（Measurement of the maximum length of fibula）：综合国人资料，腓骨最大长（$\bar{x}\pm s$, mm）：男性（1203例）352.64±20.55、女性（792例）322.58±19.84，性别差异t值32.64，$P<0.01$，男性非常显著大于女性，见表5-366。

表5-366 腓骨最大长的测量
Measurement of the Maximum Length of Fibula

作者（年份）	地区	男例数	腓骨最大长（$\bar{x}\pm s$, mm）	女例数	腓骨最大长（$\bar{x}\pm s$, mm）
刘武等（1989）	长春	63	343.0±25.5	56	318.1±15.6
魏占东等（1980）	长春	合100	左335±39 右334±40		
李逢春等（1982）	长春	合100	左336.1±7.7 右336.1±7.7		
段秀吉等（1991）*	长春	172	左356.77±9.44 右356.51±18.62	173	左330.84±19.46 右331.34±20.12
王衡（1982）*	新疆（汉族）	155	左354.1±17.55 右354.2±17.43	45	左314.8±15.43 右315.0±15.70
方刚等（2010）	内蒙古	合100	352±17.2		
王学礼（1978）	河北	合100	左346.0±22.0 右347.1±20.0		
孙振夫等（1984）*	山东	88	左360.05±20.17 右360.06±20.26	—	—
吴晋宝等（1980）*	上海	130	342.5±27.36	82	309.2±16.67
程心恒等（1978）	上海	合212	325.8		
陈遥良等（1981）*	江苏	50	左348.8±27.57 右342.8±17.68	50	左315.8±19.80 右315.8±14.85
陈昌富等（1981）	江苏	合131	325.1±21.6		
郑思竟等（1978）	江苏	合500	334.9		
胡兴宇等（2000）	四川（僰人）	8	336.25	6	321.33
王永豪等（1979）	重庆	80	345.9±18.9	—	—
陈振光等（2009）	武汉	合73	341.±25		
刘正津等（1982）	中南	合500	左341.29±22.30 右339.54±23.23		
陈子为等（1978）	贵州	合100	左342.97 右343.33		
张继宗（2001）	九省**	—	—	59	左321.26±17.86 右320.03±17.04
合计（只含有性别标准差项）		1203	352.64±20.55	792	322.58±19.84

*按原数据的标准误，由笔者计算出标准差。

**九省：河北、青海、吉林、山东、安徽、江西、广西、云南、贵州。

（2）腓骨其他长度的测量（Other measurements of the lengths of fibula）：刘武等（1989）测量长春地区腓骨头外踝长（$\bar{x}\pm s$, mm），男性（63例）339.8±25.2、女性（58例）315.7±15.4。张继宗（2001）测量上述九省女性59例，腓骨生理长：左319.06±17.41、右317.68±16.91。孙振夫等（1984）测量山东地区男性88例：腓骨头外踝长，左357.98±2.16、右357.41±2.21。公安部126研究所（1984）测量江西、山东、云南、贵州、广西、安徽、河北、青海和吉林九省男性472副腓骨，测量不同年龄组有关指标，见表5-367。

表 5-367 腓骨的年龄组测量
Measurements of the Fibula by Age-group

项目	侧别	21～30岁	31～40岁	41～50岁	51～60岁	61～80岁
腓骨最大长	左	347.46±17.5	347.93±18.9	344.79±22.1	345.06±18.8	349.96±19.1
($\bar{x}\pm s$, mm)	右	347.05±17.7	348.26±18.7	345.48±23.2	345.04±18.2	350.04±18.0
腓骨头外踝长	左	342.29±19.5	343.87±18.6	342.91±17.5	340.35±19.0	348.40±15.1
($\bar{x}\pm s$, mm)	右	342.68±19.6	344.14±18.6	343.12±19.6	340.57±18.0	347.44±15.3
腓骨最小周长	左	36.39±4.86	35.80±3.52	34.02±2.21	34.69±3.75	36.32±4.21
($\bar{x}\pm s$, mm)	右	36.32±4.63	36.02±4.14	35.85±4.41	35.72±3.57	36.70±3.96

2.腓骨上端的测量（Measurements of the Upper Part of Fibula）

（1）腓骨上端宽的测量（Measurement of the breadth of upper part of the fibula）：刘武等（1989）测量长春地区男性63例、女性58例（$\bar{x}\pm s$, mm），上端宽男性24.7±3.2、女性22.3±2.3。

（2）腓骨头的测量（Measurements of the fibular head）：张发惠等（2000）测量福州地区60侧（$\bar{x}\pm s$, mm），腓骨头横径21±3，腓骨头矢径26±3，腓骨头长度22±3。

（3）腓骨头关节面的测量（Measurements of the articular surface of fibular head）：单云官等（1999）为腓骨上段转位代股骨或胫骨外侧髁术提供数据，测量甘肃地区成年下肢骨54侧（$\bar{x}\pm s$, mm），腓骨头关节面上下径22.8±7.1，腓骨头关节面前后径23.9±2.1，腓骨头关节面向内下斜度（°）61.3±6.4。黄启顺等（1998）测量武汉地区40例成人膝关节标本：腓骨头关节面矢状曲率0.136±0.028，腓骨头关节面冠状曲率0.154±0.028，腓骨头关节面冠状弧长15.9±1.90，腓骨头关节面矢状弧长12.8±1.30，腓骨头关节面内倾角（°）23.07±2.14，腓骨头关节面后倾角（°）9.96±1.47。陈光忠等（1998）测量上海地区218例：腓骨头关节面与骨干纵轴夹角59.93±9.29，关节面与水平线夹角30.25±9.32。喻爱喜等（2004）测量湖北地区成人小腿骨各60根：腓骨头关节面纵径15±2，腓骨头关节面横径14±2，腓骨头最大周径73±9，腓骨头倾斜角（°）173±7，腓骨头夹角（°）144±11；陈振光等（2006）测量60例：腓骨头关节面内倾角（°）28.8±0.5，腓骨头关节面后倾角（°）10.3±3.3，腓骨头中央隆起宽2.1±0.3，腓骨头中央隆起厚2.0±0.3。江仁兵等（2009）测量新疆地区40例：腓骨头关节面冠状弧长13.84±1.9，腓骨头关节面矢状弧长13.68±2.3，腓骨头关节面内倾角（°）23.48±2.48，腓骨头关节面后倾角1.21±2.50。方刚等（2010）测量内蒙古地区100侧：腓骨头关节面面积（$\bar{x}\pm s$, mm²）140±51。

（4）腓骨颈的测量（Measurements of the fibular neck）：张发惠等（2000）测量福州地区60侧（$\bar{x}\pm s$, mm）：腓骨颈横径11±1，腓骨颈矢径11±1。

3.腓骨体的测量（Measurements of the Fibular Shaft） 综合国人资料（$\bar{x}\pm s$, mm），男性369例、女性138例：腓骨体中部最大径，男性14.74±2.38、女性12.33±1.62；腓骨体中部最小径，男性10.61±1.48、女性8.90±1.97；腓骨体中部周长，男性39.86±4.98、女性36.09±3.83；腓骨体中部最小周长，男性（193例）37.76±5.18、女性（138例）36.43±6.21，性别差异t值分别为13.00、9.26、9.05、2.06，前三项均$P<0.01$，男性均非常显著大于女性，中部最小周长$P<0.05$，男性显著大于女性；侧别差异t值分别为2.70、1.38、1.85、0.81；除中部最大径$P<0.01$右侧大于左侧外，其余均$P>0.05$，没有侧别差异，见表5-368。

表5-368 腓骨体的测量 Measurements of the Fibular Shaft

作者（年份）	地区	例数	中部最大径 ($\bar{x}\pm s$, mm)	中部最小径 ($\bar{x}\pm s$, mm)	中部周长 ($\bar{x}\pm s$, mm)	中部最小周长 ($\bar{x}\pm s$, mm)
刘武等（1989）	长春	男63	14.2±2.0	10.1±1.2	40.9±4.2	34.8±4.2
		女56	13.1±1.4	8.9±0.9	37.1±3.5	31.5±3.2
孙振夫等（1984）*	山东	男88左	15.25±2.06	10.98±1.13	38.90±4.78	—
		右	15.69±2.06	11.05±1.13	39.13±5.35	—
吴晋宝等（1980）*	上海	男130	14.0±2.62	10.3±1.82	40.5±5.02	39.20±5.00
		女82	11.8±1.54	8.9±2.45	35.4±3.90	39.80±4.99
刘正津等（1982）*	中南	合500左	13.83±1.81	10.70±1.49	39.20±5.00	33.60±3.13
		右	14.11±1.91	10.83±1.59	39.80±4.99	33.76±3.13
胡兴宇等（2000）	四川（僰人）	男8	16.07	11.46	35.91	—
		女6	14.77	9.75	34.64	—
合计（只含有性别标准差项） （例数）		男369	14.74±2.38	10.61±1.48	39.86±4.98	37.76±5.18（193）
		女138	12.33±1.62	8.90±1.97	36.09±3.83	36.43±6.21（138）
		左588	14.04±1.92	10.74±1.44	39.16±4.97	33.60±3.13（500）
		右588	14.35±2.01	10.86±1.53	39.70±5.05	33.76±3.13（500）

*按原数据的标准误，由笔者计算出标准差。

腓骨体其他的测量（Other Measurements of the Fibular Shaft） 程心恒等（1978）测量上海地区腓骨106副（mm）：腓骨体中部矢径12.9，腓骨体中部横径9.6，主孔直径（$\bar{x}\pm S_{\bar{x}}$, mm）1.33±0.088。朱跃良等（2005）测量成都地区成人固定腓骨24侧（男性22侧，女性2侧），腓骨干横径见表5-369。

表5-369 腓骨干横径的测量 Measurements of the Transverse Diameter of Fibular Shaft

项目	骨干上半中点	骨干中点	骨干下半中点
腓骨伸肌（前）面（$\bar{x}\pm s$, mm）	3.8±1.0	6.3±1.6	8.1±1.6
腓骨屈肌（后）面（$\bar{x}\pm s$, mm）	9.8±2.3	11.3±1.9	14.0±3.8
腓骨肌（外侧）面（$\bar{x}\pm s$, mm）	12.3±2.0	15.7±2.2	16.1±3.5
腓骨胫骨后肌（内侧）面（$\bar{x}\pm s$, mm）	9.3±2.5	9.2±1.9	—

4.腓骨下端的测量（Measurements of Lower Part of Fibula）

（1）腓骨下端的测量（Measurements of the lower part of fibula）：刘武等（1989）测量长春地区腓骨下端宽（$\bar{x}\pm s$, mm）：男性（63例）23.9±3.0、女性（58例）20.8±2.0；俞立新等（2002）测量浙江地区60例（$\bar{x}\pm s$, mm）：外踝横径19±3，外踝矢径27±3，外踝长度34±3，腓骨下段横径11±1，腓骨下段矢径13±1；张廷才等（2008）为探讨腓骨截取的最佳部位，临床科学合理的应用腓骨提供理论依据，选取10具成人男性防腐尸体，制作20例成人小腿-足踝标本，分别测量、分析腓骨完整时和在腓骨下1/6、下1/4、下1/3、1/2点处，分别向上切除10cm长腓骨情况下，对胫距关节接触面积及应力分布的改变进行了测试，结果显示，腓骨完整时，胫距关节接触总面积为311.4±19.8 mm²，在腓骨下1/6点处关节接触面积明显减小，为259.9±23.1 mm²，平均应力值增高；在腓骨1/2点处关节接触面积变化不明显，为306.4±20.3 mm²，平均应力无显著变化。因此得出结论，腓骨最佳截取部位在腓骨中点向近侧段切除最佳。方刚等（2010）测量内蒙古地区成人100侧（$\bar{x}\pm s$, mm）：滋养孔-内踝尖距19.3±2.04，外踝尖-胫骨下关节面垂直距2.56±0.24。

（2）腓骨外踝关节面的测量（Measurements of the articular surface of lateral malleolus of fibula）：李玉莲等（2000）测量东北地区男性78例，女性80例腓骨（$\bar{x}\pm s$, mm）：腓骨外踝关节面高，男性21.33±2.17、

女性为19.43±1.63；腓骨外踝关节面长，男性为18.95±1.55、女性为16.63±1.75；腓骨外踝关节面面积，男性为280.03±32.70、女性为222.63±39.79，各项具有极显著的性别差异。喻爱喜等（2004）测量湖北地区成人小腿骨各60根，外踝关节面纵径（20±2）mm，外踝关节面横径（16±2）mm，外踝最大周径（67±6）mm，外踝倾斜角（°）171±6，外踝夹角（°）162±10。方刚等（2010）测量内蒙古地区成人100侧：腓骨外踝关节面面积（370±41）mm²。

（3）腓骨外踝沟的测量（Measurements of the groove of lateral malleolus of fibula）：方刚等（2010）测量内蒙古地区成人100侧（$\bar{x}\pm s$，mm），外踝沟长13±2.0，外踝沟宽9±1.2，外踝沟深3±0.8。

5.腓骨角度的测量（Measurements of the Angle of Fibula） 陈振光等（2009）测量73例（$\bar{x}\pm s$，°）：腓骨体中段前面扭转至外踝侧面角80.7°±6.0°，腓骨体中段外侧面扭转至外踝后面角71.5°±12.6°，腓骨体中段后面扭转至外踝内侧面角58.4°±11.4°，腓骨外倾角153.1°±5.7°。

6.腓骨骨重的测量（Measurements of the Weight of Fibula） 综合国人资料男性611例、女性187例（$\bar{x}\pm s$，g）：男性为47.31±12.10、女性为31.93±6.94，性别差异t值21.81，$P<0.01$，男性极显著大于女性，按王广新（1982）资料计算侧别差异t值：男性1.14、女性0.29，均$P>0.05$，没有侧别差异，见表5-370。

表5-370 腓骨骨重的测量 Measurements of the Weight of Fibula

作者（年份）	地区	男例数	腓骨重（$\bar{x}\pm s$，g）	女例数	腓骨重（$\bar{x}\pm s$，g）
孙尔玉等（1982）**	东北	209	92.15±16.00	25	71.07±12.83
任光金等（1980）*	青岛、长春	92	47.15±12.37	72	30.56±8.57
王广新（1982）*	新疆（汉族）	155左	47.65±8.09	45左	31.75±8.99
		右	48.72±8.47	右	32.31±9.26
合计		男611	47.31±12.10	女187	31.93±6.94

*按原数据的标准误，由笔者计算出标准差。

**系双侧重量。

七、足骨的测量（Measurements of the Bones of Foot）

跟骨的测量（Measurements of the Calcaneus）

跟骨的测量见图5-52。

1.跟骨最大长（Maximum Length of Calcaneus）（M1） 事先将跟骨的长轴（跟结节后突出点至骰关节面的中点连线）固定于测骨盘上，使长轴与侧壁平行，然后测量前、后突出点间的投影距离。

2.跟骨全长（Total Length of Calcaneus） 用弯脚规测量跟结节后突出点至骰关节面的中点间的直线距离，在骰关节面的中点是突出的情况下，跟骨全长实际与跟骨最大长是一致的。

3.跟骨中部宽（Middle Breadth of Calcaneus） 用直脚规测量载距突最内侧突出点和后距关节面最外侧突出点间的投影距离，注意要与跟骨轴相垂直。

4.跟骨最小宽（Minimum Breadth of Calcaneus）（M3） 用弯脚规测量跟骨内侧面最深点和外侧面相应点的投影距离，注意要与跟骨长轴垂直。

5.跟骨高（Height of Calcaneus） 按跟骨最大长位置用直脚规测量跟骨上关节面后方最凹处和跟结节下面间的投影距离，注意需与跟骨全长轴垂直。

6.跟骨最小高（Minimum Height of Calcaneus） 用游标卡尺或直脚规测量跟骨体中部在长轴面上的最短距离。

7.后距关节面长（Length of Posterior Talar Articular Surface） 用直脚规测量关节面的最大直线距离。

8.后关节面宽（Breadth of Posterior Talar Articular Surface） 用直脚规测量关节面长相垂直的最大直线距离。

9.载距突长（Length of Sustentaculum Tali） 用直脚规测量载距突的前后最大直线距离。

10.载距突宽（Breadth of Sustentaculum Tali） 用直脚规测量载距突的内侧最突出点，垂直至载距突长的直线距离。

11.载距突高（Height of Sustentaculum Tali） 用直脚规测量载距突的上下最大直线距离，需与载距突长垂直。

12.蹈长屈肌沟宽（Breadth of Sulcus for Tendon of Flexor Hallucis Longus） 用直脚规测量蹈长屈肌腱沟的上下直线距离，需与骨的长径垂直。

13.跟骨中部周长（Middle Circumference of Calcaneus） 用钢卷尺测量，沿跟骨中部宽处绕骨一周，注意紧贴骨面。

14.距跟角（Talo-Calcaneal Angle） 亦称跟骨后距关节面偏转角（angle of the dorsal articular surface of calcaneus），由跟骨的长轴和跟骨后距关节面长轴所形成的夹角，先将钢针固定在跟骨长轴上方，另一钢针固定于后距骨关节面纵轴，用量角器测量二针间的锐夹角。从上面观所得的夹角。

15.跟骨结节关节角（Angle of Calcaneous Tuberosity and Articular Surface） 又称跟骨角（angle of calcaneus）或Böhler角，用自制量角器将一轴对准跟骨上面前缘中点及距关节面前中点，另一轴对准跟骨结节最上突出中点和距关节面后中点，两轴所得的夹角余角及本角。一般为21°～50°。

16.跟骨交叉角（Gissane Angle） 亦称跟骨Gissane角，系指跟距关节前后关节面之间的夹角，正常值为110°～140°。

17.跟骰角（Angle between Calcaneo-Cuboid Joint Surface and Calcaneal Lower Edge） 系跟骰关节与跟骨下缘的夹角，侧位X线片观很清楚。

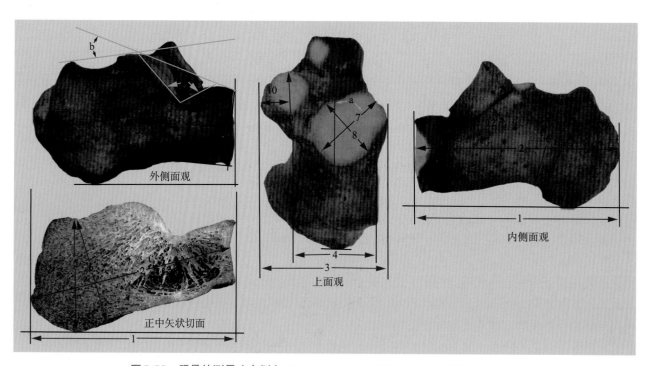

图5-52 跟骨的测量（右侧） Measurements of the Bones of Foot（right）

1.跟骨最大长；2.跟骨全长；3.跟骨中部宽；4.跟骨最小宽；5.跟骨高；6.跟骨最小高；7.后距关节面长；8.后关节面宽；9.载距突长；10.载距突宽；11.载距突高；12.蹈长屈肌沟宽；a.距跟角；b.跟骨结节关节角；c.跟骨交叉角；d.跟骰角

国人数据（Chinese Data）

（一）跟骨的测量（Measurement of the Calcaneus）

1.跟骨最大长的测量（Measurement of the Maximum Length of Calcaneus） 综合国人男性986侧、女性

379侧资料：跟骨最大长（$\bar{x}\pm s$, mm）：男性76.76±5.38、女性70.49±5.86，性别差异t值18.10，$P<0.01$，男性非常显著大于女性，不论男女侧别均无差异（均$P>0.05$），见表5-371。

表5-371 跟骨最大长的测量 Measurement of the Maximum Length of Calcaneus

作者（年份）	地区	男例数	跟骨最大长（$\bar{x}\pm s$, mm）	女例数	跟骨最大长（$\bar{x}\pm s$, mm）
中山雄一（1936）*	东北	384	75.9±5.02	—	—
鞠学红等（1996）	东北	138	76.35±5.67	98	70.52±5.89
陈丽萍等（2011）	沈阳	60	71.5±4.2	—	—
吕铭康等（1985）	长春、通辽	144	78.76±3.98	57	74.02±5.47
韩铭等（2008）	长春、通辽	51左	79.38±3.84	51左	72.74±5.76
		右	79.05±4.19	右	72.89±5.81
任光金（1983）	青岛、长春	118	79.58±4.42	82	67.60±3.61
金丹等（2009）CT	广东	20左	72.2±3.6	20左	65.7±3.4
		右	72.8±3.9	右	65.2±3.5
合计		986	76.76±5.38	379	70.49±5.86

*按原数据的标准误，由笔者计算出标准差。

2.跟骨整体的测量（Measurements of the Calcaneus in General） 综合国人资料（$\bar{x}\pm s$, mm）：跟骨全长，男性（646例）72.70±4.18、女性（222例）66.58±4.77；跟骨最小宽，男性（908例）28.00±2.89、女性（361例）25.13±4.13；跟骨最小高，男性（400例）38.87±3.01、女性（237例）35.00±3.71；跟骨高，男性（646例）42.09±3.36、女性（222例）38.23±3.29，性别差异t值分别为17.00、12.08、13.62、15.00；均$P<0.01$，男性均非常显著大于女性；侧别无差异（$P>0.05$），见表5-372。

表5-372 跟骨的整体测量 Measurements of the Calcaneus in General

作者（年份）	地区	例数	跟骨全长（$\bar{x}\pm s$, mm）	跟骨最小宽（$\bar{x}\pm s$, mm）	跟骨最小高（$\bar{x}\pm s$, mm）	跟骨高（$\bar{x}\pm s$, mm）
中山雄一（1936）*	东北	男384	72.9±3.76	27.5±2.12	—	42.1±2.66
鞠学红等（1996）	东北	男138	71.57±5.05	30.99±4.06	38.20±3.44	41.34±4.59
		女98	66.68±5.72	28.48±4.05	35.30±3.77	38.14±3.48
吕铭康等（1985）	长春、通辽	男144	—	27.74±2.31	39.31±2.51	—
		女57	—	26.55±3.64	36.98±3.64	—
任光金（1983）	青岛长春	男118	—	27.24±2.00	39.14±2.90	—
		女82	—	22.30±2.81	33.27±2.80	—
梁军等（2000）	上海	男62左	73.4±4.3	27.1±2.6	—	43.4±3.2
		右	73.3±3.9	27.4±2.7	—	42.4±3.7
		女62左	66.5±3.8	23.5±2.9	—	38.7±3.2
		右	66.5±3.9	23.9±2.8	—	37.9±3.0
合计（不含标准误和无标准差项）（例数）		男	72.70±4.18（646）	28.00±2.89（908）	38.87±3.01（400）	42.09±3.36（646）
		女	66.58±4.77（222）	25.13±4.13（361）	35.00±3.71（237）	38.23±3.29（222）

*按原数据的标准误，由笔者计算出标准差。

3.跟骨前部的测量（Measurements of the Anterior Part of Calcaneus）

（1）跟骨前部高宽的测量（Measurements of the height & breadth of anterior part of calcaneus）：综合国

人资料男性202例、女性142例（$\bar{x}\pm s$，mm），跟骨前部高男性23.21±1.88、女性20.83±2.50，跟骨前部宽男性26.60±2.46、女性24.55±2.57，性别差异t值分别为9.35、7.41，均$P<0.01$，男性均非常显著大于女性；各项没有侧别差异（$P>0.05$），见表5-373。

表5-373　跟骨前部的测量
Measurements of the Anterior Part of Calcaneus

作者（年份）	地区	例数		跟骨前部高（$\bar{x}\pm s$，mm）		跟骨前部宽（$\bar{x}\pm s$，mm）	
		男	女	男	女	男	女
陈丽萍等（2011）	沈阳	60	—	23.2±2.4	—	24.6±2.1	—
韩铭等（2008）	长春、通辽	51左	51左	23.16±1.68	20.90±2.66	27.53±1.90	24.53±2.69
		51右	51右	23.16±1.78	21.14±2.44	27.43±1.91	24.60±2.64
王冰等（2012）（CT片）	徐州	合	40	40例27.99±2.77		40例27.69±2.19	
俞光荣等（2000）	上海	合	108	108例24.5±3.2		108例22.3±3.2	
金丹等（2009）（CT片）	广东	20左	20左	23.1±2.1	20.4±2.2	27.5±2.5	24.3±2.4
		20右	20右	23.6±2.3	20.3±2.4	27.2±2.4	24.7±2.2
合计（只含有性别项）		202	142	23.21±2.05	20.83±2.50	26.60±2.46	24.55±2.57

（2）跟骨前部长的测量（Measurement of the length of anterior part of calcaneus）：俞光荣等（2000）测量上海地区108例标本（$\bar{x}\pm s$，mm）19.8±2.2，王冰等（2012）测量徐州地区40例CT片（$\bar{x}\pm s$，mm）28.11±3.03。

4.跟骨中部的测量（Measurements of the Middle Part of Calcaneus）

（1）跟骨中部宽的测量（Measurement of the middle breath of calcaneus）：综合国人资料（$\bar{x}\pm s$，mm）：男性（706例）41.45±3.16、女性（222例）38.54±3.89，性别差异t值10.14，$P<0.01$，男性非常显著大于女性，没有侧别差异（$P>0.05$），见表5-374。

表5-374　跟骨中部宽的测量
Measurement of the Middle Breadth of Calcaneus

作者（年份）	地区	男例数	跟骨中部宽（$\bar{x}\pm s$，mm）	女例数	跟骨中部宽（$\bar{x}\pm s$，mm）
中山雄一（1936）*	东北	384	41.1±2.39	—	—
鞠学红等（1996）	东北	138	41.87±4.77	98	39.15±4.68
陈丽萍等（2011）	沈阳	60	41.4±2.4	—	—
梁军等（2000）	上海	62左	42.2±3.3	62左	38.0±3.0
		62右	42.0±3.1	62右	38.1±3.1
合计		706	41.45±3.16	222	38.54±3.89

*按原数据的标准误，由笔者计算出标准差。

（2）跟骨中部的其他测量（Other measurements of the middle part of calcaneus）：韩铭等（2008）测量长春和通辽地区跟骨标本男女各51副，各项性别差异t值左侧分别为4.08、5.90、5.42、3.50、0.73，除踇长屈肌沟宽P值＞0.05外，其余四项P值均＜0.01，说明跟骨中部各项测量值男性均显著大于女性，见表5-375。

表5-375　跟骨中部宽的测量
Other Measurements of the Middle Part of Calcaneus

项目	男51左	男51右	女51左	女51右
跟骨中部高（$\bar{x} \pm s$，mm）	38.40±2.50	38.56±2.57	35.83±3.74	35.80±3.78
跟骨中部宽（$\bar{x} \pm s$，mm）	27.64±1.94	27.47±2.00	24.36±3.46	24.07±3.73
跟骨中部周长（$\bar{x} \pm s$，mm）	113.83±6.24	113.92±6.38	104.34±10.82	103.86±10.77
跟骨体中部后距（$\bar{x} \pm s$，mm）	28.09±2.63	29.05±2.50	25.73±4.04	25.29±4.00
拇长屈肌沟宽（$\bar{x} \pm s$，mm）	6.48±0.84	6.56±1.00	6.36±0.81	6.30±0.80

（3）跟骨载距突的测量（Measurements of the sustentaculum tali of calcaneus）：综合国人男性202例和女性142例资料（$\bar{x} \pm s$，mm），载距突长男性25.25±2.67、女性23.97±2.55，载距突宽男性（586例）12.21±2.53、女性11.84±2.38，载距突高男性10.12±1.38、女性8.87±1.19，性别差异t值分别为4.50、1.64、8.97，载距突长和高均$P < 0.01$，男性非常显著大于女性，但载距突宽$P > 0.05$，没有性别差异，见表5-376。

表5-376　跟骨载距突的测量
Measurements of the Sustentaculum Tali of Calcaneus

作者（年份）	地区	例数	载距突长（$\bar{x} \pm s$，mm）	载距突宽（$\bar{x} \pm s$，mm）	载距突高（$\bar{x} \pm s$，mm）
中山雄一（1936）[*]	东北	男384	—	11.7±1.53	—
陈丽萍等（2011）	沈阳	男60	23.2±1.56	13.5±1.3	10.9±1.1
韩铭等（2008）	长春、通辽	男51左	26.46±2.48	11.90±1.71	9.46±1.36
		右	26.44±2.54	11.46±1.75	9.68±1.07
		女51左	24.39±2.78	11.10±1.90	8.98±1.04
		右	23.99±2.48	10.62±1.39	9.13±1.02
俞光荣等（2000）	上海	合108	23.6±3.0	15.3±2.2	9.5±1.2
孙广林等（1998）	河北	合66	23	14	10
金丹等（2009）（CT片）	广东	男20左	25.3±2.4	16.7±2.1	10.2±1.6
		右	25.2±2.6	16.4±2.3	10.5±1.3
		女20左	23.5±2.1	14.4±2.1	8.3±1.3
		右	23.3±2.3	14.3±2.0	8.5±1.5
合计（只含有性别标准差项）（例数）		男202	25.25±2.67	12.21±2.53（586）	10.12±1.38
		女142	23.97±2.55	11.84±2.38	8.87±1.19

[*]按原数据的标准误，由笔者计算出标准差。

5.跟骨后部的测量（Measurement of the Posterior Part of Calcaneus）　跟骨后部宽高的测量（Measurements of the breadth & height of posterior part of calcaneus）：综合国人资料（$\bar{x} \pm s$，mm），跟骨后部宽男性（224例）32.24±2.92、女性（164例）28.12±2.60，跟骨后部高男性（100例）42.24±3.01、女性（40例）37.50±3.31，性别差异t值分别为14.63、7.85，$P < 0.01$，男性非常显著大于女性；没有侧别差异（$P > 0.05$），见表5-377。

表5-377 跟骨后部的测量
Measurements of the Posterior Part of Calcaneus

作者（年份）	地区	例数		跟骨后部宽（$\bar{x}\pm s$, mm）		跟骨后部高（$\bar{x}\pm s$, mm）	
		男	女	男	女	男	女
陈丽萍等（2011）	沈阳	60	—	32.1±2.6	—	41.9±2.7	—
俞光荣等（2000）	上海	合108		30.3±3.2		39.6±5.7	
梁军等（2000）	上海	62	62	左32.5±3.5 右31.9±2.7	28.3±2.7 27.8±2.6	— —	— —
金丹等（2009）（CT片）	广东	20	20	左32.4±2.5 右32.8±2.7	28.1±2.4 28.6±2.3	42.6±3.2 42.9±3.5	37.7±3.2 37.3±3.4
合计（不含无性别项）（例数）				32.24±2.92 （224）	28.12±2.60 （164）	42.24±3.01 （100）	37.50±3.31 （40）

6.跟骨关节面的测量（Measurements of the Articular Surfaces of Calcaneus） 中山雄一（1936）测量东北地区男性384例（$\bar{x}\pm S_{\bar{x}}$, mm）：后关节面长29.5±0.10，后关节面最大宽22.1±0.08，后关节面高5.7±0.05，后关节面中部宽20.4±0.07，骰骨关节面最大宽28.0±0.12，骰骨关节面高21.3±0.10。俞光荣等（2000）测量上海地区跟骨108例（$\bar{x}\pm s$, mm）：前关节面长12.6±3.0，前关节面宽8.5±1.9，跟骨中关节面长18.9±3.5，跟骨中关节面宽11.1±1.8，后关节面长16.5±3.0，后关节面宽17.5±2.6，跟骨后关节面后部长13.5±2.5，跟骨后关节面后部宽18.9±2.7。王志杰等（2006）测量广州地区40例：跟骨骰关节面横径22.67±2.14 mm。

7.跟骨其他的测量（Other Measurements of the Calcaneus） 中山雄一（1936）测量东北地区男性跟骨384侧（$\bar{x}\pm S_{\bar{x}}$, mm）：跟骨解剖高38.3±0.16，跟骨体长55.2±0.16，跟骨结节宽30.8±0.10，跟骨结节高45.6±0.12。俞光荣等（2000）测量上海地区108侧（$\bar{x}\pm s$, mm）：跟骨长68.6±6.4，跟骨体水平长68.6±6.4，跟骨体轴长49.0±3.4，跟骨体部前高跟骨体部前宽24.4±2.9。陈丽萍等（2011）测量沈阳地区男性60例：跟骨高42.3±2.8，跟骨沟宽16.9±2.1，跟骨沟高24.2±3.1，跟骨踇长屈肌腱沟长22.7±4.3，跟骨踇长屈肌腱沟宽9.5±1.8，跟骨跟骨结节-跟股沟距54.8±3.4，跟骨前关节面长12.3±1.7，跟骨前关节面宽10.9±0.9，跟骨中关节面长20.2±2.1，跟骨中关节面宽11.1±1.2，跟骨后关节面长29.5±3.5，跟骨后关节面宽18.3±2.3。金丹等（2009）测量广州地区CT片男女各20例：跟骨沟高男性左24.2±2.5、男性右24.7±2.6，女性左22.6±2.4、女性右22.7±2.3，跟骨沟宽男性左26.1±2.6、男性右26.2±2.7，女性左23.8±2.5、女性右24.1±2.6。

8.跟骨角度的测量（Measurements of the Angle of Calcaneus）

（1）跟骨结节关节角（Böhler角）的测量（Measurement of the angle of calcaneous tuberosity and articular surface）：综合国人男性1060例、女性789例资料（$\bar{x}\pm s$, °），跟骨结节关节角男性34.16±10.02、女性37.82±9.86，性别差异t值7.84，$P<0.01$，女性显著大于男性。侧别比较：男性左（433例）33.01±10.58、右（429例）33.37±10.27，女性左（327例）37.29±10.62、右（315例）38.22±10.14，侧别差异t值分别为0.51、1.14，均$P>0.05$，男女均没有侧别差异，见表5-378。

此角临床对判断跟骨骨折具有重要意义；跟骨骨折时跟骨结节关节角明显减小，甚至可能成为负值，侧位X线片观很清楚。陈志东等（2011）测量了跟骨骨折病例60例，此角为-5°～20°。孔德海等（2011）测量了跟骨骨折病例16例（$\bar{x}\pm s$, °），此角为8.04±14.15。

（2）跟骨交叉角的测量（Measurement of the Gissane angle）：综合国人资料，男性496例、女性442例（$\bar{x}\pm s$, °）：跟骨交叉角男性128.05±9.00、女性128.08±8.88，性别差异t值0.05，$P>0.05$，没有性

别差异。侧别比较：男性218例，左127.86±7.94、右129.61±9.40，女性221例，左127.71±8.64、右128.44±9.10，侧别差异*t*值分别为2.10、0.86，男性*P*<0.05，女性*P*>0.05。男性具有侧别差异，右侧大于左侧，女性没有侧别差异，见表5-379。

表5-378　跟骨结节关节角的测量
Measurement of the Böhler Angle of Calcaneous

作者（年份）	地区	男例数	跟骨结节关节角（$\bar{x}\pm s$,°）	女例数	跟骨结节关节角（$\bar{x}\pm s$,°）
鞠学红等（1996）	东北	138	39.66±5.64	98	40.54±5.63
廖庆平等（1982）*	吉林	51	39.08±4.36	50	38.41±4.67
韩铭等（2008）	长春、通辽	51左	56.34±6.64	51左	48.42±11.06
		右	55.37±7.24	右	50.66±10.14
陈丽萍等（2011）	沈阳	60	34.6±4.1	—	—
卢小娥等（1965）	北京	—	—	49	33.38±5.19
薛良华等（1990）	山东	82左	27.53±8.23	59左	32.22±11.19
		右	27.55±7.88	右	34.70±9.60
孔德海等（2011）	山东	25左	27.09±5.75	28左	26.68±5.56
		右	26.75±4.69	右	27.17±4.80
洛树东等（1981）	太原	213左	31.13±5.62	127左	37.50±9.00
		209右	31.98±5.67	115右	37.70±8.02
梁军等（2000）	上海	62左	29.9±3.3	62左	37.3±5.9
		右	30.3±3.3	右	37.3±5.0
合计（含标准差项）		男性1060	34.16±10.02	女性789	37.82±9.86
		左433	33.01±10.58	左327	37.29±10.62
		右429	33.37±10.27	右315	38.22±10.14

*按原数据的标准误，由笔者计算出标准差。

表5-379　跟骨交叉角的测量　Measurement of the Gissane Angle

作者（年份）	地区	男例数	跟骨交叉角（$\bar{x}\pm s$,°）	女例数	跟骨交叉角（$\bar{x}\pm s$,°）
韩铭等（2008）	长春	51左	131.9±5.94	51左	132.2±6.62
		右	135.7±5.23	右	134.1±5.43
孔德海等（2011）	山东	25左	117.66±6.54	28左	117.44±6.62
		右	118.47±7.81	右	118.82±7.84
陈丽萍等（2011）	沈阳	60	123.5±8.7	—	—
俞光荣等（2000）	上海	合		108例116.7±8.0	
梁军等（2000）	上海	62左	131.9±5.9	62左	132.2±6.6
		右	135.7±5.2	右	134.1±5.4
梁军等（2001）（X线片）	上海	60左	124.3±7.3	60左	124.2±7.8
		右	123.9±8.8	右	122.9±8.7
金丹等（2009）（CT片）	广州	20左	128.5±5.6	20左	127.3±5.9
		右	126.3±5.2	右	126.6±5.5
合计（含标准差项）		男496	128.05±9.00	女442	128.08±8.88
		218左	127.86±7.94	221左	127.71±8.64
		右	129.61±9.40	右	128.44±9.10

多年来临床上用以判断跟骨骨折损伤程度和评估跟骨骨折治疗的疗效，跟骨骨折时此角明显加大；陈志东等（2011）测量了跟骨骨折病例60例，跟骨交叉角均＞150°。孔德海等（2011）测量了跟骨骨折病例16例（$\bar{x}\pm s$, °），此角为136.24±16.97。

（3）跟骨其他角度的测量（Other Measurements of the angles of calcaneus）：中山雄一（1936）测量东北地区男性384例（$\bar{x}\pm S_{\bar{x}}$, °），偏倚角43.0±0.219，距跟角4.3±0.310。俞光荣等（2000）测量上海地区跟骨108例：跟骨中关节面与跟骨轴夹角（$\bar{x}\pm s$, °）31.8±8.5，跟骨前中关节面夹角138.7±9.0，跟骨后关节面偏转角36.8±8.2，跟骨前关节面与跟骨轴夹角39.5±10.2，跟骨载距突上翻角27.7±6.8，跟骨后关节面与前后面夹角144.9±9.0。王志杰等（2006）测量广州地区40例：骰关节面内倾角60.4°±7.1°。孔德海等（2011）测量山东地区跟骰角（°）：男性（25例）62.61±8.61、女性（28例）63.19±6.58。

9.儿童青少年跟骨的测量（Measurements of the Calcaneous in Children & Adolescents） 马钦华等（1992，1993）测量了河南地区X线片（$\bar{x}\pm s$, mm），显示前后压力线比例基本为1:2，5岁后加快（1:2.3）至18岁（1:2.5），见表5-380。

表5-380 跟骨不同年龄的X线测量
Measurements of the Calcaneous in Children & Adolescent on X-ray Films

年龄（岁）	例数	跟骨长（$\bar{x}\pm s$, mm）	跟骨高（$\bar{x}\pm s$, mm）	后力线长（$\bar{x}\pm s$, mm）	前力线长（$\bar{x}\pm s$, mm）
0	男12	20.55±4.59	13.93±3.29	—	—
	女18	21.10±3.31	13.04±1.47	—	—
1	男40	30.36±2.62	16.25±1.54	24.95±2.45	12.20±1.48
	女21	29.87±2.18	16.45±1.56	24.43±2.67	12.99±1.85
2	男51	35.05±2.77	20.23±2.22	26.20±2.77	13.24±1.56
	女47	33.72±1.92	19.41±1.54	26.10±2.55	13.87±1.41
3	男53	39.41±3.06	22.05±1.73	28.35±2.68	14.21±1.76
	女52	39.02±2.38	22.05±1.55	28.07±2.49	14.50±1.78
4	男51	41.55±2.80	23.70±2.10	28.75±2.34	14.25±3.38
	女51	41.37±2.26	23.11±1.68	28.38±2.13	14.52±1.21
5	男55	44.74±3.14	25.56±1.57	31.49±2.11	14.83±1.18
	女53	44.93±3.60	25.42±2.14	32.00±3.33	14.04±1.04
6	男53	47.45±3.58	27.16±2.22	33.80±2.71	15.65±1.31
	女56	48.45±4.22	26.98±2.43	34.54±3.85	14.83±1.16
7	男49	49.74±3.85	28.77±1.91	35.84±2.99	16.36±1.41
	女35	52.26±3.87	29.17±2.19	39.18±3.89	16.62±1.38
8	男57	50.35±4.75	31.66±3.12	39.47±4.33	17.75±1.66
	女52	54.73±3.62	31.31±2.74	40.86±3.61	16.75±1.36
9	男49	56.90±4.45	32.84±2.77	42.27±4.66	17.98±1.38
	女48	58.34±4.59	33.55±2.55	44.16±3.79	18.07±1.53
10	男60	60.04±4.67	34.94±2.92	46.10±4.23	18.54±1.32
	女56	59.85±3.73	34.28±2.02	45.63±2.48	18.10±1.34
11	男57	62.98±4.51	36.30±2.88	48.21±3.99	19.27±1.74
	女56	62.05±4.20	36.71±2.65	48.18±3.29	18.62±1.42
12	男56	66.72±4.12	38.87±3.15	51.02±3.20	21.02±1.77
	女56	64.97±3.51	37.67±2.51	49.67±2.79	19.49±1.42
13	男47	70.34±4.59	1.09±3.24	53.45±3.51	22.24±1.92
	女40	66.94±3.78	38.60±2.17	49.89±2.49	20.83±1.60

续表

年龄（岁）	例数	跟骨长（$\bar{x}\pm s$, mm）	跟骨高（$\bar{x}\pm s$, mm）	后力线长（$\bar{x}\pm s$, mm）	前力线长（$\bar{x}\pm s$, mm）
14	男 46	71.75±4.05	42.71±2.79	54.37±3.30	22.44±1.50
	女 42	68.05±3.42	39.12±2.32	51.22±2.41	21.33±1.59
15	男 45	73.83±3.19	43.45±3.08	56.26±3.11	22.85±1.72
	女 50	68.91±3.07	39.19±2.24	51.66±2.72	21.24±1.30
16	男 50	75.11±3.57	44.46±2.75	56.96±2.73	23.23±1.65
	女 52	69.28±3.58	40.03±2.28	52.77±2.94	21.10±1.37
17～18	男 56	75.71±3.50	45.84±2.85	57.80±3.04	23.94±1.44
	女 47	68.93±3.35	39.47±2.44	51.82±2.38	21.42±1.60

10.跟骨超声振幅衰减（BUA）（Measurement of the Broadban Ultrasound Attenuation） 跟骨超声振幅衰减和骨质疏松密切相关。黄秀峰等（2008）测量广西毛南族25～75岁，黄秀峰等（2011）测量广西仫佬族25～75岁，周庆辉等（2011）测量广西壮族25～69岁，蒲洪琴等（2012）测量三江侗族25～75岁，测量正常跟骨超声振幅衰减，见表5-381。结果显示，随着年龄的增长，骨超声振幅衰减呈逐渐下降趋势，但宾晓芸等（2016）测量广西仫佬族45～75岁每5岁一个年龄组的骨密度，结果见表5-381。

表5-381 正常跟骨超声振幅衰减（BUA）的测量
Measurement of the Broadban Ultrasound Attenuation

年龄	广西毛南族		广西仫佬族		广西壮族		三江侗族男			
	例数	女 BUA（$\bar{x}\pm s$, db/MHz）	例数	BUA（$\bar{x}\pm s$, db/MHz）	例数	男 BUA（$\bar{x}\pm s$, db/MHz）	例数	男 BUA（$\bar{x}\pm s$, db/MHz）	例数	女 BUA（$\bar{x}\pm s$, db/MHz）
25～	50	62.00±7.84	62	67.70±12.30	66	65.42±4.78	32	69.25±4.88	31	61.88±6.70
30～	50	62.38±8.36	62	68.45±14.44	67	64.18±4.86	32	68.72±4.10	33	62.38±8.19
35～	52	62.99±9.07	61	90.35±16.30	63	63.82±5.00	31	69.51±6.90	38	62.03±7.27
40～	71	64.34±7.87	100	70.51±14.39	92	62.93±5.23	41	67.99±6.50	50	62.83±8.45
45～	51	62.19±9.23	80	70.79±13.46	73	62.67±5.57	30	68.11±6.59	37	61.53±9.44
50～	57	55.33±8.59	86	65.39±14.24	96	62.14±5.37	33	67.32±7.54	59	59.21±6.11
55～	51	55.03±8.21	60	58.04±15.69	90	61.59±5.40	37	65.31±6.39	47	57.50±6.42
60～	51	49.89±6.74	62	49.97±14.70	114	60.76±4.73	45	62.67±7.40	48	56.13±5.10
65～	50	49.88±6.15	62	49.90±14.50	90	59.69±5.68	35	60.56±6.40	28	53.46±3.85
70～75	50	46.86±5.27	62	47.02±11.44	—	—	61	58.69±6.15	36	52.99±4.09

此外，王金花等（2011）测量广西百色地区苗族6～16岁，以及黄昌盛等（2013）测量广西仫佬族7～15岁各年龄的骨超声振幅衰减，但结果显示成年人不同，即随着年龄的增长，超声振幅衰减有逐渐下降趋势。李盛梅等（2015）测量广西百色地区18～25岁女大学生，白静雅等（2015）测量兰州回族男女大学生20～22岁，以及宾晓芸等（2016）测量广西仫佬族45～75岁的跟骨超声振幅衰减，不再重复。

（二）距骨的测量（Measurements of the Talus）

距骨的测量见图5-53。

1.距骨最大长（Maximum Length of Talus） 用游标卡尺或直脚规测量距骨的最大直线距离。

2.距骨长（Length of Talus）（M1） 用游标卡尺或直脚规测量距骨踇长屈肌腱沟和距骨头最凸点间的

投影距离。

3.距骨宽（Breadth of Talus）（M2）　用游标卡尺或直脚规测量距骨外侧突和距骨内侧面间的直线距离，注意要与滑车面纵轴相垂直。

4.距骨高（Height of Talus）（M3）　按距骨的解剖学位置测量滑车面侧缘最高点和下面的垂直距离。

5.距骨滑车长（Trochlear Length of Talus）　用游标卡尺或直脚规测量距骨滑车面中部前后径的直线距离。

6.距骨滑车宽（Trochlear Width of Talus）　用游标卡尺或直脚规测量距骨滑车面中部内外侧的直线距离，注意要与滑车长相垂直。

7.后跟关节面偏转角（Angle of Posterior Calcaneous Articular Surface of Talus）（M16）　此角由距骨颈长轴和距骨后跟关节面的长轴所形成的夹角。测量方法为先将距骨上面置于测骨盘上，两丝线分别对准前述的两轴；或直接用钢针固定在后跟关节面纵轴，另一钢针固定于距骨颈长轴上，最后用量角器测量二针间的锐夹角。

8.距骨颈偏转角（Angle of the Neck of Talus）　此角由距骨颈长轴和距骨滑车关节面的纵轴所形成的夹角。测量方法同后跟关节面偏转角，需将距骨下面置于测骨盘上，两丝线分别对准前述的两轴或直接用钢针固定在距骨颈长轴上方，另一钢针固定于距骨滑车关节面纵轴，用量角器测量二针间的锐夹角。

9.距骨头扭转角（Torsion Angle of the Head of Talus）　此角由距骨头舟关节面纵轴和距骨滑车上平面的所形成的夹角。测量方法同后跟关节面偏转角，需将距骨后面置于测骨盘上，两丝线分别对准前述的两轴或直接先将钢针固定在距骨头舟关节面纵轴，另一钢针固定于距骨滑车上平面，用量角器测量二针间的锐夹角。

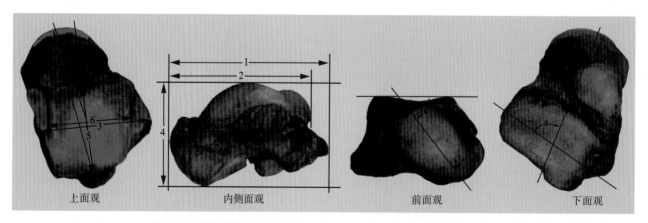

图5-53　距骨的测量（右侧）　Measurements of the Talus（right）
1.距骨最大长；2.距骨长；3.距骨宽；4.距骨高；5.距骨滑车长；6.距骨滑车宽；a.后跟偏转角；b.距骨颈扭转角；c.距骨头扭转角

国人数据（Chinese Data）如下

1.距骨的测量（Measurements of the Talus）　综合国人资料（$\bar{x}\pm s$，mm），跟骨最大长：男性（102例）56.94±4.30、女性（86例）52.49±4.60；距骨长：男性（351例）51.83±3.28、女性（297例）47.18±3.76；距骨宽：男性（223例）40.60±3.79、女性（215例）38.74±4.23；距骨高：男性（351例）31.12±2.30、女性（297例）28.41±2.23；距骨最大宽：男性（102例）50.46±3.76、女性（86例）47.08±3.58；性别差异t值分别为6.81、16.62、4.84、15.19、6.30；均$P<0.01$，各项男性均非常显著大于女性，见表5-382。

表5-382 距骨的测量 Measurements of the Talus

作者（年份）	地区	例数	距骨最大长 （$\bar{x}\pm s$, mm）	距骨长 （$\bar{x}\pm s$, mm）	距骨宽 （$\bar{x}\pm s$, mm）	距骨高 （$\bar{x}\pm s$, mm）	距骨最大宽 （$\bar{x}\pm s$, mm）
王伟克等（1999）	东北	男102	56.94±4.30	52.16±3.64	41.60±4.09	31.00±2.21	50.46±3.76
		女86	52.49±4.60	48.53±3.81	41.02±4.33	29.03±2.2	47.08±3.58
任光金（1983）	青岛	男128	—	52.73±2.51	—	31.24±2.09	—
	长春	女82	—	45.03±1.89	—	27.02±1.34	—
张世功等（1985）	成都	男121	—	50.60±3.31	39.76±3.29	31.08±2.56	—
		女129	—	47.65±4.03	37.22±3.39	28.88±2.31	—
合计（只含标准差项）（例数）		男	56.94±4.30 （102）	51.83±3.28 （351）	40.60±3.79 （223）	31.12±2.30 （351）	50.46±3.76 （102）
		女	52.49±4.60 （86）	47.18±3.76 （297）	38.74±4.23 （215）	28.41±2.23 （297）	47.08±3.58 （86）

2.距骨的其他项测量（Other Measurements of the Talus） 任光金（1983）测量青岛、长春地区距骨男性128例、女性86例：距骨投影宽（$\bar{x}\pm s$, mm），男性41.23±2.45、女性35.49±1.95；张世功等（1985）测量成都地区男性121例、女性129例：距骨投影宽，距骨颈偏倾角（°）：男性10.77±1.33、女性10.82±1.20；李忠华等（1998）测量广州地区200例（$\bar{x}\pm s$, mm）：距骨外侧结节长6.4±1.8，距骨外侧结节宽8.6±2.6，距骨外侧结节厚5.2±1.4；罗映辉等（1994）测量19例关节接触面面积455.0±91.2 mm²；王伟克等（1999）测量东北地区男性102例、女性86例：距骨最大高男性32.50±2.43、女性30.52±2.51。金丹等（2009）测量广州地区男女各20副距骨CT片：上关节面中宽男性左26.5±2.6、右26.6±2.4，女性左26.1±2.6、右26.3±2.3；上关节面半径男性左19.2±2.6、右19.5±2.4，女性左18.3±2.1、右18.6±2.4，均无侧别差异（$P>0.05$）。

3.距骨关节面的测量（Measurements of the Articular Surface of Talus） 距骨关节面包括上面的关节面（或称距骨滑车关节面）、距骨外踝关节面和距骨内踝关节面三部分。李玉莲等（2000）测量东北地区距骨标本男性120例、女性84例（$\bar{x}\pm s$, mm，面积mm²）：所有项目除距骨内踝面高外（t值0.79），其余性别差异t值为4.29～6.85，均$P<0.01$，男性均显著大于女性，见表5-383。

表5-383 距骨关节面的测量
Measurements of the Articular Surface of Talus

测量项目	男102例	女84例	测量项目	男102例	女84例
距骨外踝面高（$\bar{x}\pm s$, mm）	23.64±2.37	22.25±1.96	距骨上面凹长（$\bar{x}\pm s$, mm）	32.56±2.49	30.20±2.29
距骨外踝面长（$\bar{x}\pm s$, mm）	29.17±2.53	27.17±2.39	距骨外踝面面积（$\bar{x}\pm s$, mm²）	460.06±72.96	401.69±61.95
距骨内踝面高（$\bar{x}\pm s$, mm）	8.15±1.21	8.29±1.16	距骨内踝面面积（$\bar{x}\pm s$, mm²）	280.72±44.04	245.71±48.53
距骨内踝面长（$\bar{x}\pm s$, mm）	32.87±3.03	30.92±2.50	距骨上面面积（$\bar{x}\pm s$, mm²）	1055.85±150.28	918.36±143.93
距骨上面前宽（$\bar{x}\pm s$, mm）	29.44±2.80	27.45±2.60	距骨滑车总面积（$\bar{x}\pm s$, mm²）	1796.63±232.76	1565.76±225.38
距骨上面后宽（$\bar{x}\pm s$, mm）	22.64±2.35	20.57±2.69			

此外，王伟克等（1999）测量东北地区男性102例、女性86例（$\bar{x}\pm s$, mm）：距骨滑车长男性32.33±2.85、女性29.98±2.72，距骨滑车宽男性28.21±2.97、女性26.68±2.48。金丹等（2009）测量广州地区男女各40侧CT片：滑车前宽男性27.6±2.62、女性27.2±2.40；滑车后宽男性22.6±2.20、女性20.35±2.36。

4.儿童青少年距骨的测量（Measurements of the Talus in Children & Adolescents） 马钦华等（2003）测

量河南地区0～18岁儿童的距骨，结果显示随年龄的增长，距骨长和距骨宽逐渐加大，见表5-384。

年龄（岁）	距骨长				距骨高			
	例数	男（$\bar{x}\pm s$，mm）	女（$\bar{x}\pm s$，mm）	长高指数	例数	男（$\bar{x}\pm s$，mm）	女（$\bar{x}\pm s$，mm）	长高指数
0	30	15.80±3.05	15.81±1.98	53.64	32	8.37±1.27	8.72±1.17	50.50
1	40	22.22±1.98	21.89±2.29	56.30	35	12.44±1.34	12.33±1.58	56.61
2	51	26.52±2.57	25.86±2.12	53.90	47	14.29±1.55	13.90±1.40	53.99
3	53	31.29±2.54	31.60±2.83	52.84	52	16.54±1.76	16.23±1.68	51.61
4	51	34.62±2.88	34.12±2.08	50.87	51	17.57±1.66	17.16±1.52	50.39
5	55	38.13±2.82	37.82±2.27	51.31	53	19.51±1.78	18.76±1.50	49.65
6	53	41.44±3.26	39.95±2.63	48.90	56	20.11±1.71	19.82±1.85	49.56
7	49	43.28±2.66	43.03±2.74	48.84	35	21.14±1.77	21.51±1.94	49.98
8	57	46.36±3.29	44.62±2.40	49.64	52	23.01±1.98	22.22±1.38	49.83
9	49	48.20±3.19	46.06±2.98	49.87	48	24.01±2.02	23.08±.195	49.96
10	60	49.79±3.24	46.72±1.83	50.68	56	25.20±1.85	23.35±1.29	50.15
11	57	50.57±3.06	47.92±2.44	51.86	56	26.20±1.72	23.88±1.83	49.89
12	56	52.02±2.59	48.52±2.17	50.04	56	26.02±1.59	24.33±1.35	50.19
13	47	53.34±2.81	49.32±1.84	50.72	40	26.05±2.25	24.94±1.27	50.61
14	46	54.10±2.04	49.38±2.66	49.29	42	26.67±1.76	24.37±1.63	49.62
15	45	55.10±2.43	49.28±2.37	49.83	50	27.42±1.61	24.12±1.46	49.03
16	50	55.27±2.53	49.71±2.16	50.24	52	27.74±1.62	24.76±1.76	49.87
17～18	56	55.49±2.64	49.87±2.01	51.15	47	28.36±1.53	25.02±1.69	80.19

表5-384　儿童距骨的测量
Measurements of the Talus in Children & Adolescents

周军杰等（2006）采用青壮年新鲜足标本12个，对其踝关节在足整体运动中的三维活动范围进行了测量，结果显示背曲-跖曲为4.13°±0.86°，内翻-外翻为8.43°±0.52°，内收-外展为12.77°±1.29°。

（三）足舟骨的测量（Measurements of the Navicular Bone）

足舟骨的测量见图5-54。

1.足舟骨宽（Breadth of Navicular Bone）（M1）　又称最大足舟骨宽（maximum breadth of navicular bone），用游标卡尺或直脚规测量足舟骨粗隆至外侧面的最大直线距离。

2.足舟骨高（Height of Navicular Bone）（M2）　又称最大足舟骨高（maximum height of navicular bone），用游标卡尺或直脚规测量足舟骨面前中间楔骨关节面上缘中点到下面突出点间的直线距离，不要求与宽垂直。

3.足舟骨厚（Thickness of Navicular Bone）（M3）　又称足舟骨最大前后径（maximum sagittal diameter

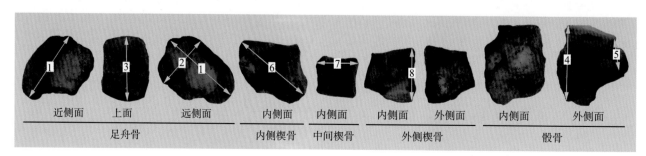

图5-54　足舟骨、楔骨和骰骨的测量（右侧）
Measurements of the Navicular Bone，Cuneiform Bones & Cuboid Bone（right）

1.足舟骨宽；2.足舟骨高；3.足舟骨厚；4.骰骨内侧长；5.骰骨外侧长；6.内侧楔骨最大长；7.中间楔骨高；8.外侧楔骨厚

of navicular bone），用游标卡尺或直脚规测量足舟骨内侧楔骨关节面内侧突出点至足舟骨后面的距骨关节面内侧突出点间的直线距离。

国人数据（Chinese Data）

足舟骨的测量（Measurements of the Navicular Bone）　综合国人资料男性240例、女性120例（$\bar{x}\pm s$，mm）：足舟骨宽男性44.46±5.89、女性37.28±3.71，足舟骨高男性28.04±3.28、女性25.59±3.89，足舟骨厚男性14.95±5.05、女性12.51±5.08，性别差异t值分别为14.10、5.92、4.30；均$P<0.01$，男性均非常显著大于女性，见表5-385。

表5-385　足舟骨的测量　Measurements of the Navicular Bone

作者（年份）	地区	例数	足舟骨宽（$\bar{x}\pm s$，mm）	足舟骨高（$\bar{x}\pm s$，mm）	足舟骨厚（$\bar{x}\pm s$，mm）
彭绍光等（1986）	长春、通辽	男148	48.58±2.21	29.20±2.20	18.72±1.68
		女52	39.57±3.20	27.84±3.42	17.97±2.31
邓兆宏等（1998）*	成都	男92	37.83±3.36	26.18±3.84	8.89±1.53**
		女68	35.52±3.05	23.87±3.30	8.33±1.07**
合计		男240	44.46±5.89	28.04±3.28	14.95±5.05
		女120	37.28±3.71	25.59±3.89	12.51±5.08

*按原数据的标准误，由笔者计算出标准差。

**原文如此。

（四）楔骨的测量（Measurements of the Cuneiform Bones）（图5-54）

1. 楔骨最大长（Maximum Length of Cuneiform Bone）　用游标卡尺分别测量三个楔骨的最大距离，一般为前后面的距离。

2. 楔骨高（Height of Cuneiform Bone）　用游标卡尺分别测量三个楔骨上下面的最大直线距离。

3. 楔骨厚（Thickness of Cuneiform Bone）　用游标卡尺分别测量三个楔骨内外侧面的最大直线距离。

（五）骰骨的测量（Measurements of the Cuboid Bone）（图5-54）

1. 骰骨内侧长（Medial Length of Cuboid Bone）（M1）　用游标卡尺或直脚规测量骰骨内侧面前、后最突出点间的直线距离。

2. 骰骨外侧长（Lateral Length of Cuboid Bone）（M2）　用游标卡尺或直脚规测量骰骨外侧面前、后最突出点间的直线距离。

国人数据（Chinese Data）

王连璞等（1984）测量了长春地区骰骨，男性75副、女性25副（$\bar{x}\pm S_{\bar{x}}$，mm）：骰骨内侧长男性左35.65±0.23、右35.41±0.25，女性左34.03±0.63、右33.70±0.68，骰骨外侧长男性16.72±0.16、女性16.57±0.18，性别差异非常显著（$P<0.01$），没有侧别差异（$P>0.05$）。

（六）跖骨的测量（Measurements of the Metatarsal Bone）

跖骨的测量见图5-55。

1. 第一跖骨长（Length of Metatarsal Bone Ⅰ）　用游标卡尺或直脚规测量跖骨前、后最突出点间的直线距离，注意要与跖骨底平面垂直。

2. 跖骨长（Length of Metatarsal Bones Ⅱ-Ⅴ）　用弯脚规测量第二至第五跖骨前突出点和跖骨底关节面中点间的直线距离。

3. 跖骨体宽（Breadth of Shaft of Metatarsal Bone）　亦称跖骨体中部横径（transverse diameter of metatarsal bone at mid-shaft），用游标卡尺或直脚规测量跖骨体中点处的内、外侧缘间的直线距离，注意要

与跖骨长垂直。

4.跖骨体高（Height of Shaft of Metatarsal Bone） 亦称跖骨体中部厚（thickness of metatarsal bone at mid-shaft），用游标卡尺或直脚规测量各跖骨体中点处的上、下面间的直线距离，注意要与跖骨体宽相垂直。

5.跖骨底横径（Transverse Diameter of Metatarsal Base） 亦称跖骨底宽（breadth of metatarsal base），用游标卡尺或直脚规测量跖骨底最大宽，注意要与跖骨底矢径垂直。

6.跖骨底矢径（Sagittal Diameter of Metatarsal Base） 亦称跖骨底高（height of the metatarsal base），用游标卡尺或直脚规测量跖骨底最大高，注意要与跖骨底横径垂直。

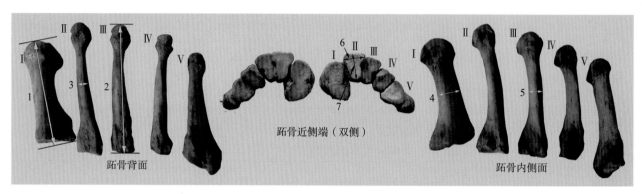

图5-55　跖骨的测量（右侧）　Measurements of the Metatarsal Bone（right）
1.第一跖骨体长；2.第三跖骨体长；3.第二跖骨体长；4.第一跖骨体高；5.第三跖骨体高；6.跖骨底横径；7.跖骨底矢径

国人数据（Chinese Data）

1.跖骨长度的测量（Measurements of the Length of Metatarsal Bones） 综合国人资料，骨标本448例：第一至第五跖骨长分别为58.89±3.36、70.56±3.98、67.82±3.84、66.3±3.82（404例）、62.5±3.42（404例）；145例X线片测量结果分别为61.83±3.90、69.01±7.24、67.68±6.72、67.72±5.79、69.00±4.50；值得商榷的是为什么第二、三跖骨长，X线片反而小于骨标本测量，有可能是样本较小有关。性别差异按皮永浩资料计算t值分别为7.10、4.80、5.64、4.92和6.04，均$P < 0.01$，男性均非常显著大于女性，见表5-386。

作者（年份）	项目	例数	第一跖骨的长度（$\bar{x}\pm s$, mm）	第二跖骨的长度（$\bar{x}\pm s$, mm）	第三跖骨的长度（$\bar{x}\pm s$, mm）	第四跖骨的长度（$\bar{x}\pm s$, mm）	第五跖骨的长度（$\bar{x}\pm s$, mm）
中山雄一（1935）*	东北骨标本	男404	59.1±3.22	70.4±3.82	67.8±3.82	66.3±3.82	62.5±3.42
徐永清等（2000）	广州骨标本	44	57±4	72±5	68±4	—	—
皮永浩等（1988）*	朝鲜族X线片	男50	63.23±2.84	66.65±3.67	65.67±3.46	66.43±3.12	70.85±3.95
		女48	58.93±3.11	62.97±3.82	61.81±3.18	63.07±3.54	66.17±4.88
缪进昌（1993）	北京运动员X线片	47	63.3±3.95	77.7±3.72	75.8±3.32	73.84±4.36	69.94±3.00
合计		标本448	58.89±3.36	70.56±3.98	67.82±3.84	66.3±3.82	62.5±3.42
		X线片145	61.83±3.90	69.01±7.24	67.68±6.72	67.72±5.79	69.00±4.50

表5-386　跖骨长度的测量
Measurements of the Length of Metatarsal Bones

*按原数据的标准误，由笔者计算出标准差。

2.跖骨宽度的测量（Measurements of the Breadth of Metatarsal Bones） 邓道善（1966）对北京地区一般大学生男性39人，跳跃运动员男性91人的X线片测量了跖骨中部宽，二者比较具有非常显著的差异

（$P < 0.01$），说明运动员均显著宽于一般大学生；皮永浩等（1988）测量延边朝鲜族男性50足，女性48足X线片各跖骨的近端和远端宽，近端宽性别差异t值分别为11.14、7.81、8.23、6.26、4.07，远端宽分别为8.06、9.04、9.88、12.50、11.02，均$P < 0.01$，男性跖骨的两端宽均非常显著大于女性。缪进昌（1993）测量北京跳跃运动员47例X线片，徐永清等（2000）测量广州干骨44例跖骨标本，结果显示各项均小于X线片的测量数值，因为X线片测量是有放大效应的，见表5-387。

表5-387 跖骨宽度的X线片测量
Measurements of the Breadth of Metatarsal Bones

作者（年份）	项目	性别	第一跖骨的宽度 （$\bar{x} \pm s$，mm）	第二跖骨的宽度 （$\bar{x} \pm s$，mm）	第三跖骨的宽度 （$\bar{x} \pm s$，mm）	第四跖骨的宽度 （$\bar{x} \pm s$，mm）	第五跖骨的宽度 （$\bar{x} \pm s$，mm）
皮永浩等[*] （1988）（X线片）	近端宽	男50	23.42±0.18	18.77±0.20	20.23±0.22	19.42±0.22	18.89±0.26
		女48	20.24±0.22	16.52±0.20	17.65±0.21	17.39±0.22	17.58±0.18
	远端宽	男50	22.72±0.20	15.89±0.15	14.69±0.17	14.58±0.14	14.89±0.15
		女48	20.28±0.22	13.82±0.17	12.36±0.16	12.04±0.14	12.74±0.11
邓道善[**]（1966） （X线片） （$x \pm s$，mm）	中部宽	男39左	15.12±0.88	8.23±0.83	6.92±0.56	—	—
		右	15.08±1.14	8.24±0.68	7.12±0.47	—	—
		男91左	15.65±1.24	10.87±0.94	7.85±0.74	—	—
		右	15.68±1.37	9.19±0.30	7.86±0.76	—	—
缪进昌（X线片）	中部宽	47	15.2±1.34	8.96±0.93	7.51±0.64	7.24±0.63	8.65±0.76
徐永清等（2000）（骨标本）	中部宽	44	15.0±2.0	6.7±0.7	5.9±0.7		

＊按原数据的标准误，由笔者计算出标准差。
＊＊邓道善（1966）的男性39人系一般大学生，男性91人系跳跃运动员。

3.跖骨体中部皮质和髓腔的测量（Measurements of the Cortex & Medullary Cavity in Mid-Shaft of Metatarsal Bones） 邓道善（1966）对北京地区一般大学生男性39人和跳跃运动员男性91人的X线片进行了测量，结果显示除跖骨体髓腔直径外，骨皮质厚度等其余各项跳跃运动员均非常显著大于一般大学生（均$P < 0.01$），之所以跖骨体髓腔直径跳跃运动员反而小于一般大学生，说明跳跃运动员跖骨体在增粗的同时，其髓腔由骨皮质也向内增加所致，见表5-388。

表5-388 跖骨骨皮质厚度和髓腔横径的X线片测量
Measurements of the Cortex & Medullary Cavity in Mid-Shaft of Metatarsal Bones

项目	侧别	一般大学生男39人 测量数据（$\bar{x} \pm s$，mm）			跳跃运动员男91人 测量数据（$\bar{x} \pm s$，mm）		
		第一跖骨	第二跖骨	第三跖骨	第一跖骨	第二跖骨	第三跖骨
内侧皮质厚	左	1.68±0.43	2.36±0.49	1.77±0.34	2.11±0.33	2.99±0.49	2.33±0.42
	右	1.71±0.30	2.35±0.49	1.78±0.39	2.02±0.40	3.00±0.52	2.32±0.41
外侧皮质厚	左	1.92±0.39	1.91±0.44	1.54±0.33	3.33±0.31	2.73±0.73	2.23±0.53
	右	1.87±0.31	1.86±0.37	1.56±0.30	2.37±0.29	2.62±0.61	2.06±0.40
体髓腔横径	左	11.51±1.36	3.96±0.91	3.61±0.72	11.21±1.40	3.49±0.73	3.28±0.73
	右	11.51±1.31	4.03±0.92	3.78±0.75	11.24±1.48	3.57±0.99	3.49±0.87

缪进昌（1993）测量了北京地区跳跃运动员35人和一般人12人共47例X线片，徐永清等（2000）测量广州地区干骨标本44例，见表5-389。

表5-389 跖骨体中部皮质厚度的X线片测量（$\bar{x}\pm s$, mm）
Measurements of the Thickness of Cortex in Mid-Shaft of Metatarsal Bones（$\bar{x}\pm s$, mm）

作者（年份）	测量项目	第一跖骨	第二跖骨	第三跖骨	第四跖骨	第五跖骨
缪进昌（1993）	体中部内侧皮质厚	2.03±0.20	3.17±0.49	2.26±0.40	2.22±0.55	2.05±0.33
	体中部外侧皮质厚	2.31±0.47	2.60±0.61	2.11±0.49	1.82±0.34	2.12±0.61
徐永清等（2000）	体中部厚度	14.0±1.0	8.5±0.8	8.3±0.8	—	—

临床对腓骨上段移植重建第一跖骨非常感兴趣，于是张发惠等（2000）测量福州地区60例第一跖骨（$\bar{x}\pm s$, mm）：第一跖骨头横径21±2，矢径19±2，长15±2；第一跖骨体横径14±1，矢径15±1；第一跖骨底横径19±2，矢径28±2。俞立新等（2002）测量浙江地区成年第二跖骨60例：第二跖骨底横径15±2，矢径21±2，长度23±2；第二跖骨体横径9±1，矢径10±1。

4.儿童和青少年跖骨骨皮质的X线测量（Measurements of the Cortical Thickness of Metatarsal Bones in Children & Adolescents on X-ray Films） 陈志刚等（1992）测量河南地区0岁组12～19例，1～18岁组35～57例，结果显示骨皮质厚度随着年龄增长而逐渐加厚，见表5-390。

表5-390 不同年龄跖骨骨皮质厚度的X线测量
Measurements of the Cortical Thickness of Metatarsal Bone in Children & Adolescents on X-ray Films

年龄（岁）	第二跖骨		第三跖骨		第四跖骨	
	男（$\bar{x}\pm s$, mm）	女（$\bar{x}\pm s$, mm）	男（$\bar{x}\pm s$, mm）	女（$\bar{x}\pm s$, mm）	男（$\bar{x}\pm s$, mm）	女（$\bar{x}\pm s$, mm）
0	1.26±0.33	1.14±0.28	1.22±0.25	1.09±0.18	1.20±0.36	1.08±0.19
1	1.55±0.34	1.75±0.39	1.39±0.39	1.48±0.20	1.33±0.23	1.35±0.17
2	1.92±0.42	1.83±0.42	1.58±0.42	1.54±0.30	1.46±0.39	1.40±0.34
3	2.25±0.42	2.07±0.39	1.87±0.29	1.77±0.34	1.63±0.31	1.60±0.35
4	2.36±0.49	2.27±0.37	1.90±0.40	1.85±0.24	1.67±0.35	1.64±0.42
5	2.75±0.59	2.47±0.42	2.18±0.45	1.95±0.41	2.01±0.46	1.74±0.49
6	2.90±0.50	2.77±0.46	2.37±0.49	2.29±0.41	2.12±0.42	2.01±0.46
7	3.02±0.49	2.87±0.35	2.50±0.46	2.37±0.48	2.17±0.54	2.05±0.46
8	3.14±0.56	2.99±0.41	2.54±0.43	2.42±0.36	2.21±0.43	2.07±0.38
9	3.39±0.42	3.28±0.62	2.61±0.32	2.46±0.43	2.25±0.41	2.18±0.46
10	3.42±0.49	3.49±0.54	2.62±0.43	2.65±0.49	2.28±0.33	2.31±0.38
11	3.44±0.63	3.74±0.42	2.67±0.43	2.79±0.33	2.33±0.41	2.47±0.56
12	3.58±0.50	3.75±0.44	2.82±0.43	2.91±0.35	2.47±0.43	2.59±0.36
13	3.70±0.58	3.86±0.44	2.93±0.46	3.07±0.41	2.54±0.47	2.75±0.59
14	3.95±0.65	4.06±0.52	3.10±0.64	3.23±0.41	2.79±0.51	2.86±0.38
15	4.16±0.63	4.10±0.54	3.27±0.40	3.25±0.30	2.90±0.42	2.88±0.36
16	4.28±0.59	4.19±0.56	3.37±0.54	3.27±0.37	3.02±0.45	2.90±0.34
17～18	4.45±0.62	4.26±0.47	3.52±0.49	3.28±0.45	3.18±0.56	2.94±0.37

（七）趾骨的测量（Measurements of the Phalanges of Toes）

1.趾骨长（Length of Phalanx） 用游标卡尺或直脚规测量趾骨最大长，各趾和各节趾骨要单独记录。

2.趾骨宽（Breadth of Phalanx） 亦称趾骨体中部横径（transverse diameter of phalanx at mid-shaft），用游标卡尺或直脚规测量趾骨中部内外侧距，各趾和各节趾骨要单独记录。

3.趾骨体高（Height of Phalanx） 亦称趾骨体厚（thickness of phalanx at mid-shaft），用游标卡尺或直

脚规测量趾骨中部前后距，各趾和各节趾骨要单独记录。

国人数据（Chinese Data）

徐永清等（2000）为髂骨瓣修复跖趾关节提供数据，测量了44侧成人干骨，缪进昌（1993）对北京跳跃运动员47例X线片测量，见表5-391。

作者（年份）	近节趾骨	测量数据（$\bar{x}\pm s$，mm）				
		第一趾	第二趾	第三趾	第四趾	第五趾
徐永清等（2000）44例骨	近节趾骨长	30.0±2.0	28.0±2.0	25.0±2.0	—	—
	近节趾骨宽	13.0±1.0	6.4±0.7	5.9±0.8	—	—
	近节趾骨厚	10.0±1.0	5.8±0.7	5.3±0.7	—	—
缪进昌（1993）47例X线片	近节趾骨长	29.2±2.60	26.2±5.72	25.9±1.90	23.88±1.30	22.19±1.29
	近节中部横径	13.3±1.25	6.20±1.26	5.32±0.72	5.02±0.60	5.24±0.77
合计（例数）	近节趾骨长	29.59±2.36 (91)	27.07±4.43 (91)	25.46±2.00 (91)	23.88±1.30 (47)	22.19±1.29 (47)

表5-391　近节趾骨的测量　Measurements of the Proximal Phalanges of Toes

（八）足骨骨重的测量（Measurements of the Weight of Foot Bones）

孙尔玉等（1982）测量东北地区男性209例、女性25例双侧重量（$\bar{x}\pm s$，g）：足骨男性227.31±38.18、女性155.63±34.05；性别差异t值为9.81；$P<0.01$，男性显著大于女性。

（九）足弓的测量（Measurements of the Arch of Foot）

足弓（Arch of Foot）（图5-56）在人类进化过程中起着重要作用，由于足底着地只有三点，即跟骨粗隆、第一跖骨头和第五跖骨头，因而三点间就形成了三个向上隆起的弓，分别是足内侧纵弓、左外侧纵弓和足横弓。有关足弓的测量，可以在骨标本上直接测量，也可在活体足的X线片上测量，二者间仅在足弓高度上有差异。测量骨标本如果是分离的足骨，需要先用橡皮泥按各骨关节粘牢，再行测量。

1.内侧纵弓长（Length of Medial Longitudinal Arch of Foot）　用游标卡尺或直脚规对准跟骨粗隆最下点和第一跖骨头最下点，二者的直线距离即内侧纵弓长。

2.内侧纵弓高（Height of Medial Longitudinal Arch of Foot）　用三脚平行规内外两脚对准上述两点，中间脚对准舟骨最下点，直接读出高值；亦可采用测量计算法求出，参阅颅骨角度的测量法。

3.内侧纵弓角（Angle of Medial Longitudinal Arch of Foot）　此角即弓高处的角度，可直接用量角器测量，亦可采用测量计算法求出。

4.外侧纵弓长（Length of Lateral Longitudinal Arch of Foot）　用游标卡尺或直脚规对准跟骨粗隆最下点和第五跖骨头最下点，二者的直线距离即内侧纵弓长。

5.外侧纵弓高（Height of Lateral Longitudinal Arch of Foot）　用三脚平行规内外两脚对准上述两点，中

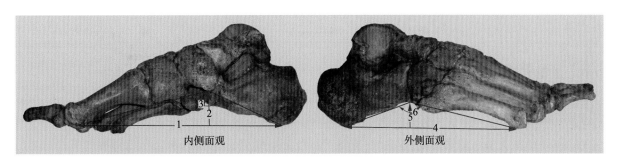

图5-56　足弓的测量（右侧）　Measurements of the Arch of the Foot（right）
1.内侧纵弓长；2.内侧纵弓高；3.内侧纵弓角；4.外侧纵弓长；5.外侧纵弓高；6.外侧纵弓角

间脚对准跟骰关节最下点，直接读出高值；亦可采用测量计算法求出，参阅颅骨角度的测量法。

6.外侧纵弓角（Angle of Lateral Longitudinal Arch of Foot） 此角即弓高处的角度，可直接用量角器测量，亦可采用测量计算法求出。

国人数据（Chinese Data）

足弓的测量（Measurements of the Arch of Foot） 综合国人资料男性1265例、女性172例（$\bar{x}\pm s$, mm）：内侧纵弓高男性45.74±3.40、女性40.81±3.80，性别差异 t 值16.16，$P<0.01$，男性非常显著大于女性；其他指标见表5-392。

表5-392 足弓的测量 Measurements of the Arch of Foot

作者或单位（年份）	地区	项目	男例数	男均值	女例数	女均值
韩亚男等（1962）	河北	内侧弓高（mm）	100	48.5	100	40.5
韩连斗等（1964）*	山西	内侧弓高（mm）	229	47.27±3.78	172	40.81±3.80
		外侧弓高（mm）		22.68±1.51		21.02±1.05
卢小娥等（1965）	北京	内侧弓角（°）	55	121.79	49	122.04
		外侧弓角（°）		139.56		140.49
廖庆平等（1982）*	吉林	内侧弓角（°）	51	121.07±4.07	50	122.58±3.75
		外侧弓角（°）		143.22±4.50		147.49±4.45
承德医专（1982）*	河北	内侧弓高（mm）	1036	45.4±3.22	—	—
合计（不含无标准差项）		内侧弓高（mm）	1265	45.74±3.40	172	40.81±3.80

＊按原数据的标准误，由笔者计算出标准差。

不同类型足弓的测量（Measurements of the Arch of Foot in Different Types） 张月芳（1985）对北京地区各型足印89例X线片测量，足印类型标准＝足印内侧缘前后突出点连线，在足弓内侧凹中点垂直于内侧缘连线，凹中点内侧线长与外侧足印长的比较，共有九种类型，如第5类（1:1）型，即前述两距等长，以此类推，见表5-393。

表5-393 不同类型足弓的测量 Measurements of the Arch of Foot in Different Types

足印类型	例数	足印角（$\bar{x}\pm s$,°）	内侧纵弓角（$\bar{x}\pm s$,°）	外侧纵弓角（$\bar{x}\pm s$,°）	舟骨结节距离（$\bar{x}\pm s$, mm）
1（1:0）	8	62.13±4.3	112.13±5.7	125.9±5.9	5.14±0.54
2（3:1）	7	57.35±4.9	116.7±4.2	131.6±3.1	4.89±0.74
3（2:1）	10	52.85±8.4	117.5±6.2	135.1±5.0	4.61±0.65
4（1.5:1）	5	46.38±2.2	124.2±3.1	143.8±2.1	4.04±0.53
5（1:1）	7	44.0±7.9	126.0±2.4	147.3±3.7	3.96±0.79
6（1:1.5）	7	39.71±6.0	126.2±2.7	148.1±1.8	4.10±0.51
7（1:2）	14	25.07±6.1	131.0±3.3	150.6±6.3	3.02±0.85
8（1:3）	24	19.66±6.4	131.6±3.8	152.2±6.0	3.33±0.46
9（0:1）	7	9.43±4.3	134.8±2.2	155.0±5.0	2.85±0.21

八、下肢骨测量要点（Focus Points of the Measuring Bones of Lower Limb）

综合下肢骨的测量，对于鉴定性别和年龄较为重要的颅骨测量项目如下：

骨盆：骨盆最大宽、耻骨下角、骨盆入口横径、骨盆入口矢径（取两侧平均值）。

髋骨：髋骨最大高、耻骨长I、耻骨下支高、耻骨下支斜径、耻骨结节联合高、髂骨高、坐骨大切迹宽、坐骨大切迹宽下段长、耻骨下角、髋臼最大径、髋臼坐骨大切迹宽、坐骨结节-髋臼长、耻骨联合-髋臼径、股骨：股骨最大长、股骨髁体角、股骨体中部周长、股骨上髁宽。如果股骨不完整，则需测量下述距离：股骨顶点至小转子中点、小转子中点至腘面上中点、腘面上中点至髁间窝最高点、髁间窝最高点至内侧髁最低点。

胫骨：胫骨最大长、胫骨滋养孔处矢径、胫骨滋养孔处周长、胫骨上端宽、胫骨下端宽、胫骨体最小周长。如果胫骨不完整，则需测量下述距离：胫骨外侧髁最高点至胫骨粗隆最高点、胫骨粗隆最高点至胫骨粗隆下端点、胫骨粗隆下端点至胫骨内踝上端、胫骨内踝上端至下关节面最高点、下关节面最高点至内踝最低点。

腓骨：腓骨最大长。

距骨：距骨体高、距骨长、距骨滑车最大长、距骨滑车最大宽、距骨最大宽。

九、下肢骨指数（Indices of the Bones of Lower Limb）

（一）骨盆的指数（Indices of the Pelvis）

1. 骨盆宽高指数（Pelvic Breadth-Height Index）　骨盆宽高指数＝（骨盆最大高/骨盆最大宽）×100

2. 骨盆高宽指数（Pelvic Height-Breadth Index）　骨盆高宽指数＝（骨盆最大宽/骨盆最大高）×100

3. 骨盆入口指数（Index of Pelvic Inlet）　又称骨盆入口指数＝（骨盆入口矢径/骨盆入口横径）×100

Turner（1886）的分型	指数分级
阔骨盆型（platypelly）	$X \sim 89.9$
中骨盆型（messatipelly）	$90 \sim 94.9$
长骨盆型（dolichopelly）	$95 \sim X$

4. 骨盆出口指数（Index of Pelvic Outlet）　骨盆出口指数＝（骨盆出口矢径/骨盆出口横径）×100

5. 骨盆峡部指数（Index of Pelvic Narrow Place）　骨盆峡部指数＝（骨盆下骶耻径/坐骨棘间径）×100

6. 骨盆宽度指数（Breadth Index of Pelvis）　骨盆宽度指数＝（骨盆入口横径/骨盆最大宽）×100

7. Garson 指数（Garson's Indices）　Garson 指数＝（骨盆的各项测量/骨盆入口横径）×100

国人数据（Chinese Data）

尚未见有关骨盆骨的国人资料。

（二）髋骨的指数（Indices of the Hip Bone）

1. 髋骨指数Ⅰ（Coxal Index Ⅰ）　髋骨指数Ⅰ＝（髋骨最大宽/骨盆最大高）×100

2. 髋骨指数Ⅱ（Coxal Index Ⅱ）　髋骨指数Ⅱ＝（髂骨宽/骨盆最大高）×100

3. 髂骨指数Ⅰ（Iliac Index Ⅰ）　髂骨指数Ⅰ＝（髂骨宽/髂翼高）×100

4. 髂骨指数Ⅱ（Iliac Index Ⅱ）　髂骨指数Ⅱ＝（髂骨宽/髂骨高）×100

5. 髂骨翼高指数（Iliac Wing's Height Index）　髂骨翼高指数＝（弓状线长/髂骨翼高）×100

6. 闭孔长宽指数（Length-Breadth Index of Obturator Foramen）　闭孔长宽指数＝（闭孔宽/闭孔长）×100

7. 耻骨指数（Pubic Index）　耻骨指数＝（耻骨长/髂骨宽）×100

8. 坐骨指数（Ischiatic Index）　坐骨指数＝（坐骨长/骨盆最大高）×100

9. 耻髋骨指数（Pubis-Hip Bone Index）　耻髋骨指数＝（耻骨长Ⅰ/髋骨最大宽）×100

10. 坐髋骨指数（Ischium-Hip Bone Index）　坐髋骨指数＝（坐骨长Ⅰ/骨盆最大高）×100

11. 坐耻指数Ⅰ（Ischium-Pubis Index Ⅰ）　坐耻指数Ⅰ＝（耻骨长Ⅰ/坐骨长Ⅰ）×100

12. 坐耻指数Ⅱ（Ischium-Pubis Index Ⅱ）　坐耻指数Ⅱ＝（耻骨长Ⅱ/坐骨长Ⅱ）×100

13. 坐耻指数Ⅲ（Ischium-Pubis Index Ⅲ）　坐耻指数Ⅲ＝（耻骨长Ⅲ/坐骨长Ⅲ）×100

14.白耻指数（Acetabulum-Pubic Length Index）　白耻指数＝（髋臼前后径/臼耻长）×100

15.白耻结节指数（Acetabulum-Pubic Tubercle Index）　白耻结节指数＝（髋臼前后径/臼耻结节长）×100

16.坐耻白指数（Acetabulum-Ischial Tubercle Index）　坐耻白指数＝（臼耻结节长/臼耻长）×100

17.髂窝指数（Index of Iliac Fossa）　髂窝指数＝（髂窝深/髂骨宽）×100

国人数据（Chinese Data）

1.髋骨指数的测量（Measurements of the Indices of the Hip Bone）　综合国人资料（$\bar{x}\pm s$）：髋骨指数男性（358例）74.51±3.69、女性（337例）76.31±3.40；耻骨指数男性（340例）53.73±4.14、女性（355例）54.40±8.06；髂骨指数男性（198例）117.58±4.92、女性（195例）118.09±4.81；坐骨指数男性（340例）41.10±1.95、女性（355例）40.43±2.31；性别差异t值分别为6.69、1.39、1.04、4.14，髋骨和坐骨指数均$P<0.01$，前者女性非常显著大于男性，后者男性非常显著大于女性，耻骨和髂骨指数均$P>0.05$，说明没有性别差异，表5-394。

表 5-394　髋骨指数的测量　Measurements of the Indices of the Hip Bone

作者（年份）	地区	例数	髋骨指数（$\bar{x}\pm s$）	耻骨指数（$\bar{x}\pm s$）	髂骨指数（$\bar{x}\pm s$）	坐骨指数（$\bar{x}\pm s$）
张万仁等（1982）[*]	东北	男100	—	55.13±2.5	120.9±5.1	40.4±1.5
		女100	—	56.9±4.4	119.98±4.5	39.89±1.9
任光金（1982，1983）	青岛、长春	男118	74.10±4.18	—	—	—
		女82	74.78±3.78	—	—	—
党汝霖等（1987）[*]	西安	男98	73.5±2.87	50.0±3.07	114.2±4.46	42.6±1.39
		女95	77.1±3.22	42.6±1.36	116.1±4.29	42.3±1.85
胡兴宇等（2000）	四川（僰人）	男8	72.94	53.61	115.99	40.06
		女6	77.82	56.76	122.03	38.93
孙文琢（1988）	成都	男142	75.55±3.49	55.33±4.07	—	40.57±2.0
		女160	76.63±3.03	59.84±3.87	—	39.66±2.17
合计（不含无标准差项）（例数）		男	74.51±3.69（358）	53.73±4.14（340）	117.58±4.92（198）	41.10±1.95（340）
		女	76.31±3.40（337）	54.40±8.06（355）	118.09±4.81（195）	40.43±2.31（355）

[*]按原数据的标准误，由笔者计算出标准差。

2.髋骨的其他指数的测量（Other Measurements of the indices of Hip Bone）　吴新智等（1982）测量新疆汉族男性115例、女性54例：坐耻指数Ⅱ男性62.9±3.35、女性72.7±3.40；坐骨大切迹指数男性75.0±9.26、女性59.7±7.82；坐骨大切迹后段长宽指数男性32.7±8.21、女性50.6±5.63。沈宗起等（1982）测量天津地区：闭孔指数[（闭孔长/闭孔宽）×100]：男性（62侧）124.76±1.38、女性（40侧）124.47±1.0，注意此指数的计算系闭孔长为分子。赵文潭（1984，1985）测量南京地区髂骨翼高指数：男性（210侧）38.42±0.28、女性（210侧）53.56±0.34。王永珍等（1988）测量华东地区50副（男性25，女性25）（$\bar{x}\pm s$）耳状面宽长指数58.51±1.20。孙文琢（1988）测量成都男性142例、女性160例，髂骨指数Ⅱ男性123.17±5.84、女性120.01±4.75。张万仁等（1982）测量东北地区男女各100例：闭孔指数男性63.19±0.52、女性67.33±0.52。潘曦东等（1995）测量东北地区男性91副、女性84副（$\bar{x}\pm S_{\bar{x}}$）：白耻结节值数男性左105.02±0.77、男性右104.23±0.80、女性左159.86±0.83、女性右158.41±0.87；坐耻白指数男性左97.03±0.86、男性右94.81±0.92、女性左141.62±1.03、女性右140.57±1.16。贺智等（2001）测量长春、通辽地区男性182例、女性168例：白耻结节指数男性104.63±0.71、女性95.92±1.76；坐耻白指数男性159.14±1.21、女性141.10±0.61。胡兴宇等（2000）测量四川珙县 7副僰人20岁以上骨骼：闭孔指数男性

66.93、女性81.91。

3.坐耻指数的测量（Measurements of the Ischium-pubis Index） 综合国人资料，坐耻指数（$\bar{x}\pm s$）：男性（205例）92.95±9.00、女性（86例）104.36±9.61；性别差异 t 值9.41，$P<0.01$，女性非常显著大于男性，说明女性的耻骨长相对大于男性所致，见表5-395。

表5-395 坐耻指的测量数 Measurements of the Ischium-pubis Index

作者（年份）	地区	男性例数	男性均值（$\bar{x}\pm s$）	女性例数	女性均值（$\bar{x}\pm s$）
丁士海等（1982）	青岛	90	102.08±3.75	32	114.75±6.76
胡兴宇等（2000）	四川（僰人）	8	97.43	6	113.57
吴新智等（1982）	新疆（汉族）	115	85.8±4.08	54	98.2±4.25
合计（只含标准差项）		205	92.95±9.00	86	104.36±9.61

4.臼耻指数的测量（Measurements of the Acetabulum-Pubic Length Index） 综合国人资料（$\bar{x}\pm s$）：臼耻指数男性（630例）80.44±6.09、女性（489例）69.53±7.49；性别差异 t 值33.54，$P<0.01$，男性非常显著大于女性，说明女性的臼耻长相对大于男性所致，见表5-396。

表5-396 臼耻指数的测量 Measurements of the Acetabulum-Pubic Length Index

作者（年份）	地区	男性例数	男性均值（$\bar{x}\pm s$）	女性例数	女性均值（$\bar{x}\pm s$）
孙孝雄（1982）	青岛	215	77.63±5.29	185	65.89±4.52
任光金（1982，1983）	青岛、长春	118	87.89±6.77	82	73.35±4.39
贺智等（2001）	长春、通辽	182	78.95±1.22	168	71.24±1.07
吴新智等（1982）	新疆（汉族）	115	80.4±5.15	54	70.9±4.83
合计		630	80.44±6.09	489	69.53±4.79

（三）股骨的指数（Indices of the Femur）

1.股骨长厚指数Ⅰ（Length-Circumference Index I of Femur） 股骨长厚指数Ⅰ＝（股骨体中部周长/股骨全长）×100

2.股骨长厚指数Ⅱ（Length-Circumference Index Ⅱ of Femur） 股骨长厚指数Ⅱ＝（股骨体中部周长/股骨两髁长）×100

3.股骨粗壮指数（Robusticity Index of Femur） 股骨粗壮指数＝（股骨体中部矢径＋股骨体中部横径/股骨全长）×100

4.肱股指数（Humero-Femoral Index） 肱股指数＝（肱骨最大长/股骨全长）×100

5.股骨扁平指数（Platymeric Index of Femur） 又称股骨体上部断面指数（index of the upper body section of femur），股骨扁平指数＝（股骨体上部矢径/股骨体上部横径）×100

股骨扁平指数分型	指数分级
超扁型（hyperplatymeric type）	$X\sim 74.9$
扁型（platymeric type）	75.0～84.9
正型（eurymeric type）	85.0～99.9
狭型（stenomeric type）	$100.0\sim X$

6.股骨嵴指数（Pilastric Index of Femur） 又称股骨体中部断面指数（index of the middle section of femur at middle），股骨嵴指数=（股骨体中部矢径/股骨体中部横径）×100

7.腘区指数（Popliteal Index） 腘区指数=（股骨体下部最小矢径/股骨体下部横径）×100

8.股骨颈断面指数（Index of the Cross Section of Femoral Neck） 股骨颈断面指数=（股骨颈矢径/股骨颈垂直径）×100 或（股骨颈高/股骨颈矢径）×100

9.股骨头断面指数（Index of the Cross Section of Femoral Head） 股骨头断面指数=（股骨头矢径/股骨头垂直径）×100

10.股骨上髁骨体宽指数（Epicondylo-Diaphyso-Breadth Index of Femur） 股骨上髁骨体宽指数=（股骨体中部横径/股骨上髁宽）×100

11.股骨上髁骨体长指数（Epicondylo-Diaphyso-Length Index of Femur） 股骨上髁骨体长指数=（股骨上髁宽/股骨体长）×100

12.股骨颈长指数（Neck-Length Index of Femur） 股骨颈长指数=（股骨颈头前长/股骨两髁长）×100

13.股骨髁长指数（Condylo-Length Index of Femur） 股骨髁长指数=（股骨外髁长/股骨两髁长）×100

14.股骨髁间指数（Intercondylar Index of Femur） 股骨髁间指数=（股骨内髁长/股骨外髁长）×100 或（股骨外髁长/股骨内髁长）×100

15.股骨体曲度指数（Curvature Index of Femur） 股骨体曲度指数=（股骨体曲度高/股骨体弦长）×100

股骨体曲度指数分型	指数分级
曲度平缓型（small curvature type）	$X \sim 3.0$
曲度中等型（medium curvature type）	$3.1 \sim 4.0$
曲度显著型（significant curvature type）	$4.1 \sim X$

国人数据（Chinese Data）

1.股骨指数的测量（Measurements of the Indices of Femur） 综合国人资料男性409例、女性241例，股骨长厚指数：男性19.56±1.07、女性18.78±1.74，股骨扁度指数：男性83.57±8.36、女性84.44±11.00，股骨嵴指数：男性（209例）105.54±14.22、女性103.93±9.84，股骨粗壮指数：男性（209例）12.31±0.84、女性12.02±0.88，股骨颈断面指数：男性（209例）125.99±11.61、女性124.05±10.47；性别差异t值分别为6.29、1.06、1.38、3.57、1.85；股骨长厚指数和股骨粗壮指数两项均$P < 0.01$，说明男性非常显著大于女性，其余三项均$P > 0.05$，均无性别差异；从桥本正武资料看是没有侧别差异的（$P > 0.05$），见表5-397。

表5-397 股骨指数的测量 Measurements of the Indices of the Femur							
作者（年份）	地区	例数	股骨长厚指数（$\bar{x} \pm s$）	股骨扁度指数（$\bar{x} \pm s$）	股骨嵴指数（$\bar{x} \pm s$）	股骨粗壮指数（$\bar{x} \pm s$）	股骨颈断面指数（$\bar{x} \pm s$）
桥本正武（1936）*	东北	男100左	19.6±0.6	81.5±5.0	—	—	—
		右	19.5±0.6	81.2±5.1	—	—	—
郑靖中等（1988）	西安	男100	20.20±1.22	83.97±9.62	102.54±16.68	12.33±0.70	129.18±11.74
		女100	19.32±1.12	81.72±7.32	103.80±10.25	11.92±0.80	124.58±11.12
胡兴宇等（2000）	四川（僰人）	男8	20.63	93.90	118.01	12.72	116.78
		女6	19.92	86.78	106.19	12.33	125.32
沙川华等（1987）	成都	男109	19.01±1.26	87.03±10.53	108.29±10.80	12.29±0.96	123.06±10.69
		女141	18.39±1.98	86.37±12.65	104.02±9.54	12.10±0.92	123.68±9.96
合计（只含标准差项）		男309（409）	19.56±1.07（409）	83.57±8.36（409）	105.54±14.22（209）	12.31±0.84（209）	125.99±11.61（209）
		女241	18.78±1.74	84.44±11.00	103.93±9.84	12.02±0.88	124.05±10.47

*按原数据的标准误，由笔者计算出标准差。

2.股骨髁指数的测量（Measurements of the Indices of the Femoral Condyles）　综合国人资料，股骨髁间指数：男性（746例）93.63±10.97、女性（395例）98.58±6.96；股骨髁长指数：男性（309例）101.73±3.00、女性（141例）102.13±5.78，性别差异t值分别为9.29和0.78，P值分别为＜0.01和＞0.05；股骨颗间指数女非常显著大于男性，股骨髁长指数没有性别差异，见表5-398。

表5-398　股骨髁指数的测量
Measurements of the Indices of the Femoral Condyles

作者（年份）	地区	例数		股骨髁间指数（$\bar{x}\pm s$）		股骨髁长指数（$\bar{x}\pm s$）	
		男	女	男	女	男	女
桥本正武（1936）*	东北	100	—	左77.9±1.9	—	101.2±2.2	—
				右77.6±1.9	—	101.6±2.6	—
韩肜学等（1984）*	东北	144	56	95.4±6.36	93.5±6.96	14.2±1.2**	14.1±0.97**
修勤等（2000）	长春、通辽	102	126	99.95±5.95	100.64±8.61	—	—
修勤等（2000）	青岛（X线片）	191	72	103.03±4.32	102.57±5.60	—	—
胡兴宇等（2000）	四川（僰人）	8	6	97.88	94.64	14.62**	14.63**
沙川华等（1987）	成都	109	141	98.04±4.45	96.71±2.93	102.34±3.77	102.13±5.78
合计（只含标准差项）（例数）		男	女	93.63±10.97（746）	98.58±6.96（395）	101.73±3.00（309）	102.13±5.78（141）

*按原数据的标准误，由笔者计算出标准差。
**标准不一致，未计入。

3.股骨髁其他指数的测量（Other Measurements of the indices of Femoral Condyles）　修勤等（2000）测量长春、通辽骨标本男性102例、女性126例，以及青岛地区男性191例、女性72例X线片，有关股骨髁指数的测量，骨标本性别差异t值分别为0.87、0.93和0.78，P值均为P＞0.05；没有性别差异，见表5-399。

表5-399　股骨髁的指数的测量
Other Measurements of the indices of the Femoral Condyles

长春、通辽骨标本			青岛X线片		
项目	男102侧	女126侧	项目	男191侧	女72侧
外侧髁宽指数（$\bar{x}\pm s$）	32.75±4.79	32.20±4.70	外侧髁宽指数（$\bar{x}\pm s$）	42.36±6.08	42.85±6.49
内侧髁宽指数（$\bar{x}\pm s$）	31.36±5.49	31.96±3.88	内侧髁宽指数（$\bar{x}\pm s$）	43.09±6.13	42.70±7.82
髁宽指数（$\bar{x}\pm s$）	95.79±8.57	100.10±10.43	髁宽指数（$\bar{x}\pm s$）	104.06±23.45	101.03±21.22
髁高指数（$\bar{x}\pm s$）	103.13±6.11	104.43±7.21	髁高指数（$\bar{x}\pm s$）	107.29±6.17	110.28±6.66

4.股骨颈长和腘区指数的测量（Measurements of the Neck Length & Popliteal Indices of the Femur）　综合国人资料，股骨颈长指数：男性（453例）16.63±1.38、女性（197例）17.95±2.65；腘区指数：男性（409例）73.48±10.65、女性（241例）73.21±14.68；性别差异t值分别为6.61和0.25，P值分别为＜0.01和＞0.05；股骨颈长指数男性非常显著大于女性，股骨腘区指数没有性别差异，见表5-400。

表5-400　股骨颈长和腘区指数的测量 Measurements of the Neck Length & Popliteal Indices of the Femur							
作者（年份）	地区	例数		股骨颈长指数（$\bar{x}\pm s$）		股骨腘区指数（$\bar{x}\pm s$）	
		男	女	男	女	男	女
桥本正武（1936）*	东北	100左	—	16.5±0.7	—	72.7±3.8	—
		100右	—	16.7±0.8	—	72.7±3.9	—
郑靖中等（1988）	西安	100	100	—	—	63.40±9.97	63.37±5.79
韩彤学等（1984）*	东北	144	56	17.2±1.8	17.2±1.57	—	—
胡兴宇等（2000）	四川（僰人）	8	6	13.06	11.87	83.02	76.73
沙川华等（1987）	成都	109	141	15.92±1.26	18.25±2.92	84.16±9.96	80.19±15.08
合计（只含标准差项） （例数）		男	女	16.63±1.38 （453）	17.95±2.65 （197）	73.48±10.65 （409）	73.21±14.68 （241）

*按原数据的标准误，由笔者计算出标准差。

5.股骨其他指数的测量（Other Measurements of the Indices of Femur）　桥本正武（1936）报道东北地区男性骨标本100副各种股骨指数，所有指数均无侧别差异（$P>0.05$），见表5-401。

表5-401　股骨其他指数的测量　Other Measurements of the Indices of the Femur					
项目	男右100例	男左100例	项目	男右100例	男左100例
股骨体中部横断指数（$\bar{x}\pm s_x$）	102.0±0.62	100.5±0.61	股骨头部强硬指数（$\bar{x}\pm s_x$）	21.7±0.07	21.5±0.06
股骨长厚指数Ⅱ（$\bar{x}\pm s_x$）	24.4±0.09	24.5±0.09	股骨上髁骨体宽指数（$\bar{x}\pm s_x$）	34.0±0.16	34.1±0.15
股骨长厚指数Ⅲ（$\bar{x}\pm s_x$）	22.8±0.07	22.8±0.08	股骨上髁骨体长指数（$\bar{x}\pm s_x$）	21.5±0.06	21.6±0.07
股骨颈断面指数（$\bar{x}\pm s_x$）	82.2±0.38	82.1±0.38	股骨体长颈周指数（$\bar{x}\pm s_x$）	28.1±0.12	27.9±0.12
股骨头断面指数（$\bar{x}\pm s_x$）	99.8±0.10	99.6±0.09	股骨体弯曲指数（$\bar{x}\pm s_x$）	3.0±0.05	3.0±0.05

（四）髌骨的指数（Indices of the Patella）

1.髌骨高指数（Height Index of Patella 或 Patello-crural Index）　髌骨高指数＝（髌骨最大长/股骨全长＋胫骨长）×100 或髌骨高指数＝（髌骨高/股骨两髁长＋胫骨长）×100

髌骨高指数分型	指数分级
低髌型（low patella type）	$X\sim 49.9$
中髌型（medium patella type）	$50.0\sim 54.9$
高髌型（high patella type）	$55.0\sim X$

2.髌骨宽指数（Breadth Index of Patella）　髌骨宽指数＝（髌骨最大宽/股骨上髁宽）×100

髌骨宽指数分型	指数分级
狭髌型（narrow patella type）	$X\sim 50.9$
中髌型（medium patella type）	$51.0\sim 55.9$
宽髌型（broad patella type）	$56.0\sim X$

3.髌骨宽高指数（Patellar Breadth-Height Index）　髌骨宽高指数＝（髌骨最大高/髌骨最大宽）×100

国人数据（Chinese Data）

1.髌骨指数的测量（Measurements of the Indices of the Patella） 综合国人资料，男性230例、女性139例：髌骨高宽指数男性97.90±5.93、女性96.73±5.29；髌骨高指数男性54.24±3.87、女性54.04±4.25；髌髁指数男性54.10±5.57、女性54.80±3.73；性别差异t值分别为1.96、0.45和1.44，P值分别为<0.05、>0.05和>0.05；髌骨高宽指数男性显著大于女性，髌骨高指数和髌髁没有性别差异，见表5-402。

表5-402　髌骨指数的测量　Measurements of the Indices of the Patella					
作者（年份）	地区	例数	髌骨高宽指数（$\bar{x}\pm s$）	髌骨高指数（$\bar{x}\pm s$）	髌髁指数（$\bar{x}\pm s$）
杜清太（1984）*	长春	男左62	97.62±5.12	53.67±3.54	53.67±3.54
		男右64	97.36±5.44	53.88±3.84	54.83±9.04
		女左28	97.24±5.66	54.48±3.70	55.16±3.38
		女右23	95.02±5.18	53.81±5.18	55.24±3.41
刘建国等（1994）	长春、通辽	男104	98.41±6.59	54.80±4.00	53.92±3.22
		女88	97.01±5.11	53.96±4.13	54.57±3.89
合计		男230	97.90±5.93	54.24±3.87	54.10±5.57
		女139	96.73±5.29	54.04±4.25	54.80±3.73

*按原数据的标准误，由笔者计算出标准差。

2.髌骨高指数分型的测量（Measurements of the Type of Height Index of Patella） 综合国人资料369例：低髌型占15.99%±1.91%，中髌型占43.63%±2.58%，高髌型占40.38%±2.55%，分型构成比性别差异χ^2=4.039，P=0.133；说明髌骨高指数分型构成比没有性别差异。各型性别差异u值分别为0.51、1.59、2.04；低髌型和中髌型均P>0.05，高髌型P<0.05，高髌型男性远多于女性，而前二型没有性别差异，见表5-403。

表5-403　髌骨高指数分型的测量 Measurements of the Type of Height Index of Patella					
作者（年份）	地区	例数	低髌型 X～49.9 ［例数（%）］	中髌型 51.0～54.9 ［例数（%）］	高髌型 55.0～X ［例数（%）］
杜清太（1984）	长春	男126	18（14.29）	61（48.41）	47（37.30）
		女51	9（17.65）	25（49.01）	17（33.33）
刘建国等（1994）	长春、通辽	男104	17（16.35）	32（30.77）	55（52.88）
		女88	15（17.05）	43（48.86）	30（34.09）
合计［例数（%±S_p）］		男230	35（15.22±2.37）	93（40.43±3.24）	102（44.35±3.28）
		女139	24（17.27±3.21）	68（48.92±4.24）	47（33.81±4.01）
		合369	59（15.99±1.91）	161（43.63±2.58）	149（40.38±2.55）

3.髌骨宽指数分型的测量（Measurements of the Type of Breadth Index of Patella） 综合国人资料369例：狭髌型占16.26%±1.92%，中髌型占50.41%±2.60%，宽髌型占33.33%±2.45%，性别差异χ^2=6.482，P=0.039；说明髌骨宽指数分型构成比具有显著的性别差异；各型性别差异u值分别为2.01、2.38、0.80；狭髌型和中髌型均P<0.05，宽髌型P>0.05，说明高髌型没有性别差异，而狭髌型男性显著多于女性，而中髌型则反之，见表5-404。

表5-404 髌骨宽指数分型的测量
Measurements of the Type of the Breadth Index of Patella

作者（年份）	地区	例数	狭髌型 $X \sim 50.9$ ［例数（%）］	中髌型 $51.0 \sim 55.9$ ［例数（%）］	宽髌型 $56.0 \sim X$ ［例数（%）］
杜清太（1984）	长春	男126	20（15.87）	54（42.86）	52（41.27）
		女51	4（7.84）	28（54.90）	19（37.25）
刘建国等（1994）	长春、通辽	男104	24（23.08）	51（49.04）	29（27.88）
		女88	12（13.63）	53（60.23）	23（26.14）
合计［例数（%±S_p）］		男230	44（19.13±2.59）	105（45.65±3.28）	81（35.22±3.15）
		女139	16（11.51±2.71）	81（58.27±4.18）	42（30.22±3.89）
		合369	60（16.26±1.92）	186（50.41±2.60）	123（33.33±2.45）

4.髌骨宽高指数分型的测量（Measurements of the Type of Breadth-height Index of Patella） 综合国人资料252例：宽髌型占66.27%±2.98%，正髌型占1.98%±0.88%，高髌型占31.75%±2.93%，分型构成比性别差异 $\chi^2 = 5.050$，$P = 0.080$，说明髌骨宽高指数分型构成比没有性别差异，见表5-405。

表5-405 髌骨宽高指数分型的测量
Measurements of the Type of the Breadth-height Index of Patella

作者（年份）	地区	例数	宽髌型（<100） ［例数（%）］	正髌型（100） ［例数（%）］	高髌型（>100） ［例数（%）］
任光金等（1981）[*]	青岛、长春	合60	45（75.83）	1（1.67）	14（22.50）
刘建国等（1994）[**]	长春、通辽	男104	64（61.54）	1（0.96）	39（37.50）
		女88	58（65.91）	3（3.41）	27（30.68）
合计［例数（%±S_p）］		252	167（66.27±2.98）	5（1.98±0.88）	80（31.75±2.93）

[*]按原数据的标准误，由笔者计算出标准差。

[**]为髌骨高宽指数。

（五）胫骨的指数（Indices of the Tibia）

1.胫骨中部断面指数（Index of the Cross Section of Tibia at Middle） 胫骨中部断面指数=（胫骨中部横径/胫骨中部最大径）×100

Bokariya等（2012）测量60例成年胫骨此指数为右侧102.90±22.78，左侧124.31±25.06，具有侧别差异（$P < 0.05$）。

胫骨中部断面指数分型	指数分级
扁胫型（platycnemic type）	$X \sim 64.9$
中胫型（mesocnemic type）	$65.0 \sim 69.9$
厚胫型（eurycnemic type）	$70.0 \sim X$

2.胫骨指数（Cnemic Index） 胫骨指数=（滋养孔处横径/滋养孔处矢径）×100

Bokariya等（2012）测量60例成年胫骨此指数为右侧66.17±10.68，左侧67.31±7.35，无侧别差异。

胫骨指数分型	指数分级
超扁胫型（hyperplatycnemic type）	$X \sim 54.9$
扁胫型（platycnemic type）	$55.0 \sim 62.9$
中胫型（mesocnemic type）	$63.0 \sim 69.9$
宽胫型（eurycnemic type）	$70.0 \sim X$

3.胫骨长厚指数（Length-Thickness Index of Tibia）　胫骨长厚指数＝（胫骨体最小周长/胫骨髁踝长）×100 或胫骨长厚指数＝（胫骨体最小周长/胫骨全长）×100

Bokariya等（2012）测量60例成年胫骨此指数为右侧24.21±0.96，左侧24.43±1.78，无侧别差异。

胫骨长厚指数分型	指数分级
超细胫型（hyperthincnemic type）	$X \sim 17.9$
细胫型（thincnemic type）	$18.0 \sim 20.9$
粗胫型（thickcnemic type）	$21.0 \sim 23.9$
超粗胫型（hyperthickcnemic type）	$24.0 \sim X$

4.胫股指数（Tibio-Femoral Index）　胫股指数＝（胫骨功能长/股骨功能长）×100 或胫股指数＝（胫骨生理长/股骨全长）×100

胫股指数分型	指数分级
短胫型（brachycnemic type）	$X \sim 82.9$
长胫型（dolichocnemic type）	$83.0 \sim X$

5.胫骨体曲度指数（Curvature Index of Tibia）　胫骨体曲度指数＝（胫骨体曲度高/胫骨体弦长）×100

6.胫骨内踝关节面指数（Index of Medial Malleolus Articular Facet of Tibia）　胫骨内踝关节面指数＝（胫骨内踝关节面面积/胫腓骨下端关节面总面积）×100

7.胫骨下关节面指数（Index of Inferior Articular Facet of Tibia）　胫骨下关节面指数＝（胫骨下关节面面积/胫腓骨下端关节面总面积）×100

8.胫距骨内踝关节面指数（Index of Medial Malleolus Articular Facet of Tibia and Calcaneous）　胫距骨内踝关节面指数＝（胫骨内踝关节面面积/距骨滑车关节面总面积）×100

9.胫距滑车关节面指数（Index of Inferior Articular Facet of Tibia and Calcaneous）　胫距滑车关节面指数＝（胫骨下关节面面积/距骨滑车关节面总面积）×100

10.双内踝面指数（Index of Bimedial Malleolus Articular Facet）　双内踝面指数＝（胫骨内踝关节面面积/距骨内踝关节面面积）×100

11.双滑车面指数（Index of Bitrochlear Articular Facet）　双滑车面指数＝（胫骨下关节面面积/距骨上关节面面积）×100

国人数据（Chinese Data）

1.胫骨指数的测量（Measurements of the Indices of Tibia）　综合国人资料（$\bar{x} \pm s$），胫骨中部断面指数：男性（142例）76.75±7.43、女性（114例）75.23±6.97；胫骨指数：男性（192例）72.78±5.53、女性（162例）74.80±6.74；胫骨长厚指数：男性（192例）19.76±1.29、女性（162例）19.23±1.49；胫骨骨干曲度指数：男性（142例）2.89±1.04、女性（114例）1.97±1.26；胫股指数：男性（190例）77.16±2.99、女性（150例）76.61±2.40；性别差异t值分别为1.64、3.05、3.54、6.27、1.88；胫骨指数、胫骨长厚和胫骨骨干曲度指数三项均$P < 0.01$，说明男性显著大于女性，其余两项均$P > 0.05$，均无性别差异，见表5-406。

表5-406　胫骨指数的测量　Measurements of the Indices of the Tibia

作者（年份）	地区	例数	胫骨中部断面指数（$\bar{x}\pm s$）	胫骨指数（$\bar{x}\pm s$）	胫骨长厚指数（$\bar{x}\pm s$）	胫骨·骨干曲度指数（$\bar{x}\pm s$）	胫股指数（$\bar{x}\pm s$）
单 涛等	东北	男142	73.75±7.43	72.94±5.50	19.47±1.22	2.89±1.04	—
（1996）*		女112	75.23±6.97	74.88±6.58	18.93±1.63	1.97±1.26	—
郑靖中	西安	男左50	—	72.34±5.59	20.60±1.13	—	77.15±1.81
（1987）		女左50	—	74.64±7.09	19.90±1.56	—	76.84±1.93
邓兆宏等	成都	男140	—	—	—	—	77.17±3.31
（1991）*		女100	—	—	—	—	76.50±2.6
胡兴宇等	四川	男8	—	69.27	21.54		76.84
（2000）	（僰人）	女6	—	70.72	20.07		79.01
合计（只含有标准差项）	男	73.75±7.43	72.78±5.53	19.76±1.29	2.89±1.04	77.16±2.99
（例数）			（142）	（192）	（192）	（142）	（190）
	女		75.23±6.97	74.80±6.74	19.23±1.49	1.97±1.26	76.61±2.40
			（114）	（162）	（162）	（114）	（150）

*按原数据的标准误，由笔者计算出标准差。

2.胫骨其他指数的测量（Other Measurements of the Indices of Tibia）　李玉莲等（2000）从测量东北地区出土骨骼（$\bar{x}\pm s$）：胫骨内踝关节面指数：男性（34例）18.27±1.15、女性（53例）18.16±1.82；胫骨下关节面指数：男性（34例）61.04±2.03、女性（53例）62.20±2.48；胫距双骨内踝关节面指数：男性（37例）89.23±15.68、女性（37例）88.66±15.80；胫距双骨滑车关节面指数：男性（37例）80.09±12.38、女性（37例）72.79±8.94。

3.胫骨指数分型的测量（Measurements of the Type of Index of Tibia）　综合国人资料950例：超扁胫骨型占0.32%±0.18%，扁胫骨型占6.11%±0.78%，中胫骨型占28.00%±1.46%，宽胫骨型占65.58%±1.54%；按郑靖中资料分型构成比性别差异$\chi^2=3.860$，$P=0.277$；说明胫骨指数分型构成比没有性别差异，见表5-407。

表5-407　胫骨指数分型的测量　Measurements of the Type of Index of Tibia

作者（年份）	地区	例数	超扁胫骨型[例数（%）]	扁胫骨型[例数（%）]	中胫骨型[例数（%）]	宽胫骨型[例数（%）]
郑靖中（1987）	西安	男100	1（1.0）	3（3.0）	31（31.0）	65（65.0）
		女100	0	6（6.0）	23（23.0）	71（71.0）
杜韵璜等（1980）	昆明	合750	2（0.25）	49（6.5）	212（28.3）	487（64.7）
合计[例数（%±S_p）]		950	3（0.32±0.18）	58（6.11±0.78）	266（28.00±1.46）	623（65.58±1.54）

4.胫骨长厚指数分型的测量（Measurements of the Type of Length-thickness Index of Tibia）　综合国人资料950例：超细胫骨型占5.89%±0.76%，细胫骨型占40.74%±1.59%，粗胫骨型占42.63%±1.60%，超粗胫骨型占10.74%±1.00%；按郑靖中资料统计分型构成比性别差异$\chi^2=22.324$，$P=0.000$；说明胫骨长厚指数分型构成比具有非常显著的性别差异，见表5-408。

表5-408 胫骨长厚指数分型
Measurements of the Type of Length-thickness Index of Tibia

作者（年份）	地区	例数	超细胫骨型 [例数（%）]	细胫骨型 [例数（%）]	粗胫骨型 [例数（%）]	超粗胫骨型 [例数（%）]
郑靖中（1987）	西安	男100	0	60（60.0）	38（38.0）	2（2.0）
		女100	13（13.0）	59（59.0）	28（28.0）	0
杜韵璜等（1980）	昆明	合750	43（5.73）	268（35.73）	339（45.2）	100（13.33）
合计［例数（%±S_p）]		950	56 （5.89±0.76）	387 （40.74±1.59）	405 （42.63±1.60）	102 （10.74±1.00）

5.胫股指数分型的测量（Measurements of the Type of Tibio-femoral Index） 郑靖中（1987）测量西安地区：男女各100例均100%属于短胫型。

（六）腓骨的指数（Indices of the Fibula）

1.腓骨长厚指数（Length-Thickness Index of Fibula） 腓骨长厚指数=（腓骨最小周长/腓骨最大长）×100

2.腓骨体断面指数（Index of the Cross Section of Fibula at Middle） 腓骨体断面指数=（腓骨中部最小径/腓骨中部最大径）×100

3.腓骨外踝关节面指数（Index of Lateral Malleolus Articular Facet of Fibula） 腓骨外踝关节面指数=（腓骨外踝关节面面积/胫腓骨下端关节面总面积）×100

4.腓距骨外踝关节面指数（Index of Lateral Malleolus Articular Facet of Fibula and Calcaneous） 腓距骨外踝关节面指数=（腓骨外踝关节面面积/距骨滑车关节面总面积）×100

5.双外踝面指数（Index of Bilateral Malleolus Articular Facet） 双外踝面指数=（腓骨外踝关节面面积/距骨外踝关节面面积）×100

国人数据（Chinese Data）

1.腓骨指数的测量（Measurements of the indices of Fibula） 刘正津等（1982）测量中南地区成年腓骨500副：腓骨长厚指数：左侧为9.85、右侧为9.96，腓骨中部长厚指数：左侧为11.61、右侧为11.71，腓骨体断面指数：左侧为77.94、右侧为77.19。孙振夫等（1984）测量山东地区男性腓骨88副：腓骨长厚指数：左侧为10.83、右侧为10.87，腓骨体断面指数：左侧为71.83、右侧为70.43。

2.腓骨其他指数的测量（Other Measurements of the Indices of Fibula） 李玉莲等（2000）测量东北地区骨标本（$\bar{x}\pm s$）：腓骨外踝关节面指数男性（34例）20.69±1.66、女性（53例）19.64±1.72，腓距双骨外踝面指数男性（44例）60.52±8.17、女性（45例）54.66±8.40。胡兴宇等（2000）测量四川珙县7副僰人20岁以上骨骼：腓骨长厚指数男性10.65、女性10.79，腓骨断面指数男性72.47、女性66.90。

（七）足骨的指数（Indices of the Foot Bones）

1.跟骨长宽指数（Length-Breadth Index of Calcaneus） 跟骨长宽指数=（跟骨最小宽/跟骨最大长）×100

2.跟骨长高指数（Length-Height Index of Calcaneus） 跟骨长高指数=（跟骨最小高/跟骨最大长）×100

3.跟骨高宽指数（Height-Breadth Index of Calcaneus） 跟骨高宽指数=（跟骨最小宽/跟骨最小高）×100

4.距骨长宽指数（Length-Breadth Index of the talus） 距骨长宽指数=（距骨最小宽/距骨最大长）×100

5.距骨长高指数（Length-Height Index of Talus） 距骨长高指数=（距骨最小高/距骨最大长）×100

6.足舟骨宽高指数（Breadth-Height Index of Navicular） 足舟骨宽高指数=（足舟骨高/足舟骨宽）×100

7.骰骨长度指数（Length Index of Cuboid） 骰骨长度指数=（骰骨外侧长/骰骨内侧长）×100

8.跖骨长宽指数（Length-Breadth Index of Metatarsal Bone） 跖骨长宽指数=（跖骨体宽/跖骨长）×100，各跖骨要单列。

9.跖骨宽高指数（Breadth-Height Index of Metatarsal Bone） 跖骨宽高指数＝（跖骨体高/跖骨体宽）×100，各跖骨要单列。

10.跖骨皮质厚度指数（Cotical Thickness Index of Metatarsal Bone） 跖骨皮质厚度指数＝（跖骨皮质厚度/跖骨干宽）×100

11.跖骨皮质面积指数（Cortical Area Index of Metatarsal Bone） 跖骨皮质面积指数＝（皮质面积/骨干面积）×100

12.趾骨长宽指数（Length-Breadth Index of Metatarsal Bone） 趾骨长宽指数＝（趾骨体宽/趾骨长）×100，各节趾骨要单列。

13.趾骨宽高指数（Breadth-Height Index of Metatarsal Bone） 趾骨宽高指数＝（趾骨体高/趾骨体宽）×100，各节趾骨要单列。

国人数据（Chinese Data）

1.跟骨指数的测量（Measurements of the Indices of Calcaneous） 综合国人资料，男性400例和女性237例：跟骨长宽指数，男性36.28±4.82、女性36.79±4.99；跟骨长高指数，男性49.74±4.10、女性49.74±3.84；跟骨宽高指数，男性74.23±8.91、女性73.84±10.05；性别差异t值分别为1.26，0，0.49；均$P > 0.05$，均无性别差异，见表5-409。

表5-409 跟骨指数的测量 Measurements of the Indices of Calcaneous

作者（年份）	地区	例数	跟骨长宽指数（$\bar{x}\pm s$）	跟骨长高指数（$\bar{x}\pm s$）	跟骨宽高指数（$\bar{x}\pm s$）
吕铭康等（1985）	长春、通辽	男144	35.27±3.01	49.97±3.25	70.62±4.71
		女57	35.81±3.74	49.96±3.31	71.74±6.22
鞠学红等（1996）	东北	男138	40.99±5.57	49.95±5.53	81.82±9.92
		女98	40.63±4.76	50.06±4.50	80.73±9.87
任光金（1983）	青岛、长春	男118	34.41±2.60	49.20±2.80	69.76±4.90
		女82	32.89±3.01	49.22±3.24	67.07±6.56
合计		男400	36.28±4.82	49.74±4.10	74.23±8.91
		女237	36.79±4.99	49.74±3.84	73.84±10.05

2.跟骨其他指数的测量（Other Measurements of the indices of Calcaneous） 中山雄一（1936）测量东北地区男性跟骨192副（384侧），见表5-410。

表5-410 跟骨其他指数的测量 Other Measurements of the Indices of Calcaneous

项目	均值（$\bar{x}\pm S_{\bar{x}}$）	项目	均值（$\bar{x}\pm S_{\bar{x}}$）
跟骨宽长指数	54.2±0.164	载距突指数	28.6±.0181
跟骨最小宽生理长指数	36.3±0.124	跟骨结节高宽指数	67.5±0.155
跟骨最小宽解剖长指数	37.8±0.131	跟骨比较高指数	60.2±0.186
跟骨解剖高生理指数	57.3±0.166	跟骨后关节面长宽指数	75.4±0.295
跟骨解剖高解剖指数	52.4±0.175	跟骨后关节面长高指数	19.6±0.159
跟骨体长解剖高指数	72.8±0.110	跟骨骰骨关节面高宽指数	76.4±0.414

3.距骨指数的测量（Measurements of the Indices of Talus） 综合国人男性351例、女性297例资料（$\bar{x}\pm s$）：距骨长宽指数，男性78.71±4.49、女性80.22±5.86；距骨长高指数，男性60.11±4.56、女性60.26±2.71；距骨最大长宽指数，男性（102例）88.70±4.49、女性（86例）89.89±4.45；距骨最大长高指数，男性57.16±2.87、女性58.27±3.18，性别差异t值分别为3.63、0.52、1.97、2.49；P值分别为<0.01、>0.05、>0.05、<0.05，距骨长宽指数和距骨最大长高指数具有性别差异，而长高指数和最大长宽指数

无性别差异，见表5-411。

表5-411 距骨指数的测量 Measurements of the Indices of Talus

作者（年份）	地区	例数	距骨长宽指数（$\bar{x} \pm s$）	距骨长高指数（$\bar{x} \pm s$）	距骨最大长宽指数（$\bar{x} \pm s$）	距骨最大长高指数（$\bar{x} \pm s$）
王伟克等（1999）	东北	男102	79.76±5.62	59.48±2.61	88.70±3.72	57.16±2.87
		女86	84.64±7.37	59.87±2.40	89.89±4.45	58.27±3.18
任光金（1983）	青岛、长春	男128	77.98±3.95	59.29±3.09	—	—
		女82	78.84±3.39	59.99±1.98	—	—
张世功等（1985）	成都	男121	78.60±3.71	61.50±4.38	—	—
		女129	78.15±4.12	60.71±3.20	—	—
合计		男351	78.71±4.49	60.11±4.56	88.70±3.72	57.16±2.87
		女297	80.22±5.86	60.26±2.71	89.89±4.45	58.27±3.18

4.距骨其他指数的测量（Other Measurements of the Indices of Talus） 王伟克等（1999）测量东北地区男性102例和女性86例（$\bar{x} \pm s$）：距骨均数，男性46.63±3.27、女性43.36±3.35；距骨滑车长宽指数，男性87.38±7.27、女性89.20±6.47；距骨距高指数，男性61.99±3.59、女性61.83±3.65。李玉莲等（2000）测量东北地区距骨男性102例和女性84例标本：距骨外踝面指数，男性25.71±2.30、女性25.62±2.37；距骨内踝面指数，男性15.65±1.64、女性15.69±2.18；距骨上面指数，男性58.73±2.65、女性58.60±2.52。

5.足舟骨宽高指数的测量（Measurement of the Breath-height Index of Scaphoid Bone） 综合国人男性240例、女性120例资料（$\bar{x} \pm s$）：足舟骨宽高指数，男性70.23±8.10、女性68.88±11.35，性别差异t值1.16，$P > 0.05$，没有性别差异，见表5-412。

表5-412 足舟骨宽高指数的测量 Breath-height Index of the Scaphoid Bone

作者（年份）	地区	男例数	足舟骨宽高指数（$\bar{x} \pm s$）	女例数	足舟骨宽高指数（$\bar{x} \pm s$）
彭绍光等（1986）*	长春、通辽	148	70.99±8.03	52	71.19±14.35
邓兆宏等（1998）*	成都	92	69.01±8.06	68	67.12±7.92
合计		240	70.23±8.10	120	68.88±11.35

*按原数据的标准误，由笔者计算出标准差。

6.骰骨长高指数的测量（Measurements of the Length-height Index of Cuboid Bone） 王连璞等（1984）测量了长春地区骰骨男性75副（150侧）、女性25副（50侧）：男46.88、女47.42。

7.跖骨指数的测量（Measurements of the Indices of Metatarsal Bone） 陈志刚等（1992）测量河南地区1607例，第二至第四跖骨指数，见表5-413。

表5-413 跖骨指数的测量（$\bar{x} \pm s$） Measurements of the Indices of Metatarsal Bone

指数	性别	第二跖骨	性别差异P值	第三跖骨	性别差异P值	第四跖骨	性别差异P值
皮质厚度指数	男	49.2±3	$P > 0.10$	44.1±2	$P < 0.02$	39.6±2	$P < 0.01$
	女	51.5±4		47.0±4		42.4±4	
皮质面积指数	男	73.4±3	$P < 0.05$	68.1±2	$P < 0.02$	62.8±2	$P < 0.02$
	女	75.8±4		71.4±4		66.0±4	
皮质横截面积与纵截面积比值	男	9.4±0.5	$P < 0.05$	8.2±0.8	$P > 0.05$	7.7±1.0	$P > 0.05$
	女	9.1±0.2		7.9±0.8		7.4±0.9	

注：皮质横截面积与纵截面积比值=皮质面积/（骨干宽×骨干长）×100。

十、四肢骨的相互推算（Calculation of the Bone of Limbs Each Other）

1.上下肢骨长相互推算的回归方程（Regression Equations of the Calculation of Lengths of Limbs Each Other）　冯元富等（1984）对山东地区男性88副四肢骨长度的测量，提出上下肢骨长相互推算的回归方程（mm），比较实用，见表5-414。

表5-414　上下肢骨长相互推算的回归方程 Regression Equations of the Calculation of Lengths of Limbs Each Other		
骨长推算骨长	回归方程（mm）	r值
股骨长→肱骨长	$\hat{Y}$（肱骨长）＝75.98＋0.54股骨长 ±15.96	0.82
胫骨长→肱骨长	$\hat{Y}$（肱骨长）＝102.84＋0.57胫骨长 ±15.46	0.76
肱骨长→尺骨长	$\hat{Y}$（尺骨长）＝56.53＋0.64肱骨长 ±12.49	0.78
股骨长→尺骨长	$\hat{Y}$（尺骨长）＝102.18＋0.35股骨长 ±14.35	0.68
胫骨长→桡骨长	$\hat{Y}$（桡骨长）＝54.6＋0.50胫骨长 ±13.62	0.81
肱骨长→股骨长	$\hat{Y}$（股骨长）＝46.39＋1.25肱骨长 ±13.86	0.82
股骨长→胫骨长	$\hat{Y}$（胫骨长）＝45.29＋0.73股骨长 ±20.00	0.80

2.上肢骨推算下肢骨长的回归方程（Regression Equations of the Calculation of Bony Lengths of Lower Limb from Upper Limbs）　段秀吉等（1991）对长春地区成年骨骼345例（男性172例，女性173例）四肢骨长度的测量，提出上肢骨长推算下肢骨长的回归方程（mm），比较实用，见表5-415。

表5-415　上肢骨推算下肢骨长度的回归方程 Regression Equations of the Calculation Maximum Length of Bones of Lower Limbs from the Maximum Length of Bones of Upper Limbs			
性别	上肢骨长推算下肢骨长	男性回归方程（mm）	r值
男	肱骨最大长→股骨最大长	$\hat{Y}$（股骨长）＝151.21＋0.9215肱骨长	0.68
	肱骨最大长→胫骨最大长	$\hat{Y}$（胫骨长）＝111.64＋0.7852肱骨长	0.63
	肱骨最大长→腓骨最大长	$\hat{Y}$（腓骨长）＝122.16＋0.7479肱骨长	0.58
	尺骨最大长→股骨最大长	$\hat{Y}$（股骨长）＝212.52＋0.8889尺骨长	0.62
	尺骨最大长→胫骨最大长	$\hat{Y}$（胫骨长）＝140.87＋0.8472尺骨长	0.65
	尺骨最大长→腓骨最大长	$\hat{Y}$（腓骨长）＝139.51＋0.8479尺骨长	0.63
	桡骨最大长→股骨最大长	$\hat{Y}$（股骨长）＝114.82＋1.3633桡骨长	0.73
	桡骨最大长→胫骨最大长	$\hat{Y}$（胫骨长）＝53.49＋1.2753桡骨长	0.74
	桡骨最大长→腓骨最大长	$\hat{Y}$（腓骨长）＝57.86＋1.2521桡骨长	0.71
女	肱骨最大长→股骨最大长	$\hat{Y}$（股骨长）＝80.32＋1.1284肱骨长	0.84
	肱骨最大长→胫骨最大长	$\hat{Y}$（胫骨长）＝68.03＋0.8973肱骨长	0.78
	肱骨最大长→腓骨最大长	$\hat{Y}$（腓骨长）＝73.10＋0.8783肱骨长	0.78
	尺骨最大长→股骨最大长	$\hat{Y}$（股骨长）＝158.02＋1.0728尺骨长	0.72
	尺骨最大长→胫骨最大长	$\hat{Y}$（胫骨长）＝114.46＋0.9180尺骨长	0.73
	尺骨最大长→腓骨最大长	$\hat{Y}$（腓骨长）＝115.49＋0.9113尺骨长	0.74
	桡骨最大长→股骨最大长	$\hat{Y}$（股骨长）＝132.07＋1.2737桡骨长	0.78
	桡骨最大长→胫骨最大长	$\hat{Y}$（胫骨长）＝89.77＋1.1011桡骨长	0.79
	桡骨最大长→腓骨最大长	$\hat{Y}$（腓骨长）＝89.53＋1.0997桡骨长	0.81

注：本表内所有骨长均为该骨最大长。

3.胎龄推算下肢骨长的回归方程（Regression Equations of the Calculation of Bony Length of Lower Limbs from Fetal Age）　陆成樑（1989）对南京地区193例（男性104例、女性89例）胎儿的测量，提出由胎龄推

算下肢骨长的回归方程（mm），见表5-416。

表5-416 胎龄推算下肢骨长的回归方程
Regression Equations of the Calculation Maximum Length of Bones of Lower Limbs
from the Fetal Age

胎龄	胎龄推算下肢骨长	胎龄推算下肢长骨回归方程（mm）	r值
12～18周	→股骨长	$\hat{Y}$（股骨长）＝－25.74＋3.09X±2.05	0.979
	→胫骨长	$\hat{Y}$（胫骨长）＝－24.98＋2.95X±1.36	0.981
	→腓骨长	$\hat{Y}$（腓骨长）＝－33.42＋3.38X±0.50	0.997
19～35周	→股骨长	$\hat{Y}$（股骨长）＝－7.49＋2.32X±1.48	0.992
	→胫骨长	$\hat{Y}$（胫骨长）＝－6.50＋2.05X±1.10	0.994
	→腓骨长	$\hat{Y}$（腓骨长）＝－5.82＋1.92X±0.86	0.996

十一、四肢长骨生物力学的测试（Tests of the Biomechanics of Long Limbs Bones）

儿童下肢长骨最大弯曲力（N）和变形（mm）的生物力学测试（Tests of the Biomechanics of Maximum Curvature（N）& Deformation（mm）Children's Long Bones of Lower Limbs） 欧阳钧等（2003）测试广州地区新鲜尸体标本11例儿童的最大弯曲力（N）和变形（mm），见表5-417。

表5-417 下肢长骨最大弯曲力和变形的生物力学测试
Tests of the Biomechanics of Maximum Curvature & Deformation
of Children's Long Bones of Limbs

| 分组 | 骨骼 | 测量 | 2[*] | 2.5 | 3 | 3 | 4 | 5 | 5 | 6 | 6 | 7.5 | 12 |
			91.3[**]	117	97	87.5	93	91	109	101	108	109	140
静态	股骨	力（N）	559	621	869	—	810	489	715	535	1137	753	935
		变形（mm）	8.1	8.6	8.1	—	13.7	5.3	8.6	9.4	6.9	16.0	13.3
	胫骨	力（N）	570	545	595	—	748	387	677	490	925	596	818
		变形（mm）	8.2	8.2	6.4	—	8.5	4.5	8.1	5.9	6.4	8.6	10.2
	腓骨	力（N）	128	114	137	104	195	87	161	237	209	191	277
		变形（mm）	14.4	11.1	16.0	12.4	18.6	9.4	9.6	15.6	10.6	18.7	17.0
动态	股骨	力（N）	675	707	1108	—	1026	595	891	719	1459	1109	1249
		变形（mm）	9.6	9.2	12.4	—	17.9	10.1	15.1	10.1	11.0	14.7	15.2
	胫骨	力（N）	649	782	681	—	876	662	913	600	1214	951	995
		变形（mm）	9.6	10.9	7.3	—	12.7	7.8	10.6	6.4	8.8	11.4	9.2
	腓骨	力（N）	127	120	—	80	203	131	2147	242	201	171	325
		变形（mm）	19.2	21.1	—	11.0	22.9	17.0	17.8	25.6	15.6	26.1	25.0

注：测试为三点弯曲强度试验，静态为5mm/min，动态为500mm/min。

*表目第一行为儿童年龄（岁）。

**表目第二行为儿童身高（cm）。

参 考 文 献

安 丽，1988. 中国成年男性骨腭的形态观察与测量. 解剖学杂志，11（3）：186-188.

安藤登太明，1938. 新京ニテ得タル支那人头骨ノ人类学的研究. 解剖学杂志，11：1-60.

安永胜，杜心如，李桂萍，等，2004. 内斜位X线片显示股骨距影像特征及其临床意义. 中国临床解剖学杂志，22（5）：

503-506.

安永胜，杜心如，石友民，等，2005. 外斜位X线片显示股骨距影像特征及其临床意义. 中国临床解剖学杂志，23（4）：393-395，398.

敖绍勇，陈 洪，2015. 男性颧骨与颅骨宽径的测量及回归分析. 解剖学杂志，38（5）：588-591，641.

敖绍勇，陈 洪，2016. 男性上颌骨与颅骨的回归分析. 解剖学报，47（1）：129-133.

敖胤杰，敖绍勇，2016. 男性下颌骨与颧骨的回归分析. 解剖学杂志，39（5）：602-605，634.

白 波，董伟强，2004. 中国华南地区髋关节的侧的测量参数及临床意义. 中国临床解剖学杂志，22（6）：592-595.

白静雅，何 烨，海向军，等，2015. 回族大学生骨密度状况及其相关影响因素分析. 解剖学杂志，38（5）：592-595.

柏蕙英，1979. 中国人下颌角的年龄变化. 解剖学报，10（1）：13-20.

柏蕙英，陈文英，戴棣华，等，1980. 国人椎管的矢径及横径. 解剖学报，11（3）：261-272.

柏蕙英，陈文英，戴棣华，等，1983. 颈椎横突孔与椎动脉的测量及观察. 解剖学报，14（3）：225-231.

包月昭，1986. 颅骨的测量与观察（二）. 河南师范大学学报，（3）：84-94.

包月昭，郭建军，卫新民，1984. 国人脑颅直线测量研究——颅长、颅宽、颅高的测量. 解剖学通报，7（增）：30.

鲍明新，王汝信，1984. 青岛汉族颅骨某些角度的测量（续）. 人类学学报，3（4）：330-333.

宾晓芸，黄秀峰，周庆辉，等，2015. 百色壮族中老年人肌肉量及骨密度含量变化及其相关性分析. 解剖学杂志，38（1）：68-71.

宾晓芸，银联飞，黄炎东，等，2016. 广西罗城仫佬族中老年人跟骨超声骨密度检测分析. 解剖学杂志，39（4）：487-490.

布朗·皮特（Brwon P），1987. 华北人欧洲人和澳大利亚人的头骨厚度. 人类学学报，6（3）：184-189.

蔡军辉，张力成，杨国敬，等，2012. 骶骨纵形骨折后路钢板固定置钉的应用解剖. 解剖学报，43（2）：236-239.

蔡奕翰，王玉伟，1982. 国人骨性眼眶的测量. 解剖学通报，5（增1上）：86.

曹焕军，赵华盛，朱世杰，等，1984. 国人卵圆孔的观察与测量. 解剖学通报，7（增）：30.

曹鹏宇，范静平，廖建春，等，2006. 内镜下鼓室窦和面神经隐窝的应用解剖学. 中国临床解剖学杂志，24（2）：115-118.

曹文强，丁士海，刘文君，1999. 下颌骨弧及角度的测量. 解剖学杂志，22（1）：79-80.

曹文强，丁士海，刘文君，等，1998. 下颌骨测量及其性别判别分析. 青岛医学院学报，34（2）：117-118.

曹正霖，钟世镇，徐达传，2000. 寰枢椎的解剖学测量及其临床意义. 中国临床解剖学杂志，18（4）：299-301.

曾 菁，李孝林，2013. 前置与上置重建钢板治疗锁骨骨折的应用解剖学. 解剖学杂志，36（3）：374-376.

曾立军，徐永清，骆华松，等，2008. 舟骨、大、小多角骨的临床解剖学研究. 中国临床解剖学杂志，26（1）：29-31.

曾庆云，丁成紫，1982. 640块国人听小骨的观察与测量. 解剖学通报，5（3）：4-10.

曾胜明，郑应宏，杜彦忠，等，1994. 正常人膝关节X线平片测量研究. 解剖学杂志，17（5）：463-464.

曾忠友，江春宇，宋永兴，等，2009. 下腰椎椎板、关节突的影像学测量与临床意义. 中国临床解剖学杂志，27（4）：420-422，425.

柴麦娥，郝 楷，1988. 颅骨卵圆孔-颞骨关节结节间径回归方程测定与临床应用. 解剖学报，19（4）：365-367.

柴麦娥，郝 楷，1992. 成人颅骨最大长与颅骨最大宽回归方程测量及应用. 解剖学杂质，15（增）：11.

柴麦娥，郝 楷，刘书平，1991. 锤骨的测量及临床意义. 中国临床解剖学杂志，9（1）：42.

柴麦娥，郝 楷，刘书平，1991. 砧骨的测量及临床意义. 解剖学杂志，14（4）：384-386.

柴麦娥，秦清珍，赵 斌，1993. 胎儿鼓环的观察与测量. 解剖学杂志，16（2）：180.

常桂珍，仁 杰，王义明，等，1994. 健康新生儿面部及体格测量研究. 解剖学杂志，17（5）：460-462.

陈 纲，1985. 人类下颌齿槽弓的形态和发生. 人类学学报，4（1）：94-102.

陈 纲，1986. 中国人成年男性下颌牙槽弓的形态观测及其几何图形的数学显示公式. 解剖学报，17（2）：113-118.

陈 纲，熊正中，1988. 800例上海出土之成年男性颅型观测. 四川解剖学杂志，8（3，4）：131-135.

陈 纲，熊正中，1993. 人体股骨弹性模量与骨矿含量的关系. 人类学学报，12（2）：153-156.

陈 洪，2010. 男性顶骨与整体颅骨的回归分析. 解剖学杂志，33（4）：527-531.

陈 洪，2010. 男性下颌骨与颅骨的回归分析. 解剖学报，41（5）：745-750.

陈 洪，2013. 男性枕骨与整体颅骨的回归分析. 解剖学杂志，36（5）：952-955.

陈 洪，王敦林，施少萍，等，2008. 男性锁骨的测量及其最大长推算. 人类学学报，27（2）153-157.

陈 洪，虞 琴，王敦林，等，2008. 男性锁骨最大长与肩宽和骨盆宽的回归分析. 解剖学杂志，31（5）：712-714.

陈 洪，虞 琴，张 鹏，2008. 男性颅骨测量项目的相关分析. 解剖学杂志，31（5）：715-717.

陈 洪，虞 琴，钟 纯，2008. 男性下颌骨的测量及其回归分析. 解剖学杂志，31（3）：419-423.

陈 坚，刘 浩，杨志明，1999. 人工寰枢关节的研制及应用解剖研究. 中国临床解剖学杂志，17（2）：150-152.

陈 良，陈其昕，庞清江，等，2009. 腰椎管成形术的生物力学研究. 中国临床解剖学杂志，27（6）：716-719.

陈 强，李秀琴，王振宇，等，1988. 颅骨颅形、重量及容量的研究. 解剖学杂志，11（增）：14-15.

陈 实，李 颖，倪志挺，1996. 国人骨性眼眶的测量与观察. 局解手术学杂志，5（4）：1-2.

陈 硕，1986. 颅中凹进路内耳道定位研究. 临床解剖学杂志，4（2）：87-89.

陈 通，李林宏，钱学华，等，2010. 侧隐窝横、矢径测量在腰椎管狭窄症的诊断意义. 中国临床解剖学志，28（5）：483-486.

陈昌富，李传夫，胡振民，1981. 200例我国成人第二颈椎（枢椎）临床解剖和X线片测量. 解剖学通报，4（4）：332-337.

陈昌富，李传夫，张 峰，1988. 肱骨头两维平面激光投影测量. 解剖学报，19（4）：338-341.

陈昌富，刘伯亮，1984. 国人股骨上端力干角测量及其临床意义. 解剖学通报，7（增）：34-35.

陈昌富，孙义和，1983. 我国成人上颌窦的观察和测量（国人鼻腔研究之一）. 临床应用解剖学杂志，1（2）：104-107.

陈昌富，孙义和，1986. 成人鼻泪管的观察和测量. 临床解剖学杂志，4（1）：38.

陈昌富，孙义和，李传夫，1988. 225例肱骨扭转角激光投影测量. 解剖学杂志，11（3）：196-197.

陈昌富，万人欣，黄 森，等，1981. 腓骨滋养孔和血管供应的研究. 解剖学通报，4（2-3）：153-157.

陈昌富，张 锋，1988. 颈椎椎管面积与对应颈髓面积相关研究. 解剖学杂志，11（增）：39.

陈德珍，吴新智，1985. 河南长葛石固早期新石器时代人骨的研究（续）. 人类学学报，4（4）：314-323.

陈德珍，吴新智，1985. 河南长葛石固早期新石器时代人骨的研究. 人类学学报，4（3）：205-214.

陈光忠，朱建民，方 浩，1999. 胫腓关节坡度测量的临床应用解剖. 解剖学杂志，22（3）：247-249.

陈光忠，朱建民，方 浩. 人腓骨上胫腓关节坡度测量的临床应用解剖学研究. 解剖学杂志，1998，21（增）：9.

陈海南，董启榕，汪 益，等，2004. 半月板运动及形态学改变的动态磁共振研究. 中国临床解剖学杂志，22（1）：71-73.

陈合新，张 伟，王章峰，等，2010. 经鼻内镜筛骨纸板进路眶内手术的解剖学研究及其意义. 中国临床解剖学志，28（6）：611-613.

陈合新，钟世镇，徐达传，等，2000. 乙状窦后进颅骨窗和乳突孔定位的解剖学研究. 中国临床解剖学杂志，18（3）：195-196.

陈合新，钟世镇，徐达传，等，2002. 以上半规管为标记内耳道手术的应用解剖. 中国临床解剖学杂志，20（2）：95-96.

陈鸿儒，李 吉，孙尔玉，1982. 颈椎骨测量在临床上的应用. 解剖学报，13（2）：141-148.

陈鸿儒，杨克勤，张潭澄，等，1982. 颈椎骨测量在临床上的意义—国人102例测量统计. 中华骨科杂志，2（1）：23-28.

陈嘉斌，刘亚军，1999. 陕南成人蝶鞍容积X线测量. 广东解剖学通报，12（1）：18.

陈克功，1982. 髌骨各径和血管孔的分布. 解剖学通报，5（增1）：133-134.

陈丽萍，刘瑞昌，陈 旭，等，2011. 跟骨形态的观测及临床意义. 解剖科学进展，17（1）：51-53，59.

陈玲珑，孙丽清，兰宝金，等，2008. 改良式上颌窦手术的临床应用解剖. 中国临床解剖学杂志，26（2）：151-153.

陈茂林，尹维刚，姚乃中，等，1994. 下位胸椎和腰椎椎弓根固定术的应用解剖. 中国临床解剖学杂志，12（4）：298-300.

陈前芬，肖增明，张忠民，等，2009. 寰椎椎弓根螺钉技术的剖面解剖和三维CT应用研究. 中国临床解剖学杂志，27（2）：166-169.

陈世忠，吴增晖，马向阳，2003. 寰椎椎弓根解剖和CT测量在椎弓根螺钉固定中的意义. 中国临床解剖学杂志，21（5）：470-471.

陈惟昌，1978. 人体骨骼的应力分析.（二）长管状骨抗弯强度的测定//中国解剖科学会1978年学术年会论文汇编. 18.

陈惟昌，1978. 人体骨骼的应力分析.（一）长管状骨抗压强度的测定//中国解剖科学会1978年学术年会论文汇编. 17-18.

陈文英，陶 鄂，柏慧英，等，1985. 国人椎体的测量与观察. 解剖学杂志，8（2）：149-152.

陈吴兴，1992. 蝶骨中床突和颈床孔（管）的调查. 解剖学杂志，15（3）：221-223.

陈吴兴，黄应勋，李法英，等，1994. 蝶骨大翼导静脉孔（管）、圆孔、卵圆孔和棘孔的观测. 解剖学杂志，17（5）：396-398.

陈晓燕，黄建莲，胡贤汉，1998. 中国人颅骨腭大小孔的观测. 广东解剖学通报，20（1）：1-2.

陈兴武，王慧君，赵卫东，等，2005. 人头部力锤冲击试验的生物力学研究. 中国临床解剖学杂志，23（3）：298-302.

陈秀清，陈振光，王 斌，1998. 带血管蒂髌骨移位修复胫骨内侧髁上关节面缺损的解剖与临床. 解剖与临床，3（1）：5.

陈雁卉，安同凤，张 杰，等，2010. 成人下颈椎椎体、椎体间隙、椎弓根的增龄性变化. 解剖学杂志，33（5）：674-680.

陈亿民，洪俊毅，毕大卫，等，2010. 经喙突肩胛骨关节盂螺钉内固定的最优化计算机辅助测量. 解剖学报，41（1）：

153-156.

陈长发，王之一，金宝钝，1992. 股骨粗线的形态学观测. 解剖学杂志，15（4）：308-310.

陈长发，王之一，金宝钝，1992. 臀肌粗隆的形态学观测. 解剖学杂志，15（3）：225-226.

陈振光，张发惠，刘经南，等，2001. 同种异体带血供肱骨移植的解剖学研究. 中国临床解剖学杂志，19（2）：123-124.

陈振光，郑晓晖，陶圣祥，等，2009. 腓骨下段的骨性结构特点及其临床意义. 中国临床解剖学杂志，27（6）：672-674.

陈振光，郑晓晖，张发惠，等，2006. 腓骨头的形态观测及其临床应用评价. 中国临床解剖学杂志，24（6）：609-611.

陈志东，王金华，张志彬，等，2011. Bolher's角及Gissane's角的测定在治疗波及关节面跟骨骨折中的应用60例分析. 中国误诊学杂志，11（35）：8717.

陈志刚，杨广夫，钱致中，1992. 儿童青少年跗骨骨皮质正常发育的X线研究. 人类学学报，11（2）：149-155.

陈忠恒，刘丰春，丁士海，2002. 髋骨弓状线的解剖学观测及其临床意义. 中国临床解剖学杂志，20（5）：377-379.

陈忠恒，孟庆兰，刘丰春，2009. 掌骨X线测量推断身高的研究. 人类学学报，28（4）：379-382.

陈忠孝，余汝堂，杨新东，等，2008. 经骶后孔骶管阻滞的临床应用解剖. 中国临床解剖学杂志，26（5）：503-506.

陈仲欣，郭世绂，1980. 国人第五腰椎形态. //中国解剖学会1980年学术年会论文汇编. 43.

陈仲欣，邱敬请，魏兆安，等，1982. 腰椎椎管狭窄的骨性解剖因素. 解剖学通报，5（增1上）：115.

陈庄洪，余伦红，黄继锋，等，2005. 寰枢椎后路经关节螺钉固定位标志透视参数的解剖研究. 中国临床解剖学杂志，23（5）：463-466.

陈子为，李名扬，刘朝宝，等，1978. 国人双侧长骨长度和对称性的调查//中国解剖科学会1978年学术年会论文汇编. 153.

陈子为，李名扬，王文贵，等，1980. 国人骨性眶腔的研究（一）//中国解剖学会1980年学术会议论文摘要汇编. 23.

陈子为，李名扬，张万盛，等，1980. 国人骨性眶腔的研究//中国解剖学会1980年学术会议论文摘要汇编. 22.

陈子为，王文贵，张万盛，等，1980. 国人骨性泪囊窝及眉弓的观察与测量//中国解剖学会1980年学术会议论文摘要汇编. 24-28.

陈子为，张万盛，李名扬，等，1980. 国人骨性眶腔的研究（二）//中国解剖学会1980年学术会议论文摘要汇编. 23-24.

陈子为，张万盛，王文贵，等，1980. 颅骨盂后突、外耳道上棘和腭圆枕的观察//中国解剖学会1980年学术会议论文摘要汇编. 8.

陈祖芬，贺炳荣，1985. 蝶窦的应用解剖. 解剖学杂志，8（1）：65-67.

承德医学专科学校，1982. 国人1036例足长和足弓高度的测量. 解剖学通报，5（增1下）：134.

程辉龙，黎屏周，龙人瑞，1988. 颅骨鼻部的观测. 解剖学杂志，11（增）：18.

程其荣，1984. 掌骨及其滋养孔的研究. 解剖学通报，7（1）：39，44.

程心恒，柏慧英，秦月琴，等，1978. 下肢长骨滋养孔的观察//中国解剖科学会1978年学术年会论文汇编. 157.

程心恒，戴棣华，朱香亭，等，1982. 上肢长骨扭转强度的测定. 解剖学通报，5（增1上）：123-124.

初国良，彭映基，冯正巩，等，2001. 颈椎钩突形态特点及其在前外侧入路减压术中的意义. 中国临床解剖学杂志，19（1）：25-26.

楚广交，1991. 胎儿听骨的应用解剖学及骨化进程的研究. 解剖学杂志，14（2）：121-125.

楚广交，韩金声，王树松，等，2002. 砧骨豆状突的观察和研究. 解剖学杂志，25（1）：79-82.

崔模，张朝佑，1959. 国人骨性眼眶的测量与观察（第一部分）. 中华眼科杂志，9（4）：208-211.

崔模，张朝佑，1963. 国人骨性泪囊窝和鼻泪管的测量与观察. 解剖学报，6（1）：90-94.

崔模，张朝佑，1964. 国人骨性眼眶的测量与观察（第三部分）. 解剖学报，7（1）：116-119.

崔希云，崔振方，赵英林，等，1984. 面颅骨主要数值的测量. 解剖学通报，7（增）：23.

崔新刚，张佐伦，丁自海，2005. 胸腰椎横突形态学对比研究及其临床意义. 中国临床解剖学杂志，23（5）：474-476.

戴冠荣，俞昌泰，苑建新，等，1980. 股骨距的解剖研究及其临床意义//第一届全国骨科学术会议论文摘要. 327-328.

戴力扬，1995. 胸，腰椎椎体高度的放射学测量及其临床意义. 中国临床解剖学杂志，13（1）：18-20.

戴力扬，1996. 寰齿间距的放射学测量及其临床意义. 中国临床解剖学杂志，14（3）：212-213.

戴力扬，贾连顺，1998. 胸腰部移行椎与腰骶部移行椎关系的研究. 解剖学杂志，21（1）：1-3.

戴义华，汪澜，1986. 中国人骨性上颌幅长的测量. 解剖学杂志，9（增）：34-35.

戴义华，汪澜，1986. 中国人骨性眼眶的测量. 解剖学杂志，9（增）：34.

戴玉景，魏兴国. 国人成人颅骨蝶窦容积的测定. 兰州医学院学报，1984，2（1）：38.

单涛，丁士海，1996. 胫骨角度测量方法的改进. 人类学学报，15（2）：85-87.

单涛，丁士海，丁洲，1996. 国人胫骨的测量及其性别判别分析. 人类学学报，15（2）：135-144.

单云官，李俊祯，杨少华，等，1988. 椎弓根形态学观测及其临床意义. 中国临床解剖学杂志，6（4）：219-221.

单云官，王连鹏，张金波，等，2007. 股胫关节面的形态与扣锁机制的解剖学基础. 中国临床解剖学杂志，25（6）：650-

652，655.

单云官，魏焕萍，陈金源，等，1991. 椎间管的观察和测量. 解剖学杂志，14（3）：277-279.

单云官，魏焕萍，谷彦军，等，2000. 颈椎前外侧沟的形态观察及临床意义. 中国临床解剖学杂志，18（4）：314-316.

单云官，魏焕萍，张金波，等，1999. 骶管裂孔和骶后孔穿刺点的选择及其解剖学基础. 解剖与临床，4（4）：207.

单云官，徐达传，钟世镇，等，1999. 骶1腰5椎体置入螺钉固定术的应用解剖. 中国临床解剖学杂志，17（2）：157-159.

单云官，张如明，魏焕萍，等，1999. 带肌或肌腱蒂腓骨上段转位代股骨、胫骨外侧髁的应用解剖. 中国临床解剖学杂志，17（1）：29-31.

但林芝，祁力平，彭庆恩，等，1984. 肱骨及其滋养孔的观测. 解剖学通报，7（增）：34.

党汝霖，杨玉田，郑靖中，等，1984. 西安出土的人脑颅的性差及其颅型. 解剖学通报，7（增）：17.

党汝霖，杨玉田，郑靖中，等，1985. 西安现代人脑颅的性差. 人类学学报，4（4）：372-378.

党汝霖，张怀瑶，1987. 西安人髋骨的性别差异. 西安医科大学学报，8（3）：238-241.

党瑞山，陈尔瑜，蔡国君，等，2001. 股骨距的应用解剖. 解剖学杂志，24（6）：587-589.

岛五郎，1933. 抚顺郊外にて得たる头盖骨の人类学的研究. 人类学杂志，48：423-453.

岛五郎，1941. 蒙古人头骨の研究. 人类学丛刊甲人类学（第2册）.

邓道善，1966. 对田径跳跃运动员跖骨骨壁厚度的观察. 解剖学通报，3（1）：13-15.

邓兆宏，丁继固，1991. 胫骨的测量. 解剖学杂志，14（3）：279-280.

邓兆宏，柯尝蕊，1998. 足舟骨的测量. 解剖学杂志，1（6）：568.

丁　悦，刘尚礼，马若凡，等，2003. 国人股骨假体设计的解剖学基础. 中国临床解剖学杂志，21（4）：341-343.

丁　洲，丁士海，2000. 腕骨的性别判别分析. 人类学学报，19（2）：148-150.

丁家明，1988. 国人下颌骨之测量. 四川解剖学杂志，8（1-2）：74.

丁士海，1961. 中国人眼眶的测量与观察及几项测量工具的设计. 青医学报，（2）：13-24.

丁士海，1981. 国人鼻骨的测量. 沂水医专学报，3（1）：1-2.

丁士海，1983. 颅骨某些角度的测量计算法. 人类学学报，2（4）：390-395.

丁士海，丁成刚，1980. 中国成年额窦放射片的观察与测量//中国解剖学会1980年学术会议论文摘要汇编. 14.

丁士海，任光金，法德华，等，1984. 国人颅容积的测量. 沂水医专学报，6（1）：5-9.

丁士海，任光金，阎锡光，等，1982. 中国成年坐骨大切迹的性别差异. 沂水医专学报，4（1）：13-20.

丁士海，任光金，阎锡光，等，1982. 中国人髂骨的性别差异—缘线指数与间隙指数. 青岛医学院学报，（2）：81-86.

丁士海，王　新，崔益群，1997. 颅容积的放射片推测. 解剖学杂志，20（1）：73.

丁士海，薛良华，2005. 颅骨的非对称性及其测量法. 菏泽医专学报，17（4）：10-12.

丁士海，阎锡光，法德华，等，1992. 颅容积的测量与推算的改进. 人类学学报，11（3）：241-249.

丁士海，阎锡光，任光金，等，1982. 中国成人坐耻指数的性别差异. 解剖学通报，5（增1下）：126-1274.

丁士海，尤洪山，丁　洲，1996. 颅骨高度的研究. 青岛医学院学报，32（1）：45-46.

丁细藩，莫世泰，1993. 华南地区现代人下颌骨的相关因素分析. 人类学学报，12（3）：287-290.

丁细藩，莫世泰，张文光，1984. 广西壮族颅骨的测量统计. 解剖学通报，7（2）：174-176.

丁细藩，莫世泰，张文光，1985. 广西壮族的面颅特征. 人类学学报，4（4）：362-365.

丁细藩，莫世泰，张文光，1988. 广西和广东现代人的面颅特征. 人类学学报，7（4）：324-328.

丁细藩，莫世泰，张文光，1989. 华南地区汉族成年男性肢带骨与身高关系的探讨. 人类学学报，8（2）：189-190.

丁学华，尹　嘉，曹瑞华，等，2002. 颅中窝骨性结构的解剖学观察及其临床意义. 中国临床解剖学杂志，20（2）：100-102.

丁自海，高承文，张　福，1991. 颈静脉孔的放射解剖学. 解剖学杂志，14（3）：202-204.

丁自海，刘文宽，张树明，等，1997. 吻合血管第二跖骨头移植重建月骨的应用解剖. 中国临床解剖学杂志，15（4）：265-267.

董建东，王　友，薛文东，等，2005. 髋臼开口形态特征的计算机三维结构分析. 中国临床解剖学杂志，23（6）：576-578.

董有海，黄铁柱，李文春，等，2002. 成人股骨髓腔影像解剖学及临床意义. 中国临床解剖学杂志，20（1）：18-20.

董玉科，田喜光；宋辰刚，等，2009. 内镜下经鼻颅颈交界区腹侧手术的应用解剖. 中国临床解剖学杂志，27（2）：126-129，133.

杜百廉，范章宪，杨建生，等，1965. 国人颅骨副鼻窦的研究I. 额窦. 解剖学报，8（2）：189-197.

杜百廉，聂正明，李瑜如，等，1963. 对颅骨有关结构与麻醉上颌神经及其分支关系的研究. 河南医学院学报，（12）：1-5.

杜百廉，王又林，范章宪，等，1982. 国人骨性蝶鞍及其周围结构的观测. 解剖学通报，5（增1上）：74.

杜昌连，1988. 经翼腭管阻滞上颌神经的应用解剖观察. 湖北医学院学报，9（1）：43-46.

杜清太，1984. 长春地区出土的髋骨测量. 人类学学报，3（2）：114-117.

杜清太，崔振方，孟昭纯，等，1983. 国人骶管裂孔的测量与观察. 菏泽医药，（3）：47.

杜希哲，杨玉田，1984. 国人切牙孔和切牙管的观察与测量. 解剖学通报，7（增）：16-17.

杜心如，2007. 腰骶移行椎临床解剖学研究进展. 中国临床解剖学志，25（5）：606-608.

杜心如，卢世璧，2006. 股骨上段髓腔角度几何形态学研究. 中国临床解剖学杂志，24（5）：506-509.

杜心如，卢世璧，2006. 股骨上段髓腔径线研究及其临床意义. 中国临床解剖学杂志，24（4）：359-363.

杜心如，张一模，赵秀玲，等，2000. 腰椎上关节突外缘与椎弓根中心关系的解剖学观测及其临床意义. 中国临床解剖学杂志，18（4）：319-321.

杜心如，赵玲秀，赵离钟，等，2009. 腰骶移行椎椎体及椎板的形态学特点及临床意义. 中国临床解剖学志，27（2）：162-165.

杜心如，赵秀玲，张一模，等，2000. 腰椎横突平分线与椎弓根侧方平分线关系的解剖学观测及其临床意义. 中国临床解剖学杂志，18（4）：317-318.

杜韵璜，黎昭洪，魏治国，等，1980. 国人750例的胫骨测量//中国解剖学会1980年学术会议论文摘要汇编. 65-66.

杜赵康，杨开明，王 勇，等，2014. 卵圆孔、棘孔的形态学观察及临床意义. 解剖学杂志，37（6）：775-776，803.

段坤昌，李 吉，冯 洪，等，1995. 舌骨的测量. 解剖学杂志，18（4）：375.

段坤昌，王秀荣，王鲜菊，等，1995. 舌骨大角综合征的解剖学基础. 解剖学杂志，13（4）：286-288.

段满生，蒋电明，舒 勇，等，2004. 肱骨近段髓腔CT测量与假体柄设计的相关研究. 中国临床解剖学杂志，22（1）：67-70.

段秀吉，宿宝贵，廖庆平，等，1991. 上、下肢骨间的相关和回归. 法医学杂志，7（3）：16.

范静平，廖建春，吴 建，等，1996. 内窥镜蝶窦及蝶鞍区手术应用解剖学研究. 中国临床解剖学杂志，14（2）：95-98.

范静平，陆书昌，吴 建，等，1996. 筛窦顶壁的形态及其临床意义. 中国临床解剖学杂志，14（2）：81-83.

范静平，章松勤，廖建春，等，1996. 内窥镜视神经管减压术应用解剖. 中国临床解剖学杂志，14（2）：92-94.

范锡印，付升旗，王庆志，等，2006. 颞下间隙的横断层解剖及临床意义. 中国临床解剖学杂志，24（6）：651-654.

范岳年，1985. 国人坐骨大切迹的性差研究. 解剖学杂志，8（1）：61-64.

方 刚，史二栓，王泽俊，等，2010. 成人小腿胫腓骨的应用解剖学观测. 局解手术学杂志，19（6）：486-487.

房子钦，1965. 国人骨性鼻腔的测量. 解剖学通报，2（3）：22.

房子钦，1965. 国人骨性眼眶的测量. 解剖学通报，2（2）：20-22.

冯光华，王重周，杨 锶，等，1989. 国人100例颅骨额窦的观察与测量. 四川解剖学杂志，9（1-2）：14.

冯家骏，1985. 从牙齿结构推断年龄. 人类学学报，4（4）：379-384.

冯家骏，1985. 颅盖厚度分布的研究. 解剖学杂志，8（2）：145-148.

冯元富，孙振夫，田青业，等，1984. 四肢各长骨长度相互推算的后归方程—国人长骨研究之七. 解剖学通报，7（增）：20.

冯元富，朱世杰，1984. 腰椎的测量和观察. 临床应用解剖学杂志，2（3）：174-176.

符建元，1992. 200眶骨性泪囊窝的观测及其临床意义. 解剖学杂志，15（4）：303-305.

付升旗，范锡印，刘恒兴，等，2009. 下颌管与下颌后牙的位置关系及临床意义. 中国临床解剖学杂志，27（6）：651-653.

付升旗，范锡印，刘恒兴，等，2010. 上颌窦与上颌后牙的位置关系及临床意义. 中国临床解剖学杂志，28（2）：142-146.

付小勇，张英琦，梅 凌，等，2009. 枢椎解剖学变异及临床意义. 中国临床解剖学杂志，27（5）：508-510.

傅成钧，秦志祥，廉爱兰，1999. 腭大孔的观察. 解剖学杂志，22（2）：180.

傅吉和，朱宝山，王义龙，等，1982. 国人颅骨鼻前棘、鼻骨下缘中点，腭骨水平部后缘中点至蝶窦前壁距离的测量. 解剖学通报，5（增1上）：78-79.

傅吉和，朱宝山，王义韵，等，1982. 国人蝶窦容积测量初步小结. 解剖学通报，5（增1上）：75.

傅渊源，王华军，李义凯，等，2010. 肩胛冈和肩峰角的骨性观测及临床意义. 中国临床解剖学杂志，28（3）：268-271.

高不倚，1982. 双侧颞骨茎突过长一例. 广东解剖学通报，4（2）：193-194.

高从敬，马广勤，陈才保，等，1994. 骶骨的X线解剖及其临床意义. 中国临床解剖学杂志，12（3）：211-213.

高焕武，谭 洪，钱连忠，1994. 400例男性成人正常掌、指骨和关节的X线测量分析. 解剖学杂志，17（4）：297-300.

高龙远，许 兵，尹亚西，等，1986. 胫骨形态和胫骨滋养孔. 解剖学杂志，9（增）：39.

高树明，兰 燕，霍志毅，等，2010. 芭蕾舞学员股骨颈前倾角的测量及价值. 中国临床医学影像杂志，21（11）：790-792.

高文彬，于苏国，吉爱国，等，1996. 经口腔翼管神经切断术的解剖学基础及临床应用. 中国临床解剖学杂志，14（2）：

124-126.

高文山，张英泽，李石玲，等，2000. 成人股骨颈的最小横截面积及其临床意义. 中国临床解剖学杂志，18（1）：57-58.

高雨仁，马　迅，杨桂姣，等，1994. 颈椎后路关节突-椎弓根联合内固定的解剖学基础. 解剖学杂志，17（6）：477-480.

高雨仁，王玉海，陈克文，等，1984. 股骨尺骨骨髓腔的应用解剖研究. 解剖学通报，7（3）：243-246.

葛兆茹，张源亮，1984. 成人上颌窦和蝶窦容积的初步调查. 解剖学通报，7（增）：25.

公安部126研究所（陈世贤执笔），1984. 中国汉族男性长骨推算身高的研究. 刑事技术，（5）：1-18.

宫少青，关国梁，1966. 南京颅骨的分区研究，I. 眶区第二部分. 解剖学通报，3（2）：50-54.

宫少青，关国梁，1966. 南京颅骨的分区研究，I. 眶区第三部分. 解剖学通报，3（2）：54-59.

宫少青，关国梁，1966. 南京颅骨的分区研究，I. 眶区第一部分. 解剖学通报，3（2）：44-49.

宫下公平，1935. 支那人下颚骨ノ研究.（其四）颜面头盖及脑头盖卜ノ关系. "满洲医学杂志"，22（2）：249-256.

龚少兰，王守彪，丁士海，2000. 腕骨角的X线测量及其临床意义. 中国临床解剖学杂志，18（3）：227.

巩　腾，杨　慧，李云生，等，2008. 胸腰段脊柱结构走行过程的断层观察. 中国临床解剖学杂志，26（5）：472-476.

辜祖谦，1964. 通过翼腭管阻滞上颌神经. 中华口腔科杂志，10（4）：279-281.

谷建斌，王新生，张世勋，1996. 眶下孔位置的研究. 解剖学杂志，19（增）：3-4.

顾　华，1986. 颈椎骨质增生与颈椎病关系的探讨. 临床解剖学杂志，4（3）：169-172.

顾乃群，林元问，王绍恭，等，1985. 颅底卵圆孔形态观测及对X线投照的影响. 解剖学杂志，10（3）：225-228.

顾乃群，林元问，王绍恭，等，1987. 棘孔形态观测及对X线投照的影响. 解剖学杂志，10（3）：227.

关华中，王　衡，1982. 四肢长骨长度之间的回归方程. 新疆医学院学报，5（3-4）：182.

关粤玲，戴正国，谢兆诚，等，1981. 广州地区胎儿脊柱腰段的测量. 广东解剖学通报，3（2）：229.

贵　平，周水森，梁伟平，等，2004. 骨性蝶腭孔的应用解剖. 中国临床解剖学杂志，22（6）：611-614.

郭　华，刘执玉，栾立明，等，2003. 经眉弓切口锁孔手术切除鞍区病变的解剖及临床应用研究. 中国临床解剖学杂志，21（3）：280-282.

郭道静，杨桂姣，席志宾，等，1986. 国人骶骨性差的研究. 解剖学杂志，9（增）：15.

郭家松，尹保国，唐增幅，等，1997. 经鼻腔穿刺行翼管神经封闭的应用解剖. 中国临床解剖学杂志，15（1）：28-29.

郭世绂，2006. 骨科临床解剖学. 济南：山东科技出版社.

郭世绂，陈仲欣，邱敬清，等，1984. 腰椎管骨性结构的测量与椎管狭窄. 中华外科杂志，22（10）：623.

郭世绂，陈仲欣，于荣溥，1981. 第五腰椎解剖特点与腰腿痛的关系. 天津医药，9（12）：719-724.

郭云良，何标鸣，谭允西，等，1990. 腰椎间关节的形态曲率及其力学分析. 人类学学报，9（3）：255-259.

郭云良，刘丰春，丁士海，1993. 颈椎间关节的方位及其对颈段脊柱运动的影响. 人类学学报，12（1）：33-38.

郭云良，陆光庭，韩　润，等，1990. 腰椎间关节的方位和力学分析. 解剖学报，21（1）：5-9.

郭志坤，李　普，1982. 国人锁骨的测量、观察及其与软组织的关系. 青岛医学院学报，（2）：135-140.

郭志坤，申　彪，1984. 股骨体曲度的测量. 解剖学通报，7（增）：36.

韩　铭，单　涛，2008. 股骨偏心距及其与股骨颈干角、股骨扭转角的相关性. 解剖学杂志，31（2）：239-241.

韩　铭，单　涛，尚　超，2014. 肩胛骨的骨性测量及其临床意义. 解剖学杂志，37（3）：372-374.

韩　铭，邵光湘，李金松，等，1999. 胫骨下段扭转角和外翻角的测量及临床意义. 中国临床解剖学杂志，17（3）：219-220.

韩　铭，邵光湘，刘复奇，1994. 股骨转子扭转角及其股骨颈扭转角相关性的研究. 解剖学杂志，17（5）：444-446.

韩　铭，王式鲁，2008. 跟骨的测量与观察及其临床意义. 解剖学杂志，31（5）：709-711.

韩建生，罗远才，1978. 颞骨Lempert点与乙状沟之间距离的测量//中国解剖科学会1978年学术年会论文汇编. 151.

韩建生，罗远才，1978. 颞骨解剖位置的测定//中国解剖科学会1978年学术年会论文汇编. 150-151.

韩连斗，曹　昱，丁武烈，1964. 国人成人足弓的测量//中国解剖学会学术讨论会论文摘要. 175-176.

韩连斗，杨占林，1965. 国人胸骨的测量. 解剖学通报，2（2）：23-25.

韩连斗，杨占林，1965. 国人胸骨的形态学研究. 解剖学通报，2（2）：21-22.

韩彤学，姜兴杰，1984. 国人股骨的人类学测量. 解剖学通报，7（增）：11.

韩伟峰，林　欣，李小光，等，2009. 颈椎病前路手术减压范围标志的解剖学研究. 中国临床解剖学杂志，27（4）：375-378.

韩向君，孙文铸，韩长青，1992. 东北地区出土颅骨缝合角的测量. 解剖学杂志，15（增）：11.

韩永坚，章　明，张克勤，1981. 听小骨的测量. 解剖学通报，4（4）：346-351.

韩永健，丁家明，杨在林，等，1984. 国人颅骨的测量及其性别的判别分析. 解剖学通报，7（增）：21-22.

郝　楷，柴麦娥，郭仁椂，1986. 国人翼腭管的测量. 解剖学杂志，9（增）：4-5.

何　帆，尹庆水，马向阳，2006. 寰椎后弓形态分类与椎弓螺钉固定的解剖学研究. 中国临床解剖学杂志，24（3）：275-

278.

何　欣，孟晓明，温玉新，等，1998. 正常成人腰椎间孔X片测量. 解剖学杂志，21（增）：65.

何海勇，李文胜，王　辉，等，2012. 个体化三位数字模型在内镜鼻颞骨岩部解剖中的应用. 中国临床解剖学杂志，30
　　（5）：498-502.

贺　智，潘曦东，周　蔚，等，2001. 国人髋臼性别判别分析. 武警医学院学报，10（4）：269-271.

洪锦炯，赵刘军，祁　峰，等，2015. 脊柱颈胸段前路椎弓根置钉的影像解剖学. 解剖学杂志，38（1）：48-51.

侯黎升，贾连顺，谭　军，等，2004. 枢椎侧方椎弓的临床解剖学测量. 中国临床解剖学杂志，22（6）：578-582.

侯黎升，贾连顺，谭　军，等，2005. 枢椎各结构的解剖学部位研究. 中国临床解剖学杂志，23（1）：44-48.

胡　勇，董伟鑫，袁振山，等，2015. 寰椎前路侧块双螺钉固定的定量解剖学研究及可行性分析. 解剖学杂志，38（5）：
　　584-587.

胡　勇，孔祥槐，田忠文，2007. 成人上颌窦底壁至上颌牙槽嵴间距的观测. 咸宁学院学报（医学版），21（4）：298-299.

胡　哲，张少杰，王　星，等，2014. 肋横突结合区肋的数字化形态学测量. 解剖学杂志，37（5）：672-675.

胡福广，王　忠，张庆俊，2001. 小儿与成人视神经管显微外科解剖学比较. 解剖学杂志，24（6）：569572.

胡懋廉，吴学愚，谭惠风，等，1957. 中国人头颅骨的鼻部的测量. 中华耳鼻咽喉科杂志，5：257-261.

胡佩儒，赵志远，1987. 由胸骨长度估算中国北方成年人身高的回归方程. 人类学学报，6（2）：147-151.

胡声宇，1985. 国人颈椎横突孔的形态观察与测量. 人类学学报，4（2）：132-137.

胡圣望，胡　勇，杨子琴，等，2004. 下颌骨牙槽嵴的观测. 解剖学杂志，27（2）：113，130.

胡圣望，胡松林，宋铁山，等，1993. 100例颅骨视神经管及其周围关系的观察与测量. 解剖学杂志，16（1）：57.

胡松林，胡圣望，丁继固，等，1983. 国人翼管及其周围关系的观察与测量. 解剖学通报，6（2）：91-95.

胡兴宇，蓝顺清，2000. "僰人"下肢骨的测量研究. 四川解剖学杂志，8（1）：1-5.

胡兴宇，李朝明，林南燕，1990. 通过骨盆外测量推算骨盆径的一元和多元回归方程. 人类学学报，9（1）：31-34.

胡兴宇，李朝明，史　铀，1989. 按锥体角改进颞骨岩部的X线摄片. 中国临床解剖学杂志，7（4）：223.

胡兴宇，林南燕，李朝明，1988. 通过骨盆外测量推算中骨盆的回归方程. 局部解剖学与临床，1（3）：30-33.

胡兴宇，林南燕，李朝明，1990. 骨盆倾斜度测量仪的可靠性及使用价值的研究. 局部解剖学与临床，2（3）：11-12.

胡兴宇，林南燕，李朝明，1991. 通过骨盆外测量推算骨盆径的多元回归方程. 局部解剖学与临床，3（1）：25-27.

胡兴宇，罗传富，胡　佳，1995. 泸州地区颅骨角度的测量. 解剖学杂志，18（1）：70-74.

户井田登，1935. 支那人ノ鼻腔研究. 第3篇 副鼻腔论其1 上颚窦ニ就テ. "满洲医学杂志"，25（1）：113-126.

花　锋，张继宗，田雪梅，等，1994. 用中国汉族男性髋骨推断身高的研究. 人类学学报，13（2）：138-142.

华泽权，董卫东，佟　浩，2000. Le Fort I型截骨书与翼腭管周围解剖结构的关系. 中国临床解剖学杂志，18（4）：346-
　　348.

黄　靖，2003. 中日两国成年人颏孔位置比较研究. 口腔材料器械杂志，12（3）：124-125，131.

黄　军，袁贤瑞，奚　健，等，2002. 颈静脉孔的显微外科解剖学研究. 临床解剖学杂志，20（2）：103-105.

黄　师，赵　鑫，侯铁胜，等，2009. 枢椎交叉椎板螺钉置钉的应用解剖. 解剖学杂志，32（1）：110-112.

黄昌盛，黄秀峰，舒方义，等，2013. 广西河池地区仡佬族7-15岁正常儿童青少年跟骨超声骨密度及其影响因素. 解剖学
　　杂志，36（2）：224-226，233.

黄迪炎，马静玉，杨春济，等，1996. 圆孔麻醉新穿刺点的形态观测及临床应用 中国临床解剖学杂志，14（1）：41-43.

黄启顺，洪光祥，王发斌，等，1998. 运用三维摄影测量腓骨头关节面形态及其意义. 中国临床解剖学杂志，16（4）：
　　323-325.

黄启顺，洪光祥，王发斌，等，2000. 腓骨近端与桡骨腕关节面形态学比较. 中华骨科杂志，6（20）：348-350.

黄世章，苏丽芳，彭仁罗，等，1957. 我国正常成人垂体窝的X线观察和分析. 中华放射学杂志，5（3）：219-222.

黄铁柱，李文春，席刚明，1992. 脊柱有关角度的观测及机能意义. 解剖学杂志，15（4）：244-247.

黄卫兵，陈庄洪，黄继锋，等，2006. 前路径寰枢关节螺钉内固定术的临床解剖学研究. 中国临床解剖学杂志，24（4）：
　　364-367.

黄新美，曾志民，1984. 广东顺德近代人的颅骨研究. 解剖学通报，7（3）：252-256.

黄秀峰，周庆辉，浦洪琴，等，2011. 广西仫佬族女性定量超声骨量峰值. 解剖学杂志，34（1）：107-109.

黄秀峰，周善金，黄昌盛，等，2008. 广西毛南族健康女性定量超声骨量峰值. 解剖学杂志，31（2）：253-254.

黄秀模，1948. 海南岛汉族头骨の人类学的研究//台湾大学解剖学研究室论文集（第3册），123-210.

霍东升，史二栓，方　刚，2011. 国人膝关节的应用解剖学观测. 局部手术学杂志，20（6）：616-617.

纪荣明，李玉泉，张煜辉，等，2003. 经口咽至斜坡区手术入路的应用解剖学. 中国临床解剖学杂志，21（6）：549-551.

贾　勉，王乃哲，刘秉枢，等，1989. 第二掌骨长度与身高. 人类学学报，8（3）：240-244.

贾兰坡，1954. 骨骼人类学纲要. 上海：商务印书馆，72-81，95-97，131-137.

贾立本，1964．麻醉上颌神经和蝶腭节的颅骨解剖学研究//中国解剖学会学术讨论会论文摘要．203-204.

江仁兵，徐 海，白靖平，等，2009．腓骨近端移植替代桡骨远端重建桡腕关节的临床解剖．解剖学杂志，32（4）：518-522.

姜 平，童鑫康，杭健育，1996．与颅底外科手术入路有关的应用解剖．中国临床解剖学杂志，14（4）：268-269.

姜 平，童鑫康，王海宁，1997．牙合与颞下颌关节相关关系的研究．解剖学杂志，20（5）：412-414.

姜 平，童鑫康，翁吉林，1992．鼻内窥镜筛窦手术的有关应用解剖．中国临床解剖学杂志，10（4）：277-278.

姜 平，王鹤鸣，陈 兵，等，1997．上颌骨移位术的应用解剖．中国临床解剖学杂志，15（3）：168-170.

姜 平，王鹤鸣，王生福，等，1997．鼻旁窦的年龄断面解剖学研究．解剖学杂志，20（6）：521-524.

姜 平，徐其昌，王生福，等，1999．鼻旁窦毗邻与临床的研究．中国临床解剖学杂志，17（1）：48-49.

姜兴杰，张新锋，韩彤学，1992．东北地区出土颅骨指数及分析．解剖学杂志，15（增）：10-11.

姜玉全，侯希敏，1989．胎儿骨化学成分分析．潍坊医学院学报，11（2）：53.

蒋 康，刘亚国，1993．口外翼下颌阻滞麻醉的应用解剖．中国临床解剖学杂志，11（4）：291-292.

蒋富贵，瞿东滨，朱志刚，等，2000．颈椎前路减压及内固定的解剖学问题．中国临床解剖学杂志，18（4）：310-311.

蒋美智，刘 莎，高国华，等，1987．正常人膝关节有关角的应用测量．解剖学杂志，10（2）：132-134.

蒋振芳，韩群颖，王鹤鸣，等，1997．窦口鼻道复合体的应用解剖．中国临床解剖学杂志，15（3）：171-173.

蒋振芳，陶占泉，丁士海，1996．通辽与长春两地成人枢椎的测量．青岛医学院学报，32（4）：326-327.

焦甘泽，欧受禄，林光琪，等，1985．国人男性椎管的测量与观察．解剖学报，16（4）：352-357.

焦云龙，尹庆水，2009．JeRP治疗不稳定型Jefferson骨折的应用解剖．中国临床解剖学杂志，27（3）：340-343.

金 丹，王 丹，罗吉伟，等，2009．跟骨、距骨的计算机三维重建及其解剖学测量．中国临床解剖学杂志，27（5）：544-546.

靳 颖，刘津平，李云生，2006．人颅腭鞘管与犁鞘管的位置形态及断面解剖学观察．解剖学报，37（3）：346-349.

靳升荣，代生富，李 华，等，2001．经口咽入路处理颅颈交界区病变的应用解剖．中国临床解剖学杂志，19（1）：33-34，37.

鞠晓华，马春明，杜晓东，等，2016．顶骨孔的解剖学观察及测量．解剖学杂志，39（5）：581-582，601.

鞠学红，冯元富，1989．山东地区100例成人枕骨大孔的形态学观测．潍坊医学院学报，11（2）：28.

鞠学红，冯元富，王新明，1993．颈椎椎间孔与脊神经的形态观察．广东解剖学通报，15（1）：1-12，16.

鞠学红，高培福，冯 蕾，等，2003．蝶窦的CT与断层解剖比较研究．中国临床解剖学杂志，21（2）：132-135.

鞠学红，王聚信，丁士海，1996．跟骨的测量．解剖学杂志，19（5）：457.

康 健，1988．成人骨性眼眶的测量．四川解剖学杂志，8（1-2）：68-70.

康 健，1988．成人骨性眼眶上下裂、眶下沟、管、孔及视神经管的测量．四川解剖学杂志，8（1-2）：71-73.

孔德海，冯德香，刘万军，2011．跟骨侧位X线片在跟骨骨折临床中的应用及临床体会．中国临床医学影像杂志，22（6）：445-446.

孔抗美，齐伟力，刘黎军，等，1997．颈椎不同位置时矢状径及截面积的解剖观察．中国临床解剖学杂志，15（3）：198-199.

孔维云，徐永清，王宇飞，等，2008．手舟骨的测量及临床意义．中国临床解剖学杂志，26（2）：134-136.

寇伯龙，燕太强，李 刚，等，1999．掌骨、近节指骨骨髓腔的测量及其意义．中国临床解剖学杂志，17（4）：336-337.

来现臣，1983．国人肱骨的测量．沂水医专学报，5（1）：39-42.

兰满生，黄阳生，汤挺兵，等，2006．国人颅骨颞区的观察测量．四川解剖学杂志，14（2）：21.

郎军添，廖建春，王海青，等，1999．钩突的影像解剖学研究．中国临床解剖学杂志，17（4）：314-316.

雷 琦，1963．国人股骨颈扭转角度的测量．解剖学报，6（3）：298-303.

黎民义，1982．国人筛孔的测量．解剖学通报，5（1-2）：13-15.

李 超，席焕久，张海龙，等，2012．辽宁地区1127例汉族成年人跟骨骨密度分析．解剖科学进展，18（3）：219-221，226.

李 辉，于井龙，王世清，等，1988．颅长宽高的测量．解剖学杂志，11（增）：15.

李 慧，任 甫，2012．拉萨藏族青少年指骨X线测量及其与身高的性别判别分析．解剖学杂志，35（3）：367-369.

李 健，廖建春，陆书昌，1994．视神经管区的临床应用解剖研究．解剖学杂志，17（2）：98.

李 明，王立军，范英南，等，2010．拉萨藏族儿童青少年掌骨皮质厚度的X线测量．解剖学杂志，33（6）：798-801，829.

李 明，王立军，席焕久，等，2010．拉萨藏族儿童青少年掌骨长与身高的关系．解剖学杂志，33（3）：394-397.

李 仁，李 昊，刘树元，等，1999．X片上用颅骨外径推算颅腔体积的研究—其逐步回归方程式与评价．人类学学报，

18（1）：17-21.

李　仁，李　昊，王从和，1998．X线片上推测蝶窦侧面积的研究—多元回归方程与评价．解剖学杂志，21（增）：2.

李　仁，刘树元，王从和，1996．侧位X片上颅内面积的研究--其逐步回归方程式与评价．人类学学报，15（1）：41.

李　仁，刘树元，王从和，等，1996．蝶鞍体积的研究—其逐步回归方程式与评价．解剖学杂志，19（6）：547.

李　仁，刘树元，岳家斌，等，1992．推算成人蝶鞍面积的多元回归方程．解剖学杂志，15（6）：467.

李　毅，1986．髂骨力线研究及其主要力线的生物力学性能测试．解剖学杂志，9（增）：214.

李　毅，宋士英，耿硕儒，等，1991．股骨距的解剖和力学研究．解剖学报，22（3）：235-238.

李　颖，吴继明，邹昌旭，等，2004．肱骨髓腔的形态学参数测量及临床意义．中国临床解剖学杂志，22（2）：199-202.

李　征，张振伟，廖坚文，等，2009．第2～5掌指关节附属结构的解剖和临床意义．中国临床解剖学杂志，27（5）：526-528.

李宝实，1964．颞骨表面标志和邻近颅骨的关系．中华耳鼻咽喉科杂志，10（5）：293-298.

李宝实，张钟祥，1964．有关颞骨手术的颞外解剖标志测量法．中华耳鼻咽喉科杂志，10（2）：67-73.

李翠美，丁士海，1995．国人肩胛骨的测量．山东医科大学学报，33（增）：63-64.

李芳春，刘世华，1979．国人乳突孔位置．国人体质调查资料，3.

李光宗，丁士海，鞠晓华，2000．用双滑线法测量股骨颈扭转角．人类学学报，19（1）：73-75.

李光宗，王金平，王新禄，2000．下颌孔表面定点研究．解剖学杂志，23（增）：5.

李贵晨，1986．颈静脉窝的应用解剖学研究．临床解剖学杂志，4（1）：40-41.

李贵晨，张　荣，1982．国人下颌骨颏孔的观察与测量．解剖学通报，5（1-2）：16-20.

李桂成，覃冰兰，冯照善，等，2010．寰椎的测量及临床应用意义．四川解剖学杂志，18（2）：18-21.

李国华，田　红，1995．岩矢角及岩锥延长线的测量和应用．中国临床解剖学杂志，13（2）：144-145.

李海军，2011．新石器时代至近代成年男性下颌骨颏孔、下颌孔大小的变化．解剖学报，42（3）：403-405.

李汉云，钟世镇，徐达传，等，1986．手舟骨的形态、血供及临床意义．临床解剖学杂志，4（3）：141-144.

李华斌，张绍祥，许　庚，等，2001．经鼻内窥镜翼腭窝手术的应用解剖学基础．中国临床解剖学杂志，19（2）：101-103.

李劲松，丁美修，2003．儿童颞骨岩部解剖学特征．中国临床解剖学杂志，21（1）：27-29.

李景银，1993．颈椎横突孔即椎动脉间的定态调查．局部解剖学与临床，5（1）：14，11.

李俊祯，单云官，张永发，等，1991．腰骶角及其测法探讨．解剖学杂志，15（4）：295-297.

李开荣，兰永树，吕亚萍，等，2007．颞骨岩部入路颅底手术有关的应用解剖．中国临床解剖学杂志，27（4）：387-389.

李丽一，潘诗农，郭启勇，2010．鼻泪管管径CT测量及其临床意义．中国美容整形外科杂志，21（9）：550-553.

李利昕，周　兵，魏　振，等，2011．股骨偏心距重建对人工全髋关节置换术后功能的影响．中国临床解剖学杂志，29（4）：452-455.

李林宏，钱学华，周庭勇，等，2010．脊柱腰段断面解剖观测及临场意义．中国临床解剖学杂志，28（4）：392-396.

李林宏，钱学华，周庭勇，等，2011．腰椎侧隐窝的断层影像和断面解剖学．解剖学杂志，34（2）：243-248.

李明礼，韩建生，1982．内耳道邻近结构的测量．衡阳医学院学报，（2）：25-35.

李逢春，许宏基，1982．国人上肢双侧长骨长度的不对称性．解剖学通报，5（增1下）：123.

李逢春，许宏基，1982．国人下肢双侧长骨长度的不对称性．解剖学通报，5（增1下）：132-133.

李盛梅，马红霞，卢巧英，等，2015．亚健康状态对民族医学院校护理学专业女大学生骨密度的影响．解剖学杂志，38（3）：337-339.

李卫东，祝生源，齐校勇，等，1996．国人颅骨鼻部的研究．解剖学杂志，19（增）：2.

李文春，张兴华，黄铁柱，等，1999．鼻内窥镜下泪囊鼻腔造口术的应用解剖．中国临床解剖学杂志，17（1）：56-58.

李文海，王效杰，藏　晋，等，1995．镫骨上部结构的局部解剖学研究．局解手术学杂志，4（2）：20-23.

李文明，樊晋川，1988．蜗窗（圆窗）外口的解剖及其临床意义．解剖学杂志，11（2）：134.

李文明，李　明，王爱莲，等，1986．前庭窗区域的应用解剖．解剖学杂志，9（增）：176-177.

李香瑞，程京力，王书良，1996．X线投照视神经管的应用解剖．中国临床解剖学杂志，14（3）：214-216.

李筱贺，李少华，李志军，等，2010．青少年胸腰椎峡部及椎板解剖学研究及其临床意义．中国临床解剖学杂志，28（1）：14-16.

李筱贺，李少华，由　博，等，2010．中下胸椎肋凹位置的研究及侧前方置钉数字化模拟．中国临床解剖学杂志，28（3）：251-254.

李筱贺，李志军，李少华，等，2009．青少年胸腰椎关节突形态研究及意义．中国临床解剖学杂志，27（2）：174-176.

李筱贺，李志军，牛广明，等，2007．青少年脊柱胸腰段椎弓根解剖学特征及其临床意义．中国临床解剖学杂志，25（4）：394-396.

李兴国，王爱莲，余发昌，等，1986. 面神经锥体段的解剖学及其临床意义. 临床解剖学杂志，4（4）：201-203.

李旭光，1980. 中国人骨性泪囊窝及鼻泪管的测量. 解剖学报，11（2）：121-129.

李学军，袁贤瑞，姜维喜，等，2008. 扩大经蝶窦入路的显微解剖. 中国临床解剖学杂志，26（3）：231-235.

李学愚，陶之理，1957. 国人股骨颈轴扭转角的统计. 解剖学报，2（1）：107-112.

李义凯，叶淦湖，刘晓华，等，2003. 颈椎棘突的形态学特征及在颈部推拿中的临床意义. 中国临床解剖学杂志，21（1）：25-26.

李义凯，钟世镇，1997. 颈椎管侧弯实验形态学变化及其临床意义. 解剖与临床，2（3）：98-100.

李应义，党汝霖，1981. 西安地区现代人下颌骨测量. 宁夏医学院学报，（1-2）：105-116.

李应义，党汝霖，1984. 国人下颌骨的测量. 解剖学通报，7（3）：238，265，274.

李应义，杨玉田，1981. 国人肱骨的测量（肱骨研究之一）. 解剖学通报，4（2-3）：146-152.

李应义，杨玉田，1982. 肱骨研究Ⅱ西安地区200例国人肱骨扭转角及肘角测量. 宁夏医科大学学报，21.

李应义，杨玉田，1982. 国人肱骨扭转角的测量（肱骨研究之三）. 解剖学通报，5（增1下）：121.

李应义，张哲元，1996. 55例骶后孔的观察与测量. 宁夏医学杂志，18（5）：278-280.

李永义、王建泽、邓宇和，等，1981. 国人眶下孔，管 沟的测量与改良眶下神经麻醉的探讨. 四川解剖学杂志，2（1）：49-52.

李永义，秦熙泉，1986. 国人颅底孔面积的对称性研究及由孔径推算面积的回归方程. 解剖学报，17（1）：22-27.

李幼琼，吕衡发，郭京丽，等，1994. 上颌窦断层解剖体视学观测及影像学应用. 中国临床解剖学杂志，12（1）：31-32.

李瑜如，荆健英，聂正明，1965. 千例颅骨骨性眼眶的观测研究. Ⅱ. 视神经管、眶上裂及眶下裂. 河南医学院学报，（22）：172-178.

李瑜如，牛富文，杨建生，等，1959. 国人骶骨1334例的观察和测量. 河南医学院学报，（6）：166-174.

李瑜如，牛富文，杨建生，等，1960. 国人骶骨1334例各径线的测量. 河南医学院学报，（7）：83-88.

李瑜如，周祥庭，杨建生，等，1963. 国人颅骨卵圆孔及其周围一些结构的观察与测量. 河南医学院学报，（14）：1-9.

李瑜如，周祥庭，杨建生，等，1964. 国人颅骨卵圆孔及其周围一些结构的观察与测量. 解剖学报，7（3）：301-311.

李玉莲，丁士海，王守彪，1998. 胫骨上端关节面的测量，回归与性别判别分析. 局部解剖学与临床，10（2）：33-34，40.

李玉莲，丁士海，夏玉军，等，2000. 踝关节面的测量及其性别的判别分析. 解剖学杂志，23（4）：380-383.

李玉莲，王守彪，丁士海，1999. 距骨滑车关节面的形态对踝关节稳定性的影响. 中国临床解剖学杂志，17（3）：247-248.

李玉莲，夏玉军，王守彪，等，2000. 股骨下端的形态及其在膝关节运动中对髌骨的限制作用. 中国运动医学杂志，19（2）：129-131.

李玉泉，刘　镇，叶　文，等，2018. 颅底颈静脉孔区骨性测量的应用解剖. 解剖学杂志，41（4）：426-429.

李云瑞，蒲恩浩，余发昌，1984. 茎乳孔位置的预测. 解剖学通报，7（增）：27.

李长文，孙建堂，胡晓苏，1986. 国人下颌骨的测量. 解剖学杂志，9（增）：31.

李志海，沈剑敏，吕静瑶，等，2012. 面神经隐窝径路手术剖面观察及多层螺旋CT双斜矢状位多平面重建. 解剖学报，43（1）：77-82.

李志军，蔡永强，李筱贺，等，2006. 椎板下棘的解剖学特征及其临床意义. 中国临床解剖学杂志，24（4）：374-377.

李志军，刘万林，温树正，等，2001. 椎弓根螺钉入钉点及双侧入点间距的应用解剖. 中国临床解剖学杂志，19（4）：308-310.

李志军，王　瑞，郭文通，等，1999. 寰椎侧块内侧结节和寰齿侧关节的观测. 解剖学杂志，22（3）：265.

李志军，王　瑞，郭文通，等，1999. 脊柱椎板厚度测量及其临床意义. 中国临床解剖学杂志，17（2）：155-156.

李志军，王　瑞，郭文通，等，2000. 腰椎下关节突的形态观测及其临床意义. 解剖学杂志，22（1）：75.

李志军，温树正，汪建威，等，2003. 椎弓根骨质的CT断面测量及其临床意义. 中国临床解剖学杂志，21（1）：37-40.

李忠华，明立功，明新杰，等，2002. 桡骨髓腔的形态与蛇形髓内针设计关系. 中国临床解剖学杂志，20（3）：179-180.

李忠华，石　瑾，王庆荣，等，1998. 距骨尾的形态特点及临床意义. 中国临床解剖学杂志，16（4）：328-330.

李忠周，邵兴周，邱　实，1982. 新疆地区哈萨克族正常人枕骨大孔43例想线的测量. 解剖学通报，5（增1）：7.

李主江，黄继锋，梁　锦，等，2000. 改良Steffee钢板在腰骶椎内固定术中的应用解剖. 中国临床解剖学杂志，18（3）：223-224.

梁　军，胡斌成，2000. 跟骨的形态结构特点及其临床意义. 中国临床解剖学杂志，18（2）：118-120.

梁　磊，于胜波，王以近，等，2009. 桁架结构内固定装置治疗股骨转子间骨折的生物力学探讨. 中国临床解剖学杂志，27（5）：584-587.

梁建涛，仝海波，赵学明，等，2009. 前床突旁区的显微解剖及其临床意义. 中国临床解剖学杂志，27（2）：134-136.

梁克义，1957. 茎突过长症. 中华耳鼻咽喉科杂志，5（3）：227-229.

梁树立，漆松涛，冯文峰，等，2001. 前庭小管外口的形态特点及其临床意义. 中国临床解剖学杂志，19（3）：221-222，232.

梁树立，漆松涛，彭 林，等，2001. 颈静脉孔的应用解剖学研究. 解剖学杂志，24（6）：580-583.

梁伟国，周子强，宿宝贵，等，2005. CT三维重建胫骨下段外侧面扭转形态的研究及其意义. 中国临床解剖学杂志，23（2）：163-166.

廖建春，陈菊祥，范静平，等，1999. 筛窦的影像解剖学研究. 中国临床解剖学杂志，17（4）：295-297.

廖建春，陈菊祥，王海青，等，1999. 蝶窦的影像解剖学研究. 中国临床解剖学杂志，17（4）：309-311.

廖建春，范静平，叶 青，等，1999. 经蝶进路的影像解剖学研究. 中国临床解剖学杂志，17（4）：312-313.

廖建春，吕春雷，陈菊祥，等，1999. 额窦的影像解剖学研究. 中国临床解剖学杂志，17（4）：300-301.

廖建春，吕春雷，王海青，等，1999. 最后筛房的影像解剖学研究. 中国临床解剖学杂志，17（4）：298-299.

廖建春，王海青，陈菊祥，等，1999. 筛板区的影像解剖学研究. 中国临床解剖学杂志，17（4）：307-308.

廖建春，王海青，范静平，等，1999. 嗅凹的影像解剖学研究. 中国临床解剖学杂志，17（4）：305-306.

廖建春，王海青，郎军添，等，2001. 上颌窦口的临床解剖学研究及其意义. 中国临床解剖学杂志，19（4）：335-336.

廖建春，王海青，郎军添，等，2002. 鼻丘的临床解剖学研究及其临床意义. 中国临床解剖学杂志，20（1）：43，45.

廖建春，王海青，郎军添，等，2002. 钩突的临床解剖学研究及其意义. 中国临床解剖学杂志，20（1）：46-47.

廖建春，王海青，郎军添，等，2002. 筛泡的临床解剖学研究及其意义. 中国临床解剖学杂志，20（1）：44-45.

廖进民，彭华山，王爱莲，1993. 卵圆窗龛后隐窝的应用解剖学研究. 中国临床解剖学杂志，11（4）：271-273.

廖庆平，裴守明，赵 龙，1982. 国人腰椎的测量. 解剖学通报，5（增1上）：114.

廖庆平，宋明康，1982. 国人第一、二颈椎的测量. 解剖学通报，5（增1上）：110-111.

廖庆平，苏宝贵，1982. 足弓X线测量. 解剖学通报，5（增1上）：14.

廖旭昱，杨庆国，华兴一，等，2009. 下颈椎椎动脉孔及其毗邻的解剖学和影像学观测. 中国临床解剖学杂志，27（6）：647-650.

林 斌，邓雄伟，刘 晖，等，2008. 儿童寰枢椎后路椎弓根螺钉固定的解剖与影像学研究. 中国临床解剖学杂志，26（4）：359-362.

林 萍，王文赤，1994. 肩胛上神经嵌压症的解剖学分析. 中国临床解剖学杂志，12（4）：277.

林炎生，周庭永，韩景茹，等，2002. 下位腰椎椎弓内固定术的断层解剖与CT. 中国临床解剖学杂志，20（3）：194-197.

林炎生，周庭永，韩景茹，等，2002. 腰骶神经根管的连续断层与CT对照观察. 解剖学杂志，25（5）：463-466.

林元问，张会保，1982. 国人听小骨的观测. 解剖学通报，5（增1上）：83.

刘 丰，尹庆水，吴锐辉，等，2008. 颈椎前路减压与椎内静脉丛相关的应用解剖研究. 中国临床解剖学杂志，26（3）：262-264.

刘 浩，沈怀信，饶书城，等，1995. 椎弓根的相互位置关系及其临床意义. 中国临床解剖学杂志，13（1）：11-13.

刘 勤，王慧娟，李秀平，等，2005. 中国人股骨近端参数统计. 解剖与临床，10（1）：25-27.

刘 文，孙学敏，陈仲欣，1988. 国人颅骨颞颌关节窝的骨性观察及微机的统计学处理. 解剖学杂志，11（增）：38.

刘 武，1989. 上肢长骨的性别判别分析研究. 人类学学报，8（3）：231-239.

刘 武，杨茂有，邰凤久，1989. 下肢长骨的性别判别分析研究. 人类学学报，8（2）：147-154.

刘 武，杨茂有，王野城，1991. 现代中国人颅骨测量特征及其地区性差异的初步研究. 人类学学报，10（2）：96-106.

刘宝林，肖丽华，岳俊秋，1993. 第二掌骨皮质厚度测量的适用价值. 中国校医，7（4-5）：1-2.

刘昌定，1986. 胎儿听小骨的测量. 临床解剖学杂志，4（4）：218.

刘东旭，王春玲，刘 莉，等，2006. 颅面部螺旋CT三维线距测量的准确性评价. 上海口腔医学，15（5）：517-520.

刘丰春，丁士海，1995. 示指基节指骨与身高的性别判别分析. 解剖学杂志，18（6）：557.

刘丰春，孟 晔，丁士海，等，1998. 股骨上部骨松质的X线测量及其年龄判定. 人类学学报，17（2）：147-150.

刘海生，赵丛海，尹 卫，等，2002. 眶上"锁孔"入路的内窥镜解剖学. 中国临床解剖学杂志，20（1）：38-40.

刘海兴，李向春，2002. 双侧茎突异常肥大一例. 解剖学杂志，25（2）：121.

刘红敏，赵红军，李占生，2007. X线片上推测上颌窦的侧面积. 解剖学报，30（1）：82-83.

刘宏伟，孙俊英，张云坤，等，2011. 股骨近段髓腔解剖参数测量与不同类型人工股骨假体的选择. 中国临床解剖学杂志，29（1）：67-71，76.

刘会仁，刘小坡，刘德祥，2009. 尺骨鹰嘴关节外截骨入路的解剖学研究及其临床意义. 中国临床解剖学杂志，27（1）：9-11.

刘建国，1993. 3～6岁幼儿胸骨长与身长关系的研究. 解剖学杂志，16（1）：81-84.

刘建国，丁士海，1994. 国人髌骨的测量和分析. 吉首大学学报（自然科学版），15（6）：93-96.

刘建国，丁士海，1996. 国人胸骨的测量和分析. 吉首大学学报（自然科学版），17（2）：84-86.

刘锦波，唐天驷，杨惠林，2001. 中下颈椎体应用解剖学测量及临床意义. 中国临床解剖学杂志，19（1）：23-24.

刘经甫，田顺亮，戴功谨，2008. 河南南阳地区健康人群骨密度调查. 中国临床解剖学杂志，26（1）：44-46.

刘俊堂，侯　瑞，贾卫斗，等，2012. 下颈椎弓根的数字化影像学观测. 解剖学杂志，35（3）：359-363.

刘良发，王爱莲，杨月如，1992. 后鼓室的应用解剖学研究. 中国临床解剖学杂志，10（2）：91-93.

刘美音，王宏宇，尹群生，等，1986. 国人骨性鼻腔的测量. 解剖学通报，9（增）：3.

刘美音，王宏宇，尹群生，等，1987. 中国人眶下孔的观察与测量. 临沂医专学报，9（3-4）：121-124.

刘美音，王怀经，段德刚，1986. 国人下颌骨的测量. 解剖学杂志，9（增）：5-6.

刘美音，王怀经，段德刚，1990. 中国人颏孔与下颌孔的研究. 临沂医专学报，12（2）：85-87.

刘美音，王怀经，尹群生，等，1984. 国人骨性眼眶的测量观察. 解剖学通报，7（增）：24.

刘美音，王怀经，尹群生，等，1985. 国人骨性眼眶的测量与观察. 山东医学院学报，23（1）：36-41.

刘美音，徐现刚，王怀经，等，1991. 下颌骨的测量、相关和性别判别. 解剖学杂志，14（1）：102-104.

刘美音，张光旦，王怀经，等，1984. 国人骨眶眶下孔的观察与测量. 解剖学通报，7（增）：24-25.

刘牧之，1978. 第七颈椎形态学的调查. 中国人民解放军第一军医大学《科研资料选编》，（13）：38-40.

刘其端，等，1964. 脑颅骨类型的测量调查//内蒙古自治区卫生学术论文集.

刘清明，赵华盛，朱世杰，等，1990. 颅中窝径路内耳道手术有关的应用解剖. 中国临床解剖学杂志，8（4）：217.

刘尚清，李良育，蔡　容，等，2009. 耻骨联合的应用解剖学研究. 四川解剖学杂志，17（4）：7-8，11.

刘小勇，杨惠林，梁道臣，等，2004. 椎体前下方衰椎弓根夹角的测量及临床意义. 中国临床解剖学杂志，22（3）：249-253.

刘晓炜，张继宗，乔　勇，等，2009. 中国人股骨的性别鉴定. 中国法医学杂志，24（2）：103-107.

刘新宇，张　凯，郑燕平，等，2011. 枢椎椎板螺钉固定的解剖学与影像学测量比较. 解剖学报，42（6）：810-814.

刘学景，1986. 200例国人锁骨的人类学研究. 济宁医专学报，（2）：28-30，27.

刘亚国，汪品力，马大军，1987. 下颌管位置与下颌支矢状劈开术的关系. 临床解剖学杂志，5（1）：8-9.

刘耀曦，1925. 鼻骨ノ人类学的研究. "满洲医学杂志"，3（3）：492-500.

刘元清，姜春秋，杜昌连，1999. 破裂孔的观测与临床意义. 中国临床解剖学杂志，17（2）：117.

刘运泉，李仲购，郑达人，1994. 剑突的临床解剖研究. 局解手术学杂志，3（2）：9.

刘照华，王大平，熊建义，2009. 髋臼前柱骨折重建钢板内固定的临床解剖学. 中国临床解剖学杂志，27（6）：658-662.

刘祯唐，孙凤楷，郝　楷，1983. 两侧颞骨茎突过长2例. 山西医学院学报，（4）：70-71.

刘正津，何光篪，陈尔瑜，等，1982. 人类腓骨的形态. 解剖学报，13（3）：255-261.

刘正津，何光篪，程耕历，等，1983. 腓骨营养孔的观察. 四川解剖学杂志，3（1）：1-7.

刘正清，佘永华，袁　华，1982. 国人骶骨的观察与测量. 解剖学通报，5（增1下）：117.

刘宗智，洪　伟，张国玺，等，1989. 腰椎间孔进路硬膜外阻滞的有关结构. 中国临床解剖学杂志，7（4）：211-214.

楼新法，陈秀清，陈振光，2006. 带血管蒂髌骨移位修复膝关节面缺损的应用解剖. 中国临床解剖学杂志，24（2）：136-138.

卢　范，雷晓寰，韩文江，等，1987. 蝶鞍与蝶鞍区的显微外科解剖. 中国神经精神疾病杂志，13（6）：338.

卢　范，雷晓寰，韩文江，等，1988. 视神经管的显微外科解剖. 解剖学杂志，11（2）：120-124.

卢秉文，陈洪斌，1986. 国人成人翼突的人类学观测. 解剖学杂志，9（增）：30-31.

卢守祥，蒋振东，马兆龙，1981. 国人寰椎形态的观察和测量. 解剖学通报，4（2-3）：140-145.

卢守祥，孙　潮，1987. 国人腭圆枕的调查. 人类学学报，6（1）：78.

卢小娥，翟　梅，1965. 我国人正常足弓104例的测量. 中华放射性杂志，10（1）：49-50.

鲁厚祯，谢竟强，李永明，等，1981. 国人髋臼大小、位置和方向的研究. 北京第二医学院学报，（2）：107-115，156.

陆成樑，1989. 中国人胎儿脊柱的生长发育. 解剖学报，20（1）：11-15.

陆成樑，1989. 中国人胎儿四肢长骨的生长发育. 解剖学报，20（2）：138-141.

陆春才，陈广明，1985. 颅骨卵圆孔穿刺的应用解剖学. 临床应用解剖学杂志，3（1）：41-43.

陆春才，朱永泽，孙光华，等，1984. 内耳道定位方法的探讨. 解剖学通报，7（增）：31.

陆有瀋，1987. 寰椎后桥和侧桥的观察. 四川解剖学杂志，7（1）：18-22.

陆忠琪，张奎启，1983. 新生儿上颌窦的观测. 遵义医学院学报，2：19.

路来金，孙玉霞，姜永冲，等，1997. 带血管蒂头状骨移位替代月骨的应用解剖. 中国临床解剖学杂志，15（4）：261-264.

路振富，兰行简，1984. 颏孔的形态与颏神经麻醉的意义. 临床应用解剖学杂志，2（3）：152，163.

栾铭箴，王月初，张光旦，等，1980. 国人听小骨的形态观察与测量//中国解剖学会1980年学术年会论文摘要汇编.

18-19.

罗　滨，付　敏，邱启祥，等，2005. 髌骨解剖参数的相关性分析及其假体个性化设计. 解剖学杂志，28（1）：67-68.

罗　滨，李启华，陈学洪，等，2004. 肱骨远端的解剖观测与肱骨假体的设计. 中国临床解剖学杂志，22（4）：374-376.

罗　滨，徐能全，吴东保，等，2004. 髌骨测量参数分析及其在髌骨假体设计中的意义. 中国临床解剖学杂志，22（6）：608-610.

罗　浩，张卫光，敖英芳，等，2012. 膝关节前交叉韧带后外束股骨止点位置的解剖. 解剖学报，43（2）：232-235.

罗吉伟，黄美贤，金大地，等，2006. 华南地区成人胫骨平台内侧与腓骨头高度差距及其临床意义. 中国临床解剖学杂志，24（4）：381-383.

罗吉伟，金大地，黄美贤，等，2007. 股骨远端旋转力线中的测量及其临床意义. 中国临床解剖学杂志，25（3）：285-287.

罗特坚，丁继固，2013. 上颌第一前磨牙X线法髓腔物理量. 解剖学杂志，36（2）；217-219.

罗映辉，林元问，张郢华，1994. 外踝失稳对胫距关节接触面的影响. 中国临床解剖学杂志，12（4）：310-312.

罗裕群，1982. 广西人颅眶上孔（切迹）、眶下孔及颏孔三者的观察和测量. 解剖学通报，5（增1上）：88.

罗裕群，1982. 广西人颅眶上孔（切迹）、眶下孔及颏孔三者的位置关系观测. 解剖学通报，5（增1上）：87.

罗裕群，1982. 广西人眼眶的测量和观察. 解剖学通报，5（增1上）：86.

罗裕群，广西人骨性泪囊窝及鼻泪管等的测量. 解剖学通报，1983，6（4）：314-320.

洛树东，高雨仁，王绍坤，1981. 国人跟骨结节角（Böhler氏角）的测量. 解剖学通报，4（2-3）：158-160.

洛树东，高雨仁，王绍坤，1982. 国人桡骨前倾角和内倾角的测量. 解剖学通报，5（4）：6-7.

吕光宇，陈楚璎，魏新邦，等，1986. 蝶窦骨性开口的解剖. 中华耳鼻咽喉科杂志，21（1）：33-34.

吕铭康，彭绍光，1985. 中国成人跟骨的测量. 四川解剖学杂志，5（1）：15-18.

吕亚萍，唐光健，兰永树，等，2009. 面神经管垂直部与颈静脉窝之间距离的MSCT测量. 中国临床解剖学杂志，27（4）：423-425.

马　桦，张　邗，孙光华，1988. 100例国人蝶腭孔及其邻近结构的解剖. 南京医学院学报，8（2）：159-160.

马　岩，李　岩，马　威，等，2009. 中国北方地区成人椎弓根形态的测量及其临床意义. 中国临床解剖学杂志，27（3）：295-298.

马春明，鞠晓华，杜晓东，等，2013. 胸椎椎基静脉孔的解剖学观察及测量. 解剖学杂志，36（6）：1087-1090.

马春明，鞠晓华，王孝文，等，2014. 颈椎椎体静脉孔的解剖学观察及测量. 解剖学杂志，37（3）：368-371.

马钦华，陈　琦，芦爱萍，等，2003. 距骨临床X线测量. 解剖学报，34（5）：542-545.

马钦华，陈　琦，杨广夫，等，1993. 跟骨正常力线分布X线研究. 中华骨科杂志，13（4）：272-275.

马钦华，陈志刚，钱致中，等，1992. 跟骨X线测量. 人类学学报，11（2）：143.

马仁俊，叶蒙福，赵林昌，等，1984. 中国人颈椎钩突的解剖观察. 南京医学院学报，4（3）：171-173.

马若凡，顾洪生，肖建德，等，2003. 下腰椎椎管容积螺旋CT与铸型测量及其临床意义. 中国临床解剖学杂志，21（5）：464-466.

马卫红，海向军，马力扬，等，2014. 藏族妇女绝经前和绝经后骨强度变化对比分析. 解剖学杂志，37（3）：399-401.

马向阳，钟世镇，刘景发，等，2003. 寰椎后路椎弓根螺钉固定的解剖可行性研究 中国临床解剖学杂志，21（6）：554-555.

马玉祥，宋　宇，杨　铭，等，2010. 骨性外耳门的形态学. 解剖学杂志，33（2）：255.

马兆龙，薛振东，卢守祥，1980. 枢椎（100例）的形态观察和度量. 西安医学院学报，（3）：1-7.

毛成龙，王向义，陈　洪，等，1986. 颅骨弧、弦、周长的测量及性别的判别分析. 解剖学杂志，9（增）：12.

毛翊章，王明珠，陈锡满，1987. 国人硬腭深度的应用解剖学研究. 解剖学杂志，10（2）：113-114.

梅　炯，俞光荣，朱　辉，等，2002. 跟骨载距突的解剖特点及其临床意义. 中国临床解剖学杂志，20（1）：9-11.

苗　华，1964. 国人股骨颈上端的几种测量及其在临床上的应用//中国解剖学会学术讨论会论文摘要. 18-19.

苗　华，1966. 国人股骨颈上端的几种测量及其在临床上的应用. 天津医学杂志（骨科附刊），10：123.

明登富，余崇林，胡兴宇，1994. 舌骨大角周围的毗邻关系及其临床意义. 中国临床解剖学杂志，12（3）：198-200.

缪国专，杜长生，周定标，等，2008. 极外侧经枕骨髁-侧块入路治疗自发性寰枢椎脱位的临床解剖学. 中国临床解剖学杂志，26（5）：485-487.

缪进昌，1993. 跳跃运动对跗骨和趾骨形态的影响. 中国运动医学杂志，12（3）：147-152.

莫楚屏，王亚威，张友云，等，1982. 国人下颌骨的骨性测量（二）. 解剖学通报，5（增1上）：100-101.

莫楚屏，王亚威，张友云，等，1982. 国人下颌骨的骨性测量（一）. 解剖学通报，5（增1上）：100.

莫世泰，张文光，丁细藩，1985. 股骨颈干角、扭转角及肱骨扭转角的测量及其应用//广西解剖学会1985年学术年会论文摘要汇编. 6-8.

慕千里，马兆龙，周敬德，1986. 脑膜中动静脉颅底段的应用解剖学观察. 临床应用解剖学杂志，4（4）：237-238.

穆家圭，陈惟昌. 额窦表面投影的观测. 解剖学报，7（2）：159-163.

难波光重，1934. 支那人头盖骨ノ研究（其一）第一编头盖腔容积. "满洲医学杂志"，20（4）：385-391.

倪　辉，刘建航，朱芳武，1998. 广西壮族腰椎骨纤维管的观测. 解剖学杂志，21（1）：76-79.

倪爱民，王庭芳，周文光，1995. 蝶腭动脉的应用解剖. 中国临床解剖学杂志，13（2）：129-130.

倪炳华，金国华，1999. 内窥镜鼻窦手术相关解剖结构测量及临床意义. 中国临床解剖学杂志，17（2）：121-122.

牛国旗，杨惠林，王根林，等，2006. 后凸成形术疗效评估中椎体高度与椎序的关系. 中国临床解剖学杂志，24（2）：145-148.

牛松青，王　伟，彭　东，等，2004. 翼钩的形态特点与临床意义. 解剖学杂志，27（5）：539-540.

牛云飞，许硕贵，张春才，2007. 髋臼厚壁厚度的解剖学测量及其意义. 中国临床解剖学杂志，25（4）：400-402.

努尔买买提·巴哈夏尔，董建江，爱　华，等，2010. 哈萨克族成人掌骨的X线测量及其与身高的性别判别分析. 解剖学报，41（1）：137-140.

努尔买买提·巴哈夏尔，董建江，爱　华，等，2010. 哈萨克族成人掌骨的X线测量与身高的回归分析. 解剖学杂志，33（6）：802-805.

欧受禄，焦甘泽，林光琪，等，1985. 骶骨背面与耳状面的观察与测量. 解剖学杂志，8（4）：345.

欧受禄，焦甘泽，林光琪，等，1985. 骶骨盆面、骶骨底和骶后孔的测量与观察. 解剖学杂志，8（3）：191.

欧阳钧，朱青安，赵卫东，等，2003. 儿童四肢长骨的生物力学性质及其意义. 中国临床解剖学杂志，21（6）：620-623.

欧阳琦，姜　平，王鹤鸣，等，2000. 蝶窦气化程度与邻近结构相关程度的研究. 解剖学杂志，23（6）：568-571.

欧阳四新，曾效恒，1986. 经鼻中隔蝶窦行垂体瘤切除术径路的解剖学研究. 解剖学杂志，9（增）：178-179.

潘曦东，单云官，姚　班，等，1994. 肩胛上神经肩关节支的解剖学观测. 解剖学杂志，17（4）：323.

潘曦东，张玉和，单云官，等，1993. 腕高率与尺桡骨远端关系的解剖学观测. 广东解剖学通报，15（1）：1-3.

潘曦东，张跃明，丁士海，1995. 臼指数的性别差异. 解剖学杂志，18（6）：572.

潘曦东，张跃明，丁士海，1996. 骨性外耳门的测量研究. 解剖学杂志，19（1）：75-77.

潘志军，洪华兴，黄宗坚，等，2004. 骶髂关节螺钉固定的钉道参数应用解剖学研究. 中国临床解剖学杂志，22（2）：125-128.

裴守明，王裕民，1997. 颈椎管的临床应用解剖学研究. 解剖与临床，2（4）：156-157.

裴守明，王裕民，1997. 胸椎管狭窄的测量研究. 山西医药杂志，26（6）：503-504.

彭绍光，吕铬康，1986. 国人足舟骨的测量. 四川解剖学杂志，6（1）：64-66.

彭书琳，朱芳武，1983. 对华南地区男性成年颅骨、锁骨、肩胛骨和髋骨与身高关系的研究. 人类学学报，2（3）：253-259.

彭田红，徐达传，钟世镇，2000. 枕颈融合内固定术的应用解剖. 解剖学杂志，23（增）：5.

彭珍山，1996. 国人内耳门的形态观察及测量. 解剖与临床，1（1）：10-11.

皮永浩，俞东郁，金东洙，等，1988. 朝鲜族成人跖骨的多元分析研究性别差异和判别分析. 解剖学杂志，11（增）：28-29.

蒲恩浩，李云瑞，余发昌，1988. 鼓室下壁和颈静脉窝的解剖. 解剖学杂志，11（1）：31-33.

朴今淑，赵志梅，李京子，等，1995. 直背综合征的解剖学研究. 中国临床解剖学杂志，13（1）：24-26.

浦洪琴，吴荣敏，黄何华，等，2012. 三江侗族跟骨定量超声测量结果分析. 解剖学杂志，35（1）：112-113.

齐向北，张英泽，潘进社，等，2005. 新鲜与防腐椎体标本生物力学差异性的试验研究. 中国临床解剖学杂志，23（2）：202-205.

齐校勇，祝生源，李卫东，等，1996. 国人颅骨某些经线的测量. 解剖学杂志，19（增）：1-2.

钱亦华，郑靖中，上官丰和，等，1996. 颅底内面圆孔的形态及其面积的回归方程. 解剖学杂志，19（2）：96.

钱亦华，郑靖中，上官丰和，等，1997. 圆孔外面的观察和测量及其面积的回归方程. 解剖学杂志，20（5）：509.

钱月楼，陈小武，王秋桂，1998. 骨性上颌窦的观察与测量. 解剖学杂志，21（增）：2.

浅井政雄，1942. 福建系台湾人头骨ノ人类学研究. 台湾医学会杂志，41（第3附录）：1-80.

乔拴杰，韩西城，1996. 胸椎椎弓根的形态测量及其临床意义. 中国临床解剖学杂志，14（3）：193-195.

乔玉成，2011. 进化·退化：人类体质的演变及其成因分析—体质人类学视角. 体育科学，31（6）：87-96，封3.

桥本正武，1936. 支那人下肢骨ノ人种学的研究 其1 大腿骨. "满洲医学杂志"，25（1）：75-112.

桥本正武，1938. 支那人下肢骨ノ人种学的研究 其1 大腿骨（承前）. "满洲医学杂志"，29（1）：117-130.

秦德安，张佐伦，李晓东，等，2066. 胸椎椎板倾斜角在胸椎黄韧带骨化中的解剖意义. 中国临床解剖学杂志，24（6）：634-636.

秦登友，1984. 国人腭大孔和翼腭管的应用解剖学. 临床应用解剖学杂志，2（1）：36-39.

秦时强，丁学华，廖建春，等，2003. 内窥镜辅助颞下锁孔入路的应用解剖. 中国临床解剖学杂志，21（5）：429-431，434.

秦时强，丁学华，廖建春，等，2003. 锁孔入路治疗基底动脉瘤的应用解剖. 中国临床解剖学杂志，21（5）：426-428.

秦书俭，1982. 国人脑颅骨角度测量研究. 解剖学通报，5（增1上）：106.

秦小云，王伯钧，夏春波，等，2004. 下颌骨的显微解剖学特征及其临床意义. 中国临床解剖学杂志，22（4）：367-370.

秦学圣，李 莉，汪 澜，等，1981. "僰人" 十具骨架的观察与测量. 四川省博物馆论文集，（1）：1-18.

秦月琴，程心恒，吴晋宝，等，1984. 股骨滋养孔及滋养动脉. 解剖学报，15（3）：39-44.

青海医学院解剖教研室，1978. 西宁地区回族男性成人颅骨鼻腔内四条径线的测量//中国解剖科学会1978年学术年会论文汇编. 15.

青海医学院解剖教研室，1978. 西宁地区回族男性成人颅骨上颌窦容量的测定//中国解剖科学会1978年学术年会论文汇编. 15.

邱大学，洪志坚，蒋国斌，等，2004. 外鼻和梨状孔区的解剖学测量及其临床意义. 解剖学杂志，27（5）：541-544.

邱大学，施建辉，曹文建，等，2002. 颞骨茎突的测量及其临床意义. 解剖学杂志，25（1）：76-78.

邱明国，张绍祥，刘正津，等，2003. Dorello管区的显微解剖研究. 中国临床解剖学杂志，21（2）：113-115.

邱裕生，刘 淼，耿 介，等，1992. 腰椎发育的某些特点与发育性腰椎管狭窄—17岁以下国人腰椎的X线观察与测量. 解剖学报，23（4）：337.

瞿东滨，金大地，江建明，等，1999. 齿突形态的测量及临床意义. 中国临床解剖学杂志，17（4）：338-339.

瞿东滨，钟世镇，李中华，1999. 枢椎横突孔观测及其临床意义. 解剖学杂志，22（2）：163-165.

瞿东滨，钟世镇，徐达传，1999. 枢椎椎弓根及其内固定的临床应用解剖. 中国临床解剖学杂志，17（2）：153-154.

曲耀华，张黎声，文小军，等，1995. 我国东北地区出土人颅骨宽径的测量. 新乡医学院学报，12（4）：370-372.

曲永松，吕美玲，于海萍，等，2009. 胸腰椎上关节突棘的观测及临床意义. 中国临床解剖学杂志，27（1）：49-51.

人体解剖学教研组，1959. 从颅容积的测定技术工作中所得到的一点体会. 贵阳医学院学报（国庆献礼论文集），136-137.

任光金，1982. 国人骶骨底宽指数的性别差异. 沂水医专学报，4（1）：21-26.

任光金，1982. 中国成年臼耻指数的性别差异. 沂水医专学报，4（1）：27-29.

任光金，1983. 跟骨的测量与性别差异. 沂水医专学报，5（1）：45-48.

任光金，1983. 国人髋骨指数. 沂水医专学报，5（2）：129-130.

任光金，1983. 肩胛骨的测量及其性别的判别分析. 沂水医专学报，5（1）：29-34.

任光金，1986. 寰椎的测量、相关与性别判别分析. 人类学学报，5（2）：138-142.

任光金，1987. 肩胛骨性别的判别分析. 人类学学报，6（2）：144-146.

任光金，丁士海，武传德，1989. 下肢长骨骨重的非对称性. 人类学学报，8（2）：155-157.

任光金，武传德，1981. 中国成年髌骨的测量. 沂水医专学报，3（2）：189-190.

任国良，姚友生，姚宾宾，1993. 颈静脉孔骨桥的解剖观察. 中国临床解剖学杂志，11（1）：31-33.

任惠民，卢守祥，林 奇，等，1988. 人颅骨中铜和锌微量元素的测定. 解剖学杂志，11（增）：8-9.

荣海钦，来现臣，1983. 肱骨髁体角的测量. 沂水医专学报5（1）：35-39.

荣海钦，来现臣，1988. 股骨测量之二 骨的长度//山东解剖学会1988年学术年会论文摘要汇编. 101-102.

荣海钦，来现臣，1988. 股骨测量之三 骨体诸径及体中周长//山东解剖学会1988年学术年会论文摘要汇编. 103-105.

荣海钦，来现臣，1988. 股骨测量之四 上端的几项特征//山东解剖学会1988年学术年会论文摘要汇编. 105-106.

荣海钦，来现臣，1988. 股骨测量之五 下端的几项特征//山东解剖学会1988年学术年会论文摘要汇编. 95-96.

荣海钦，来现臣，1988. 股骨测量之一 髁体角与颈体角//山东解剖学会1988年学术年会论文摘要汇编. 100-101.

荣海钦，来现臣，1988. 青岛长春两地出土肱骨的调查//山东解剖学会1988年学术年会论文摘要汇编. 98-100.

阮 默，徐达传，汪新民，等，2006. 经皮骶髂螺钉内固定术的应用解剖学研究. 中国临床解剖学杂志，24（5）：479-484.

沙 峰，吴 爽，席焕久，等，2007. 辽宁汉族青年恒前牙牙体硬组织解剖学特征. 解剖学杂志，30（5）：624-626.

沙 勇，张绍祥，刘正津，等，2002. 后路经寰枢关节螺钉内固定的枢椎解剖学测量. 中国临床解剖学杂志，20（3）：172-175.

沙川华，袁琼嘉，1987. 国人股骨的观测. 四川解剖学杂志，7（4）：22-27.

商维荣，陈克功，1996. 腭大孔及其毗邻解剖的研究. 解剖学杂志，19（增）：4.

商维荣，顾亚军，王春艳，等，2003. 牙槽孔及其邻近的解剖学研究及临床应用. 中国临床解剖学杂志，21（2）：158-159.

尚景舜，卢炳文，朱亚东，1984. 国人颈椎椎弓根、椎板的测量. 解剖学通报，7（增）：32.

邵家松，邱维加，岳毅刚，等，2013. 广西壮族成人颅骨面骨三维测量. 解剖学杂志，36（1）：91-94.

邵象清，1982．扭转角激光测量仪//中国解剖学会第5届学术会议论文摘要汇编．256-257.

邵象清，1983．北京猿人头盖骨最大宽位置与高度测量的比较研究．人类学学报，2（2）：116-1203.

邵兴周，崔　静，杨振江，等，1988．洛浦县山普拉出土颅骨的初步研究．人类学学报，（1）：26-38.

邵兴周，王　衡，1982．成年骶骨的测量．新疆医学院学报，（3-4）：175-176.

佘永华，1982．525例骶骨的测量．南充医专学报，（1）：22-27.

佘永华，1983．400例颅骨鼻部和鼻骨的观察和测量．四川解剖学杂志，3（1）：29，46.

佘永华，曾久林，1982．400例上颌骨的测量．南充医学院学报，（1）：27-29.

佘永华，曾久林，1982．404例上颌骨的测量．南充医专学报，（1）：27-29.

申菏勤，张德书，陈广杰，1996．下颌管的观测及应用解剖．解剖学杂志，19（5）：453-454.

沈慧勇，丁　锐，刘尚礼，等，1999．股骨上段的测量与股骨假体设计．中国临床解剖学杂志，17（2）：147-149.

沈宗起，1988．国人下颌骨对称性的观察与测量．解剖学杂志，11（2）：142.

沈宗起，1990．国人髌骨的测量与观察．解剖学杂志，13（1）：82.

沈宗起，常凤鸣，宋远清，1982．国人髌骨的研究．全国解剖学会1982年学术年会资料选编（河北分会），92-93.

盛克标，1984．我国优秀划船运动员肱骨X线测量分析．人类学学报，3（2）：126-131.

盛志杰，1988．颅骨卵圆孔的研究．临床解剖学杂志，4（3）：173-175.

石　锐，刘　浩，袁　元，等，2005．不同节段椎弓根内部结构的测量和比较．中国临床解剖学杂志，23（5）：458-462.

石世庆，张为龙，戴桂林，1960．中国人锁骨人类学的研究．吉林医大学报，2（1）：31-42.

石献忠，韩　卉，赵　靖，2005．筛窦外侧壁显微外科解剖学．解剖学杂志，28（3）：347-348.

石义生，吴学愚，胡懋廉，1957．中国成人乳突之解剖研究．上海第一医学院学报，（3：）205-2098.

舒先涛，周晓娟，许本柯，等，2004．股骨髌骨沟的解剖学定位及临床意义．中国临床解剖学杂志，22（5）：536-538.

四川医学院人体解剖学教研室，1980．中国人颅容量的的测定．四川医学院学报，11（1）：29-34.

宋　文，祝生源，1998．成人颅骨弧和弦的测量．解剖学杂志，21（增）：1-2.

宋朝晖，张英泽，彭阿钦，等，2004．髋臼在前柱投影的解剖学研究．中国骨伤，17（11）：647-649.

宋思旭，等，1979．腓骨滋养孔的解剖与临床意义．中华医学杂志，59（5）：261.

宋晓霞，陈雁卉，刘鸿宇，等，2010．武术功力运动对腕骨形态结构影响的定量CT研究．中国临床医学影像杂志，21（8）：600-602.

苏培强，曾时兴，刘尚礼，等，2007．术前CT测量对颈椎椎弓根形态个体化评价的意义．中国临床解剖学杂志，25（5）：515-517，520.

孙　博，陈子华，钟世镇，等，1987．椎管与内容物相互关系的研究．临床解剖学杂志，5（1）：36-38.

孙　博，程军平，李汉云，1982．成人椎孔椎孔面积的观测．解剖学通报，5（增1下）：118.

孙　潮，卢守祥，陆子惠，1992．中国人门齿骨的观察和测量．解剖学杂志，15（增）：11-12.

孙　潮，任国山，赵和平，1991．国人肩胛下窝的观察和测量．石家庄医专学报，8（4）：20.

孙　潮，赵和平，任国山，等，1989．中国人肩胛骨关节盂的观察和测量．人类学学报，8（4）：381-382.

孙　贺，徐达传，仇恒志，等，2002．颈后路第2骶椎螺钉进钉方法的应用解剖．中国临床解剖学杂志，20（3）：181-183.

孙　勇，吴晋宝，1988．肩胛骨滋养孔及血供的研究．解剖学杂志，11（3）：163-167.

孙尔玉，王有伟，李　吉，1982．中国人骨骼重量的研究．解剖学通报，5（增1下）：135-136.

孙风歧，朱兴仁，张文范，等，1966．1000例肩胛骨的人类学观察．解剖学通报，3（2）：59-63.

孙风云，李泽山，1982．国人脑颅的测量研究（三）脑颅弧弦的测量．解剖学通报，5（增1上）：108.

孙广林，孙义清，吴玉琳，等，1994．后天性腰椎峡部不连发生机制的解剖学分析．中国临床解剖学杂志，12（1）：21-23.

孙广林，吴玉林，1998．载距突骨折的应用解剖．解剖学杂志，21（增）：32.

孙基栋，曲元明，刘　军，等，2006．经下颌下咽后入路颅颈交界腹侧区手术的应用解剖．中国临床解剖学杂志，24（2）：128-131.

孙敬武，汪银凤，陈晓虹，等，2000．经鼻腔内窥镜蝶窦鞍区手术解剖及其临床应用．中国临床解剖学杂志，18（3）：199-200.

孙明元，裴守明，2000．颈椎横突孔的临床应用解剖．中国解剖与临床，5（3）：164.

孙明元，裴守明，2000．腰椎管狭窄的临床应用与解剖．中国解剖与临床，5（3）：163.

孙启福，沈福彭，1964．国人股骨的观察（Ⅰ）股骨长度、股骨干指数、股骨倾角和偏角//中国解剖学会学术讨论会论文摘要Ⅰ．大体解剖、人类学及神经解剖学．19.

孙群慧，丁士海，刘丰春，1997．腕骨的X线片测量．解剖学杂志，20（2）：196.

孙善昌，何恩深，1964．腭大孔—翼腭凹麻醉法对上颌磨牙手术的临床分析（附我国正常头颅腭大孔、翼腭管152侧测量）．

中华口腔科杂志，10（6）：403-405．

孙尚辉，欧永章，1986．国人坐骨大切迹的测量与性别判别分析．人类学学报，5（4）：368-371．

孙尚辉，欧永章，1988．南京现代人颅骨的测量．人类学学报，7（3）：215-218．

孙淑根，2013．人类脑容量的演化历程．现代人类学通讯，7（1）：39-46．

孙树功，赵林昌，宋鹤九，等，1982．中国人寰椎的形态观察和测量．解剖学通报，5（增1上）：109-110．

孙文琛，1988．国人髋骨的测量．人类学学报，7（1）：94．

孙文琛，冯克俭，刘长源，等，1994．胸骨的厚度及其临床意义．解剖学杂志，17（1）：67．

孙文琛，易　翼，1989．腰椎的测量．解剖学杂志，12（2）：144．

孙锡畴，黄庭梓，王裕修，1965．蝶鞍面积X-线测量及其应用价值的初步报告．中华放射学杂志，10（4）：319-321．

孙孝雄，1982．髋臼耻骨指数的性别差异．青岛医学院学报，（2）：140-142．

孙永华，吉爱国，注生源，等，1984．颅骨鼻部的研究．解剖学通报，7（增）：23．

孙振夫，李光宗，1984．88例正常男性腓骨的测量．昌潍医学院学报，（2）：32-33．

索利娅，贾建新，2014．腰椎棘突间距和顶距的应用解剖．解剖学杂志，37（2）：209-211．

太原工学院力学研究室，1982．山西医学院生物力学研究室．国人尺骨力学性质的测定．解剖学通报，5（1增上）：19．

覃励明，徐永清，2006．头状骨、月骨、三角骨和钩骨的测量及意义．中国临床解剖学杂志，24（2）：149-152．

谭　洪，钱连忠，1991．男性成人腕关节的X线片测量研究．解剖学杂志，14（1）：38-40．

谭富生，蒋电明，吴绍尧，1989．国人正常掌、指骨骼X线测量的研究．中国临床解剖学杂志，8（5-6）：267-269．

谭子环，1957．中国成人颅骨上颌窦容量的测定．中华耳鼻咽喉科杂志，5（3）：174-177．

汤　羽，谢大奎，王贵勤，等，2006．骨性鼻中隔的观测．解剖学杂志，29（2）：264．

汤谷初，甘爱珠，陈绍琼，等，1991．胫骨中段横断面与年龄变化的研究．人类学学报，10（4）：298-304．

唐　杰，王汉琴，陈家强，等，2002．脊柱椎体高度的观测．中国临床解剖学杂志，20（5）：400．

唐　军，纪荣明，党瑞山，等，1997．上颌神经行经结构的应用解剖．解剖学杂志，20（6）：599．

唐国琛，王继堂，胡新友，等，1982．中国北方1000个人颅眶区的研究——（二）眶上裂与眶下裂．解剖学通报，5（1增上）：84-85．

唐耘熳，冯杰雄，胡廷泽，等，2001．肋软骨连结临床应用解剖研究．中国临床解剖学杂志，19（3）：223-225．

陶　海，马志中，姜　荔，2000．视神经管的显微外科解剖及其临床意义．中国临床解剖学杂志，18（4）：296-298．

陶　海，马志中，吴海洋，等，2009．经鼻内窥镜自体组织移植泪道再造术的应用解剖．中国临床解剖学杂志，27（6）：15-19．

陶存山，卢亦成，楼美清，等，2005．前床突的显微外科解剖．中国临床解剖学杂志，23（1）：59-63．

田　铧，王建华，尹群生，等，2001．颏管的形态特点及其临床意义．中国临床解剖学杂志，19（3）：215-216．

田顺亮，贺　生，范　真，等，2002．骶后孔（八髎穴）的临床应用解剖学．中国临床解剖学杂志，20（6）：454-455．

田伟明，柴　仪，彭阿钦，等，2006．两孔与四孔动力髋螺钉固定股骨转子间骨折生物力学研究．中国临床解剖学杂志，24（5）：571-572．

佟德顺，王作刚，1984．国人骨性泪囊窝的形态学观测．解剖学通报，7（增）：10-11．

佟德顺，郑祥芝，王作刚，1982．国人颞骨茎突的形态学观察．解剖学通报，5（4）：1-4．

童荣璋，夏瑞明，夏国园，等，1995．寰椎后椎动脉沟X线的观察．中国临床解剖学杂志，13（4）：288．

涂　玲，崔延华，楚亚平，等，1982．国人颅容量测定与颅骨径线的关系．解剖学通报，5（增1上）：104-105．

涂　玲，翦新春，1993．牙槽嵴增高术有关的解剖学测量．中国临床解剖学杂志，11（3）：185．

涂　玲，彭润桃，刘良奎，等，1997．下牙槽神经阻滞麻醉的有关骨学测量研究．中国临床解剖学杂志，15（3）：177-179．

万　黎，张日华，黎建明，等，2002．成人股骨髓腔的解剖学测量及弹力内锁钉的设计应用．中国临床解剖学杂志，20（3）：176-178．

汪　伟，王　岩，崔　健，2003．正常股骨近端CT测量及其临床意义．中国临场解剖学杂志，21（2）：125-128．

汪兆麟，吴惠城，张生平，1981．海南岛海口地区中国人110例下颌骨的测量．广东解剖学通报，3（2）：231-232．

王　冰，李　涛，朱裕成，等，2012．跟骨前部与载距突关系的解剖学研究及其临床意义．中国临床解剖学杂志，32（2）：131-136．

王　冰，杨　春，王德广，等，2012．跟骨前部的解剖测量与多层螺旋CT测量的比较研究及其临床意义．中国矫形外科杂志，20（20）：1868-1873．

王　衡，关华中，1982．由四肢长骨推算骨重的回归方程．新疆医学院学报，（3-4）：179-180．

王　鹏，张建华，侯旭伟，等，2016．西藏藏族成年人跟骨骨密度分析．解剖学杂志，39（3）：355-357．

王　鹏，张建华，侯旭伟，等，2016．西藏地区与辽宁地区健康成年人跟骨骨密度的对比．解剖学杂志，39（4）：473-

475.

王 钦，1995. 颅骨硬腭的观测. 解剖学杂志，18（4）：366-367.

王 溁，李佐贵，王玉顺，1965. 正常成人腕关节X线片测量. 天津医药杂志（骨科附刊），9（1）：72.

王爱莲，籍跃敏，温淑仪，1988. 鼓室的径线测量. 解剖学杂志，11（3）：207.

王爱莲，李兴国，吴红斌，等，1988. 耳蜗的测量与定位研究. 中国临床解剖学杂志，6（2）：72-75.

王爱莲，蒲恩浩，李云瑞，1989. 鼓峡的临床解剖学研究. 中国临床解剖学杂志，7（4）：193-195.

王爱莲，员彭年，魏治国，等，1963. 鼓室窦的应用解剖研究. 解剖学通报，6（2）：114-118.

王成旭，李 岩，马 威，等，2009. 中国北方地区成人C3～L5椎孔形态的测量及临床应用研究. 中国临床解剖学杂志，27（6）：45-48.

王春生，边进财，温省初，等，2004. 不同年龄小儿眶上裂解剖结构及发育特点. 中国临床解剖学杂志，22（6）：621-623.

王春云，1999. 经腭大孔行翼腭窝注射治疗鼻钮的解剖学基础. 解剖与临床，4（4）：236.

王大伟，苑振峰，狄玉进，2003. 第5腰椎椎板下缘的观测与临床应用. 中国临床解剖学杂志，21（6）：封3.

王东来，唐天驷，黄士中，等，1998. 下颈椎经椎弓根内固定应用解剖学研究. 中国临床解剖学杂志，16（4）：289-293.

王笃伦，1984. 蝶鞍容积测量与计算方法. 解剖学通报，7（4）：334-336.

王笃伦，陈嘉斌，刘亚军，1991. 活体颅容量X线平片测量方法的探讨. 解剖学杂志，14（4）：289.

王笃伦，陈嘉斌，刘亚军，1991. 活体颅容量X线平片测量方法的探讨. 解剖学杂志，14（4）：298-301.

王笃伦，朱新安，1988. 下颌骨外侧下弧线的初步研究. 广东解剖学杂志，10（2）：16-18.

王敦林，陈 洪，虞 琴，2007. 男性上肢三大长骨最大长的回归方程. 解剖学杂志，30（6）：793-796.

王凤林，赵保东，李德荣，1989. 国人颈静脉孔的测量. 人类学学报，8（1）：91-92.

王广新，1992. 成人四肢长骨的非对称性. 广东解剖学通报，14（1）：10.

王广新，王 衡，1982. 成年人下肢长骨长度与重量的测量. 新疆医学院学报，5（3-4）：180-181.

王海斌，彭厚城，吴德昌，1991. 应用Hetson方程式预测国人下颌孔的位置. 中国临床解剖学杂志，9（4）：224-225.

王海杰，赵华盛，朱世杰，1990. 国人颅腔容积和颅重的测量. 潍坊医学院学报，12（4）：70.

王海青，廖建春，郎军添，等，2001. 鼻泪管的临床应用解剖. 中国临床解剖学杂志，19（4）：337-338.

王汉琴，黄铁柱，1994. 椎弓根的测量与力学分析. 解剖学杂志，17（5）：452-455.

王汉琴，王配军，陈家强，等，2001. 腰椎横突的应用解剖. 中国临床解剖学杂志，19（3）：226-227，2323.

王洪正，刘窗溪，刘 健，等，2003. 远外侧经枕髁手术入路防止椎动脉损伤的应用解剖. 中国临床解剖学杂志，21（2）：136-139.

王建华，李国菊，田 铧，等，2002. 颏孔区域的解剖学研究. 口腔颌面外科杂志，12（4）：327-328，332.

王建华，吴岳嵩，陈尔瑜，等，2001. 胫骨骨髓腔的X线解剖及临床意义. 中国临床解剖学杂志，19（1）：46-47，49.

王金花，黄秀峰，舒方义，等，2011. 广西百色地区苗族6-16岁正常儿童青少年跟骨超声骨密度测定及其影响因素. 解剖学杂志，34（5）：680-683.

王金平，鞠学红，蒋吉英，等，2000. 下颌牙窝外壁和深度的观测. 解剖学通报，23（增）：6.

王金平，鞠学红，鞠晓华，等，2000. 下颌牙窝间隔和上口的测量. 解剖学通报，23（增）：5-6.

王金平，赵华盛，朱世杰，等，1984. 颞骨岩部长度及与颅底中线夹角的测量. 解剖学通报，7（增）：22.

王景臣，王殿柱，王泽辉，1998. 胸腰椎横突副突和乳突的解剖学观测及其临床意义. 中国临床解剖学杂志，16（2）：152.

王竞鹏，柳大烈，陈 兵，等，2010. 下颌角整形术安全平面的解剖学研究. 中国美容整形外侧杂志，21（3）：184-186.

王居楼，郭永生，史自强，等，1982. 股骨上端的六项测量. 解剖学通报，5（增）：129-130.

王聚信，鞠学红，丁士海，等，1996. 股骨下端的测量//山东解剖学会1996年学术年会论文摘要. 4-5.

王君玉，党瑞山，卢亦成，等，2011. 面神经乳突段的应用解剖. 中国临床解剖学杂志，29（2）：131-134.

王君玉，康德智，廖建春，等，2006. 内镜辅助的乙状窦前-迷路后锁孔手术入路的解剖学研究. 中国临床解剖学杂志，24（6）：620-622.

王君玉，卢亦成，党瑞山，等，2011. 经颞骨岩部入路中乳突切除术的应用解剖. 中国临床解剖学杂志，29（4）：363-366.

王开明，刘运敏，潘开昌，等，2007. 腰椎小关节穿刺的应用解剖. 中国临床解剖学杂志，25（4）：397-399.

王开明，陆保刚，骆文斌，等，2009. 腰椎侧隐窝和脊神经根的观测及临床意义. 中国临床解剖学杂志，27（4）：401-404.

王连根，周之德，钟万芳，等，1992. 胸椎和腰椎椎弓根的观察与测量. 解剖学杂志，15（1）：64-65.

王连璞，1986. 腕舟骨滋养孔和形态的观测. 临床解剖学杂志，4（3）：136.

王连璞，鞠　红，1984. 国人成人骰骨的测量及前后内侧关节面的形态观察. 解剖学通报，7（2）：124.

王连璞，王海东，赵建文，等，1992. 髋关节间隙及与其相关因素之研究. 解剖学杂志，15（增）：22.

王连璞，赵建文，王海东，等，1994. 股骨头凹及髋臼的X线研究. 解剖学杂志，17（6）：473-476.

王令红，1989. 香港地区现代人头骨的研究—性别和地区类型的判别分析. 人类学学报，8（3）：222-230.

王令红，孙凤喈，1988. 太原地区现代人头骨的研究. 人类学学报，7（3）：206-214.

王明照，费洪钧，陈为霞，等，2003. 第1，2颈椎序列CT测量及其寰枢脱位的诊断价值. 齐鲁医学杂志，18（4）：424-425.

王启华，刘庆麟，1985. 肱骨的形态学研究. 广东解剖学通报，7（1-2）：1-6.

王启华，刘庆麟，1986. 肱骨有关生理角度的解剖学研究. 临床解剖学杂志，4（3）：176-178.

王启华，刘庆麟，1987. 尺桡骨的形态学研究. 广东解剖学通报，9（2）：7-15.

王启华，刘庆麟，1988. 尺桡骨生理角度的观测. 中国临床解剖学杂志，6（3）：163-164.

王启华，刘庆麟，1988. 肱骨结节间沟（二头肌沟）的形态学研究. 解剖学报，19（1）：7-10.

王启华，刘庆麟，钟伟雄，1986. 腕管的应用解剖学. 临床解剖学杂志，5（3）：145-147.

王启民，周大同，1948. 中国人的乳突构造研究. 中华医学杂志，34（8）：373-376.

王汝信，鲍明新，1982. 国人颅骨某些角度的测量. 青医学报，（2）：130-134.

王汝信，鲍明新，1984. 青岛汉族颅骨某些角度的测量. 解剖学通报，7（增刊）：20.

王汝信，鲍明新，1984. 青岛汉族颅骨某些角度的测量. 人类学学报，3（1）：32-36.

王汝信，鲍明新，1988. 国人颅骨某些角度的测量. 人类学学报，7（2）：133-137.

王汝信，鲍明新，1988. 青岛汉族颅骨的几项指数及其分级 解剖学杂志，11（增刊）：15.

王汝信，鲍明新，1988. 青岛汉族颅骨某些径的测量. 解剖学杂志，11（增刊）：15-16.

王汝信，鲍明新，1989. 青岛出土颅骨某些径的测量. 人类学学报. 8（1）：90-91.

王绍坤，高雨仁，洛树东，1980. 国人骶骨几项指标的观察与测量//中国解剖学会1980年学术会议论文摘要汇编，46.

王世濬，1954. 人类鼻型和气候的关系. 解剖学报，1（2）：249-252.

王守森，魏梁锋，张进朝，等，2008. 经单侧鼻孔—蝶窦入路手术的解剖标志观察. 中国临床解剖学杂志，26（5）：481-484.

王守森，朱青安，钟世镇，等，1995. 颅骨构筑对骨折类型的影响——冲击试验. 中国临床解剖学杂志，13（1）：58-61.

王伟克，丁士海，1999. 国人距骨的测量及其性别判别分析. 人类学学报，18（4）：322-324.

王文军，蔡　斌，宋西正，等，2009. 新型上颈椎前路钩状太半天的研制及应用解剖学基础. 中国临床解剖学杂志，27（4）：459-463.

王向义，陈　洪，毛成龙，等，1986. 颅骨的测量及其性别的判别分析. 解剖学杂志，9（增）：11-12.

王新生，王　辉，1998. 黄韧带嵴的观察与测量. 解剖学杂志，21（增）：6.

王兴海，王建中，王雪莲，等，2004. 远节指骨的解剖学观察及其临床意义. 中国临床解剖学杂志，22（1）：74-75.

王学礼，1978. 国人腓骨长度及滋养孔的测量//中国解剖科学会1978年学术年会论文汇编，168.

王学礼，1986. 枕骨鳞部的解剖及其临床应用. 解剖学杂志，9（增）：99.

王荫槐，1983. 国人股骨的测量. 解剖学通报，6（4）：333，339.

王永豪，翁嘉颖，1956. 上海地区中国人下颌骨的研究. 中国解剖学会第二届全国会员代表大会宣读论文集，52-58.

王永豪，翁嘉颖，胡滨成，1979. 中国西南地区男性成年由长骨推算身高的回归方程. 解剖学报，10（1）：1-6.

王永豪，翁嘉颖，王健民，1954. 中国人下颌颏孔的研究. 解剖学报，1（2）：201-210.

王永谦，丁美修，2005. 经颅中窝入路内耳道的定位研究. 中国临床解剖学杂志，23（1）：63-66.

王永珍，郭强苏，吴晋宝，等，1988. 国人骶髂关节面测定及其应力与负荷的关系. 解剖学报，19（4）：342-347.

王友华，马江川，吴　菊，等，2006. 尺骨冠突解剖学研究及其临床意义. 交通医学，（2）：179-180.

王佑怀，张建国，19889. 桡骨下端后面的形态观察. 解剖学杂志，12（4）：266.

王玉海，1992. 腰段椎管的解剖形态及分区. 解剖学杂志，15（5）：383-386.

王玉海，郭连魁，1992. 腰椎横突及其旋后角的应用解剖. 中国临床解剖学杂志，10（2）：109-111.

王玉海，卢亦成，王春莉，等，2003. 扩大颅中窝硬膜外经颞骨岩部入路至岩斜区的应用解剖. 中国临床解剖学杂志，21（1）：3-6.

王玉海，王春莉，卢亦成，2003. 经颞骨岩部乙状窦前入路处理岩斜区病变的应用解剖. 中国临床解剖学杂志，21（6）：545-548，553.

王玉虹，杜心如，徐小青，等，2007. 骶骨骨折的解剖学观察及临床意义. 中国临床解剖学杂志，25（2）：148-151.

王月初，毕玉顺，张光旨，1989. 颞骨茎突的形态. 解剖学杂志，12（1）：60.

王月初，尹群生，王宏宇，1986. 下颌小舌的位置与形态. 解剖学杂志，9（增）：6-7.

王振江，徐　剑，殷兆花，等，2015. 眶下管临床应用的基础研究. 解剖学杂志，38（1）：55-56.

王震宇，戴克戎，1994. 股骨距与股骨上段有效髓腔的几何形体学研究. 中华骨科杂志，14（7）：436-440.

王之一，陈长发，1991. 肱骨结节间沟的解剖学观测及其临床意义. 中国临床解剖学杂志，9（3）：151.

王之一，王美英，宋生彪，等，1993. 股骨骨髓腔的应用解剖. 中国临床解剖学杂志，11（2）：：126-128.

王志潮，丁学华，廖建春，等，2003. 内窥镜下经鼻蝶切除垂体瘤手术中蝶鞍的解剖定位. 中国临床解剖学杂志，21（5）：421-422，425.

王志杰，丁自海，钟世镇，2006. 与跟骨骨折内固定相关的跟骰关节面的应用解剖. 中国临床解剖学杂志，24（6）：637-639.

王智运，尹庆水，艾福志，等，2009. 经口前路寰枢椎钢板内固定手术的应用解剖. 中国临床解剖学杂志，27（3）：237-240.

王仲伟，李卫平，陈刚，等，2002. 颅底后外侧解剖学研究及临床应用. 中国临床解剖学杂志，20（3）：184-185.

魏　东，赵永生，常喜恩，等，2012. 哈密天山北路墓地出土颅骨的测量性状. 人类学学报，31（4）：395-406.

魏　壮，刘　飙，刘浩宇，等，2009. 指髓解剖和组织形态学研究及临床意义. 中国临床解剖学杂志，27（1）：39-41.

魏博源，陆旭光，1987. 现代华南人恒齿测量和齿尖形态观察研究. 人类学学报，6（2）：139-143.

魏林玉，李志勋，薛兴文，等，1981. 肋骨滋养孔的研究与临床应用原则. 哈医大学报，（2）：69-71.

魏锡云，林元问，1988. 国人（南京地区）颏孔的研究. 人类学学报，7（3）：281-283.

魏鑫元，1978. 内耳道的显微解剖//中国解剖科学会1978年学术年会论文汇编，176.

魏鑫元，1982. 岩鼓裂的测量. 解剖学通报，5（增1）：101.

魏兴国，1996. 掌骨长度，前后径、横径和重量的测定. 解剖学杂志，19（3）：273-276.

魏占东，王凤林，周长谓，1989. 下颌孔位置的研究. 解剖学杂志，12（2）：87.

魏占东，张　平，李泽山，等，1980. 中国人下肢长骨长度、对称性与滋养孔的调查//中国解剖学会1980年学术会议论文摘要汇编，60-61.

魏占东，赵宝东，张　平，等，1982. 国人面颅的测量研究. 解剖学通报，5（增1上）：105.

文小军，张黎生，丁士海，等，1998. 中国东北地区出土人颅骨长径的测量. 解剖学杂志，21（增）：1.

吴　建，陆书昌，1997. 鼻内窥镜筛窦切除术并发症的解剖分析. 中国临床解剖学杂志，15（3）：174-176.

吴　建，陆书昌，季荣明，等，1996. 鼻外筛窦切除术的应用解剖. 中国临床解剖学杂志，14（2）：88-89.

吴　建，陆书昌，季荣明，等，1996. 前筛窦的应用解剖. 中国临床解剖学杂志，14（2）：86-87.

吴　建，陆书昌，季荣明，等，1997. 鼻内窥镜筛窦切除术的应用解剖. 解剖学杂志，20（6）：525.

吴　樾，杨　瑞，于　涌，等，2011. 筛窦区手术入路断层解剖学研究及其意义. 中国临床解剖学杂志，29（6）：653-657.

吴焯鹏，白　波，余楠生，等，2009. 肱骨近端复杂骨折内固定的生物力学研究. 中国临床解剖学杂志，27（4）：477-479.

吴广森，靳安民，袁岱军，等，2003. 颈椎生理弯曲的弧度法测量及临床意义. 中国临床解剖学杂志，21（6）：601-602.

吴晋宝，范冷艳，秦月琴，1980. 胫腓骨滋养孔及滋养动脉. 解剖学报，11（3）：234-245.

吴晋宝，范冷艳，秦月琴，等，1981. 桡、尺骨滋养孔和滋养动脉. 解剖学报，12（1）：1-12.

吴仁秀，1984. 肩胛骨移植的显微外科解剖学研究. 二、肩胛骨的形态学观察及其临床应用价值的探讨. 解剖学通报，7（增）：135-136.

吴仁秀，1985. 颈椎椎管矢状径X线观察 中国运动医学杂志，4（3）：150-154.

吴汝康，吴新智，张振标，1984. 人体测量方法. 北京：科学出版社.

吴胜勇，祁　吉，李景学，2001. 健康及髋关节骨折老年妇女股骨颈骨密度的比较. 中国临床解剖学杂志，19（1）：50-51.

吴献猷，1965. 正常人蝶鞍的X线研究. 中华放射学杂志，10（4）：316-318.

吴新智，1989. 中国的早期智人，（见吴汝康，吴新智，张森水主编）. 中国远古人类，北京：科学出版社，24-41.

吴新智，2009. 大荔颅骨的测量研究. 人类学学报，28（3）：217-236.

吴新智，邵兴周，王　衡，1982. 中国汉族髋骨的性别差异和判断. 人类学学报，1（2）：118-131.

吴永发，曹烈虎，苏佳灿，2010. 髌骨骨折生物力学研究进展. 解剖学杂志，33（1）：130-132.

吴增晖，郑　轶，章　凯，等，2009. 经口前路枢椎椎弓根螺钉固定的临床应用解剖学. 中国临床解剖学杂志，27（5）：505-507.

武景望，1985. 中国人骨性外鼻的解剖学. 解剖学报，16（2）：125-130.

席焕久，李永新，任　甫，1999. 颅中窝径路内听道手术的CT辅助定位. 解剖学杂志，22（5）：408.

席焕久，王志君，夏桂兰，1986. 国人锁骨的测量. 解剖学杂志，9（3）：212-214.

夏　虹，钟世镇，刘景发，等，2002. 寰椎侧块后路螺钉固定的应用解剖学. 中国临床解剖学杂志，20（2）：83-85.

夏　寅，李希平，韩德民，2005. 乙状窦后进路内窥镜手术解剖学研究. 中国临床解剖学杂志，23（1）：56-58.

夏　寅，王天铎，蔡晓岚，2000. 前颅底手术入路应用解剖. 中国临床解剖学杂志，18（3）：197.

夏风歧，芮炳峰，网　中，等，2008. 脊椎病微创手术相关的显微解剖. 解剖学杂志，31（6）：854-857.

夏瑞明，童荣璋，郑有才，等，1992. 正常青少年掌指骨骺X线测量研究. 局部解剖学与临床，4（1）：25-28.

夏玉军，陆光庭，谭允西，1988. 腰神经根管的解剖及临床意义. 中国临床解剖学杂志，6（3）：152-155.

夏忠圣，1964. 220个颅骨的观察//中国解剖学会学术讨论会论文摘要Ⅰ. 大体解剖、人类学及神经解剖学，1-2.

夏忠圣，1984. 掌骨形态和掌骨体滋养孔. 解剖学通报，7（3）：204-217.

向国元，吴绍尧，1981. 250支国人成年股骨头颈的测量值. 四川解剖学杂志，2（1）：14-15.

肖　进，原　林，赵卫东，等，2003. 身体姿势对腰椎小关节受力的影响. 中国临床解剖学杂志，21（1）：87-89.

肖　亮，刘　强，李义凯，2010. 桡骨茎突解剖形态学分型及临床意义. 中国临床解剖学杂志，28（5）：507-509，513.

肖　明，丁　炯，韩群颖，等，2001. 颈静脉孔的应用解剖学. 中国临床解剖学杂志，19（2）：159-161.

肖冠宇，欧阳四新，邓握珍，等，1982. 国人成人骨性上颌窦的测量. 解剖学通报，5（增1上）：82.

萧　黎，1996. 儿童下牙弓发育的测量. 人类学学报，15（4）：351-355.

萧璧君，王海青，1997. 上颌窦窦口的形态观察及其临床意义. 中国临床解剖学杂志，17（4）：268-269.

谢　华，林炎生，扈维瑶，等，1993. 股骨骨髓腔的应用解剖. 广东解剖学通报，15（2）：112-113，88.

谢　宁，贾连顺，李家顺，2000. 颈椎后路钢板内固定的应用解剖学. 中国临床解剖学杂志，18（1）：5-7.

谢雪峰，1983. 少年从事举重，田径跳跃运动对胫骨形态的影响. 解剖学通报，6（4）：282-285.

谢雪峰，1984. 从X线片研究不同类型的体育运动对胫骨内 外径的影响. 人类学学报，3（2）：118-125.

谢雪峰，1996. 人体胫骨密质厚度变化的X线观察及其生物力学机制的探讨. 人类学学报，15（1）：45.

邢　松，刘　武，2009. 中国人牙齿形态测量分析—华北近代人群臼齿齿冠及齿尖面积. 人类学学报，28（2）：179-191.

熊　敏，周定蓉，成海平，等，1999. 人前庭小管的发育研究及其临床意义. 中国临床解剖学杂志，17（3）：199-201.

修　勤，丁士海，2000. 股骨髁X线测量及性别判别分析. 解剖学杂志，23（2）：181-183.

修　勤，丁士海，2000. 国人股骨髁的测量及性别判别分析. 四川解剖学杂志，8（1）：13-15.

徐　朋，万玉碧，郭光金，1986. 颈静脉孔的观测. 解剖学杂志，9（增）：33.

徐　胜，杨少华，朱发亮，1988. 腰椎侧隐窝和椎弓上切迹的应用解剖学. 中国临床解剖学杂志，6（3）：156-157.

徐　胜，朱发亮，1988. 鼻中隔偏曲的有关解剖学因素探讨. 解剖学杂志，11（2）：124.

徐达传，钟世镇，何尚宽，等，1993. 肩胛骨外侧部骨皮瓣移植修复下颌骨区缺损的应用解剖. 中国临床解剖学杂志，11（2）：98-101.

徐达传，钟世镇，刘牧之，等，1985. 胸骨剑突的形态学观测. 第一军医大学学报，5（2）：99.

徐国昌，范　真，王海欣，等，2007. 蝶枕角与颅底诸结构至耳眼平面垂直距离的纵向比较. 解剖学杂志，30（6）：787-789.

徐海荣，茹长渠，1983. 国人不同年龄和性别湿润胫骨的力学测试初步报告. 临床应用解剖学杂志，1（1）：78-79.

徐日晔，李作屏，李亚东，等，1982. 中国北方1000个人颅眶区的研究。（三）眶上裂与眶下裂间夹角. 解剖学通报，5（1增上）：85.

徐瑞生，王立邦，王刊石，等，2004. Atlas钛缆固定上颈椎的应用解剖. 中国临床解剖学杂志，22（6）：586-588.

徐晓明，吴晋宝，范冷艳，等，1987. 颞下颌关节与颅面指标的计算机相关及回归公式. 解剖学报，18（2）：113-118.

徐晓明，吴晋宝，张建民，等，1986. 颞下颌关节骨性部分的测量和分析. 解剖学报，17（4）：343-347.

徐兴军，林向党，1986. 国人肩胛骨的测量. 洛阳医专学报，（2）：52.

徐兴军，林向党，1986. 国人锁骨的测量. 解剖学杂志，9（1）：67.

徐燕笑，武　凯，廖立青，等，2019. 腰椎弓根长度与椎管大小的相关性. 解剖学杂志，42（5）：473-476.

徐永清，钟世镇，徐达传，等，2000. 髂结节处髂骨瓣移植修复距跖关节缺损的应用解剖. 中国临床解剖学杂志，18（3）：201-202.

徐渊智，1947. 乌牛栏平埔族头骨的人类学的研究//台湾大学解剖学研究室论文集（第1册）.

许光全，王庆延，高振家，1987. 中国人下颌骨多因素分型. 解剖学通报，7（增）：12-13.

许宏基，李逢春，1982. 国人成人四肢长骨滋养孔口径测量. 解剖学通报，5（3）：33-36.

许家军，杨少华，1989. 下位腰椎和骶骨关节突的观测. 解剖学杂志，12（3）：208-212.

许建中，吴爱群，许振华，等，1998. 骨骼常用牵引部位观测与骨牵引锥钉研制及临床应用. 中国临床解剖学杂志，16（3）：238-240.

许梦兰，1949. 福建系台湾人上肢骨の人类学的研究. 其3 上肢骨に就て//台湾大学解剖学研究室论文集，1-76.

许梦兰，1949. 福建系台湾人上肢骨の人类学的研究. 其4 桡骨に就て//台湾大学解剖学研究室论文集，77-160.

许梦兰，1949．福建系台湾人上肢骨の人类学的研究．其5尺骨に就て//台湾大学解剖学研究室论文集，161-256．

许瑞生，王立邦，王刊石，等，2005．寰椎椎弓和枢椎椎板的应用解剖．解剖学杂志，28（1）：65-66．

许伟国，2009．尺骨近端解剖特点与锁定解剖钢板治疗粉碎性骨折临床分析．中国临床解剖学杂志，27（3）：357-358．

薛良华，徐会昶，1990．国人跟骨结节关节角的测量计算．人类学学报，9（2）：160-163．

薛文东，戴克戎，汤亭亭，等，2002．中国人股骨近端几何形态参数的测量和分类．生物医学工程学杂志，19（1）：84-88．

薛兴尧，1960．茎突过长症．中华耳鼻咽喉科杂志，8（2）：109-110．

严 波，吕海丽，张秋航，2011．侧颅底手术中乙状窦应用解剖学研究．中国临床解剖学杂志，29（1）：10-12，16．

严望军，黄会龙，周许辉，等，2005．寰枕关节后路经关节螺钉固定的解剖．解剖学杂志，28（3）：343-346．

颜 闿，宋 熙，1964．国人脑膜中动脉在颅内的分布//中国解剖学会学术讨论会论文摘要，81．

颜登鲁，李 健，高梁斌，等，2005．正常髌骨厚度和高度测量及其临床意义．中国临床解剖学杂志，23（5）：504-506．

杨 滨，谭洪波，张 焱，等，2009．髌股关节解剖形态的MRI观测及其意义．中国临床解剖学杂志，27（2）：191-194．

杨 枫，1963．不同的机能条件对人体肱骨及股骨形态的影响．解剖学报，6（4）：390-396．

杨 琳，李振华，1982．成人蝶鞍区有关结构的测量．解剖学通报，5（增1上）：73-74．

杨 琳，李振华，1983．蝶窦深度以及鼻咽与垂体窝间距的测量．山东医学院学报，（2）：21-24．

杨本涛，王振常，徐爱德，等，2000．正常成人髋臼前倾角的CT测量．临床放射学杂志，19（12）：814-815．

杨定焯，黄 林，张记怀，1980．中国人股骨颈前倾角的解剖学测量和X线测量的探讨．天津医药（骨科附刊），（4）：182．

杨定焯，黄 林，张纪淮，等，1983．光密度仪扫描X线片测量正常人桡骨和掌骨矿物质量．四川解剖学杂志，3（3）：18-22．

杨定焯，张纪淮，靳升溶，等，1987．γ吸收法测量正常人桡骨的骨矿含量．四川解剖学杂志，7（1）：29-32．

杨桂姣，高雨仁，王玉海，等，1992．肱骨胫骨骨髓的应用解剖．解剖学杂志，15（1）：3-5．

杨建生，苏瑞宝，杨淑荣，等，1964．国人眼眶的测量//中国解剖学会学术讨论会论文摘要Ⅰ．大体解剖、人类学及神经解剖学，10-11．

杨军林，陈立龙，龙立峰，等，1996．1273例汉、维族新生儿髋关节超声测量．中国临床解剖学杂志，14（4）：294-296．

杨军林，肖学军，孙鸿涛，等，2000．不同透视角度下股骨颈前倾角测量值的变化．中国临床解剖学杂志，18（3）：225-226．

杨茂有，刘 武，邰凤久，1988．下颌骨的性别判别分析研究．人类学学报，7（4）：329-334．

杨漂渊，王三奎，张学通，等，1984．200例股骨上段外形曲线X线片的观测．解剖学通报，7（增）：35．

杨漂渊，王三奎，张学通，等，1984．由股骨颈干角推算股骨上段曲线平均曲率的回归方程．解剖学通报，7（增）：35-36．

杨钦泰，李 鹏，邹艳，等，2009．视神经管CT影像学测量和定位及其临床意义．中国临床解剖学杂志，27（6）：694-697．

杨圣杰，郭云良，1988．肱二头肌沟的解剖学研究//山东解剖学会1988年学术年会论文摘要汇编，69-70．

杨新文，李克攻，1998．颈椎横突形态学观测．解剖学杂志，21（增）：5-6．

杨玉田，1988．西安地区现代人尺骨的人类学研究．解剖学杂志，11（增）：26．

杨玉田，1988．西安地区现代人桡骨的人类学研究．解剖学杂志，11（增）：25-26．

杨玉田，1989．西安地区现代人锁骨的人类学研究．人类学学报，8（1）：92-94．

杨玉田，李应义，1982．国人肱骨肘角的测量（肱骨研究之二）．解剖学通报，5（增1下）：120-121．

杨玉田，李应义，1983．国人肱骨滑车上孔的调查（肱骨研究之四）．西安医学院学报副刊，（1）：15-20．

杨玉田，李应义，1984．国人肱骨扭转角的测量．解剖学通报，7（2）：177-178．

杨玉田，郑靖中，党汝霖，等，1987．西安现代人面颅．人类学学报，6（3）：222-226．

杨月如，1982．国人枢椎的观察与测量．青岛医学院学报，（2）：56-62．

杨月如，1989．寰椎的观察与测量．解剖学杂志，12（4）：314-316．

杨月如，刘崇良，1988．外耳道上棘、外耳道前上棘的观察与测量．解剖学杂志，11（4）：291-294．

杨月如，刘宗良，1988．国人外耳门、外耳道及鼓膜的观察与测量．解剖学杂志，11（3）：205-207．

杨月如，孙 俊，1988．国人额骨的测量．解剖学杂志，11（增）：17．

杨振铎，张培建，刘 键，等，1987．西宁地区回族股骨的研究．I股骨颈扭转角、颈体角和髁体角的测量．青海医学院学报，（2）：39-48．

姚广宣，万宝瑜，1982．国人颞骨茎突形态的观察与测量．解剖学通报，5（4）：5．

姚仕康，赵文潭，魏锡云，等，1980．220例中国人腰椎的观察和测量．中国解剖学会1980年学术会议论文摘要汇编，44．

姚仕康，赵文潭，魏锡云，等，1989. 腰椎体的观察及测量. 解剖学杂志，12（3）：231.

姚宗兴. 蝶鞍各径的测量和探讨，1978//中国解剖科学会1978年学术年会论文汇编，148.

叶　青，朱芳武，1997. 广西壮族腰椎横突及其后斜角的研究. 解剖学杂志，20（4）：378.

叶　铮，1980. 国人骶骨的测量. 昆明医学院学报，1（3）：17-26.

叶鸿彪. 颅底卵圆孔的观测，1992. 广东解剖学通报，14（2）：82.

叶鸿风，2009. 尺骨冠突的临床解剖学研究进展. 中国临床解剖学杂志，27（5）：629-631.

叶丽卿，罗裕群，张文光，等，1986. 腭大孔及翼腭管的观察和测量. 解剖学杂志，9（增）：35.

叶林根，黄海华，周福根，等，2004. 肩胛骨骨折内固定的应用解剖. 中国临床解剖学杂志，22（5）：525-527.

宜宝和，范晨光，董　毅，等，1991. 人胎儿骨骼发育与骨髓造血部位的大体观察. 解剖学杂志，14（1）：33.

易传安，曹述铁，张建波，等，2005. 逆行带锁髓内钉治疗股骨远端骨折的应用解剖. 中国临床解剖学杂志，23（2）：160-162.

殷　浩，黄　彰，江　华，等，2010. 股骨偏心距的测量及其临床意义. 中国临床解剖学杂志，28（1）：10-13.

尹　东，靳安民，赵卫东，等，2006. 枢椎椎弓根的测量及其临床意义. 中国临床解剖学杂志，24（4）：371-373.

尹　东，原　林，夏　虹，等，2003. 寰椎侧块的测量及其临床意义. 中国临床解剖学杂志，21（3）：241-242.

尹　嘉，曹瑞华，丁学华，等，2002. 床突间隙显微外科解剖及概念的探讨. 中国临床解剖学杂志，20（3）：186-189.

尹保国，汤志纯，刘景发，等，1986. 颞骨筛区的观察. 临床解剖学杂志，4（1）：16.

尹保国，汤志纯，杨振中，等，1986. 外耳道前上棘的解剖学研究及其临床意义. 临床解剖学杂志，4（1）：36-37.

尹保国，张荣汉，1989. 骨性外耳道和迷路窗的观测及其临床意义. 广东解剖学通报，11（1）：10-12.

尹保国，左德献，吴鸿勋，1991. 颅中窝进路内耳道手术的应用解剖学. 中国临床解剖学杂志，9（2）：82.

应　荣，1989. 下颌骨切牙舌侧孔的解剖学观察. 广东解剖学通报，11（2）：82-84.

应福其，金永熙，1986. 成人腰椎椎弓根间距X线测量. 临床解剖学杂志，4（2）：封3.

应福其，金永熙，1986. 正常成人腰椎椎弓根间距X线测量的最大值和最小值. 大连医学院学报，8（1）：15-20.

尤永平，申长虹，2002. 幕上、下乙状窦前入路的显微外科解剖学. 中国临床解剖学杂志，20（2）：97-99.

游培宏，1994. 眶下孔体表定位的回归方程. 局部解剖学与临床，6（1）：30-31.

于海玲，刘清明，2000. 成人颞骨骨迷路的解剖学研究及其临床意义. 中国解剖与临床，5（3）：145-148.

余　霄，庞清江，俞光荣，2010. 腰椎椎弓根轴心线与椎板外缘夹角的测量及其临床意义. 中国临床解剖学杂志，28（5）：478-482.

余汝堂，陈忠孝，杨新东，等，2007. 骶后孔解剖学定位及其临床意义. 中国临床解剖学杂志，25（4）：406-408.

俞东郁，1964. 颅骨测定初报//中国解剖学会学术讨论会论文摘要Ⅰ. 大体解剖、人类学及神经解剖学，3.

俞东郁，1980. 延边地区现代人下颌骨的测量与观察（二）颏孔. 延边医学院学报，3（2）25-32.

俞东郁，1980. 延边地区现代人下颌骨的测量与观察（三）下颌圆枕. 延边医学院学报，3（1）：33-40.

俞东郁，1980. 延边地区现代人下颌骨的测量与观察（一）下颌骨测量. 延边医学院学报，3（1）：8-28.

俞东郁，白利赞，池亨根，1982. 长春地区现代人颅骨的测量与观察（二）面颅测量. 解剖学通报，5（增1）：103.

俞东郁，白利赞，池亨根，等，1981. 长春地区现代人颅骨的攍I量与观察（二）面颅铡量. 延过医学院学报，4（1）：8-16.

俞东郁，池亨根，白利赞，1981. 长春地区现代人颅骨的测量与观察（三）颅腔容积. 延边医学院学报，4（1）：17-26.

俞东郁，池亨根，白利赞，1982. 长春地区现代人颅骨的测量与观察（三）颅腔容积. 解剖学通报，5（增1）：104.

俞光荣，梅　炯，朱　辉，等，2000. 有关跟骨骨折复位与内固定的应用解剖. 中国临床解剖学杂志，18（2）：115-117.

俞光荣，梅　炯，朱　辉，等，2001. 跟骨的解剖分部及其临床意义. 中国临床解剖学杂志，19（4）：299-301.

俞立新，高建明，吴水培，2002. 带血供第2跖骨底移植重建外踝的解剖学基础，20（65）：429-430.

俞束郁，金奎龙，1980. 长春地区现代人颅骨的测量与观察（一）脑颅测量. 延边医学院学报，3（2）：41-47.

羽田宣男，1939. 生体计测的人类学基础. 天佑书房，12-64.

郁广田，丁士海，1994. 国人骨性眼眶的测量及眶间宽的相互关系//山东解剖学会1994年学术年会论文摘要，7.

喻爱喜，张建华，陈振光，等，2004. 带血管蒂腓骨头移植重建内踝的解剖学基础. 中国临床解剖学杂志，22（5）：528-529，538.

袁　峰，李江山，徐　凯，等，2009. 枢椎椎弓根最狭部形态学观察. 中国临床解剖学杂志，27（2）：170-173.

袁　峰，杨惠林，张志明，等，2006. 枢椎椎弓根及峡部的临床解剖学观察. 中国临床解剖学杂志，24（4）：368-370.

袁和兴，王锁志，陈典森，等，1982. 国人下颌骨的六项观察和测量. 解剖学通报，5（增1）：97-98.

原　林，朱青安，王兴海，等，1994. 腰骶段脊柱的三维运动范围. 中国临床解剖学杂志，12（2）：154-155.

詹俊锋，刘金伟，周　兵，等，2009. 椎间盘镜后路下腰椎间盘切除术的应用解剖. 中国临床解剖学杂志，27（2）：159-161.

张　光，李　祎，吕俊峰，等，2003. 正常人骨密度定量CT测量分析. 吉林大学学报（医学版），29（1）：112-114.

张　华，甘子明，盛伟斌，等，2007. 寰椎椎弓根骨性标志的应用解剖学研究. 新疆医科大学学报，30（2）：115-118.

张　华，赵　鹏，曾昭洋，等，2009. 成人股骨中下段的解剖学与扁弧形长针的设计应用. 解剖学杂志，32（6）：806-808.

张　良，丁鲁省，梅光东，等，1992. 颅骨超声窗的观察及其临床意义. 中国临床解剖学杂志，10（1）：24-26.

张　楠，丁士海，1992. 推算活体颅容积的研究. 解剖学杂志，15（增）：9.

张　宁，翟桂英，刘大华，等，2015. 基于CT的中国汉族成人眼眶测量与分析. 解剖学杂志，38（3）：340-343.

张　庆，刘丰春，丁士海，2003. 指骨的X线测量及其性别判别关系. 解剖学杂志，26（1）：87-90.

张　晟，余　斌，罗吉伟，等，2010. 股骨近端髓腔三维解剖测量. 中国临床解剖学杂志，28（3）：258-261.

张　钰，于文光，张世勋，1982. 人体锁骨的测量与观察. 中国解剖学会河北分会1982年学术年会资料选编，99.

张　钊，赵和平，刘　柏，1984. 国人骶骨的观察与测量. 华山冶金医专学报，1（4）：3-7.

张　钊，赵和平，孙　潮，1985. 国人锁骨的观察与测量. 华山冶金医专学报，2（4）：4-7.

张　钊，赵和平，孙　潮，1986. 国人锁骨的观察与测量. 解剖学杂志，9（增）：9-10.

张宝庆，李光照，柯愈敏，等. 国人脊柱的观察一、椎骨椎体的测量. 解剖学通报，7（3）：247-251.

张宝庆，李光照，李怀先，等，1984. 国人神经根管与管内脊神经根的解剖学观察及其临床意义. 解剖学通报，1984，7（1）：68-72.

张宝庆，李怀先，1987. 腰5脊神经前支骨纤维管的应用解剖学观察. 解剖学杂志，10（3）：234.

张宝庆，林亦卿，1981. 国人肩关节有关七项测量及其临床应用. 四川解剖学杂志，2（1）：28-32，37.

张宝珍，1965. 上颌窦下鼻甲和鼻腔阔度的测量. 中华耳鼻咽喉科杂志，11（3）：169-170.

张炳常，1954. 中国人颏孔及下颌孔的观察. 解剖学报，1（2）：211-218.

张布和，太　荣，1998. 砧骨的观测. 解剖学杂志，21（增）：3.

张布和，太　荣，朝伦巴根，1998. 锤骨的观察与测量. 解剖学杂志，21（增）：2.

张布和，太　荣，张永东，1998. 镫骨的测量. 解剖学杂志，21（增）：4.

张发惠，刘经南，王　珊，等，2000. 腓骨上段移植重建第1跖骨的解剖学基础. 中国临床解剖学杂志，18（3）：213.

张发惠，宋一平，刘　凯，等，1998. 腰椎弓峡部裂多孔面螺钉内固定术的解剖学基础. 中国临床解剖学杂志，16（1）：35-37.

张奉琪，潘进社，张英泽，等，2008. 耻骨联合分离与骶髂关节变化相关性研究. 中国临床解剖学杂志，26（1）：38-40.

张富安，李风新，王淑新，1983. 长春地区出土的下颌骨测量. 解剖学通报，6（1）：1-5.

张富安，殷万祯，1980. 成人颏孔位置骨性测量//中国解剖学会1980年学术会议论文摘要汇编（第一集），29-30.

张亘瑗，陈建庭，王灵秀，等，2008. 颈椎椎间盘角和椎间盘-关节突角的X线解剖学研究. 中国临床解剖学杂志，26（3）：304-306.

张亘瑗，江建明，金大地，2006. 人工颈椎间盘置换术的解剖学参数测量. 中国临床解剖学杂志，24（3）：283-285.

张光鹏，伍家农，李瑞祥，2001. 桡骨下端骺线与骺软骨板的观测. 解剖学杂志，24（2）172-175.

张光鹏，张纪淮，杨定焯，等，1988. 凉山地区汉族正常成人桡骨骨矿物质含量的研究. 四川解剖学杂志，8（3-4）：108-112.

张光武，赵振铎，赵　明，1987. 西宁地区回族男性颅骨上颌窦容量的测量. 青海医学院学报，（2）：1-4.

张桂芝，宋景民，王小琦，1995. 人胎股骨微量元素的研究. 解剖学杂志，18（3）：216-218.

张国徽，祝生源，李卫东，等，1996. 成人颅骨的分型. 解剖学杂志，19（增）：1.

张宏文，钟世镇，王生虎，等，1996. 耻骨下支性别差异与训练伤的关系. 中国临床解剖学杂志，14（1）：44-45.

张怀瑶，党汝霖，王正耀，1965. 湖南人颅骨常数及颅型的调查. 解剖学通报，2（4）：8-13.

张怀瑶，郑靖中，杨玉田，1982. 国人股骨颈干角及扭转角的测量统计. 解剖学报，13（3）：262-270.

张纪淮，肖芷江，代生富，等，1981，1000个中国人颅下颌骨颏孔的观察. 四川解剖学杂志，2（1）：1-6.

张继宗，2001. 中国汉族女性长骨推断身高的研究. 人类学学报，20（4）：302-306.

张继宗，韩　冰，1994. 中国汉族锁骨性别差异的初步研究. 人类学学报，13（4）：314-320.

张继宗，刘庄朝，赵中阁，2002. 中国汉族男性腰椎的身高推断. 人类学学报，21（4）：268-272.

张继宗，舒永康，王　静，1988. 骶骨推断身高的研究. 法医学杂志，4（4）：15-17.

张家口医学专科学校解剖学教研组，1980. 眶下孔在面部的位置//中国解剖学会1980年学术会议论文摘要汇编（第一集），27.

张建国，林学军，1986. 国人桡骨的测量. 解剖学杂志，9（4）：312-313.

张军辉，2000. 肩胛骨关节盂切迹的观测. 解剖学杂志，23（2）：184.

张军辉，宋跃华，2001. 经颈前路螺钉内固定治疗齿突骨折的应用解剖. 解剖学杂志，24（2）：169-171.

张黎明，丁士海，丁　洲，1994. 国人锁骨的测量及性别判别分析. 解剖学杂志，17（增）：5.

张黎声，丁士海，2000. 颞下颌关节颞骨关节面的骨性测量. 解剖学杂志，23（增）：6-7.

张黎声，曲跃华，丁士海，1994. 颞下颌关节颞骨关节面的骨性测量. 开封医专学报，13（3）：199-202.

张美娟，陈文英，柏惠英，1982. 中国人下颌孔位置的观察. 解剖学通报，5（3）：11-16.

张明广，徐启武，王克强，等，2002. 颈骨颈静脉孔及周围结构显微解剖. 解剖学杂志，25（5）：459-462.

张年甲，陈恬，陈锋，1987. 下颌骨的相关因素分析. 解剖学杂志，10（2）：103-106.

张平本，1955. 国人面颅骨测量之统计. 解剖通讯（解剖学会武汉分会），1（2）：135-158.

张巧德，1986. 颅骨卵圆孔的骨性观测及其应用. 解剖学杂志，9（增）：32-33.

张巧德，1986. 颧弓长度与卵圆孔穿刺深度的关系. 解剖学杂志，9（增）：33.

张巧德，刘兴勇，丁慎茂，等，1998. 与蝶窦冲洗机内窥镜术有关的蝶窦口应用解剖. 中国临床解剖学杂志，16（2）：138-140.

张巧德，刘兴勇，孙景成，等，1998. 与鼻内窥镜术有关的中鼻道及窦口应用解剖. 解剖与临床，3（4）：190-192.

张勤修，刘世喜，安会明，等，2006. 鼻内镜手术相关的骨性翼腭窝临床应用解剖. 中国临床解剖学杂志，24（2）：122-124.

张琼珍，叶铮，孙敬宜，1986. 寰椎椎动脉环的观察及其临床意义的探讨//昆明医学院解剖学学术论文汇编，77.

张全超，曹建恩，朱泓，2006. 内蒙古和林格尔县将军沟墓地人骨研究. 人类学学报，25（4）：276-284.

张生贵，黎屏周，王海宗，1978. 国人颅骨蝶鞍的测定//中国解剖科学会1978年学术年会论文汇编，167.

张世功，张培建，1985. 国人距骨的测量. 四川解剖学杂志，5（2）：74-77.

张世勋，梁洁，王新生，等，1996. 颏孔位置的研究. 解剖学杂志，19（增）：4.

张廷才，司道文，张宇新，2008. 腓骨不同部位切除对胫距关节影响的生物力学研究. 中国临床解剖学杂志，26（5）：554-556.

张庭琛，王宴君，1996. 下颌管的应用解剖学观察. 局解手术学杂志，5（1）：13，23.

张万仁，韩彤学，段秀吉，1982. 国人胫骨人类学调查. 解剖学通报，5（增1上）：131.

张万仁，姜兴杰，1984. 国人肩胛骨之测量. 解剖学通报，7（增）：8.

张万仁，秦书俭，隋广智，1982. 国人髋骨的测量. 解剖学通报，5（增1上）：127.

张万仁，隋广智，秦书俭，1982. 国人骶骨的测量. 解剖学通报，5（增1上）：116.

张万盛，王文贵，陈子为，等，1980. 国人下颌骨颏孔的观察与测量//中国解剖学会1980年学术会议论文摘要汇编（第一集），31.

张万盛，王文贵，陈子为，等，1980. 国人下颌骨形态的观察与测量//中国解剖学会1980年学术会议论文摘要汇编（第一集），31-32.

张维彬，丁士海，1999. 肱骨上端骨髓腔尖部的X线观察. 解剖学杂志，22（6）：545.

张维建，王继忠，刘树伟，2012. 胎儿额骨的发育. 解剖学杂志，35（5）：625-627.

张维建，王继忠，王文硕，2012. 测量胚胎弯曲骨弧度的方法. 解剖学杂志，35（2）：239-241.

张我华，1984. 颞骨岩部上缘的测量研究. 解剖学报，15（4）：355-363.

张我华，1988. 颅中窝的应用测量研究. 解剖学报，19（3）：244-249.

张我华，安丽，胡克全，1982. 颅中窝底外面卵圆孔 棘孔和蝶导静脉孔对称性的研究 I 一般观察与三项度测量. 解剖学报，13（1）：39-46.

张我华，安丽，胡克全，1983. 颅中窝底外面卵圆孔，棘孔和蝶导静脉孔对称性的研究 II 相关分析. 解剖学报，14（4）：350-353.

张我华，陆有播，1986. 颅前窝的应用测量. 解剖学报，17（4）：348-352.

张亦钦，袁盛吉，周志淳，等，1980. 与经眶脑室穿刺有关的颅骨结构的观察及测量. 大同医专医教资料，（1）：10-11.

张亦钦，周志淳，袁盛吉，等，1980. 与三叉神经半月节注射有关的颅骨结构的观察及测量. 大同医专医教资料，（1）：12-17.

张银运，1995. 枕外隆凸点的定位. 人类学学报，14（3）：259-261.

张银运，理查德·波茨，1994. 枕骨圆枕的变异. 人类学学报，13（4）：285-293.

张银运，刘武，2003. 南京汤山直立人颅容量的推算. 人类学学报，22（3）：201-205.

张永法，李俊祯，杨少华，等，1993. 骶骨倾角和腰骶角的关系及骶骨倾斜的年龄性变化. 解剖学杂志，16（5）：467.

张永法，李俊祯，杨少华，等，1995. 男性骨盆倾角和骶骨岬角的X线和解剖测量. 解剖学杂志，18（1）：79-80.

张友云，朱世柱，王靖昱，等，1987. 髂骨滋养孔的分布. 解剖学报，18（3）：232-236.

张月芳，1985. 足印法测量足弓与足侧位X光片测量足弓的对比. 解剖学杂志，8（4）：327-329.

张云鹏，汤先忻，袁驾南，等，1991. 骶管阻滞麻醉的解剖学研究. 中国临床解剖学杂志，9（3）：155.

张振标，1988. 现代中国人体质特征及其类型的分析. 人类学学报，7：314-323.

张振标，1996. 福建历史时期人骨的种族特征. 人类学学报，15（4）：325-334.

张正治，钟世镇，杨志明，1988. 豌豆骨移位代月骨的应用解剖. 中国临床解剖学杂志，6（1）：19-21.

章　莹，尹庆水，许家军，等，2004. 手舟骨微创内固定解剖学基础. 中国临床解剖学杂志，22（2）：176-178.

章纯光，吕厚山，邹德威，1998. 国人正常股骨CT测量与假体设计的相关研究. 中华骨科杂志，18（8）：467-470.

章庆峻，罗卓荆，李明全，2003. 颈椎侧块的应用解剖及其在后路钢板螺钉内固定术中的意义. 中国临床解剖学杂志，21（1）：19-21.

赵　冬，刘　祺，姬云翔，等，2009. 眶上锁孔入路内镜辅助显微镜应用解剖研究. 中国临床解剖学杂志，27（2）：123-125.

赵　栋，1982. 满族人颅容量测定与公式计算的比较. 解剖学通报，5（增1上）：8.

赵　栋，1984. 满族人股骨角度的研究//中国解剖科学会河北分会1984年学术年会论文摘要，6.

赵宝东，王凤林，李德荣，1988. 骨性面神经管的应用解剖学. 中国临床解剖学杂志，6（1）：35-36.

赵宝东，魏占东，张　平，等，1982. 国人面颅鼻骨的测量研究. 解剖学通报，5（增1上）：89-90.

赵宝东，魏占东，张　平，等，1982. 国人上牙槽弓的测量研究. 解剖学通报，5（增1上）：92.

赵春明，范卫民，王　青，等，2008. 肱骨近端解剖测量在人工肩关节置换中的意义. 中国临床解剖学杂志，26（5）：497-499.

赵德伟，田丰德，郭　林，等，2009. 带血管蒂大转子骨瓣转移治疗股骨头缺血坏死的生物力学研究. 中国临床解剖学杂志，27（5）：580-583.

赵恒珂，王新明，1984. 国人男性肱骨的测量. 昌潍医学院学报，（2）：30-31.

赵玲秀，杜心如，叶启彬，等，2003. 骶骨上关节突关节面5点7点螺钉进钉点的应用解剖学. 中国临床解剖学杂志，21（4）：330-333.

赵廷宝，范清宇，李芸庆，2001. T_{10}-L_5椎体标本和X线片测量及其临床意义. 中国临床解剖学杂志，19（4）：302-304.

赵同光，陆学纲，1981. 迷路后进路手术有关解剖标志的测量//第三届全国耳鼻咽喉科学术会议论文汇编，5-6.

赵文潭，1984. 髂骨性别的鉴定新方法—髂骨翼高指数. 南京铁道医学院学报，3（1）：26-30.

赵文潭，1985. 关于髂骨外倾角的研究. 解剖学杂志，8（4）：332-334.

赵一清，1957. 中国人前臂骨的研究. 解剖学报，2（1）：97-105.

赵英林，钱　洁，胡滨成，1997. 髌骨关节面的应用解剖学研究. 局解手术学杂志，6（4）：2.

赵英林，钱　洁，胡滨成，1998. 髌骨关节面的应用解剖. 解剖学杂志，21（增）：32.

赵章仁，姚作宾，1988. 股骨下端血管孔的观察. 解剖学杂志，11（3）：178-180.

赵志远，胡佩儒，1988. 由胸骨宽度推算中国北方成年人胸围的回归方程. 人类学学报，7（2）：183.

郑　鸣，陈心华，成金妹，等，1998. 颞骨乳突管（道）的应用解剖. 中国临床解剖学杂志，16（1）：15-18.

郑秉学，张永吉，陈瑞玲，1994. 胸骨剑突形态学及其血供的观察. 解剖学杂志，17（3）：278.

郑海宁，吴　樾，吕杨波，等，2009. 翼腭窝手术入路的断层与应用解剖学研究. 中国临床解剖学杂志，27（4）：379-383.

郑靖中，1987. 西安地区现代人胫骨的人类学研究. 人类学学报，6（1）：19-27.

郑靖中，郭士马虎，1988. 西安出土现代人股骨的人类学研究. 解剖学杂志，11（增）：28.

郑靖中，郭士马虎，1988. 西安出土现代人股骨的指数. 解剖学杂志，11（增）：28.

郑靖中，庞天赐，1988. 胫骨判定性别的逐步判别分析. 人类学学报，7（2）：154-159.

郑思竟，沈余文，鲍国正，等，1978. 腓骨的滋养动脉研究//中国解剖科学会1978年学术年会论文汇编，42-43.

郑孙谦，1983. 国人颅骨颈动脉管外口及其周围某些结构的形态观察与测量. 人类学学报，2（2）：152-156.

郑晓瑛，1993. 甘肃酒泉青铜时代人类头骨种系类型的研究. 人类学学报，12（4）：327-336.

郑晓瑛，1993. 中国甘肃酒泉青铜时代人类股骨化学元素含量分析. 人类学学报，12（3）：241-250.

中国解剖学会体质调查委员会. 1990. 中国人体质调查（续集）. 上海，上海科学技术出版社：368.

中山雄一，1934. 支那人ノ足骨（其二）跟骨. "满洲医学杂志"，20（5）：577-586.

中山雄一，1935. 支那人ノ足骨 其4 跖骨及趾骨. "满洲医学杂志"，23（4）：643-659.

中野铸太郎，1920. 北京及ビ库伦ニテ得タル头盖骨ノ统计. 十全会杂志，25：601-643.

钟　斌，陈小兰，黄秀峰，等，2012. 广西壮汉族青年中耳冠状断层影像解剖学. 解剖学杂志，35（6）：808-812.

周　立，1992. 国人股骨颈干角的测量与观察. 广东解剖学通报，14（2）：88-89，93.

周　密，邢　松，2010. 华中地区近代人群上、下颌第一臼齿齿冠及齿尖面积. 解剖学报，41（5）：737-744.

周凤书，郭晓峰，谢放平，等，1998. 茎突形态特征与茎突综合征的关系. 中国临床解剖学杂志，16（3）：247-249.

周惠英，依　苏，大多吉，等，1998. 西藏藏族现代人颅骨40项指标的测量. 解剖学杂志，21（4）：353-356.

周惠英，依　苏，大多吉，等，1998. 西藏现代藏族人颅的颅型及其特点. 解剖学杂志，21（6）：554-557.

周吉林，任国良，张晓明，2001. 乙状窦沟的应用解剖研究. 解剖学杂志，24（5）：467-468.

周家宝，戴祥麟，1981. 视神经管的显微外科应用解剖学. 解剖学通报，4（2-3）：212-219.

周军杰，余光荣，曹成福，等，2006. 距下关节在成人足三维运动中的力学研究. 中国临床解剖学杂志，24（6）：695-697.

周庆辉，黄秀峰，王金花，等，2011. 广西百色壮族男性跟骨定量超声骨密度测定分析. 解剖学杂志，34（6）：810-812.

周盛斌，张飚，荣玉山，等，1997. 中国汉族成人髌骨性别判别初步研究. 人类学学报，16（1）：31-37.

周志淳，赵福元，郭仁棣，等，1987. 与骶髂关节内固定手术有关的骨盆观测. 解剖学杂志，10（2）：128-131.

朱发亮，陈雪松，刘小平，1995. 胸段椎管的测量与观察. 解剖学杂志，18（2）：172-173.

朱发亮，李俊祯，1994. 颈椎横突孔的观察. 解剖学杂志，17（4）：364-365.

朱发亮，卢为善，张瑛美，等，1992. 颅容积计算公式的探讨. 解剖学杂志，15（增）：364-365.

朱芳武，卢为善，雷一鸣，1989. 广西壮族颅骨的测量与研究. 人类学学报，8（2）：139-146.

朱国臣，韩卉，石献忠，等，2003. 眶上裂区的显微外科解剖学研究. 中国临床解剖学杂志，21（2）：110-112.

朱海波，贾连顺，寇庚，等，1997. 枢椎解剖学测量及临床意义. 解剖学杂志，20（4）：305-309.

朱海波，贾连顺，孙启全，等，1997. 寰椎测量及临床意义. 解剖学杂志，20（6）：517-520.

朱杭军，廖建春，丁学华，等，2003. 颞骨岩部后骨板的临床解剖学研究. 中国临床解剖学杂志，21（5）：448-450.

朱建民，施建明，1991. 正常腕高指数测量. 中华外科杂志，29（10）：602.

朱青安，姜洪和，钟世镇，等，1994. 腰椎管浅式扩大术对腰椎三维运动影响的实验研究. 中国临床解剖学杂志，12（4）：307-309.

朱世杰，赵恒珂，曹焕军，等，1997. 蝶上筛房与蝶侧筛房的应用解剖观察. 解剖与临床，2（1）：5-7，封2.

朱世杰，赵恒珂，鞠学红，等，1999. 岬沟及岬骨管的形态特点及其临床意义. 中国临床解剖学杂志，17（2）：125.

朱世杰，赵恒珂，李光宗，等，1990. 视神经管减压术的应用解剖学研究. 潍坊医学院学报，12（4）：1.

朱世杰，赵华盛，王金平，等，1984. 颈静脉孔的应用解剖学观察. 解剖学杂志，7（增）：100.

朱世杰，赵华盛，王金平，等，1984. 颈内动脉外口面积的测量计算. 解剖学通报，7（增）：31-32.

朱世柱，孙理华，潘伯群，1986. 骶管的应用解剖学观察. 临床解剖学杂志，4（1）：42-44.

朱天岳，1995. 髋臼外展角和前倾角的动态测量及其临床意义. 中华骨科杂志，15（8）：497-499.

朱文仁，2000. 颈动脉管弯曲的观测. 解剖学杂志，23（1）：90.

朱文仁，杨兵，2008. 胸椎棘突的倾斜度. 解剖学杂志，31（6）：736.

朱希松，陆锡潮，1997. 寰椎后桥的X线观察及临床意义探讨. 解剖学杂志，20（2）：103.

朱习文，孙佳琦，李月峰，等，2010. 蝶窦体积与蝶窦内颈内动脉隆凸相互关系的CT研究. 中国临床解剖学杂志，28（5）：551-553.

朱兴仁，孙风岐，张文范，等，1964. 1000例中国人肩胛骨的人类学观察//中国解剖学会学术讨论会论文摘要Ⅰ. 大体解剖、人类学及神经解剖学，18.

朱永泽，曹文强，吕炳强，等，1985. 国人颅骨弧弦周长的测量及其性别的判别分析. 人类学学报，4（4）：366-371.

朱跃良，徐永清，杨军，等，2005. 带血管腓骨干切取应用解剖的几点补充. 中国临床解剖学杂志，23（3）：230-233.

朱之桦，杨衡，戴宏，2006. 锁骨同种异体骨骨板设计及临床意义. 新疆医科大学学报，29（7）：645.

朱志刚，金大地，罗吉伟，等，2008. 股骨远端解剖形态性别差异与假体形态设计的关系. 中国临床解剖学杂志，26（4）：386-388.

祝波，唐傲荣，朱香婷，等，1983. 国人颈椎椎管矢径的观察. 中华外科杂志，21（9）：542-544.

庄惠学，梁树新，王秋苹，等，1991. 骨外筛-蝶窦进路鞍内肿瘤摘除术的应用解剖. 中国临床解剖学杂志，9（1）：34-36.

庄礼尚，陈肃标，郑少瑜，等，1992. 骶骨耳状面倾斜度及相关径线. 广东解剖学通报，14（1）：1-6.

卓汉青，张贵参，1982. 国人髌骨的测量. 解剖学通报，5（增1）：133.

卓汉清，1982. 肱骨的测量. 剖学通报，5（增1）：122-123.

訾刚，秦登友，秦梅，等，1997. 泪囊窝的解剖与泪囊鼻腔吻合术. 解剖与临床，2（3）：107-108.

邹昌旭，牛学刚，王琦，等，2003. 颅骨测量的概况与展望. 中国临床解剖学杂志，21（2）：190，192.

邹宁生，林鸿仪，1954. 乙状沟在颅骨外侧面的投影. 解剖学报，1（2）：239-247.

邹移海，汤建华，周建洪，1990. 国人颅骨眶上切迹（孔）观察. 广东解剖学通报，12（2）：190.

左秉申，张为龙，1992. 颈椎横突孔及其附近骨性结构的观察. 解剖学杂志，15（4）：287-291.

Bochenek A，1900. Kritisches über die neuen Capacitatsbestimmungs methoden. Zeitschrift für Morphologie und Anthropologie，2：158-165.

Bokariya P，Sontakke B，Waghmare J E，et al，2012. The anthropometric measurements of tibia. J Indian Acad Forensic Med，

34（4）：322-323.

Breitinger E，1936. Zur Messung der Schadelkapazitat mit Senfkornem. Anthrop Anz，13：140-148.

Broca P，1875. Instructions craniologiques et craniome´triques de laSocie´te´d' Anthropologie de Paris，2：1-202.

Brown P，Maeda T，2004. Post-Pleistocene diachronic change in East Asian facial skeletons：the size，shape and volume of the orbits. Anthropol Sci，112（1）：29-40.

Burke C S，Roberts C S，Nyland J A，et al，2006. Scapular thickness-implications for fracture fixation. J Shoulder Elbow Surg，15（5）：645-648.

Cameron J，1928. Correlations between cranial capacity and cranial length，breadth and height as studied in the Greenland Eskimo crania，United States National Museum. Am J Phys Anthrop，11：259-299.

Chang C，1934. Some observations on nothern Chinese skulls. Chinese Med J，48（12）：1282-1288.

Christomanos A C，1890. Ein neuer Apparat zur Bestimmung der Schadelkapazitat. Verh Berl Ges Anthrop，23（1）：1093-1096.

Collignon R，1887. La nomenclature quinaire de l'indice nasal du virant. Rev. d'Anthrop，3e ser，2：8-19.

Dekaban A，Lieberman J E，1964. Calculation of cranial capacity from linear dimensions. Anat Rec，150：215-220.

Ding S H，Ren G J，Fa D H，et al，1989. Sexual diagnosis of Chinese crania from discriminant function analysis. Can Soc Forens Sci J，22：119-122.

Fazekas I G，Kosa F，1978. Forensuic Fetal Osteology. Budapest：Akademiai Kiado.

Garson J G，1885. The Frankfort Craniometric Agreement，with critical remarks thereon. J Anthrop Inst Gr Brit & Ire，14：205-221.

Garson J G，1886. The international agreement on the classification and nomenelature of the cephalic index. J Anthroop Inst Gr Brit & Ire，16：17-20.

Haack D C，Meiho E C，1971. A method for estimation of cranial capacity from cephalometric roentgenograms. Am J Phys Anthrop，34：447-452.

Haberer K A，1902. Schadel und Skeletteile aus Peking ein Beitrag zur Somatis chen Ethnologie der Mongolen. Gustav Fischer，Jena.

Horrower G，1926. A study of the Hokien and Tamil skull. Transactions，54（3）：573-599.

Howells H H，1937. The designation of the metrical anthropmetric landmarks on the head and skeull. Am J Phys Anthrop，22（3）：477-494.

Hrdlicka A，1919. Anthropmetry. Am J Phys Anthroop，2（1）：43-63.

Jørgensen J B，Quaade F，1956. External cranial volume as an estimate of cranial capacity. Am J Phys Anthrop，14：661-664.

Krogman W M，İşcan M Y，1986. The Human Skeleton in Forensic Medicine. 2nd ed. Springfield：Charles C Thomas：191.

Lee A，Pearson K，1901. Data for the problem of evolution in man. Ⅵ. A first study of the correlation of the human skull. Philos T Roy Soc A：225-264.

Li S，Chai Y，Li Y K，2014. Quantitastive anatomy of the tubercle of lateral mass of atlas and dens of axis and its clinical significance. Chin J Anat，37（2）：212-216.

Lu C S，1940. The non-metrical morphological characters of the western Chinese skulls. Chinese Med J，57：39-46.

MacKinnon I L，Kennedy J A，Davis T V. 1956. The estimation of skull capacity from roentgenologic measurements. Am J Roentgenol Radium Ther Nucl Med，76（2）：303-310.

Martin R，1928. Lehrbuch der Anthropologie. 2nd ed. Jena.

Montagu M F A，Thomas C C，1945. An introduction to physical anthropology. Am Nat，80：793.

Morant G M，1923. A first study of the Tibetan skull. Biometrika，14：193-260.

Nickerson P A，1928. A study of Kansu and Honan Aeneolithic skull and specimens from later Kansu Prehistoric sites in comparison with north China and other recent crania. Geological Survey of China.

P'an T H，1933. Measurement of the Chinese orbit. J Anat，67（4）：596-598.

Rightmire G P，1984. Comparison of Homo erectus from Africa and Southeast Asia. Cour Forsch Inst Senckenberg，69：83-98.

Rightmire G P，Lordkipanidze D，Vekua A，2006. Anatomical descriptions，comparative studies and evolutionary significance of the hominin skulls from Dmanisi，Republic of Georgia. J Human Evol，50：115-141.

Saunders W B，1974. Dorland's lllustrated Medical Dictionary. 25th ed. Philadelphia：W.B. Saunders，93.

Simmons K，1942. Cranial capacities by both plastic and water techniques with cranial linear measurements of the reserve collection：White and Negro. Hum Biol，14（4）：473-498.

Stewart T D，1934. Cranial capacity studies. Am J Phys Anthrop，18：337-361.

Stewart T D，1952．Hrdlicka's Practical Anthropmometry．4th ed．Philadelphia：Wistar Institute．

Téstut L，Latarjet A，1928．Traité D'Anatomie Humaine．8th ed．Paris：Gaston Doin et Cie，305-313．

Todd T W，1923．Cranial capacity and linear dimensions in White and Negro．Am J Phys Anthrop，6：97-194．

Todd T W，Kuenzel W，1925．The estimation of cranial capacity．A comparison of the direct water and seed methods．Am J Phys Anthrop，8：251-259．

Turner W，1884．Report on the human crania and other bones of the skeletons collected during the voyage of H. M. S Challenger in the years 1873-1876．The crania．Challenger Reports．Zoo，10（29）：130．

Turner W，1891．The relations of the dentary arcades in the crania of Australian aborigines．J Anat and Physiol，25：461-472．

Uspenskii S，1964．A new method for measuring cranial capacity．Am J Phys Anthrop，22：115-118．

Uweda T，1931．Physisch-anthropologische Untersuchungen．Über den Schadel der Ostasiatischen Volker．1．Mitteilung．Keijo J Med，2：119-164．

Wagner K，1935．Endocranial diameters and indices．A new instrument for measuring internal diameters of the skull．Biometrika，27：88-132．

Woo J K，1941．The atlas and axis in Chinese．Anthropol J lnst His Philol Sinica，2：47-57．

Woo J K，1949．Direction and type of the transverse palatine suture and its relation to the form of the hard palate．Am J Phys Anthrop，7（3）：385．

Woo J K，1949．Racial and sexual differences in the frontal curvature and its relation to metopism．Am J Phys Anthrop，7（2）：215-226．

Woo T L，1938．An anthropometric study of the Chinese clavicle based on the Hsiao T'un and Hsiu Chiu Shan specimens．Anthropol J lnst His Philol Sinica，（1）：1-56．

Woo T L，1938．On the glabella prominence of the human cranium．Acad Sinica（Anthrop J Inst History Philo），（1）：205-222．

Woo T L，1942．Formulae for the determination of the capacity of the Chinese skulls from external measurements．Anthropol J lnst His Philol Sinica，2：1-14．

Woo T L，Yen Y，1942．On new indices for determining the antero-posterior position of the mental foramen in the mandible．Anthropol J lnst His Philol Sinica，2：91-96．

Wu E H，Yang H P，1956．Roentgen measurements of normal Chinese skull with a study on nonpathological intracranial calcification．Chinese Med J，74（2）：137-159．

Yen Y，1942．A prelilminary study of the Chinese nasal skeleton with special reference to the Kunming specimens．Acad Sinica（Anthropol J lnst His Philol），2：21-40．

Yen Y，Ho K T，1943．Prediction formulae for the auricular height and the cranial capacity of the Chinese skull．华西协和大学中国文化研究所集刊，3：1-10．

Zhang W J，Wang J H，Wang W S，2015．Development and Measurement of Fetal Parital Ossification．Advances in Computer Science Research，17：406-411．

第六章

骨骼的观察
Observations of Bones

骨骼的观察不能以测量标准来衡量，所以观察项目也称为非测量性特征（non-metrical characters）。它对于法医学或人类学与骨骼的测量项目同样重要，特别是对于颅面重建更为重要，因为它反映了个体的特征，对于刑事案件、区分不同人种或地区差异会有一定的帮助。Berry（1968）提出了30项非测量性状的标准，如额缝、缝间骨、腭圆枕、胡施克孔（foramen of Huschke）等，概括起来可分为四类：①骨化不全的变异；②骨化过度的变异；③额外的骨缝；④缝间骨。血管和神经通过骨引起的孔、管和沟的变异。同时Berry提出颅骨非测量性特征具有遗传性，受基因控制。关于变异的原因，多数学者认为是遗传所致，Cheverud等（1982）根据对恒河猴研究的结果认为颅骨非测量性特征的遗传性高于测量性状。Gruneberg（引自Sjovold，1977）认为是在某种阈值机制的作用下，由许多等位基因的总效应和许多非遗传因素的效应而引起的，当遗传效应和非遗传效应的总和大于阈值时，性状就会表现出来。正由于此，人们可用来推算人类群体间的生物学距离（biological distance）。我国人骨骼观察项目的研究最早当属Wood-Jones（1933）对华北人颅骨的非测量性观察。中华人民共和国成立后，我国的解剖学和人类学工作者，在这方面做了大量的工作。本章尽可能地将目前我国学者发表的资料，予以归纳并加以综合，以获得国人统一的数据。

第一节　颅骨的观察　Observations of the Skull

一、颅顶形状（Shapes of the Calvaria）

要求将颅骨置于FH平面，然后从上面观察颅顶的外形。由于颅形没有严格的统一标准，同一颅骨的颅顶形状可能会因人而异，得出不同的结论，特别对那些介于两形之间的颅骨。因此，在大量观察时，最好由一个人来观察。颅顶基本形状可分为六种（图6-1），即椭圆形、五角形、球形、菱形、卵圆形和楔形。结合吴汝康（1956）和席焕久等（2010）提出的判断标准进行鉴定，综合见表6-1。

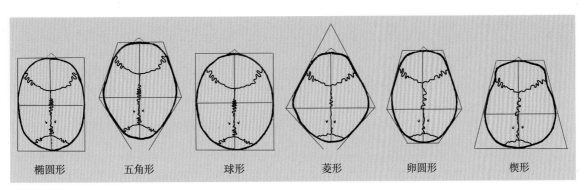

| 椭圆形 | 五角形 | 球形 | 菱形 | 卵圆形 | 楔形 |

图6-1　颅顶的类型　Shapes of the Calvaria

表6-1　颅形鉴定标准　Critarions of the Shape of Calvaria

颅形	额、顶结节	颅顶轮廓	最大宽的位置	颅型	其他特征
椭圆形	平缓圆钝	接近椭圆形	接近中部	长或中颅型	前半和后半对称
五角形	明显突出	明显转曲	后1/3	长或中颅型	额部窄，枕部宽
球形	平缓圆钝	平缓	中部	圆颅型	前半和后半对称
菱形	顶结节明显突出	转曲	中部或稍后	圆颅型	额部更窄
卵圆形	平缓圆钝	平缓	后1/3	长或中颅型	前大后小
楔形	平缓圆钝	平缓	后1/3	圆颅型	额部较窄

国人数据（Chinese Data）

中华人民共和国成立前，国人研究的资料尚属空白，仅有Wood-Jones（1933）对华北地区100例颅骨的研究，结果显示：颅型呈类卵圆形者占61.0%（其中宽者49%，窄者12%），卵圆形者占39.0%（其中宽者28%，窄者11%）；颅型左右对称者占21%，明显不对称者占46%，微不对称者占33%。

颅顶形状的观察（Observation of the Shapes of Calvaria）：20世纪70年代后，国内多位学者报道了观察数据，综合共计2233例（%，$\bar{x}\pm Sp$）：卵圆形最多（37.97±1.03），椭圆形次之（19.21±0.84），之后为球形（14.08±0.74）、菱形（10.57±0.65）、楔形（9.72±0.63），五角形最少（7.65±0.56）；形状构成比性别差异$\chi^2=107.7$，$P=0.000$，男女颅顶形状构成比具有非常显著的性别差异；各型性别差异u值分别为2.52、1.74、12.73、2.85、6.80、0.09；球形、菱形和卵圆形P值均<0.01，具有非常显著的性别差异；椭圆形$P<0.05$，具有显著的性别差异；五角形和楔形P值均>0.05，没有性别差异。详见表6-2。

表6-2　颅顶形状的观察　Observation of the Shapes of Calvaria

作者（年份）	地区	例数	椭圆形 [%（n）]	五角形 [%（n）]	球形 [%（n）]	菱形 [%（n）]	卵圆形 [%（n）]	楔形 [%（n）]
李方舟等（2011）	长春、通辽、青岛	男116	19.0（22）	0.9（1）	11.2（13）	25.9（30）	31.0（36）	12.1（14）
		女110	6.4（7）	1.8（2）	4.5（5）	30.9（34）	40.0（44）	16.4（18）
张布和等（2000）	通辽**	男36	2.8（1）	16.7（6）	5.6（2）	30.5（11）	13.9（5）	30.5（11）
		女34	5.9（2）	17.6（6）	5.9（2）	35.2（12）	14.7（5）	20.6（7）
黎屏周（1978）	中南	750	25.70（193）	3.20（24）	7.20（54）	2.00（15）	59.66（447）	2.25（17）
郑靖中等（1988）	西安	男70	24.29（17）	10.00（7）	0（0）	15.71（11）	41.43（29）	8.75（6）
		女70	30.00（21）	4.29（3）	0（0）	15.71（11）	25.71（18）	24.29（17）
邵兴周等（1988）	和田地区洛浦县	男26	7.69（2）	15.38（4）	0（0）	3.85（1）	73.08（19）	0（0）
		女33	6.06（2）	12.12（4）	0（0）	6.06（2）	75.76（25）	0（0）
陈纲等（1988）	上海	男800	18.00（144）	10.63（85）	28.62（229）	12.75（102）	15.25（122）	14.75（118）
杨登嵩等（1988）	浙江	16*	12.50（2）	12.50（2）	6.25（1）	6.25（1）	43.75（7）	18.75（3）
朱芳武等（1994）	广西壮族	男80	8.75（7）	20.00（16）	6.25（5）	6.25（5）	50.00（40）	8.75（7）
		女82	8.53（7）	12.20（10）	2.44（2）	13.41（11）	58.45（48）	4.88（4）
合计（只含有性别项）（%，$\bar{x}\pm Sp$）（例数）		男1128	17.1±1.12（193）	10.6±0.91（119）	22.1±1.23（249）	14.2±1.04（160）	22.2±1.24（251）	13.8±1.03（156）
		女329	11.8±1.78（39）	7.6±1.46（25）	2.7±0.90（9）	21.3±2.26（70）	42.6±2.73（140）	14.0±1.91（46）
合计（%，$\bar{x}\pm Sp$）（例数）		2223	19.21±0.84（427）	7.65±0.56（170）	14.08±0.74（313）	10.57±0.65（235）	37.97±1.03（844）	9.72±0.63（216）

*16例为1480例颅骨中顶骨凹陷变薄者。

**张布和等另有盾形男4例、女2例，不规则形男、女各6例，笔者分别将其计入了楔形和其他形。

郑靖中等（1988）观察西安地区男女各70颅，颅顶呈两面坡式男女分别占54.29%和61.43%，呈圆穹式分别占45.71%和38.57%。另外，颅侧壁呈垂直型男女分别占68.57%和37.14%，呈弧形外凸者分别占31.43%和62.86%。

二、颅的侧面分型（Types of the Skull from Lateral View）

颅骨从侧面观察的分型，主要根据颌部的突出程度，可以按总面角、中面角或牙槽面角来区分。

1. 颅的侧面分型按总面角分型的观察（Observation of the Types of Skull from Lateral View by Total Facial Angle）　综合国人资料696例（%，$\bar{x} \pm Sp$）：中颌型最多（48.85±1.89），平颌型次之（33.62±1.79），之后为突颌型（16.81±1.42）、超平颌型（0.57±0.29），超突颌型最少（0.14±0.14）；分型构成比性别差异$\chi^2 = 4.019$，$P = 0.259$，男女颅的侧面分型按总面角分型构成比没有差异。详见表6-3。

表6-3　颅的侧面分型按总面角分型的观察
Observation of the Types of Skull from Lateral View by Total Facial Angle

作者（年份）	地区	例数	超突颌型 （$X° \sim 69.9°$） [%（n）]	突颌型 （$70° \sim 79.9°$） [%（n）]	中颌型 （$80° \sim 84.9°$） [%（n）]	平颌型 （$85° \sim 92.9°$） [%（n）]	超平颌型 （$93° \sim X°$） [%（n）]
王汝信等（1984）	青岛	107	0.93（1）	4.67（5）	46.73（50）	46.73（50）	0.94（1）
张怀瑶等（1965）	湖南	89	0（0）	3.37（3）	51.68（46）	43.82（39）	1.12（1）
胡兴宇等（1995）	四川 泸州	男253 女247	0（0） 0（0）	18.97（48） 24.70（61）	52.96（134） 44.53（110）	27.67（70） 30.36（75）	0.40（1） 0.41（1）
合计［%，$\bar{x} \pm Sp$（例数）］		696	0.14±0.14（1）	16.81±1.42（117）	48.85±1.89（340）	33.62±1.79（234）	0.57±0.29（4）

2. 颅的侧面分型按中面角Ⅱ分型的观察（Observation of the Types of Skull from Lateral View by Middle Facial Angle Ⅱ）　综合国人资料729例（%，$\bar{x} \pm Sp$）：平颌型最多（51.09±1.85），中颌型次之（38.41±1.80），之后为突颌形（5.90±0.87）、超平颌型（2.61±0.59），没有超突颌型；分型构成比性别差异$\chi^2 = 3.046$，$P = 0.385$，男女颅的侧面分型按中面角Ⅱ分型构成比没有差异。详见表6-4。

表6-4　颅的侧面分型按中面角Ⅱ分型的观察
Observation of theTypes of the Skull from Lateral View by Middle Facial Angle Ⅱ

作者（年份）	地区	例数	超突颌型 （$X° \sim 69.9°$） [%（n）]	突颌型 （$70° \sim 79.9°$） [%（n）]	中颌型 （$80° \sim 84.9°$） [%（n）]	平颌型 （$85° \sim 92.9°$） [%（n）]	超平颌型 （$93° \sim X°$） [%（n）]
王汝信等（1984）	青岛	130	0（0）	0.77（1）	33.08（43）	64.61（84）	1.54（2）
张怀瑶等（1965）	湖南	99	0（0）	1.01（1）	16.16（16）	69.70（69）	13.13（13）
胡兴宇等（1995）	四川 泸州	男253 女247	0（0） 0（0）	8.30（21） 8.10（20）	47.83（121） 40.48（100）	43.08（109） 50.61（125）	0.79（2） 0.81（2）
合计［%，$\bar{x} \pm Sp$（例数）］		729	0（0）	5.90±0.87（43）	38.41±1.80（280）	51.09±1.85（387）	2.61±0.59（19）

3. 颅的侧面分型按牙槽角Ⅱ分型的观察（Observation of the Types of Skull from Alveolar Angle Ⅱ）　综合国人资料694例（%，$\bar{x} \pm Sp$）：突颌型最多（46.11±1.89），中颌型次之（27.09±1.69），之后为平颌型（16.86±1.42）、超突颌型7.78±1.02，超平颌型最少（2.16±0.55）；分型构成比性别差异$\chi^2 = 1.344$，$P = 0.854$，男女颅的侧面分型按牙槽面角Ⅱ分型构成比没有差异。详见表6-5。

			超突颌型 ($X°\sim69.9°$) [%（n）]	突颌型 （$70°\sim79.9°$） [%（n）]	中颌型 （$80°\sim84.9°$） [%（n）]	平颌型 （$85°\sim92.9°$） [%（n）]	超平颌型 （$93°\sim X°$） [%（n）]

表6-5　颅的侧面分型按牙槽面角 II 分型的观察
Observation of the Types of the Skull from Facial Angle II

作者（年份）	地区	例数	超突颌型 ($X°\sim69.9°$) [%（n）]	突颌型 （$70°\sim79.9°$） [%（n）]	中颌型 （$80°\sim84.9°$） [%（n）]	平颌型 （$85°\sim92.9°$） [%（n）]	超平颌型 （$93°\sim X°$） [%（n）]
王汝信等（1984）	青岛	107	6.54（7）	41.12（44）	29.91（32）	18.69（20）	3.74（4）
张怀瑶等（1965）	湖南	87	8.05（7）	54.02（47）	22.99（20）	13.79（12）	1.15（1）
胡兴宇等（1995）	四川	男253	7.51（19）	47.04（119）	28.06（71）	15.81（40）	1.58（4）
	泸州	女247	8.50（21）	44.53（110）	26.32（65）	18.22（45）	2.43（6）
合计［%，$\bar{x}\pm Sp$（例数）］		694	7.78±1.02（54）	46.11±1.89（320）	27.09±1.69（188）	16.86±1.42（117）	2.16±0.55（15）

4.顶结节与乳突的相对位置关系的观察（Observation of the Relationship between the Parietal Tubercle & Mastoid Process） 颅的侧面观，也可从顶结节与乳突的相对位置来区分。张成成等（2011）观察青岛、通辽和长春地区国人资料男256侧、女248侧（%，$\bar{x}\pm Sp$）：顶结节在乳突后最多，占79.4±1.80，顶结节与乳突平齐占20.2±1.79，顶结节在乳突前非常少，占0.4±0.39；性别差异$\chi^2=0.716$，$P=0.699$，男女顶结节与乳突的相对位置关系的构成比没有性别差异。详见表6-6。

表6-6　顶结节与乳突相对位置关系的观察
Observation of the Relationship between the Parietal Tubercle & Mastoid Process

性别	例数	顶结节在乳突后［%，$\bar{x}\pm Sp$（n）］	顶结节与乳突平齐［%，$\bar{x}\pm Sp$（n）］	顶结节在乳突前［%，$\bar{x}\pm Sp$（n）］
男	256	80.9±2.46（207）	18.7±2.44（48）	0.4±0.39（1）
女	248	77.8±2.64（193）	21.8±2.62（54）	0.4±0.39（1）
合计	504	79.4±1.80（400）	20.2±1.79（102）	0.4±0.39（2）

三、颅骨的非对称性（Asymmetry of the Skull）

颅骨也像四肢骨一样，存在着侧别非对称性，可能与大脑半球的发育有关。丁士海等（2005）采用颅正中平面的偏转角度来划分颅骨的非对称性，对青岛地区男颅69例、女颅56例进行了观察，结果如下：如偏转角度相差在±1.0°以内者，对称型占70.5±4.08%；非对称型中，颅顶观逆时针偏转者占22.4±3.72%，顺时针偏转者占7.2±2.31%，绝对对称偏差为0°者仅占2.4±1.36%，详见表6-7。

表6-7　颅骨非对称性的观察　Observations of the Asymmetry of Skull

类型	对称型设定为±0.1°［%（n）］ 男69例	女56例	对称型设定为±0.5°［%（n）］ 男69例	女56例	对称型设定为±1.0°［%（n）］ 男69例	女56例
对称型	10.1（7）	10.7（6）	40.2（28）	48.2（27）	63.8（44）	78.6（44）
逆时针旋转	65.2（45）	48.2（27）	49.3（34）	26.8（15）	29.0（20）	14.3（8）
顺时针旋转	24.6（17）	41.1（23）	10.1（7）	25.0（14）	7.2（5）	7.1（4）
非称型出现率（%，$\bar{x}\pm Sp$）	89.6±2.73		56.0±4.43		29.6±4.08	

四、颅骨缝（Cranial Sutures）

1.额缝（Metopic Suture） 亦称额中缝（图6-2），新生儿额骨全由左右两半构成，出生后2～10岁融合为一完整的额骨，如仍不愈合，则形成额缝，有的大部分愈合，而保留下部不完整额缝，一般认为其没有性别差异。

（1）国人额缝的观察（Observations of the metopic suture in Chinese）：综合国人资料13 895例（%，$\bar{x}\pm Sp$），完整型额缝出现率为8.28±0.23，不完整型额缝8910例，出现率为6.63±0.26；完整型额缝出现率：男性（616例）为8.60±1.13，女性（334例）为6.29±1.33，性别差异u值1.32，P＞0.05，没有性别差异；不完整型额缝出现率：男性（383例）为13.58±1.75，女性（157例）为3.18±1.40，性别差异u值4.64，P＜0.01，男性出现率显著高于女性。详见表6-8。

表6-8 国人额缝的观察
Observations of the Metopic Suture in Chinese

作者（年份）	地区或人种	颅数	完整型 [%（n）]	不完整型 [%（n）]
李珍年（1957）	东北	553	8.5（47）	—
张希印等（1982）	长春	155	13.55（21）	—
肖洪文等（1988）	长春	500	10.8（54）	—
韩向君等（1992）	长春、通辽	男105	9.52（10）	—
		女50	12.00（6）	—
古枫等（2011）	长春、通辽、青岛	男128	8.59（11）	—
		女127	3.94（5）	—
张布和等（2000）	通辽	70	2.86（2）	—
Woo（吴汝康）（1949）	蒙古人种	229	9.17（21）	10.48（24）
布仁白乙拉等（1992）	内蒙古	680	7.20（49）	—
Wood-Jones（1933）	华北	100	5.0（5）	—
王令红（1988）	华北	男132	4.54（6）	14.28（19）
		女8	12.50（1）	0
吴恩惠（1956）	天津	748	4.9（36）	—
卓汉青（1964）	天津	220	15.5（31）	—
王令红等（1988）	太原	男80	11.25（9）	15.71（13）
		女35	14.28（5）	0
丁士海等（1961）	青岛	1000	6.8（68）	9.5（95）
杜百廉等（1964）	河南	1507	9.1（137）	1.3（20）
张泽普（1964）	上海	1000	5.0（50）	6.8（68）
熊正中等（1988）	上海	800	6.12（49）	5.25（42）
Lu（陆振山）（1940）	华西	100	10.0（10）	2.0（2）
张光武（1952）	华西	613	12.2（75）	—
李应义（1983）	西安、银川	480	10.0（48）	5.0（24）
郑靖中等（1988）	西安	男70	8.57（6）	22.86（16）
李开华（1983）	成都	722	10.0（72）	7.1（51）
汪澜等（1980）	泸州	100	16.0（16）	27.0（27）
邵兴周（1988）	和田地区洛浦县	男26	3.85（1）	11.54（3）
		女33	6.06（2）	15.15（5）
黎屏周（1978）	中南	840	10.48（88）	2.86（24）
刘牧之（1978）	华南	578	5.71（33）	—
朱芳武等（1994）	广西壮族	男75	13.33（10）	1.33（1）
		女81	2.47（2）	0

作者（年份）	地区或人种	颅数	完整型 [％（n）]	不完整型 [％（n）]
刘庆麟等（1983）	广东	1592	7.28（116）	9.85（157）
Woo（吴定良）（1942）	昆明	358	13.7（49）	—
合计（％，$\bar{x}\pm Sp$）（例数）		男616	8.60±1.13（53）	13.58±1.75（52/383）
		女334	6.29±1.33（21）	3.18±1.40（5/157）
		合13 895	8.28±0.23（1151）	6.63±0.26（591/8910）

丁士海（1961）曾综合国人7259例资料，发现完整型额缝出现率为8.03±0.31%，不完整型出现率为4.74±0.32%。降央泽仁等（2004）观察了四川地区颅骨215例出现额缝9.31%。

（2）不同国家或人种额缝出现率的观察（Observation of the percentages of metopic suture in different countries or races）：额缝出现率一般没有性别差异，但种族有差异，特选我国著名的老一代科研工作者Woo（吴定良，1942）所列的数据。资料显示，黑色人种和棕色人种的完整额缝出现率最低，欧洲白色人种出现率最高，黄色人种居中，具有种族差异，详见表6-9。

表6-9　不同国别或人种额缝出现率的观察
Observation of the Percentages of Metopic Suture in Different Countries or Races

作者	地区或人种	例数	出现率（%）	作者	地区或人种	例数	出现率（%）
Anutschin	澳大利亚	193	1.0	MacDonell	英国	108	7.1
Bartels	刚果黑色人种	93	1.0	Ranke	巴伐利亚	2535	7.5
Russell	北美洲	1127	1.1	Springer	东普鲁士	804	7.9
Russell	秘鲁	438	1.1	Popow	俄国	210	8.0
Anutschin	黑色人种	959	1.2	MacDonell	英国	275	8.0
Anutschin	美国	426	1.2	Anutschin	欧洲	10 781	8.7
Tildesley	缅甸	142	1.4	Frizzi	蒂罗尔	827	8.8
Limson	菲律宾	619	2.2	Morant	英国	668	9.5
Anutschin	马来	422	2.8	Simon	德国（汉堡）	809	9.5
Anutschin	美拉尼西亚	693	3.4	Bryce	苏格兰	750	9.5
Anutschin	秘鲁	568	3.5	Topinard	法国（巴黎）	10 000	9.9
Regolia	巴布亚	209	4.3	Hooke	英国	157	10.0
Anutschin	蒙古人	621	5.1	Papiliault	法国（巴黎）	1336	10.4
Ried	巴伐利亚	144	6.3	Marchado	葡萄牙	1000	10.6
Gruber	斯拉夫	1093	6.1	Schmidt	意大利（庞贝）	93	10.7
Wettstein	瑞士	250	7.1	Weicker	德国	567	12.3
				Woo（吴定良）	中国人	358	13.7

Woo（吴汝康，1949）报道美国黑色人种额缝出现率为1.3%，美国白色人种为9.2%，具有种族差异；Ajimani等（1983）报道尼日利亚人额缝出现率为3.4%，不完整型占31.45%。Bryce（1915）统计：苏格兰人为9.5%、欧洲人为8.7%、黑色人种为1.2%、澳大利亚人为1%。Breathnach（1958）统计：欧洲人为7%～10%、黄色人种为4%～5%、非洲人为1%。印度人额缝出现率：Jit等（1948）报道为5%，Das等（1973）报道为3.3%，Agarwal等（1979）报道为2.7%。Schmitt（1975）报道德国人额缝出现率为4.5%。

（3）额缝类型的观察（Observation of the type of the metopic suture）　完整额缝分型：①A型：额缝与

矢状缝重叠；②B型：额缝居矢状缝右侧；③C型：额缝居矢状缝左侧。各型又可分为三个亚型，即1亚型，额缝与鼻中缝重叠；2亚型，额缝居鼻中缝右侧；3亚型，额缝居鼻中缝左侧。不完整额缝的分类与完整额缝亚型相同（图6-2）。丁士海（1961）观察1000例颅骨完整型额缝出现6.8%，不完整额缝出现9.5%，对不完整型额缝的长度，进行了测量，结果为由0.3～11.8 cm，其中2 cm以内者83例（93.2%）。额缝上下端亚型中显示左半偏向中线右侧者远多于偏向左侧、偏右率上端63.2%，下端61.7%，具有明显的差异，这是否与左右侧大脑不对称有关。

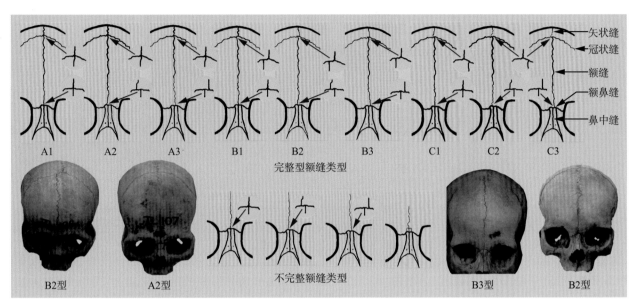

图6-2　额缝的类型（颅骨前面观）　Type of the Metopic Suture（anterior view）

完整型额缝类型的观察（Observations of the complete type of metopic suture）：综合国人资料223例（%，$\bar{x}\pm Sp$），A型占26.01±2.94，B型占58.30±3.30，C型占15.70±2.44。亚型中均为1型最多：A1型占14.80±2.38，B1型占30.94±3.10，C1型占占8.07±1.82。详见表6-10。

表6-10　完整型额缝各亚型出现率　Observations of the Complete Type of Metopic Suture											
作者（年份）	地区	例数	A1型	A2型	A3型	B1型	B2型	B3型	C1型	C2型	C3型
古枫等（2011）*	长春、通辽、青岛	男11	3	1	0	3	3	0	1	0	0
		女5	3	0	0	1	0	1	0	0	0
丁士海等（1961）	青岛	168	13	7	10	54	35	17	15	7	10
刘庆麟等（1983）	广东	39	14	3	4	11	3	2	2	0	0
合计（%，$\bar{x}\pm Sp$）（例数）		223	（33）	（11）	（14）	（69）	（41）	（20）	（18）	（7）	（10）
			26.01±2.94（58）			58.30±3.30（130）			15.70±2.44（35）		

*为笔者按原文图形的归类数据。

2.顶枕缝的观察（Observations of the Parieto-Occipital Suture）　徐小良等（1998）观察了浙江等地区448例：顶枕缝出现率为3.57%，合并顶间缝者为0.89%。顶枕缝在冠状面上凸面的朝向，分为下弧型（75%）、上弧型（18.75%）和水平型（6.25%）。按缝的位置可分为对称型（62.5%）、偏右型（25%）和偏左型（12.5%）。

3.额鼻缝类型的观察（Observations of the Type of Fronto-Nasal Suture）　额鼻缝的类型可根据与额颌缝

的关系，区分为直型、弧型和方型三种（图6-3）。综合国人资料990例（%，$\bar{x}\pm Sp$）：直型占10.61 ± 0.98，弧型占48.28 ± 1.59，方型占36.87 ± 1.53，另有其他型占4.24 ± 0.64。类型构成比的性别差异$\chi^2=1.466$，$P=0.480$；男女额鼻缝类型的构成比没有性别差异；各型性别差异u值分别为0.39、1.00、1.21，各型P值均＞0.05，均无性别差异。详见表6-11。

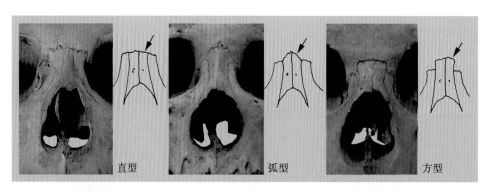

直型　　　　　　弧型　　　　　　方型

图6-3　额鼻缝的类型（前面观）　Type of the Fronto-Nasal Suture（anterior view）

表6-11　额鼻缝类型的观察　Observations of the Type of Fronto-Nasal Suture

作者（年份）	地区	例数	直型［%（n）］	弧型［%（n）］	方型［%（n）］
张布和等（2000）	通辽	70	8.57（6）	77.14（54）	14.29（10）
邵兴周等（1988）	和田地区洛浦县	59	15.25（9）	67.80（40）	16.95（10）
李应义等（1987）	银川	164	16.46（27）	39.03（64）	44.51（73）
郑靖中等（1988）	西安	男70	8.57（6）	48.57（34）	42.86（30）
		女70	7.14（5）	61.43（43）	31.43（22）
程辉龙等（1988）*	中南	400	10.25（41）	45.00（180）	34.25（137）
朱芳武等（1994）	广西壮族	男77	5.19（4）	40.26（31）	54.55（42）
		女80	8.75（7）	40.10（32）	51.25（41）
合计（%，$\bar{x}\pm Sp$）（例数）		男147	6.80 ± 2.08（10）	44.22 ± 4.10（65）	48.98 ± 4.12（72）
		女150	8.00 ± 2.22（12）	50.00 ± 4.08（75）	42.00 ± 4.03（63）
		合990	10.61 ± 0.98（105）	48.28 ± 1.59（478）	36.87 ± 1.53（365）

*另有V型20例占$5.00\pm1.09\%$，尖型8例占$2.00\pm0.70\%$，斜线型14例占$3.50\pm0.92\%$，共计作为其他型42例占$10.50\pm1.53\%$。

4.冠状缝的观察（Observations of the Coronary Suture）　冠状缝可分为三段：C1段称为前囟段，C2段为复杂段，C3段为颞段；各段的缝分型不一，有学者分为简单、宽齿、宽环、窄齿和窄环五种形态，也有学者分为直、微波、深波、锯齿和复杂五种形态（图6-4）。国人资料详见表6-12。

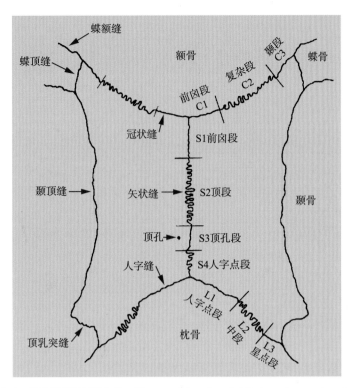

图6-4 颅顶诸缝及其分类 Types of the Cranial Suture（superior view）

表6-12 冠状缝形态的观察 Observations of the Type of Coronary Suture								
作者（年份）	地区	侧数	分段	简单型 [%（n）]	宽齿型 [%（n）]	宽环型 [%（n）]	窄齿型 [%（n）]	窄环型 [%（n）]
高雨仁等（1993）	太原	218	前囟段	20.18（44）	72.94（159）	4.13（9）	2.75（6）	0（0）
			复杂段	1.83（4）	50.46（110）	16.51（36）	3.21（7）	27.98（61）
			颞段	58.26（127）	40.37（88）	1.38（3）	0（0）	0（0）
				直型 [%（n）]	微波型 [%（n）]	深波型 [%（n）]	锯齿型 [%（n）]	复杂型 [%（n）]
张布和等（2000）	通辽	140	前囟段	4.28（6）	27.86（39）	31.43（44）	19.29（27）	17.14（24）
			复杂段	0（0）	3.57（5）	11.43（16）	35.71（50）	49.28（69）
			颞段	22.14（31）	47.14（66）	17.14（24）	7.86（11）	5.71（8）

注：根据原文由笔者综合统计例数和百分比。

5.矢状缝的观察（Observations of the Sagittal Suture） 从前向后，矢状缝可分为四段：S1段称前囟段，S2段为顶段，S3为顶孔段，S4为人字点段；各段的缝分型不一，有学者分为简单、宽齿、宽环、窄齿和窄环五种形态，也有学者分为缝愈合、微波、深波、锯齿和复杂五种形态（图6-4）。综合国人资料413例（%，$\bar{x}\pm Sp$）：矢状缝S1段，直型占3.64±0.92、微波型占51.21±2.46、深波型占29.85±2.25、锯齿型占11.17±1.55、复杂型占4.13±0.98；S2段，直型占1.21±0.54、微波型占2.66±0.79、深波型占15.98±1.80、锯齿型占61.26±2.40、复杂型占18.89±1.93；S3段，直型占1.21±0.54、微波型占28.33±2.22、深波型占35.11±2.35、锯齿型占27.85±2.20、复杂型占7.51±1.27；S4段，直型占1.45±0.59、微波型占7.51±1.30、深波型占40.19±2.41、锯齿型占36.08±2.36、复杂型占14.77±1.75。详见表6-13。

表6-13　矢状缝形态的观察　Observations of the Sagittal Suture

作者（年份）	地区	例数	分段	简单型 [%（n）]	宽齿型 [%（n）]	宽环型 [%（n）]	窄齿型 [%（n）]	窄环型 [%（n）]
高雨仁等 （1993）	太原	109	前囟段	8.26（9）	79.82（87）	7.34（8）	1.83（2）	2.75（3）
			顶段	2.75（3）	60.55（66）	11.01（12）	0（0）	25.69（28）
			顶孔段	16.98（18）	82.08（87）	0（0）	0（0）	0.94（1）
			人字点段	5.50（6）	65.14（71）	14.68（16）	1.83（2）	11.93（13）

				直型 [%（n）]	微波型 [%（n）]	深波型 [%（n）]	锯齿型 [%（n）]	复杂型 [%（n）]
张布和等 （2000）	通辽	70	前囟段**	14.49（10）	18.84（13）	23.19（16）	28.98（20）	14.49（10）
			顶段	—	10.00（7）	11.01（4）	34.28（24）	50.00（35）
			顶孔段	—	4.28（3）	34.28（24）	34.28（24）	27.14（19）
			人字点段	—	4.28（3）	14.68（32）	1.83（21）	11.93（14）
邵兴周等 （1988）	和田地区洛浦县	53	前囟段	—	18.87（10）	66.04（35）	15.09（8）	0
			顶段	—	1.89（1）	24.53（13）	69.81（37）	3.77（2）
			顶孔段	—	26.42（14）	33.96（18）	37.74（20）	1.89（1）
			人字点段	—	3.77（2）	49.06（26）	39.362（21）	7.55（4）
朱芳武等 （1994）	广西壮族	150	前囟段	—	83.33（125）	16.00（24）	0.67（1）	0（0）
			顶段	—	1.33（2）	20.67（31）	72.67（109）	5.33（8）
			顶孔段	—	42.67（64）	30.67（46）	26.27（40）	0（0）
			人字点段	—	6.67（10）	34.67（52）	48.67（73）	10.00（15）
郑靖中等 （1988）	西安	140	前囟段	3.57（5）*	45.00（63）	34.29（48）	12.14（17）	5.00（7）
			顶段	3.57（5）*	0.71（1）	12.86（18）	59.29（83）	23.57（33）
			顶孔段	3.57（5）*	25.71（36）	40.71（57）	22.14（31）	7.86（11）
			人字点段	4.28（6）*	11.43（16）	40.00（56）	24.29（34）	20.00（28）
合计（不含高雨仁等数据） （%，$\bar{x}\pm Sp$） （例数）		413	前囟段	3.64±0.92 （15）	51.21±2.46 （211）	29.85±2.25 （123）	11.17±1.55 （46）	4.13±0.98 （17）
			顶段	1.21±0.54 （5）	2.66±0.79 （11）	15.98±1.80 （66）	61.26±2.40 （253）	18.89±1.93 （78）
			顶孔段	1.21±0.54 （5）	28.33±2.22 （117）	35.11±2.35 （145）	27.85±2.20 （115）	7.51±1.27 （31）
			人字点段	1.45±0.59 （6）	7.51±1.30 （31）	40.19±2.41 （166）	36.08±2.36 （149）	14.77±1.75 （61）

注：根据原文由笔者综合统计例数和百分比。

*为缝愈合。

**原文为69例。

　　6.人字缝的观察（Observations of the Lambdoid Suture）　人字缝可分为三段：L1段称为人字点段，L2段为中段，L3段为星点段；各段的缝分型不一，有学者分为简单、宽齿、宽环、窄齿和窄环五种形态，也有学者分为直、微波、深波、锯齿和复杂五种形态（图6-4）。国人资料详见表6-14。

表6-14　人字缝形态的观察　Observations of the Lambdoid Suture

作者（年份）	地区	侧数	分段	简单型 [%（n）]	宽齿型 [%（n）]	宽环型 [%（n）]	窄齿型 [%（n）]	窄环型 [%（n）]
高雨仁等 （1993）	太原	216	人字点段	5.56（12）	61.57（133）	24.54（53）	1.39（3）	6.94（15）
		218	中段	0.92（2）	11.93（26）	16.51（36）	3.21（7）	67.43（147）
		218	星点段	26.60（58）	62.84（137）	5.50（12）	1.38（3）	3.67（8）

续表

				直型 [%（n）]	微波型 [%（n）]	深波型 [%（n）]	锯齿型 [%（n）]	复杂型
张布和等 （2000）	通辽	140	人字点段	0（0）	0（0）	17.14（24）	18.57（26）	64.29（90）
		140*	中段	0（0）	0（0）	12.86（18）*	8.57（12）	78.57（110）**
		140	星点段	15.00（21）	24.29（34）	15.71（22）	10.71（15）	34.29（48）

注：根据原文由笔者综合统计例数和百分比。

*原文缺项。

**原文例数有误。

7.鼓鳞裂的观察（Observations of the Tympanosquamous Suture） 鼓鳞裂亦称鳞鼓裂（squamotympanic suture），位于颅底下颌窝与鼓板之间，鼓鳞裂之后颞骨鼓板将下颌窝与外耳道分开，其间有鼓盖嵴插入。按插入的大小将鼓鳞裂形态可分为四型：①Ⅰ型：鼓盖嵴占据鼓鳞裂内侧过半；②Ⅱ型：鼓盖嵴占据鼓鳞裂内侧半；③Ⅲ型：鼓盖嵴占据鼓鳞裂内侧不足1/2；④Ⅳ型：鼓盖嵴占据鼓鳞裂全长。邱敬清（1964）观察天津250例颅骨500侧，各型结果分别为87.6%、10.6%、1.4%和0.4%。鼓鳞裂外侧可能愈合，按愈合情况可分为三型：①Ⅰ型：不愈合；②Ⅱ型：全愈合；③Ⅲ型：部分愈合。各型结果分别为6.6%、7.8%和85.5%。

8.鼓盖嵴的观察（Observations of the Crest of Tegmen Tympani） 按厚薄可分为三型：①Ⅰ型：厚度＜1 mm；②Ⅱ型：厚度1～2 mm；③Ⅲ型：厚度＞2 mm。邱敬清（1964）观察三型结果分别为45.6%、47.2%和7.2%。厚度两侧相等者占73.3%，左侧厚于右侧者占14.9%，右侧厚于左侧者占11.7%。

五、眶区（Region of the Orbit）

1.眉弓（Superciliary Arch） 眉弓在人类进化中由发达的眉嵴逐渐缩小而成。

（1）眉弓凸出程度的观察（Observations of the projection of superciliary arch）：可分为六级，即不显、微显、稍显、显著、特显和粗壮。综合国人数据共计4292例（%，$\bar{x}\pm Sp$）：不显型占10.28±0.46、微显型占30.87±0.70、稍显型占26.68±0.68、显著型占24.93±0.66、特显型占6.71±0.38、粗壮型占0.51±0.11。各级构成比性别差异$\chi^2 = 481.9$，$P = 0.000$；男女眉弓凸出程度的构成比具有非常显著的差异，其中显著型具有非常显著的性别差异（u值15.3，$P < 0.01$），即男性出现率显著高于女性，而国人出现率最多的是微显型，其次是稍显型。结果见表6-15。

表6-15 国人眉弓凸出程度的观察
Observations of the Projection of Superciliary Arch

作者（年份）	地区	例数	出现率［%（n）］					
			不显型	微显型	稍显型	显著型	特显型	粗壮型
王继堂等 （1982）	哈尔滨	男1178	10.61（125）	34.30（404）	24.36（287）	24.28（286）	5.26（62）	1.19（14）
		女822	25.91（213）	55.60（457）	12.16（100）	5.60（46）	0.73（6）	0（0）
张布和等 （2000）	通辽地区	男36	33.33（12）	52.78（19）	11.11（4）	2.78（1）	0（0）	0（0）
		女34	41.18（14）	52.94（18）	5.88（2）	0（0）	0（0）	0（0）
宫少青等 （1966）	南京*	男409	0（0）	2.45（10）	28.11（115）	41.08（168）	28.36（116）	0（0）
		女161	0（0）	44.72（72）	43.48（70）	11.18（18）	0.62（1）	0（0）
郑靖中等 （1988）	西安地区	男140	0（0）	15.71（22）	30.00（42）	38.57（54）	12.86（18）	2.86（4）
		女140	0（0）	28.57（40）	32.86（46）	30.00（42）	7.14（10）	1.43（2）
邵兴周等 （1988）	和田地区洛 浦县	男26	0（0）	3.85（1）	46.15（12）	38.46（10）	11.54（3）	0（0）
		女33	0（0）	0（0）	30.30（10）	60.60（20）	9.09（3）	0（0）

续表

作者（年份）	地区	例数	出现率［%（n）］					
			不显型	微显型	稍显型	显著型	特显型	粗壮型
黎屏周等（1978）	中南	合750	7.73（58）	25.73（194）	40.40（303）	23.60（177）	2.40（18）	0（0）
陈子为等（1980）	贵州**	男208	0.96（2）	4.81（8）	9.62（20）	73.55（154）	11.06（24）	0（0）
		女192	8.85（17）	18.23（35）	40.63（78）	29.69（57）	2.60（5）	0（0）
朱芳武等（1994）	广西壮族	男79	0（0）	11.39（9）	22.78（18）	36.71（29）	26.58（21）	2.53（2）
		女84	0（0）	42.86（36）	45.24（38）	9.52（8）	2.38（2）	0（0）
合计（%，$\bar{x}\pm Sp$）（例数）		男2076	6.70±0.55（139）	22.78±0.92（473）	23.99±0.94（498）	33.82±1.04（702）	11.75±0.71（244）	0.96±0.21（20）
		女1466	16.64±0.97（244）	44.88±1.30（658）	23.47±1.11（344）	13.03±0.88（191）	1.84±0.35（27）	0.14±0.10（2）
		合4292	10.28±0.46（441）	30.87±0.70（1325）	26.68±0.68（1145）	24.93±0.66（1070）	6.73±0.38（289）	0.51±0.11（22）

注：宫少青等分为痕迹、微显、显著和最显四种。

**陈子为等（1980）数据系根据各型的百分率和标准误求出其例数。

（2）眉弓凸出范围的观察（Observations of the range of projection of superciliary arch）：可分为五级，包括0级（全无）、1级（小于眶上缘内侧半）、2级（为眶上缘中点或过半）和3级（约为眶上缘3/4）。综合国人数据共计4306例（%，$\bar{x}\pm Sp$）：0级占12.01±0.50、1级占50.67±0.76、2级占35.51±0.73、3级占1.81±0.20；从结果可以看出，国人出现率最多的是1级，其次是2级；构成比各级性别差异$\chi^2=316.9$，$P=0.000$，男女眉弓凸出度范围程度的构成比具有非常显著的差异；各级性别差异u值分别为8.99，10.58，16.68，5.76；各型P值均<0.01，均具有非常显著的性别差异，2级和3级男性远高于女性，0级和1级则相反。详细结果见表6-16。

表6-16 眉弓凸出范围程度的观察
Observations of the Range of Projection of Superciliary Arch

作者（年份）	地区或族别	侧数	出现率［%，（n）］			
			0级	1级	2级	3级
王继堂等（1982）	哈尔滨	男1178	11.29（133）	36.59（431）	47.20（556）	4.92（58）
		女822	25.91（213）	53.16（437）	19.71（162）	1.22（10）
张布和等（2000）	通辽地区	男36	25.00（8）	72.14（26）	2.86（2）	0（0）
		女34	29.41（10）	70.59（24）	0（0）	0（0）
古枫等（2011）	长春、通辽青岛	男258	1.2（3）	38.8（100）	59.2（153）	0.8（2）
		女256	16.0（41）	55.9（143）	27.7（71）	0.4（1）
邵兴周等（1988）	新疆洛浦	男26	0（0）	19.23（5）	80.77（21）	0（0）
		女33	3.03（1）	57.58（19）	39.39（13）	0（0）
郑靖中等（1988）	西安地区	男140	0（0）	65.71（92）	34.29（48）	0（0）
		女140	1.43（2）	80.00（112）	18.57（26）	0（0）
陈子为等1980）	贵州	400	4.75（19）	50.25（201）	44.50（178）	0.5（2）
黎屏周（1978）	中南	750	7.73（58）	57.87（434）	34.40（258）	0（0）

续表

作者（年份）	地区或族别	侧数	出现率［%，(n)］			
			0级	1级	2级	3级
朱芳武等（1994）	广西壮族	男79	5.06（4）	44.30（35）	44.30（35）	6.33（5）
		女84	9.52（8）	85.91（72）	4.76（4）	0（0）
合计（%，$\bar{x}\pm Sp$）（例数）		男1717	8.62±0.68（148）	40.13±1.18（689）	47.47±1.21（815）	3.79±0.46（65）
		女1369	20.09±1.08（275）	58.95±1.33（807）	20.31±1.09（276）	0.80±0.24（11）
		合4306	12.01±0.50（517）	50.67±0.76（2182）	35.51±0.73（1529）	1.81±0.20（78）

张布和等（2000）观察了通辽地区70例颅骨，其眉间突度：不显型占37.15%，稍显型占52.85%，中等型占8.57%，显著型占1.43%。

（3）眉间突度指数分类（Classification of the index of projection of glabella）：即从颅骨的侧面轮廓图上，将眉间点g至鼻根点n的距离，等长向上至眉间上方p点，直线连接n-p作为三角形的底线，自底线测量g点的垂直距离，再按100×（垂直距/底线距）＝眉间突度指数。其中，微显指数＜4.9，稍显指数5.0～9.9，中等指数10.0～14.9，显著指数15.0～19.9，极显指数20.0～24.9，粗壮指数＞25.0。

2.眶口（Orbital Aperture）

（1）眶口形状的观察（Observations of the shapes of orbital aperture）：可分为五种（图6-5），包括近圆形、椭圆形、正方形、长方形和斜方形。综合国人资料5600例（%，$\bar{x}\pm Sp$）：近圆形占15.48±0.48、椭圆形占13.11±0.45、正方形占30.68±0.62、长方形占23.73±0.57、斜方形占17.00±0.50。我国人以正方形最多，其次是长方形，最少的是椭圆形；构成比性别差异$\chi^2＝25.39$，$P＝0.0001$，男女眶口形状的构成比具有非常显著的性别差异。各形性别差异u值分别为2.67、0.31、1.21、4.69、1.47其中长方形和近圆形$P＜0.01$，说明二者具有性别差异，前者男性远多于女性，后者反之。其余各形无性别差异（$P＞0.05$）。详见表6-17。

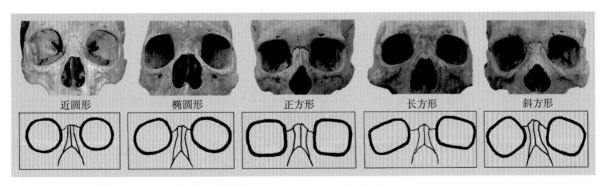

图6-5　眶口的类型（前面观）Shapes of the Orbital Aperture（anterior view）

表6-17　眶口形状的观察
Observation of the Shapes of Orbital Aperture

作者（年份）	地区或族别	侧数	出现率［%（n）］				
			近圆形	椭圆形	正方形	长方形	斜方形
王继堂等（1982）	哈尔滨	男1178	13.41（158）	18.25（215）	31.15（367）	10.53（124）	26.65（314）
		女822	16.42（135）	17.40（143）	36.13（297）	8.64（71）	21.41（176）
张布和等（2000）	通辽	140	15.71（22）	37.86（53）	27.86（39）	1.43（2）	17.14（24）

续表

作者（年份）	地区或族别	侧数	出现率［%（n）］				
			近圆形	椭圆形	正方形	长方形	斜方形
单涛等（2011）	长春、通辽、青岛	男256	22.3（57）	15.6（40）	30.1（77）	1.2（3）	30.8（79）
		女250	22.4（56）	11.2（28）	34.0（85）	2.0（5）	30.4（76）
邵兴周等（1988）	和田地区洛浦县	男26	7.69（2）	26.92（7）	26.92（7）	30.77（8）	7.69（2）
		女33	12.12（4）	21.21（7）	18.18（6）	27.27（9）	21.21（7）
宫少青等（1966）	南京*	男686	3.50（24）	4.08（28）	31.49（216）	60.93（418）	—
		女280	4.29（12）	3.57（10）	36.43（102）	55.71（156）	—
郑靖中等（1988）	西安	男140	21.43（30）	0（0）	51.43（72）	11.43（16）	15.71（22）
		女140	15.71（22）	1.43（2）	28.57（40）	12.86（18）	41.43（58）
黎屏周（1978）	江西	750	34.23（257）	14.76（111）	27.10（203）	17.40（131）	6.40（48）
陈子为等（1980）	贵州遵义	400	9.75（39）	6.75（27）	40.0（160）	26.5（106）	17.0（68）
吕锦燕（2007）	中国、欧洲	305左	12.5（38）	12.5（38）	12.5（38）	45.9（140）	16.7（51）
		31左	0（0）	58.1（18）	0（0）	25.8（8）	16.1（5）
朱芳武等（1994）	广西壮族	男79	6.33（5）	3.80（3）	5.06（4）	65.82（52）	18.98（15）
		女84	7.14（6）	4.76（4）	5.95（5）	73.91（62）	8.33（7）
合计（%，$\bar{x}\pm Sp$）（例数）		男2365	11.67±0.66（276）	12.39±0.68（293）	31.42±0.95（743）	26.26±0.90（621）	18.27±0.79（432）
		女1609	14.61±0.88（235）	12.06±0.81（194）	33.25±1.17（535）	19.95±1.00（321）	20.14±1.00（324）
		合5600	15.48±0.48（867）	13.11±0.45（734）	30.68±0.62（1718）	23.73±0.57（1329）	17.00±0.50（952）

*宫少青等资料原为双侧数据，两侧不同型者男66例，女21例，本表将双侧同型数据改为单侧计。

（2）眶口按指数分型的观察（Observations of the shapes of orbital aperture by orbital index）：吕锦燕（2007）观察了496例成年男性标本，并研究了更新世晚期人类化石标本和新时期时代、青铜铁器时代的标本，提出我国人眼眶自全新世以来，青铜时代以后，眶指数由新石器时代的80.3发展至现代人的87.4，这说明眶型可能有略增高的趋势。

（3）眶口侧面观倾斜度的观察（Observations of the Inclination of orbital aperture from lateral view）：将颅骨固定于FH平面，从颅骨侧面观察，眶口倾斜度可分为后倾、垂直和前倾三种类型。形状及倾斜度均具有种族差异，白色人种多为前倾型。综合国人资料3148侧（%，$\bar{x}\pm Sp$）：后倾型占18.17±0.69、垂直型占54.26±0.39、前倾型占27.57±0.80，国人最多的是垂直型；性别差异$\chi^2=57.961$，$P=0.000$，男女眶口侧面观倾斜度的构成比具有非常显著的差异；各型性别差异u值分别为5.26，1.95，6.89；后倾和前倾型P值均<0.01，具有非常显著的性别差异，垂直型没有性别差异（$P>0.05$）。详见表6-18。

表6-18 眶口侧面观倾斜度的观察
Observations of the Inclination of Orbital Aperture from Lateral View

作者（年份）	地区	例数	后倾	垂直	前倾
王继堂等（1982）	哈尔滨	男1178	11.54（136）	58.06（684）	30.39（358）
		女822	21.17（174）	61.07（502）	17.76（146）
张布和等（2000）	通辽	男72	11.11（8）	50.00（36）	38.89（28）
		女68	10.29（7）	45.59（31）	44.12（30）

续表

作者（年份）	地区	例数	后倾	垂直	前倾
单涛等（2011）	长春、通辽、青岛	男256	12.9（33）	59.8（153）	27.3（70）
		女250	12.4（31）	61.6（154）	26.0（65）
邵兴周等（1988）	和田地区洛浦县	男26	0（0）	38.46（10）	61.54（16）
		女33	9.09（3）	54.54（18）	36.36（12）
郑靖中等（1988）	西安	男140	44.29（62）	22.86（32）	32.86（46）
		女140	42.86（60）	48.57（68）	8.57（12）
朱芳武等（1994）	广西	男79	27.85（22）	10.13（8）	62.03（49）
	壮族	女84	42.86（36）	14.29（12）	42.86（36）
合计（%，$\bar{x}\pm Sp$）（例数）		男1751	14.91±0.85（261）	52.71±1.19（923）	32.38±1.12（567）
		女1397	22.26±1.11（311）	56.19±1.33（785）	21.55±1.10（301）
		合3148	18.17±0.69（572）	54.26±0.39（1708）	27.57±0.80（868）

（4）眶口前面观倾斜度的观察（Observations of the inclination of orbital aperture from anterior view）：眶口从前面观，按眶口横轴有不同程度的向外下方倾斜，具有种族差异。宫少青等（1966）观察南京地区成人颅骨570例，将其分为四种类型：微斜（$X° \sim 10.9°$）、中斜（$11.0° \sim 14.9°$）、较斜（$15.0° \sim 18.9°$）和最斜（$19.0° \sim X°$）。各型构成比性别差异 $\chi^2 = 40.656$，$P = 0.000$，男女眶口前面观倾斜度的构成比具有非常显著的差异；各型性别差异 u 值分别为4.34，1.62，3.98，3.82；各型除中斜型外 P 值均<0.01，具有非常显著的性别差异，中斜型没有性别差异（$P > 0.05$），详见表6-19。

表6-19　眶口前面观倾斜度的观察
Observations of the Inclination of Orbital Aperture from Anterior View

性别	侧别	观察数据（%，$\bar{x}\pm Sp$）			
		微斜（$X° \sim 10.9°$）	中斜（$11.0° \sim 14.9°$）	较斜（$15.0° \sim 18.9°$）	最斜（$19.0° \sim X°$）
男（409例818侧）	右	6.60±1.23	43.52±2.45	42.30±2.44	7.58±1.31
	左	11.49±1.58	53.30±2.47	31.54±2.30	3.67±0.93
	合	9.04±1.00（74）	48.41±1.75（396）	36.92±1.69（302）	5.62±0.81（46）
女（161例322侧）	右	16.77±2.95	54.04±3.83	26.71±3.49	2.49±1.22
	左	22.36±1.34	53.42±3.93	23.60±3.39	0.62±0.60
	合	19.56±2.21（63）	53.73±2.78（173）	25.16±2.42（81）	1.55±0.69（5）

宫少青等（1966）同时将两侧进行了比较，男409例、女161例（%，$\bar{x}\pm Sp$）：右侧>左侧，男为55.75%±2.46%、女为10.07%±3.04%，右侧<左侧，男为18.58%±1.92%、女为21.12%±3.22%，右侧=左侧，男为25.67%±2.16%、女为29.81%±3.60%；性别差异 $\chi^2 = 2.08$，$P = 0.354$，男女眶口前面观倾斜度两侧比较的构成比，没有性别差异；右侧>左侧和右侧<左侧比较，男性 u 值135.7、女性39.5，男女右侧>左侧均非常显著多于右侧<左侧，宫少青等认为可能与眶下方咀嚼力线的影响不平衡有关，习惯上人类咀嚼时用右侧常多于左侧之故。

3.眶外下缘圆钝的观察（Observation of the Rounding of Inferolateral Margin of Orbit）　眶外下缘圆钝位于眶口的外下缘处，形成增厚的骨质，具有时代的特征。吕锦燕（2007）研究了不同时期的眶外下缘圆钝，发现自全新世以来，青铜时代以后，圆钝可能有渐渐向锐利化发展的趋势，新石器标本上圆钝非常发达，占80.6%，青铜时代以后至现代其比率则明显缩小（37.8% ~ 51.1%）。

4.眶内外侧壁的观察（Observations of the Medial & Lateral Walls of Orbit）

（1）脑膜中动脉眶支孔的观察（Observation of the foramen for orbital branch of menigeal artery）：脑膜中动脉眶支孔亦称颅眶孔（cranio-orbital foramen）或脑膜孔（meningeal foramen），位于眶外侧壁额蝶缝上下，蝶骨大翼接近眶上裂的前外侧，其中通过脑膜中动脉眶支和泪腺动脉的吻合支。丁士海（1961）观察青岛地区835具成人颅骨1670侧共计1244个脑膜孔，每侧平均1.13个。其中，无孔的比例：左侧29.2%、右侧23.7%，单孔的比例：左侧42.2%、右侧45.3%，双孔的比例：左侧21.4%、右侧21.4%，多孔的比例：左侧7.2%、右侧9.6%；脑膜孔的位置在额蝶缝以上占65.4%，在额蝶缝以下占34.6%。

（2）眶外侧沟的观察（Observation of the lateral orbital sulcus）：眶外侧沟是蝶骨大翼眶面后部的纵行沟，其中有脑膜中动脉眶部的吻合支通过。综合国人资料1247侧［蔡兆明等（1986）福建地区120例，孙树功等（1988）南京地区300例，薛良华（1989）山东地区236例双侧，韩向君等（1992）东北地区男105、女50例，虞昊等（2011）东北地区200侧］，眶外侧沟的出现率（%，$\bar{x}\pm Sp$）为55.63%±7.89%。

（3）眶内侧壁的观察（Observations of the medial wall of orbit）：眶内侧壁骨质很薄，由前向后依次为上颌骨额突、泪骨、筛骨迷路的眶板、蝶骨，特别是眶板，有时骨质薄如纸，甚至有自然缺损。丁士海（1961）观察了431具颅骨，862个眶（%，$\bar{x}\pm Sp$），发现自然缺损者竟高达53.6±1.70，其中缺损面积在1cm²以上者有18.7±1.33。当然也不能排除由于长久埋于地下，由泥土、树根或昆虫所致，这正说明了此处骨质太薄的先天因素。

5.眶上孔和眶上切迹（Supraorbital Foramen & Supraorbital Notch）　眶上孔或眶上切迹位于眶上缘内、中1/3交界处，其中通过眶上神经和眶上动、静脉。孔之所以形成是眶上切迹处沿眶上缘的韧带骨化所致。如完全骨化，则成为眶上孔型，如部分骨化，则切迹较深。

（1）按颅计眶上孔或眶上切迹分型的观察（Observations of the types of supraorbital foramen or notch by skull）：可分为双侧孔型、双侧切迹型和混合型（一侧孔，一侧切迹）。综合国人数据1610例（%，$\bar{x}\pm Sp$）：双侧孔型占29.5±1.14，双侧切迹型占37.6±1.21，混合型占32.9±1.17；构成比性别差异$\chi^2=0.955$，$P=0.620$，说明其构成比没有性别差异；各型也无性别差异（$P>0.05$）。详见表6-20。

表6-20　按颅计眶上孔（或切迹）类型的观察
Observations of the Types of Supraorbital Foramen or Notch by Skull

作者（年份）	地区	例数	双侧孔型 [%（n）]	双侧切迹型 [%（n）]	混合型 [%（n）]
王国巨等（1990）	长春	男341	36.07（123）	36.66（125）	27.28（93）
		女340	34.70（118）	37.06（126）	28.23（96）
Wood-Jones（1933）	华北	100	15.0（15）	61.0（61）	24.0（24）
王新生等（1996）	张家口	男100	22.0（22）	46.0（46）	32.0（32）
李玉龙等（2011）	青岛	男251	22.3±2.63（56）	27.9±2.83（70）	49.8±3.16（125）
	长春、通辽	女238	26.9±2.87（64）	27.3±2.89（65）	45.8±3.23（109）
Lu（陆振山）（1940）	华西	100	31.0（31）	47.0（47）	22.0（22）
邹移海等（1990）	广州	140	32.86（46）	47.14（66）	20.0（28）[*]
合计（%，$x\pm Sp$）（例数）		男692	29.05±1.73（201）	34.83±1.81（241）	36.13±1.83（250）
		女578	31.49±1.93（182）	33.04±1.96（191）	35.47±1.99（205）
		合1610	29.5±1.14（475）	37.6±1.21（606）	32.9±1.17（529）

*一侧缺如。

（2）按眶计眶上孔或眶上切迹分型的观察（Observations of the types of supraorbital foramen or notch by orbit）：眶上孔或眶上切迹按单侧眶的分型，各家分类不尽一致，如忽那将爱等（1939）观察了中国台湾高山族成人颅骨140例，其分型情况见表6-21。

表6-21 单眶眶上孔（或切迹）类型的观察
Observations of the Types of Supraorbital Foramen or Notch by Orbit

眶上切迹（189个）	出现率（%，$\bar{x}\pm Sp$）	眶上孔（130个）	出现率（%，$\bar{x}\pm Sp$）
Ⅰ型（切迹内外侧缘呈锐状突）	43.9±3.61	椭圆形	48.5±4.38
Ⅱ型（切迹内外侧缘呈钝圆状）	11.1±2.28	圆形	5.4±1.98
Ⅲ型（切迹外侧缘呈锐状突）	16.4±2.69	卵圆形	16.2±3.23
Ⅳ型（切迹内侧缘呈锐状突）	10.1±2.19	纺锤形	11.5±2.80
Ⅴ型（切迹外侧缘呈钝圆状）	14.3±2.55	半月形	5.4±1.98
Ⅵ型（切迹内侧缘呈钝圆状）	1.6±0.91	楔状形	9.2±2.53
Ⅶ型（切迹内侧缘钝圆，外侧缘移为眶上缘）	2.6±1.16	肾形	3.8±1.68

（3）单眶眶上孔（或切迹）类型的观察（Observations of the type of supraorbital foramen or notch by orbit）：综合国人资料3295侧（%，$\bar{x}\pm Sp$）：单切迹型最多，占44.73%±0.87%，单孔型占16.63%±0.65%，一切迹一孔型占17.78%±0.67%，双切迹型占6.22%±0.42%，双孔型占6.19%±0.42%，其他型占8.44%±0.48%；按宫少青资料计算性别差异$\chi^2=5.614$，$P=0.346$，说明其各型构成比没有性别差异。详见表6-22。

表6-22 单眶眶上孔（或切迹）类型的观察
Observations of the Type of Supraorbital Foramen or Notch by Orbit

作者（年份）	地区	例数	各型出现例数					
			单切迹型	单孔型	一切迹一孔型	双切迹型	双孔型	其他型*
丁士海（1961）	青岛	左977	460	151	194	81	55	36
		右978	466	167	198	61	55	31
宫少青等（1966）	南京	男818	331	129	107	41	56	154
		女322	126	58	55	15	20	48
陈子为等（1980）	遵义	200	91	43	32	7	18	9
合计（%，$\bar{x}\pm Sp$）（例数）		3295	44.73±0.87（1474）	16.63±0.65（548）	17.78±0.67（586）	6.22±0.42（205）	6.19±0.42（204）	8.44±0.48（278）

* 包括二孔一切迹型、二切迹一孔型、三孔型、三切迹型和三孔一切迹型，不包括无孔无切迹型。

此外，有的学者只将其分为眶上孔型和眶上切迹型两类。肖芷江等（1981）观察了成都地区成人颅骨男850例、女150例，眶上切迹型分别占61.41%、62.33%，Zheng（郑靖中，1998）观察了西安地区男236例女144例，眶上切迹型分别占62.28%、59.72%。

（4）眶上孔或眶上切迹与眶上缘相对位置关系的观察（Observations of the relationship between the supraorbital foramen or notch & supraorbital margin）：眶上孔（或切迹）多数在眶上缘内侧1/3或在内中1/3交界处，个别在外侧1/3。综合国人资料3614侧（%，$\bar{x}\pm Sp$）：在眶上缘内侧1/3处占65.00%±0.79%，在内中1/3交界处占24.99%±0.72%，在中1/3处占9.74%±0.49%，在外侧1/3处占0.28%±0.01%；按宫少青资料计算性别差异$\chi^2=2.333$，$P=0.675$，说明其各型构成比没有性别差异。详见表6-23。

表6-23 眶上孔（或切迹）与眶上缘相对关系的观察
Relationship between the Supraorbital Foramen or Notch & Supraorbital Margin

作者（年份）	地区	侧数	各型出现例数			
			内侧1/3	内中1/3交界	中1/3	外侧1/3
丁士海（1961）	青岛	左1245	886	245	111	3
		右1229	769	274	184	2

续表

作者（年份）	地区	侧数	各型出现例数			
			内侧1/3	内中1/3交界	中1/3	外侧1/3
宫少青等（1966）	南京	男818	508	269	38	3
		女322	186	115	19	2
合计（%，$\bar{x}\pm Sp$）（例数）		3614	65.00±0.79 (2349)	24.99±0.72 (903)	9.74±0.49 (352)	0.28±0.09 (10)

6.眶下孔的观察（Observations of the Infraorbital Foramen） 眶下孔位于眶下缘中点下方，其中通过眶下神经和眶下动、静脉。

（1）眶下孔形状的观察（Observations of the shape of infraorbital foramen）：李永义等（1981）观察华西地区颅骨180例（360侧），眶下孔的形状：圆形占24.60%，卵圆形占61.75%，逗号形占13.65%；唐军等（1997）观察50侧成人颅骨，椭圆形占70%，圆形占22%，三角形占4%，不规则形占4%。

（2）眶下孔朝向的观察（Observations of the direction of infraorbital foramen）：主要朝向内下方，其次是朝向前下方。综合国人资料740例（%，$\bar{x}\pm Sp$）：朝向内下方占64.46%±1.76%，朝向前下方占32.97%±1.73%，朝向内侧占2.57%±0.58%。详见表6-24。

表6-24 眶下孔朝向的观察
Observations of the Direction of the Infraorbital Foramen

作者（年份）	地区	侧数	朝向内下方［%（n）］	朝向前下方［%（n）］	朝向内侧［%（n）］
谷建斌等（1996）	张家口	男200	56.5（113）	43.5（87）	0
罗裕群（1982）	广西	296	56.4（167）	43.6（129）	0
忽那将爱等（1939）	台湾	244	80.7（197）	11.5（28）	7.8（19）
合计（%，$\bar{x}\pm Sp$）（例数）		740	64.46±1.76（477）	32.97±1.73（244）	2.57±0.58（19）

（3）眶下孔与眶下缘相对位置关系的观察（Observations of the relationship between the infraorbital foramen & infraorbital margin）：主要在眶下缘的中点正下方，另外还可在中点内侧或外侧。综合国内资料2178例（%，$\bar{x}\pm Sp$）：眶下孔在眶下缘中点内侧的占20.29±0.21，在眶下缘中点的占74.52±0.39，在眶下缘中点外侧的占5.19±0.10；各型构成比性别差异$\chi^2=23.454$，$P=0.000$，说明眶下孔与眶下缘中点相对位置关系的构成比具有显著的性别差异；各型性别差异u值分别为2.36、0.26、6.95；除中点型没有性别差异（$P>0.05$）外，中点内侧型$P<0.05$，中点外侧型$P<0.01$，说明二者均具有显著的性别差异，也即中点内侧型男多女少，中点外侧型反之。详见表6-25。

表6-25 眶下孔与眶下缘相对位置的观察
Observations of the Relationship between the Infraorbital Foramen & Infraorbital Margin

作者（年份）	地区	例数	中点内侧［%（n）］	中点［%（n）］	中点外侧［%（n）］
刘美音等（1987）	济南	男420	46.91（197）	53.09（223）	0（0）
		女218	53.67（117）	45.87（100）	0.46（1）
宫少青等（1966）	南京	男818	1.35（11）	87.04（712）	11.61（95）
		女322	0（0）	96.58（311）	3.42（11）
陈子为等（1982）	贵州遵义	400	29.25（117）	69.25（277）	1.50（6）
合计（%，$\bar{x}\pm Sp$）（例数）		男1238	16.80±1.06（208）	75.53±1.22（935）	7.67±0.76（95）
		女540	21.67±1.77（117）	76.11±1.83（411）	20.93±1.75（12）
		合2178	20.29±0.21（442）	74.52±0.39（1623）	5.19±0.10（113）

（4）眶下孔位于眶上孔及颏孔连线位置关系的观察（Observations of the relationship between the infraorbital foramen & the line connect the supraorbital foramen & mental foramen）：张纪淮等（1980）观察成都地区成人颅骨1100例（2200侧）（%，$\bar{x}\pm Sp$）：眶下孔位于眶上孔和颏孔的连线上者占21.36%±0.87%，眶下孔在连线内侧者占9.45%±0.62%，在连线外侧者占69.18%±0.98%。罗裕群（1982）观察广西人颅骨296侧，分别三者占22.68%±2.55%、6.32%±1.48%和71.00%±2.76%。

（5）副眶下孔的观察（Observation of the accessory infraorbital foramen）：有时在眶下孔附近又出现一孔，即称副眶下孔或眶下副孔，综合国人资料（%，$\bar{x}\pm Sp$）：男5210例、女1583例其出现率分别为4.43%±0.28%和12.00%±0.82%，性别差异u值为8.74，$P<0.01$，女性出现率显著多于男性。详见表6-26。

表6-26 副眶下孔出现率的观察
Observation of the Percentage of Accessory Infraorbital Foramen

作者（年份）	地区	男		女	
		例数	出现率[%（n）]	例数	出现率[%（n）]
崔模等（1964）	华北	666	1.1（7）	347	1.4（5）
王令红（1988）	华北	264	5.30（14）	16	12.50（2）
李玉龙等（2011）	青岛、长春、通辽	254	26.8（68）	238	38.6（92）
刘美音等（1987）	济南	420	13.57（57）	218	7.34（16）
王令红等（1988）	太原	160	15.00（24）	70	11.42（8）
杜百廉等（1964）	河南	928	3.6（33）	72	4.2（3）
宫少青等（1966）	南京	818	13.45（12）	322	10.56（34）
张纪淮等（1983）	成都	1700	9.5（16）	300	10.0（30）
合计（%，$\bar{x}\pm Sp$）（例数）		5210	4.43±0.28（231）	1583	12.00±0.82（190）

王永义等（1981）观察华西地区颅骨180例（360侧），副眶下孔出现率为5.03%。此外，忽那将爱等（1939）观察中国台湾高山族成人颅骨122例（244侧）：二分眶下管出现率（%，$\bar{x}\pm Sp$），按颅计为9.8%±2.69%，按侧计为6.1%±1.53%；眶下孔面积（mm²），男为5.87±0.08，女为5.91±0.89。

7.眶上裂的观察（Observations of the Superior Orbital Fissure）位于眶腔上壁与外侧壁之间，此裂是重要的第Ⅲ~Ⅵ脑神经通道，即动眼神经、滑车神经、三叉神经第一支眼神经和展神经，另外还有眼上静脉通过，在临床中颇为重要（图6-6）。Jovanoith等（1961）将眶上裂的形状分为三边形和四边形两种主型，各型又可分为三种亚型。我国宫少青等（1966）最早研究了眶上裂的类型。他通过观察南京地区男818侧、女322侧（%，$\bar{x}\pm Sp$），将其分为长方形和三角形两个主型：男性分别为79.33±1.42和20.67±1.42，女性分别为60.87±2.72和39.13±2.72。二者又各分为三个亚型，长方形按裂隙宽窄又分为窄长方形、宽长方形和不规则长方形：男性分别占48.16±1.75、26.89±1.55、4.28±0.71，女性分别占45.65±2.78、11.18±1.76、4.04±1.09；三角形又按三形状分为三个亚型：斜三角形、二等边三角形和直角三角形，男性分别占11.25±1.11、7.83±0.94、1.59±0.44，女性分别占21.43±2.28、12.42±1.84、5.28±1.25，长方形主型性别差异u值为1.28，三角形主型性别差异u值为0.49，两种主型不论男女P值均>0.05，说明没有性别差异；但按各分型构成比性别差异$\chi^2=60.02$，$P=0.000$，说明分型构成比具有非常显著的性别差异。陈子为等（1980）观察贵州地区400例，唐国琛等（1982）观察中国北方2000侧，分别将眶上裂分为五种和六种类型，其中勺形最多，分别占59.8%和50.9%。

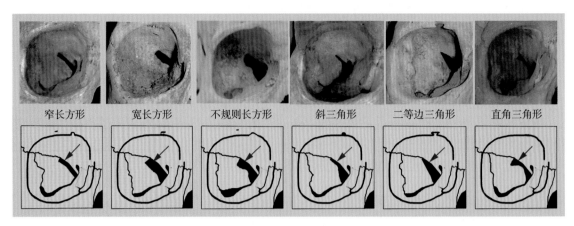

| 窄长方形 | 宽长方形 | 不规则长方形 | 斜三角形 | 二等边三角形 | 直角三角形 |

图6-6　眶上裂的类型（前面观）　Shapes of the Supraorbital Fissure（anterior view）

8.眶下裂的观察（Observations of the Inferior Orbital Fissure）　眶下裂位于眶腔下壁与外侧壁之间，在灵长类眶外侧壁与颞窝完全分隔后才出现，因而眶下裂为眶与颞窝交通的遗迹，只有三叉神经第二支（上颌神经 V_2）通过（图6-7）。文献上对眶下裂的分类不尽一致。例如，李瑜如等（1965）观察了河南地区1000例标本，按裂周围骨的成分分型（%，$\bar{x}\pm Sp$）：两侧全由颧骨围成者占55.3±1.57%，一侧由颧骨组成者占16.2±1.17%，两侧由其他骨组成者28.5±1.43%。宫少青等（1966）观察南京地区男818侧、女322侧共1140侧，按裂的宽窄分型：窄形（＜2 mm）占23.86%±1.26%，宽形占（＞2 mm）7.19±0.77%，后窄前宽形占37.46%±1.43%，后窄前翘形占31.49%±1.38%，性别差异$\chi^2=15.318$，$P=0.002$，说明男女眶下裂形状构成比具有非常显著的差异。陈子为等（1980）观察贵州地区200侧，按前端形态和宽窄分型：前翘尖窄形占13.75%±1.72%，前翘尖宽形占22.75%±2.10%，前翘圆窄形占10.25%±1.52%，前翘圆宽形占34.00%±2.37%，窄形（＜2 mm）占4.00%±0.98%，宽形（＞2 mm）占15.25%±1.80%。唐国琛等（1982）观察哈尔滨地区2000侧，其中后窄前宽形占47.35%±1.12%。

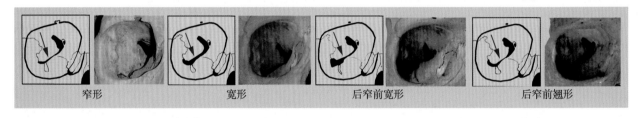

| 窄形 | 宽形 | 后窄前宽形 | 后窄前翘形 |

图6-7　眶下裂的类型（前面观）　Shapes of the Infraorbital Fissure（anterior view）

9.眶下沟和眶下管的观察（Observations of the Infraorbital Groove & Infraorbital Canal）　眶下沟位于眶腔下壁，后连眶下裂，前通眶下管，其中通过眶下神经和血管。眶下沟和眶下管的形态没有统一的标准，Wood-Jones（1933）观察华北地区颅骨100例，双侧单管者占84%，除管外另有一小孔者占14%，双侧各有两个孔者占2%。陆振山（1940）观察华西地区颅骨100例，除眶下管外另有一小孔者占9%。唐军等（1997）通过观察50侧，将眶下沟分为槽型（23%）、切迹型（26%）、半管型（22%）和管型（20%）。

10.眶隆起的观察（Observations of the Orbital Eminence）　眶隆起亦称眶结节（orbital tubercle）（图6-8），位于颧骨额突眶面上，约在额颧缝下1 cm处有向内侧的一小突起，它主要是上、下睑板外侧端的脸外侧韧带的附着处，在颅面重建中决定眼外角水平。丁士海（1961）曾做过详细的研究，根据隆起的大小分为不显、微显、中等和显著，其标准是微显时手可摸到，突出＜1 mm；突出＞2 mm为显著，中等介于其间，肉眼易辨。通过观察男女各250例颅骨（%，$\bar{x}\pm Sp$），不显者按颅计达36.8±2.15，按侧计为37.9±1.53，眶隆起出现率按颅计：男性71.6±2.01、女性54.8±2.22，按侧计：男性69.4±2.06，女性54.5±2.22，性别差异u值按颅计为5.61，按侧计u值为4.92，说明男性出现率非常显著高于女性。随后，蒋美智等（1965）观察天津地区成年颅骨296例，按颅计出现率99.0±0.57%，活体300例为99.3±0.48%。夏忠圣（1981）观察宁夏地区200例，按颅计为98.0±0.99%、按侧计为94.25±1.16%。他们二人的标准是将眶隆起分为小、中、大三型，可能掌握的标准不一致，与丁士海所得的结果相差悬殊，按颅计检验性u值，分别达到16.4和14.7，这显然是说不通的。郑靖中等（1986）观察西安地区280例，将眶隆起分无、弱、强三种，出现率分别为17.5%、50.7%、31.8%。

　　眶隆起两侧比较的观察（Observations of the Comparison of Bilateral Orbital Eminence）：丁士海（1961）观察青岛地区颅骨316例（男179、女137）（%，$\bar{x}\pm Sp$）：两侧等大占69.62±2.59（男66.5、女73.7），右侧大于左侧占14.87%±2.00%（男16.2，女13.2），左侧大于右侧占15.51%±2.04%（男17.3，女13.2）；性别间没有差异（u值分别为1.40、0.75和1.01，P值均＞0.05）。

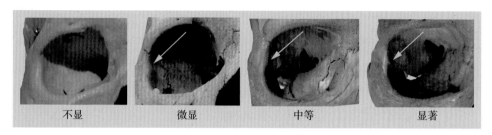

图6-8　眶隆起的类型（右侧前面观）Shapes of the Orbital Eminence（right，anterior view）

　　通过比较不同国籍眶隆起的出现率，可以看出日本人和我国人的出现率明显低于欧洲人，u值达16.9，P＜0.01。详见表6-27。

表6-27　不同国籍眶隆起的出现率
Percentages of the Orbital Eminence in Different Countries

作者	国别	例数	出现率（%，$\bar{x}\pm Sp$）	作者	国别	例数	出现率（%，$\bar{x}\pm Sp$）
Whitnall（1911）	欧洲	500	94±1.1	Buschkowitsch（1927）	乌克兰、俄罗斯	319	64±2.7
	北美印第安	182	98±1.0		犹太	138	51±4.3
	波兰	187	92±2.0		中国	8	50
	非洲黑人	153	93±2.1	Kangas（1928）	拉伯兰	1026	88.7±1.0
	澳大利亚	152	95±1.8		芬兰	—	90.5
	印度、阿富汗	152	88±2.6	Ono（1928）	日本	164	80±3.1
	马里	87	99±1.1	Tomita（1935）	日本	476	49.15±2.3
	印度，马来西亚	83	95±2.4	DiDio（1942）	巴西	285	89.12±1.8
	美拉尼亚	77	96±2.2	DiDio（1962）	印度	163	96.3±1.5
	古埃及	72	85±4.2	丁士海（1961）	中国	1000	621±1.53
	爱斯基摩	42	90±4.6				

　　11.*滑车棘及滑车凹的观察*（Observations of the Trochlear Spine & Trochlear Fovea）　滑车棘及滑车凹位于眶上壁和眶内侧壁交界处，距离眶缘约1cm，多数标本是看不到的，在我国人中出现率不足10%。其形成主要是由于通过其中的上斜肌的中央肌腱形成滑车凹，如附着于此处的环状滑车部分骨化则形成滑车棘，后者可分为微显和显著两类。综合国人数据4001侧（%，$\bar{x}\pm Sp$）：滑车棘缺如占91.65±0.44，微显型占3.03±0.27，显著型占5.32±0.35，除韩向君等资料外，微显型106例，占2.76±0.26，显著型213例，占5.54±0.37；按宫少青资料计算类型构成比性别差异$\chi^2=4.247$，$P=0.374$，说明各类型构成比没有性别差异，各型性差u值分别为0.50，0.77，1.25；P值均＞0.05，说明也无差异。详见表6-28。

表6-28 成人颅骨滑车棘的观察
Observations of the Trochlear Spine

作者（年份）	地区	侧数	无或凹[（%（n）]	微显[（%（n）]	显著[（%（n）]
韩向君等（1992）	东北	男105	90.48（95）	9.52（10）	0
		女50	89.34（45）	10.66（5）	0
丁士海（1961）	青岛	1706	92.3（1575）	2.8（48）	4.9（83）
蒋美智等（1965）	天津	600	90.4（542）	2.3（14）	7.3（44）
宫少青等（1966）	南京	男818	92.54±0.92（757）	3.67±0.66（30）	3.79±0.67（31）
		女322	91.61±1.63（295）	2.80±0.92（9）	5.59±1.28（18）
陈子为等（1980）	遵义	400	89.5（358）	1.2（5）	9.3（37）
合计（%，$\bar{x}\pm Sp$）（例数）		4001	91.65±0.44（3667）	3.03±0.27（121）	5.32±0.35（213）

12.颧眶孔的观察（Observations of the Zygomatico-Orbital Foramen） 颧眶孔位于眶外侧壁颧骨眶面，通常是两个，此孔通过颧面神经，向外侧穿过颧骨开口于颧骨外侧面，称颧面孔（zygomatico-facial foramen），开口于颧骨颞面称颧颞孔（zygomatico-temporal foramen）。综合国人资料2878例（%，$\bar{x}\pm Sp$）：单孔出现率为41.6±0.92，双孔为36.9±0.90，多孔为14.2±0.65，无孔为7.3±0.49；按宫少青资料计算各型构成比性别差异$\chi^2=3.812$，$P=0.432$，说明各型构成比没有性别差异，各型也无性别差异（$P>0.05$）。详见表6-29。

表6-29 颧眶孔（颧面孔和颧颞孔）的出现率
Observations of the Percentage of Zygomatico-Orbital Foramen

作者（年份）	地区	例数	单孔[%（n）]	双孔[%（n）]	三孔[%（n）]	四孔或多[%（n）]	无孔[%（n）]
丁士海（1961）	青岛	右869	45.9（399）	33.7（293）	10.5（91）	1.5（13）	8.5（73）
		左869	43.9（381）	33.7（293）	10.0（87）	1.8（16）	10.6（92）
宫少青等（1966）	南京	男818	35.82（293）	42.18（345）	16.75（137）	0.61（5）	4.65（38）
		女322	38.82（125）	40.38（130）	17.70（57）	0.62（2）	2.48（8）
合计（%，$\bar{x}\pm Sp$）（例数）		合2878	41.6±0.92（1198）	36.9±0.90（1061）	12.9±0.63（372）	1.3±0.21（36）	7.3±0.49（211）

13.视神经管的观察（Observations of the Optic Canal） 视神经管位于眶尖处，是一段不长的管，其中通过视神经、眼动脉和脑膜，管的前口称眶口（orbital aperture），管的后口通颅中窝称颅口（cranial aperture）。国内多人临床应用进行了对视神经管的研究，如视神经减压术手术中需要注意视神经管与毗邻的关系。

（1）视神经管分型的观察（Observations of the types of optic canal）：从临床应用的角度，可根据管内侧壁的毗邻结构而分型，如蝶窦型、筛窦型、蝶筛混合型和骨质型。朱世杰等（1990）观察了山东地区200侧标本（%，$\bar{x}\pm Sp$），其中蝶窦型占22.5%±2.95%、筛窦型占30.0%±3.24%、骨质型占6.0%±1.68%、蝶筛混合型占41.5%±3.48%。

（2）二分视神经管的观察（Observations of the bipartial optic canal）：李瑜如等（1965）观察河南成人颅骨1000例，二分视神经管出现率为3.8%，其中完全二分者2.1%，不完全者占1.7%。韩向君等（1992）观察东北地区颅骨男105例、女50例，二分视神经管出现率分别为7.62%±2.59%和5.00%±3.08%，性别差异u值为0.65，$P>0.05$，因此出现率没有性别差异。

（3）视神经管内侧壁毗邻关系的观察（Observations of the relationships between medial wall & its nearby structures）：毗邻关系主要是蝶窦、筛窦或全为骨质。综合国人资料346侧［周家宝等（1981）浙江72侧、范静平等（1996）上海214侧、陶海等（2000）北京60侧］（%，$\bar{x}\pm Sp$），包括三个主要类型：同侧蝶窦占

27.2%±2.39%，同侧后筛窦占26.9%±2.38%，同侧蝶窦同侧筛窦占25.1%±2.33%；其余分型各家不一，而且分型烦琐，甚至多达18项。

（4）视神经孔形态的观察（Observations of the shapes of aperture of optic canal）：李佐顺等（1995）观察山东地区男194例、女206例X线片，其中视神经孔椭圆形最多，男性为59.8%、女性为52.4%；其次为圆形，男性为35.8%、女39.6%；其他还有肾形、葫芦形、双孔形、缺口形，各型均无性别差异。

14. 泪囊窝的观察（Observations of the Fossa for Lacrimal Sac） 泪囊窝是位于眶腔内侧壁前端的一个椭圆形窝，由泪骨和上颌骨腭突组成，其中容纳泪囊。訾刚等（1997）观察了132侧泪囊窝，由泪骨和上颌骨腭突组成者占（85.60±3.06）%，由泪骨组成者占（4.45±1.81）%，由上颌骨组成者占（9.85±2.59）%。泪囊窝的前后界分别为泪前嵴（anterior lacrimal crest）和泪后嵴（posterior lacrimal crest），泪后嵴属于泪骨，泪前嵴属于上颌骨额突，窝内可见泪骨和上颌骨之间的缝，即泪上颌缝（lacrima-maxillary suture）。综合国人资料2332侧（%，$\bar{x}\pm Sp$）：泪上颌缝在窝前1/3者占18.18±0.80、在窝中1/3者占44.64±1.03、在窝后1/3者占17.02±0.78、缝愈合占20.15±0.83；按宫少青资料计算各型构成比性别差异$\chi^2=3.812$，$P=0.432$，说明各型构成比没有性别差异；各型也没有侧别差异（$P>0.05$），详见表6-30。

			表6-30 泪上颌缝在泪囊窝位置的观察 Observations of the Position in Fossa for Lacrimal Sac			
作者（年份）	地区	例数	在窝前1/3［%（n）］	在窝中1/3［%（n）］	在窝后1/3［%（n）］	缝愈合［%（n）］
丁士海（1961）	青岛	右574	24.9（143）	43.7（251）	15.5（89）	15.9（91）
		左574	24.2（139）	47.4（272）	14.3（82）	14.1（81）
宫少青等（1966）	南京	右592	10.47（62）	44.26（262）	11.82（70）	33.45（198）
		左592	13.39（80）	43.31（256）	26.34（156）	16.96（100）
总计（%，$\bar{x}\pm Sp$）（例数）		2332	18.18±0.80 （424）	44.64±1.03 （1041）	17.02±0.78 （397）	20.15±0.83 （470）

宫少青等（1966）按泪囊窝指数［（囊窝宽/泪囊窝高）×100］将泪囊窝分为三型，即窄窝型（$X\sim39.9$）、中窝型（40.0～49.9）、宽窝型（50.0～X），男性592侧分别为（%，$\bar{x}\pm Sp$）：26.52±1.81、53.04±2.05和20.44±1.66，女性224侧分别为34.82±3.81、46.88±3.33和18.30±2.58，各型构成比性别差异$\chi^2=5.465$，$P=0.065$，说明按泪囊窝指数构成比，没有性别差异。此外，对泪前后嵴情况进行观察（%）：泪前嵴不完整缝：男性占42.57±2.03、女性占52.23±3.34；泪前嵴痕迹缝：男性占51.18±2.05、女性占47.32±3.34；泪前嵴无缝：男性占6.25±1.00、女性占0.45±0.45；泪后嵴发达：男性占38.01±1.99、女性占39.29±3.26；泪后嵴不发达：男性占61.99±1.99、女性占60.71±3.26。陈子为等（1980）对贵州遵义地区成人颅骨200例按指数分型（%，$\bar{x}\pm Sp$）：窄窝型占47.25±2.5、中窝型占38.50±2.43、宽窝型占14.25±1.75。

此外，李旭光（1980）对江西地区成人颅骨506例（1012侧），符建元（1992）吉林地区成人颅骨100例完整泪囊窝153眶进行了许多项目的观察。

15. 筛孔的观察（Observation of the Ethmoid Foramina） 筛孔位于眶上壁和眶内侧壁交界处，筛骨和额骨眶板构成的额筛缝上，通常有前后两个，分别称筛前孔（anterior ethmoidal foramen）和筛后孔（posterior ethmoidal foramen），有时在二者间还有中筛孔（middle ethmoidal foramen）。Downie等（1995）观察了580例颅骨，发现现代人种筛前孔不在额筛缝上者占10%～20%，53例秘鲁人颅占62%。筛孔通过同名的神经和动、静脉。

（1）筛孔数量的观察（Observations of the number of ethmoidal foramina）：综合国人资料2342侧（%，$\bar{x}\pm Sp$），单孔占2.52±0.32，双孔占54.23±1.03，多孔占40.91±1.02；按宫少青资料计算各型构成比性别差异$\chi^2=10.454$，$P=0.015$，说明男女筛孔数量构成比具有显著的性别差异。详见表6-31。

			表6-31　筛孔数量的观察 Observations of the Number of Ethmoidal Foramina			
作者	地区	例数	单孔 [%（n）]	双孔 [%（n）]	三孔 [%（n）]	四孔 [%（n）]
丁士海（1961）	青岛	右524	5.5（29）	55.2（289）	37.0（194）	2.3（12）
		左534	4.7（25）	58.4（312）	35.6（190）	1.3（7）
宫少青等（1966）	南京	男768	0.39（3）	55.47（426）	41.93（322）	2.21（17）
		女316	0.63（2）	44.94（142）	50.95（161）	3.48（11）
陈子为等（1980）	贵州	200	0	50.25（101）	45.25（91）	4.00（8）
总计（%, $\bar{x}\pm Sp$）（例数）		2342	2.52±0.32（59）	54.23±1.03（1270）	40.91±1.02（958）	2.35±0.31（55）

（2）筛孔与额筛缝位置关系的观察（Observations of the relationship of ethmoidal foramen & fronto-ethmoidal suture）：综合国人资料2486侧（%, $\bar{x}\pm Sp$），孔在缝处占74.82%±0.87%，孔在缝上占22.85%±0.84%，孔在缝下2.33%±0.30%；按宫少青资料计算各型构成比性差$\chi^2 = 2.187$，$P = 0.534$，说明其构成比没有性别差异；按丁士海资料计算侧别差异，u值分别为1.69，1.11，1.16，$P > 0.05$，说明也没有侧别差异。详见表6-32。

				表6-32　筛孔与额筛缝的位置关系 Relationship of the Ethmoidal Foramen & Fronto-ethmoidal Suture		
作者（年份）	筛孔	项目	例数	孔在缝处 [%（n）]	孔在缝上 [%（n）]	孔在缝下 [%（n）]
Wood-Jones（1933）	华北	筛孔	100	87.0（87）	13.0（13）	0（0）
陆振山（1940）	华西	筛前孔	100	74.0（74）	26.0（26）	0（0）
丁士海（1961）	青岛	筛孔	右524	68.8±2.02（360）	25.1±1.89（132）	6.1±1.04（32）
			左534	73.3±1.91（391）	22.2±1.80（119）	4.5±0.90（24）
宫少青等（1966）	南京	筛孔	男768	81.62±1.07（627）	18.38±1.07（141）	0（0）
			女316	80.87±2.05（255）	19.13±2.05（61）	0（0）
卢范等（1986）	上海	筛前孔	60	36.67（22）	61.67（37）	1.66（1）
		筛后孔	60	61.67（37）	36.67（22）	1.66（1）
石献忠等（2005）	北京	筛前后孔	24（尸头）	29.2（7）	70.8（17）	0（0）
总计（%, $\bar{x}\pm Sp$）（例数）			2486	74.82±0.87（1860）	22.85±0.84（568）	2.33±0.30（58）

六、鼻区（Region of the Nose）

1. 梨状孔的观察（Observations of the Piriform Aperture）　梨状孔的高与宽与人种密切相关，一般而言，白色人种高而窄，黑色人种低而宽，黄色人种居中，这与鼻形相适应。就形态而言，各人种均可分为三型（图6-9）：心形、圆形和梨形。心形与梨形的区别在于鼻骨的尖端是否突出，而圆形则多出现在矮鼻型人

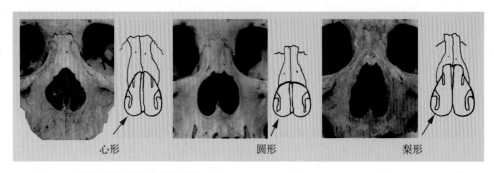

心形　　　　　　　　圆形　　　　　　　　梨形

图6-9　梨状孔的类型（前面观）　Shapes of the Piriform Aperture（anterior view）

群。综合国人资料709例（%，$\bar{x}\pm Sp$），梨状孔为心形占28.63%±1.70%，圆形占4.09%±0.74%，梨形占67.28%±1.76%；按单涛等资料计算性别差异$\chi^2=1.786$，$P=0.410$，说明梨状孔各型构成比没有性别差异，详见表6-33。

表6-33 梨状孔形态的观察
Observations of the Shapes of Piriform Aperture

作者（年份）	地区	例数	心形 [%（n）]	圆形 [%（n）]	梨形 [%（n）]
程辉龙等（1988）[*]	中南	成人400	9.00（36）	1.50（6）	86.25（345）
张布和等（2000）	通辽	70	65.71（46）	4.29（3）	30.00（21）
单涛等（2011）	青岛、长春和通辽	男129	44.2（57）	7.8（10）	48.0（62）
		女123	52.1（64）	8.1（10）	39.8（49）
总计（%，$\bar{x}\pm Sp$）（例数）		709[**]	28.63±1.70（203）	4.09±0.74（29）	67.28±1.76（477）

[*]程辉龙等结果中另有方形1.75%（7），梭形1.50%（6）；[**]不含本注中例数。

2. 梨状孔下缘的观察（Observations of the Lower Border of Piriform Aperture） 一般分为锐利型、圆钝型、鼻前沟型和鼻前窝型（图6-10）。综合国人资料1943例（%，$\bar{x}\pm Sp$）：锐利型占43.90±1.13、圆钝型占38.45±1.10、鼻前沟型占8.34±0.63、鼻前窝型占5.25±0.51、混合型占4.06±0.45，各型构成比性别差异$\chi^2=6.952$，$P=0.325$，说明梨状孔下缘各型构成比没有性别差异；各型性别差异u值分别为1.43、1.46、0.27、0.68、0.61，P值均>0.05，说明各型均无性别差异。详见表6-34。

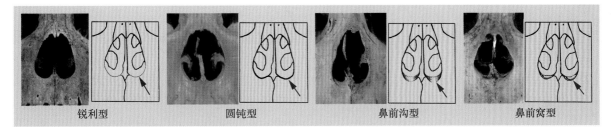

锐利型　　　圆钝型　　　鼻前沟型　　　鼻前窝型

图6-10 梨状孔下缘的类型（前面观） Shapes of the Lower Border of Piriform Aperture（anterior view）

表6-34 国人梨状孔下缘类型的观察
Observations of the Lower Border of Piriform Aperture

作者（年份）	地区	例数	锐利型 [%（n）]	圆钝型 [%（n）]	前鼻沟型 [%（n）]	前鼻窝型 [%（n）]	混合型 [%（n）]
单涛等（2011）	长春，通辽，青岛	男127	37.1（47）	22.8（29）	18.1（23）	12.6（16）	9.4（12）
		女121	47.9（56）	28.1（34）	9.9（12）	8.3（10）	5.8（7）
黎屏周（1978）	中南	合750	33.53（252）	50.82（388）	3.60（27）	5.20（39）	5.87（44）
武景望（1985）	江西	男99[**]	27.0（27）	36.0（36）	22.0（22）	9.0（9）	5.0（5）
		女51[***]	54.0（27）	30.0（15）	14.0（7）	4.0（2）	0（0）
邵兴周等（1988）	新疆洛浦	男26	53.85（14）	19.23（5）	11.54（3）	7.69（2）	7.69（2）
		女31	54.84（17）	25.81（8）	12.90（4）	6.45（2）	6.45（2）

续表

作者 （年份）	地区	例数	锐利型 [%（n）]	圆钝型 [%（n）]	前鼻沟型 [%（n）]	前鼻窝型 [%（n）]	混合型 [%（n）]
郑靖中等	西安	男69	33.33（23）	28.99（20）	27.54（19）	5.80（4）	4.35（3）
（1988）		女70	40.00（28）	11.43（8）	21.43（15）	21.43（15）	5.71（4）
朱芳武等	广西壮族	男77	45.45（35）	36.36（28）	14.28（11）	3.90（3）	0（0）
（1994）		女84	52.38（44）	28.57（24）	19.05（16）	0（0）	0（0）
Yen（颜誾）	昆明	男295	64.8（191）	34.5（102）	0.7*（2）	0（0）	0（0）
（1942）		女143	64.3（92）	35.0（50）	0.7（1）	0（0）	0（0）
合计（%，$\bar{x}\pm Sp$）（例数）		男693	48.6±1.90（337）	31.7±1.77（220）	11.5±1.21（80）	4.9±0.82（34）	3.2±0.67（22）
		女500	52.8±2.23（264）	27.8±2.00（139）	11.0±1.40（55）	5.8±1.05（29）	2.6±0.71（13）
		合1943	43.90±1.13（853）	38.45±1.10（747）	8.34±0.63（162）	5.25±0.51（102）	4.06±0.45（79）

*颜誾的前鼻沟型为不能察觉型；**原文100例；***原文50例。

3.鼻前窝和鼻前沟的观察（Observations of the Anterior Nasal Fossa & Sulcus） Yen（颜誾）（1942）观察404例（男266、女138），将鼻前窝区分为四型，即小型（40.4%），中型（47.0%），大型（10.2%）和显著型（2.0%）；鼻前沟出现双沟占3.2%。二者均无性别差异。

4.梨状孔下缘与鼻腔底壁关系的观察（Observations of the relationship between Lower Border of Piriform Aperture and Floor of Nasal Cavity） 武景望（1985）观察江西地区150例（%，$\bar{x}\pm Sp$），梨状孔下缘与鼻腔底壁在同一平面者占52.67±4.08%，下缘稍高于鼻腔底壁者占28.67±3.72%。下缘稍低于鼻腔底壁4.0±1.60%，下缘显著高于鼻腔底壁8.67±2.3%，下缘特高型±3.72%。

5.梨状孔上外侧部膨隆的观察（Observations of the Bulging Between Orbit and Piriform Aperture） 以目测法判断颅骨梨状孔上外侧部是否膨隆。周文莲等（2001）通过观察现代云南华北地区中国人，将其分为两类：无和有。出现率（%，$\bar{x}\pm Sp$）男51例为50.98±7.00%、女24例为8.33±5.64%；同时观察欧洲人的出现率，男16例为93.75±6.05%、女10例为0.0±100%，种族差异非常显著，欧洲人出现率远高于我国现代人（u值：男性4.62、女性8.48，P值均<0.01）。

6.鼻中隔偏曲的观察（Observations of the Diviation of Nasal Septum） 骨性鼻中隔由筛骨垂直板和犁骨形成，根据观察，它往往并不在正中矢状位，多有不同程度的偏曲，或左，或右，或既左又右，呈双侧偏曲。综合国人资料1347例（%，$\bar{x}\pm Sp$）：鼻中隔居中位占1.93%±0.37%，偏左位占48.03%±1.36%，偏右位占32.44%±1.28%，双偏（S形）17.59%±1.04%；偏左和偏右差异u值为8.35，P<0.01，说明偏左显著多于偏右。详见表6-35。

表6-35 鼻中隔偏曲的观察 Observations of the Diviation of Nasal Septum

作者（年份）	地区	例数	居中（%）	偏左（%）	偏右（%）	双偏（%）
Wood-Jones（1933）	华北	100	14.0	44.0	42.0	—
陆振山（1940）	华西	100	12.0	53.0	35.0	—
徐胜等（1988）	西北	200	—	39.5	48.0	12.5
黎屏周等（1988）	中南	947	—	49.7	27.9	22.4
合计（%，$\bar{x}\pm Sp$）（例数）		1347	1.93±0.37（26）	48.03±1.36（647）	32.44±1.28（437）	17.59±1.04（237）

7.鼻甲后间隙形态的观察（Observations of the Types of Post Space of Nasal Concha） 临床手术重视鼻腔后部与毗邻结构的关系，郑鸣等（1996）观察福州地区成人颅骨67侧鼻甲后间隙平面：浅凹型占62.7%，平坦型占28.3%，微凸型占9.0%。

8.鼻前棘的观察（Observations of the Anterior Nasal Spine）　鼻前棘位于梨状孔下缘正中，由两侧上颌骨形成，Broca将其分为五级（图6-11），即不显、稍显、中等、显著和特显。综合国人资料1929例（%，$\bar{x}\pm Sp$）：不显型占20.32 ± 0.92%、稍显型占26.70 ± 1.01%、中等型占29.34 ± 1.04%、显著型占18.51 ± 0.88%、特显型占5.13 ± 0.50%；各型构成比性别差异$\chi^2=12.286$，$P=0.015$，说明鼻前棘各型构成比具有显著的性别差异；各型性别差异u值分别为0.67、1.78、0.59、3.16、1.16，其中显著型具有明显的性别差异（$P<0.01$），男性显著多于女性，其余各型均无性别差异（$P>0.05$）。详见表6-36。

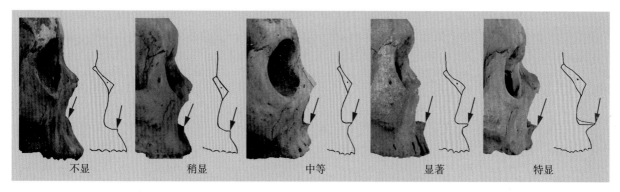

不显　　　　稍显　　　　中等　　　　显著　　　　特显

图6-11　鼻前棘的类型（侧面观）　Shapes of the Anterior Nasal Spine（lateral view）

表6-36　鼻前棘的类型观察　Observations of the Shapes of Anterior Nasal Spine

作者（年份）	地区	例数	不显型	稍显型 [%（n）]	中显型 [%（n）]	显著型 [%（n）]	特显型 [%（n）]
耿天翔 （2011）	长春、通辽、青岛	男126	22.2（28）	43.7（55）	26.2（33）	7.9（10）	0
		女125	36.8（46）	38.4（48）	20.8（26）	3.2（4）	0.8（1）
邵兴周等 （1988）	新疆 洛浦	男24	9.33（2）	62.50（15）	29.17（7）	0	0
		女31	3.22（1）	70.97（22）	25.81（8）	0	0
陆振山 （1940）	华西	100*	—	—	34.0（34）	39.0（39）	—
郑靖中等 （1988）	西安	男70	2.86（2）	38.57（27）	25.71（18）	28.57（20）	4.29（3）
		女70	8.57（6）	41.43（29）	24.29（17）	11.43（8）	14.29（10）
黎屏周等 （1978）	中南	合750	6.40（48）	24.53（184）	34.76（263）	25.43（191）	8.53（64）
武景望 （1985）	江西	男100	3.0（3）	12.0（12）	49.0（49）	32.0（32）	4.0（4）
		女50	2.0（1）	22.0（11）	50.0（25）	22.0（11）	4.0（2）
朱芳武等 （1994）	广西	男72	0（0）	22.22（16）	31.94（23）	31.94（23）	13.89（10）
		女74	2.70（2）	25.68（19）	47.30（35）	17.57（13）	6.76（5）
Yen（颜闿） （1942）	昆明	男254	67.5（171）	21.5（55）	9.0（23）	2.0（5）	0（0）
		女110	74.0（82）	20.2（22）	5.0（5）	0.8（1）	0（0）
合计（%，$\bar{x}\pm Sp$） （例数）		男646	31.89 ± 1.83（206）	27.86 ± 1.76（180）	23.68 ± 1.67（153）	13.93 ± 1.36（90）	2.63 ± 0.63（17）
		女460	30.00 ± 2.14（138）	32.83 ± 2.19（151）	25.22 ± 2.02（116）	8.04 ± 1.27（37）	3.91 ± 0.90（18）
		合1929	20.32 ± 0.92（392）	26.70 ± 1.01（515）	29.34 ± 1.04（566）	18.51 ± 0.88（357）	5.13 ± 0.50（99）

*合计中按73例计算。

9.鼻后棘类型的观察（Observations of the Posterior Nasal Spine）　鼻后棘（图6-12）位于鼻腔两侧鼻后孔下缘正中，由两侧腭骨水平板形成，样式可分为棘型、舌型、方型、双突型和多突型。大岛新治（1936）报道还有凹陷型。耿天翔（2011）观察了青岛、长春、通辽245例标本，其中方型最多

41.2±3.14%，其次为舌型26.5±2.82%；各型构成比性别差异$\chi^2=4.946$，$P=0.293$，说明鼻后棘各型构成比没有性别差异；各型性别差异u值分别为1.31、1.70、0.38、1.24、0.0，P值均＞0.05，说明各型也无性别差异。详见表6-37。

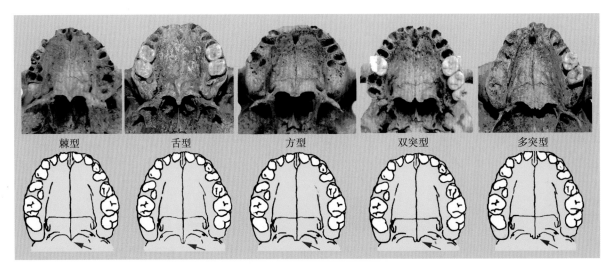

图6-12　鼻后棘的类型（下面观）　Shapes of the Posterior Nasal Spine（inferior view）

表6-37　鼻后棘的观察　Observations of the Posterior Nasal Spine

作者（年份）地区	例数	棘型 [%, $\bar{x}\pm Sp$（n）]	舌型 [%, $\bar{x}\pm Sp$（n）]	方型 [%, $\bar{x}\pm Sp$（n）]	双突型 [%, $\bar{x}\pm Sp$（n）]	多突型 [%, $\bar{x}\pm Sp$（n）]
耿天翔（2011）	男125	14.4±3.14（18）	31.2±4.14（39）	42.4±4.42（53）	11.2±2.82（14）	0.8±0.80（1）
青岛，长春，通辽	女120	20.8±3.71（25）	21.7±3.76（26）	40.0±4.47（48）	16.7±3.40（20）	0.8±0.81（1）
合计	245	17.6±2.43（43）	26.5±2.82（65）	41.2±3.14（101）	13.9±2.21（34）	0.8±0.57（2）

10. 鼻根点的观察（Observations of the Nation）　鼻根点位于额鼻缝的正中点，从颅骨侧面观察鼻根点的凹陷程度（图6-13），它与眉间点的突度有连带关系。可分为0级——无凹陷、1级——略有凹陷、2级——凹陷明显。黎屏周等（1978）观察中南地区颅骨750例，其中无凹陷型占12.3%，浅型凹陷占56.26%，深型凹陷占31.56%；张布和等（2000）观察通辽地区颅骨70例，结果显示0级占57.14%，1级占24.28%，2级占18.57%。

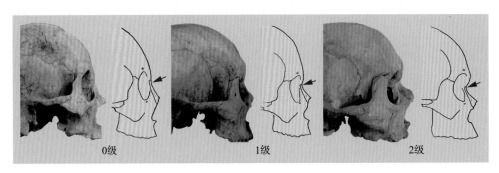

图6-13　鼻根点凹陷的类型（侧面观）　Shapes of the Nation（lateral view）

11. 鼻骨（Nasal Bone）　两侧鼻骨整体的形态可分为3种（图6-14）：前面观可分为中窄型、上窄型和上下等宽型3种，侧面观可分为凸型、直型和凹型3种。陆振山（1940）观察华西地区颅骨100例，鼻骨形态非常窄者占8%，非常短者占8%，上端很尖者占25%，非常倾斜者占15%。

（1）鼻骨前面观类型的观察（Observations of the shapes of nasal bone from anterior view）：综合国人资料1060例（%，$\bar{x} \pm Sp$）：中窄型占45.66±1.53，上窄型占45.09±1.53，上下等宽型占9.24±0.88；各型构成比性别差异$\chi^2 = 1.636$，$P = 0.441$，说明鼻骨前面观各型构成比没有性别差异；各型性别差异u值分别为0.64、1.34、1.06，P值均＞0.05，说明各型也无性别差异。详见表6-38。

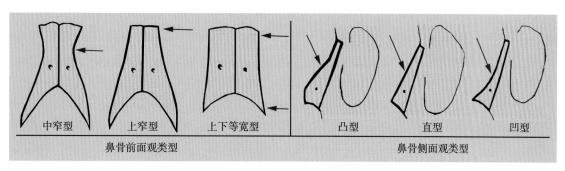

图6-14　鼻骨的类型　Shapes of the Nasal Bone

表6-38　鼻骨前面观类型的观察
Observations of the Shapes of Nasal Bone from Anterior View

作者（年份）	地区	例数	中窄型［%（n）］	上窄型［%（n）］	上下等宽型［%（n）］
张永春等	长春，通辽青岛	男129	44.9（58）	28.7（37）	26.4（34）
（2011）		女123	46.3（57）	30.1（37）	23.6（29）
郑靖中等	西安	男70	64.29（45）	35.71（25）	0（0）
（1988）		女68	70.59（48）	29.41（20）	0（0）
程辉龙等（1988）	中南	合400	48.50（194）	45.75（183）	5.75（23）
朱芳武等	广西壮族	男78	11.54（9）	83.33（65）	5.13（4）
（1994）		女83	7.14（6）	90.48（76）	1.19（1）
Yen（颜誾）	昆明	男68	63.3（43）	29.4（20）	7.3（5）
（1942）		女41	58.8（24）	36.6（15）	4.6（2）
Yen（颜誾）	昆明	男68	63.3（43）	29.4（20）	7.3（5）
（1942）		女41	58.8（24）	36.6（15）	4.6（2）
合计（%，$\bar{x} \pm Sp$）（例数）		男345	44.93±1.76（155）	42.61±1.67（147）	12.46±1.36（43）
		女315	42.86±2.79（135）	46.98±2.81（148）	10.16±1.70（32）
		合1060	45.66±1.53（484）	45.09±1.53（478）	9.24±0.88（98）

武景望（1985）观察了江西地区150例鼻骨的形状，其中长方形者占96.00%，三角形者占2.67%，右长方形左三角形者占1.33%。

（2）鼻骨侧面观形状的观察（Observations of the shape of nasal bone from lateral view）　Yen（颜誾，1942）观察了昆明地区109例（%，$\bar{x} \pm Sp$），单一弯曲者占61.47±4.66%，双弯曲者占38.53±4.66%；两项性别差异u值均为2.12，$P < 0.05$，说明男性的单一弯曲型明显多于女性，而双弯曲型女性明显多于男性；张万洲等（1985）观察九江地区男467、女544例，鼻骨侧面观形状分为直型，男83.5±1.72%（390）、女92.10±1.16%（501），凸型，男16.27±1.71%（76）、女5.33±0.96%（29），凹型，男0.21±0.21%（1）、女2.57±0.73%（14）；性别差异$\chi^2 = 40.504$，$P = 0.000$，说明鼻骨侧面各型构成比具有非常显著的性别差异。

七、鼻旁窦（Paranasal Sinus）

1. 上颌窦（Maxillary Sinus） 上颌窦位于上颌骨体内的一个大锥形腔隙，通向中鼻道，是鼻旁窦中最大的腔，邻近结构对临床工作者甚为重要。窦的上面为眶下壁，近中央处有眶下管形成的嵴通过；窦的下面为口腔顶，上颌牙齿的牙根包有薄的骨质突入窦腔，有时磨牙的碰撞可损伤薄的骨质，致磨牙穿孔。上颌窦腔还可突入到颧骨、腭骨。个别情况可能出现前后两个腔，即二分上颌窦，如户井田登（1935）观察了104侧标本，出现前后二分上颌窦者占1.9±1.31%。

（1）上颌窦形状的观察（Observations of the shapes of maxillary sinus）：付升旗等（2010）观察了18例颅骨和10例尸头标本，窦呈四边形占27.8%，呈三边形占72.2%。

（2）上颌窦口形状的观察（Observations of the shapes of aperture of maxillary sinus）：陆忠琪等（1983）观察了遵义地区10月胎尸头50侧，椭圆形占94%，圆形占6%；张巧德等（1998）观察了成人尸头60侧，卵圆形占78%，肾形占11.7%，横裂形占10.0%，有上颌窦副口占21.7%；户井田登（1935）观察了中国男性颅骨104侧，出现副口占53.9±6.91%；蒋振芳等（1997）观察了南京地区成人尸头60侧，出现副口者占20%；钱月楼等（1998）观察了220侧，有上颌窦副口者占18.2%。

（3）上颌窦口开口部位的观察（Observations of the locations of the aperture of maxillary sinus）：陆忠琪等（1983）观察胎尸头50侧，开口于筛漏斗前部占20%，开口于筛漏斗中部占50%，开口于筛漏斗后部占30%；蒋振芳等（1997）观察60侧，开口于半月裂后部占60.0%，开口于半月裂中部占33.3%，开口于半月裂前部占5.0%，开口于半月裂上方占0.7%；钱月楼等（1998）观察了220侧颅骨上颌窦口，开口于漏斗前部者占15.5%，开口于中部者占12.7%，开口于后部者占71.8%。

（4）上颌窦与附近结构关系的观察（Observations of the relationships of maxillary sinus & its nearby structures）：丁树湘等（1965）通过观察110侧国人上颌窦发现20.9%的上颌窦与牙槽相通。户井田登（1935）观察中国男性颅骨54例，结果见表6-39。

表6-39 上颌窦与附近结构关系的观察结果
Observations of the Relationships of Maxillary Sinus & Its Nearby Structures

项目（106侧）	出现率 (%, $\bar{x}\pm Sp$)	项目（104侧）	出现率 (%, $\bar{x}\pm Sp$)	项目（104侧）	出现率 (%, $\bar{x}\pm Sp$)
上颌窦突入牙槽	67.0±4.57	窦底前端对应C	9.6±2.89	窦底前端对应M_2	1.9±1.34
上颌窦突入颧骨	58.5±4.79	窦底前端对应P_1	25.0±4.25	窦底高于鼻腔底	9.6±2.89
上颌窦突入眶下	78.7±3.98	窦底前端对应P_2	29.8±4.48	窦底平于鼻腔底	8.7±2.76
上颌窦突入腭骨	18.9±3.80	窦底前端对应M_1	33.7±4.64	窦底低于鼻腔底	81.7±3.38
上颌窦突入眶突	49.1±4.86	窦底最低位于M_1	61.6±4.74	窦底后端对应M_2	18.3±3.79
窦底最低位于P_1	2.9±1.65	窦底最低位于M_2	26.9±4.40	窦底后端对应M_3	70.2±4.48
窦底最低位于P_2	6.7±2.45	窦底最低位于M_3	1.9±1.34	窦底后端对应M_3之后	11.5±3.13

（5）上颌窦发育不良的观察（Observation of the aplasia of maxillary sinus）：崔志汉（1958）观察了142例副鼻窦，上颌窦发育不良占1.41%。

2. 额窦（Frontal Sinus） 位于额骨眉弓的深部，两侧各一，其间有中隔分开，开口于中鼻道。额窦出生时尚未发育，一般至3岁时开始出现，10～12岁时已发育成型。依据其气化程度额窦有不同的分型，在X线片上可清晰看出其内部结构和额窦中隔。

（1）额窦类型的观察（Observations of the types of frontal sinus）：国内按位置分型，可分为Ⅰ型（额型）、Ⅱ型（额及眶内上壁型）、Ⅲ型（额及眶内侧壁型）、Ⅳ型（眶内上壁型）及Ⅴ型（眶内壁型）；综合国人资料522侧（%, $\bar{x}\pm Sp$）：Ⅰ型占3.83±0.84%，Ⅱ型占57.47±2.16%，Ⅲ型占9.77±1.30%，Ⅳ型占10.15±1.32%，Ⅴ型占18.77±1.71%。详见表6-40。

表6-40 额窦类型的观察
Observations of the Types of Frontal Sinus

作者（年代）	地区	侧数	Ⅰ型［％（n）］	Ⅱ型［％（n）］	Ⅲ型［％（n）］	Ⅳ型［％（n）］	Ⅴ型［％（n）］
穆家圭等（1964）	内蒙古	男130	15.3（20）	32.9（43）	28.3（37）	3.5（4）	20.0（26）
青海医学院解剖教研室（1978）	西宁回族	男200	0	54.5（109）	4.5（9）	10.5（21）	30.5（61）
冯光华等（1989）	四川	192*	0	74.0（148）	2.5（5）	14.0（28）	5.5（11）
合计（％，$\bar{x}\pm Sp$）（例数）		522	3.83±0.84（20）	57.47±2.16（300）	9.77±1.30（51）	10.15±1.32（53）	18.77±1.71（98）

*另有4%（8例）为未发育。

杜百廉等（1965）通过观察河南地区男性颅骨250例，将额窦按窦数分型为Ⅰ型（两侧窦缺如，占13.2%）、Ⅱ型（一侧窦缺如，占19.2%）、Ⅲ型（两侧各一窦，64.4%）、Ⅳ型（一侧一窦，另一侧两窦，2.0%）及Ⅴ型（两侧各两窦，1.2%）。

（2）额中隔的观察（Observations of the septum of frontal sinus）：青海医学院解剖教研室（1978）观察了100例颅骨标本：中隔正中者占84.0%，中隔偏右者占11.0%，中隔偏左者占2.0%，两侧相通者占3.0%；丁士海等（1980）观察了山东枣庄青年矿工161例（%±Sp）：左侧额窦越过中线者占31.7±3.66%，右侧额窦越过中线者占21.1±3.21%，两侧额窦不越过中线者占32.3±3.68%，两侧额窦均越过中线（S型）者占9.3±2.28%，额窦缺如者占5.6±1.81%。

（3）额窦大小的观察（Observations of the size of frontal sinus）：胡懋廉等（1957）观察了成人颅骨100例，小型占24%，中型占70%，大型占6%；杜百廉等（1965）观察了河南地区颅骨250例，额窦外侧达眶上切迹以内者占36.3%，达眶上切迹者占40.1%，切迹与眶上缘中点间者占9.6%，眶上缘中点者占7.3%，眶上缘中点外侧者占6.7%；丁士海等（1980）观察了山东枣庄青年矿工161例（%±Sp），额窦外侧位于眶上缘内侧1/3者占41.0±2.80%，额窦外侧位于眶上缘内中1/3交界处占32.6±2.67%；廖建春等（1999）观察了100侧标本，上述两者分别占32%、46%，超过中点以外者占16%。

（4）额窦两侧比较的观察（Observations of the comparison of bilateral size of the frontal sinuses）：丁士海等（1980）观察山东枣庄青年矿工161例（%±Sp）：两侧对称者占46.6±3.93%，两侧不对称者占53.4±3.93%。

（5）额窦发育不良的观察（Observations of the aplasia of frontal sinus）：崔志汉（1958）观察了142例X线片，额窦发育不良者占9.15%；石耀华等（1964）观察了青年学生558例，额窦发育不良占10.2%；杨龙鹤等（1965）观察了河南男青年323例，额窦发育不良占5.57%。

（6）额窦开口部位的观察（Observations of the locations of aperture of frontal sinus）：杜百廉等（1965）观察河南地区250例颅骨，额窦开口部位至漏斗区者占49.5%，至额隐窝区者占26.2%，至漏斗上隐窝区者占20.5%，至筛骨泡区者占3.8%；蒋振芳等（1997）观察了60侧：额窦开口至筛漏斗占55%，至额隐窝占36.7%，至漏斗之上占8.3%；陈合新等（2005）观察到一例成年男性的左侧额窦开口于上鼻道。

3.蝶窦（Sphenoidal Sinus） 位于蝶骨体内，左右各一，其间有蝶窦隔（septum of sphenoidal sinus）。蝶窦通向蝶筛隐窝。蝶窦的前下壁有两片薄而弯曲的骨片，称蝶甲（sphenoidal conchae）。蝶窦上方是垂体窝底，临床常通过此处进行垂体的手术，可以不用开颅。蝶窦按气化程度可分为：①甲介型——腔小，多松质骨；②鞍前型——气化达蝶鞍之前；③半鞍型——前半气化；④全鞍型——气化达全部蝶鞍；⑤蝶枕型——气化高度发达，达枕骨。其他型中还包括鞍前与半鞍混合型和不发育型等（图6-15）。

（1）两侧相同类蝶窦气化类型的观察（Observationss of the both same types of pneumatic sphenoidal sinus）：综合国人数据400例（%，$\bar{x}\pm Sp$）：甲介型占2.75±0.82，鞍前型17.75±1.91，半鞍型占16.00±1.83，全鞍型占50.75±2.50，蝶枕型占14.00±1.73，其他型占1.25±0.56，详见表6-41。

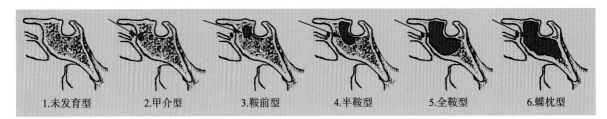

1.未发育型　　2.甲介型　　3.鞍前型　　4.半鞍型　　5.全鞍型　　6.蝶枕型

图6-15　蝶窦的类型（正中矢状切）　Types of the Sphenoidal Sinus（median section）

表6-41　两侧相同类蝶窦气化类型的观察
Observationss of the Both Same Types of Pneumatic Sphenoidal Sinus

作者（年份）	地区	例数	甲介型[%（n）]	鞍前型[%（n）]	半鞍型[%（n）]	全鞍型[%（n）]	蝶枕型[%（n）]	其他[%（n）]
周利永（2005）	华北	81	2.5（2）	8.6（7）	17.3（14）	59.3（48）	12.3（10）	0（0）
杨琳等（1983）	山东	30	0（0）	13.3（4）	36.7（11）	50.0（15）		0（0）
庄惠学等（1991）	山东	100	2（2）	17（17）	17（17）	46（46）	17（17）	1（1）
鞠学红等（2003）	山东	23	4.35（1）	8.70（2）	17.39（4）	56.52（13）	8.70（2）	4.35（1）
陈祖芬等（1985）	华东	100	2（2）	15（15）	5（5）	75（75）	0（0）	3（3）
范静平等（1996）	上海	46	4.35（2）	23.91（11）	32.61（15）	30.43（14）	8.70（4）	0（0）
廖建春等（1999）	上海	50	4（2）	18（9）	18（9）	14（7）	46（23）	0（0）
合计（%，$\bar{x}\pm Sp$）（例数）		400*	2.75±0.82（11）	17.75±1.91（71）	16.00±1.83（64）	50.75±2.50（203）	14.00±1.73（56）	1.25±0.56（5）

*合计中未计入杨琳等的30例。

（2）蝶窦气化程度和视神经管位置关系的观察（Observations of the relations between degree of pneumatic sphenoidal sinus & optic canal）：周利永等（2005）观察天津地区80例颅骨，将二者关系可分为三种程度类型：Ⅰ度——蝶窦气化未达神经管；Ⅱ度——蝶窦气化部分达到视神经管；Ⅲ度——蝶窦气化超越了视神经管。160侧观察结果显示，Ⅰ度占20%，Ⅱ度占66%，Ⅲ度占14%。

（3）蝶窦中隔的观察（Observations of the septum of sphenoidal sinus）：国内有两种分类方法：一种按中隔是否居中或偏向一侧：即正中位，偏左，偏右，不规则4种：陈谟训等（1964）观察安徽地区颅骨100例，4种类型分别占5%、49%、42%和4%，陈祖芬等（1985）观察华东地区颅骨100例，分别占18%、44%、28%、和45%。另一种分类是按中隔的偏向程度和形状，即正中位、稍偏、显著偏、S形和C形。蔡梅钦等（2009）观察广州地区颅骨199例，上述类型分别占43%、50%、99%、3%和4%；庄惠学等（1991）观察山东地区颅骨100例，上述类型分别占66%、22%、42%、0%、12%和0%。

（4）蝶窦按数量分类的观察（Observations of the type of sphenoidal sinus by number of sinus）：陈祖芬等（1985）观察华东地区100例，蝶窦为双房者占88%，多房者占7%，而单房者占5%。

（5）蝶窦口的观察（Observations of the aperture of sphenoidal sinus）：蝶窦口国内分型也极不一致。陈谟训等（1964）观察安徽地区195侧：蝶窦口卵圆形占73.84%，圆形占26.16%；吕光宇等（1986）观察上海地区颅骨114例，椭圆形占35.09%，圆形或肾形占32.46%，月牙形或弓弦形占17.54%，其他型占14.91%；孙敬武等（2000）观察安徽地区尸头20例，椭圆形占58.5%，圆形占37.5%，裂隙状占4.0%；丁学华等（2003）观察上海地区尸头25例，椭圆形占61.1%，圆形占22.2%，裂隙状占5.6%。蝶窦口开口部位：陈谟训等（1964）观察安徽地区195侧，位于蝶甲上部者占33.85%，位于蝶甲中部者占47.18%，位于蝶甲下部者占18.97%。

（6）蝶窦内副嵴的观察（Observations of the accessory crest in sphenoidal sinus）：蝶窦内副嵴是突入窦内的半月状骨嵴。卢范等（1986）观察40成人颅骨，副嵴出现率为57.5%，其中单嵴占45%，双嵴占

32.5%，65.91%为外侧矢状嵴，嵴的后部有68.97%附着于颈动脉隆起。

（7）蝶窦内颈内动脉隆起的观察（Observations of the carotid eminence in sphenoidal sinus）：蝶窦容积与有无颈内动脉隆起有直接关系。范静平等（1996）观察上海地区头部标本220侧，蝶窦内颈内动脉隆起的出现率为51.4%；朱习文等（2010）观察350例螺旋CT扫描图像，发现蝶窦内无颈内动脉隆起的占70.75%，蝶窦内有一侧隆起的占8.49%，有两侧隆起的占20.74%。文卫平等（2005）观察了65侧，其中出现颈内动脉隆起者39侧（60%）。

（8）蝶窦内视神经管隆起的观察（Observations of the optic eminence in sphenoidal sinus）：通常蝶窦内外侧壁有50%出现视神经管隆起。范静平等（1996）观察上海地区标本220侧，蝶窦内视神经管隆起的出现率为52.7%；文卫平等（2005）观察了65侧，出现率为50.7%，其中管型或半管型10侧，呈压迹型23侧。

4. 筛窦（Ethmoidal Sinus） 位于筛骨迷路内，由额骨、上颌骨、泪骨、蝶骨和腭骨组成。内邻眶腔，上邻颅前窝，内侧邻鼻腔。筛窦内有许多气泡，各气泡间的骨质可以不完整，大体可分为前、中、后三群，临床多认为分前、后筛窦两部。前群气泡约11个，中群约3个，后群1～7个，每个小窦可称筛房（ethmoidal cell）。前中群开口于中鼻道，后群开口于上鼻道。

（1）筛窦前群的观察（Observations of the anterior group of ethmoidal sinus）：吴建等（1996）观察上海地区尸头60例，分为筛外型（29.2%）和筛内型（70.8%）。

（2）前筛窦与毗邻结构关系的观察（Observations of the relationships between ethmoid sinus & its nearby structures）：吴建等（1996）观察上海地区尸头60例，前后筛窦间有基板分隔者占9.2%，前筛窦形成额窦筛泡者占15.8%，中鼻甲被筛窦气化者占36.6%。范静平等（1996）观察成年尸头110例220侧，发现前筛窦顶壁与额窦后壁的关系有三种：前筛窦侵入额窦者占15.9%，前筛窦顶壁的前端成为额窦腔内气房分隔，额窦直接与后筛窦相邻者占6.8%，前筛窦顶壁成为额窦底壁，前筛窦顶壁与额窦后壁相连接者占77.3%。筛窦顶壁与视神经管的关系也有三种：二者部分相连占16.4%，完全相连占19.1%，其中有1.4%的筛窦顶壁构成视神经管上壁。

（3）筛窦中群的观察（Observations of the middle group of ethmoidal sinus）：蒋振芳等（1997）观察南京地区尸头60侧，筛窦中群开口于筛泡上中部者占71.7%，开口于筛泡上后部者占21.7%，开口于筛泡上前部者占3.3%，开口于中鼻道者占3.3%。

（4）筛窦后群的观察（Observations of the posterior group of ethmoidal sinus）：廖建春等（1999）对上海地区50例成人头颅标本行CT扫描，扫描结果见表6-42。

表6-42 筛窦后群的观察
Observations of the Posterior Group of Ethmoidal Sinus

后筛窦各型在两侧分布			后筛窦各度在两侧分布			两侧后筛窦分型相同		两侧后筛窦分度相同	
分型*	左侧（%）	右侧（%）	分度**	左侧（%）	右侧（%）	分型	%	分度	%
管前型	24	22	I	40	46	管前型	16	I	32
半管型	30	26	II a	20	18	半管型	20	II a	8
全管型	30	36	II b	18	14	全管型	22	II b	8
蝶鞍型	16	16	III	22	22	蝶鞍型	8	III	10
两侧后筛窦分型不同					两侧后筛窦分度不同				
管前半管型	6%		半管全管型		6%	I～II a	12%	II a～II b	2%
管前全管型	6%		半管蝶鞍型		4%	I～II b	4%	II a～III	8%
管全蝶鞍型	0%		全管蝶鞍型		12%	I～III	6%	II b～III	10%

*依据后群后界的位置关系分为四型：管前型、半管型、全管型和蝶鞍型。**按筛窦侵入同侧蝶窦上方的程度分为四度：I度—未侵入蝶窦；II a度—小于蝶窦左右径的1/2；II b度—大于蝶窦的1/2；III度—完全侵入蝶窦的上方。

（5）蝶上筛房的观察（Observations of the superior ethmoidal cell）：蝶上筛房的诊断标准是后筛窦侵入蝶窦的上方，其后壁达蝶鞍的前壁。廖建春等（1994）观察了尸头50例及85例CT片，共计270侧，蝶上筛房出现76侧（28.2%），其中双侧22例，左侧13例，右侧19例；男性32侧（30.8%），女性46侧（28.2%），性别无差异（$P > 0.05$）。76侧蝶上筛房按气化程度分四型：鞍前型占26.3%，半鞍型占18.4%，全鞍型占36.8%，鞍枕型占18.42%。朱世杰等（1997）观察成人颅骨100例（男66例，女34例）（%，$\bar{x} \pm Sp$），蝶上筛房出现率按颅计为36.0±4.8%、按侧计为25.5±3.08%。

（6）蝶侧筛房的观察（Observations of the lateral ethmoidal cell）：朱世杰等（1997）观察成人颅骨100例（男66，女34），出现率按颅计25.0±4.33%、按侧计14.5±2.49%。

5.蝶筛隐窝的观察（Observations of the Spheno-Ethmoidal Recess）　蝶筛隐窝是位于上鼻甲后方与蝶骨体前面之间的间隙。蝶窦开口于此窝。张巧德等（1998）观察山东地区60侧尸头标本：蝶筛隐窝位置，在上鼻甲后方占55%，在上鼻道后方占35%，在最上鼻甲后方占10%；蝶筛隐窝的形态，椭圆形占52%，圆形占30%，半月形占18%。

八、颞下区（Infratemporal Area）

1.蝶腭孔的观察（Observations of the Sphenopalatine Foramen）　位于翼腭窝的内侧，其中有通向鼻腔的同名血管和神经。蝶腭孔形状各家标准不统一。马桦等（1988）观察华东地区100侧，卵圆形占52%，圆形占34%，分叶形占14%；贵平等（2004）观察上海地区220侧，不规则形占61.8%，椭圆形占29.6%，圆形占8.6%。

2.翼腭管（Pterygopalatine Canal）　由上颌骨和腭骨的翼腭沟围成，管的上口可称作翼腭孔（pterygo-palatine foramen），管内有翼腭神经通过，向下通向硬腭外侧后方的腭大孔和腭小孔，管的上方为向外侧开放的翼腭窝（pterygopalatine fossa），其中有翼腭神经节。

（1）翼腭管类型的观察（Observations of the pterygopalatine canal）：郝楷等（1986）观察山西地区颅骨300例，前弯型占82%，后弯型占17%，直型占1%；此外，贾立本（1964）采用19号针头统计其穿通翼腭管的百分率：男性260例左侧14.9%、右侧17.8%，女性40例左右侧均30.0%。

（2）翼腭窝类型的观察（Observations of the pterygopalatine fossa）：柳新华等（1997）观察山西晋中地区成人60例120侧，锥体型占52.5%，窄隙型占16.7%，中间型占30.8%。

（3）翼腭孔类型的观察（Observations of the pterygopalatine foramen）：郑海宁等（2009）观察了40副，圆形占77.5%，卵圆形占10.0%。

3.腭鞘管（Palatovaginal Canal）　位于腭骨垂直板的蝶突与蝶骨翼突内侧板的鞘突之间，向前开口于翼腭窝的后壁（翼管开口之内后），向后开口于蝶骨鞘突的下表面，其内有蝶腭神经节的分支，对炎症与肿瘤扩散的诊断和治疗有一定意义。靳颖等（2006）观察了104侧颅骨腭鞘管：腭鞘管呈完整管状者占79.8%，腭鞘管不完整者占15.4%，未形成明显的沟或管者占4.8%。

4.犁鞘管（Vomerovaginal Canal）　位于犁骨翼与蝶骨鞘突之间，其上壁由鞘突的下表面构成，有时犁骨翼的侧面也参与构成，起自翼腭窝的后壁（或翼管），向后内走行，其内有上颌动脉的分支。靳颖等（2006）观察了104侧犁鞘管分型：呈完整管状者占36.7%，与外侧的腭鞘管相通者占15.0%，呈沟状者占33.3%，未检出占15.0%。

九、口区（Region of the Mouth）

1.尖牙窝的观察（Observation of the Canine Fossa）　尖牙窝亦称犬齿窝（canine fossa）或眶下窝（infraorbital fossa），位于尖牙牙槽上方、上颌骨的前外侧面，介于眶下孔的下方、上颌骨颧突的前方和恒前磨牙根尖上方之间，一般在尖牙根尖后外侧1.5 mm处。具有人种差异，黄色人种较不发达。Broca按其深浅程度将尖牙窝分为五级：①不显，无此窝；②较浅，略呈浅凹；③中等，窝呈清晰的凹陷；④较深，呈明显的凹陷；⑤极深，凹陷显著。综合国人资料2095例（%，$\bar{x} \pm Sp$）：不显占5.49±0.50%，较浅占41.00±1.07%，中等占29.83±1.00%，较深占16.80±0.82%，极深占6.87±0.55%；各型构成比性别差

异 $\chi^2 = 5.832$，$P = 0.323$，说明尖牙窝各型构成比没有性别差异，性差 u 值分别为 0.40、0.99、0.27、0.93、2.10，说明只有极深型女性远多于男性（$P < 0.05$）。其余各型均无性别差异（P 值均 > 0.05）。详见表6-43。

表6-43　尖牙窝分级的观察
Observations of the Degree of Canine Fossa

作者（年份）	地区	例数	不显［%（n）］	较浅［%（n）］	中等［%（n）］	较深［%（n）］	极深［%（n）］
李玉龙等（2011）	长春	男254	2.8（7）	35.8（91）	35.8（91）	13.8（35）	11.8（30）
	通辽、青岛	女238	0.4（1）	30.3（72）	32.3（77）	16.8（40）	20.2（48）
邵兴周等（1988）	新疆洛浦	男52	25.0（13）	46.2（24）	13.5（7）	13.5（7）	1.9（1）
		女66	24.2（16）	50.0（33）	15.2（10）	4.5（3）	6.1（4）
黎屏周等（1978）	中南地区	合750	8.27（62）	41.53（312）	32.00（240）	15.76（119）	2.27（17）
郑靖中等（1988）	西安地区	男140	1.43（2）	48.57（68）	22.86（32）	22.85（32）	4.29（6）
		女140	4.29（6）	40.00（56）	27.85（39）	23.57（33）	4.29（6）
朱芳武等（1994）	广西壮族	男148	2.7（4）	24.3（36）	29.7（44）	31.8（47）	1.5（17）
		女157	2.5（4）	37.6（59）	33.9（53）	16.6（26）	9.5（15）
周文莲等（2001）	云南	男52侧	0	59.6（31）	32.7（17）	7.7（4）	0
		女48侧	0	72.5（35）	18.8（9）	8.3（4）	0
	华北地区	男50侧	0	84.0（42）	12.0（6）	4.0（2）	0
总计（%，$\bar{x} \pm Sp$）（例数）		男696	3.74±0.72（26）	41.95±1.87（292）	28.30±1.71（197）	18.25±1.46（127）	7.76±1.01（54）
		女649	4.16±0.78（27）	39.29±1.92（255）	28.97±1.78（188）	16.33±1.45（106）	11.25±1.24（73）
		合2095	5.49±0.50（115）	41.00±1.07（859）	29.83±1.00（625）	16.80±0.82（352）	6.87±0.55（144）

中欧尖牙窝出现率的比较（Comparation of the percentage of canine fossa between Chinese and European）：周文莲等（2001）观察现代（云南、华北）中国人头骨，男51例为43.14±6.94%、女24例为25.0±8.84%。观察欧洲人尖牙窝的出现率，男16例为93.75±6.05%、女10例为100±0.0%，种族差异非常显著，欧洲人出现率远高于我国现代人（u 值：男5.50、女8.48，P 值均 < 0.01）。

周文莲等（2002）进一步对中国和西方的化石人颅模型进行了尖牙窝、颧骨缘结节和梨状孔上外侧部膨隆三项观察，以期对人类的起源提供一些值得参考的信息。得到如下提示：①在欧洲尖牙窝似乎是随着人类的进化逐渐出现的；②在化石人头骨上，颧骨缘结节的出现看不出明显的地域差异；③梨状孔上外侧部膨隆似乎在大荔头骨与其他中国化石人"不融洽"而与欧洲尼人接近，这一现象可能反映了某种程度的基因交流。

2.上牙弓类型的观察（Observations of the Upper Dental Arch）　上牙弓亦称上颌齿弓、上齿槽弓，吴汝康等（1965）称其为腭形（palatal shape），易于掌握。主要分为3种类型（图6-16）：U型、马蹄型（或椭圆型）和抛物线型。Stewart（1952）和 Ashley-Montagu（1960）更进一步将其分为5种类型，但其特

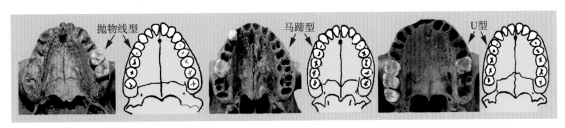

图6-16　上牙弓的类型（下面观）　Shapes of the Upper Dental Arch（inferior view）

征区分不易掌握。综合国人资料1763例（%，$\bar{x}\pm Sp$）：U型占25.35±1.04%、马蹄型（或椭圆型）占27.00±1.06%、抛物线型占47.65±1.19%，各型构成比性别差异$\chi^2=6.735$，$P=0.241$，说明各型构成比没有性别差异；各型性别差异u值分别为0.93、1.44、0.70，P值均>0.05，说明各型也无性别差异。详见表6-44。

表6-44　上牙弓的观察　Observations of the Upper Dental Arch

作者	地区	例数	U型[%（n）]	马蹄型[%（n）]	抛物线型[%（n）]
大岛新治（1936）	东北	男214	12.6（27）	78.0（167）	9.3（20）
张川等（2011）	长春、通辽、青岛	男101	13.9（14）	28.7（29）	57.4（58）
		女78	11.5（9）	21.8（17）	66.7（52）
黎屏周等（1978）	中南	合750	33.53（252）	6.00（45）	60.40（453）
卢守祥等（1984）	西安	女103	23.53（24）	49.01（51）	27.45（28）
李应义（1987）	银川	男58	29.31（17）	55.17（32）	15.52（9）
	地区	女42	14.29（6）	80.95（34）	4.76（2）
邵兴周等（1988）	新疆	男26	23.08（6）	19.23（5）	57.69（15）
	洛浦	女33	18.18（6）	33.33（11）	48.48（16）
安丽（1988）	上海	男200	16.5（33）	20.5（41）	63.0（126）
朱芳武等（1994）	广西	男74	36.49（27）	31.08（23）	32.43（24）
	壮族	女84	30.95（26）	25.00（21）	44.05（37）
合计（%，$\bar{x}\pm Sp$）（例数）		男673	18.42±1.49（124）	44.13±1.91（297）	37.45±1.87（252）
		女340	20.88±2.20（71）	39.41±2.65（134）	39.71±2.65（135）
		合1763	25.35±1.04（447）	27.00±1.06（476）	47.65±1.19（840）

3.腭圆枕（Palatine Torus）　又称腭隆起（palatine eminence），位于腭中缝两侧，可分为四种：嵴状、丘状、瘤状和缺如形。

（1）腭圆枕出现率的观察（Observations of the percentages of palatine torus）：大岛新治（1936）观察东北地区男性颅骨459例（%，$\bar{x}\pm Sp$），腭圆枕出现率为27.2±2.08%；黎屏周等（1978）观察中南地区颅骨750例，腭圆枕出现484例64.5±1.75%，按大小分型，大型占4.26%，中型占25.53%，小型占34.57%。

（2）腭圆枕类型的观察（Observations of the types of palatine torus）：一般分为4种，嵴状、丘状、瘤状、缺如。综合国人资料936例（%，$\bar{x}\pm Sp$）：腭圆枕类型，嵴状占38.68±1.59%、丘状占15.81±1.19%、瘤状占13.25±1.11%、缺如占57.23±0.99%；各型的构成比性别差异$\chi^2=19.946$，$P=0.000$，说明腭圆枕类型的构成比具有非常显著的性别差异（$P<0.01$）；各型性差u值分别为1.28、0.46、2.93和4.01，说明瘤状女性显著多于男性（$P<0.01$），而缺如型男性显著多于女性（$P<0.01$）。详见表6-45。

表6-45　腭圆枕类型的观察
Observations of the Types of Palatine Torus

作者（年代）	地区	例数	嵴状[%（n）]	丘状[%（n）]	瘤状[%（n）]	缺如[%（n）]
大岛新治（1936）	东北	男459	27.2±2.08（125）			72.8（334）
韩向君等（1992）	东北	男210	50.48（106）			49.52（104）
		女100	52.00（52）			48.00（48）

续表

作者（年代）	地区	例数	嵴状［%（n）]	丘状［%（n）]	瘤状［%（n）]	缺如［%（n）]
肖洪文等（1988）	长春	500	19.4±1.77（97）			80.6（403）
王令红（1988）	华北	男131	4.6（6）			95.4（125）
		女8	12.5（1）			87.5（7）
王令红等（1988）	太原	男80	31.3（25）			68.7（55）
		女85	31.4（27）			68.6（58）
张川等（2011）	长春、通辽、青岛	男106	44.4（47）	11.3（12）	2.8（3）	41.5（44）
		女92	54.4（50）	5.4（5）	1.1（1）	39.1（36）
邵兴周等（1988）	新疆洛浦	男26	38.46（10）	46.15（12）	3.85（1）	11.54（3）
		女33	30.30（10）	54.54（18）	6.06（2）	9.09（3）
卢守祥等（1987）	西安*	男118	38.98（46）	12.71（15）	8.47（10）	39.83（47）
		女102	44.12（45）	7.84（8）	20.59（21）	27.45（28）
李应义（1987）	银川	男58	18.96（11）	13.79（8）	10.34（6）	56.90（33）
		女42	21.43（9）	26.19（11）	7.14（3）	45.24（19）
安丽（1988）	上海	男200	40.5（81）	12.0（24）	3.0（6）	44.5（89）
朱芳武等（1994）	广西壮族	男77	28.57（22）	24.68（19）	46.75（36）	0（0）
		女82	37.80（31）	19.51（16）	42.68（35）	0（0）
合计（%，$\bar{x}±Sp$）（例数）		男585	37.09±2.00（217）	15.38±1.49（90）	10.60±1.27（62）	36.92±2.00（216）
		女351	41.31±2.63（145）	16.52±1.98（58）	17.66±2.04（62）	24.50±2.30（86）
		936	38.68±1.59（362）	15.81±1.19（148）	13.25±1.11（124）	32.26±1.53（302）

*男性原数据有误，此处为本书笔者根据原文计算出的例数。

郑靖中等观察西安地区颅骨男女各70例，腭圆枕出现率分别为90.00±3.59%和87.14±4.00%。

（3）上颌圆枕类型的观察（Observations of the type of maxillary torus）：王令红（1988）观察华北地区男131例和女8例，上颌圆枕出现率分别为2.3%和0%，如按侧计则为1.9%和0%；肖洪文等（1988）观察长春地区成人颅骨500例（男322，女178）（%，$\bar{x}±Sp$），上颌圆枕出现率为8.6±1.25%。郑靖中等观察西安地区颅骨男女各70例，腭圆枕出现率分别为90.00±3.59%和87.14±4.00%。韩向君等（1992）观察东北地区颅骨男105例、女50例，上颌圆枕出现率分别为10.48%和10.00%。

4.腭横缝的观察（Observations of the Transverse Palatine Suture）　腭横缝是由上颌骨腭突和腭骨水平板相接而成。根据两侧缝整体的形态可分为直型、前突型、后突型和不规则型四种（图6-17）。综合国人资料857例（%，$\bar{x}±Sp$）：直型占40.4±1.68%、前突型占32.9±1.61%、后突型占17.1±1.29%、不规则型占9.6±1.00%，各型构成比性别差异$\chi^2=55.779$，$P=0.000$说明腭横缝各型构成比具有非常显著的性别差异；各型的性别差异u值分别为8.37、7.30、3.56、1.22，除不规则型外，各型P值均<0.01，说明直形女性显著高于男性，而前突或后突形男性则显著多于女性。结果见表6-46。

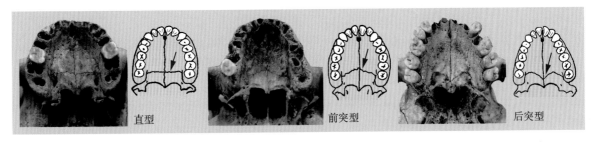

图6-17　腭横缝的类型（下面观）　Shapes of the Transverse Palatine Suture（inferior view）

表6-46　国人腭横缝的观察　Observations of the Transverse Palatine Suture

作者（年份）	地区	例数	直型[%（n）]	前突型[%（n）]	后突型[%（n）]	不规则型[%（n）]
大岛新治（1936）	东北	男459	30.1（138）	32.2（148）	24.2（111）	13.5（62）
张川等（2011）	青岛	男106	74.6（79）	16.0（17）	6.6（7）	2.8（3）
	三地*	女92	76.1（70）	9.8（9）	7.6（7）	6.5（6）
安丽（1988）	上海	男200	29.5（59）	54.0（108）	11.0（22）	5.5（11）
合计（%，$\bar{x}\pm Sp$）		男765	36.1±1.74（276）	35.7±1.73（273）	18.3±1.40（140）	9.9±1.08（76）
（例数）		女92	76.1±4.45（70）	9.8±3.10（9）	7.6±2.76（7）	6.5±2.57（6）
		合857	40.4±1.68（346）	32.9±1.61（282）	17.1±1.29（147）	9.6±1.00（82）

*青岛三地：青岛、长春、通辽地区。

不同人种腭横缝类型的观察（Observations of the transverse palatine suture in different races）：Woo（吴汝康）（1949）对不同人种的观察，所有出现率的标准误均由笔者计算出，人种差异u值：直型腭横缝美国黑色人种最少（u值至少＞5.99），而前突型最多（u值至少＞7.83），直型黄色人种最多，而前突型白种人和黄色人种相似。结果显示，不论任何人种其各型均无性别差异（P＞0.05），详见表6-47。

表6-47　不同人种的腭横缝类型观察
Observations of the Transverse Palatine Suture in Different Races

人种	例数	观察数据（%，$\bar{x}\pm Sp$）			
		直型	前突型	后突型	不规则型
美国黑种人	男573	6.81±1.05（39）	89.01±1.31（510）	3.14±0.73（18）	1.05±0.43（6）
	女299	8.03±1.57（24）	85.62±2.03（256）	4.01±1.14（12）	2.34±0.87（7）
美国白种人	男534	18.73±1.69（100）	70.41±1.98（376）	7.87±1.16（42）	3.00±0.74（16）
	女126	18.25±3.44（23）	69.05±4.1（87）	8.73±2.51（11）	3.97±1.74（5）
美国印第安人	男95	34.74±4.89（33）	55.79±5.10（53）	5.26±2.29（5）	4.21±2.06（4）
	女77	37.66±5.52（29）	55.84±5.66（43）	3.90±2.21（3）	2.60±1.81（2）
因纽特人	男193	30.05±3.30（58）	57.51±3.56（111）	9.33±2.09（18）	3.11±1.25（6）
	女173	31.79±3.54（55）	56.65±3.77（98）	9.25±2.20（16）	2.31±1.14（4）
蒙古人	男91	28.57±4.74（26）	53.85±5.23（49）	10.99±3.28（10）	6.59±2.60（6）
	女67	31.34±5.67（21）	53.73±6.09（36）	10.45±3.73（7）	4.48±2.53（3）

注：表内标准误全部由笔者计算得出，目的是计算人种差异。

大岛新治（1936）观察我国东北地区成年男性颅骨459例（%，$\bar{x}\pm Sp$）：腭横缝完全愈合占1.5±0.57%，大部分愈合1.1±0.48%，部分愈合占1.1±0.48%，不愈合占96.3±0.86%。438例腭横缝两侧对接于一点占54.3±2.38%，左侧在前与腭中缝对接占23.3±2.00%，右侧在前与腭中缝对接占22.4±1.99%。

5.腭中缝的观察（Observations of the Median Palatine Suture）　大岛新治（1936）观察我国东北地区成年男性颅骨459例（%，$\bar{x}\pm Sp$）：腭中缝完全愈合占0.2±0.20%，大部分愈合占3.7±0.88%，愈合50%占10.2±1.42%，少部分愈合占47.1±2.33%，不愈合占38.8±2.27%。

6.切牙缝的观察（Observations of the Incisive Suture）　大岛新治（1936）观察我国东北地区成年男性颅骨459例（%，$\bar{x}\pm Sp$）：切牙缝完全愈合占52.7±2.33%，大部分愈合占30.7±2.15%，中度愈合占13.9±1.62%，不愈合占2.6±0.74%。

7.腭大孔（Greater Palatine Foramen）　腭大孔的形态和相对位置关系对口腔科的麻醉至关重要。

（1）腭大孔形状的观察（Observations of the shape of greater palatine foramen）：综合国人资料1206侧（%，$\bar{x}\pm Sp$）：椭圆形占79.19±1.17%，圆形占8.65±1.29%、漏斗形占22.11±1.37%、其他形占

1.48±0.55%。详见表6-48。

表6-48 腭大孔形状的观察
Observations of the Shape of Greater Palatine Foramen

作者	地区	侧数	椭圆形[%(n)]	圆形[%(n)]	漏斗形[%(n)]	其他形[%(n)]
杨玉田等（1984）	西安	288	92.69（267）	4.86（14）	0（0）	2.45（7）
秦登友（1984）	安徽	732	82.37（603）	17.63（129）*		
叶丽卿等（1986）	广西	186	45.7（85）	14.5（27）	39.78（74）	0（0）
合计（%，$\bar{x}\pm Sp$）（例数）		1206	79.19±1.17（955）	8.65±1.29（41/474）	22.11±1.37（203/918）	1.48±0.55（7/474）

*秦登友其他有圆形、梭形、肾形、半月形、三角形、梨形和四边形等。

（2）腭大孔大小的观察（Observations of the size of greater palatine foramen）：综合国人资料585例（%，$\bar{x}\pm Sp$），无型占2.74±0.67%，浅型占37.44±2.00%，中型占28.721±1.87%，深型占23.59±1.76%，极深型占7.52±1.09%；各型构成比性别差异$\chi^2=5.929$，$P=0.313$，说明腭大孔形状的构成比没有性别差异；各型性别差异u值分别为0.96、0.65、1.23、2.16、0.42；除深型外P值均＞0.05，各型没有性别差异，深型$P＜0.05$，说明男性显著多于女性。详见表6-49。

表6-49 腭大孔大小的观察
Observations of the Size of Greater Palatine Foramen

作者（年份）	地区	例数	无	浅型[%(n)]	中型[%(n)]	深型[%(n)]	极深型[%(n)]
郑靖中等（1988）	西安	男140	1.4（2）	48.6（68）	22.8（32）	22.8（32）	4.3（6）
		女140	4.3（6）	40.0（56）	27.8（39）	23.6（33）	4.3（6）
朱芳武等（1994）	广西壮族	男148	2.7（4）	24.3（36）	29.7（44）	31.8（47）	11.5（17）
		女157	2.5（4）	37.6（59）	33.9（53）	16.6（26）	9.5（15）
合计（%，$\bar{x}\pm Sp$）（例数）		男288	2.08±0.84（6）	36.11±2.83（104）	26.39±2.60（76）	27.43±2.63（79）	7.99±1.60（23）
		女297	3.37±1.05（10）	38.72±2.83（115）	30.98±2.68（92）	19.87±2.32（59）	7.07±1.49（21）
		合585	2.74±0.67（16）	37.44±2.00（219）	28.72±1.87（168）	23.59±1.76（138）	7.52±1.09（44）

（3）腭大孔与磨牙位置关系的观察（Observations of the relationship between greater palatine foramen & molars）：综合国人资料3949例（%，$\bar{x}\pm Sp$），腭大孔在M_2旁占11.80±0.51%，在$M_2\sim M_3$旁占27.55±0.71%，在M_3旁占55.91±0.79%，在M_3后方占4.74±0.34%；各型构成比性别差异$\chi^2=44.841$，$P=0.000$，说明腭大孔与磨牙位置的关系构成比具有非常显著的性别差异；各型性别差异u值分别为3.48、4.11、6.52，P值均＜0.01，因此各型也具有非常显著的性别差异，大孔位于M_2旁或$M_2\sim M_3$旁男性显著多于女性。详见表6-50。

表6-50 腭大孔与磨牙位置关系的观察（M_3已萌出）
Observations of the Relationship Between Greater Palatine Foramen & Molars（M_3 erupted）

作者（年份）	地区	例数	M_2旁[%(n)]	$M_2\sim M_3$旁[%(n)]	M_3旁[%(n)]	M_3后[%(n)]
商维荣等（1996）	佳木斯	合100	12（12）	24（24）	64（64）	0
张成成等（2011）	通辽，长春	男161	36.6（59）	25.5（41）	36.0（58）	1.9（3）
	青岛	女161	25.5（41）	36.0（58）	38.5（62）	0
王春云（1999）	山东	男206	0.4（1）	53.4（110）	46.1（95）	0

续表

作者（年份）	地区	例数	M₂旁［%（n）］	M₂～M₃旁［%（n）］	M₃旁［%（n）］	M₃后［%（n）］
傅成钧等（1999）	太原	合1092	4.2（44）	44.6（488）	36.26（396）	15.01（164）
杜百廉等（1963）	河南	男871	7.6（66）	16.6（145）	74.4（648）	1.4（12）
		女97	14.4（14）	30.9（30）	46.4（45）	8.2（8）
孙善昌等（1964）	上海	合152	21.71（33）	1.31（2）	76.98（117）	0
陈晓燕等（1998）	江西	合283	29.25（83）	10.25（29）	60.5（171）	0
四川医学院颌面外科（1972）	四川	男366	0	1.9（7）	98.1（359）	0
		女172	1.2（2）	4.6（8）	94.2（162）	0
杨玉田等（1984）	西安	男144	47.92（69）	47.92（69）	4.16（6）	0
		女144	29.17（42）	53.47（77）	17.36（25）	0
合计（%，$\bar{x}\pm Sp$）（例数）		男1748	11.16±0.75（195）	21.28±0.98（372）	66.70±1.13（1166）	0.86±0.22（15）
		女574	17.25±1.58（99）	30.14±1.92（173）	51.22±2.09（294）	1.39±0.49（8）
		合3949	11.80±0.51（466）	27.55±0.71（1088）	55.91±0.79（2208）	4.74±0.34（187）

（4）腭大孔与磨牙（M₃未萌出）位置的关系［（Relationship between the greater palatine foramen & molars（M₃ without eruption）］：综合国人资料558例（%，$\bar{x}\pm Sp$），腭大孔位置在M₁～M₂处占1.79±0.56%，在M₂处占37.63±2.05%，在M₂后方占60.57±2.07%，性别差异$\chi^2=57.619$，$P=0.000$，说明腭大孔与磨牙（M₃未萌出）位置的关系构成比也具有非常显著的性别差异；各型性别差异u值分别为0.28、6.90、10.65，P值分别为$P>0.05$、$P<0.01$、$P<0.01$，说明位于M₂后型男性显著多于女性而位于M₂者则反之。详见表6-51。

表6-51　腭大孔与磨牙位置的关系（M₃未萌出）
Relationship Between the Greater Palatine Foramen & Molars（M₃ unerupted）

作者（年份）	地区	例数	M₁～M₂［%（n）］	M₂［%（n）］	M₂后［%（n）］
杜百廉等（1963）	河南	男307	2.6（8）	12.4（38）	85.0（261）
		女15	0	40.0（6）	60.0（9）
四川医学院颌面外科（1972）	四川	男61	0	59.0（36）	41.0（25）
		女58	3.4（2）	69.0（40）	27.6（16）
陈晓燕等（1998）	江西	合117	－	77.0（90）	23.0（27）
合计（%，$\bar{x}\pm Sp$）（例数）		男368	2.17±0.76（8）	20.11±2.09（74）	77.72±2.17（286）
		女73	2.74±1.91（2）	63.01±5.65（46）	34.25±5.55（25）
		合558	1.79±0.56（10）	37.63±2.05（210）	60.57±2.07（338）

8.腭小孔的观察（Observations of the Lesser Palatine Foramen）　腭小孔的数量不定，可无，也可多至一侧5个。综合国人资料1318例（%，$\bar{x}\pm Sp$），腭小孔缺如占4.70±0.58%，单孔占49.62±1.38%，双孔占32.55±1.29%，多孔占13.13±0.93%。详见表6-52。

表6-52　腭小孔的数量和位置　Observations of the Lesser Palatine Foramen

作者（年份）	地区	例数	缺如［%（n）］	单孔［%（n）］	双孔［%（n）］	多孔［%（n）］
大岛新治（1936）	东北	918	6.8（62）	53.3（489）	30.6（281）	9.4（86）
陈晓燕等（1998）	江西	400	－	41.25（165）	37.0（148）	21.75（87）
合计（%，$\bar{x}\pm Sp$）（例数）		1318	4.70±0.58（62）	49.62±1.38（654）	32.55±1.29（429）	13.13±0.93（173）

腭小孔与腭大孔位置关系的观察（Observations of the relationship between lesser palatine foramen & greater palatine foramen）：陈晓燕等（1998）观察江西地区400侧成人颅骨标本，腭小孔在腭大孔后方占70.75%，在腭大孔后内占17.75%，在腭大孔后外占11.50%。

9.切牙管的观察（Observations of the Incisive Canal）　切牙管位于硬腭前正中线前端，其中通过鼻腭神经和腭大神经交通支，以及蝶腭动脉和腭大动脉的吻合支。杜希哲等（1984）观察西安出土颅骨140例，结果显示近圆形者57.2%、椭圆形者40.1%、不规则形者2.7%。

十、颧骨（Zygomatic Bone）

1.二分颧骨（Bipartite Zygomatic Bone）　颧骨发育初期，有时可能有2～3个骨化中心。吴汝康（1956）曾观察84例5周至足月胎儿，发现8周出现一个骨化中心，至8周末在眶下突和颧突各出现一个骨化中心，9周时更加显著，并可区分出额蝶突，10周出现眶突。如果上下两部分的骨化中心未融合，则成为完全二分颧骨（图6-18），如融合不全，则多成为不完全二分颧骨（uncomplete bipartite zygomatic bone），它又可分为后缝颧骨，也可成为前缝颧骨。二分颧骨在日本人中出现率较高，故又称为日本骨（Japanese bone），引自李珍年等（1957）报道，日本人1490例中二分颧骨出现率为3.4±0.47%。

二分颧骨和不完全二分颧骨出现率的观察（Observations of the percentages of complete and uncomplete bipartite zygomatic bones）：综合国人资料7486例颅骨，二分颧骨出现率为1.40±0.14%，14 404侧二分颧骨出现率为1.13±0.09%，6156例颅骨不完全二分颧骨出现率为11.15±0.40%；各型性别差异u值分别为0.67、1.52、1.68，P值均＞0.05，说明不论按颅骨计、按侧别计，二分颧骨和不完全二分颧骨均无性别差异。详见表6-53。

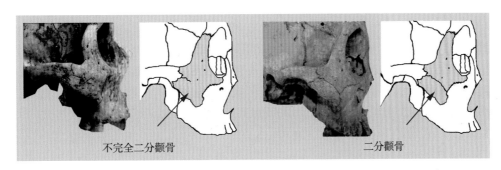

不完全二分颧骨　　　　　二分颧骨

图6-18　二分颧骨（侧面观）　Bipartite Zygomatic Bone（lateral view）

表6-53　二分颧骨和不完全二分颧骨的出现率
Percentages of the Complete and Uncomplete Bipartilte Zygomatic Bones

作者（年份）	地区	例数	二分颧骨 [%（n）] 按颅骨计	按侧别计	不完全二分颧骨（按颅骨计）[%（n）]
李珍年（1957）	东北	526	1.90（10）	1.23（13）	—
Wood-Jones（1933）	华北	100	1.0（1）	—	—
王令红（1988）	华北	男132	0.76（1）	0.76（2）	2.3（3）
王令红等（1988）	太原	男80	1.25（1）	0.62（1）	—
李应义（1985）	银川	200	3.0（6）	2.25（9）	16.5±2.62（33）
张成成等（2011）	青岛、长春、通辽	男256	—	—	14.5±2.20（37）
		女249	—	—	14.9±2.26（37）

续表

作者（年份）	地区	例数	二分颧骨［%（n）］		不完全二分颧骨（按颅骨计）［%（n）］
			按颅骨计	按侧别计	
丁士海（1961）	青岛	819	1.46（12）	1.28（21）	5.74±0.81（47）
王世濬等（1963）	南京	3846	1.71（66）	1.17（90）	—
	南京	1273	—	—	14.92±0.99（193）
	东北	795	—	—	5.66±0.82（45）
宫少青等（1965）	南京	男652	0.46（3）	0.23（3）	16.10±1.44（105）
		女298	1.01（3）	1.01（6）	19.13±2.28（57）
刘牧之（1978）	广东	649	—	1.39（18）	7.40±1.03（48）
杨月如（1986）	昆明	833	0.24（2）	—	11.28±1.10（93）
合计（%，$\bar{x}\pm Sp$）（例数/总例数）		男	0.58±0.26（5/864）	0.35±0.14（6/1728）	13.94±1.07（145/1040）
		女	1.01±0.58（3/298）	1.01±0.41（6/596）	17.18±1.614（94/547）
		合7486	1.40±0.14（105/7486）	1.13±0.09（163/14 404）	11.15±0.40（698/6156）

李应义（1985）观察银川地区200例颧骨，还发现了三分颧骨2例，右侧，占1%。

2. 颧骨缘结节（Marginal Tubercle of Zygomatic Bone） 亦称颧骨缘突起（marginal process of zygomatic bone）（图6-19），是位于颧骨后上缘的圆形或三角形突起。周文莲等（2001）将其分为四级：①无结节：颧骨的后上缘光滑无突起，与其上方额蝶突的后缘相移行。②弱结节：颧骨的后上缘出现缘突，其最突点至颧骨前上缘（眶外侧缘）的水平距离小于颧额缝宽度的1.5倍。③强结节：颧骨缘突明显，其最突点至颧骨前上缘（眶外侧缘）的水平距离在1.5～2倍的颧额缝宽度之内。④很强结节：颧骨缘突很明显，其最突点至颧骨前上缘（眶外侧缘）的水平距离≥2倍的颧额缝宽度。

颧骨缘结节的观察（Observations of the marginal process of zygomatic bone）：综合国人资料473例（%，$\bar{x}\pm Sp$），其中无结节型占13.53±1.57%，弱结节型占48.84±2.30%，强结节型占31.08±2.13%，很强结节型占6.55±1.14%；各型构成比性别差异$\chi^2＝2.886$，$P＝0.577$，说明颧骨缘结节各型构成比没有性别差异；各型性别差异u值分别为0.57、0.49、0.70、1.53，P值均>0.05，说明各型也没有性别差异。详见表6-54。

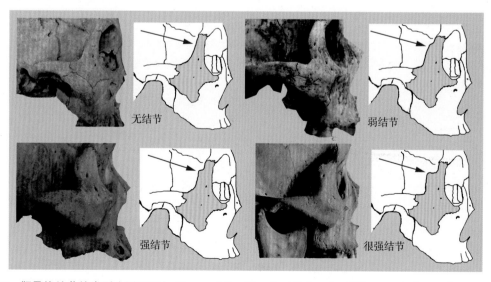

无结节　弱结节　强结节　很强结节

图6-19　颧骨缘结节的类型（侧面观）　Types of the Marginal Tubercle of Zygomatic Bone（lateral view）

表6-54 颧骨缘结节类型的观察
Observations of the Marginal Tubercle of Zygomatic Bone

作者	地区	性别	无结节 [%（n）]	弱结节 [%（n）]	强结节 [%（n）]	很强结节 [%（n）]
邵兴周等（1988）	新疆	男52	15.3（8）	59.6（31）	19.2（13）	0
		女66	10.6（7）	69.7（46）	19.7（13）	0
郑靖中等（1986）	西安	男140	19.2（27）	56.43（79）	24.29（34）	0
		女140	15.71（22）	45.00（63）	39.29（55）	0
周文莲等（2001）	云南	男26	0	9.6（2）	55.8（15）	34.6（9）
		女24	0	25.0（6）	29.2（7）	43.8（11）
	华北	男25	0	18.0（4）	38.0（10）	44.0（11）
合计（%，$\bar{x}\pm Sp$）（例数）		男243	14.40±2.25（35）	47.74±3.20（116）	29.63±2.93（72）	8.23±1.76（20）
		女230	12.61±2.19（29）	50.00±3.30（115）	32.61±3.09（75）	4.78±1.41（11）
		合473	13.53±1.57（64）	48.84±2.30（231）	31.08±2.13（147）	6.55±1.14（31）

3. 颧下嵴的观察（Observations of the Infrazygomatic Crest） 颧骨下缘连同上颌骨颧突向下至上颌第一磨牙，称为颧下嵴。其形态多种多样，分类方法不一，有呈弧形，角形；有的分为切迹型、倾斜型和突起型。郑靖中等（1986）观察西安地区颅骨男女各140侧，弧形与角型出现率：男分别54.3%和45.7%，女分别31.4%和68.5%；邵兴周等（1988）观察新疆地区男52侧，女66侧，男分别61.5%和28.5%，女分别72.7%和27.3%。张布和等（2000）观察通辽地区140侧，切迹型占75.71%，倾斜型占20.00%，突起型占4.29%。

十一、颅底（Cranial Base）

1. 枕骨大孔类型的观察（Observations of the Types of Foramen Magnum） 由于没有统一的枕骨大孔分型标准，各家统计结果不一，难以对比，但椭圆形或卵圆形均为各家之最（42%～73.0%）。综合国人资料（%，$\bar{x}\pm Sp$）：卵圆形或椭圆形占57.66±0.81%，菱形占14.70±0.69%，圆形占5.43±0.44%，覃形或葫芦形占11.31±0.59%，南瓜子形占9.39±0.70%，其他形占8.19±0.81%。详表6-55。

表6-55 枕骨大孔分型的观察
Observations of the Types of Foramen Magnum

作者（年份）	地区	例数	椭圆形或卵圆形 [%（n）]	菱形 [%（n）]	圆形 [%（n）]	覃形或葫芦形 [%（n）]	南瓜子形 [%（n）]	其他形* [%（n）]
郑祥芝等（1984）	长春	1089	57.3（624）	—	—	—	—	
李忠周等（1980）	新疆	151	62.9（95）	4.6（7）	7.9（12）	13.9（21）	10.6（16）	
李忠周等（1982）	哈萨克族	43	73.0（30）	11.6（5）	11.6（5）	2.3（1）	4.6（2）	—
鞠学红等（1989）	山东	100	42.0（42）	26.0（26）	9.0（9）	—	6.0（6）	17.0（17）
李瑜如等（1965）	河南	1279	55.0（704）	11.1（142）	4.2（54）	18.8（240）	10.8（139）	—

续表

作者（年份）	地区	例数	椭圆形或卵圆形 [%（n）]	菱形 [%（n）]	圆形 [%（n）]	蕈形或葫芦形 [%（n）]	南瓜子形 [%（n）]	其他形* [%（n）]
黎屏周（1978）*	江西	860	59.02（508）	21.07（181）	6.31（54）	5.71（49）	-	7.89（68）
于彦铮等（1962）	上海	200	71.5（143）	13.0（26）	4.5（9）	6.0（12）	-	5.0（10）
合计（%，$\bar{x}\pm Sp$）（例数）			57.66±0.81（2146）	14.70±0.69（387/2633）	5.43±0.44（143/2633）	11.31±0.59（323/2856）	9.39±0.70（163/1736）	8.19±0.81（95/1160）

*其他形中含有六角形。

2.枕髁的观察（Observations of the Occipital Condyle） 位于枕骨大孔两前外侧向下凸的椭圆形隆起的关节面，与寰椎上关节凹形成寰枕关节。其形态对临床枕下外侧入路手术处理下斜坡和枕骨大孔腹侧病变，是否需要磨除枕髁具有指导意义。冯东侠等（2007）观察了100例成人颅骨标本，将其分为小枕髁型（8.0%），中枕髁型（74%）和大枕髁型（18%）。

3.二分枕髁的观察（Observations of the Bipartite Occipital Condyle） 枕髁有时在中部出现一横沟，称二分枕髁。综合国人资料2114侧（%，$\bar{x}\pm Sp$），二分枕髁出现率为7.14±0.56%，性别差异u值为1.51，$P>0.05$，没有性别差异。详见表6-56.

表6-56 二分枕髁的观察
Observations of the Bipartite Occipital Condyle

作者（年份）	地区	男侧数 [%（n）]	二分枕髁 [%（n）]	女侧数 [%（n）]	二分枕髁 [%（n）]
韩向君等（1992）	东北	310	9.52（30）	100	2.0（2）
肖洪文等（1988）	长春		1000侧6.6（66）		
王令红（1988）	华北	258	11.63（30）	16	0（0）
王令红等（1988）	太原	160	6.25（10）	70	14.38（10）
严望军等（2005）	上海		200侧1.5（3）		
合计（%，$\bar{x}\pm Sp$）（例数）		男728	9.62±1.09（70）	女186	6.45±1.80（12）
			合2114侧7.14±0.56（151）		

4.第三髁的观察（Observation of the Third Condyle） 位于枕骨大孔前缘正中，又可分为两种：具有关节面的结节称骨面型，只是一个突起的结节称骨突型。综合国人资料2833例，第三髁出现率为6.74±0.47%，性别差异u值为0.75，$P>0.05$，说明没有性别差异。详见表6-57。

表6-57 第三髁的观察 Observation of the Third Condyle

作者（年份）	地区	男例数	第三髁 [%（n）]	女例数 [%（n）]	第三髁 [%（n）]
韩向君等（1992）	东北	155	1.90（3）	50	4.00（2）
郑祥芝等（1984）	长春	531	7.72（41）	558	6.81（38）
王令红（1988）	华北	132	2.27（3）	8	0（0）
王令红等（1988）	太原	80	5.00（4）	35	8.57（3）
李瑜如等（1965）	河南		1284例3.82（49）		
合计（%，$\bar{x}\pm Sp$）（例数）		男898	5.68±0.77（51）	女651	6.61±0.97（43）
			合2833侧6.74±0.47（191）		

5.枕骨大孔枕前棘的观察（Observation of the Anterior Spine of Foramen Magnum） 枕骨大孔枕前棘也位于枕骨大孔前缘正中，不具有关节面或突起而是骨棘。综合国内2324例（于彦铮等200例、李瑜如等1284例、黎屏周840例），共计出现102例，占4.39±0.42%。

6.髁前结节的观察（Observation of the Precondylar Tubercle） 髁前结节是位于枕骨髁前内侧的骨突起。综合国内1739例标本（%，$\bar{x}\pm Sp$）（于彦铮等200例、李瑜如等1284例、王令红140例、王令红等115例），单侧出现32例，出现率为1.84±0.32%，双侧出现49例，出现率为2.82±0.40%。按颅计出现率为4.66±0.51%，按侧计为3.74±0.32%。另外，肖洪文等（1988）观察长春地区颅骨500例，出现率为8.2±1.23%；韩向君等（1992）观察东北地区155例，出现率为8.39%。

7.旁髁突的观察（Observation of the Paracondylar Process） 综合国内1538例（%，$\bar{x}\pm Sp$）（李瑜如等1284例、王令红139例、王令红等115例），单侧出现57例，出现率为3.8%、双侧出现28例，出现率为1.8%。按颅计出现率为5.53±0.58%，按侧计为3.67±0.34%。另外，郑祥芝等（1984）观察长春地区1058例，出现率为8.3%；韩向君等（1992）观察东北地区155例13.6%。

8.枕骨孔的观察（Observations of the Occipital Foramen） 枕骨孔位于枕外隆凸附近，系导静脉孔，连接着枕静脉和颅内的静脉窦。宋振东（1931）观察东北地区成人颅骨280例，出现19例，出现率为6.8±1.50%，其中单孔17例，双孔2例；忽那将爱等（1939）观察中国台湾高山族颅骨109例，出现1例，出现率为0.92%，为枕外隆凸附近贯通孔。

9.枕外隆凸的观察（Observations of the External Occipital Protuberance） Broca按照枕外隆凸的突起大小将其分为六级（图6-20）：无、稍显、中等、显著、极显和喙状。综合国人资料2165例（%，$\bar{x}\pm Sp$），缺如型占8.36±0.59%、稍显型占38.80±1.05%、中等型占23.46±0.91%、显著型占17.55±0.82%、极显型占5.64±0.50%、喙状型占6.19±0.52%，各型构成比性别差异$\chi^2=37.342$，$P=0.000$，说明枕外隆凸各型构成比具有非常显著的性别差异；各型性别差异u值分别为4.19、1.64、0.47、4.23、3.30、1.15，其中缺如型、显著型和极显型P值均<0.01，具有非常显著的性别差异，其中显著型和极显型与男性的背部肌肉发达有一定的关系。详见表6-58。

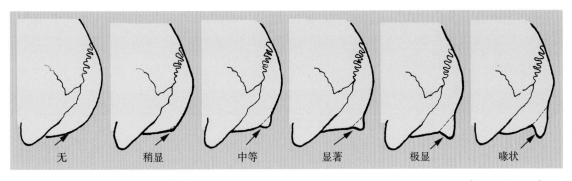

图6-20 枕外隆凸的类型（侧面观） Types of the External Occipital Protuberance（lateral view）

表6-58 枕外隆凸类型的观察
Observations of the Types of External Occipital Protuberance

作者（年份）	地区	例数	缺如型（n）	稍显型（n）	中显型（n）	显著型（n）	极显型（n）	喙状型（n）
张妹婧等（2011）	长春，通辽，青岛	男129	5	47	42	25	9	1
		女127	10	63	43	8	2	1
熊正中等（1990）	上海	合800	17	317	175	151	71	69
黎屏周等（1978）	中南	合750	92	210	193	168	34	53
郑靖中等（1988）	西安	男70	0	36	11	13	5	5
		女70	0	41	22	5	0	2

续表

作者（年份）	地区	例数	缺如型（n）	稍显型（n）	中显型（n）	显著型（n）	极显型（n）	喙状型（n）
邵兴周等（1988）	新疆洛浦	男26	2	22	2	0	0	0
		女33	10	23	0	0	0	0
朱芳武等（1994）	广西壮族	男76	12	38	16	7	1	2
		女84	33	43	4	3	0	1
合计（%，$\bar{x}\pm Sp$）（例数）		男301	6.3±1.40 （91）	47.5±2.88 （143）	23.6±2.45 （71）	15.3±2.07 （45）	5.0±1.26 （15）	2.6±0.92 （8）
		女314	16.9±2.11 （53）	54.1±2.81 （170）	22.0±2.34 （69）	5.1±1.24 （16）	0.6±0.44 （2）	1.3±0.65 （4）
		合2165	8.36±0.59 （181）	38.80±1.05 （840）	23.46±0.91 （508）	17.55±0.82 （380）	5.64±0.50 （122）	6.19±0.52 （134）

10.枕骨圆枕的观察（Observations of the Occipital Torus） 枕骨圆枕是枕骨鳞部骨面上的条带状骨质增厚结构，一般认为它在人类进化过程中趋向减弱，常被用来作古人类种属区分的依据，其形成与肌肉拉力有关。按发育程度，枕骨圆枕可分为四级：①0级：无圆枕，最上项线不可辨，上项线分明或不清楚，二线之间骨面平坦。②1级：浅薄的圆枕，最上项线呈印痕状，二线之间的骨面微隆起，或呈丘状圆枕。③2级：发育的圆枕，最上项线明显隆起，二线之间骨面隆起。④3级：很发育的圆枕，最上项线明显隆起，二线之间骨面呈粗壮的隆起。张银运等（1994）观察云南男性头骨104例，0级占27.9±4.40%，1级占46.2%，2级占19.2%，3级占6.7%；女性72例，分别占68.1±5.49%、27.8%、4.2%、0%。结果将1～3级合并显示具有显著的性别差异（u值为5.71，$P<0.01$），也即1～3级枕骨圆枕类型男性显著高于女性。另外，研究还观察华北地区男111例，0～3级各类型分别占31.0%、46.0%、14.2%、8.8%。

11.髁管的观察（Observations of the Condylar Canal） 髁管亦称髁后管（postcondylar canal），其颅外开口称髁后孔（postcondylar foramen），位于枕骨髁后方，其中通导静脉，连接颅内的颈内静脉或乙状窦和颅外的椎外静脉丛。综合国人资料3732例，结果显示：两侧出现占51.1±0.82%，仅右侧出现占15.4±0.59%，仅左侧出现占14.5±0.59%，按整颅计算占81.0±0.64%，按侧别计算占66.0±0.55%；单独出现于左侧或右侧均无侧别差异（$P>0.05$）。详见表6-59。

表6-59 我国人髁管出现率

作者（年份）	地区	例数	两侧出现 [%（n）]	右侧出现 [%（n）]	左侧出现 [%（n）]	按颅计 （%，$\bar{x}\pm Sp$）	按侧计 （%，$\bar{x}\pm Sp$）
宋振东（1931）	东北	280	58.6（164）	12.8（36）	13.2（37）	84.6±2.16	71.6±1.91
许宏基等（1985）	东北	300	61.0（183）	15.7（47）	13.0（39）	89.7±1.75	75.3±1.76
Wood-Jones（1933）	华北	100	63.0（63）	8.0（8）	16.0（16）	87.0±3.36	75.0±3.06
卓汉青（1964）	天津	220	59.5（131）	15.5（34）	14.1（31）	89.1±2.03	74.3±2.08
丁士海（1979）	青岛	500	56.8（284）	13.6（68）	15.4（77）	85.8±1.55	71.3±1.43
李瑜如等（1962）	河南	1284	40.8（524）	17.8（228）	14.4（185）	73.0±1.24	56.9±0.97
于彦铮等（1962）	上海	200	51.0（102）	18.0（36）	18.0（36）	87.0±2.37	69.0±3.31
严望军等（2005）	上海	100	50.0（50）	12.0（12）	15.0（15）	77.0±4.21	63.5±3.40
黎屏周（1978）	中南	236	58.0（137）	14.8（35）	12.3（29）	85.2±2.31	71.6±2.07
陆振山（1940）	华西	100	50.0（50）	13.0（13）	15.0（15）	78.0±4.14	64.0±3.39
刘牧之（1978）	广东	305	51.5（157）	14.1（43）	14.7（45）	80.3±2.27	65.9±1.92
忽那将爱等（1939）	中国台湾	107	57.9（62）	13.1（14）	15.9（17）	86.9±3.26	72.4±3.06
合计（%，$\bar{x}\pm Sp$）（例数）		3732	51.1±0.82（1907）	15.4±0.59（574）	14.5±0.58（542）	81.0±0.64（3023）	66.0±0.55（4930）

郑祥芝等（1984）观察长春地区颅骨1089例，髁管出现率81.91%。肖洪文等（1988）观察长春地区成人颅骨500例髁后管出现率76.6±1.89%。

髁管闭锁：王令红等（1988）观察太原地区髁管闭锁出现率为52.2%，王令红（1988）观察华北地区髁管闭锁出现率为44.3%。

12. 髁中间管的观察（Observations of the Intermediate Condylar Canal） 髁中间管是位于枕髁外侧的管，其中通导静脉。王令红等（1988）观察太原地区230侧出现率为10.0%，华北地区278侧出现率为9.0%。韩向君等（1992）观察东北地区155例出现率为9.68%。

13. 髁后管颅内开口类型的观察（Observations of the Type of Internal Opening of Postcondylar Canal） 髁后管通向颅腔内，多与颈静脉孔相连，因为髁后管内为导静脉，直接注入颈内静脉，其次是连接到颅内乙状窦。综合国人资料2711例（%，$\bar{x}\pm Sp$）：髁后管与颅内颈静脉孔相连占74.81±1.06%，与乙状窦相连占23.72±1.04%，与舌下神经管相连占1.07±0.14%，与颅后窝相连占0.41±0.18%。详见表6-60。

表6-60 髁后管颅内开口类型的观察
Observations of the Type of Internal Opening of Postcondylar Canal

作者（年份）	地区	例数	连颈静脉孔［%（n）］	连乙状沟［%（n）］	连舌下神经管［%（n）］	连颅后窝［%（n）］
李瑜如等（1965）	河南	1284	85.7（1100）	14.0（180）	0.3（4）	0
黎屏周（1978）	江西	338	37.57（127）	58.88（199）	0.30（1）	3.25（11）
郑祥芝等（1984）	长春	1089	73.54（801）	24.22（264）	2.24（24）	0
合计（%，$\bar{x}\pm Sp$）（例数）		2711	74.81±1.06（2028）	23.72±1.04（643）	1.07±0.14（29）	0.41±0.18（11）

14. 颈静脉孔（Jugular Foramen） 位于颅底枕骨大孔前外侧，其中有颈内静脉和第Ⅸ、Ⅹ、Ⅺ脑神经通过。

（1）颈静脉孔两侧比较的观察（Observations of the comparison of bilateral jugular foramina）：右侧大于左侧较多，这与窦汇的流向有关，上矢状窦流向右侧横窦的血量较多，继而经乙状窦流出颈静脉孔所致。刘牧之等（1978）观察广东地区100例，上矢状窦主流流向右侧横窦沟者占84.0±13.67%。综合国人资料3410例（%，$\bar{x}\pm Sp$），结果显示，右侧＞左侧占63.67±0.82%，右侧＝左侧占20.47±0.69%，右侧＜左侧占15.86±0.62%；右侧＞左侧和右侧＜左侧差别u值为46.51，$P<0.01$，说明右侧显著大于左侧，这与窦汇主要流向右侧是一致的。详见表6-61。

表6-61 颈静脉孔两侧比较的观察
Observations of the Comparison of Bilateral Jugular Foramina

作者	地区	例数	右＞左［%（n）］	右＝左［%（n）］	右＜左［%（n）］
张荣汉等（1985）	长春	280	61.8（173）	21.8（61）	16.4（46）
姚宗兴等（1980）	山东	99	72.7（72）	7.1（7）	20.2（20）
朱世杰等（1984）	山东	207	63.64（132）	24.68（51）	11.69（24）
丁自海等（1991）	山东	100	60.0（60）	22.0（22）	18.0（18）
丁士海（1957）	青岛	500	59.0（295）	26.4（132）	14.6（73）
李瑜如等（1962）	河南	1284	60.8（781）	24.3（312）	14.9（191）
付旭东等（2009）	郑州	20	85.0（17）	5.0（1）	10.0（2）
Wood-Jones（1933）	华北	100	76（76）	10（10）	14（14）
卓汉青（1964）	天津	220	63.2（139）	20.9（46）	15.9（35）
肖明等（2001）	南京	80	62.3（50）	21.8（17）	15.9（13）

续表

作者	地区	例数	右>左[%（n）]	右＝左［%（n）]	右<左［%（n）]
张明广等（2002）	上海	40	72.5（29）	20.0（8）	7.5（3）
陆振山（1940）	华西	100	66（66）	8（8）	26（26）
郑孙谦（1983）	武汉	133	76.7（102）	11.3（15）	12.0（16）
丁成萦等（1985）	武汉	80	72.5（58）	0（0）*	27.5（22）
王煜等（2004）	武汉	35	71.4（25）	8.6（3）	20.0（7）
李永义等（1984）	成都	100	76.0（76）	3.0（3）	21.0（21）
梁树立等（2001）	广东	32	62.5（20）	6.2（2）	31.3（10）
总计（%，$\bar{x}\pm Sp$）（例数）		3410	63.67±0.82（2171）	20.47±0.69（698）	15.86±0.62（541）

注：*丁成萦等是根据颈静脉孔的颅内口、颅外口和两口的长度，测量三项总和之比较。

（2）颈静脉孔形状的观察（Observations of the shape of jugular foramen）：由于没有统一的标准，难以对比。如张荣汉等（1985）观察广东地区560侧分为12个类型，其中葫芦形最多33.9%，其次为椭圆形18.6%，三角形14.5%，肾形13.0%，果子形8.0%，另外还有7形合计11.0%，分形过于复杂，不一定实用。丁成萦等（1985）观察武汉地区颅骨80具，将颈静脉孔分为单孔性和双孔型两类：颅内口分别155侧和5侧，颅外口则分别144侧和16侧；王凤林等（1989）观察长春地区成人颅骨男女各60个（共240侧），他将颈静脉孔分为三类：卵圆形：男共81侧、女93侧，葫芦形：男共38侧、女26侧，不规则形：男女各1侧；丁自海等（1991）观察山东100例X线片，他将颈静脉孔分为五种类型：鸟形最多63侧，梨形52侧，葫芦形41侧，双孔形34侧；裂隙形10侧。

（3）颈静脉孔骨桥的观察（Observations of the bony bridge of jugular foramen）：颈静脉孔的内棘或后棘有时与枕骨内突相连成骨桥，这主要是软组织骨化所致。韩向君等（1992）观察东北地区颈静脉孔骨桥的出现率：男105例，占40.0%，女50例，占44.0%。任国良等（1993）观察浙江地区颅骨325例：Ⅰ型（颈静脉孔内棘与枕骨内突相连）占21.6%，Ⅱ型（颈静脉孔后棘与枕骨内突相连）占3.7%。肖明等（2001）观察颅骨160侧，出现率为14.38±2.77%，其中Ⅰ型（骨桥位于舌下神经管前上方）占8.13%、Ⅱ型（颈静脉孔后棘与枕骨内突相连）占4.38%、不规则者占1.87%，右侧出现占3.16%、左侧出现占8.75%、双侧出现占2.47%。李贵晨（1986）观察西安地区颅骨65个（130侧），颈静脉孔有完全间隔占2.31±1.32%，有不完全间隔占3.85±1.69%。

15. 破裂孔的观察（Observations of the Foramen Lacerum） 破裂孔位于颅底中部，由外侧的颞骨部尖、内侧的枕骨基底部和前方的蝶骨体围成不规则的三角形孔，孔内有软骨封闭，其外侧壁有颈内动脉口。破裂孔的形状没有统一标准。此孔为鼻咽癌侵入颅内的主要途径。破裂孔的形态：田秀春等（1984）观察颅骨304例，呈近似三角形者83.1%，方形或圆形者16.9%，刘元清等（1999）观察颅骨100侧，呈等腰三角形者55.0%，三角形者17.0%，不规则三角形者28.0%。李永义等（1986）观察成都颅骨100例，根据破裂孔两侧面积不超过1%为左右大小相等型：结果左＝右4%、左>右50%、右>左46%

16. 颈动脉管的观察（Observations of the Carotid Canal） 颈动脉管完全位于颞骨岩部内，不易暴露，目前缺少有关颈动脉管的系统研究资料，缺少统一的标准。郑孙谦（1983）观察武汉和长春地区266侧外口形状，圆形者48.1%，卵圆形者33.8%，南瓜子形者18.0%。朱文仁（2000）测量60侧颈动脉管升部和水平部之间夹角为90°±1.3°。李永义等（1986）观察成都颅骨100例，根据颈动脉管外口两侧面积不超过1%为左＝右占5%、左>右占37%、右>左占58%。

17. 茎乳孔的观察（Observations of the Stylomastoid Foramen） 茎乳孔位于颞骨茎突和乳突之间，其中通过第Ⅶ对脑神经（面神经），其分型没有统一的标准。廖进民等（1993）观察昆明地区100例，单孔型占54.0%，双孔型占41.0%，三孔型占5.0%。李宝实等（1964）观察200侧，孔在根部后外侧占93.0±2.55%，孔在根后方者占7.0±2.55%。朱建华等（2000）观察云南地区70侧，椭圆形者60.0%，圆形者34.3%，不规则形者5.7%；孔在茎突后外侧97.1%。

18.翼突的观察（Observations of the Pterygoid Process） 翼突位于蝶骨体和大翼连接处的下方，分为翼突内侧板和外侧板。卢秉文等（1986）观察黑龙江地区颅骨男女各400例：翼板向后突出度呈高锐型，男为42.0%、女为29.8%；中锐型，男为27.0%、女为37.0%；钝型，男为30.5%、女为33.2%。

19.翼管的观察（Observations of the Pterygoid Canal） 翼管位于蝶骨两侧翼突根部，为前后方向的小管，其中有翼管神经和血管通过。近年来人们认为采用翼管神经切断术治疗慢性血管舒缩性鼻炎，有良好的疗效。因此，有关手术入路就成了研究的重点。胡松林等（1983）观察了长春地区颅骨90例（男86侧，女94侧）：翼管前口形状，圆漏斗形，男为66.67±7.84%、女为63.64±10.23%，椭圆漏斗形，男为33.33±7.84%、女为36.36±10.23%；翼管后口形状，三角漏斗形，男63.95±5.17%、女69.15±4.77%，椭圆漏斗形，男23.26±4.54%、女为13.83±3.47%，圆漏斗形，男性12.79±3.63%、女为17.02±3.87%。翼管前口位置：在翼突结节外侧，男为97.67±1.51%、女为94.68±2.25%，在翼突结节上方，男为2.33±1.51%、女为5.32±2.25%。翼管后口位置：正对破裂孔，男为50.0±5.39%、女为59.57±5.06%；正对咽鼓管沟，男为50.0±5.39%、女为40.43±5.06%。司建忍等（1988）观察翼管前口呈圆漏斗形者51.5%，椭圆漏斗形者48.5%。

20.舌骨下缘与颈椎关系的观察（Observations of the Relationship Between Hyoid None & Cervical Vertebra） 李克攻等（1998）观察了云南大理男性50例，舌骨下缘平对C$_3$椎体下缘占80%。

谭婧泽（2002）探讨中国古代人群与日本古代人群之间的关系，对于两千余中国古代人骨眶上孔和舌下神经管二分形态小变异发生率的调查，支持日本渡来系弥生人与中国古代人群之间有着密切联系的观点。

尚虹等（2003）通过对山东广饶新石器时代的61具成年颅骨的观察，认为广饶人群属于黄色人种的东亚类型。其中，贡献率较大的三个小变异为下颌舌骨肌线桥、舌下神经管二分和眶上孔。

十二、颅顶（Cranial Calvaria）

1.顶骨孔的观察（Observations of the Parietal Foramen） 此孔是颅骨导静脉孔之一，没有性别差异，但侧别差异显著，右侧多于左侧。综合国人资料3346例（%，$\bar{x}\pm Sp$），顶骨孔按颅计出现率为79.98±0.69%，按侧计出现率为62.64±0.59%。结果显示，顶骨孔具有显著的侧别差异（u值4.78，P＜0.01），也即单独右侧出现明显高于单独左侧出现。结果见表6-62。

表6-62 顶骨孔出现率的观察
Observations of the Percentage of Parietal Foramen

作者（年份）	地区	例数	双侧出现[%（n）]	只右侧[%（n）]	只左侧[%（n）]	按颅计[%（n）]	按侧计[%（n）]
宋振东（1931）	东北	280	（124）	（71）	（39）	83.57（234）	63.93（358）
许宏基等（1985）	东北	300	（111）	（79）	（42）	77.3（232）	57.1（343）
王令红（1988）	华北	138	（114）	（3）	（12）	93.48（129）	88.04（243）
孙义清（1982）	承德	100	（47）	（16）	（16）	79.0（79）	63.0（126）
王令红等（1988）	太原	114	（85）	（13）	（12）	96.49（110）	85.53（195）
丁士海（1979）	青岛	500	（165）	（128）	（77）	74.0（370）	53.5（535）
熊正中等（1990）	上海	800	（380）	（128）	（120）	78.5（628）	63.0（1008）
黎屏周等（1978）	中南	750	（327）	（154）	（132）	81.73（613）	62.67（940）
邵兴周等（1988）	新疆	59	（32）	（10）	（4）	77.97（46）	66.10（78）
朱芳武等（1994）	广西（壮族）	166	（113）	（25）	（19）	88.95（157）	81.32（270）
忽那将爱等（1939）	中国台湾（高山族）	139	（18）	（27）	（33）	56.12（78）	34.53（96）
合计（%，$\bar{x}\pm Sp$）（例数）		3346	45.31±0.86（1516）	19.55±0.69（654）	15.12±0.62（506）	79.98±0.69（2676）	62.64±0.59（4192）

刘牧之（1978）观察广州地区178例，顶骨孔出现率为77.53%；丁士海（1979）观察青岛地区500例，顶骨孔的位置，93%位于颅正中矢状弧（n-i）中点后方4～7 cm，距矢状缝1 cm内。

2. 正中孔的观察（Observations of the Median Foramen）　顶骨孔有时位于矢状缝上，特称正中孔。宋振东（1931）观察东北地区280例，颅骨正中孔出现率为2.1±0.86%。孙义清（1982）观察承德地区颅骨100例，正中孔出现率为2.0±1.40%。

3. 顶结节的观察（Observations of the Parietal Tubercle）　顶结节位于顶骨外面中部偏后，女性较男性清晰。顶结节与乳突的位置关系：在FH平面的颅骨侧面观察，分为顶结节在乳突上方的前面、平齐或后面三种。张成成等（2011）观察青岛、通辽和长春地区颅骨252例504侧（%，$\bar{x}\pm Sp$），结果显示，在乳突后方占79.4±1.80%，在乳突上方占20.2±1.79%，在乳突前方占0.4±0.39%；同上男性256侧以上各型分别占80.9±2.46%、18.7±2.44%、0.4±0.39%，女性248侧分别占77.8±2.64%、21.8±2.62%、0.4±0.39%；各型均无性别差异（$P>0.05$）。

4. 顶骨凹陷的观察（Observation of the Depression of Parietal Bone）　有时可见顶骨出现凹陷的颅骨。杨登嵩等（1988）观察浙江地区颅骨1480个，发现顶骨凹陷有16例（1.08±0.27%），其中男性11例，女性5例；双侧性15例，单侧仅1例；出现年龄在55～80岁。究其原因认为是老年外板和板障变薄所致。

5. 先天性颅顶骨发育不全的观察（Observation of the Congenital Calvaria Aplasia）　钟广琦（1995）报道一例5个月男儿颅骨大小为横径16.2 cm，矢径14.8 cm，高径12.4 cm，颅顶部可见10.4 cm×12 cm不规则颅骨缺损。

6. 额骨孔的观察（Observations of the Frontal Foramen）　额骨孔位于额骨鳞部近中线处，在前囟点下方约50 mm处。宋振东（1931）观察东北地区成人颅骨280例，出现27例9.64%±1.76%，其中在中线上16例，右侧7例，左侧4例。忽那将爱等（1939）观察中国台湾高山族139例颅骨，出现28例20.1%±3.40%。

十三、耳区（Region of the Ear）

1. 关节后突的观察（Observations of the Retroarticular Process）　关节后突（图6-21）位于下颌窝后方，颞骨颧突根部下方，亦称盂后结节（postglenoid tubercle）或盂后突（postglenoid process），其分型没有统一标准，多数根据其突出程度分为小型2～4 mm、中型5～6 mm和大型>7 mm三级。综合国人资料1543例（%，$\bar{x}\pm Sp$）：小型占33.8±1.20%，中型占43.4±1.26%，大型占21.9±1.05%，另有1.0±0.25%缺如，见表6-63。

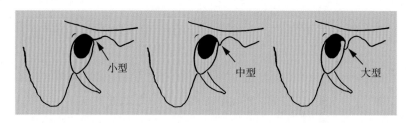

图6-21　关节后突的类型（右侧）　Types of the Retroarticular Process（right）

表6-63　关节后突分型的观察
Observations of the Types of the Retroarticular Process

作者（年份）	地区	例数	缺如[%（n）]	小型[%（n）]	中型[%（n）]	大型[%（n）]
黎屏周等（1978）	江西	750	0（0）	40.26（302）	35.19（264）	24.54（184）
陈子为等（1980）	遵义	400	3.75（15）	25.50（102）	56.50（226）	14.25（57）
张布和等（2000）	通辽	140	0（0）	17.14（24）	25.00（35）	57.86（81）
韦丽泉等（2002）	绍兴	253	0	36.78（93）	57.02（144）	6.20（16）
合计（%，$\bar{x}\pm Sp$）（例数）		1543	1.0±0.25（15）	33.8±1.20（521）	43.4±1.26（669）	21.9±1.05（338）

此外，陈子为等（1980）将关节后突分为五种：锥体型占35.0±2.39%，嵴型占35.25±2.39%，乳头型占18.5±1.94%，结节型占3.75±0.95%，臼齿型占3.75±0.95%。韦丽泉等（2002）将绍兴颅骨253侧分为五种：结节型占76.86±2.71%，锥体型占16.96±2.41%，乳头型占4.45±0.71%，平顶型占1.24±0.71%，双峰型占0.40±0.41%。

2. 外耳门的观察（Observations of the External Acoustic Pore）　骨性外耳门几乎全为椭圆形，个别为圆形。椭圆形出现率：杨月如等（1988）观察昆明地区332侧出现率为98.2%；潘曦东等（1996）观察长春通辽地区男178侧为99.44%、女154侧为98.70%，合计332侧出现率为99.1%。马玉祥等（2010）观察长春地区1204侧（男546、女658），他的分型中除椭圆形和圆形外，还有南瓜子形、肾形、不规则形共计五种，其出现率（%，$\bar{x}\pm Sp$）分别为76.24±1.22%、9.80±0.89%、5.14±0.64%、4.06±0.56%、4.73±0.61%；各型没有性别差异。

3. 外耳道上棘的观察（Observations of the Suprameatal Spine）　外耳道上棘（图6-22）位于外耳门的后上方，其后上方为凹陷称外耳道上三角（suprameatal triangle），此区是临床进行乳突手术的重要标志，多称筛区。二者的出现基本是同时的，发育程度也相似。按棘突的长短和三角的深浅程度均分为无棘、微显、显著、极显四种。综合国人资料4980例（%，$\bar{x}\pm Sp$）：无棘型占18.11±0.51%，微显型占40.96±0.70%，显著型占30.88±0.49%，极显型占10.04±0.43%；各型构成比性别差异$\chi^2=468.3$，$P=0.000$，说明外耳道上棘各型构成比具有非常显著的性别差异；各型性别差异u值分别为13.28、8.51、20.38和9.04，P值均<0.01，各型均具有非常显著的性别差异，其中显著型和极显著型，男性远高于女性，无棘型和微显型则相反。详见表6-64。

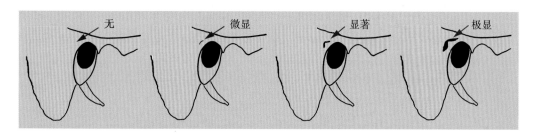

图6-22　外耳道上棘的类型（右侧）　Types of the Suprameatal Spine（right）

表6-64　外耳道上棘的观察　Observations of the Suprameatal Spine

作者（年份）	地区	例数	无棘型 [%（n）]	微显型 [%（n）]	显著型 [%（n）]	极显型 [%（n）]
李泉林等（2011）	青岛、通辽、长春	男253	24.1（61）	55.3（140）	17.0（43）	3.6（9）
		女255	48.6（124）	45.1（115）	4.3（11）	2.0（5）
郑靖中等（1986）	西安	男140	25.00（35）	33.60（47）	33.55（47）	7.85（11）
		女140	30.00（42）	52.85（74）	14.25（20）	2.90（4）
石义生等（1957）	上海	合100	21.0（21）	79.0（79）	0	0
张生贵等（1963）	南京	未成年44	52.27（23）	40.91（18）	6.82（3）	0
		男256	4.30（11）	35.94（92）	41.80（107）	17.97（46）
		女142	11.97（17）	61.97（88）	20.42（29）	5.63（8）
黎屏周（1964）	中南	未成年78	48.72（38）	35.90（28）	15.38（12）	0
		男1346	8.40（113）	31.06（418）	48.89（658）	11.66（157）
		女256	21.09（54）	62.56（160）	14.06（36）	2.34（6）
陈子为等（1980）	遵义	合400	14.75（59）	40.5（162）	33.5（134）	11.25（45）
尹保国等（1986）	广州	合570	2.3（13）	24.9（142）	47.7（272）	25.1（143）

续表

作者（年份）	地区	例数	无棘型 [%（n）]	微显型 [%（n）]	显著型 [%（n）]	极显型 [%（n）]
杨月如等（1988）	昆明	男 522	21.26（111）	48.08（251）	22.03（115）	8.62（45）
		女 478	37.65（180）	47.28（226）	10.66（51）	4.39（21）
计（%，$\bar{x} \pm Sp$）（例数）		男 2517	13.15±0.67（331）	37.66±0.97（948）	38.54±0.97（970）	10.65±0.61（268）
		女 1271	32.81±1.32（417）	52.16±1.40（663）	11.57±0.90（147）	3.46±0.51（44）
		合 4980	18.11±0.51（902）	40.96±0.70（2040）	30.88±0.49（1538）	10.04±0.43（500）

4. 外耳道前上棘的观察（Observations of the Anterosuperior Meatal Spine） 外耳道前上棘位于外耳门前上方，其骨质系颞骨鼓部的前上端部，按其结构可分为薄嵴型、中厚嵴型、厚嵴型和丘状（图6-23），各型构成比性别差异$\chi^2 = 12.396$，$P = 0.006$，说明各型构成比具有非常显著的性别差异；另外一种分类是分为不显型、微显型、明显型和最显型四种。按前者分类509例，各型分别占45.5±2.21%、38.9±2.16%、13.6±1.52%、2.0±0.62%；按后者分类1000例，各型分别占4.3±0.64%、63.7±1.52%、27.8±1.42%、4.2±0.63%。各型构成比性差$\chi^2 = 5.920$，P值为0.116，说明各型构成比没有性别差异；但其中厚嵴型性差u值为2.76，$P < 0.01$，说明此型男性明显高于女性。详见表6-65。

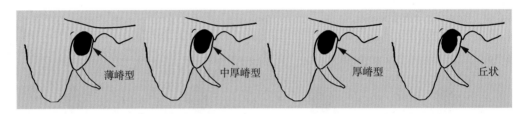

图6-23　外耳道前上棘的类型（右侧）　Types of the Anterosuperior Meatal Spine（right）

表6-65　外耳道前上棘的观察　Observations of the Anterosuperior Meatal Spine

作者	地区	例数	薄嵴型 [%（n）]	中厚嵴型 [%（n）]	厚嵴型 [%（n）]	丘状 [%（n）]
李泉林等（2011）	长春、通辽、青岛	男 254	41.8（106）	37.4（95）	17.7（45）	3.1（8）
		女 255	49.4（126）	40.4（103）	9.4（24）	0.8±（2）
		合 509	45.5±2.21	38.9±2.16	13.6±1.52	2.0±0.62

作者	地区	例数	不显型 [%（n）]	微显型 [%（n）]	明显型 [%（n）]	最显型 [%（n）]
杨月如等（1988）	昆明	男 522	4.79（25）	60.50（316）	29.48（154）	5.17（27）
		女 478	3.76（18）	67.15（321）	25.94（124）	3.14（15）
		合 1000	4.3±0.64	63.7±1.52	27.8±1.42	4.2±0.63

5. 颞骨筛区类型的观察（Observations of the Types of the Ethmoidal Area of Temporal Bone） 尹保国等（1986）观察广州570侧，不显型占2.6%，微显型占27.4%，显著型占43.0%，极显型占27.0%；杨月如等（1988）观察昆明地区标本（%，$\bar{x} \pm Sp$）：男761例，各型分别占11.87±1.41%、40.42±2.14%、30.07±2.00%、17.62±1.66%；女293例，各型分别占23.84±1.94%、44.97±2.27%、20.27±1.83%、10.87±2.23%。结果显示，极显著型性别差异u值为2.43，$P < 0.05$，说明此型男性明显高于女性。

6. 鼓板和鼓环的观察（Observations of the Tympanic Plate & Tympanic Ring） 鼓环位于外耳门下半部，由鼓板围成，构成外耳道的前、下和后壁，胎儿时期由于骨化呈纤细的环状，故称鼓环（tympanic ring）。柴麦娥等（1993）对山西地区3～10月胎儿240例观察鼓环的形态（%），卵圆形占32.5%，圆形占22.5%，深U形占11.25%，桃形占10.42%，半圆形占9.58%，此外还有三种类型（钩形、浅U形、三角形），共计10.16%，但此种分类过于复杂。

7.胡施克孔的观察（Observations of the Huschke Foramen）　胡施克孔是位于鼓板内侧端的孔，一般1～3 mm大小。综合国人资料451例（%，$\bar{x}\pm Sp$），胡施克孔出现率为18.63±1.83%，按侧计为14.86±1.18%，其中双侧出现占11.09±1.48%，只出现于左侧或右侧，没有侧别差异（u值为1.05，$P>0.05$）。详见表6-66。

表6-66　胡施克孔的观察　Observations of the Huschke Foramen							
作者（年份）	地区	例数	双侧出现[%（n）]	只右侧出现[%（n）]	只左侧出现[%（n）]	按颅计[%（n）]	按侧计[%（n）]
Wood-Jones（1933）	华北	100	8.0（8）	4.0（4）	0（0）	12.0（12）	10.0（20）
王令红（1988）	华北	男129	6.2（8）	3.9（5）	3.1（4）	13.2（17）	9.7（25）
		女7	14.3（1）	0	0	14.3（1）	14.3（2）
王令红等（1988）	太原	男80	10.0（8）	1.3（1）	5.0（4）	16.3（13）	13.1（21）
		女35	14.3（5）	5.7（2）	2.8（1）	22.8（8）	18.6（13）
陆振山（1940）	华西	100	20（20）	8（8）	5（5）	33.0（33）	26.5（53）
合计（%，$\bar{x}\pm Sp$）（例数）		合451	11.09±1.48（50）	4.43±0.97（20）	3.10±0.82（14）	18.63±1.83（84）	14.86±1.18（134）

韩向君等（1992）观察了长春、通辽颅骨男155例、女50例，胡施克孔出现率分别为6.67%和6.00%。

8.鼓室（Tympanic Chamber）　鼓室内六个壁有许多结构，外侧壁的上方为鼓室上隐窝（supratympanic recess），下方鼓膜的附着处有一环形沟（circular groove），上壁为薄层的鼓室盖（tegmen tympani），前壁上方有鼓膜张肌半管（semicanal for tensor tympani）和咽鼓管半管（semicanal for auditory tube），二者合称肌咽鼓管（musculotubal canal），内侧壁中部有突出的鼓岬（promontory of tympanun），其上有前庭窗（vestibular window），亦称卵圆窗（oval window），后有蜗窗（cochlear window），亦称圆窗（round window），前庭窗的上方有面神经管凸（prominence of facial canal），后壁从上而下有乳突窦口（aperture of mastoid antrum）、锥隆起（pyramidal eminence），下壁较厚，与颈内静脉为邻。鼓室窦（tympanic sinus）位于鼓室后部锥状隆起下方的一个隐窝，又称锥隐窝（pyramidal recess）、后鼓室隐窝（posterior tympanic recess）或前庭窗后隐窝（posterior recess for vestibular window）。由于邻近面神经管，病变易累及面神经，对中耳显微手术相当重要。锥隆起根部延至鼓岬后上部的骨崎称岬小桥（little bridge of promontory）。王爱莲等（1963）进行了一系列中耳解剖学的研究，对鼓室窦的研究，除了测量出国人数据，还从胚胎的测量值得出了鼓室窦在胎儿时期尚有一个发育过程，好似分型也有一定的年龄变化。

（1）上鼓室窦的观察（Observations of the epitympanic sinus）：上鼓室窦为鼓室上隐窝前部的一个凹窝，其大小深度变化较大，较深时往往有一个明显的入口，此部是临床胆脂瘤好发的部位，由于窦的内侧壁是面神经管，膝神经节所在之处，对手术至关重要。王爱莲等（1963）观察昆明地区成人颞骨80侧，将其分为Ⅰ型（窦深>2 mm，入口明显；占28.8%），Ⅱ型（窦深>2 mm，入口不明显；占35.0%），Ⅲ型（窦深<2 mm，入口不明显；占36.2%）；之后，王爱莲等（1982）按窦口是否向鼓室敞开，窦腔是否向后延伸将其分为局限型、延伸型和窦口边界不明的隐蔽型。观察昆明地区6个月至9个月胎儿26例颞骨，结果显示，从6个月胎儿的局限型100%到9个月胎儿，减少66.7%，而延伸型达0～33.3%，另外，观察成年100例颞骨出现隐蔽型达15%，而局限型和延伸型分别为31%和54%。

（2）前庭窗和蜗窗的观察（Observations of the vestibulan window & cochlear window）：通过外耳道观察前庭窗和蜗窗，这是手术的必经之路，然而大部分前庭窗是看不到的，蜗窗也有部分是看不到的。尹保国等（1989）观察广州地区成人颅骨285例（570侧），前庭窗完全暴露可见的仅占4.7%，部分暴露的占37.3%，完全不暴露高达58.0%；蜗窗全暴露占41.1%，部分暴露的占50.9%，完全不暴露达8.0%。

（3）岬沟和岬骨管的观察（Observations of the promontory groove & promontory bony canal）：岬沟位于鼓室内岬表面，鼓室神经走行于此沟内，近代临床用鼓室神经切除术来治疗腮腺炎、腮腺肥大、鳄鱼泪症取得良好效果。朱世杰等（1999）为鼓室神经切除术提供数据，观察了山东地区颅骨100例（200侧），将此沟分为深沟型（33.0%）、浅沟型（30.5%）、压迹型（22.0%）和无沟型（14.5%）。岬骨管位于鼓室岬内，是由鼓室神经穿入鼓室岬所致，因此它是鼓室神经经过的标志，对鼓室神经切除术具有重要意义。结果显示，岬骨管出现率为45.5%，其中含有双管者2%。岬骨管的形态有两种：隆突型（24.5%）和隐型（21.0%）。

（4）下鼓室小管的观察（Observations of the tubule of sub-tympanic cavity）：下鼓室小管是鼓室神经穿经鼓室下壁所经过的小管，小管上口在鼓室内，下口在颅底颈动脉管和颈静脉窝之间的骨隔下缘。朱世杰等（1999）观察山东地区成人200侧鼓室：下鼓室小管上口位置，位于圆窗下脚前部占58.5%，其中经岬后1/3最多，占46%，位于脚部34.5%，位于下脚后部7.0%；下鼓室小管下口位置，在岩下窝内者78.0%，颈静脉窝前壁者20.5%，其中在颈静脉窝前壁下1/3最多，占10.5%，在颈动脉管壁内者1.0%。

（5）岬小桥的观察（Observations of the little bridge of promontory）：刘良发等（1992）观察昆明地区100侧岬小桥出现率为86.0±3.5%。廖进民等（1993）观察昆明地区120侧，出现率为62.5%，另外，埂状占20%，板状占17.5%。

（6）锥体嵴的观察（Observations of the pyramidal crest）：刘良发等（1992）观察昆明地区100侧，出现率为82.0±3.8%。

（7）锥隆起、鼓索嵴和面神经管凸的观察（Observations of the pyramidal eminence, crest of tympanic cord & prominence of facial canal）：刘良发等（1992）观察昆明地区100侧，出现率均为100%。

9. 听小骨（Auditory Ossicles）　鼓室内有3块听小骨，锤骨（malleus）、砧骨（incus）和镫骨（stapes），借韧带和关节连接成听骨链。

（1）锤骨的观察（Observations of the malleus）：王钦等（1991）观察湖北地区64个锤骨的滋养孔，单孔占76.6%，多孔占21.8%，无孔占1.5%。

（2）砧骨的观察（Observations of the incus）：王钦等（1991）观察湖北地区51个砧骨的滋养孔，单孔占74.5%，多孔占23.5%，无孔占2.0%。

（3）镫骨的观察（Observations of the stapes）：曾庆云等（1982）观察吉林地区160个镫骨，结果如下。镫骨闭孔形状：半圆形占65.00%，卵圆形占10.00%，圆形占4.38%，三角形占4.38%，不规则占14.38%，双孔形占1.88%；镫骨底板下缘形状：下缘平直型占48.75±3.95%，下缘凹陷型占46.88±3.94%，下缘隆凸型占4.38±1.61%；镫骨前、后脚粗细比较：后脚粗占80.0±3.16%，等粗占7.5±2.08%，前脚粗占12.5±2.61%。

10. 内耳门（Internal Acoustic Pore）　位于颅后窝内颞骨岩部的中部，向外侧进入到内耳道（internal acoustic meatus），其中通过第Ⅶ、第Ⅷ脑神经和内听动、静脉。

（1）内耳门形态的观察（Observations of the shape of internal acoustic pore）：彭珍山（1996）观察内蒙古、唐山和湖南地区男108侧、女72侧：椭圆形：男61.11%（66例）、女58.33%（42例），长方形：男13.89%（15例）、女20.83%（15例），圆形：男2.78%（3例）、女12.50%（9例），三角形：男8.33%（9例）、女4.17%（3例），梨形：男5.56%（6例）、女4.17%（3例），肾形：男8.33%（9例）、女0%（0例），性差$\chi^2=17.904$，$P=0.003$，说明内耳门各种形态的构成比具有非常显著的性别差异。

（2）内耳门前上缘上方骨突的观察（Observations of the anterosuperior tubercle of internal acoustic pore）：张我华（1984）观察重庆地区200侧（%，$\bar{x}\pm Sp$），圆形结节状为38.5±3.44%，粒状为22.0±2.93%，卵圆形结节状为13.5±2.42%，棘状为12.5±2.34%，嵴状为2.0±0.99%，锥状为4.0±1.39%，无骨突为7.5±1.86%。

11. 岩上窦沟的观察（Observations of the Groove for Superior Petrosal Sinus）　岩上窦沟位于颅中窝和颅后窝分界处，容纳岩上窦，此沟的两边界是小脑幕的附着处。张我华（1984）观察重庆地区96例（192侧）：岩上窦沟起始处，岩部上缘内侧端为22.9±3.02%，小棘为25.0±3.13%，三叉神切迹为45.3±3.59%，其他为6.8±1.82%；岩上窦沟终止处，乙状沟为75.50±3.10%，弓下窝平面为8.33±1.99%，内耳门平面为4.17±1.44%，前庭水管平面为4.69±1.53%，短嵴为6.25±1.75%，其他为1.04±0.73%。

12.乳突（Mastoid Process） 乳突的发育程度一般可分为五级（图6-24）：特小、小、中、大和特大。概括而言，男性较女性为大，这与附于其上的胸锁乳突肌的拉力有关。正由于此，男性颅骨置于桌面一般比较稳固，因为乳突尖端低于枕髁平面，反之，女性颅骨不稳固，左右摇摆。

（1）乳突类型的观察（Observations of the types of mastoid process）：综合国人资料2237例（%，$\bar{x}\pm Sp$），特小型7.78±0.57%，小型26.96±0.94%，中型43.50±1.05%，大型19.35±0.84%，特大型2.41±0.32%；各型构成比性别差异$\chi^2=103.7$，$P=0.000$，说明乳突各型构成比具有非常显著的性别差异；其中大型和特大型性别差异（u值分别为6.29和5.36，$P<0.01$），出现率男性远高于女性，这与男性的胸锁乳突肌的收缩力有关。见表6-67。

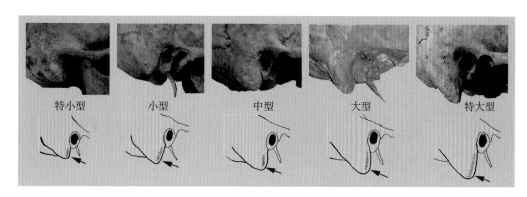

图6-24　乳突的类型（右侧） Types of the Mastoid Process（right）

表6-67　乳突类型的观察 Observations of the types of mastoid process

作者（年份）	地区	例数	特小型 [%（n）]	小型 [%（n）]	中型 [%（n）]	大型 [%（n）]	特大型 [%（n）]
王淑萍等（2011）	长春、通辽、青岛	男254	5.5（14）	22.4（57）	55.6（141）	12.6（32）	3.9（10）
		女254	3.1（8）	40.9（104）	48.1（122）	7.9（20）	0（0）
邵兴周等（1988）	新疆洛浦	男26	0	19.23（5）	65.38（17）	15.38（4）	0（0）
		女33	12.12（4）	63.64（21）	24.24（8）	0（0）	0（0）
冯光华（1982）	重庆	合320	11.2（36）	27.2（87）	40.9（131）	20.6（66）	0（0）
黎屏周等（1978）	中南	合750	8.13（61）	22.33（167）	43.44（326）	24.40（183）	1.73（13）
郑靖中等（1988）西安		男140	4.29（6）	20.72（29）	33.6（47）	33.6（47）	7.9（11）
		女140	2.14（3）	27.86（39）	52.8（74）	14.3（20）	2.9（4）
朱芳武等（1994）	广西壮族	男152	2.63（4）	17.76（27）	38.81（59）	30.76（46）	10.53（16）
		女168	22.89（38）	40.36（67）	28.92（48）	9.04（15）	0（0）
合计（%，$\bar{x}\pm Sp$）（例数）		男572	4.20±0.84（24）	20.63±1.69（118）	46.15±2.08（264）	22.55±1.75（129）	6.47±1.03（37）
		女595	8.91±1.17（53）	38.82±2.00（231）	42.35±2.03（252）	9.24±1.19（55）	0.67±0.33（4）
		合2237	7.78±0.57（174）	26.96±0.94（603）	43.50±1.05（973）	19.35±0.84（433）	2.41±0.32（54）

（2）乳突按其内气化程度分类的观察（Observations of the type of mastoid process by pneumatic degree）：石义生等（1957）观察上海X线片和颅骨各100侧，气化型为83.0%，板障型为15.5%，坚实型为1.5%。

（3）乳突颅后观分类的观察（Observations of the type of mastoid process from posterior view）：从颅后面观察，乳突的外侧缘可分为3种类型，即向内倾斜、直线向下和向外侧突出。王淑萍等（2011）观察青岛、长春和通辽地区颅骨508例（男女各254例）（%，$\bar{x}\pm Sp$）：外侧缘向内倾斜，男68.9±2.90%、女72.8±2.79%；垂直向下，男26.8±2.78%、女26.0±2.75%；向外侧突出，男4.3±1.27%、女1.2±0.68%；各型性别差异u值分别为0.96、0.20、2.15，$P>0.05$，说明前两项没有性别差异，向外侧突出$P<0.05$，具有性别差异，男性显著多于女性。

13.乳突孔的观察（Observations of the Mastoid Foramen）　亦称乳突导静脉孔（mastoid emissary foramen），位于乳突的后方，其中通过乳突导静脉，向颅内连接乙状窦。如果乳突孔位于枕乳缝，丁士海（1979）称其为枕乳孔，（图6-25）。上述两种孔通向颅内的一段骨管，称乳突导静脉管（emmisary mastoid canal）。

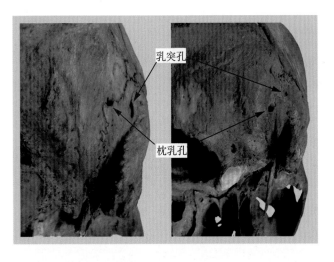

图6-25　乳突孔和枕乳孔（右侧下后面观）

Mastoid Foramen & Occipito-mastoid Foramen（right, postero-inferior view）

（1）乳突孔出现率的观察（Observations of the percentage of mastoid foramen）：综合国人资料1183例（%，$\bar{x}\pm Sp$），按颅计出现率为76.08±1.24%，按侧计出现率为63.27±0.99%。结果显示，不论按颅计或侧计均具有显著的性别差异（u值分别为7.45和12.56，$P<0.01$），说明乳突孔男性出现率显著高于女性，只出现于左侧或右侧无差异（u值0.07，$P>0.05$）。详见表6-68。

表6-68　乳突孔的出现率　Observations of the percentage of mastoid foramen

作者（年份）	地区	例数	两侧出现 [%（n）]	右侧出现 [%（n）]	左侧出现 [%（n）]	按颅计 [%（n）]	按侧计 [%（n）]
宋振东（1931）	东北	280	38.6（108）	19.3（54）	15.0（42）	72.9（204）	55.71（312）
许宏基等（1985）	东北	男213	69.0（147）	7.9（17）	7.0（15）	84.0（179）	76.5（326）
		女87	44.8（39）	8.0（7）	22.9（20）	75.8（66）	60.3（105）
丁士海（1979）	青岛	男250	76.4（191）	8.8（22）	8.0（20）	93.2（233）	84.8（424）
		女250	34.0（85）	12.8（32）	17.2（43）	64.0（160）	49.0（225）
忽那将爱等（1939）	台湾	103	26.2（27）	19.4（20）	10.7（11）	56.3（58）	42.2（86）
合计（例数）		男463	73.00±2.06（338）	8.42±1.29（39）	7.56±1.23（35）	88.98±1.45（412）	80.99±1.29（750）
		女337	36.80±2.63（124）	11.57±1.74（39）	18.69±2.12（63）	67.06±2.56（226）	51.93±1.92（350）
		合1183	50.46±1.45（597）	12.85±0.97（152）	12.76±0.97（151）	76.08±1.24（900）	63.27±0.99（1497）

刘牧之等（1978）观察广东颅骨340侧，乳突孔出现率为62.35±2.63%，其中单孔16.98%，双孔45.28%，3孔24.43%，4孔11.32%，5孔0.94%，6孔0.94%。王令红（1988）观察华北地区颅骨乳突孔缺如男129例出现率为27.1%，女7例为14.3%。肖洪文等（1988）观察长春地区成人颅骨500例，乳突孔出现率为75.2±1.93%。郑鸣等（1998）观察福州地区93侧，乳突孔出现率63.4%；陈合新等（2000）观察60侧，乳突孔出现率为78.3%。

（2）枕乳孔出现率的观察（Observations of the percentage of occipito-mastoid foramen）：综合国人资料800例（%，$\bar{x}\pm Sp$），按颅计出现率为57.00±1.75%，按侧计出现率为38.56±1.22%。结果显示，按颅计没有性别差异（u值为1.89，$P>0.05$），按侧计具有显著的性别差异（u值为2.71，$P<0.01$），说明男性枕乳孔出现率显著高于女性，详见表6-69。

表6-69 枕乳孔出现率 Observations of the Percentage of Occipito-mastoid Foramen

作者	地区	性别	两侧出现 [%（n）]	右侧出现 [%（n）]	左侧出现 [%（n）]	按颅计 [%（n）]	按侧计 [%（n）]
许宏基等（1985）	东北	男213	30.3（64）	17.8（38）	19.7（42）	67.6±3.20	48.8±2.42
		女87	20.6（18）	18.4（16）	19.5（17）	58.6±5.28	39.6±3.70
丁士海（1979）	青岛	男250	16.8（42）	22.4（56）	14.0（35）	53.2±3.15	35.0±2.13
		女250	14.8（37）	20.0（50）	16.4（41）	51.2±3.16	33.0±2.10
合计（%，$\bar{x}\pm Sp$）（例数）		男463	22.89±1.95（106）	20.30±1.87（94）	16.63±1.73（77）	59.83±2.28（277）	41.36±1.62（383）
		女337	16.32±2.01（55）	19.58±2.16（66）	17.21±2.06（58）	53.12±2.72（179）	34.72±1.83（234）
		合800	20.13±1.42（161）	20.00±1.41（160）	16.88±1.32（135）	57.00±1.75（456）	38.56±1.22（617）

肖洪文等（1988）观察长春地区成人颅骨500例（男322例，女178例），枕乳孔出现率为70.0±2.05%。

（3）乳突孔与枕乳孔关系的观察（Observations of the relationship between mastoid foramen & occipito-mastoid foramen）：综合国人资料1600侧（%，$\bar{x}\pm Sp$）：两孔均无占16.13±0.92%，只出现乳突孔45.31±1.24%，只出现枕乳孔占15.13±0.90%，两孔均出现占23.44±1.06%；其中两孔均不出现或均出现u值为5.21，$P<0.01$，说明两孔均出现远高于两孔均不出现。详见表6-70。

表6-70 乳突孔与枕乳孔的关系观察
Observations of the Relationship Between Mastoid Foramen & Occipito-mastoid Foramen

作者（年份）	地区	侧数	两孔均不出现 [%（n）]	只有乳突孔 [%（n）]	只有枕乳孔 [%（n）]	两孔均出现 [%（n）]
许宏基等（1985）	东北	600	10.7（64）	43.2（259）	17.5（105）	28.7（172）
丁士海（1979）	青岛	1000	19.4（194）	46.6（466）	13.7（137）	20.3（203）
合计（%，$\bar{x}\pm Sp$）（例数）		1600	16.13±0.92（258）	45.31±1.24（725）	15.13±0.90（242）	23.44±1.06（375）

（4）乳突导静脉管的观察（Observations of the emmisary mastoid canal）：丁士海（1979）观察青岛地区男女颅骨各250例（%，$\bar{x}\pm Sp$），结果如下。两侧出现：男为49.6±3.16%，女为9.6±1.86%；右侧出现：男为7.6±1.67%，女为6.0±1.50%；左侧出现：男为7.6±1.67%，女为9.2±1.82%；按颅计出现率：男为64.8±3.02%，女为24.8±2.73%；按侧计出现率：男57.2±2.21%，女17.2±1.68%。结果显示，不论按颅计或侧计均具有显著的性别差异（u值分别为9.8和14.4，$P<0.01$），说明男性出现率明显高于女性。

14. 乳突上嵴的观察（Observations of the Supramastoid Crest） 乳突上嵴亦称外耳道上嵴（suprameatal crest），为颧弓后延的部分，按嵴的高度可分为小、中、大三级，中级的标准是 1.5～2.5 mm。小于或大于此标准，则分别为小型或大型。综合国人资料 1442 侧（%，$\bar{x}\pm Sp$）：小型为 41.5±1.30%，中型为 40.2±1.29%，大型为 18.3±1.02%；结果显示，小型和大型具有性别差异（u 值分别为 3.53 和 2.51，P 值分别为＜0.01 和＜0.05），说明大型男性出现率显著高于女性，小型则相反；按分型构成比性差 χ^2＝13.993，P＝0.003，说明构成比性别差异非常显著。详见表 6-71。

表6-71 乳突上嵴的观察 Observations of the Supramastoid Crest					
作者（年份）	地区	例数	小型［%（n）］	中型［%（n）］	大型［%（n）］
关国发等（1986）	哈尔滨	男97	46.90（45）	32.69（32）	20.61（20）
		女87	76.44（66）	18.97（17）	4.60（4）
王淑萍等（2011）	长春、通辽、青岛	男254	30.3（77）	53.5（136）	16.1（41）
		女254	38.2（97）	48.8（124）	13.0（33）
黎屏周等（1978）	中南	合750	41.86（314）	36.00（270）	22.14（166）
合计（%，$\bar{x}\pm Sp$）（例数）		男351	34.7±2.54（122）	47.9±2.67（168）	17.4±2.02（61）
		女341	47.8±2.71（163）	41.4±2.67（141）	10.8±1.68（37）
		合1442	41.5±1.30（599）	40.2±1.29（579）	18.3±1.02（264）

乳突上嵴与乙状窦的体表关系对手术至关重要。邹宁生等（1954）观察福建地区颅骨 150 例（男 92 例，女 58 例），共 300 侧：乙状窦接近乳突上嵴者为 87.33±1.92%，乙状窦前缘紧贴或超过乳突上嵴者为 13.66±1.92%，乙状窦降部前缘距外耳道上棘下缘 5 mm 内者为 5.0±1.26%。

15. 颞骨茎突（Styloid Process）

（1）茎突类型的观察（Observations of the types of styloid process）：按发育程度可分为短、中、长三种类型（图 6-26），偶尔也有不发育的缺如型。佟德顺等（1982）的标准为 1.5～2.9 cm 为中等长度，小于或大于此范围分别计为短型和长型。综合国人资料 849 例（%，$\bar{x}\pm Sp$）：长型为 29.80±1.57%，中型为 33.33±1.62%，短型为 33.92±1.62%，缺如型为 2.94±0.58%。按佟德顺等资料统计分型构成比性别差异 χ^2＝2.765，P＝0.429，说明构成比没有性别差异。详见表 6-72。

表6-72 茎突长度类型的观察 Observations of the Types of Styloid Process						
作者（年份）	地区	例数	长型［%（n）］	中型［%（n）］	短型［%（n）］	缺如型［%（n）］
佟德顺等（1982）	长春	男231	9.1（21）	35.9（83）	55.0（127）	0
		女70	8.6（6）	25.7（18）	65.7（46）	0
Wood-Jones（1933）*	华北	100	33	30	19	(18)
陆振山（1940）*	华西	100	47	37	9	(7)
曹洪源等（2001）	济南	198侧	68.7（136）	31.3（62）	0（0）	0
高希春（1999）	山东	150	6.7（10）	35.3（53）	58.0（87）	0
合计（%，$\bar{x}\pm Sp$）（例数）		849	29.80±1.57（253）	33.33±1.62（28）	33.92±1.62（288）	2.94±0.58（25）

*Wood-Jones 和陆振山资料中分为大型、小型、不明显型和缺如型。

王月初等（1989）观察山东地区头部标本 45 例（%，$\bar{x}\pm Sp$）：两侧相差＜5 mm 者占 68.88±6.89%，相差 5～10 mm 者占 17.77±5.69%，相差＞10 mm 者占 13.33±5.06%。高希春（1999）观察了 120 例（男 80，女 40）茎突 X 线片的 150 侧，平均年龄 46 岁，其中短型（0.2～1.49 cm）87 例，中型（1.5～2.99 cm）53 例，长型（＜3.0 cm）10 例（6.7%）。

（2）茎突结构类型的观察（Observations of the types of styloid process by structures）：佟德顺等（1982）观察长春地区骨标本316例，分型复杂，其中光滑圆直型为33.86±2.66%，弯曲结节型为24.05±2.40%，圆直结节型为16.14±2.07%，未发育型为21.20±2.30%，茎突缺如型为1.58±0.70%，双茎突型为0.63±0.45%，三叉型为0.32±0.32%。姚广宣等（1982）观察苏北地区颅骨标本59例：光滑圆直型为37.29%，弯曲结节型为42.37%，粗糙扁平型为20.34%。

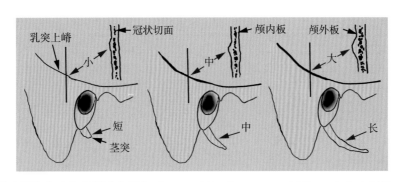

图6-26　乳突上嵴和茎突的类型（右侧）　Types of the Supramastoid Crest & Styloid Process（right）

（3）茎突过长的观察（Observation of the Elongated styloid process）：有时附着于茎突的韧带骨化导致茎突过长，有报道可长达＞5cm，活体时会伴有咽部疼痛、异物感等症状，称为茎突综合征。国内有相当多的报道，例如：梁克义（1957），薛兴尧（1960），臧洪涛（1961）15例，黄伟坤等（1964），黄选兆等（1966）14例（附茎突舌骨韧带骨化1例），常法慎（1979），佟德顺等（1982），姚广宣等（1982），高不倚（1982）李沈生（1984）4例，穆文新（1986）总结茎突综合征50例，赵素萍等（1987）24例茎突综合征分析，崔伯瑜等（1987），穆文新（1987），卢文乾等（1997）收集福建地区37例茎突综合征病例，其中32例（81.3%）茎突过长，伴有咽部疼痛、异物感等症状。镡旭民等（2004）收集重庆地区86例茎突综合征病例，全部茎突过长并伴有病症。何兆祥等（2007）报道了80例（男28，女52）茎突综合征病例，年龄在30～78岁，单侧49例，双侧31例，X线显示茎突长2.5～6 cm；茎突形状圆锥形51例，结节型28例，关节型1例；全部有咽异物感、咽痛及反射性耳痛、头痛、颈痛等症状。陈时洪等（2011）收集广东地区26例茎突综合征病例，其中19例（73.1%）茎突过长。卢诗军（2010）双侧茎突异常1例，左长5.6 cm，右长5.1 cm。丁士海于20世纪60年代发现1例约65岁男尸，左侧茎突长达7.45 cm，茎突根部宽1.19 cm、厚0.63 cm，茎突骨愈合处宽7.3 mm、厚9.3 mm，茎突尖端宽5.3 mm、厚4.2 mm。

16.关节结节的观察（Observations of the Articular Tubercle）　关节结节位于颞骨下颌窝前向下的突出部，参与构成下颌关节。徐晓明等（1986）观察华东地区颅骨236侧，浅凹型占59.7%，深凹型占19.1%，平坦型占18.7%，其他型占2.5%。

17.颧弓的观察（Observations of the Zygomatic Arch）　郑靖中等（1986）观察西安地区男女颅骨各140侧，将颧骨上颌骨交界处下缘的形态分为弧形和角型，男女分别占54.3±4.22%和45.7±4.22%，在女性中分别占31.4±3.92%和68.6±3.92%；结果显示，两种类型均具有显著的性别差异（u值两种为3.97，P＜0.01），说明弧形男性多发，而角形则女性多发。朱芳武等（1994）观察广西壮族颅骨330侧：颧骨缘结节缺如占7.89%，较弱占57.88%，强占34.24%；颧上颌骨下缘呈圆弧形占13.1%，呈角状占86.9%。

十四、翼区（Pterion）

翼区（pterion）系指蝶、顶、额和颞骨四骨相联接处的区域，其形态上可分为四类（图6-27和图6-28）：蝶顶缝型（spheno-parietal suture type）（H形）、额颞缝型（fronto-temporal suture type）（Ⅰ型）、四骨交于一点型（four bones meet in one point type）（X型），还有为数不少的翼上骨型（epipteric bone type），它是四骨内的缝间骨。翼上骨型又可分为两种亚型，即典型翼上骨型（standard epipteric bone type）和多翼上骨型（multi-epipteric bone type），可多至4块翼上骨不等，前者约占72%，后者约占28%。四型中H型约占1/3，X型最少。

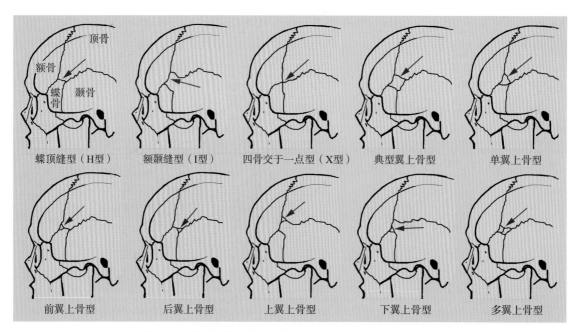

图6-27　翼区的类型（左侧）　Types of the Pterion（left）

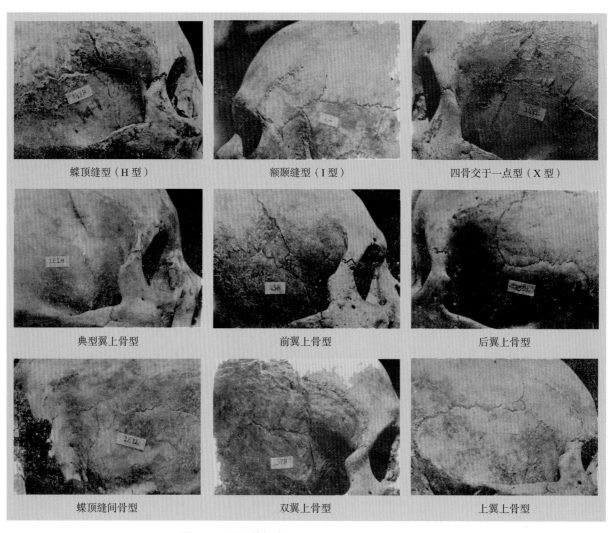

图6-28　翼区的标本　Specimens of the Pterion

（1）颅骨翼区类型的观察（Observations of the Types of Pterion）：综合国人资料11 884侧（%，$\bar{x} \pm Sp$），蝶顶缝型占76.56±0.39%，翼上骨型占20.95±0.37%，额颞缝型占1.96±0.13%，四骨交于一点

型占0.53±0.07%。作者不理解朱芳武等（1994）的研究中壮族X型的出现率会如此高，而I型又如此低，是否掌握的标准不统一？故未统计在合计项内。详见表6-73。

表6-73　颅骨翼区的类型　Observation of the Types of Pterion

作者（年份）	地区	颅侧数	蝶顶缝型 [%（n）]	翼上骨型 [%（n）]	额颞缝型 [%（n）]	四骨交于一点型 [%（n）]
陈笑笑等（2011）	长春，通辽	276	78.3（216）	14.5（40）	7.2（20）	0（0）
张布和等（2000）	通辽	140	67.14（94）	12.14（17）	17.14（24）	3.57（5）
Wood-Jones（1933）	华北	100	70.0（70）	28.0（28）	1.0（1）	1.0（1）
史纪伦等（1953）	华北	800	71.25（570）	27（216）	1.75（14）	0（0）
徐福男（1953）	华北	200	76.5（153）	20.5（41）	1.5（3）	1.5（3）
卓汉青（1980）	天津，宁夏	880	69.20（609）	27.16（239）	2.95（26）	0.68（6）
丁士海（1957）	华东	570	77.02（439）	20.17（115）	2.46（14）	0.35（2）
丁士海等（1978）	青岛	1816	77.37（1405）	19.44（353）	2.94（45）	0.59（13）
范天生等（1964）	河南	2000	79.50（1590）	18.75（375）	1.35（27）	0.40（8）[*]
陈谟训等（1964）	安徽	2856	76.83（2194）	22.54（644）	0.63（18）	0.（0）
邵兴周等（1988）	新疆洛浦	118	94.1（111）	5.9（7）	0（0）	0（0）
陆振山（1940）	华西	200	86.0（172）	13.5（27）	0.5（1）	0（0）
李旭光（1966）	南昌[**]	1478	77.94（1152）	19.21（284）	2.03（30）	0.81（12）
汪澜等（1980）	四川	170	71.18（121）	25.29（43）	2.94（5）	0.59（1）
郑靖中等（1988）	西安	280	72.14（202）	21.78（61）	1.78（5）	4.29（12）
朱芳武等（1994）[***]	广西壮族	322	71.43（230）	10.56（34）	0.62（2）	17.39（56）
合计（%，$\bar{x}\pm Sp$）（例数）		11 884	76.56±0.39（9098）	20.95±0.37（2490）	1.96±0.13（233）	0.53±0.07（63）

*原文为11例，由于四类综合为2003例，笔者改为8例；**含南昌、成都和南京；***数据未计入本表。

　　王令红（1988）观察华北地区男130例和女8例，额颞缝出现率分别为4.6%和12.5%，如按侧计为23%和6.25%；王令红等（1988）观察太原地区男80例和女35例，额颞缝出现率分别为1.3%和5.7%，如按侧计为0.6%和5.7%；肖洪文等（1988）观察国人500例颅骨中额颞缝型出现率为4.6±0.94%。

　　（2）翼上骨型翼区出现率的观察（Observation of the percentage of epi-pterion type of pterion）：综合国人资料4062侧（%，$\bar{x}\pm Sp$），翼上骨出现率为12.14±0.51，性差u值0.61，$P>0.05$，没有性别差异。详见表6-74。

表6-74　翼上骨的出现率
Observation of the Percentage of Epi-pterion Type of Pterion

作者（年份）	地区	男例数	男出现率[%（n）]	女例数	女出现率[%（n）]
邵兴周等（1988）	和田地区洛浦县	52	3.8（2）	66	18.2（12）
韩向君（1993）	东北	105	15.24（16）	50	12.00（6）
肖洪文等（1988）	长春			合500例17.8±1.71（89）	
Collins（1926）	华北			合26例3.85（1）	
王令红（1988）	华北	130	13.1（17）	8	25.0（2）
王令红等（1988）	太原	80	21.3（17）	35	34.3（12）
邵象清等（1954）	上海			合2200例31.22±0.99（687）	

续表

作者（年份）	地区	男例数	男出现率［％（n）］	女例数	女出现率［％（n）］
郑靖中等（1986）	西安	140	25.72（36）	140	17.85（25）
曾汉宗等（1985）	汕头		合530例28.3±1.96（150）		
合计（%，$\bar{x}\pm Sp$）（例数）		男507	17.36±1.58（88）	女299	19.06±2.27（57）
			合4062例12.14±0.51（493）		

降央泽仁等（2004）观察了四川地区颅骨215个出现翼上骨11.15%。

（3）颅骨翼上骨类型的观察（Observation of the type of epipterion）：翼上骨可按骨的数量分为单翼上骨、双翼上骨和多翼上骨三型。单翼上骨又可根据骨骼的位置分为五种亚型：典型（翼上骨与四骨直径相邻）、前翼上骨型（翼上骨位于蝶顶缝前端）、后翼上骨型（翼上骨位于蝶顶缝后端）、上翼上骨型（翼上骨位于额颞缝上端）和下翼上骨型（翼上骨位于额颞缝下端）。综合国人资料3488侧（%，$\bar{x}\pm Sp$）：单翼上骨型占76.92±0.71%，双翼上骨型占14.85±0.60%，多翼上骨型占8.23±0.47%；前后翼上骨的差异u值为20.15，$P<0.01$，说明后翼上骨型远多于前翼上骨型。详见表6-75。

表6-75 翼上骨类型的观察 Observation of the Type of Epipterion

作者（年份）	地区	颅侧数	单翼上骨数						双翼上骨数	多翼上骨数
			典型	前翼上骨	后翼上骨	上翼上骨	下翼上骨	其他*		
陈笑笑等（2011）	长春，通辽	276	124	28	62	7	0	0	0	55
史纪伦等（1953）	华北	215	122	22	68	0	0	0	3	0
卓汉清（1980）	天津、宁夏	239	60	28	58	4	0.	23	44	22
丁士海（1957）	华东	115	30	9	41	0	0	3	27	5
丁士海等（1978）	青岛	353	122	33	108	4	2	18	53	13
范天生等（1964）	华中	375	120	52	106	1	1	14	51	30
陈谟训等（1964）	安徽	644	225	69	209	0	0	40	88	13
邵象清等（1954）	上海	693	117	64	180	7	3	46	155	121
李旭光（1966）	南昌**	284	96	34	100	0	0	3	43	8
汪澜等（1980）	四川	43	11	2	11	1	0	0	13	5
叶鹿鸣等（1964）	广东	101	47	10	26	0	0	0	17	1
曾汉宗等（1985）	广东	150	54	8	39	3	4	4	24	14
合计（%，$\bar{x}\pm Sp$）（例数）		合3488	32.34±0.79（1128）	10.29±0.51（359）	28.90±0.77（1008）	0.77±0.15（27）	0.29±0.09（10）	4.33±0.34（151）	14.85±0.60（518）	8.23±0.47（287）

*其他型包括缝间骨亚型、单骨嵌顿型等多种类型。

**含南昌、成都和南京。

（4）额颞缝型和翼上骨型翼区不同人种的观察（Observations of the fronto-temporal suture & epipterygoid pterions in different races）：为了解各人种翼区的额颞缝型和翼上骨型的差异，特介绍Collins（1926）的资料。其结果显示，额颞缝型翼区：棕色人种、美拉尼西亚人或黑色人种与黄色人种相比较差异u值分别为4.25、4.15、2.15，前二项P均＜0.01，说明具有非常显著的种族差异，即棕色人种和美拉尼西亚人或黑色人种的出现率显著高于黄色人种；三者也都高于白色人种，u值分别为4.53、4.30、2.64，P值均＜0.01。与黑色人种比较也高于黄色人种（$P<0.05$），与白色人种比较没有差异（$u=0.03$，$P>0.05$）。详见表6-76。

表6-76　额颞缝型和翼上骨型翼区不同人种的观察
Observations of the Fronto-temporal Suture & Epipterygoid Pterions in Different Races

人种	国别	例数	额颞缝型		翼上骨型	
			出现数	出现率	出现例数	出现率
白色人种	美国人	265	4	1.5	7	2.6
	欧洲人	236	1	0.4	11	4.7
	埃及人	600	10	1.7	56	9.3
	合计	1101	15	1.36±0.35	84	7.63±0.80
黄色人种	西伯利亚人	78	1	1.3	8	10.2
	蒙古人，（伦库）	371	4	1.1	19	5.1
	日本人	42	1	2.4	9	21.4
	中国人	26	—	—	1	3.8
	东北亚合计	517	6	1.2±0.48	37	7.2±1.14
	马来人	105	4	3.8	8	7.6
	爱斯基摩人	734	13	1.8	32	4.4
	美国印第安人	12 486	140	1.1±0.09	341	2.7±0.15
	合计	13 842	184	1.33±1.10[**]	455	3.29±10.15
波利尼西亚	夏威夷人	291	9	3.1	19	6.5
	新西兰人	54	—	—	1	1.9
	合计	345	9	2.61±0.86	20	5.80±1.26
棕色人种	澳大利亚人	116	11	9.4	6	5.6
	塔斯马尼亚人	42	11	26.2	6	14.3
	合计	158	22	13.92±2.75	12	7.59±2.11
美拉尼西亚人	新不列颠人	45	13	28.9	4	8.9
	斐济人和所罗门岛人	22	1	4.5	4	18.2
	新几内亚人	28	2	7.1	4	14.4
	混杂的美拉尼西亚人	8	2	23.0	1	14.8
	合计	103	18	17.5±3.74	13	12.6±3.27
黑色人种	黑色人种	248	13	5.2	8	3.2
	矮小黑色人种[*]	6	—	—	1	16.7
	合计	254	13	5.12±1.38	9	3.85±1.19

注：本表引自Collins（1926），表中标准误由笔者计算出。[*]矮小黑色人种也称尼格里托人（Negritos）主要分布在东南亚的国家内。[**]总例数13 816例（不含中国人26例）。

另外，Ranke（1889），Anoutchine（1878）和Collins（1926）观察了世界不同地区人群额颞缝型的翼区出现率，也可以看出具有明显的地区或种族差异，详见表6-77。

表6-77　额颞缝型翼区不同国家或人种出现率
Percentage of the Fronto-temporal Suture in Different Countries or Races

人种	Ranke		Anoutchine		Collins	
	观察例数	出现例	观察例数	出现率%	观察例数	出现例
欧洲人	11 000	169	9867	1.6	250	3
美国人	2520	43	2335	1.6	6243	104
亚洲人	1200	24	1194	1.0	73	2
蒙古人	710	27	506	3.7	185	4
马来亚人和波利尼西亚	1250	54	946	3.7	225	7

续表

人种	Ranke		Anoutchine		Collins	
	观察例数	出现例	观察例数	出现率%	观察例数	出现例
北部非洲人	830	47	—	—	300	9
巴布亚人	787	73	697	8.6	14	2
澳大利亚人	422	38	210	15.7	103	11
维达，泰米尔和辛加人[*]	81	9	—	—	—	—
黑种人	1231	146	884	12.4	124	7
合计	20 030[*]	637[**]	15 169	3.0	7517	149

注：维达人，泰米尔人和辛加人均系斯里兰卡原始部落人，泰米尔人在印度也有许多。[*]原计算有误应为20 031；[**]应为621。

十五、颅腔（Cranial Cavity）

1.横窦沟的观察（Observations of the Sulcus for Transverse Sinus） 横窦沟与颈静脉孔有连带关系，右侧往往也大于左侧。丁士海（1979）综合国内393例统计［陈义蔚等（1957）50例，胡启仁（1959）50例，湖北医学院（1963）100例，温州医学院（1965）109例，唐韫孟（1979）观察山东地区84例］（%，$\bar{x}\pm Sp$）：右侧＞左侧占58.3±2.48%，右侧＝左侧占22.4±2.10%，右侧＜左侧占15.4±0.76%；侧别差异非常显著（u值为16.5，$P<0.01$），右侧＞左侧非常显著多于右侧＜左侧，这与右侧横窦或颈静脉孔明显大于左侧是一致的。

2.脑膜中动脉沟类型的观察（Observations of the Types of Sulcus for Middle Meningeal Artery） 颅内脑膜中动脉沟直接反映了脑膜中动脉的情况，其前后支粗细的比较及其分支类型具有重要的人类进化上的意义。吴秀杰（2003）观察了大量直立人、早期智人和晚期智人标本，认为从直立人到现代人脑膜中动脉管径从粗到逐渐变细，分支从简单到逐渐复杂，前支趋向于增大，后支趋向于缩小，呈现出一定的规律性，有地域性差异。脑膜中动脉沟分型很不统一，户井田登（1935）将东北地区男性颅骨122例分为三型：Ⅰ型（前支依次发出后支、中支，或后支发出中支）占48.3±3.28%，Ⅱ型（在蝶骨大翼前端或颅中窝内后支发出中支）占34.0±3.11%，Ⅲ型（有两个中支，分别由前后支发出）占17.7±2.51%。赵一清（1955）观察了沪杭地区男性现代人颅骨，把现代中国人的脑膜中动脉沟划分为9种类型，主要有3型：Ⅰ型（前支在翼点高位发出顶孔支，后支无顶孔支）占45.8%，Ⅱ型（前支无顶孔支，后支发顶孔支）占22.9%，Ⅲ型（前、后两支均发顶孔支）占27.8%，其余6种类型占3.5%。

3.脑膜中动脉骨管的观察（Observations of the Bony Canal for Middle Meningeal Artery） 位于脑膜中动脉前支走行于翼区时，沟常在此处形成一段骨管，具有重要的临床意义。如果翼区骨折，具有骨管者极易破裂而导致硬膜外血肿。户井田登（1935）观察东北地区244例其出现率57.8±3.16%，骨管长度（14.1±7.75）mm；骨管的横向部位主要在眶上缘水平为56.1±3.18%，纵向部位主要在冠状缝之后为62.7±3.10%。赵一清（1955）观察沪杭地区389例其出现率71.5±2.29%，颜闇等（1964）观察华西地区590例其出现率15.4±1.49%；李旭光（1966）观察江西地区314例其出现率60.8±2.76%，以上合计1537例，出现率为45.60±1.27%。

4.蝶鞍的观察（Observations of the Sella Turcica） 蝶鞍是位于蝶骨体上面鞍形的区域，包括前面的鞍结节（tuberculum sellae）、中部的垂体窝（hypophysial fossa）和后方靠背的鞍背（dorsum sellae）。对于蝶鞍形态的观察，黄世章等（1957）观察了成人侧位X线片男149例、女36例，其中垂体窝呈浅型（前后径明显大于深径），男性占86.6%、女性占75.0%；垂体窝呈圆形（前后径与深径相似），男女分别占13.4%和25.0%。吴献猷（1965）通过X线片观察未成年组155例、成年组444例：卵圆形分别占64.5%和71.4%，圆形分别占32.9%和22.1%，扁形分别占2.6%和6.5%。李仁等（1992）观察了湖北地区103例蝶鞍的形状：他是按照蝶鞍指数［蝶鞍指数＝（蝶鞍深度÷蝶鞍前后径）×100］：呈卵圆形（51～70）占54.37%，圆形（71～X）占27.18%，扁平形（X～50）占15.53%。

5.鞍背的观察（Observations of the Dorsum sellae）　王笃伦（1984）观察了乌鲁木齐汉族78例（男56，女22），结果显示，鞍底形态：中凹型，男性占64.29%、女性占68.18%，偏凹型，男性占7.14%、女性占13.64%，平底型，男性占21.43%、女性占13.64%，凸底型，男性占7.14%、女性占4.55%。鞍背上缘中部形态：平直型，男性占39.29%、女性占59.09%，凹陷型，男性占46.43%、女性占36.36%，棘状型，男性占14.29%、女性占4.55%。鞍背前面：无局部凹陷，男性占64.29%、女性占77.27%，有局部凹陷，男性占35.71%、女性占22.73%。鞍背倾角：前倾型，男性占44.64%、女性占63.64%，垂直型，男性占33.93%、女性占27.27%，后倾型，男性占21.43%、女性占9.09%。

6.中床突的观察（Observations of the Middle Clinoid Process）　鞍结节的两侧有时明显突出，形成中床突。陈吴兴（1992）观察了浙江地区210例标本：中床突双侧出现占40.47%，只左侧出现占4.28%，只右侧出现占7.62%。

7.二分舌下神经管的观察（Observations of the Bipartite Hypoglossal Canal）　舌下神经管有时分为两个管，可完全分开，或部分成管。综合国人资料（%，$\bar{x}\pm Sp$）：按颅计6765例出现率为11.43±0.39%，按侧计1135侧出现率为17.62±1.13%，结果显示不论按颅计或按侧计均具有明显的性别差异，男性出现率显著高于女性（u值分别为2.38、3.48，P值分别为<0.05和<0.01）；不完全二分舌下神经管共观察5979例，出现率为3.43±0.24%，性别差异u值0.89，P>0.05，说明没有性别差异。详见表6-78。

表6-78　二分舌下神经管的观察
Observations of the Bipartite Hypoglossal Canal

作者（年份）	地区	例数	按颅计出现率 [%（n）]	按侧计出现率 [%（n）]	不完全二分舌下神经管出现率 [%（n）]
韩向君等（1992）	东北	男105	19.0（20）	—	—
		女50	10.0（5）	—	—
郑祥芝等（1984）	长春	男531	8.08（43）	—	2.45（13）
		女558	8.15（45）	—	2.51（14）
肖洪文等（1987）	长春	男402	15.2（61）	8.6（69）	—
		女198	10.6（21）	6.3（25）	—
王国巨等（2000）	长春	1089	16.16（176）	—	4.96（54）
王令红（1988）	华北	男131	22.1（29）	15.3（40）	6.7（8/120）
		女8	25.0（2）	12.5（2）	0（0）
王令红等（1988）	太原	男80	17.5（14）	9.4（15）	6.6（4/61）
		女35	17.1（6）	11.4（8）	5.9（2/34）
唐锟孟（1964）	青岛	840	10.6（89）	—	4.2（35）
李瑜如等（1965）	河南	2568	9.07（233）	—	2.4（62）
刘牧之等（1978）	广东	170	17.06（29）	10.0（34）	7.6（13）
忽那将爱等（1939）	台湾	111	—	6.8（15）	—
合计（%，$\bar{x}\pm Sp$）（例数）		男1249	13.37±0.96（167）	20.23±1.62（124/613）	3.51±0.69（25/712）
		女849	9.30±1.00（79）	11.20±2.03（27/241）	2.67±0.66（16/600）
		6765	11.43±0.39（773）	17.62±1.13（200/1135）	3.43±0.24（205/5979）

8.三分舌下神经管的观察（Observation of the Tripartite Hypoglossal Canal）　李瑜如等（1965）观察河南地区颅骨2568侧，三分舌下神经管出现率为0.86%；郑祥芝等（1984）观察长春颅骨1089例，出现率为3.48%。

9.舌下神经管骨桥的观察（Observations of the Bony Bridge of Hypoglossal Canal）　不完全二分舌下神

经管两管之间的骨质称为舌下神经管骨桥，其出现率基本与不完全二分舌下神经管一致，只不过骨桥有大有小，其位置可位于舌下神经管的内口、中部或外口处，其中位于内口处居多。肖洪文等（1987）观察了长春地区男402例和女198例舌下神经管骨桥出现率（%）：双侧出现，男性为2.0、女性为2.0，只左侧出现，男性为7.5、女性为4.0，只右侧出现，男性为5.7、女性为4.5；按颅计男性为15.2±1.79%、女性为10.6±2.19%；男女合计600例出现率为13.7±1.40%；按侧计为7.8±1.08%。按颅计性别差异u值为1.63，按侧计性别差异u值为1.05，P值均＞0.05，因此出现率均无性别差异。

10.蝶导静脉孔的观察（Observations of the Sphenoid Emmisory Foramen） 蝶导静脉孔亦称维萨利孔（Vesalius foramen），位于卵圆孔前内侧一个不恒定的小孔，其中通导静脉，连接颅内的海绵窦和颅外的翼状静脉丛。综合国人资料3439例（%，$\bar{x}\pm Sp$）：按颅计出现率为31.11±0.79%，按侧计出现率为21.81±0.50%，结果显示侧别差异非常显著（$u=3.41$，$P<0.01$），只左侧出现远高于只右侧出现。详见表6-79。

表6-79 蝶导静脉孔的观察
Observations of the Sphenoid Emmisory Foramen

作者（年份）	地区	例数	两侧出现[%（n）]	只右侧出现[%（n）]	只左侧[%（n）]	按颅计[%（n）]	按侧计[%（n）]
宋振东（1931）	东北	280	14.3（40）	11.8（33）	12.8（36）	38.9±2.91	26.6±1.87
许宏基等（1985）	东北	300	20.0（60）	12.0（36）	20.0（60）	52.0±2.88	36.0±1.96
Wood-Jones（1933）	华北	100	14.0（14）	11.0（11）	8.0（8）	33.0±4.70	23.5±2.99
王令红（1988）	华北	139	9.35（13）	8.63（12）	7.91（11）	25.90±3.72	17.62±2.29
王令红等（1988）	太原	115	19.13（22）	8.69（10）	10.43（12）	38.26±4.53	28.69±2.98
丁士海（1979）	青岛	500	13.2（66）	9.2（46）	14.0（70）	36.4±2.15	24.8±1.36
曹焕军等（1984）	潍坊	100	16.0（16）	9.0（9）	11.0（11）	36.0±4.80	26.0±3.10
李瑜如等（1962）	河南	1284	5.9（76）	6.6（85）	7.4（95）	19.9±1.24	12.9±0.66
陆振山（1940）	华西	100	49.0（49）	7.0（7）	14.0（14）	70.0±4.58	59.5±3.47
刘牧之（1978）	广东	402	13.93（56）	5.47（22）	6.96（28）	26.37±2.20	20.15±1.41
忽那将爱等（1939）	台湾	119	15.1（18）	6.7（8）	13.4（16）	35.2±4.37	25.2±2.81
合计（%，$\bar{x}\pm Sp$）（例数）		3439	12.50±0.56（430）	8.11±0.47（279）	10.50±0.52（361）	31.11±0.79（1070）	21.81±0.50（1500）

韩向君等（1992）观察东北地区颅骨男105例、女50例，蝶导静脉孔出现率分别为36.19%和30.00%。

11.卵圆孔的观察（Observations of the Foramen Ovale） 卵圆孔位于颅底蝶骨大翼的后部下颌窝前内侧、翼突外侧板后外侧，开口于颞下窝，其中主要通过三叉神经第三支（下颌神经），在神经的周围有静脉连接颅内的海绵窦和颅外的翼状静脉丛，此外，还有脑膜副动脉和岩小神经浅支通过。卵圆孔对于经皮穿刺至卵圆孔行三叉神经节阻滞术治疗三叉神经痛有重要的意义。

（1）卵圆孔形状的观察（Observations of the shapes of foramen ovale）：卵圆孔并非全是卵圆形，两侧也并非形状大小对称。综合国人5062例（%，$\bar{x}\pm Sp$）：卵圆孔呈卵圆形占90.18±0.42，近圆形占6.06±0.34，肾形占1.50±0.17，其他形占2.25±0.21。详见表6-80。

表6-80 卵圆孔形状的观察
Observations of the Shapes of Foramen Ovale

作者（年份）	地区	侧数	卵圆形[%（n）]	近圆形[%（n）]	肾形[%（n）]	其他形[***][%（n）]
丁士海（1980）	青岛	1000	92.0（920）	2.4（24）	3.4（34）	2.2（22）
曹焕军等（1984）	潍坊	200	93.0（186）	7.0（14）[*]	0	0

续表

作者（年份）	地区	侧数	卵圆形［%（n）］	近圆形［%（n）］	肾形［%（n）］	其他形***［%（n）］
李瑜如等（1964）	河南	2546	93.2（2373）	6.0（153）	0	0.8（20）
张巧德（1986）	河南	100	67（67）	1（1）	21（21）	11（11）
顾乃群等（1985）	南京	200	61（122）	25.5（51）*	—	13.5（27）
盛志杰（1988）**	西安	600	93.2（559）	3.3（20）	0	3.5（21）
叶鸿彪（1992）	广东	216	94.9（205）	4.6（10）	0	0.5（1）
杜赵康等（2014）	云南	200	66.5（133）	17.0（34）[b]	10.5（21）[a]	6.0（12）
合计（%，$\bar{x}\pm Sp$）（例数）		5062	90.18±042（4565）	6.06±0.34（307）	1.50±0.17（76）	2.25±0.21（114）

*主要为半圆形。**盛志杰根据卵圆孔的长短径比例划分：长短径比例在1.3～3.3为中卵圆形，本书列入卵圆形；>3.3者为长卵圆形，本书列入其他型；<1.3者为短卵圆形，本书列入近圆形。***其他形包括梭形、葫芦形、砂钟形、三角形、双孔形、裂隙形与棘孔融合型。a为杏仁形，b其中9.0%为梨形。

（2）卵圆孔与棘孔融合的观察（Observations of the fusion of foramen ovale & foramen spinosum）：有时卵圆孔和棘孔融合为一个孔。综合国人资料2374例［Wood-Jones（1933）华北地区100例（3%），陆振山（1940）华西地区100例（1%），卓汉青（1964）天津地区220例（0.9%），李瑜如等（1964）河南地区1284例（1.8%），刘牧之（1978）广东地区170例（2.94%±1.29%），盛志杰（1988）西安300例（1.7%），杜赵康等（2014）云南200侧（3.5%）］，共出现64例（$\bar{x}\pm Sp$），出现率为2.70±0.33%。

（3）卵圆孔大小两侧比较的观察（Observations of the comparison of bilateral foramina ovale by size）：丁士海（1980）观察青岛地区500例（男、女各250例）：左>右占22.4±1.86%，左=右占61.6±2.17%，右>左占16.0±1.09%；侧别比较，左>右显著多于右>左（u值2.97，P<0.01）；性别差异u值分别为1.08、1.11、0.24，P值均>0.05，因而各型出现率没有差异。李永义等（1986）观察成都颅骨100例，根据卵圆孔两侧面积不超过1%为左=右占4%、左>右占52.0%、右>左占44.0%，两侧比较没有差异（u=1.14）。

（4）卵圆孔位置的观察（Observations of the position of foramen ovale）：定位方法不一。卵圆孔的纵向位置：盛志杰（1985）观察西安地区600侧，根据卵圆孔与两侧颧弓根结节连线的相互关系分为：位于两侧颧弓根结节连线上443侧（73.8%），位于该连线前者103侧（17.2%），位于该连线后者54侧（9.0%）；而曹焕军等（1984）观察山东潍坊颅骨200侧，则根据卵圆孔位于两侧关节结节连线上者43.5%，位于该连线前者50.5%，位于该连线后者6.0%。卵圆孔的横向位置：张我华等（1982）依据翼突外侧板根部为矢状线，将其分为线内侧型、线型和线外侧型三种。综合国人资料468侧［张我华等（1982）上海地区200侧，顾乃群等（1985）南京地区168侧，张巧德（1986）河南地区100侧］（%，$\bar{x}\pm Sp$）：三种位置的出现率分别为58.12±2.28%、34.83±2.20%、7.05±1.18%。因此，卵圆孔主要位于翼突外侧板根部内侧。

12.圆孔的观察（Observations of the Foramen Rotundum）　圆孔位于颅中窝，在眶上裂后下方，接近蝶骨体，其中通过三叉神经第二支（上颌神经），由此向前达翼腭窝。钱亦华等（1996）观察西安地区颅骨60例120侧，圆孔形状：圆形占56.7%，椭圆形占32.0%，其他形占11.3%。两侧面积比较：左>右占49.02%，左=右占7.84%，左<右占43.14%。

13.棘孔的观察（Observations of the Foramen Spinosum）　棘孔位于卵圆孔后外侧约3 mm，开口于颞下窝，其中有脑膜中动脉和棘神经通过。顾乃群等（1987）观察南京地区200侧其形态分为椭圆形（73.0%）、圆形（25.5%）、缺如%及其他形（1.5%）。有时可出现双孔棘孔。刘牧之（1978）观察广州地区175例，其中双侧单孔占92.0±2.05%，一侧单孔另侧双孔占4.57%，双侧双孔占1.71%，单侧无孔占1.71%。

14.蝶棘的观察（Observations of the Spine of Sphenoid Bone）　陆振山（1940）观察华西地区100例，颅骨蝶棘明显者占92%，发育较差者占8%。

十六、缝间骨（Sutural Bone）

颅骨缝内出现的小骨称缝间骨（intersutural bone）或缝骨（sutural bone），其中位于矢状缝和人字缝之间的由枕骨鳞部分裂出的小骨，特称顶间骨（interparietal bone），由于秘鲁土著印加族有此骨多达20%，故又称印加骨（Inca bone），数量可在1～3个，大小一般超过2 cm²，其构成原因系枕骨鳞部出现异常骨化中心，或枕横裂未融合所致；不是由枕骨鳞部形成的，单独在人字点者称人字点骨（lambdoid bone）（图6-29）。

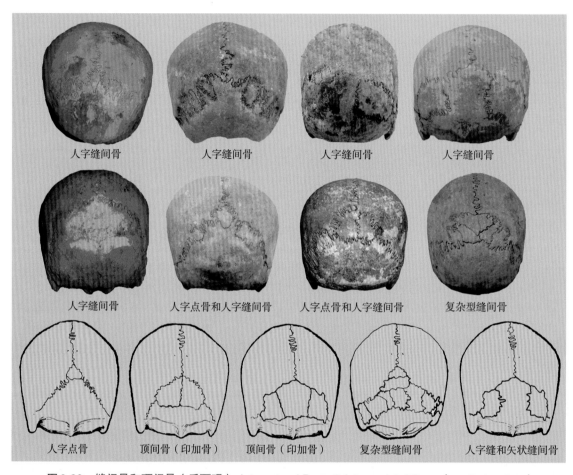

人字缝间骨	人字缝间骨	人字缝间骨	人字缝间骨
人字缝间骨	人字点骨和人字缝间骨	人字点骨和人字缝间骨	复杂型缝间骨
人字点骨	顶间骨（印加骨）	顶间骨（印加骨）	复杂型缝间骨	人字缝和矢状缝间骨

图6-29　缝间骨和顶间骨（后面观）　Intersutural Bone & Interparietal Bone（posterior view）

1.缝间骨出现率的观察（Observations of the Percentage of Sutural Bones）　综合国人资料（%，$\bar{x} \pm Sp$）：冠状缝缝间骨1281例（10.30±0.85），人字缝缝间骨2181例（37.78±1.04），矢状缝缝间骨529例（8.13±1.19），星点缝间骨1707例（3.93±0.47），枕乳缝间骨507例（18.15±1.71），顶切迹缝间骨907例（5.07±0.73）；性差u值分别为3.17，0.80，0.46，0.17，3.13，0.28；P值冠状缝间骨和枕乳缝间骨均为＜0.01，男性出现率均显著高于女性，其余各类缝间骨P值均＞0.05，没有性别差异。详见表6-81。

表6-81　缝间骨的出现率　Observations of the Percentage of Sutural Bones							
作者（年份）	地区	例数	冠状缝 [（%（n）]	人字缝 [（%（n）]	矢状缝 [（%（n）]	星点 [（%（n）]	枕乳缝 [（%（n）]	顶切迹骨 [（%（n）]
韩向君（1993）	东北	男105	8.57（9）	16.19（17）	0.95（1）	18.1（19）	7.62（8）	0.95（1）
		女50	2.00（1）	22.00（11）	2.00（1）	12.00（6）	4.00（2）	6.00（3）
肖洪文等（1988）	长春	500	5.8（29）	34.2（17）	—	15.6（8）	—	16.4（8）
Wood-Jones（1933）	华北	100	3.0（3）	33.0（33）	—	—	9.0（9）	—

续表

作者（年份）	地区	例数	冠状缝 [（%（n）]	人字缝 [（%（n）]	矢状缝 [（%（n）]	星点 [（%（n）]	枕乳缝 [（%（n）]	顶切迹骨 [（%（n）]
王令红（1988）	华北	男129	14.0（18）	65.1（84）	—	10.9（14）	40.9（53）	13.7（18）
		女8	0	50.0（4）		37.5（3）	28.6（2）	0（0）
邵兴周等（1988）	新疆 洛浦	男26	3.8（1）	7.7（2）	0	—	—	—
		女33	6.1（2）	18.2（6）	12.1（4）			
王令红等（1988）	太原	男80	17.5（14）	43.8（36）	—	15.0（12）	15.0（12）	13.8（11）
		女35	17.1（6）	51.4（18）		14.3（5）	17.1（6）	14.3（5）
汪澜等（1981）	泸州	100	—	7.0（7）	5.0（5）	—	—	—
郑靖中等（1988）	西安	男70	45.71（32）	72.85（51）	32.86（23）	—	—	—
		女70	17.14（12）	71.43（50）	15.71（11）			
熊正中等（1990） 上海		800	—	58.2（464）	—	10.9（88）	—	—
朱芳武等（1994）	广西 壮族	男42	1.27（5）	37.97（16）	0	—	—	—
		女33	0	26.19（8）	0			
合计（%，$\bar{x}\pm Sp$）（例数）	男		17.48±1.79 （79/452）	45.58±2.34 （206/452）	9.88±1.91 （24/243）	14.33±1.98 （45/314）	23.25±2.38 （73/314）	9.55±1.66 （30/314）
	女		9.17±1.91 （21/229）	42.36±3.27 （97/229）	8.60±2.06 （16/186）	15.05±3.71 （14/93）	10.75±3.21 （10/93）	8.60±2.91 （8/93）
	合计		10.30±0.85 （132/1281）	37.78±1.04 （824/2181）	8.13±1.19 （43/529）	3.93±0.47 （67/1707）	18.15±1.71 （92/507）	5.07±0.73 （46/907）

　　韩向君（1993）观察缝间骨中还有顶乳缝小骨，男性出现率9.52%，女性出现率10.00%；蝶颞缝小骨，男性出现率2.86%，女性出现率0%；蝶颧缝小骨，男性出现率3.81%，女性出现率2.00%。降央泽仁等（2004）观察了四川地区颅骨215个出现人字缝骨26.50%。

　　2.顶间骨出现率的观察（Observation of the Percentage of Interparietal Bone）　综合国人资料9600例，顶间骨出现率为3.71±0.19%，见表6-82。

表6-82　顶间骨出现率　Observation of the Percentage of Interparietal Bone			
作者（年份）	地区	例数	出现率 [%（n）]
韩向君（1993）	东北	155	3.22（5）
肖洪文等（1988）	长春	500	3.4（17）
于景龙（2006）	长春	1075	5.58（60）
李珍年等（1957）	东北，华北	553	3.04（16）
张布和等（2000）	通辽	70	4.28（3）
李方舟等（2011）	青岛，长春，通辽	226	1.33（3）
Wood-Jones（1933）	华北	100	1.0（1）
王令红（1988）	华北	137	5.84（8）
王令红等（1988）	太原	115	4.35（5）
洛树东等（1983）	山西	1600	2.94（47）
刘军等（2008）	河北	100	1.0（1）
范天生等（1964）	河南	1000	2.2（22）

续表

作者（年份）	地区	例数	出现率［％（n）］
熊正中等（1990）	上海	800	7.38（59）
章中春等（1982）	浙江	1306	4.59（60）
徐小良等（1996）	浙江	448	3.57（16）
郑靖中等（1988）	西安	140	1.43（2）
汪澜等（1981）	泸州	100	3.0（3）
赵振东（1982）	四川	1100	1.63（18）
朱芳武等（1994）	广西壮族	75	13.33（10）
合计（％，$\bar{x}\pm Sp$）（例数）		合9600	3.71±0.19（356）

李珍年等（1957）报道观察的16例顶间骨中，固有型2例，偏侧型4例，正中型3例，二分型3例，偏侧兼正中型2例。范天生等（1964）报道顶间骨出现22例，其中单一骨18例，2～4骨4例；赵振东（1982）报道18例顶间骨中单一骨14例、两块者2例、三块者2例。章中春等（1982）报道60例中顶间骨出现38例，其中单一骨30例、两块者6例、三块者2例，前顶间骨22例，其中单一骨15例、两块者7例。洛树东等（1983）报道47例，其中单骨34例，双骨8例，三骨5例，共出现顶间骨65块，顶间骨位置居中27例，偏右20例，偏左18例。徐小良等（1996）报道顶间骨16例，其中3例为双骨。于景龙（2006）报道顶间骨60例，共出现顶间骨80块，其中还有1例前顶间骨（男0.57%±0.33%）。刘军等（2008）观察的1例顶间骨，左上缘长约3.7cm，左下缘长约3.8cm；右上缘长2.9cm，右下缘长2.7cm。降央泽仁等（2004）观察了四川地区颅骨215个出现顶间骨0.85%。

3.顶间骨形状的观察（Observations of the Shape of Interparietal Bone） 综合国人资料顶间骨222例（%，$\bar{x}\pm Sp$）：三角形者占36.49±3.23，长方形者占18.02±2.58，圆形者占4.95±1.46，菱形者占9.01±1.92，五边形者占3.60±1.25，不规则形者占27.93±3.01。详见表6-83。

表6-83　顶间骨的形状观察　Observations of the Shape of Interparietal Bone							
作者（年份）	地区	例数	三角形［％（n）］	长方形［％（n）］	圆形［％（n）］	菱形［％（n）］	五边形［％（n）］	不规则形［％（n）］
于景龙（2006）	长春	80	37.50（30）	5.00（4）	2.50（2）	2.50（2）	3.75（3）	48.75（39）
洛树东等（1983）	山西	65	43.07（28）	20.00（13）	10.77（7）	7.69（5）	4.62（3）	13.86（9）
熊正中等（1990）	上海	59	19.10（11）	35.82（21）	3.28（2）	16.72（10）	2.99（2）	22.09（13）
赵振东（1982）	四川	18	66.67（12）	11.11（2）	0	16.67（3）	0	5.56（1）*
合计（％，$\bar{x}\pm Sp$）（例数）		222	36.49±3.23（81）	18.02±2.58（40）	4.95±1.46（11）	9.01±1.92（20）	3.60±1.25（8）	27.93±3.01（62）

*为半月形。

此外，章中春等（1982）报道48例顶间骨中三边形28例，四边形12例，不规则形8例；前顶间骨22例，其中三边形8例、四边形8例、不规则形6例。

4.顶间骨与最上项线位置关系的观察（Observations of the Relationship Between the Interparietal Bone & Supreme Nuchal Line） 洛树东等（1983）观察山西地区47颅顶间骨65块：在最上项线以上占72.31%（47）；与最上项线交叉占27.69%（18），其中双侧交叉5例，右侧交叉7例，左侧交叉6例。

5.人字点骨出现率的观察（Observation of the Percentage of Lamdoid Bone） 综合国人资料男606例、女390例（%，$\bar{x}\pm Sp$）：人字点骨出现率，男性为6.10±0.97%、女性为9.49±1.48%，性别差异u值为1.99，P＜0.05，女性出现率显著高于男性。详见表6-84。

表6-84 国人人字点骨的出现率［％（例数）］ Observation of the Percentage of Lambdoid Bone

作者（年份）	地区	男性		女性		合计	
		例数	出现率［％（n）］	例数	出现率［％（n）］	例数	出现率［％（n）］
郑靖中等（1988）	西安	70	2.86（2）	70	12.86（9）	140	7.86（11）
王令红（1988）	华北	129	6.3（8）	8	0（0）	137	5.84（8）
王令红等（1988）	太原	80	5.0（4）	35	14.3（5）	115	7.83（9）
熊正中等（1990）	上海	—	—	—	—	800	5.88（47）
邵兴周等（1988）	和田地区洛浦县	26	11.5（3）	33	12.1（4）	59	11.86（7）
韩向君（1993）	东北	105	4.76（5）	50	6.00（3）	155	5.16（8）
朱芳武等（1994）	广西壮族	80	8.86（7）	84	10.71（9）	164	9.76（16）
李方舟等（2011）	长春、通辽、青岛	116	6.9（8）	110	6.4（7）	226	6.64（15）
合计（％，$\bar{x}\pm Sp$）（例数）		606	6.10±0.97（37）	390	9.49±1.48（37）	总996	7.43±0.83（74）

降央泽仁等（2004）观察了四川地区颅骨215个出现人字点骨10.22%。

十七、下颌骨（Mandible）

1.下颌骨颏形的观察（Observations of the Mandibular Chin） 根据下颌颏的外形下颌骨颏形可分为方形、圆形、尖形和不对称型四种（图6-30）。方形是由于两侧的颏结节发育明显而成。综合国人资料931例（％，$\bar{x}\pm Sp$）：方形占46.8±1.64，圆形占41.4±1.61，尖形占11.2±1.03，其他形占0.6±0.26；各型性别差异$\chi^2=46.54$，$P=0.000$，说明下颌骨颏形构成比具有非常显著的性别差异，其中方形和尖形尤甚，前者各形性别差异u值分别为：6.74、3.75、3.82和1.43，说明前三项具有非常显著的性别差异，P值均＜0.01，也即方形男性显著多于女性，而圆形和尖形则相反，女性显著多于男性。详见表6-85。

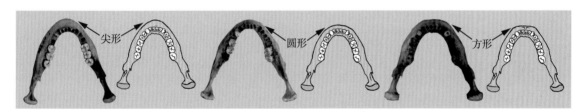

图6-30 下颌骨的颏型（上面观） Types of the Mandibular Chin（superior view）

表6-85 下颌骨颏形的观察 Observations of the Mandibular Chin

作者（年代）	地区	例数	方形［％（n）］	圆形［％（n）］	尖形［％（n）］	其他［％（n）］
俞东郁（1980）	延边	200	48.0（96）	45.0（90）	5.0（10）	2.0（4）
俞东郁等（1982）	长春	男100	67.0（67）	19.0（19）	12.0（12）	2.0（2）
		女100	32.0（32）	48.0（48）	20.0（20）	0（0）
张 川等（2011）	长春	男46	45.7（21）	47.8（22）	6.5（3）	0
	通辽	女41	31.7（13）	63.4（26）	4.9（2）	0
张万盛等（1980）	遵义	男104	46.15（48）	43.28（45）	10.57（11）	0
		女96	16.67（16）	48.95（47）	34.37（33）	0
李应义等（1982）	西安	200	67.0（134）	29.0（58）	4.0（8）	0
刘琳如等（2019）	河南	44*	20.5（9）	68.2（30）	11.4（5）	0
合计（％，$\bar{x}\pm Sp$）（例数）		男250	54.4±3.15（136）	34.4±3.00（86）	10.4±1.93（26）	0.8±0.56（2）
		女237	25.8±2.84（61）	51.0±3.25（121）	23.2±2.74（55）	0（0）
		合931	46.8±1.64（436）	41.4±1.61（385）	11.2±1.03（104）	0.6±0.26（6）

注：* 系6000年前骨骼。

宫下公平（1934）观察东北地区380例，下颌骨颏形分五种类型：圆形占52.4%，平坦形占31.1%，角形占11.0%，尖形占4.2%，角坦形占1.3%。王永豪等（1964）观察上海地区下颌骨430例，颏型以圆形最多（72.6±2.17%）。周惠英等（1998）观察西藏藏族70例：长颌型（$X \sim 109.9$）为10%，中颌型（$110 \sim 114.9$）为10%，短颌型（$115 \sim X$）为80%。

2. 颏隆凸的观察（Observations of the Mental Protuberance） 颏隆凸位于下颌体前部中央呈三角形的隆起部分，故亦称颏三角（mental triangle）。宫下公平（1935）观察国人颅骨380例，高度发达形成颏小窝者占42.9±2.82%，星形占18.4%，金字塔形占13.2%，三角形占10.8%，上端低呈堤形占10.5%，球形占4.2%；王永豪等（1964）观察上海地区下颌骨430例颏隆凸以三角形者最多（37.7±2.37%）。

3. 下颌圆枕（Mandibular Torus） 下颌骨第一、二磨牙之间的内侧出现的骨质隆起称为下颌圆枕，可分为圆形、椭圆形和条纹状。其形态具有种族和遗传的特征，也有营养和机械因素的作用。

（1）下颌圆枕出现率的观察（Observation of the percentage of mandibular torus）：综合国人资料2422例（%，$\bar{x} \pm Sp$），下颌圆枕出现率为20.19±0.82%，性别差异u值为1.83，$P > 0.05$，没有性别差异。详见表6-86。

表6-86　下颌圆枕出现率　Observation of the Percentage of Mandibular Torus

作者（年份）	地区	男例数	下颌圆枕[%（n）]	女例数	下颌圆枕[%（n）]
宫下公平（1935）	东北	合380例	31.7（120）		
韩向君等（1992）	东北	105	12.38（13）	50	20.00（4）
俞东郁（1980）	延边	合200例	34.5（69）		
王令红（1988）	华北	120	0.8（1）	6	0
王令红等（1988）	太原	80	14.8（9）	35	2.9（1）
李应义等（1982）	西安	110	17.27（19）	90	12.22（11）
唐绍德等（1984）	贵州	合1046例	20.36（213）		
张万盛等（1980）	遵义	104	21.15（22）	96	7.81（7）
合计（%，$\bar{x} \pm Sp$）（例数）		519	12.33±1.44（64）	277	8.30±1.66（23）
			合2422例　20.19±0.82（489）		

（2）下颌圆枕形状的观察（Observations of the shapes of mandibular torus）：宫下公平（1935）观察东北地区380例下颌骨760侧，椭圆形占40.0%，圆形占35.6%，不规则形占24.4%。俞东郁（1980）观察延边地区200例，椭圆形占46.5%，圆形占25.6%，不规则形占20.9%，堤状形占7.0%。唐绍德等（1984）观察贵州地区出土的下颌骨523例，下颌圆枕数量1～4个，长6.5～7.2mm，宽5.7～5.9mm。李应义等（1983）观察西安地区下颌骨男220侧，其中椭圆形17侧，圆形6侧，不规则形3侧，堤状形9侧；女180侧，各型分别6、7、2、3侧。

4. 颏孔和副颏孔（Mental Foramen & Accessory Mental Foramen） 颏孔位于下颌骨体，多数对向第二前磨牙下方，其中通过颏神经、颏动静脉。

（1）颏孔对向下颌牙齿根位置的观察（Observations of the relationship between mental foramen & root of teeth）：Woo（吴定良，1942）曾观察并综合中外5092例，颏孔对应P_2者最多，为62.0%，其次对应$P_1 \sim P_2$者18.0%，对应$P_2 \sim M_1$者16.1%，对应P_1者1.9%，对应M_1者1.7%。综合国人资料9329例（%，$\bar{x} \pm Sp$）：对应P_2者占62.91±0.50，对应$P_1 \sim P_2$者占15.24±0.37，对应$P_2 \sim M_1$者占18.76±0.40，对应P_1者占1.43±0.12，对应M_1者占1.66±0.13。详见表6-87。

表6-87　颏孔对应齿根的位置
Relationship between the Mental Foramen & Root of Teeth

作者（年份）	地区	例数	P₁ [%（n）]	P₁～P₂ [%（n）]	P₂ [%（n）]	P₂～M₁ [%（n）]	M₁ [%（n）]
俞东郁（1980）	延边	200	1.0（2）	34.0（68）	45.5（91）	19.5（39）	0（0）
俞东郁等（1982）	长春	400	2.0（8）	19.0（76）	53.5（214）	24.0（96）	1.5（6）
宫下公平（1934）	沈阳	760	1.2（9）	19.7（150）	58.1（441）	19.7（150）	1.3（10）
路振富等（1984）	沈阳	40	0（0）	40.0（16）	45.0（18）	12.5（5）	2.5（1）
张炳常（1954）	华北	500	0.8（4）	13.2（66）	78.4（392）	7.2（36）	0.4（2）
田铧等（2001）	山东	60	0（0）	15.0（9）	53.3（32）	31.7（19）	0（0）
刘美音（1979）	青岛	1175	5.0（59）	31.7（372）	55.6（653）	6.7（79）	1.0（12）
王永豪等（1954）	上海	1110	0.3（3）	9.7（108）	65.6（728）	23.5（261）	0.9（10）
魏锡云等（1988）	南京	1466	0.8（12）	12.1（177）	61.2（897）	23.8（349）	2.1（31）
李贵晨等（1982）	西安	383	2.24（9）	12.25（49）	75.0（302）	2.75（11）	3.0（12）
王翰章等（1963）	成都	860	0.23（2）	17.79（153）	64.19（552）	16.98（146）	0.81（7）
张纪淮等（1981）	成都	2000	0（0）	5.6（112）	65.3（1306）	26.4（527）	2.7（55）
叶鹿鸣（1963）	广州	167	8.8（15）	29.4（49）	54.1（90）	5.8（10）	1.9（3）
汪兆麟等（1981）	海南	208	4.8（10）*	8.2（17）	73.6（153）	10.6（22）	2.9（6）
合计（%，$\bar{x}\pm Sp$）（例数）		9329	1.43±0.12（133）	15.24±0.37（1422）	62.91±0.50（5869）	18.76±0.40（1750）	1.66±0.13（155）

＊含有对应I₂～C下方1例（0.92%）。

酒井肇（1935）观察东北9月胎儿至12岁儿童25例（男15例，女10例）50侧，颏孔对应CM₁者为6.0%，M₁者88.0±4.60%，M₁～M₂者2.0%，M₂者4.0%。张万盛等（1980）观察遵义成年颅骨男103例、女94例，横向位置以M₁～M₂之间者最多，男女分别为52.17±3.48%和61.11±3.56%；颏孔位于尖牙根尖者最多，男女分别为85.34±2.48%和78.26±3.04%；颏孔形状以圆形最多，男女分别为65.84±3.30%和64.88±3.48%。陈俊懿（1964）观察湖南地区288例，颏孔对应P₂者为71.2%。

（2）颏孔对下颌骨体的纵向位置（Relationship between the longitudinal position of mental foramen & mandibular body）：酒井肇（1935）观察东北9月胎儿至12岁儿童25例（男15例，女10例）50侧，颏孔的纵向位置：在下颌体上半者占38.0%，在体中央者占4.0%，在体的下半者占58.0%。王永豪等（1954）观察了811例颏孔与P₂根尖的位置关系，结果显示孔在根尖下方者占71.4±1.59%，平根尖者占23.2±1.48%，孔在根尖上方者占5.4±0.79%。张万盛等（1980）观察遵义成年颅骨男103例、女94例，颏孔纵向位置于P₂下方者最多，男女分别为56.30±3.46%和52.66±3.64%。李应义等（1984）观察西安地区男220侧、女180侧，颏孔位于P₂下方者分别占44.1%和55.0%。刘美音等（1986）观察山东地区颅骨500例1000侧，颏孔对准P₂者占78.0±1.3%。田铧等（2001）观察60例，下颌管前端位于P₁下方者占8.3±3.56%，位于P₁～P₂之间下方者占73.5±5.70%，位于P₂下方者占18.4±5.00%。

（3）颏孔朝向的观察（Observations of the direction of mental foramen）：颏孔的朝向具有进化的意义，可分为后上方、后方、上方和方向不明型（其他）。综合国人资料6182例（%，$\bar{x}\pm Sp$）：后上方型90.37±0.38、后方型6.29±0.31、上方型2.90±0.21、其他型0.44±0.08；另加8067例朝向后上方者88.84±0.35（7167）。详见表6-88。

表6-88　颏孔朝向的观察　Observations of the Direction of Mental Foramen

作者（年份）	地区	例数	上方［%（n）］	后上方［%（n）］	后方［%（n）］	其他［%（n）］
酒井肇（1935）	东北	50#	16.0（8）	52.0（26）	0（0）	32.0*（16）
俞东郁等（1982）	长春	400	0.5（2）	92.5（370）	7.0（28）	0（0）
路振富等（1984）	沈阳	40	0（0）	82.5（33）	17.5（7）	0（0）
刘美音等（1986）	山东	1000	—	80.9（809）	—	—
王永豪等（1954）	上海	1444	0.5（7）	96.4（1392）	3.1（45）	0（0）
魏锡云等（1988）	南京	1466	3.3（49）	92.8（1360）	3.4（50）	0.5（7）
张纪淮等（1981）	成都	2000	2.7（54）	86.0（1720）	11.3（226）	0（0）
李贵晨等（1982）	西安	400	9.0（36）	84.5（338）	6.25（25）	0.25（1）
李应义等（1984）	西安	400	—	88.5（354）	—	—
陈俊懿（1964）	湖南	288	—	86.3（248）	—	—
张万盛等（1980）	遵义	男103	—	86.88（89）	—	—
		女94	—	87.23（82）	—	—
叶鹿鸣（1963）	广州	159	1.9（3）	98.1（156）	0（0）	0（0）
汪兆麟等（1981）	海南	223	9.0（20）	86.1（192）	3.6（8）	1.3（3）
合计（%，$\bar{x}\pm Sp$）（例数）		合6182	2.90±0.21（179）	90.37±0.38（5587）	6.29±0.31（389）	0.44±0.08（27）

#为9月胎儿至12岁。

*前上方。

（4）颏孔形状的观察（Observations of the shapes of mental foramen）：颏孔形状可分椭圆形或卵圆形、圆形和其他形三种。综合国人资料6152侧（%，$\bar{x}\pm Sp$）：椭圆形或卵圆形82.56±0.48、圆形16.51±0.47、其他形0.93±0.12；没有性别差异（$P>0.05$），详见表6-89。

表6-89　颏孔形状的观察　Observations of the shapes of mental foramen

作者（年份）	地区	例数	椭圆形*［%（n）］	圆形［%（n）］	其他形［%（n）］
俞东郁（1980）	延边	400	79.0（158）	21.0（42）	0（0）
酒井肇（1935）	东北	50#	76.0（38）	14.0（7）	10.0（5）
俞东郁等（1982）	长春	400	53.0（212）	47.0（188）	0（0）
王永豪等（1954）	上海	男984	87.6（860）	12.0（119）	0.4（5）
		女452	89.8（406）	10.2（46）	0
魏锡云等（1988）	南京	1466	58.5*（857）	39.9（585）	1.6（24）
张纪淮等（1981）	成都	男1700	95.8（1628）	3.9（67）	0.3（5）
		女300	95.7（287）	3.3（10）	1.0（3）
李贵晨等（1982）	西安	400	83.75（335）	12.5（50）	3.75（15）
合计（%，$\bar{x}\pm Sp$）（例数）		合6152	82.56±0.48（5079）	16.51±0.47（1016）	0.93±0.12（57）

#为9个月胎儿至12岁。

*含卵圆形22.0%（323侧）。

张万盛等（1980）观察遵义成年颅骨男103例、女94例，颏孔形状以圆形最多，男女分别为65.84±3.30%和64.88±3.48%；陈俊懿（1964）观察湖南地区288例，颏孔则以卵圆形最多，占86.9%。

（5）颏孔按位置指数的两侧比较（Comparison of bilateral mental foramina by index）：Woo（吴定良等，1942）按"颏孔下颌骨长指数=（左或右颏孔至pg点的投影距/下颌骨长）×100"来对比两侧颏孔的位置：安阳侯家庄组238例，右＝左15.4%、右＞左47.0%、右＜左37.6%；昆明组258例，各型分别占15.2、34.2、50.6。按"颏孔下颌体指数＝（左或右颏孔至pg点的投影距/下颌体长）×100"：安阳侯家庄组238例，右＝左16.0%、右＞左47.1%、右＜左36.9%；昆明组258例，各型分别占16.5、34.7、48.8。

5.副颏孔（The Accessory Mental Foramen） 颏孔的数量多为每侧一个，但也有多个副颏孔出现，这是由于颏神经分支穿过所致。北京猿人可多至五个。

（1）副颏孔按颅计的出现率（Percentage of the accessory mental forament by whole mandible）：综合国人资料10 903例（%，$\bar{x}\pm Sp$），副颏孔出现率7.15±0.25。按王令红两项资料统计男性181例出现率5.52±1.70%，女性40例为2.5±2.67%，性别差异u值为0.95，P值＞0.05，说明出现率没有性别差异。详见表6-90。

表6-90 副颏孔的出现率 Percentage of the accessory mental forament by whole mandible

作者（年份）	地区	例数	按颅计[%（n）]
俞东郁（1980）	延边	200	4.0（8）
酒井肇（1935）	东北	50*	12.0（3）
俞东郁等（1982）	长春	200	11.0（22）
宫下公平（1934）	沈阳	760	14.3（109）
路振富等（1984）	沈阳	60**	8.3（3）
张炳常（1954）	华北	500	2.8（14）
王令红（1988）	华北	男120	3.3（4）
		女6	0（0）
王令红等（1988）	太原	男61	9.8（6）
		女34	2.9（1）
刘美音等（1986）	山东	1000	2.1（21）
刘美音（1979）	青岛	1174	19.8（23）
魏锡云等（1988）	南京	3140	11.0（345）
李贵晨等（1982）	西安	400	11.75（47）
李应义等（1984）	西安	400	11.75（47）
张万盛等（1980）	遵义	392	10.45（41）
张纪淮等（1981）	成都	2000	3.05（61）
叶鹿鸣（1963）	广州	198	12.6（21）
汪兆麟等（1981）	海南	208	1.9（4）
合计（%，$\bar{x}\pm Sp$）		合10 903	7.15±0.25（780）

*为儿童。

**含20侧童尸。

（2）副颏孔按侧计的出现率（Percentage of the accessory mental forament by side of mandible）：王令红（1988）观察华北地区颅骨男240侧出现率为1.67±0.83%，女12侧现率为0%，性别差异u值2.01，$P＜0.05$，具有性别差异；王令红（1988）按观察太原男122侧现率为5.74±1.64%，女68侧出现率为1.47±1.46%，性别差异u值为1.94，$P＞0.05$，没有性别差异。

6.下颌管的观察（Observations of the Mandibular Canal） 对于下颌管与下颌第三磨牙根尖的关系，刘亚国（1987）观察了成都地区50侧成人下颌骨（%，$\bar{x}\pm Sp$），结果显示，下颌管位于根尖内侧者占5.2±2.3，位于根尖外侧者占8.3±2.8，位于根尖下方者占86.5±3.5。M_3根尖与下颌底中点连线，下颌骨位于该线内侧者占34.9±5.2，在连线上者占51.8±5.5，在线外侧者占13.3±3.7。

7.下颌孔（Mandibular Foramen）和下颌小舌（Mandibular Lingula） 位于下颌支内侧面中部，向下通

向下颌管，经颏孔外出。其内有下牙槽神经和下牙槽血管通过。

（1）下颌孔形状的观察（Observations of the shape of mandibular foramen）：王永豪等（1964）观察上海地区下颌骨430例（%，$\bar{x}\pm Sp$），下颌孔以椭圆形最多80.1±1.37%，卵圆形次之16.9±1.29%。俞东郁（1980）观察延边地区下颌骨男女各100例（400侧），下颌孔形状：椭圆形占87.0%，圆形占13.0%。俞东郁等（1982）观察长春地区下颌骨男女各100例（400侧）：椭圆形占88.0±1.62%、圆形占12.0±1.62%。张钰等（1982）观察张家口地区男200例：三角形占75.5%，月牙形占7.5%，梯形占5.5%，鱼鳞形占5.5%，锯齿形占1.5%，无形态孔4.5%。胡圣望等（2004）观察长春湖北地区200例：圆形占69.0±3.27%，卵圆形占31.0±3.27%；唐国琛等（1984）观察中国北方地区1125例下颌孔：圆形占31.82%，椭圆形7.86%，卵圆形占20.22%，不定形占10.08%。

（2）下颌孔在下颌支位置的观察（Observations of the position of the mandibular foramen on ramus of mandibe）：俞东郁（1980）观察延边地区男女各100例共400侧，将下颌支分为前后上下四个区；下颌孔位于后上区占76.0±2.14%，位于后下区占20.0±2.00%，位于前上区占3.0±0.85%，位于前下区占1.0±0.50%；俞东郁（1982）观察长春地区男女各100例共400侧，下颌孔的位置分别占65.0±2.38%、32.3±2.33%、1.2±0.55%和1.5±0.61%。张美娟等（1982）观察浙江地区下颌骨464侧（男226、女238）：孔的水平位置：在下颌支中点之后92.89±1.19%，孔在下颌支中点之前6.25±1.12%，孔在下颌支中点线上0.86±0.43%，构成比性差$\chi^2=4.713$，$P=0.095$，无性别差异；孔的上下位置：在下颌支中点之上51.51±2.32%，孔在下颌支中点之下46.34±2.31%，在下颌支中点2.15±0.67%：构成比性差$\chi^2=4.678$，$P=0.096$，无性别差异；孔与咬合面上下位置：在磨牙咬合面之下85.68±1.73%，孔在磨牙咬合面平齐11.72±1.64%，孔在磨牙咬合面之上2.60±0.81%；构成比性差$\chi^2=1.276$，$P=0.528$，无性别差异；唐国琛等（1984）观察北方地区1125例下颌孔同前，分别咬合面之下60.4%，咬合面之上10.8%，咬合面平齐28.8%。

（3）下颌小舌的观察（Observations of the mandibular lingula）：俞东郁（1980）观察延边地区男女各100例共400侧，将小颌小舌分为三种；即锐角形占73.0%，钝角形占16.0%，直角形占11.0%；俞东郁（1982）观察长春地区男女各100例共400侧，下颌小舌三形分别占70.5%、17.0%和12.5%。王永豪等（1964）观察上海地区下颌骨430例（%，$\bar{x}\pm Sp$），下颌小舌以锐角形者最多，占83.1±1.29%。唐韫孟（1964）观察潍坊地区120例，下颌小舌类型：消失型者23.4%，三角型者66.4%，两歧型者10.2%。唐国琛等（1984）观察下颌小舌1125例：小舌锐角形者14.04%，直角形者20.84%，钝角形者65.1%。

8.副下颌孔的观察（Observations of the Accessory Foramina of Mandible）下颌骨内、外侧面上有许多通过血管的小孔，它们对于肿瘤细胞转移到下颌骨质内具有重要的意义。李学雷等（2003）观察陕西地区下颌骨74例：下颌骨外面切迹上区者3.3%，下颌骨外面切迹下区上部12.5%、中部5.0%、下部3.8%。秦小云等（2004）观察60例120侧同前，下颌骨外面切迹上区者7.1%，下颌骨外面切迹下区上部15.9%、中部7.6%、下部5.2%。

下颌骨内侧面和外侧面副孔的观察（Observations of the accessory foramina in the medial & lateral surfaces）：李学雷等（2002，2003）和侯燕红等（2004）为探讨肿瘤由下颌骨不同部位的播散，提供解剖学数据，观察了山西同一单位的74块成人下颌骨，采用10～20倍解剖显微镜观察，能通过一根头发为准的副孔，发现在下颌骨内侧面平均有78.7±34.3个，外侧面平均有49.4±20.6个，后来侯燕红等又改为24.6±20.6个。

9.下颌舌孔的观察（Observations of the Mandibular Lingual Foramen）下颌舌孔位于下颌骨内面正中线上颏棘上方，其中通过舌动脉一分支。叶鹿鸣（1963）观察了99例标本其出现率为97.0%，其中单孔占79.8%、双孔占16.2%、三孔占1.0%。

10.颏棘的观察（Observations of the Mental Spine）观察下颌骨，颏棘出现率为85.9%，其中3个棘最多，之后依次是2个和4个。无颏棘者占14.1%，其中为凹陷或粗糙型。宫下公平（1935）观察国人颅骨380例（%，$\bar{x}\pm Sp$），将下颌骨颏棘分为四型：棘状占31.6±2.40%，嵴状占25.0±2.22%，隆起状占32.1±2.40%，粗糙状占11.3±1.62%。王永豪等（1964）观察上海地区下颌骨430例，颏棘以隆起状最多，占42.1±2.41%。张富安等（1984）观察沈阳长春地区512例，有棘型占85.9%，颏棘数量1个占10.0%，2个占27.0%，3个占37.0%，4个占25.9%。

11. 下颌舌骨肌线的观察（Observations of the Mandibular Mylohyoid Line）　宫下公平（1935）观察国人颅骨380例（%，$\bar{x}\pm Sp$），下颌骨下颌舌骨肌线分为四型：①Ⅰ型（微弱扁平），占21.4±2.11%；②Ⅱ型（线型），占42.4±2.53%；③Ⅲ型（线下有沟），占29.7±2.34%；④Ⅳ型（线下有深窝），占6.5±1.27%。王永豪等（1964）观察上海地区下颌骨430例，下颌舌骨肌线以线型（线下无沟）最多，占48.5±2.44%。王令红（1988）观察华北地区男120例，男下颌骨出现下颌舌骨肌沟骨桥者占6.7%。

12. 下颌舌骨肌窝的观察（Observations of the Mandibular Mylohyoid Fossa）　李立峰（2010）应用多层螺旋CT扫描60例成人下颌骨下颌舌骨肌窝，将其分为三类：①Ⅰ类：两侧舌下腺窝为一明显不规则骨组织凹陷，占63.3%，范围分布于第一至第三磨牙；②Ⅱ类：一侧可见明显不规则骨组织凹陷，另一侧无明显舌下腺窝骨组织凹陷，占8.3%；③Ⅲ类：两侧均无明显舌下腺窝骨组织凹陷，占28.3%。刘琳如等（2019）观察河南6000年前下颌骨41例，按窝的宽度分，左侧：细（1～1.5mm）21.9%，中等（1.5～2.5mm）65.9%，宽（＞2.5mm）12.2%；右侧：细（1～1.5mm）29.3%，中等（1.5～2.5mm）63.4%，宽（＞2.5mm）7.3%。按窝的宽度分，左侧：浅0%，中等17.1%，深82.9%；右侧，浅7.3%，中等12.2%，深80.5%。

13. 下颌二腹肌窝的观察（Observations of the Mandibular Digastric Fossa）　宫下公平（1935）观察国人颅骨下颌骨380例（%，$\bar{x}\pm Sp$），二腹肌窝分为三型：①可见窝者占53.2%；②平坦无窝者占46.3%；③呈隆起状者占0.5%。王永豪等（1964）观察上海地区下颌骨430例，二腹肌窝以卵圆形最多，占65.4±2.31%。刘牧之等（1978）观察广东地区下颌骨300例，舌下腺窝与下颌舌骨肌线的关系：窝在线前者39.5±2.82%，窝在线下者28.8±2.62%，窝在线上者25.7±2.52%，窝不显著者6.0±1.37%。

14. 咬肌粗隆和翼肌粗隆的观察（Observations of the Masseteric Tuberosity & Pterygoid Tuberosity）　宫下公平（1935）观察国人颅骨380例，下颌骨咬肌粗隆和翼肌粗隆均分为四型：Ⅰ型（结节型）分别为15.8%、2.1%，Ⅱ型（线状隆起）分别为6.6%和71.8%，Ⅲ型（粗糙面）分别为17.4%和11.1%，Ⅳ型（平滑面）分别为60.2%和15.0%。

15. 下颌骨外侧隆起的观察（Observations of the Lateral Eminence of Mandible）　下颌骨外侧隆起亦称下颌骨外侧隆凸（lateral protuberance of mandible），此隆起位于下颌支外侧面近中部的隆起，进行下颌支手术时，利用此标志，可避免下牙槽神经的损伤。党汝霖等（1982）观察西安地区200侧其出现率为63.5%，陈志兴等（1983）观察东北地区80侧出现率为77.5%，张美娟等（1982）观察浙江地区464侧出现率为25.6%，隆起在下颌孔上方出现率者17.0%，在孔后上者5.0%，在孔前上者3.0%，在孔前、后或下方者0.6%。

16. 下颌骨髁突的观察（Observations of the Condyloid Process of Mandible）　王永豪等（1964）观察上海地区下颌骨430例（%，$\bar{x}\pm Sp$）：下颌骨髁突以豇豆形最多，占23.1±1.56%。徐晓明等（1986）观察华东地区成年颅骨188例，下颌骨髁突类型：圆凸型39.4%，外斜面型38.1%，平坦型11.9%，嵴型6.4%，内斜面型2.1%，其他型2.1%。

17. 下颌骨髁嵴的观察（Observations of the Crest of Condyloid Process of Mandible）　下颌骨髁突关节面分前后两个斜面，二者间为髁嵴，根据其明显程度分3型。徐晓明等（1986）观察下颌骨236侧：明显型占46.6%，较明显型占37.3%，不明显型占16.1%。

18. 下颌骨底的观察（Observations of the Base of Mandible）　下颌骨底即每侧的下缘，如中部突出，则形成所谓的"摇椅式下颌骨"。王令红（1988）观察华北地区男120例，出现率2.5%；俞东郁（1980）观察延边地区200例颅骨，摇椅式下颌骨出现7.0%。俞东郁等（1982）观察长春地区颅骨200例，出现率9.5%。宫下公平（1935）观察国人东北地区颅骨380例（%，$\bar{x}\pm Sp$）：按下颌骨底接触点与桌面的位置分七型，其中主要的类型，颏部与两侧下颌角接触占48.4%，一侧下颌角不接触占41.12%，摇椅式占5.0%；按接触点数量分型：三个点接触占（91.8±1.41）%，两个点接触占（5.3±1.15）%，四个点接触占（2.9±0.86）%。刘琳如等（2019）观察河南6000年前下颌骨41例，前部翘起者占18.2%。

19. 下颌角的观察（Observations of the Angle of Mandible）　下颌角位于下颌骨底和下颌支后缘的相交

处，一般男性小于女性，下颌角的形态没有统一标准。宫下公平（1935）观察东北地区380例，将下颌角分类七型，但此方法比较烦琐，如果改为三型则易于掌握（%，$\bar{x} \pm Sp$）：弧形4.5±0.75%，角和前均有切迹型70.8±1.65%，双角型24.7±1.56%；下颌角外翻占70.5%，垂直不翻占23.7%，内翻占5.8%。王永豪等（1964）观察上海地区下颌骨430例：下颌角外翻，男性占62.5±3.35%、女性占43.22±3.57%；下颌角垂直，男性占36.05±3.32%、女性占47.91±3.60%；下颌角内翻，男性占1.45±0.83%、女性占8.87±2.05%。

20.下颌切迹的观察（Observations of the Mandibular Notch） 下颌切迹位于下颌髁突和下颌冠突之间，其形态也没有统一标准。宫下公平（1935）观察东北地区380例（%，$\bar{x} \pm Sp$），按切迹最深处的位置分三型：在前方者39.2±2.50%，在中央者36.8±2.47%，在后方者24.0±2.19%。下颌切迹的分型，宫下公平分为六型：Ⅰ型（喙突尖至髁突尖全凹陷），占12.4%；Ⅱ型（喙突尖开始有小部分凸，后部大部分凹），占40.0%；Ⅲ型（切迹前1/3呈波纹状，后2/3凹），占8.9%；Ⅳ型（切迹前1/3凸，后2/3凹），占27.4%；Ⅴ型（切迹前半凸，后半凹），占4.5%；Ⅵ型（切迹前半略直，后半凹）6.8%。如果按Schultz分型则简化为四型：Ⅰ型（宫下公平的Ⅰ＋Ⅱ型）占52.4±2.5%，Ⅱ型（宫下公平的Ⅳ＋Ⅴ型）占31.9±2.39%，Ⅲ型（宫下公平的Ⅲ型）占8.9±1.46%，Ⅳ型（宫下公平的Ⅵ型）占6.8±1.29%。

21.下颌骨冠突的观察（Observations of the Mandibular Coronoid Process） 下颌骨冠突是下颌支向前上方的突起，其上附有颞肌，其形态也没有统一标准。宫下公平（1935）观察东北地区380例，将冠突分类八型：Ⅰ型（前缘凸，后缘凹，尖高），占7.1%；Ⅱ型（喙突窄而高，后缘切入，呈尖端向后），占7.4%；Ⅲ型（前缘微凸，尖高而钝宽，后缘微凹），占1.1%；Ⅳ型（前缘凸，后缘波纹状），占8.9%；Ⅴ型（前后缘均微凸，尖宽而钝），占15.3±1.31%；Ⅵ型（前后缘均微凸，尖钝而低），占11.8±1.17%；Ⅶ型（前后缘均微凸，尖二分），占1.6%；Ⅷ型最多（前缘凸，尖钝，后缘上凸下大部分凹），占46.8±1.81%。按Schultz分型：前六型与宫下公平的分型一致，只是将其Ⅶ＋Ⅷ型合并为杂型。

22.下颌隐窝的观察（Observations of the Mandibular Recess） 下颌隐窝是位于下颌支前缘与咬肌粗隆之间的凹陷。其形态也没有统一的标准。宫下公平（1935）观察东北地区380例，将下颌隐窝分类为六型，即Ⅰ型（无隐窝）；占2.6%，Ⅱ型（窝广而浅）；占57.4±2.54%，其次是Ⅲ型（窝广而深）；占30.8±2.37%，Ⅳ型（窝窄而深）；占6.8%，Ⅴ型（窝很窄而深）；占最少0.3%和Ⅵ型（窝很窄而浅）；占2.1%。

十八、牙齿（Teeth）

牙齿的形态：恒牙分切牙、尖牙、前磨牙和磨牙四种，每种均分牙冠、牙颈和牙根三部。牙齿在人类进化中经历了由多到少、由大到小的过程。原始人类的牙齿最易以化石的形式保留下来。

1.牙冠的面（Surfaces of Dental Crown） 不论何种牙齿，是否是上牙或下牙，均可分为五个面：①咬合面（occlusal surface）：上颌牙齿的咬合面位于下方，下颌牙齿的咬合面位于上方。②贴近唇或颊的面：称唇面（labial surface）或颊面（buccal surface）。③贴近舌的面：称舌面（lingual surface），切牙的舌面具有很大的种族差异，蒙古种人多为铲形，出现率超过95%，印第安人甚至达100%，而白色人种不足10%，黑色人种也不过11%左右；魏博源等（1987）观察华南地区122例，上内侧铲形切牙达91.8%。④牙齿相邻的面：分为近中面（medial surface）和远中面（distal surface），前者朝向正中矢状面，后者远离正中矢状面（图6-31）。

2.咬合面结构的观察（Observations of the Structure of Dental Crown） 切牙的咬合面如一把刀，称切嵴（incisal ridge），尖牙的咬合面如剑头，称牙尖（dental cusp），许多肉食动物的尖牙很长，草食动物像是个例外，上颌两个尖牙特别大，前磨牙的咬合面有两个或三个牙尖，故又称双尖牙（bicuspid premolar）。魏博源等（1987）观察华南地区上颌M_3 123例：二尖型1.6%，三尖型61.8%，四尖型21.1%，多尖或中窝型15.5%；M_2 125例，分别占0%、19.2%、80.0%和0.8%；M_1 126例：四尖型100%。下颌M_3 118例；三尖型1.7%，四尖型36.4%，五尖型48.3%，六尖型5.1%，多尖或中窝型8.5%；M_2 123例分别占0%、38.2%、58.5%、3.3%和0%；M_1 119例：四尖型5.0%，五尖型91.6%，六尖型3.4%。

3.咬合类型的观察（Observations of the Types of Occlusion） 上下颌牙齿咬合时，主要分四种类型：

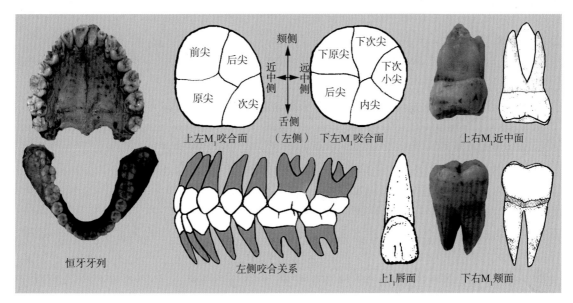

图6-31　牙齿　The Teeth

①正咬合型；②对刃咬合型；③反咬合型；④开咬合型。正咬合型和反咬合型中，又可根据上下颌牙齿齿冠的重叠程度分为深覆咬合型等。正常的重叠程度是上颌内侧切牙覆盖下颌内侧切牙牙冠1/3（图6-32）。错𬌗的观察：姜翠美等（1998）观察德州地区3～19岁6120例活体，乳牙期错𬌗占45.41%，替牙期错𬌗占45.43%，恒牙期错𬌗占50.03%。错𬌗Angle分类，包括Ⅰ类（中性错𬌗）66.24%、Ⅱ类（远中错𬌗）21.93%和Ⅲ类（近中错𬌗）11.83%。

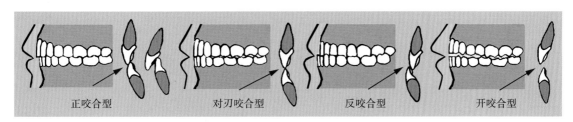

图6-32　牙齿咬合的类型（左侧）　Types of Occlusion（left side）

4.第三磨牙的观察（Observations of theThird Molar）　第三磨牙亦称智牙（wisdom tooth），由于此牙萌出的时间一般在18岁成年开始，故取名智牙，但有些人迟至30岁才萌出，甚至终身不萌出，由此不萌出的第三磨牙也称阻生磨牙（impacted molar）。我国人的阻生率较其他人种高。陈殿廉等（1965）观察维吾尔族868例，M_3未萌出者：18岁占46.3%，19岁占43.3%，20岁占41.2%，21岁占22.4%；汉族269例M_3未萌出者，分别占85.7%、67.1%、50.0%、45.0%，22岁占38.1%。舒先涛等（1986）观察湖北地区18～45岁男225例，阻生率50.7%，女85例，阻生率50.6%。孙潮等（1986）观察西安地区颅骨220例，上颌骨牙齿M_3双缺占20.9%，右缺占3.6%，左缺占4.1%，牙槽萎缩占7.3%。张成成等（2011）观察青岛、通辽、长春三地区下颌骨M_3未萌者：男161例32.3±3.69%，女163例41.7±3.86%，没有性别差异（u值为1.75，$P>0.05$）。王永豪等（1964）观察上海地区下颌骨258侧含有M_3者，M_3在下颌支以前者最多，为71.9±2.80%；M_3在前缘上次之，为20.0±2.49%；M_3在前缘后方者最少8.1±1.70%。刘琳如等（2019）观察河南6000年前下颌骨44例88侧，阻生率14.8%。

5.髓室和牙根管的观察（Observations of the Dental Pulp & Root Canal）　位于牙冠和牙颈内的腔称髓室，亦称牙冠腔（pulp of crown），位于牙根内的管称牙根管，此管连通髓室，牙根管的出口称牙根尖孔（apical foramen）。磨牙髓室及牙根尖孔的观察：张洪佳（1985）观察200只离体牙（上颌M_1、M_2共60只，下颌M_1、M_2共140只）：髓底凹凸不平者，上颌70%，下颌82.8%；牙根尖孔漏斗形者，上颌76.4%，下颌88.6%；有牙髓压迹沟者，上颌66.7%，下颌84.3%。

6.畸形牙的观察（Observations of theTooth Deformity） 畸形牙种类繁多，牙齿本身结构异常，如融合牙、连体牙、牙中牙等，有的牙齿不在正常的位置，特称异位齿（ectopic tooth），如生长于鼻腔的鼻腔齿，在牙列前方或后方的额外齿等。

（1）牙中牙的观察（Observations of the dens in dente）：前磨牙中出现牙中牙较多见。李才友等（2006）报道一例40岁男性，上颌左侧第3磨牙出现一例。牙颈部双层，牙中牙牙冠光滑，与外层牙分离。

（2）连体牙的观察（Observations of the connected tooth）：连体牙为相邻两牙根相连。李才友等（2006）报道一例35岁男性，第3磨牙与额外牙牙根部相连，额外牙的牙根较第3磨牙的长。

（3）融合牙的观察（Observations of the fused teeth）：融合牙为相邻两牙体相连。李才友（1995）报道一例男性20岁，上颌右侧第三磨牙为巨大融合牙，即两个牙冠融合，M$_3$有三个牙根，与额外牙是一个圆锥状独根融合，舌侧4个牙尖，颊侧5个牙尖。李才友等（2008）报道一例男16岁右上切牙与侧切牙牙体融合，两牙髓腔及牙根管均融合。

（4）鼻腔齿的观察（Observations of the nasal tooth）：有时牙齿未生长于口腔，而位于鼻腔，多位于梨状孔下缘处，特称鼻腔齿。笔者曾于20世纪60年代在实验室的颅骨中发现一例，不久前在即墨市的古墓群中发现一例（图6-33）。对鼻腔齿国内报道很多，如关汉川等（1960），王贵春等（1960），周凤森（1979），朱淮成等（1979），吴友仁（1980），符永育等（1983），张培俭等（1983），杨劲松等（1984），朱久堂（1984），山东龙口北皂矿医院五官科（1985），阎培贵等（1985），车淑琴（1986），熊水金（1986），陆炯（1986，1987），张省才等（1986），艾延安（1987），胡嗣德（1988），赖中康（1989）。

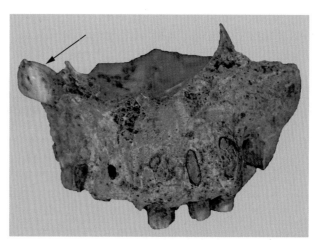

图6-33　鼻腔齿　The Nasal Tooth

（位于右侧P$_1$牙根上方，牙颈平齐梨状孔下缘，本例出土于即墨市北阡6000年前古墓群）

（5）多生牙的观察（Observations of the supernumerary teeth）：罗颂椒等（1985）报道多生牙发生率，男163例5.52%，女266例2.26%。

（6）先天性牙齿缺失的观察（Observations of the congenital anodontia）：舒先涛等（1986）观察湖北地区18～45岁310例（男225，女85）下颌牙齿，先天性牙齿缺失出现率：男性为23.3±2.82%、女性为16.5±3.78%，没有性别差异（u值为1.44，$P > 0.05$）。续美如等（2003）观察北京地区429人，平均年龄17.5岁，先天性第三磨牙的缺失率35.43%。

十九、古人类颅骨的特征（Characteristics of the Pleistocene Human Skull）

（一）颅骨（Skull）

刘武等（2006）观察了山顶洞人与更新世晚期人类颅骨的特征。

1.矢状嵴的观察（Observations of the Sagittal Crest） 按Lahr的分级标准（无、中等、显著），现代中国人151例中，显著占7.3%，中等占39.1%。而显著中出现在顶骨全程仅3例（2%）。山顶洞人的3例中，均为显著级别。

2.顶孔及人字区的观察（Observations of the Parietal Foramen & Lambdoid Area） 现代人的顶孔－人字区平坦占65.5%。山顶洞人中有2例顶孔区存在小范围的凹陷。

3.枕嵴的观察（Observations of the Occipital Crest） 刘武等（2006）将其分为三级：无枕嵴、部分出现和全程出现。三型在现代人中的出现率分别为9.9%、50.4%和39.7%。山顶洞人三者均明显可见。

4.枕骨圆枕的观察（Observations of the Occipital Torus） 枕骨圆枕是横行于枕骨中部的条带状骨质增厚结构，常表现为上项线与最上项线融合的方式。刘武等（2006）观察的136例现代人头骨中仅占12.5%，而山顶洞人3例中出现2例，成为直立人的标志性特征，更新世晚期及现代人类的枕骨圆枕大多表现较弱。多数标本并没有出现真正意义的枕骨圆枕，仅表现为不同程度的上项线、最上项线及枕外隆凸，枕外隆凸一般与上项线重合。多数上项线仅占据枕骨中部，仅少数标本上项线横跨枕骨在左右星点之间。多数标本最上项线不明显，呈弧形与上项线在中部融合。

5.眶上缘骨质隆起的观察（Observations of the Eminance of Supraorbital Margin） 直立人的眶上缘及其上方骨质明显隆起，形成眉嵴（ciliary ridge）［亦称眶上嵴（supraorbital ridge）或眶上圆枕（supraorbital torus）］。刘武等参照Lahr的分级标准，将眶上结构分为4级（图6-34）：1级为眶上缘平坦光滑，无明显可见的隆起；4级则眶上缘骨质隆起显著，形成了眶上圆枕结构；2～3级为居中状态。刘武等（2006）观察的161例现代人头骨中，1级占38.5%，2级占34.8%，3级占25.5%，4级仅占1.2%。山顶洞人1例眉嵴显著，另2例较弱。

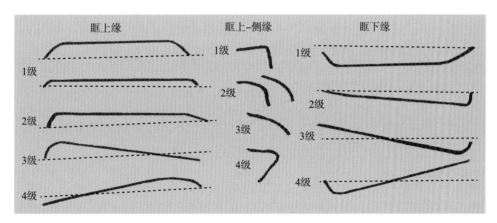

图6-34 眶缘走向的分级 Degrees of the Directions of Orbital Margin

（眶上缘：1级——水平，2级——轻微内高外低，3级——明显内高外低，4级——内低外高。眶上－外侧缘：1级——角形，2级——浅弧形，3级——钝角形，4级——锐角形。眶下缘：1级——水平，2级——轻微内高外低，3级——明显内高外低，4级——内低外高）

有关眶上圆枕的形成、功能和人类进化上的意义，吴汝康（1987）有详细的综述。他认为眶上嵴或眶上圆枕的形成既有生物力学上的适应意义，即枕的形成与肌肉附着无关，可能与咀嚼肌的咬力有关，是颅骨加固系统的一部分，也受着遗传因素一定程度的控制。

6.眶形的观察（Observations of the Orbital Shape） 刘武等（2006）参照Lahr（1996）的分级标准，分别观察了眼眶上缘（额骨部分）、外上－外侧缘（额骨与颧骨相交部分）和下缘（颧骨部分）的走向及形态，将其作为一个组合特征。眶上缘分为四级：①1级为眶上缘呈水平；②2级为轻微内高外低；③3级为明显内高外低；④4级为内低外高。眶上－外侧缘分为四级：①1级为角形；②2级为浅弧形；③3级为钝角形；④4级为锐角形。眶下缘的走向及形态各分为4级：①1级呈水平；②2级为轻微内高外低；③3级为明显内高外低；④4级为内低外高。分级类型见图6-34。

刘武等（2006）观察的117例现代人的结果：①眶上缘：1级占19.7%，2级占65.0%，3级占15.4%，4级占0%。②眶上－外侧缘：2级占96.6%。③眶下缘：1级占49.4%，2级占4.4%，3级占46.2%，4级占0%。

山顶洞人：眶上缘和眶下缘均为2级，但眶上-外上角101号颅骨左侧4级、右侧2级，102号颅骨眶上缘两侧均呈1级，眶下缘均呈2级，外上角均呈2级。眶上下缘均呈1级，外上角均呈2级。103号颅骨双侧眼眶上缘和下缘分别均为1级和2级。

7.眶外下缘的观察（Observations of the Orbital Latero-Inferior Border） 刘武等（2006）将其分为三型：锐利、略圆钝和明显圆钝型。他观察的131例现代人颅中，分别占16.8%、80.2%和3.1%。而3件山顶洞人颅中均为略圆钝型。

8鼻额缝和额颌缝的观察（Observations of the Naso-Frontal Suture & Frontomaxillary Suture） 对于其走向与形态，刘武等（2006）观察了123例现代中国人颅，此二缝呈连续水平者仅占4.2%，鼻额缝与额颌缝呈阶梯形与弧形相交者分别为43.1%和27.6%，其次是左右不一致者占95%，而呈水平直线状及斜线状相交者，仅为57%和41%。这说明两缝呈水平走向并不是现代中国人的特征（图6-14）。3例山顶洞人颅，与现代中国人颅之间似无差别。

9.鼻梁冠状隆起的观察（Observations of the Coronary Eminence of Nasal Back） 刘武等（2006）将鼻梁部形态分为4级：1级——两侧鼻骨呈平滑相交；2级——鼻骨略隆起；3级——鼻骨隆起明显，形成界限清晰的曲度；4级——鼻骨形成锐利的角度。112例现代人颅，各级结果分别为18.8%、50.9%、23.2%和7.1%。山顶洞颅101号颅鼻骨隆起非常显著成4级，另2例为3级。这是山顶洞人的特征。

10.眉间与鼻根侧面观的观察（Observations of the Lateral View of Glabella and Nation） 刘武等参照Lahr的标准分为四级：①1级——鼻根和眉间均较平坦或轻微凹陷；②2级——眉间轻度隆起、鼻根点轻度凹陷，两者呈弧形相交；③3级——眉间区显著隆起，鼻根区呈较深凹陷，成较深而宽的角度；④4级——眉间区隆起非常显著、鼻根区成深而狭窄的角度。123例现代人颅各级分别占71.5%、24.4%、4.15%和0%。101和103号山顶洞颅为3级，而102号颅为2级。

11.颧上颌结节的观察（Observations of the Zygomatico-maxillary Tubercle） 颧上颌结节是指出现在眶下缘与颧骨下端游离缘之间的颧骨表面中间位置的骨质隆起，可分为四级：①1级——颧骨表面平滑；②2级——颧骨表面出现细小结节；③3级——颧骨表面的结节明显并呈水平方向向两侧延伸；④4级——结节非常显著，几乎占据整个颧骨表面，呈水平方向分布。

（二）不同时期下颌骨的观察（Observations of the Mandible in Different Periods）

戴成萍等（2014）观察了男性下颌骨新石器时代56例，青铜时代210例，近代113例，发现一些性状具有时代差异，详见表6-91。

表6-91 男性下颌骨性状不同时期的出现率
Observations of the Male Mandible in Different Periods

项目	类别	出现率（%）			假设检验Z值		
		新石器时代	青铜时代	近代	石器：青铜	青铜：近代	石器：近代
髁突与冠突	髁突高	17.6	9.1	21.2	-1.74	2.97*	0.53
	髁突低	39.2	33.2	54.0	-0.81	3.55*	1.75
	等高	43.1	57.8	24.8	1.86	-5.56*	-2.35*
颏孔朝向	上前	3.7	0.5	0.9	-1.91	0.40	-1.28
	上	31.5	7.6	23.0	-4.66*	3.85*	-1.17
	上后	48.1	78.2	69.0	4.34*	-1.79	2.60*
	后	14.8	8.6	3.5	-1.34	-1.72	-2.64
	与表面垂直	1.9	5.1	3.5	1.03	-0.63	0.60
下颌舌骨肌沟桥	明显沟桥	5.3	6.7	5.5	0.40	-0.34	0.04
	桥小于沟1/2	1.8	16.1	12.7	2.84*	-0.61	2.25*
	无	93.0	77.2	81.8	-2.66*	0.73	-1.79

续表

项目	类别	出现率（%）			假设检验Z值		
		新石器时代	青铜时代	近代	石器：青铜	青铜：近代	石器：近代
下颌舌骨肌沟宽	<1 mm	18.0	5.0	5.8	-3.01*	0.21	-1.92
（左侧）	1～1.5 mm	58.0	49.2	34.6	-1.11	-1.85	-2.37*
	1.5～2.5 mm	18.0	39.7	50.0	2.84*	1.33	3.40*
	2.5～3 mm	6.0	6.1	9.6	0.04	0.87	0.68
	>3 mm	0	0	0	0	0	0
下颌舌骨肌沟宽	<1 mm	18.4	4.7	5.6	-3.22*	0.25	-2.02*
（右侧）	1～1.5 mm	44.9	48.4	38.9	0.44	-1.24	-0.62
	1.5～2.5 mm	30.6	33.7	40.7	0.41	0.96	1.07
	2.5～3 mm	4.1	8.4	9.3	1.03	0.19	1.04
	>3 mm	2.0	4.7	5.6	0.84	0.25	0.92
下颌舌骨肌沟深	浅	38.0	52.6	38.2	1.84	-1.89	0.02
（左侧）	中	42.0	26.8	32.7	-2.08*	0.85	-0.98
	深	20.0	20.5	29.1	0.08	1.34	1.08
下颌舌骨肌沟深	浅	44.9	53.1	40.0	1.03	-1.71	-0.50
（右侧）	中	34.7	27.3	18.2	-1.02	-1.38	-1.92
	深	20.4	19.6	41.8	-0.13	3.38*	2.34*
下颌舌骨肌沟	左>右	28.0	23.7	36.4	-0.59	1.72	0.91
（两侧比较）	左<右	34.0	29.8	27.3	-0.53	-0.34	-0.75
	左=右	38.0	46.5	36.4	1.01	-1.25	-0.17
下颌前翘	明显	5.7	16.6	7.3	2.02*	-1.73	0.34
	中等	9.4	10.6	5.5	0.24	-1.14	-0.79
	微弱	13.2	15.1	5.5	0.34	-1.88	-1.39
	无	71.7	57.8	81.8	-1.84	3.25*	1.25
摇椅式下颌	明显	1.9	2.5	0	0.29	-1.19	-1.01
	中等	1.9	1.0	0	-0.50	-0.75	-1.01
	微弱	5.6	0.5	1.8	-2.62*	0.97	-1.04
	无	90.7	95.0	98.2	1.53	0.79	1.70

* ｜Z值｜＞1.96，P＜0.05，具有时代差异。

二十、新石器时代人类牙齿（Human Teeth in the Neolithic Age）

李法军等（2006）对河北阳原姜家梁遗址的新石器时代居民的牙齿形态特征进行了研究。采用"亚利桑那州立大学牙齿人类学系统"进行牙齿形态观察，应用"平均差异度"（MMD）距离公式计算出姜家梁组与其他各对比组的MMD距离系数以估计群体间的相似程度，并根据MMD矩阵对18组人群进行聚类分析和因子分析。结果表明，姜家梁居民的牙齿形态特征属于中国型牙（Sinodonty），但自身又具有某些独有的特征，如铲形上颌中央门齿和单根上颌第一前臼齿等特征的出现率很高。

第二节 躯干骨的观察 Observations of the Bones of Trunk

一、椎骨（Vertebrae）

观察各部椎骨的数量。一般正常的椎骨包括颈椎7个，胸椎12个，腰椎5个。

（一）颈椎（Cervical Vertebrae）

1.寰椎（Atlas）　即第一颈椎，呈环形，承接颅骨，与一般颈椎的构造大不相同，没有椎体、棘突和关节突，由前弓、后弓和两个侧块组成，椎孔特大。

（1）寰椎椎孔形态的观察（Observations of the shapes of vertebral foramen of atlas）：没有统一的标准，各家分类方法不一。卢守祥等（1981）观察西安地区100例，各型比例：梯形56%，梯形偏右21%，梯形偏左12%，五角形9%，罐形2%。焦甘泽等（1985）观察广西104例，斧型65.38%，瓶型22.11%，左偏型9.63%，右偏型2.88%。

（2）寰椎横突孔形状的观察（Observations of the shapes of the vertebral foramina of atlas）：卢守祥等（1981）观察西安地区200侧，各型比例：圆形61.5%，椭圆形32.5%，三角形5.5%，逗点形0.5%。

（3）寰椎前结节的观察（Observations of the anterior tubercle of atlas）：寰椎前结节位于前弓前正中处，有前纵韧带附着。Woo（吴汝康）（1942）观察昆明地区寰椎前结节116例（男72例、女44例）：痕迹型，男12.50%（9例）、女23.94%（11例）；微凸型，男27.78%（20例）、女27.27%（12例）；中度型，男37.50%（27例）、女36.36%（16例）；显著型，男22.22%（16例）、女11.36%（5例）；性别差异$\chi^2 = 4.266$，$P = 0.234$，说明各型构成比没有性别差异。

（4）寰椎后结节的观察（Observations of the posterior tubercle of atlas）：寰椎后结节位于后弓后正中处，有头后小直肌附着。Woo（吴汝康）（1942）观察昆明地区寰椎后结节115例（男71例、女44例）：痕迹型，男23.94%（17例）、女31.82%（14例）；微凸型，男19.72%（14例）、女34.19%（15例）；中度型，男35.21%（25例）、女27.27%（12例）；显著型，男21.13%（15例）、女6.82%（3例）；性别差异$\chi^2 = 6.936$，$P = 0.074$，说明各型构成比也没有性别差异。

（5）寰椎齿突凹类型的观察（Observations of the shape of dental fovea of atlas）：位于前弓后面正中处的浅凹，有关节面，与枢椎齿突形成寰枢正中关节。Woo（吴汝康）（1942）观察昆明地区115例（男72例，女43例），齿突凹呈圆形，男女分别占87.5±3.90%、90.7±4.43%，卵圆形分别占22.5±3.90%和9.3±4.43%；性别差异u值分别为0.54和2.24，说明卵圆形出现率男性显著多于女性（$P < 0.05$）。

（6）寰椎侧块类型的观察（Observations of the shape of lateral mass of atlas）：寰椎侧块位于寰椎两侧，连接着前弓和后弓，侧块的上下分别有上关节面和下关节面。上关节面呈肾形，承接枕骨髁，构成寰枕关节。下关节面呈圆形，与枢椎上关节面构成寰枢外侧关节。在侧块内侧面下方有一结节，大部分光滑有关节面，此关节面当头旋转时，与枢椎齿突前关节面相关节。李志军等（1999）观察内蒙古地区寰椎220侧（男120侧、女100侧），侧块结节的形态：椭圆形占80.0±2.70%，圆形占7.3±1.75%，无结节占12.7±2.24%；关节面的形态：凸占58.8±4.87%，凹占15.7±3.60%，平占25.5±4.32%；侧块结节和关节面均无性别差异。

（7）寰椎后弓类型的观察（Observations of the types of posterior arch of atlas）：何帆等（2006）观察48例寰椎后弓形态，分为三种：①Ⅰ型（普通型，椎动脉沟底骨质高度＞3.5mm），占83%；②Ⅱ型（轻度变异型，椎动脉沟底骨质高度在1.75～3.5mm），占13%；③Ⅲ型（重度变异型，椎动脉沟底骨质高度＜1.75mm），占4%。张继东等（1996）报道一例男性34岁的寰椎侧块与后结节之间的后弓先天性部分缺如。李佳林等（2008）报道2例寰枕关节完全骨化，其中一例伴有后弓不完整，有8 mm缺损。

（8）寰椎横突后沟和寰椎横突后管的观察（Observations of the types of retrotransverse groove & retrotransverse canal of aflas）：位于寰椎侧块的外侧面，恰好在寰椎横突后根的后方，成切迹状，称寰椎横突后沟，如果成管状，则命名为寰椎横突后管（retrotransverse canal of aflas）或（孔）（foramen），它是连接寰枕静脉窦和寰枢静脉窦的吻合静脉所经过。此形态的侧别差异和性别差异不明显。综合国人资料1852例（%，$\bar{x} \pm Sp$）：寰椎横突后管出现率15.66±0.84，横突后沟出现率29.48±1.06，一侧为管一侧为沟出现率9.02±0.67。Gupta等（1979）对123例印度人的观察结果分别为11.38、25.20和7.32，Veleanu等（1977）对71例罗马尼亚人的观察结果分别为4.22、54.93和8.45。李志军对我国人与印度人和罗马尼亚人寰椎横突后管及横突后沟的出现率进行比较，结果显示具有种族差异（u值2.2、2.4，$P < 0.05$）。详见表6-92。

表6-92 寰椎横突后沟及横突后管的观察
Observations of the Retrotransverse Groove & Retrotransverse Canal

作者（年份）	地区	例数	出现率[%（n）]	横突后管[%（n）]	横突后沟[%（n）]	一侧管或沟[%（n）]
王俊侯等（1989）	内蒙古	100	68.0（68）	23.0（23）	30.0（30）	15.0（15）
孙树功等（1982）	南京	140	46.43（65）	13.57（19）	23.57（33）	9.28（13）
章中春等（1983）	浙江	264	44.32（117）	13.63（36）	23.09（61）	7.58（20）
黄家鼎等（1980）	四川	725	46.48（337）	13.10（95）	26.35（191）	7.03（51）
李应义等（1982）	西安	201	64.68（130）	19.40（39）	32.84（66）	12.44（25）
贾勉（1987）	西宁回族	142	78.17（111）	21.13（30）	46.48（66）	10.56（15）
杨月如（1982）	昆明	280	62.36（175）	17.14（48）	35.48（99）	10.03（28）
合计（%，$\bar{x}\pm Sp$）（例数）		合1852	54.16±1.16（1003）	15.66±0.84（290）	29.48±1.06（546）	9.02±0.67（167）

（9）寰椎后管的观察（Observation of the retro canal of atlas）：寰椎后管亦称寰椎后椎动脉管，椎动脉自横突孔上升后绕行侧块后方，跨过寰椎后弓前部的椎动脉沟，此沟的上方有膜封闭，如果此膜完全骨化则椎动脉沟构成寰椎后管。王俊侯等（1989）观察内蒙古乌拉特前旗成年男性骨骼100套，出现寰椎后管者13例，占13.0±3.4%；廖立青等（2018）观察广州地区120例240侧，出现8侧，占3.33%。

（10）寰椎桥的观察（Observation of the bridge of atlas）：寰椎后弓的前后外侧椎动脉沟上方有寰枕韧带覆盖，如果此韧带完全或部分骨化则形成寰椎桥，因此分完全性和不完全性两种桥。位于侧块外侧者称侧桥（lateral bridge），位于沟前壁者称前桥（anterior bridge）。位于侧块后方者称后桥（posterior bridge）。朱希松等（1997）观察湖南地区1582例颈部侧位X线片：寰椎后桥出现76例，占4.80±0.54%；其中完全型（寰枕韧带完全骨化）占3.03%，不完全型（寰枕韧带未完全骨化）占1.77%。陆有璠（1987）观察四川地区253例，寰椎侧桥完整占4.75%，不完整占1.77%；寰椎后桥，完整占15.94%，不完整占17.78%。杨月如（1989）观察昆明地区280例：完整寰椎侧桥占6.09%，完整寰椎后桥占8.27%。童荣璋等（1995）观察浙江地区X线片94例，后桥出现率40.42%，其中椎动脉管占21.1%，前桥占52.6%，后桥占21.1%，前后桥兼有占5.2%。张琼珍等（1986）观察昆明地区200例：完整动脉环占12.5%，半环形占16.0%。严望军等（2005）观察上海地区200侧，完整动脉环5.5%，半环形占12.0%。

（11）寰椎齿突关节面突的观察（Observation of the process of odontoid facet of atlas）：寰椎齿突关节面有向上或向下的骨棘，这可能是由寰齿囊韧带部分骨化而成。王俊侯等（1989）观察内蒙古乌拉特前旗成年男性100例，出现率21±4.1%，其中向上突或向下突各8例，上下均出现突者5例。

2.枢椎（Axis） 即第二颈椎，承接寰椎，与一般颈椎的构造大不相同，在椎体上方多出一个齿突。从进化和胚胎学观点看，齿突原本是寰椎的椎体、从鱼类进化到爬行类，寰椎的椎体与枢椎的椎体融合而成，开始出现了现在的寰椎和枢椎的特征，适应头部旋转的需要。

（1）枢椎齿突的观察（Observations of the dens of axis）：Woo（吴汝康）（1942）观察昆明地区120例，齿突前关节面：圆形74.2%，卵圆形25.8%；齿突尖类型：单一型70.0%，分叉型18.3%，结节型11.7%。马兆龙等（1981）观察西安地区100例，齿突尖类型：尖锐52%，圆锐42%，分叉3%，平铲3%；体与基部的形态：等粗31%，基部大57%，基部细12%。杨月如（1982）观察昆明地区240例，齿突尖部类型：尖锐73.0%，圆锐25.3%，分叉1.7%；体与基部形态：等粗57.9%，基部大16.7%，基部细25.4%。偶尔出现先天性枢椎齿突缺如，单云官等（1991）观察甘肃地区1100例，发现1例缺如，缺如率0.009 1%。

（2）枢椎棘突的观察（Observations of the spinous process of axis）：通常棘突是分叉的，但不一定对称，或左大，或右大。马兆龙等（1981）观察100例：棘突不分叉占10%；分叉等大占36%，分叉右大占33%，分叉左大占21%。杨月如（1982）观察昆明地区240例，棘突分叉等大占45.6%，分叉右大占30.4%，分叉左大占24.0%。付小勇等（2009）观察广州100例，棘突分叉等大占56%，分叉右大占19%，分叉左大占

21%。

3.一般颈椎（Cervical Vertebra in General）

（1）颈椎关节面的观察（Observations of the articular facet of cervical vertebra）：颈椎上关节面扁平呈椭圆形，朝向后上方，相邻下关节面则朝向前下方，从上位到下位关节面的朝向逐渐由水平位向冠状位过渡。刘丰春等（1992）观察内蒙古通辽地区45副颈椎（C_2下至C_7上）：男（50侧），圆形占21.8%，椭圆形占59.0%，不规则形占19.2%；女（40侧），圆形占21.0%，椭圆形占60.0%，不规则形占19.0%；各型无性别差异（$P > 0.05$）。孙博等（1982）观察东北地区100副（$C_2 \sim C_7$）上关节面朝向：后上外占34.6%，后上内占27.7%，后上占37.7%，其中向后上外的出现率愈是下位颈椎愈高，而后上内则反之。

（2）颈椎椎孔形状的观察（Observations of the shapes of cervical vertebral foramen）：颈椎椎孔的特征是相对较大，以三角形为主（图6-35）。焦甘泽等（1985）观察广西地区男性104 ~ 108副共634例（$C_2 \sim C_7$）各型的出现率：三角形49.53%，半圆形35.33%，圆形6.31%，心形4.42%，蛤形3.47%，其他形1.13%。

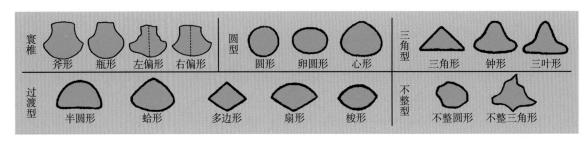

图6-35　椎孔的类型（仿焦甘泽等，1985）Shapes of the Vertebral Foramen（according to Jiao Ganze et al, 1985）

（3）颈椎横突孔的观察（Observations of the cervical transverse foramina）：横突孔是颈椎所独有的特征，其中通过椎动脉和椎静脉，有时可能出现两个孔，即所谓的双横突孔。如果双孔不完整，则出现分隔的现象。其成因是包绕椎动脉和椎静脉之间的软组织骨化，如果完全骨化即成为双横突孔，部分骨化则成为分隔。横突孔的形状多为卵圆形。陈鸿儒等（1982）观察东北地区102副1354侧（$C_1 \sim C_7$），双横突孔出现率为8.7±0.77%。柏蕙英（1983）观察苏州地区51副，双横突孔出现率为10.8±1.2%，不全分隔横突孔为8.4±1.0%，无侧别差异。

颈椎横突孔形状的观察（Observations of the shape of the transverse foramina）：胡声宇（1985）观察东北地区男132例，女67 ~ 68例（$C_1 \sim C_6$）：椭圆形者，男性为50.4%、女性为53.0%；圆形者，男性为15.0%、女性为13.2%；方形者：男性为21.0%、女性为17.6%，其他还有三角形和三孔形，没有性别差异（$P > 0.05$）。左秉申等（1992）观察长春地区颈椎51副（$C_1 \sim C_7$），椭圆形占91.5%。

（4）颈椎钩突的观察（Observations of the uncinate process of cervical vertebra）：刘牧之（1978）观察北方100例第七颈椎钩突类型，高耸型为29%，扁平型为28%，凹陷型为27%，低突型为16.0%；鞠晓华等（2001）观察50副成年颈椎标本，发现$C_4 \sim C_6$钩突有骨质增生者分别为1.7%、3.2%、2.8%。

（5）颈椎棘突的观察（Observations of the spinous process of cervical vertebra）：颈椎棘突的特征是末端分叉。孙博等（1981）观察东北地区颈椎100副（$C_2 \sim C_7$）（%，$\bar{x} \pm Sp$）：棘突偏左侧为18.8±1.60，偏右侧为5.0±0.89，正中位为76.2±1.74；棘突末端不分叉为33.0±1.92，分叉为67.0±1.92。李义凯等（2003）观察广东地区64套：棘突分叉率C_2为94.4%，C_3为82.8%，C_4为81.3%，C_5为78.1%，C_6为60.0%，C_7为3.1%。

（6）颈椎骨质增生的观察（Observations of the hyperosteogeny of cervical vertebrae）：骨质增生是一种常见的现象，其成因多半是该处的韧带骨化，或导致该处的骨质破坏而引起的增生，可以发生在颈椎的许多部位，如颈椎椎体上下面前后缘前后纵韧带的骨化。相邻两颈椎的椎上切迹和椎下切迹构成椎间管（亦称椎间孔），其中有脊神经和血管通过，此管的前内侧壁是颈椎椎体外侧所特有的钩突和椎间盘，后外侧壁为关节突和黄韧带，上下壁即椎上切迹和椎下切迹亦可发生骨质增生，很容易压迫其中的颈脊神经而产生临床所谓的"颈椎病"。单云官等（1992）观察甘肃地区成人颈椎390副（$C_{1 \sim 2} \sim C_{7 \sim} T_1$）：椎间管骨质

增生：关节内缘出现占8.8%，钩椎关节出现占13.8%，椎体后缘出现占10.4%，

（7）颈椎椎体的观察（Observations of the vertebral body of cervical vertebrae）：颈椎椎体后面的形态可分为平坦型、前凹型、后凸型三种。孙博等（1982）观察东北地区100副（$C_2 \sim C_7$）：平坦型占60.3±2.80%，前凹型占26.0±2.50%，后凸型占13.7±2.00%，其中前凹型越向下位颈椎出现率越高，而后凸型则反之，末两位颈椎出现率为0。

（8）颈椎上关节突的观察（Observations of the superior articular processes of cervical vertebra）：孙博等（1982）观察东北地区100副（$C_2 \sim C_7$）颈椎上关节突的倾斜情况，两侧相等占19.7±1.62%，基本相等占59.5±2.00%，两侧不相等占20.8±1.66%；上关节面朝向，朝向后上外侧者，左侧为34.0±1.93%、右侧为35.17±1.94%，朝向后上内侧者，左侧为27.67±1.83%、右侧为27.67±1.83%，朝向后上者，左侧为38.17±1.98%、右侧为37.17±1.97%，没有侧别差异（$P > 0.05$）。

4.第七颈椎的观察（Observation of the Seventh Cervical Vertebra） 第七颈椎亦称隆椎，此椎与上位颈椎在形态上大不相同，如棘突特长而不分叉，微低头就可清晰地摸到棘突，这也是临床定位胸腰椎的标志；其横突也最宽，横突孔出现双孔率也最高。刘牧之（1978）观察北方100例第七颈椎横突孔形状：椭圆形占69.5%，圆形占9.5%，逗点形占11.0%，其他占10.0%；双横突孔出现率44.0%，横突孔缺如率2.0%。

（二）胸椎（Thoracic Vertebrae）

1.胸椎椎孔的观察（Observations of the Vertebral Foramen of Thoracic Vertebrae） 胸椎椎孔的特征是口径小而为圆形，其他分型没有统一标准。焦甘泽等（1985）观察广西地区男性103～110副（$T_1 \sim T_{12}$）共1283块：圆形占56.27%，卵圆形占14.26%，蛤形占18.00%，多边形占7.56%，其他还有梭形、扇形不整型和半圆形，占3.86%。

2.胸椎椎体的观察（Observations of the Vertebral Body of Thoracic Vertebrae） 胸椎椎体从上往下逐渐体积加大，形状由横肾形过渡到前后径大于横径的心形，再向下又过渡到横肾形。由于前纵韧带和后纵韧带附着于椎体前后缘，随着年龄的增长，在椎体上下缘处很容易骨质增生，即临床所谓的"肥大性脊椎炎"。魏焕萍等（1997）观察甘肃地区390副胸椎骨质增生的出现率：椎体上缘为8.4±0.41%，椎体下缘为9.9±0.44%。

3.胸椎椎板的观察（Observations of the Lamina of Thoracic Vertebrae） 胸椎椎板位于锥孔后方，相邻两椎板之间有黄韧带附着，有时黄韧带可能骨化或牵拉而形成椎板下棘（sublaminar spine）。张和平等（2004）观察广州地区成人骨骼42副（$T_1 \sim T_{12}$）椎板下棘的出现率：T_1为16.7%，T_2为19.0%，T_3为16.7%，T_4为21.4%，T_5为19.0%，T_6为28.6%，T_7为33.3%，T_8为38.1%，T_9为40.5%，T_{10}为50.0%，T_{11}为47.6%，T_{12}为52.4%，显然愈向下位，胸椎椎板下棘出现率愈高。李志军等（2006）观察内蒙古地区骨标本82副（$T_1 \sim T_{12}$），将椎板下棘出现率（28.5±0.89%）分为三种类型：单峰型（11.1%）、多峰型（15.0%）和棘型（2.4%）。

4.胸椎上关节突的观察（Observations of the Superior Articular Process of Thoracic Vertebrae） 胸椎上关节突远比下关节突突出，其关节面的特点是呈冠状位。上关节突如同冠状位的切刀，非常锐利，有时边缘出现棘状突起，可称上关节突棘。曲永松等（2009）观察山东地区35副（$T_2 \sim T_{12}$），上关节突棘的出现率：T_2为5.7%，T_3为21.4%，T_4为20.0%，T_5为21.4%，T_6为27.1%，T_7为44.3%，T_8为48.6%，T_9为48.6%，T_{10}为37.1%，T_{11}为44.3%，T_{12}为52.9%。

5.胸椎椎体肋凹的观察（Observations of the Costal Fovea of Thoracic Vertebrae） 胸椎的特征是具有肋凹，这是由胸椎和肋骨相关节造成的，椎体的后外侧上下各有一个肋凹，分别称上肋凹（superior costal fovea）和下肋凹（inferior costal fovea），二者均呈半圆形，因为相邻的下肋凹和上肋凹共同与肋骨头相关节。但下两三个胸椎的肋凹只有一个圆形的上肋凹。有关国人的肋凹构成、形态和位置资料。李志军等（2006a）观察内蒙古地区标本88副176侧，每侧仅一个肋凹的出现率（%）：T_4为4.6%，T_5为6.8%，T_6为5.7%，T_7为3.4%，T_8为6.8%，T_9为6.8%，T_{10}为94.3%，T_{11}为98.9%，T_{12}为97.7%；上肋凹大，T_1为6.8%，T_2为6.8%，T_3为4.6%，T_6为2.3%，T_7为3.4%，T_8为1.1%；下肋凹大，T_1为10.2%，T_2为88.6%，T_3为

92.1%，T$_4$为86.4%，T$_5$为84.1%，T$_6$为86.4%，T$_7$为84.1%，T$_8$为86.4%，T$_9$为87.5%，T$_{10}$为5.7%，T$_{11}$为1.1%；此外，李志军等还对肋凹的凸凹的形态和对肋凹的位置进行了观察，多为浅凹型，少数呈凸出型凹；肋凹位置主要在椎体上少数位于椎弓根上。

6.胸椎横突肋凹的观察（Observations of the Transverse Costal Fovea of Thoracic Vertebrae） 只有胸椎的横突末端具有横突肋凹，这也是胸椎附有的特征，当然这也是与肋骨相关节而成。李志军等（2006b）将其形态分为横槽型、凹面型和平面型三种；其中凹面型最多，其次是平面型，少数为横槽型，且只出现于T$_1$17.1%和T$_2$10.2%；凹面型：T$_1$48.9%，T$_2$71.6%，T$_3$100%，T$_4$100%，T$_5$94.3%，T$_6$70.5%，T$_7$42.1%，T$_8$13.6%，T$_9$10.2%，T$_{10}$9.1%，T$_{11}$2.3%，T$_{12}$2.3%；平面型：T$_1$33.0%，T$_2$18.2%，T$_3$0%，T$_4$0%，T$_5$5.7%，T$_6$29.6%，T$_7$58.0%，T$_8$86.4%，T$_9$89.8%，T$_{10}$25.0%，T$_{11}$2.3%，T$_{12}$0%。

7.胸椎棘突的观察（Observations of the Spinous Process of Thoracic Vertebrae） 胸椎棘突的特点是细而长，且向后下方倾斜约45°，有时不同程度的偏向一侧。孙博等（1981）观察东北地区70副（840例）位于正中位占72.5±1.5%，偏向左侧占15.8±1.3%，偏向右侧占11.7±1.1%；偏向差异u值2.76，$P<0.01$。说明偏向左侧远多于偏向右侧。

8.胸椎异常的观察（Observations of the Abnormal Thoracic Vertebra） 王克钢等（1998）报道一例男性具有胸椎13个，且两侧均有肋骨。戴力扬等（1998）观察573例X线检查，胸椎腰化出现率3.3%，胸椎腰化加腰椎骶化出现率7.2%。竹内修二等（1980）报道日本人出现13个胸椎者占6.9%、11个者占0.8%。

（三）腰椎（Lumbar Vertebrae）

1.腰椎棘突的观察（Observations of the Spinous Process of Lumbar Vertebrae） 腰椎棘突的特点是宽大，水平向后，有时也会偏斜。孙博等（1981）观察东北地区腰椎100套，腰椎棘突不偏率：L$_1$为75%，L$_2$为74%，L$_3$为79%，L$_4$为72%，L$_5$为68%。江世荣（1985）观察湖北地区腰椎73例，棘突偏转大于5°者为（30例）42%，其中向左16例，向右11例，水平状弯曲3例；另外，还观察了115例腰腿痛患者的X线片，偏歪者为（38例）33%，与正常者无统计学差异。

2.腰椎椎孔的观察（Observations of the Vertebral Foramen of Lumbar Vertebrae） 腰椎椎孔介于颈椎椎孔和胸椎椎孔大小之间，形态没有统一的标准。焦甘泽等（1985）观察广西地区男性100～110副共538块，椎孔的形态：三角形为40.9%，蛤形为35.1%，卵圆形为9.1%，钟形为5.2%，三叶形为5.0%，其他形为4.6%。

3.腰椎关节面的观察（Observations of the Articular Surface of Lumbar Vertebrae） 腰椎关节面主要呈矢状位，形态没有统一的标准。郭云良等（1990）为探索腰部活动的力学关系，研究关节面的形态，观察了青岛和西安地区成人腰椎56副112侧。结果显示，自上而下，隧道-圆弧形依次增多，关节面的曲率半径依次加大，从而腰骶部脊柱的活动也依次增大。详见表6-93。

表6-93 腰椎关节面的观察（%） Observations of the Articular Surface of Lumbar Vertebrae（%）

腰椎 56副112侧	后面观			上面观		
	隧道形	椭圆形	不规则形	圆弧形	平面形	混合形
L$_1$	2.7	45.5	51.8	66.1	11.6	22.3
L$_2$	8.9	46.4	44.6	66.1	8.0	25.9
L$_3$	19.6	42.8	37.5	66.1	8.0	25.9
L$_4$	28.6	41.1	30.3	69.6	7.1	23.2
L$_5$	41.1	41.1	17.8	73.2	10.7	16.1

4.腰椎关节突的观察（Observations of the Articular Process of Lumbar Vertebrae） 腰椎两下关节突下部外侧缘间距和两下关节突基部间距的相对关系，可分三种：下宽＞基宽、下宽＝基宽、下宽＜基宽。李志军等（1999）观察内蒙古成人腰椎100副200侧（L$_1$～L$_5$）：下宽＞基宽89.2±3.10%，下宽＝基

8.0±2.71%，下宽<基宽2.8±2.71%。徐家军等（1989）观察甘肃地区100例（$L_4 \sim L_5$）：上关节面形状，方形（含长方形）占43.5%，梯形占23.8%，圆形（含椭圆形）占17.3%，三角形占11.0%，平行四边形占4.5%；下关节面形状，圆形（含椭圆形）占68.6%，方形（含长方形）占14.9%，梯形占2.5%，三角形占10.2%，平行四边形占3.8%；上关节突具有神经骨纤维管占11.0%。曲永松等（2009）观察山东地区35副腰椎上关节突棘的出现率：L_1为31.4%，L_2为12.9%，L_3为5.6%，L_4为5.7%。倪辉等（1998）观察广西壮族31～86岁54例骨纤维管与年龄的关系（%）：30～49岁出现率，L_3为3.1%，L_4为3.1%，L_5为6.2%；50～60岁出现率，L_3为4.0%，L_4为10.0%，L_5为12.0%；70岁以上出现率，L_2为7.7%，L_3为26.9%，L_4为30.8%，L_5为65.4%。杜心如等（2000）观察河北地区100副（$L_1 \sim L_5$）262例，上下关节突骨质增生出现率45.4%。

5.腰椎横突的观察（Observations of the Transverse Process of Lumbar Vertebrae） 杜心如等（2000）观察75～100副（$L_1 \sim L_5$）共有462例横突：横突正常占86.15±1.61%，横突肥大占7.4%，横突过小占1.1%，横突缺如占1.0%，横突不对称占4.5%。

6.腰椎椎体的观察（Observations of the Vertebral Body of Lumbar Vertebrae） 腰椎椎体的特点是大而成肾形，横径大于矢径，椎体的前后上下缘，愈向下位椎体愈大。赵洪全等（2002）观察山东地区骨标本60副（$L_1 \sim L_5$）：椎体下面形状，椎体面较平整占64.7%，椎体面中央凹陷占17.3%，椎体面后部两侧凹陷占18.0%；下面后缘形态，直线形占29.0%，前凹弧形占64.3%，后突弧形占6.7%。同上赵洪全等（2002）又观察山东地区成年200例（男112、女88）X线正位和侧位片（$L_1 \sim L_5$）的椎体上下面骨质阴影的情况：由于X线片投射方向和角度的不同，腰椎上下椎体关节面的骨皮质就会显示出三线、双线和单线的阴影。正位片的上下面阴影形态：三线影46.1%，双线影52.7%，单线影1.2%，侧位片的上下面阴影形态：三线影72.0%，双线影21.1%，单线影6.9%。

椎体上下缘可能出现骨质增生的骨唇，主要是由前后纵韧带骨化所致。魏焕萍等（1997）观察甘肃地区258副（$L_1 \sim L_5$）：骨质增生骨唇的发生率为66.1%，其中男性为76.7%，女性为23.3%。周浔三（1985）报道一例男性10岁先天性第三腰椎正位片呈三角形半椎体，另一例女性9岁正位片显示第一腰椎呈先天性蝴蝶椎，即椎体两侧高，中部变矮畸形。

7.腰椎椎板的观察（Observations of the Lamina of Lumbar Vertebrae） 对于腰椎乳突与副突间的形态，朱元业等（1983）观察了195副1950侧，乳突与副突间的形态有三种：乳副沟（79.23%）、乳副切迹（17.18%）和乳副孔（3.59%）。腰椎椎板在上关节面之下，在下关节面之上的部位，特称腰椎峡部（ithmus of lumbar vertebra），由于应力作用，第五腰椎峡部断裂，是临床常见的腰部疼痛原因之一。孙广林等（1994）为分析后天腰椎峡部不连机制提供解剖学数据，观察了河北地区成人腰椎50副共500侧，腰椎峡部横断面类型分为四类：三棱柱形占50.6%，新月形占20.4%，四棱柱形占19.2%，椭圆柱形占9.8%。$L_1 \sim L_4$主要为三棱柱形（分别为74%、63%、59%、54%），而L_5主要为新月形（76%），由于前三型对应力的承受力强，而新月型对应力的承受力较差，这就导致了临床第五腰椎易于发生峡部断裂，也是峡部不连的解剖因素。

8.腰椎黄韧带骨化的观察（Observation of the ossified yellow ligament of lumbar vertebrae） 杜心如等（2000）观察河北地区100副（$L_1 \sim L_5$）262例，椎板黄韧带骨化占13.0%；孙瑞芬等（2016）观察内蒙古年龄32～80岁63例（男31例，女32例），205个腰椎，出现黄韧带肥厚或骨化。黄韧带单纯肥厚占总数的79.5%，单纯骨化占6.3%，肥厚伴骨化占14.2%。

9.腰椎与髂嵴连线或胸廓肋下缘连线关系的观察（Observation of the Relationship Between the Bi-iliac Crest Line or Bi-subcostal Line） 临床经常采用髂嵴连线或肋下缘连线判断腰椎的水平关系。陈茂林等（1982）观察包头地区401例X线片髂嵴连线与腰椎椎体和椎间盘的位置：70例青少年，在L_5下部占1.4%，L_5中部占22.8%，L_5上部占25.7%，$L_4 \sim L_5$椎间盘占36.4%，L_4下部占10.0%，L_4中部占3.6%；261例成年，L_5中部占5.4%，L_5上部占12.6%，$L_4 \sim L_5$椎间盘占46.7%，L_4下部占26.0%，L_4中部占7.3%，L_4上部占1.9%。罗毅等（1986）观察安徽地区直立位X线片髂嵴连线与腰椎棘突的关系：男340例，位于$L_3 \sim L_4$之间占2.3%，L_4占55.3%，$L_4 \sim L_5$占36.5%，L_5占5.3%，$L_5 \sim S_1$占0.6%；女171例，$L_3 \sim L_4$占0.3%，L_4

占21.6%，$L_4 \sim L_5$占53.2%，L_5占24.6%。李珏等（2011）观察广州地区216例X线片及MRI片髂嵴连线平齐$L_4 \sim L_5$占43.1%。

10.腰椎先天异常的观察（Observation of the Congenital Malformation of Lumbar Vertebrae） 丁士海（1990）综合380例，我国人出现6个腰椎者出现率为4.47±1.06%（见《中国人体质调查》续集）；竹内修二等（1980）报道日本人出现6个腰椎者占2.0%，4个者占2.8%。

腰骶移行椎的观察（Observations of the Lumbosacral Transitional Vertebra） 腰椎移行椎主要指的是一些腰骶椎的先天变异，多经常伴随着临床腰痛，如第五腰椎的一侧或两侧有时与骶骨融合，成为腰椎骶化（sacralization）；第一腰椎的一侧或两侧横突如同胸椎，称为腰椎胸化（thoracolization）；有时第一尾椎与骶骨融合形似六节骶椎。国内外均有大量报道。意大利人Bertolotti（1917）首先进行了报道，Castellvi等（1984）进行了分型标准，分为四型及其亚型，标准如下（图6-36）。

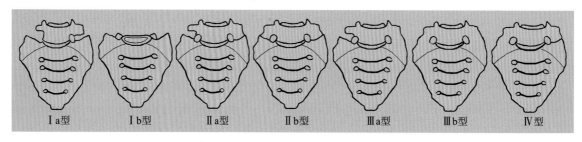

| Ⅰa型 | Ⅰb型 | Ⅱa型 | Ⅱb型 | Ⅲa型 | Ⅲb型 | Ⅳ型 |

图6-36　腰骶移行椎的类型（前面观）　Types of the Lumbosacral Transitional Vertebra（anterior view）

Ⅰ型：横突发育异常，肥大呈三角形，宽度＞19 mm，发生于一侧为Ⅰa亚型，双侧为Ⅰb亚型。Ⅱ型：不完全腰（骶）化。横突肥大，形如骶骨翼，与骶骨接触形成关节样结构，单侧为Ⅱa亚型，双侧为Ⅱb亚型。Ⅲ型：完全腰（骶）化。横突与骶骨呈骨性融合。单侧为Ⅲa亚型，双侧为Ⅲb亚型。Ⅳ型：混合型。双侧横突肥大，一侧为Ⅱ型，另一侧为Ⅲ型

（1）腰椎骶化的观察（Observation of the sacralization of lumbar vertebra）：综合国人资料4217例（%，$\bar{x} \pm S_p$），腰椎骶化出现率为10.01±0.46%，详见表6-94。

表6-94　腰椎骶化的观察　Observation of the sacralization of lumbar vertebra

作者（年份）	地区	例数	腰椎骶化 [%（n）]
郭世绂（1957）	天津	400	5.50（22）
郭世绂（1957）	天津（活体）	800	8.38（67）
张琼珍（1978）	昆明	500	10.20（51）
姚仕康等（1980）	南京	220	3.18（7）
韩连斗等（1963）	山西	200	23.00（46）
王绍坤等（1980）	太原	360	5.83（21）
佘永华（1982）	四川南充	525	8.00（42）
贾尚耿等（1984）	广西	110	17.27（19）
张钊等（1984）	陕西关中	127	7.87（10）
鞠学红等（1988）	山东	50	6.00（3）
王俊候等（1989）	内蒙古	100	9.00（9）
戴力扬等（1998）	上海	124	14.52（18）
李金光（2004）	北京	91	17.58（16）
杜心如等（2009）	北京	610	14.92（91）
合计（%，$\bar{x} \pm S_p$）	合计	4217例	422例（10.01±0.46%）

（2）腰骶移行椎按Castellvi分型的观察（Observations of the Castellvi's Type of Lumbosacral Transitional Vertebra）：腰骶移行椎的类型，可分为Ⅰ、Ⅱ、Ⅲ、Ⅳ型四种，其中Ⅱ、Ⅲ型又可各分为两种亚型。综合国人正常组资料898例、有病组367例（%，$\bar{x} \pm S_p$）：总出现率，正常组为15.48±1.21%、有病组为

39.51±2.55%；其中Ⅰ型：正常组为0.22±0.16、有病组为2.72±0.85；Ⅱ型：正常组为5.46±0.76、有病组为21.53±2.15；Ⅲ型：正常组为9.02±0.96、有病组为10.90±1.63；Ⅳ型：正常组为0.78±0.29、有病组为4.36±1.07；正常组与有病组具有非常显著的差异（u值8.51，P＜0.01），有病组的出现率显著高于正常组，各型亦如此。详见表6-95。

表6-95 腰骶移行椎按Castellvi分型的观察 Observations of the Castellvi's Type of Lumbosacral Transitional Vertebra										
作者（年份）	地区	分组	例数	出现率 [%（例数）]	Ⅰ型	Ⅱa型	Ⅱb型	Ⅲa型	Ⅲb型	Ⅳ型
戴力扬等（1998）	上海	正常组	184	15.8（29）	2	9	6	5	3	4
		腰痛组	276	35.1（97）	10	28	23	18	9	9
李金光（2004）	苏州	正常组	104	18.27（19）	0	7	4	3	3	2
		椎间盘突出症	91	52.75（48）	0	15	13	7	6	7
杜心如等（2009）	承德	正常骨标本	610	14.92（91）	0	13	10	7	60	1
合计（%，$\bar{x}\pm Sp$）		正常组	898	15.5±1.21（139）	0.2（2）	3.2（29）	2.2（20）	1.7（15）	7.3（66）	0.8（7）
		有病组	367	39.5±2.55（145）	2.7（10）	11.7（43）	9.8（36）	6.8（25）	4.1（15）	4.4（16）

戴力扬等（1998）观察573例X线片，发现腰椎骶化出现率为3.1%，腰椎胸化出现率为0.35%，腰椎胸化加腰椎骶化为5.1%。表6-95结果显示正常组与有病组的出现率具有显著的差异（u值8.5，P＜0.01）。也即具有慢性腰痛或腰椎间盘突出症状，腰骶移行椎的出现率均明显高于正常组，这也说明了腰骶移行椎是慢性腰痛或腰椎间盘突出症的重要发病因素之一的结论。

二、骶骨（Sacrum）

1.骶骨上关节突的观察（Observations of the Superior Articular Process） 赵秀玲等（2003）从临床螺钉进针点观察了115例230侧骶骨上关节面形态：圆形占63.5%，椭圆形占36.5%。杨少华等（1987）观察了甘肃地区成人骶骨260例和尸体15侧（男11侧，女2侧，童尸2侧）的上关节突外侧沟（lateral groove），其形态分为四类：Ⅰ型（钩绕型）占26.2%，Ⅱ型（相近型）占25.0%，Ⅲ型（远离型）占33.0%，Ⅳ型（混合型）占15.8%。

2.骶骨翼的观察（Observations of the Sacral Ala） 按骶骨翼的发达程度分为三型（图6-37）：微弱型——低于骶骨底水平，中等型——与骶骨底平齐，发达型——高于骶骨底水平。

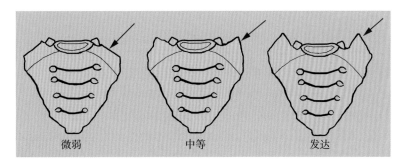

图6-37 骶骨翼的类型（前面观） Types of the Sacral Ala（anterior view）

3.骶管裂孔（Sacral Hiatus）

（1）骶管裂孔形状的观察（Observations of the shapes of sacral hiatus）：没有统一形态的标准，基本可分为尖长形、三角形、方形、马蹄形等（图6-38）。综合国人资料2453例（%，$\bar{x}\pm Sp$），三角形占28.86±0.91、尖长形占19.49±0.80、方形占20.38±0.81、马蹄形占15.45±0.73、其他形占14.43±0.71，详见表6-96。

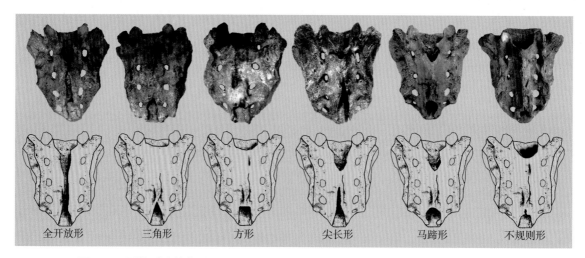

全开放形　　　　三角形　　　　方形　　　　尖长形　　　　马蹄形　　　　不规则形

图6-38　骶管裂孔的类型（后面观）　Shapes of the Sacral Hatus（posterior view）

表6-96　骶管裂孔形态的观察　Observations of the Shape of Sacral Hiatus

作者（年份）	地区	例数	三角形（n）	尖长形（n）	方形（n）	马蹄形（n）	其他形（n）
张年甲（1957）	江西	203	47	39	46	41	30
李瑜如等（1959）	河南	1334	332	248	308	278	168
张琼珍（1978）	昆明	500	194	134	90	46	36
欧受禄等（1985）	广西	104	7	16	6	6	65
朱世柱等（1986）	湖北	246	117	17	64	8	40
杜清太等（1988）	山东	66	11	24	16	0	15
合计（%，$\bar{x}\pm Sp$）（例数）		合2453	28.86±0.91（708）	19.49±0.80（478）	20.38±0.81（530）	15.45±0.73（379）	14.43±0.71（354）

注：作者将长方形并入方形，其他型含不等形、梯形、闭锁等。

　　张云鹏等（1991）观察110例南京地区裂孔形状，其中倒U形46.3%，倒V形42.7%，其他10.9%。

　　（2）骶管裂孔尖与骶骨相对位置的观察（relationship between tip of sacral hiatus & sacrum）：综合国人资料2783例（%，$\bar{x}\pm Sp$）：骶管裂孔尖对S_2 2.4±0.29，S_3 25.6±0.83，S_4 64.7±0.91，S_5 7.3±0.49；详见表6-97。

表6-97　骶管裂孔尖对应骶椎位置的观察
Observation of the Relationship between Tip of Sacral Hiatus & Sacrum

作者（年份）	地区	例数	观察数据［%（例数）］			
			S_2	S_3	S_4	S_5
卜国铉（1949）	东北	137	0	0	91.9（126）	8.1（11）
张钰等（1964）	张家口	男220	3.7（8）	22.7（50）	62.3（137）	11.3（25）
郭世绂（1957）	天津	279	0	17.6（49）	69.2（193）	13.2（37）
	天津（活体）	610	4.1（25）	34.3（209）	60.0（366）	1.6（10）
李瑜如等（1959）	河南	1334	2.5（33）	25.8（344）	63.7（850）	8.0（107）
张年甲（1957）	江西	男143	0	33.5（48）	61.5（88）	5.0（7）
		女60	0	20.5（12）	68.5（41）	11.0（7）
合计（%，$\bar{x}\pm Sp$）（例数）		2783	2.4±0.29（66）	25.6±0.83（712）	64.7±0.91（1801）	7.3±0.49（204）

　　4.骶管（Sacral Canal）

　　（1）骶管形态的观察（Observations of the shapes of the sacral canal）：朱世柱等（1986）观察湖北地区100例：均匀弯曲35%，上端扩大54%，中部狭窄8%，其他（包括中部扩大、完全扩大、极度弯曲）3%。

（2）骶管后壁的观察（Observations of the posterior wall of sacral canal）：骶管后壁往往上下有不同程度的缺损，分型可分为完整、上下开放、上部裂口、下部裂口和完全开放（图6-38）。综合国人资料（%，$\bar{x}\pm Sp$）：完整2710例53.34±0.96%、上下开放2283例5.12±0.46%、上部裂口3483例29.80±0.77%、下部裂口2283例6.18±0.50%、完全开放447例4.35±0.32%、其他2283例2.15±0.30%；详见表6-98。

表6-98　骶管后壁形的观察态　Observations of the Posterior Wall of Sacral Canal

作者（年份）	地区	例数	完整 [%（n）]	上下开放 [%（n）]	上部裂口 [%（n）]	下部裂口 [%（n）]	完全开放 [%（n）]	其他* [%（n）]
卜国鋐（1949）	东北	137	—	—	—	—	1.4（19）	—
张钰等（1964）	张家口	220	53.2（117）	—	—	—	3.6（8）	—
卜国鋐（1949）	天津	400	—	—	28.7（115）	—	3.0（12）	—
郭世绂（1957）X片	天津	800	—	—	35.0（280）	—	5.1（41）	—
张年甲（1957）	江西	203	74.5（151）	1.0（2）	17.5（36）	5.5（11）	1.5（3）	0（0）
李瑜如等（1959）	河南	1334	41.7（556）	7.9（105）	39.4（526）	6.0（80）	5.0（67）	0（0）
朱世柱等（1986）	湖北	246	59.3（146）	2.0（5）	7.7（19）	11.8（29）	1.2（3）	17.9（44）
重庆医学院第一医院（1980）	重庆	103	28.2（29）	—	—	—	1.9（2）	—
欧受禄等（1985）	广西	104	55.8（58）	—	—	—	2.9（3）	—
张琼珍（1978）	昆明	500	77.8（389）	1.0（5）	12.4（62）	4.2（21）	3.6（18）	1.0（5）
合计（%，$\bar{x}\pm Sp$）（出现例数/观察例数）			53.34±0.96 （1446/2710）	5.12±0.46 （117/2283）	29.80±0.77 （1038/3483）	6.18±0.50 （141/2283）	4.35±0.32 （176/4047）	2.15±0.30 （49/2283）

*其他型中主要包括中部裂孔型。

王俊候等（1989）观察内蒙古乌拉特前旗成年男性骨骼100套，出现骶管裂者26例，占26±4.4%，其中上部裂7例，下部裂5例，上下裂1例，全部裂者3例，骶椎间裂者10例。

5.骶骨耳状面（Sacral Auricular Surface）　亦称骶髂关节面，位于骶骨翼的两侧，与髂骨耳状面构成骶髂关节。

（1）骶骨耳状面形状的观察（Observations of the shapes of sacral auricular surface）：其形态依据耳状面的凹凸情况可分为四种类型，即单凹型、双凹型、三凹型和多凹型。王永珍等（1988）观察华东地区100例200侧：单凹型占70%，双凹型占22.5%，三凹型占7.0%，多凹型占0.5%。

（2）骶骨耳状面下缘与骶椎位置关系的观察（Observation of the relationship between lower margin of sacral auricular surfade & sacral vertebrae）：综合国人资料1353例（%，$\bar{x}\pm Sp$），骶骨耳状面的下缘对应S_2者为27.9±1.22%，S_3上部者为23.2±1.15%，S_3中下部者为45.1±1.35%，S_4上部或中部者为3.8±0.52%；其中对应S_2和S_3上部，性别差异$\chi^2=29.694$，$P=0.000$；说明骶骨耳状面下缘与骶椎位置的关系，具有非常显著的性别差异；其中，平S_2者u值为3.8，$P<0.01$，平S_3上部者u值为2.3，$P<0.05$，平S_3中下部者u值为5.1，$P<0.01$，说明各型均具有显著的性别差异。详见表6-99。

表6-99　骶骨耳状面下缘与骶椎位置关系的观察
Observation of the Relationship between the margin of sacral auricular surfade & sacral vertebrae

作者（年份）	地区	例数	平S_2[%（n）]	S_3上部[%（n）]	S_3中下部[%（n）]	S_4上部或中部[%（n）]
郭世绂（1957）	天津	400	65.5（262）	31.5（126）	3.0（12）	0
张年甲（1957）	江西	男143	11.0（16）	15.0（21）	72.0（103）	2.0（3）
		女90	15.0（14）	19.0（17）	66.0（59）	

续表

作者（年份）	地区	例数	平S₂ [%（n）]	S₃上部 [%（n）]	S₃中下部 [%（n）]	S₄上部或中部 [%（n）]
张钊等（1984）	陕西	男57	5.9（3）	20.6（12）	54.4（31）	19.1（11）
		女59	18.6（11）	22.0（13）	34.0（20）	25.4（15）
欧受禄等（1985）	广西	104	2.9（3）	15.4（16）	68.2（70）	14.4（15）
张琼珍（1978）	昆明	男350	10.0（35）	18.6（65）	69.4（243）	2.0（7）
		女150	22.7（34）	29.3（44）	48.0（72）	0
合计（%，$\bar{x}\pm Sp$）（例数）		男550	9.8±1.27（54）	17.8±1.63（98）	68.6±1.98（377）	3.8±0.82（21）
		女299	19.7±2.30（59）	24.8±2.50（74）	50.5±2.89（151）	5.0±1.26（15）
		合1353	27.9±1.22（378）	23.2±1.15（314）	45.1±1.35（610）	3.8±0.52（51）

6.骶骨角的观察（Observations of the Sacral Cornu）　骶骨角位于骶管裂孔下端的外侧，实际是第五骶椎的下关节突。张琼珍（1978）观察昆明地区500例：角的结节明显者占89.4%，两侧不对称性者占12.0%；朱世柱等（1986）观察湖北地区246例，以上两型分别占76.4%、6.9%。

7.骶骨岬的观察（Observations of the Sacral Promontory）　骶骨岬位于骶骨底的前上缘，相当于第一骶椎椎体的前缘，它是产科产前检查测量盆腔的重要标志。对于骶骨岬的位置，张年甲（1957）观察江西地区203例：S₁单岬者85.7%，S₁重岬者7.4%，L₅重岬者4.4%，S₂单岬者2.5%。

8.骶骨前曲的观察（Observations of the Curvature of Sacrum）　骶骨前面并非全部呈均匀向前弯曲。郭世绂（1957）观察天津地区399例，其类型：均匀弯曲者54.0%，上直下曲者17.2%，极度弯曲者11.8%，平直者11.0%，上伸下曲者6.0%。

9.骶椎腰化和尾椎骶化的观察（Observations of the Lumbarization of Sacrum & Sacralization of Coccygeal Vertebra）　第一骶椎的一侧或两侧形似腰椎，成为骶椎腰化（lumbarization of sacrum）（图6-39）。综合国人资料（%，$\bar{x}\pm Sp$）：3906例出现骶椎腰化1.97±0.22%，2597例出现尾椎骶化18.10±0.76%；详见表6-100。

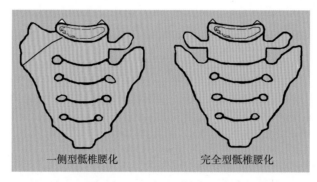

一侧型骶椎腰化　　　　完全型骶椎腰化

图6-39　骶椎腰化　The Lumbarization of Sacrum

表6-100　骶椎腰化和尾椎骶化的观察
Observations of the Lumbarization of Sacrum & Sacralization of Coccygeal Vertebra

作者（年份）	地区	例数	骶椎腰化 [%（n）]	尾椎骶化 [%（n）]
王俊候等（1989）	内蒙古	100	1.0（1）	22.0（22）
李金光（2004）	北京	91	3.30（3）	—
郭世绂（1957）	天津	400	3.25（13）	15.50（62）
郭世绂（1957）X线片	天津	800	0.88（7）	8.75（70）
鞠学红等（1988）	山东	50	2.0（1）	—
韩连斗等（1963）	山西	200	—	20.5（41）

续表

作者（年份）	地区	例数	骶椎腰化［%（n）］	尾椎骶化［%（n）］
王绍坤等（1980）	太原	360	1.11（4）	25.28（91）
戴力扬等（1998）X片	上海	573	2.6（15）	—
姚仕康等（1980）	南京	220	0.45（1）	—
张钊等（1984）	陕西关中	127	6.30（8）	19.68（25）
王永贵等（1978）	成都	50	2.0（1）	—
佘永华（1982）	四川南充	525	2.48（13）	—
贾尚耿等（1984）	广西	110	2.73（3）	27.27（30）
张琼珍（1978）	昆明	500	1.4（7）	25.8（129）
合计（%，$\bar{x}\pm Sp$）（出现例数/观察例数）	合		1.97±0.22（77/3906）	18.10±0.76（470/2597）

竹内修二等（1980）报道日本人出现6个骶椎者占1.2%，出现4个骶椎者占4.9%。椎骨总数（不含尾椎）29个者占93.5%、30个者占4.9%、28个者占1.6%。

10.人字骨的观察（Observations of the Chevron Bone）　人字骨亦称雪佛龙骨，此骨极为罕见。Schultz（1941）曾报道一例发现于第六骶椎前面形成一弓状骨，此骨系爬行类动物的返祖遗传骨骼，尚未见国人的报道。

三、尾骨（Coccyx）

根据丁士海等（1982）对山东枣庄矿工275例X线片的观察（%，$\bar{x}\pm Sp$）：尾骨节数三节者占58.2±2.97%，四节者占34.9±2.87%，五节者占4.0±1.18%，二节者占1.8±0.80%，六节者占1.1±0.63%，节数与年龄无关，亦无性别差异（$P>0.05$）。

四、胸骨（Sternum）

1.胸骨柄的观察（Observations of the Manubrium of Sternum）　胸骨柄上缘可出现胸骨上骨（suprasternal bone），或与胸骨柄融合成胸骨上结节（supra- sternal tubercle）（图6-40）。胸骨剑突可能出现孔，胸骨剑突末端可以分叉。韩连斗等（1965）观察沈阳地区200例胸骨上缘的类型（%，$\bar{x}\pm Sp$）：颈静脉切迹深＞1mm者为70.5±3.22%，颈静脉切迹深＜1mm者为13.0±2.38%，切迹上缘形成颈静脉结节为4.0±1.92%，切迹上缘出现胸骨上骨12.5±2.34%。姚宗兴（1978）观察山东地区50例胸骨柄锁骨切迹：两侧大小比较，右侧＞左侧占65%，左侧＞右侧占27%，左侧＝右侧占8%。

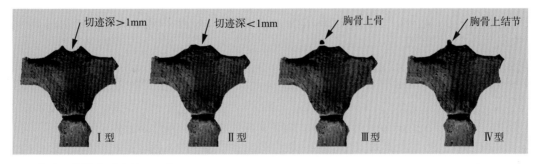

图6-40　胸骨上缘的类型（前面观） Types of the Superior Margin of Manubrium of Sternum（anterior view）

2.胸骨体的观察（Observations of the Body of Sternum）　胸骨体随着年龄的增长，上与胸骨柄融合，下与剑突融合，有时胸骨体中部出现孔，称化骨孔（ossified foramen）。综合国人资料354例［韩连斗等（1965）200例、王俊候等（1989）100例刘东梁等（1992）54例］（%,$\bar{x}\pm Sp$）：化骨孔出现率6.78±1.34%，胸骨柄体融合率为11.86±1.72%，胸骨体剑突融合率为11.86±2.10%。

3.胸骨剑突的观察（Observations of the Xiphoid Process of Sternum） 胸骨剑突位于胸骨最下方，一般在40岁前处于软骨状态，随后逐渐骨化。丁士海有一例男性43岁胸骨标本，胸骨剑突尚处于软骨状态。剑突骨化后与胸骨体融合，至少在50岁。剑突的形态多种多样，没有统一的标准。由于骨化原因，剑突经常出现孔，综合国人资料506例［包括韩连斗等（1965）82例，徐达传等（1985）128例，刘运泉等（1994）128例，郑秉学等（1994）58例，李官禄（1994）110例］（%，$\bar{x}±Sp$）：剑突有孔出现率42.49±2.20%。综合296例［包括刘运泉等（1994）128例，郑秉学等（1994）58例，李官禄（1994）110例］剑突末端分叉15.54±2.11%；郑秉学等58例有孔并分叉6.90±3.33%；李官禄（1994）观察西安地区100例成年尸体，将成年剑突分为七类：剑型52%，扣环型16%，勺型12%，分叉型11%，铲型4%，圆锥型4%，特殊型1%。他另观察10例新生儿的剑突：其中前四型分别为：6例，1例，1例，2例；未出现后三种类型。邹移海等（1992）观察广东地区221例胸骨剑突对应T_{10}最多占54.6%。

4.胸骨异常的观察（Observations of the Malformation of Sternum） 谢拥军等（2010）报道一例异常形态的胸骨，形如青蛙。

五、肋骨（Rib）

1.肋软骨骨化的观察（Observations of the Ossification of Costal Cartilages） 肋软骨随着年龄的增长，逐步骨化（有学者认为是钙化），参阅本书图3-30一例男性43岁肋软骨骨化的情况。赵炳章等（1992）观察山东地区18～83岁400例X线片（男300例，女100例）（%，$\bar{x}±Sp$）：R_1完全骨化，男性出现率72.2%，最早出现在31岁，女性出现率14.5%，最早出现在36岁。部分钙化类以R_4～R_6出现率最多，合计男性47.2±0.84%、女性为35.9±1.28%，二者具有明显的性别差异（u值为3.8，$P<0.01$）。骨化又可分为三型：边缘型（3.4%），中央型（24.1%），混合型（31.3%）。朱纪吾等（1983）观察南通地区胸部X线片1345例（男835例，女510例），肋软骨边缘型骨化男性为91.6±1.08%、女5.1±0.44%，中央型骨化男性为4.2±0.24%、女性为90.8±1.69%，混合型钙化男性为4.2%、女性为4.1%。有意思的前两型具有非常显著的性别差异（边缘型u值74.2，中心型u值为50.7，P值均<0.01），即男性90%以上是边缘型，而女性90%以上是中心型。

2.肋软骨前端游离的观察（Observations of the Free Anterior End of Costal Cartilage） 每侧12个肋骨前端均有肋软骨，R_1～R_7各自肋软骨与胸骨形成肋胸关节，一般R_8～R_{10}的前端依次附着于上一位肋软骨形成肋弓（costal arch）。根据报道，我国人的R_{10}前端游离占多数，如张我华等（1980）观察重庆地区成年尸体100具（男女各半），R_{10}前端游离者占78.0±2.93%，其中双侧性72.0±4.49%，单侧性12.0±3.25%。丰德宽等（1988）报道一例30岁女性，左侧第10肋游离且尖端有2cm×2cm×2cm"包块"，确诊为肋尖综合征。

3.肋头关节面的观察（Observations of the Articular Facet of Head of Rib） 肋头关节面与胸椎肋凹形成胸肋关节，其形态可分为双关节面和单关节面两种。马世峰等（2010）观察内蒙古地区成人66副肋头关节面：双关节面占48.7%，其中上小下大者41.7%，上下相等者6.5%，上大下小者0.5%；单关节面占51.3%，其中关节面呈凹面型者27.2%，平面型者24.1%。

4.肋骨异常的观察（Observations of the Malformation of Rib） 临床偶尔遇到颈肋（cervical rib），Adison观察303例，颈肋的出现率为0.056%，黄家驷（1964）的《外科学》教科书报道颈肋出现率为0.056%～0.17%，女性多见，60%以上为双侧，其中仅10%左右可出现临床症状。陈胜华等（2009）报道2例尸体标本的颈肋：老年女右侧，长28.2mm；成年女左侧，长31.5mm。丁士海曾用Schultz方法制作上百例胚胎透明软骨染色标本，发现颈肋远多于一般的概念。许树林（1998）报道一例男性18岁双侧颈肋，左侧长4.5cm，颈肋外端与第2肋后端有骨桥相连，右侧颈肋长2.5cm，无连接。Viertela等（2012）观察了成人3404例颈部CT扫描片，发现颈肋占2%，其中双侧者占40.3%。女性颈肋出现率（2.8%）约为男性（1.4%）的2倍。沙明华等（2009）报道一例双侧肋骨变异，第三肋骨呈板状增宽，向内侧分叉状接肋软骨成上、下两支，第五肋软骨呈锥形并以尖端与胸骨连接，第八、九、十3肋的肋软骨前端游离。谭洪等

（1991）观察国人25 768例男性发现肋骨变异情况合计出现率为1.49±0.07%，其中最多的是肋骨分叉（占43.8%），其次为第一肋发育不全（占23.4%），第三位是颈肋（占7.6%）。

5.肋下连线与腰椎的关系（Relationship Between the Subcostal Line with Lumbar Vertebrae）　临床医师常用肋下连线确定腰椎水平。李玠等（2011）观察广州地区216例，对应L_2占38.9%，对应$L_2 \sim L_3$占27.3%。

第三节　上肢骨的观察　Observation of the Bones of Upper Limb

一、锁骨（Clavicle）

1.锁骨两侧比较的观察（Observations of the Comparison of Bilateral Clavicles）　由于人类用手有惯用左侧或右侧之分，因此也从上肢骨两侧的比较观察可以得到证实。然而和上肢其他骨不同，许多结构左侧大于右侧的比率较高。综合国人资料508例（%，$\bar{x}\pm Sp$）：锁骨最大长左＞右62.0±2.15，中部周长左＜右51.0±2.22，性别差异的确非常显著（前者u值10.2，后者u值5.9，P值均＜0.01），也就是说，锁骨长度左侧大，但中部周长右侧大，如果从受力的观点来看，还不能说两侧基本上有差异。详见表6-101。

表6-101　锁骨各径两侧比较
Observations of the Comparison of Bilateral Clavicles

作者	地区	例数	最大长		中部周长	
			左＞右（n）	左＜右（n）	左＞右（n）	左＜右（n）
石世庆等（1960）	东北	300	179	104	100	139
席焕久等（1986）	长春	108	68	27	38	60
刘学景（1986）	长春、通辽	100	68	29	30	60
合计（%，$\bar{x}\pm Sp$）（例数）		508	62.0±2.15（315）	31.5±2.06（160）	33.1±2.09（168）	51.0±2.22（259）

2.锁骨肋粗隆的观察（Observations of the Costal Protuberance of Clavicle）　位于靠近胸骨端下面，它是肋锁韧带的附着处，没有统一的分型标准。郭志坤等（1982）观察青岛地区400例（男女各200例）成年标本，根据发育的不同程度，他分为两大类：一种是粗隆型（Costal Protuberance type）：此型可分为光滑突起型、粗糙突起型和突起后有唇型；另一种是凹陷型，亦称菱形窝型（rhomboid fossa type），可分为光滑凹陷型、粗糙凹陷型和凹陷后有沟型（图6-41），由于郭志坤等原文数据有误，只列出粗隆型具体数

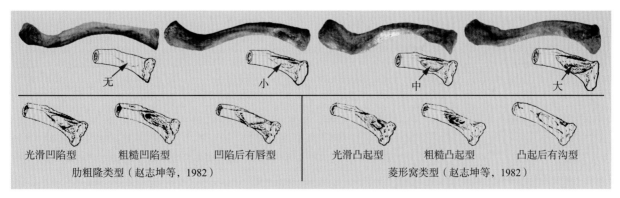

无　　　小　　　中　　　大

光滑凹陷型　　粗糙凹陷型　　凹陷后有唇型　　　　光滑凸起型　　粗糙凸起型　　凸起后有沟型
肋粗隆类型（赵志坤等，1982）　　　　　　　　菱形窝类型（赵志坤等，1982）

图6-41　锁骨肋粗隆和菱形窝的类型（右侧下面）
Types of the Costal Protuberance & Rhomboid Fossa of Clavicle（right，inferior view）

据：即肋粗隆平坦不显11.5%，光滑突起型22.0%，粗糙突起型49.5%，突起后有唇型17.0%。由于韧带或肌肉的牵拉所致，另由于该处形成上述两种类型，一般右侧发育程度较强，可能与右利人多有关。

单涛等（2011）观察长春和通辽地区282例（%，$\bar{x}\pm Sp$）：锁骨肋锁韧带压迹类型，无占36.5±2.87%，小型占19.9±2.38%，中型占11.3±1.89%，大型占32.3±2.78%；锁骨菱形窝类型，无占11.0±1.86%，小型占26.2±2.62%，中型占24.5±2.56%，大型占38.3±2.89%。Jit等（1986）观察印度锁骨菱形窝的出现率：男性为59%，女性为54%；Cho等（1998）观察韩国人锁骨菱形窝的出现率男为58.70%，女为54.14%。Rogers等（2000）观察美国男231例和女113例锁骨菱形窝：男左侧出现率为36%，男右侧出现率为31%，女左侧出现率为3%，女右侧出现率为8%；说明具有明显的性别差异，并认为这是一项很好的性别鉴定因素。Prado等（2009）观察了巴西19～85岁成年锁骨209对（男107对，女102对），发现此窝的出现率具有明显的性别差异（$u=5.89$），男性为63.6%，女性为2.9%；张钊等（1986）观察陕西关中地区107例锁骨，肋粗隆1级出现率为43.93±2.81%、0和3级出现率为20.6%。

3.锁骨三角肌粗隆的观察（Observations of the Deltoid Protuberance of Clavicle）　锁骨三角肌粗隆位于靠近肩峰端的前缘，它是三角肌锁骨部内侧缘的附着处，其形成与三角肌附着处的腱隔附着密切相关，可分无、小型、中型、大型四级（图6-42）。综合国人资料826例（%，$\bar{x}\pm Sp$）：无占37.5±1.68、小型占25.8±1.52、中型占19.6±1.38、大型占17.1±1.31；各型构成比性别差异$\chi^2=9.619$，$P=0.022$，说明锁骨三角肌粗隆各型构成比具有显著的性别差异；各型性别差异u值分别为1.79、0.93、1.61、2.51，P值前三项均＞0.05，而大型$P<0.05$，说明女性较男性出现为高。详见表6-102。

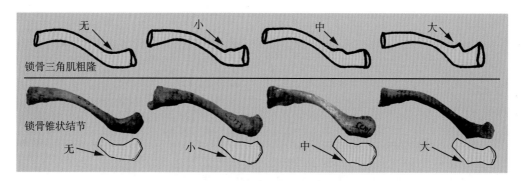

图6-42　锁骨三角肌粗隆和锥状结节的类型（右侧上面）
Types of the Deltoid Protuberance & Conoid Tubercle（right，superior view）

表6-102　锁骨三角肌粗隆的观察
Observations of the Deltoid Protuberance of Clavicle

作者（年份）	地区	性别	例数	无 [%（n）]	小型 [%（n）]	中型 [%（n）]	大型 [%（n）]
单涛等	长春、通辽	男	154	11.7（18）	20.8（32）	37.6（58）	29.9（46）
（2011）		女	128	5.5（7）	22.7（29）	27.3（35）	44.5（57）
郭志坤等	青岛地区	合	400	48.0（192）	30.0（120）	13.2（53）	8.8（35）
（1982）							
吴定良	绣球山	男	84	66.7（56）	19.0（16）	11.9（10）	2.4（2）
（1938）		女	60	61.8（37）	26.7（16）	10.0（6）	1.6（1）
合计（%，$\bar{x}\pm Sp$）（例数）		男	238	31.09±3.00（74）	20.17±2.60（48）	28.57±2.93（68）	20.17±2.60（48）
		女	188	23.40±3.09（44）	23.94±3.11（45）	21.81±3.01（41）	30.85±3.37（58）
		合计	826	37.5±1.68（310）	25.8±1.52（213）	19.6±1.38（162）	17.1±1.31（141）

张钊等（1986）观察陕西关中地区107例锁骨，三角肌粗隆中型占12.15%，喙突粗隆小型占44.9%、无和大型共占14.0%。

4.锁骨锥状结节的观察（Observations of the Conoid Tubercle of Clavicle） 位于靠近肩峰端的后缘，它是喙锁韧带的附着处，恒定存在，可分为小型、中型、大型三级（图6-42）。综合国人资料826例（%，$\bar{x}\pm Sp$）：小型占44.0±1.73%、中型占33.7±1.64%、大型占22.3±1.45%；各型构成比性别差异$\chi^2=2.540$，$P=0.281$，说明各型构成比没有性别差异；各型也无性别差异（$P>0.05$）。详见表6-103。

表6-103 锁骨锥状结节的观察
Observations of the Conoid Tubercle of Clavicle

作者（年份）	地区	例数	小型[%（n）]	中型[%（n）]	大型[%（n）]
单涛等（2011）	长春、通辽	男154	42.2（65）	39.0（60）	18.8（29）
		女128	46.1（59）	27.3（35）	26.6（34）
郭志坤等（1982）	青岛地区	合400	34.8（139）	49.2（197）	16.0（64）
吴定良（1938）	绣球山	男84	16.7（14）	36.9（31）	46.4（39）
		女60	20.0（12）	38.3（23）	41.7（25）
合计（%，$\bar{x}\pm Sp$）（例数）		男238	33.19（79）	38.24（91）	28.57（68）
		女188	37.76（71）	30.85（58）	31.38（59）
		合826	44.0±1.73（289）	33.7±1.64（346）	22.3±1.45（191）

5.锁骨下肌沟的观察（Observations of the Subclavian Groove of Clavicle） 锁骨下肌沟亦称锁骨下沟（图6-43），位于锁骨体下面中线偏外侧1/4处，它是锁骨下肌的附着处，可分为无、小型、中型、大型四级。郭志坤等（1982）观察青岛地区400例：无占55.0±2.49%，小型占28.0±2.24%，中型占11.5±1.60%，大型占5.5±1.14%；单涛等（2011）观察长春和通辽地区282例，各型分别占24.1±2.55%、18.4±2.31%、24.5±2.56%、33.0±2.80%，各型没有性别差异（$P>0.05$）。

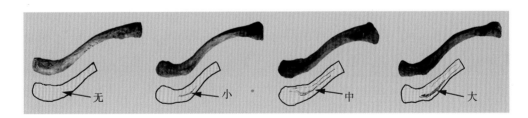

图6-43 锁骨下肌沟的类型（右侧下面）
Types of the Subclavian Groove of Clavicle（right, inferior view）

6.锁骨断面（Cross Section of Clavicle）（图6-44） 吴定良（1938）曾观察绣球山和小屯成年标本209例（男125例、女84例），分别对锁骨中部和锥状结节两处断面进行了统计；各种类型和统计数据见图6-44。

（1）锁骨体中部断面类型的观察（Observations of the shapes of cross section at middle of clavicle）：见图的下列，第1～3类基本是椭圆形，可分为窄椭圆形1.5%、中椭圆形12.1%和椭圆形43.2%，第4类是圆形10.7%，第5类的下面扁平，上前后面呈凸形13.6%，第6类大体为三角形，即前、后、下三个面3.9%，第7～9类可称为四边形：第7类的后面和下面长于前面和上面5.3%，第8类大体为方形6.2%，第9类的上和下面长于前后两面2.4%，第10类较特别，基本呈四边形，下面很扁，后面显示凸出0.5%。

（2）锁骨锥状结节断面类型的观察（Observations of the types of conoid tubercle of cross section at clavicle）：按图6-44中所列，第1类（占6.3%）、第4类（占15.1%）、第6类（占2.9%）、第8类（占3.4%），基本与锁骨体中部断面的第1、4、8、9类似，但其断面面积均大于体中部断面；有几种类型的下面具呈凹形，如第2类（占36.9%）、第3类（占15.5%）、第10类（占1.9%）；第7类（占3.9%）和第9类（占1.0%）有突出度前面，第5类的前面呈凹形（占13.1%）。

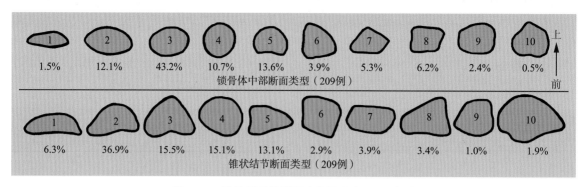

图6-44　锁骨断面的类型（仿吴定良，206例）
Types of the Cross Section of Clavicle（According to Woo，206 cases）

7.锁骨滋养孔的观察（Observations of the Nutrient Foramen of Clavicle）　张钊等（1986）观察陕西关中地区成年颅骨107例，锁骨滋养孔共计182孔：单孔者占48.6±4.83%，双孔者占36.45%，3～4孔者占14.95%；182孔位于锁骨中1/3者占75.27±3.20%，孔开口朝向内侧者占97.25%。曾尧祥等（1985）观察广东地区锁骨212根，滋养孔共573孔，其中1个孔占3.1%，2个孔占28.6%，3个孔占38.7%，4个孔占17.5%，5～7个孔占12.0%，573孔位于锁骨中1/3者占67.0%。

二、肩胛骨（Scapula）

1.肩胛骨内侧缘的观察（Observations of the Medial Border of Scapula）　肩胛骨内侧缘亦称脊柱缘（vertebral border），按照肩胛骨内侧缘冈下部是否平直或凸出或凹陷，可分为凸型、直型和凹型三种（图6-45）。综合国人资料1893例（%，$\bar{x}\pm Sp$）：凸型占68.73±1.07、直型占25.25±1.00、凹型占6.02±0.55，各型构成比性别差异$\chi^2=10.096$，$P=0.006$，说明各型构成比具有非常显著的性别差异；各型性别差异u值分别为3.00、3.12、0.12，凸型和直型P值均<0.01，说明凸型男性显著多于女性，凹型没有性别差异。详见表6-104。

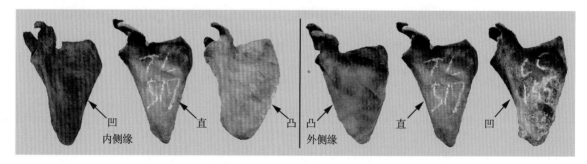

图6-45　肩胛骨内、外侧缘的类型（右侧前面观）
Types of the Medial & Lateral Borders of Scapula（right，anterior view）

表6-104　肩胛骨内侧缘形态的观察
Observations of the Medial Border of Scapula

作者（年份）	地区	例数	凸型［%（n）］	直型［%（n）］	凹型［%（n）］
宋菲等（2011）	长春、通辽	289	79.3（229）	17.6（51）	3.1（9）
张万仁等（1984）	沈阳	男144	58.3（84）	39.6（57）	2.1（3）
		女56	41.1（23）	53.6（30）	5.3（3）
黎屏周（1982）	中南	1000*	72.6（726）	20.4（204）	7.0（70）
孙潮等（1992）	西安	男230	64.35（148）	27.39（63）	8.26（19）
		女174	52.30（91）	41.95（73）	5.75（10）

续表

作者（年份）	地区	例数	凸型［%（n）］	直型［%（n）］	凹型［%（n）］
合计（%，$\bar{x}\pm Sp$）（例数）		男374	62.03±2.51（232）	32.09±2.41（120）	5.88±1.22（22）
		女230	49.57±3.30（114）	44.78±3.28（103）	5.65±1.52（13）
		合1893	68.73±1.07（1301）	25.25±1.00（478）	6.02±0.55（114）

注：按原文标准误推算应为100例。

2.肩胛骨外侧缘的观察（Observations of the Lateral Border of Scapula）　肩胛骨外侧缘亦称腋缘（axillary border），按照肩胛骨外侧缘岗下部是否平直或凸出或凹陷，分为凸型、直型和凹型三种（图6-45）。外侧缘的中1/3由小圆肌附着，下1/3有大圆肌附着，根据大圆肌的强弱，可能形成较明显的结节，特称圆肌节结（tubercle for teres）。综合国人资料1705例（%，$\bar{x}\pm Sp$）：凸型占2.35±0.37%，直型占12.90±0.81%，凹型占84.75±0.87%。按宋菲等资料计算性别差异$\chi^2=14.423$，$P=0.001$，说明各型构成比具有非常显著的性别差异。张万仁等（1984）观察长春地区颅骨200侧（男144侧，女56侧），其中24.3%男性的肩胛骨外侧缘呈欧洲人型，女性则为41.1%；外侧缘结节，呈腹侧型、中间型和背侧型，男性分别占43.8%、23.6%和32.6%，女分别占46.4%、25.0%、28.6%。详见表6-105。

表6-105　肩胛骨外侧缘形态的观察 Observations of the Lateral Border of Scapula					
作者（年份）	地区	例数	凸型［%（n）］	直型［%（n）］	凹型［%（n）］
宋菲等（2011）	长春、通辽	男156	5.1（8）	3.8（6）	91.1（142）
		女145	0	9.7（14）	90.3（131）
黎屏周（1982）	中南地区	1000*	0.3（3）	6.4（64）	93.3（933）
孙潮等（1992）	西安	404	7.2（29）	33.7（136）	59.2（239）
合计（%，$\bar{x}\pm Sp$）（例数）		合1705	2.35±0.37（40）	12.90±0.81（220）	84.75±0.87（1445）

注：按原文标准误推算应为100例。

3.肩胛骨圆肌节结的观察（Observations of the Tubercle for Teres of Scapula）　综合国人资料1404例［黎屏周（1982）1000例，孙潮等（1986）404例］（%，$\bar{x}\pm Sp$）：弱型占28.3±1.20%，中型占39.1±1.30%，强型占32.6±1.25%，其中强型具有非常显著的性别差异（u值9.8，$P<0.01$），男性占48.7±2.30%，女性占14.4±2.66%。

4.肩胛骨上缘的观察（Observations of the Superior Border of Scapula）　根据上缘与喙突所成的角度可将其区分为水平、微倾斜、倾斜三种类型（图6-46），标准是55º～80º为微倾斜型，＞80º为水平型，＜55º为倾

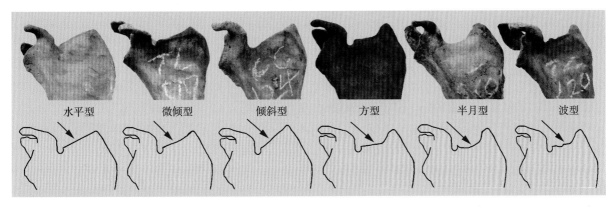

水平型　　微倾型　　倾斜型　　方型　　半月型　　波型

图6-46　肩胛骨上缘的类型（右侧前面观）Types of the Superior Border of Scapula（right，anterior view）

斜型。根据肩胛骨上缘的形状又可分为方形、半月形和波形三种。综合国人资料1283例[黎屏周（1982）中南地区1000例，宋菲等（2011）长春、通辽地区283例]（%，$\bar{x}\pm Sp$）：水平型占15.6±1.01%，微倾型占18.5±1.08%，倾斜型占22.1±1.16%，方形占5.9±0.66%，半月形占30.2±1.28%，波形占7.6±0.74%。

5.肩胛切迹的观察（Observations of the Scapular Notch） 肩胛切迹亦称肩胛上切迹（suprascapular notch），根据切迹的深浅程度和肩胛上横韧带的骨化程度分为无、稍显、中等、几乎成孔状和成孔型（图6-47）。成孔型是肩胛上横韧带完全骨化所致，孔内通过肩胛上神经。综合国人资料506例[张万仁等（1984）长春地区200例，孔琦等（2011）长春和通辽地区306例]（%，$\bar{x}\pm Sp$）：无型占16.21±1.64%，稍显型占22.53±1.86%，中等型占26.28±1.96%，几乎成孔占29.25±2.02%，成孔占5.73±1.03%。按孔琦等资料男154例和女152例统计各型构成比性别差异$\chi^2=14.074$，$P=0.015$，说明各型构成比具有显著的性别差异；其中无型和中等型性别差异u值分别为2.38和3.22，P值分别为＜0.05和＜0.01，说明男性中等型远高于女性，而无型则反之。

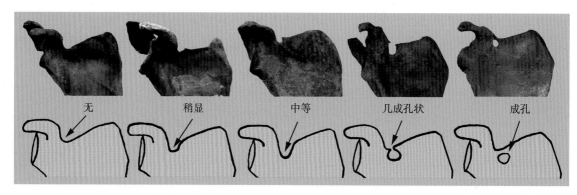

无　　　　稍显　　　　中等　　　几成孔状　　　成孔

图6-47　肩胛切迹的类型（右侧前面）Types of the Scapular Notch（right，anterior view）

陶永松等（1984）为探讨冈下肌萎缩的原因，特解剖了57侧固定标本，观察肩胛切迹的类型和通过切迹的肩胛上神经及肩胛上韧带的关系。肩胛切迹类型：U形占58.1%，大弧形占28.0%，V形占12.9%，W形占1.1%；切迹边缘形状，光滑占74.2%，粗糙占25.8%；肩胛切迹口宽11～15 mm占46.2%，宽6～10 mm占29.0%；肩胛切迹深度1～5 mm占41.9%，6～10 mm占47.3%，11～15 mm占10.8%。

6.肩胛上孔类型的观察（Observations of the Shapes of Suprascapular Foramen） 林萍等（1994）观察长春地区31例：椭圆形占51.6%，圆形占27.4%，三角形占21.0%。

7.肩胛下窝的观察（Observations of the Subscapular Fossa） 肩胛下窝是位于肩胛骨前面的大窝，其中有肩胛下肌附着，按窝的深浅可分为浅、中、深三类，有时可看到肩胛下肌附着的线，可称作肩胛下窝肌线（subscapularis line），按其发育程度分为弱、中、显三类。孙潮等（1991）观察404例：肩胛下窝的深度：浅型占16.6%，中型占53.7%，深型占29.7%；肩胛下窝肌线：弱型占25.0%，中型占35.6%，显型占39.4%。结果显示，深度的深型和肌线的显型均具有非常显著的性别差异（深度深型：男性为39.1±3.22%，女性为17.2±2.86%，u值为5.1；肌线显型：男性为54.8±3.28%，女性为19.0±2.97%，u值为8.1，P值均＜0.01），说明二者男性均远高于女性。

8.肩胛骨关节盂切迹的观察（Observations of the Scapular Notch of Glenoid Cavity） 肩胛骨关节盂切迹是位于关节盂上方与喙突形成的切迹。章军辉（2000）观察了绍兴地区180例，总出现率为48.89±3.72%，切迹位于关节盂前缘上部占80.68%，中部占19.32%，无性别差异。

9.肩胛冈的观察（Observations of the Scapular Spine）（图6-48） 肩胛冈位于肩胛骨后面的上部，为一横行高起的骨嵴，向外侧末端膨大形成肩峰（acromion）。肩胛冈有斜方肌附着，其形态没有统一的标准。孙潮等（1986）观察西安地区404例，根据以往的报道，按五种类型观察，Ⅰ型（梭形）占54.0%，Ⅱ型（细杆）占6.9%，Ⅲ型（粗杆）占9.4%，Ⅳ型（棒槌）占18.3%，Ⅴ型（横S形）占11.4%。孔琦等（2011）观察长春通辽地区286例：前三型分别占61.5±2.88%、0.7±0.49%和36.4±2.85%，后两型合并占

1.4±0.69%，以上均无性别差异。傅渊源等（2010）观察广州地区200例肩胛骨，以肩胛冈的末端外形区分为三种：C形占68%，L形占22.5%，双角形占9.5%。

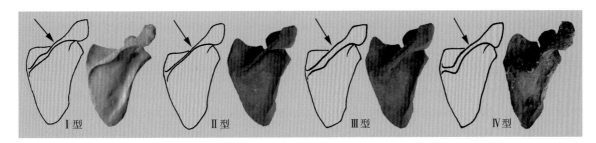

图6-48　肩胛冈的类型（右侧，后面观）　Types of the Scapular Spine（right，posterior view）

（Ⅰ型：肩胛冈的内侧段出现中部粗、两侧细。Ⅱ型：肩胛冈的内侧段等粗。Ⅲ型：肩胛冈的内侧段由细，向外侧很快变粗至肩峰。Ⅳ型：肩胛冈的内侧段出现急转向下的突起）

10.肩胛骨滋养孔的观察（Observations of the Nutrient Foramen of Scapula）　孙勇等（1988）观察上海地区520例肩胛骨，直径大于0.5 mm（5号针头）的孔共计3125孔。孔数：无孔占11.8%，单孔占30.0%，双孔占33.2%，多孔（3～5孔）占25.0%；孔的部位：冈上窝占35.3%，冈下窝占17.6%，肩胛下窝占31.7%，外侧缘占15.4%。

11.肩胛骨异常的观察（Observations of the Malformation of Scapula）　肩胛骨有一种是较正常小、纵径缩短、宽径明显增大的肩胛骨先天性升高（congenital elevation of scapula），亦称Sprengel畸形。此畸形首先由Eulenberg（1863）报道，后由Sprengel（1891）报道4例，并区分为单纯型和混合型，后者还多伴有脊椎骨和肋骨的畸形。我国柳祥庭等（1963）报道了5例，均属女性混合型，其中双侧1例，左右侧各2例。还有一种是位于肩胛骨肩峰前外方的小骨，称肩峰骨（acromion bone），典型的骨是与肩峰完全分离的骨，其间有纤维组织相连，非典型的骨则与肩峰部分骨性相连，上位放射片或磁共振成像易于确定。其成因是肩胛骨肩峰处的骨化中心未与肩峰融合，其出现率约为8%，30%～60%为双侧性；一般男性较女性为多，黑色人种较白色人种多。非典型肩峰骨者通常没有任何症状，有些人会产生疼痛。Liberson（1937）用放射法观察肩胛骨1800例，发现典型肩峰骨21例和非典型肩峰骨4例，其中至少6例可能骨折。另附加观察1000例，典型肩峰骨出现率为2.7%，其中62%为双侧性。

三、肱骨（Humerus）

1.双侧肱骨比较的观察（Observations of the Comparison of Bilateral Humeri）　肱骨两侧往往并非等大，由于所属人习惯用右手，反映在肱骨长度上右＞左者较多。王广新（1992）观察新疆地区199例：长度比较：右＞左占60.8±3.27%，左＝右占29.6%，左＞右占9.5±1.51%；重量比较：右＞左占61.8±3.28%，左＝右占19.1%，左＞右占19.1±2.09%。结果显示，长度侧别差异比较u值为14.2，重量比较u值为11.0，二者均为P＜0.01，说明不论长度或重量比较，均具有显著例的侧别差异，即右侧发育显著较大、较重于左侧。陆成梁（1989）对南京地区193例胎儿肱骨长度的比较和初国良等（1997）对东北地区88例重量的比较，结果表明均无侧别差异，这充分说明：成年右侧肱骨长度和重量均大于左侧，是后天获得的。

2.肱骨结节间沟的观察（Observations of the Intertubercular Groove）　肱骨结节间沟是位于肱骨大小结节之间的纵沟，沟内通过肱二头肌长头肌腱，故亦称肱二头肌沟（bicipital groove），此沟形态的改变可能会影响肱二头肌长头肌腱活动的功能。按沟的深浅度可分为浅、中、深三型，三型的标准各家不一。王启华等（1988）观察广东成年肱骨212例：间沟深度3～6mm者占90.2%，间沟长度2.5～3.5cm者占94.9%。杨圣杰等（1989）观察青岛地区肱骨211侧，沟深3～5mm者占74.0%。王之一等（1991）观察山西地区580侧，沟深5～8mm者占81.0±1.63%。

3.肱骨滋养孔（Nutrient Foramen of Humerus）　肱骨滋养动脉发自肱深动脉，一般在三角肌粗隆后方进入骨干，有时分两支进入。

（1）肱骨滋养孔数量的观察（Observations of the number of nutrient foramen of humerus）：综合国人资料2434例（%，$\bar{x}\pm Sp$），单孔占73.30±0.90%，双孔占24.24±0.87%，多孔占2.46±0.31%。详见表6-106。

表6-106 肱骨滋养孔数量的观察 Observations of the number of nutrient foramen of humerus

作者（年份）	地区	例数	单孔（n）	双孔（n）	3孔（n）	4孔（n）
李名扬等（1980）	东北	200	132	64	4	0
边冠鹤等（1982）	长春	420	317	93	10	0
范冷艳等（1980）	上海	252	203	45	4	0
胡贤汉等（1984）	江西	199[**]	156	41	2	0
冯国灿等（1980）	四川	498[*]	330	140	25	3
但林芝等（1984）	成都	600	404	190	1	5
王启华等（1986）	广东	265	242	17	4	2
合计（%，$\bar{x}\pm Sp$）（例数）		合2434	73.30±0.90（1784）	24.24±0.87（590）	2.05±0.29（50）	0.41±0.13（10）

*另有2例缺孔；**另有1例缺孔。

许宏基等（1982）观察东北地区肱骨198侧（%，$\bar{x}\pm Sp$），单孔占68.5±3.28%，主要位于前内侧面占54.5±3.52%，主孔指数在51～60者占61.6%。陈振光等（2001）观察40侧，肱骨上段滋养孔数平均为7.7±2.0个，多位于肱骨内上髁上方11.7±2.2cm。

（2）肱骨滋养孔横向位置的观察（Observations of the transverse position of humeral nutrient foramen）：综合国人资料894例［李名扬等（1980）东北地区272例，范冷艳等（1980）上海地区305例，边冠鹤等（1982）长春地区317例］（%，$\bar{x}\pm Sp$）：位于前内侧面占45.53±1.66%，内侧缘占37.14±1.62%，后面占8.72±0.94%，前缘占5.03±0.73%，外侧面占2.01±0.47%，外侧缘占1.57±0.42%。

（3）滋养孔纵向位置的观察（Observations of the longitudinal position of the humeral nutrient foramen）：范冷艳等（1980）采用"滋养孔纵向指数＝［（滋养孔至肱骨头最高点距/肱骨最高点至内上髁下缘距）×100］"，说明滋养孔的纵向位置，更为科学和精确。例如，男性189孔，纵向指数为54.91±6.58，女性116孔，纵向指数为56.11±6.82；男女合计305孔55.33±6.71。也就是说，肱骨滋养孔有55.33%位于肱骨头最高点至内上髁下缘距的上55.33%处。边冠鹤等（1982）观察长春地区共计533孔，位于上1/3者6.57%（35孔），中1/3者90.43%（482孔），下1/3者3.00%（16孔）。

（4）滋养孔大小的观察（Observations of the size of nutrient foramen of humerus）：范冷艳等（1980）将滋养孔的大小按照能通过针头计算，通过7号针头（直径0.7 mm）为大型，通过5号针头（直径0.5 mm）为中等，不能通过5号针头者为小型。结果：男性共189孔，上述各型分别占39.68%、41.27%、19.05%；女性共116孔，分别占33.62%、44.83%、21.55%；合计305孔，分别占37.88±2.77%、42.62±2.83%和20.00±2.29%。

（5）肱骨滋养孔的两侧比较（Comparison of bilateral nutrient foramina of humerus）：许宏基等（1982）观察东北地区98副肱骨，右＞左占25.5%，右＝左占56.1%，右＜左占18.4%，其中右＝左的标准是两侧滋养孔大小＜0.09 mm。范冷艳等（1980）观察上海地区126副肱骨：两侧纵横向均对称占26.19%、部分对称占50.00%、不对称占23.81%。

4.滑车上孔的观察（Observations of the Supratrochlear Foramen） 肱骨鹰嘴窝和冠突窝之间的骨质很薄，有时出现一孔，称滑车上孔（图6-49）。一般无侧别差异，但性别差异显著；一般认为具有人种差异，黑色人种最高，白色人种最低，黄色人种居中。

（1）滑车上孔出现率的观察（Observations of the percentage of supratrochlear foramen）：丁士海等（2000）综合国内外数据，黑色人种出现率为13.29±0.91%、白色人种为5.76±0.41%和黄色人种为

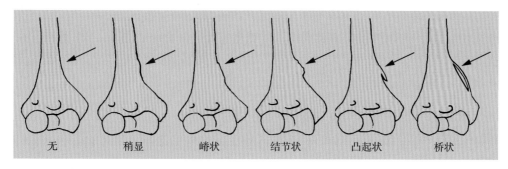

图6-49　肱骨髁上突的类型（右侧，前面观）　Types of the Supratrochlear Foramen（right，anterior view）

10.85±0.62%；人种差异的比较，黄色人种和黑色人种u值2.22，黄色人种和白色人种u值6.85，黑色人种对白色人种u值7.5，P值分别为＜0.05和＜0.01，说明黄色人种与黑色人种和白色人种、黑色人种与白色人种比较，均具有显著的人种差异，黑色人种出现率最高，白色人种最低，黄色人种居中。现综合国人资料2778例［（%，$\bar{x}\pm Sp$）：按侧计出现率为10.84±0.59%，按人计出现率为14.96±0.62%；男性出现率（6.60±0.71%），女性出现率（18.60±1.41%），性别差异u值7.6，P＜0.01，女性较男性出现率高2.8倍。详见表6-107。

表6-107　国人滑车上孔出现率的观察
Observations of the Percentage of Supratrochlear Foramen

作者（年份）	例数	按侧出现率	男		女		按人出现率
			例数	出现率（%，$\bar{x}\pm Sp$）	例数	出现率（%，$\bar{x}\pm Sp$）	
三宅（1934）	348	8.33±1.48	—	—	—	—	—
潘铭紫（1935）	264	9.47±1.80	—	—	—	—	—
石世庆（1980）	312	11.22±1.79	232	7.33±1.71（17）	80	22.50±4.57（18）	14.91±1.78
杨玉田等（1983）	426	11.03±1.52	244	6.97±1.63（17）	182	16.48±4.67（30）	13.85±1.67
李应义（1988）	180	17.78±2.85	—	—	—	—	—
丁士海等（2000）	930	10.64±1.01	582	6.70±1.03（39）	348	17.24±2.02（60）	15.50±1.67
李韶华（2011）	318	12.9±1.88	170	4.7±1.62（8）	148	22.3±3.42（33）	—
总计（%，$\bar{x}\pm Sp$）（例数）	2778	10.84±0.59	1228*	6.60±0.71（81）	758*	18.60±1.41（141）	14.96±0.62*

＊合计例数中不含无此项的例数。

（2）滑车上孔形状的观察（Observations of the shapes of the supratrochlear foramen）：综合国人资料滑车上孔共181例［石世庆（1980）东北地区35例，杨玉田等（1983）西安地区47例，丁士海等（2000）青岛、长春、通辽和广西地区标本和X线片99例］（%，$\bar{x}\pm Sp$）：椭圆形71.82±3.34%，肾形14.36±2.61%，圆形11.60±2.38%，其他型（多边形和梨形）2.21±1.09%。李应义（1988）观察银川地区180例，髁上孔出现率17.78±2.85%。

5.肱骨髁上突的观察（Observations of the Supracondylar Process of Humerus）　位于肱骨内上髁上方约5 cm处，偶尔可出现一个骨性突起，称髁上突，长度为2～20 mm，这是由于一条纤维束上端骨化所致。按其突出程度可分为无、稍显、嵴状、结节状、突起状和桥状（图6-49）。综合国人资料488例，［包括李应义（1988）银川地区171例（原文系180例），李韶华等（2011）长春和通辽地区317例（男170例、女147例）］（%，$\bar{x}\pm Sp$）：髁上突出现率为20.29±1.82%，其中微显型7.17±1.17%，嵴状4.71±0.96%，结节状1.84±0.61%，突起状1.02±0.46%，桥状5.53±1.03%。值得怀疑的是李应义报道中的桥状型出现率竟高达15.20±2.75（原文按180例计为14.44±2.62），而李绍华等仅为0.3±0.31。冯宝龄等（1997）报道3例儿童（男8岁、女6岁、男10岁）具有先天性肱骨髁上突，这是比较少见的，在欧洲人中出现率为1%。

6.肱骨远端髓腔内骨嵴的观察（Observations of the Distal Intramedullary Bony Crest of Humerus） 段满生等（2008）对80根肱骨应用CT三维重建观察，鹰嘴窝上髓腔内1.9～3.2 cm（平均2.6 cm）存在骨嵴，基底部位于后、内外侧，分别呈倒八字排列，内侧73.8%、外侧26.2%为2～3行，另一侧较紊乱。这对骨折内固定和肘关节人工置换具有一定的临床意义。

四、前臂骨的比较（Comparison of the Bones of Forearm）

潘曦东等（1993）观察天津成年尸体25具50侧：尺骨低占40.0%，尺桡等高占45.8%，尺骨高占14.2%；腕高率（腕高/第三掌骨长）0.528±0.034%，腕高值数（优势侧腕高率/非优势侧腕高率）0.998±0.029。腕高率对于诊断腕部月骨缺血性坏死造成的腕部疼痛（Kienbock病）具有重要的参考价值。

五、桡骨（Radius）

1.桡骨两侧比较的观察（Observations of the Comparison of Bilateral Radii） 前臂骨两侧比较，更能显示左利或右利的功能，通常是右侧长于左侧。王广新（1992）观察新疆地区199例：长度比较，左＞右10.0±2.13%，右＞左51.2±3.54%；重量比较，左＞右18.6±2.76%，右＞左67.3±3.33%；结果显示，长度侧别比较u值为10.0，重量比较u值为11.2，二者P＜0.01，不论长度或重量比较，均具有非常显著的侧别差异，即右侧发育较大较重；成年右侧长度和重量均大于左侧，说明是后天获得的。陆成梁（1989）对南京地区191例胎儿长度进行比较：左＞右14.7±3.77%，右＞左64.4±5.10%；侧别比较u值为7.8，P＜0.01，这种差异难以解释，难道具有先天因素？初国良等（1997）观察东北地区88例，重量比较，左＞右13.6%，右＞左6.8%；与一般规律相反，左＞右的反而增多？

2.桡骨滋养孔（Nutrient Foramen of Radius） 桡骨滋养孔多为一个，主要位于前面上1/3稍下方。

（1）桡骨滋养孔数的观察（Observations of the number of nutrient foramen of radius）：综合国人资料1624例（%，$\bar{x}\pm Sp$），单孔95.20±0.53，双孔3.57±0.46，多孔0.31±0.14，无孔0.92±0.24。详见表6-108。

表6-108 桡骨滋养孔的观察
Observations of the number of nutrient foramen of radius

作者（年份）	地区	例数	无孔 [%（n）]	单孔 [%（n）]	双孔 [%（n）]	多孔 [%（n）]
李名扬等（1980）	东北	200	0（0）	94.5（189）	5.5（11）	0（0）
边冠鹤等（1982）	长春	420	（0）	97.1（408）	2.9（12）	0（0）
赵一清（1957）	华东	324	1.5（5）	93.8（304）	3.1（10）	1.5（5）
吴晋宝等（1980）	上海	246	1.6（4）	92.7（228）	5.7（14）	0（0）
胡贤汉等（1984）	江西	200	1.0（2）	96.5（193）	2.5（5）	0（0）
王启华等（1989）	广东	234	1.7（4）	95.7（224）	2.6（6）	0（0）
合计（%，$\bar{x}\pm Sp$）（例数）		合1624	0.92±0.24（15）	95.20±0.53（1546）	3.57±0.46（58）	0.31±0.14（5）

许宏基等（1982）观察东北地区桡骨195侧，单孔占88.5±2.22%，主要位于前面62.1%，主孔指数在31～40者占70.3%。

（2）桡骨滋养孔横向位置的观察（Observations of the transverse position of nutrient foramen of radius）：综合国人资料1285滋养孔［包括李名扬等（1980）东北地区211孔，吴晋宝等（1980）上海地区256孔，边冠鹤等（1982）长春地区408孔，胡贤汉等（1984）江西地区203孔，王启华等（1989）广东地区207孔］（%，$\bar{x}\pm Sp$）：位于桡骨前面65.37±1.33%，前缘12.22±0.92%，骨间嵴12.14±0.91%，后面7.00±0.71%，外侧面3.27±0.50%。

（3）滋养孔纵向位置的观察（Observations of the longitudinal position of nutrient foramen of radius）：吴

晋宝等（1980）采用"滋养孔纵向指数＝[（滋养孔至桡骨头最高点距/桡骨长）×100]"，用指数说明滋养孔的位置，更为科学和精确。例如，吴晋宝等观察256孔，指数平均为35.03±5.48，也就是说滋养孔在桡骨的上35.03%处，大体为上、中1/3交界处稍下方。王启华等（1989）观察广东地区桡骨男女共234孔，指数为34.84±5.36。

（4）桡骨滋养孔两侧比较的观察（Observations of the comparison of bilateral nutrient foramina of radii）：吴晋宝等（1980）观察上海地区123副，纵向不对称占37.40±4.36%，横向不对称占47.15±4.24%，纵横向均不对称占24.39±3.87%。许宏基等（1982）观察东北地区95副桡骨，右＞左29.47±4.68%（28例），右＝左58.95±5.05%（56例），右＜左11.58±3.28%（11例）。右＝左的标准是两侧滋养孔大小均＜0.09 mm。侧别差异比较u值为3.13，$P＜0.01$，说明右＞左显著多于右＜左，这与右利人有关，一般右侧桡骨大于左侧，相应的滋养动脉理应粗于左侧。

3.桡骨骨间缘的观察（Observations of the Interosseous Border of Radius） 桡骨骨间缘即桡骨的内侧缘，与尺骨的骨间缘相对应，二者间附着骨间膜，按发育程度可分微显、中等、显著三种。赵一清（1957）观察上海、南京和杭州地区162副：左侧微显占13.58%、中等占37.04%、显著占49.37±3.93%，右侧分别为6.16%、30.86%、62.96±3.80%。显著型具有显著的侧别差异（u值为2.47，$P＜0.05$），说明右侧出现率高于左侧，可能与右利人有关。

4.桡骨茎突的观察（Observations of the Styloid Process of Radius） 桡骨茎突位于桡骨下端的外下方，呈圆锥状，其上有肱桡肌和腕关节桡侧副韧带附着，是临床的重要标志。肖亮等（2010）观察广州地区61例，双沟型占63.93%，单沟型占27.88%，平坦型占8.19%。

5.桡骨粗隆的观察（Observations of the Radial Tuberosity） 桡骨粗隆位于桡骨上端和桡骨体交界处，是肱二头肌的附着处，按发育程度可分为微显、中等和显著三型。赵一清（1957）观察上海、南京和杭州地区162副：左侧微显占4.90%、中等占35.80%、显著占59.26±3.86%，右侧分别为1.20%、28.40%、75.31±3.39%。显著型侧别差异u值为3.12，$P＜0.01$，说明右侧出现率高于左侧，可能与右利人有关。

6.桡骨异常（Malformation of Radius）

（1）先天性桡骨不发育的观察（Observations of the congenital radial aplasia）：郭祥（1988）报道一例女性3.5岁右侧先天性桡骨、腕骨和第一掌骨缺如。高玉治等（1993）报道2例：一例为男童1岁，右手有掌骨和手指各8个，无桡骨，左侧正常；另一例为男童8个月，右侧桡骨、手拇指及第一掌骨缺如。

（2）先天性桡尺骨骨性融合的观察（Observations of the congenital radio-ulnar fusion）：王允彦等（1993）报道1例15个月男童左侧先天性尺桡骨骨性融合，属Riseborough Ⅰ型。王广顺等（1989）报道2例：一例为男童5岁，左前臂桡尺骨近端骨性融合，不能做旋转运动；另一例为男童6岁，结果同例一。曾祥荣等（1987）报道一例男性6.5岁儿童，先天性左侧桡尺骨上端呈现骨性融合。

六、尺骨（Ulna）

1.尺骨两侧比较的观察（Observations of the Comparison of Bilateral Ulnae） 王广新（1992）观察新疆地区197例尺骨两侧长度比较，左＞右占13.7±2.45%，右＞左占53.8±3.55%；199例重量比较，左＞右占22.6±2.96%，右＞左占63.8±3.41%；结果显示，长度侧别差异u值为9.3，重量侧别差异u值为9.1，二者$P＜0.01$，不论长度或重量比较，均具有非常显著的侧别差异，即右侧发育较大较重。陆成梁（1989）观察南京地区191例胎儿，尺骨两侧长度比较，左＞右18.85±2.83%，右＞左64.40±3.46%；侧别比较，u值为10.2，$P＜0.01$，这种差异难以解释。初国良等（1997）观察东北地区88例，尺骨两侧重量比较，左＞右占17.0%，右＞左占21.6%；成年右侧长度和重量均大于左侧，说明是后天获得的。

2.尺骨骨间缘的观察（Observations of the Interosseous Border） 尺骨骨间缘即尺骨的外侧缘，与桡骨的骨间缘相对应，二者间附着骨间膜，按发育程度可分微显、中等、显著三种。赵一清（1957）观察上海、南京和杭州地区162副：左侧微显占22.22±3.27%（36例）、中等占37.04%（60例）、显著占40.74±3.93%（66例），右侧分别为9.88±2.34%（16例）、27.16%（44例）、62.96±3.79%（102例）。三型构成比侧差$\chi^2＝17.868$，$P＝0.000$，三型构成比具有非常显著的侧别差异，其中显著型（u值为3.62，

$P < 0.01$），说明右侧出现率显著高于左侧，可能与右利人有关。

　　3.尺骨鹰嘴的观察（Observations of the Olecranon of Ulna）　尺骨鹰嘴位于尺骨上端，多向外侧弯曲。赵一清（1957）观察上海、南京和杭州地区162副324侧：向外侧弯曲者占68.5%，向内侧弯曲者占0.6%，不偏平行者占30.9%。

　　4.尺骨滋养孔（Nutrient Foramen of Ulna）　尺骨滋养孔多为一个，主要位于前面。

　　（1）尺骨滋养孔的观察（Observations of the number of nutrient foramen of ulna）：综合国人资料1868例（%，$\bar{x} \pm Sp$）：单孔为90.52 ± 0.68%，双孔为8.35 ± 0.64%，多孔为0.59 ± 0.18%，无孔为0.54 ± 0.17%。详见表6-109。

表6-109　尺骨滋养孔数的观察
Observations of the Number of Nutrient Foramen of Ulna

作者（年份）	地区	例数	无孔 [%（n）]	单孔 [%（n）]	双孔 [%（n）]	多孔 [%（n）]
李名扬等（1980）	东北	200	0（0）	93.0（186）	7.0（14）	0（0）
边冠鹤等（1982）	长春	420	0（0）	94.3（396）	5.2（22）	0.5（2）
赵一清（1957）	华东	324	1.5（5）	88.3（286）	9.9（32）	0.3（1）
吴晋宝等（1980）	上海	224	1.3（3）	89.3（200）	9.4（21）	0（0）
胡贤汉等（1984）	江西	200	1.0（2）	92.5（185）	6.5（13）	0（0）
冯国灿等（1980）	四川	500	0（0）	87.6（438）	10.8（54）	1.6（8）
王启华等（1989）	广东	230	0.4（1）	95.6（220）	3.9（9）	0（0）
总计（%，$\bar{x} \pm Sp$）（例数）		合1868	0.54±0.17（10）	90.52±0.68（1691）	8.35±0.64（156）	0.59±0.18（11）

　　许宏基等（1982）观察东北地区尺骨198侧，单孔占78.0 ± 2.37%，主要位于前面（68.2%），主孔指数在31～40者占62.6%。

　　（2）尺骨滋养孔横向位置的观察（Observations of the transverse position of nutrient foramen of ulna）：综合国人资料1850滋养孔（%，$\bar{x} \pm Sp$）：滋养孔位于尺骨前面者占87.94 ± 0.76，位于尺骨前缘者占6.54 ± 0.57，位于骨间嵴者占3.41 ± 0.42，位于尺骨内侧面者占1.62 ± 0.29，位于尺骨后面者占0.49 ± 0.16。详见表6-110。

表6-110　尺骨滋养孔横向位置的观察
Observations of the Transverse Position of Nutrient Foramen of Ulna

作者（年份）	地区	孔数	后面[%（n）]	骨间嵴[%（n）]	前面[%（n）]	前缘[%（n）]	内侧面[%（n）]
李名扬等（1980）	东北	214	0.5（1）	3.3（7）	94.4（202）	1.9（4）	0（0）
边冠鹤等（1982）	长春	396	0.8（3）	5.6（22）	86.4（342）	0（0）	7.3（29）
吴晋宝等（1980）	上海	242	0.4（1）	0.4（1）	88.8（215）	10.3（25）	0（0）
胡贤汉等（1984）	江西	211	0（0）	6.2（13）	84.8（179）	9.0（19）	0（0）
冯国灿等（1980）	四川	570	0.2（1）	0.3（2）	97.9（558）	1.4（8）	0.2（1）
王启华等（1989）	广东	217	1.4（3）	8.3（18）	60.4（131）	30.0（65）	0（0）
总计（%，$\bar{x} \pm Sp$）（例数）		合1850	0.49±0.16（9）	3.41±0.42（63）	87.94±0.76（1627）	6.54±0.57（121）	1.62±0.29（30）

　　（3）尺骨滋养孔纵向位置的观察（Observations of the longitudinal position of nutrient foramen of ulna）：吴晋宝等（1981）采用和桡骨相似的指数公式说明滋养孔的纵向位置，"尺骨滋养孔纵向指数＝[（滋养孔至尺骨最高点距/尺骨长）×100]"，观察男性162孔，指数平均为37.66 ± 5.92；女性80孔，指数平均为38.62 ± 6.65；男女合计（242孔），指数平均为37.98 ± 6.20。王启华等（1989）以同法观察广东地区尺骨

男女共232孔，指数平均为38.60±6.54。边冠鹤等（1982）提出的滋养孔的纵向位置是按位于尺骨的上中下三等分计算的，他观察吉林地区210副：滋养孔的纵向位置上1/3占36.98%，中1/3占61.87%，下1/3占1.14%。

（3）尺骨滋养孔大小两侧比较的观察（Observations of the comparison of bilateral nutrient foramina of ulnas）：许宏基等（1982）观察东北地区98副尺骨，右＞左占28.6%，右＝左占47.9%，右＜左占23.5%。右＝左的标准是两侧滋养孔大小＜0.09 mm。吴晋宝等（1980）观察上海地区112副：纵向不对称47.3%，横向不对称13.4%，纵横向均不对称9.8%。

5.尺骨异常（Malformation of Ulna） 偶尔可见尺骨缺如或发育不全，也可能和桡骨融合。

（1）先天性尺骨缺如的观察（Observations of the congenital absence of ulna） 郑季南（1993）报道2例，第1例为男11岁，左尺骨上端缺如；第2例为女性36岁，右尺骨下端缺如，另有右足为马蹄内翻畸形。

（2）先天性桡尺骨发育不全（Congenital dysostosis）：过建生等（1982）报道2例，第1例为女性15岁，X线片显示双侧桡骨头缺失，属于Madelung畸形，无家族史；第2例为男性15岁，X线片显示左侧桡骨头发育不全，其母在妊娠3个月时，服用沙利度胺（Thalidomide），并有梅毒史。

七、腕骨（Carpal Bones）

1.舟骨的观察（Observations of the Scaphoid Bone） 李汉云等（1986）观察100例手舟骨的形态，84%的舟骨中部较细形成腰部，16%中部膨大；滋养孔83.9%位于舟骨背外侧面。关于手舟骨滋养孔数，胡滨成等（1993）观察上海地区50副100侧：滋养孔位于舟骨腰部背面平均3.26个，舟骨腰部掌面平均1.52个，舟骨结节平均0.51个。闻胜华等（1989）观察浙江新鲜尸体年龄在6.5个月胎儿至89岁166侧（男108、女58），采用动脉内注入染料，观察进入舟骨的动脉支数，舟骨动脉分背侧和掌侧两组。背侧供应舟骨的近侧70% ～ 80%，掌侧供应舟骨的远侧20% ～ 30%；结果显示掌侧动脉支数：舟骨未骨化54侧中有0.9±0.2支、已骨化41侧有1.1±0.1支，背侧动脉支数：分别为6.5±0.3支、2.7±0.2支。

2.月骨（Lunate Bone） 月骨的四周均有关节面，关节面区分为不同类型。

（1）月骨关节面形态的观察（Observations of the types of lunate bone）：刘芬兰等（1998）观察东北地区50副100例：近侧关节面，心形34%，梯形21%，半圆形17%，梨形15%，不规则形13%；远侧关节面，微嵴形53%，半圆形26%，足底形21%；内侧关节面，梯形55%，方形45%；外侧关节面，半月形87%，梨形13%。

（2）月骨滋养孔的观察（Observations of the nutrient foramen of lunate bone）：胡滨成等（1993）观察上海地区100侧月骨滋养孔的数量：月骨掌面平均4.05个，其中近侧2.18个、远侧1.87个；月骨背面平均1.39个，其中近侧0.84个、远侧0.54个。罗映辉等（1990）观察南京地区87侧：背面平均2.15个，掌面平均2.17个。刘芬兰等（1998）观察东北地区100例，月骨滋养孔共282个：掌侧178个，背侧134个；其中明显者23.5%，微显者11.5%，一般者20.5%，不显者44.4%。

3.腕骨附加小骨（Accessory Ossicles of Carpal Bone） 亦称手副骨（accessory bone of hand），正常腕骨为8块，偶尔可出现附加的小骨或两骨融合而数量减少。前者种类繁多，但出现率均较低，从骨标本很难获得，多从大量X线片观察获得（图6-50）。

（1）腕中央骨的观察（Observations of the carpal central bone）：腕中央骨是胚胎时期独立存在的软骨，以后与舟骨、大多角骨或钩骨融合，如果不融合则形成腕中央骨。位于掌侧的称掌侧中央骨，背侧的称背侧中央骨。腕中央骨多为双侧性副骨，Lane等（1990）报道可以与非结合的舟骨或二分舟骨融合，位于舟骨、头状骨和小多角骨之间或月骨、三角骨和钩骨之间手背侧；国内未见报道。

（2）维萨利腕骨的观察（Observations of the Vesalius' carpal bone）：维萨利腕骨位于第五掌骨和钩骨外侧，首先由Vesalius于1543年描述，直到1870年才由Gruber（1870）再次报道，其出现率为0.1%；国内未见报道。

（3）二分舟骨的观察（Observations of the bipartite scaphoid）：在正常的舟骨内侧或外侧，可出现一第二舟骨，因此有桡侧舟骨和尺侧舟骨之分。王建平（1985）报道一例女性23岁先天性双侧二分舟

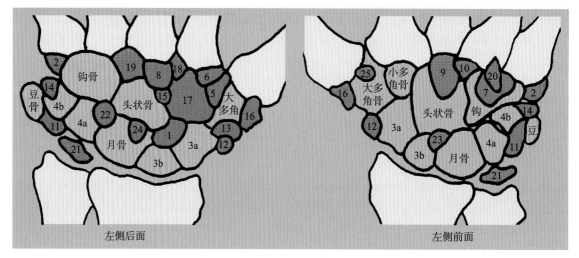

图6-50　腕副骨　Accessory Ossicles of Carpal Bone

1.腕中央骨；2.Vesalius骨；3.二分舟骨；4.二分三角骨；5.第二大多角骨；6.第二小多角骨；7.二分钩骨；8.茎突骨；9.头状下骨；10.Gruber小骨；11.第二豌豆骨；12.外桡骨；13.大多角骨上骨；14.外尺骨；15.茎突后骨；16.大多角旁骨；17.大多角上骨（锥上骨）；18.茎突旁骨；19.第二头状骨；20.基钩骨；21.副三角骨；22.三角上骨；23.月下骨；24.月上骨；25.大多角前骨

骨。Doman等（1990）报道二分舟骨可以伴随异常头状骨的形态和舟骨月骨间隙加宽，因此在MRI上易于与损伤性舟骨假关节区分。Waugh等（1950）在1400例X线片中发现2例二分舟骨，并报道二分舟骨的分离面位于骨的中部，呈横略斜位，与骨折不同。其边缘平滑整齐，通常没有关节样变。没有损伤史仍是最好的鉴别因素。Richards等（1987）指出先天性二分舟骨可能发展成桡腕骨关节炎，与长期不愈合的舟骨相似。Pfitzner对1450例进行观察发现9例为完全二分舟骨。舟骨也可以为三分舟骨。Gruber在3007例中发现了4例二分舟骨和1例三分舟骨；国内张根民等（2006）报道一例男30岁双侧出现二分舟骨。

（4）二分三角骨的观察（Observations of the bipartite triquetrum）：在桡骨远端、尺骨茎突和月骨、三角骨之间可出现副三角骨，或称前臂中间骨，因此可分为桡侧三角骨和尺侧三角骨；国内未见报道。

（5）第二大多角骨的观察（Observations of the secondary trapezium）：系大多角骨结节形成一个分离的附加骨；国内未见报道。

（6）第二小多角骨的观察（Observations of the secondary trapezoid）：是小多角骨未融合的骺形成。小多角骨也可分为背侧和腹侧两个小骨；国内未见报道。

（7）二分钩骨的观察（Observations of the bipartite hamate）：Bianchi等（1990）和Creene等（1981）报道罕见的单侧钩骨钩形成固有钩骨，这很容易被误认为钩骨钩骨折。Greene等报道一例由于钩骨钩分离的骨化中心形成的二分钩骨，这可能伴有尺侧管综合征。钩骨骨折常伴有尺神经病变，重要的是要区别是否有二分钩骨，可以用CT或MRI来明确；国内未见报道。

（8）茎突骨的观察（Observations of the styloid bone）：位于第三掌骨茎突尖的背侧，有时被小多角骨的副突替代而成为茎突骨。Pfitzner在419例中发现16例，Bassoe在450例中发现6例，此骨在侧位片上易于辨认；国内未见报道。

（9）其他附加骨（Others accessory ossicles of carpal bone）：大多角骨和钩骨可有附加骨，在钩骨和第五掌骨间，第二和第三掌骨间，以及在大多角骨和头状骨之间也可出现附加骨。在头状骨、钩骨、第三掌骨和第四掌骨之间有时会出现一个罕见的掌侧小骨，称格鲁伯小骨（Gruber's ossicle）。一个独立的头状下骨（subcapitale bone），可能是双侧性的。此外，还可有第二豌豆骨（secondary pisiform）、外桡骨（external radius）（亦称舟状小多角小骨）、大多角上骨（epitropezium）、锥上骨（epipyramid）、月上骨（epilunate）、月下骨（hypolunate）、三角上骨（epitriquetrum）、外尺骨（external ulna）、茎突后骨（metastyloid bone）、大多角旁骨（paratrapezium）、大多角前骨（pretrapezium）、茎突旁骨（parastyloid bone）、第二头状骨（secondary capitate）和基钩骨（basal hamate）。

4.腕骨的其他异常（Other Anomolies of Carpal Bones）

（1）先天性舟骨缺如的观察（Observations of the congenital absence of scaphoid bone）：Srivastava（1972）等认为舟骨缺如多伴有桡骨茎突和第一掌骨发育不良或延迟出现。Davison（1962）根据拇指发育情况将舟骨缺如或发育不良分为6型：Ⅰ型——拇指短，Ⅱ型——拇指小，Ⅲ型——拇指有三节指骨，Ⅳ型——拇指漂浮，Ⅴ型——拇指为小结节，Ⅵ型——拇指缺如。这6型都可能伴有桡骨远端发育不良。有报道一例双侧性舟骨缺如和月骨缺如。Iyer等（1982）报道舟骨和大多角骨之间有先天性假关节，伴有一侧拇短屈肌和拇展肌缺如，以及舟月关节活动度增大，但未显示拇指发育不良。覃励明等（2006）观察45例，月骨远侧关节面有两种类型：其中Viegas Ⅰ型（月骨远侧关节面只与头状骨形成单一关节面）占26.67%（12例）；Viegas Ⅱ型（月骨远侧关节面分别与头状骨、钩骨相关节）出现率为73.33%（33例）；在月骨的内侧面有一平滑的四边形关节面，与三角骨相关节。

（2）先天性月骨和三角骨融合的观察（Observations of the congenital fusion of triquetrum & lunate）（图6-51）：Corson等（1908）、DeV Minaar等（1952）及Delaney等（1992）均报道最常见的腕骨融合是月骨和三角骨融合，一般没有症状，偶尔发现于放射片。DeV Minaar（1952）将月骨和三角骨融合分为四种类型（见图6-52），即Ⅰ型、Ⅱ型、Ⅲ型和Ⅳ型。Ⅰ型仅有少许融合，Ⅱ型融合处前缘尚保存明显的切迹，而Ⅲ型前缘已光滑，Ⅳ型与Ⅲ型相似，但伴有其他腕骨异常。Szaboky等（1969）观察1838例X线片，发现5例7侧月骨和三角骨融合、月骨和舟骨融合。Simmons等（1985）报道一例Minaar Ⅰ型月骨和三角骨融合伴有疼痛并活动度减少；国内未见报道。

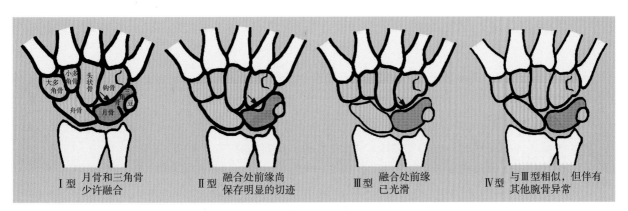

图6-51 先天性月骨和三角骨融合的Minaar分型（右侧，前面观）
Minaar's Type of the Congenital Fusion of Triquetrum & Lunate（right，anterior view）

（3）先天性头状骨-钩骨骨性结合的观察（Observations of the congenital fusion of capitate & hamate）：Bromley（1986）报道双侧性头状骨和钩骨骨性结合与手异常的双侧性指短伸肌一致。Tountas等（1993）认为这种变异与二者无关，仅仅是偶合；国内未见报道。

（4）先天性头状骨-小多角骨融合的观察（Observations of the congenial fusion of capitate & trapezoid）：Tuli等（1998）报道一例男性右手，X线片显示融合骨内有正常的骨小梁结构，融合骨之间没有关节腔，伴有第三掌骨茎突缺如；国内未见报道。

（5）先天性钩骨和豌豆骨融合的观察（Observations of the congenial fusion of hamate & pisiform）：Cockshott（1969）曾报道黑色人种家族性钩骨和豌豆骨融合；国内未见报道。

八、掌骨（Metacarpal Bones）

1.掌骨滋养孔数的观察（Observations of the Number of Nutrient Foramen of Metacarpal Bone） 每个掌骨多为单孔，有时出现双孔，偶尔可出现多孔。综合国人资料1140副共计5300例掌骨（%，$\bar{x}\pm Sp$）：滋养孔为单孔者93.75±0.33，双孔者4.92±0.30，多孔者0.11±0.05，无孔者1.21±0.15。详见表6-111。

表6-111 掌骨体滋养孔数
Observations of the Number of Nutrient Foramen of Metacarpal Bone [%(n)]

作者（年份）	地区	副数	单孔［%（例数）］	双孔［%（例数）］	多孔［%（例数）］	无孔［%（例数）］
李名扬等（1984）	大连	100副500	91.0（455）	4.0（20）	0.2（1）	4.8（24）
程其荣（1984）	苏州	100副500	94.2（471）	5.0（25）	0.8（4）	0（0）
夏忠圣（1984）	浙江	100副500	89.0（445）	6.2（31）	0（0）	4.8（24）
张显利等（1982）	重庆	840副3800*	94.68（3598）	4.87（185）	0.08（3）	0.37（14）
合计（%，$\bar{x}\pm Sp$）（例数）		1140副5300	93.75±0.33（4969）	4.92±0.30（261）	0.15±0.05（8）	1.17±0.15（62）

*拇指440副。

2.掌骨滋养孔横向位置的观察（Observations of the Transverse Position of Nutrient Foramen of Metacarpal Bone）综合国人资料4107主滋养孔（%，$\bar{x}\pm Sp$）：滋养孔位于掌骨内侧面34.21±0.74，滋养孔位于掌骨外侧面64.94±0.74，少数位于掌骨前缘为0.85±0.14。详见表6-112。

表6-112 掌骨主滋养孔横向位置
Observations of the Transverse Position of Nutrient Foramen of Metacarpal Bone

作者（年份）	地区	孔数	内侧面［%（n）］	前缘［%（n）］	外侧面和缘［%（n）］
李名扬等（1984）	大连	498	36.75（183）	7.03（35）	56.22（280）
张显利等（1982）	重庆	3609*	33.86（1222）	0（0）	6.14（2387）
合计（%，$\bar{x}\pm Sp$）（例数）		4107	34.21±0.74（1405）	0.85±0.14（35）	64.94±0.74（2667）

*按主滋养孔计算。

值得注意的是，张显利等的观察，是位于内侧面的主滋养孔出现率，由拇指至小指越来越少，而位于外侧面则反之，越来越多。具体数据如下：内侧面，拇指96.87%、示指70.22%、中指16.36%、环指16.69%、小指1.36%；外侧面，拇指3.13%、示指29.88%、中指83.64%、环指83.31%、小指98.64%。

3.掌骨体滋养孔纵向位置的观察（Observations of the Longitudinal Position of Nutrient Foramen of Metacarpal Bone）综合国人资料4313主滋养孔（%，$\bar{x}\pm Sp$）：滋养孔位于掌骨上1/3者占1.90±0.21，滋养孔位于掌骨中1/3者占96.48±0.28，滋养孔位于掌骨下1/3者占1.62±0.19；详见表6-113。

表6-113 掌骨主滋养孔纵向位置
Observations of the Longitudinal Position of Nutrient Foramen of Metacarpal Bone

作者（年份）	地区	孔数	上1/3［%（n）］	中1/3［%（n）］	下1/3［%（n）］
程其荣（1984）	苏州	527	4.96（26）	90.26（476）	4.78（25）
张显利等（1982）	重庆	3786*	1.48（56）	97.33（3685）	1.19（45）
合计（%，$\bar{x}\pm Sp$）（例数）		4313	1.90±0.21（82）	96.48±0.28（4161）	1.62±0.19（70）

*示指826例，余同前。

4.掌骨体滋养孔按孔指数纵向位置的观察（Observations of the Longitudinal Position of Nutrient Foramen of Metacarpal Bone by Index of Foramen）张显利等（1982）纵向按孔指数［孔指数＝100×（孔底距/掌骨长）］：第一掌骨58.24±7.52%、第二掌骨45.68±6.43%、第三掌骨42.86±5.55%、第四掌骨43.65±7.06%、第五掌骨44.94±5.85%。

5.两侧掌骨主滋养孔的对称情况（Symmetry of the Bilateral Nutrient Foramina of Metacarpal Bones）张

显利等（1982）观察重庆地区掌骨两侧掌骨主滋养孔的对称情况，完全对称、部分对称、不对称性的百分率：拇指分别为48.4%、25.8%、25.8%，示指分别为26.5%、24.8%、48.7%，中指分别为25.0%、39.2%、35.8%，环指分40.0%、25.8%、34.2%，小指分别为52.5%、27.5%、20.0%。滋养孔两侧不对称占32.9%，完全对称占38.5%，部分对称占28.6%。

6.先天性掌骨缺如的观察（Observations of the Congenital Defective Metacarpal Bone） 齐树青等（2011）报道1例19岁女性先天性左手第1掌骨缺如并重复拇指畸形，两个拇指软组织连于第2掌骨桡侧，其内指骨均为2节，但基节指骨极短。刘毅（1990）报道1例3个月女婴，先天性双手第一掌骨缺如，但具有呈肉锤状拇指，无屈伸功能。袁春等（2009）报道一例4岁女童左手先天性第五掌骨缺如。刘正宇等（2000）报道1例1岁8个月幼女右手先天性第四掌骨大部分缺如。

九、指骨（Phalanges）

1.指骨滋养孔（Nutrient Foramen of Phalanx）

（1）指骨滋养孔数的观察（Observations of the number of nutrient foramen of phalanx）：任国良等（1995）观察浙江地区指骨1688根（%，$\bar{x}\pm Sp$），指骨滋养孔数，单孔占85.90±0.85%，双孔占7.76±0.65%，无孔占6.34±0.59%。

（2）指骨滋养孔横向位置的观察（Observations of the transverse position of nutrient foramen of phalanx）：任国良等（1995）观察浙江地区指骨滋养孔1712个（%，$\bar{x}\pm Sp$），滋养孔横向位置，掌面占40.54±1.16%，背面占0.35±0.14%，掌侧缘占59.11±1.19%。

（3）指骨滋养孔纵向位置的观察（Observations of the longitudinal position of nutrient foramen of phalanx）：任国良等（1995）观察浙江地区指骨滋养孔1712个（%，$\bar{x}\pm Sp$）：滋养孔纵向位置，上部占0.47±0.16%，中部占71.26±1.09%，下部占28.27±1.09%。按纵向孔指数计1712个为64.94±6.82（最小值26.2、最大值80）。

2.先天性指骨畸形（Congenital Malformation of Phalanx）

（1）先天性多指（趾）畸形的观察（Observations of the congenital polydactylia）：包括六指（趾）畸形、七指（趾）畸形。按位置又可分为三种：即位于拇指的轴前型（radial type）、位于中指的中间型（central type）和位于小指的轴后型（ulnar type）。Wassel的拇指分类见图6-52。余希临等（1999）治疗了197例先天性多指畸形，男133例，女64例。年龄6天至10岁，平均年龄1岁6个月。右手104例，左手69例，双手24例，其中合并手、足3侧畸形1例，合并4侧畸形2例。轴前型多指152例（77.2%），按Wassel的拇指分类：结果如下：Ⅰ型占2.6%、Ⅱ型占23.03%、Ⅲ型占1.32%、Ⅳ型最多占46.71%、Ⅴ型占10.53%、Ⅵ型占1.97%、Ⅶ型占5.92%；轴后型多指36例（18.3%），根据Stelling-Twrek法进行分型，Ⅰ型（赘生指型）占16.67%，Ⅱ型（关节型）占75.0%，Ⅲ型（掌骨型）占8.33%；属中央型的9例（4.5%）：合并中、环指多指指畸形6例，合并食、中、环指多指指畸形3例。沈维高等（2008）报道一例成年男性，双手足均六指（趾）畸形，均多一小指和小趾。右手第五掌骨中部分叉，约25°角，第六小指由两节指骨组成，与分叉尺

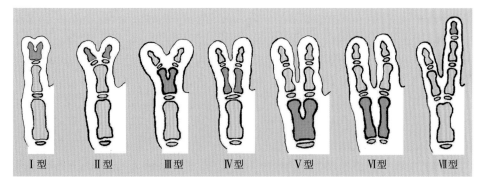

图6-52 Wassel拇指多指畸形的分类（右侧，后面观）

Wassel's Types of the Polydactylia of Thumb（right, posterior view）

侧头关节。左手第六小指借助皮肤连于第五掌骨尺侧，不形成关节，仅有1节指骨。同时伴有双足六趾畸形，双足第5跖骨中部分叉，右约20°角，左约18°角，第6小趾骨均为两节，与分叉的腓侧头成关节。金德山等（2011）报道延边一例7个月大的幼女，双手足均对称性多指（趾）畸形，X线片显示，双手均有第6小指，但掌骨均五根正常，小指以皮肤连于第五掌骨头尺侧。双足跖骨均6根半，半根位于第一，三跖骨间，7趾均向前正常显示。

（2）先天性巨指畸形的观察（Observations of the congenital macrodactylia）：王季勋等（1986）报道2例：3岁幼男，左手拇示二指及左上肢比对侧肥大，拇指长7 cm，指围11.5 cm，示指长9 cm，指围11cm，指骨数正常；男性18岁，右手中指长12 cm，指围9.6 cm，3节指骨肥大。

十、籽骨（Sesamoid Bones）

手籽骨的观察（Observations of the Sesamoid Bone of Hand）　手籽骨位于掌骨头前面屈肌肌腱内，每只手的数量不定。丁士海（1978）观察了山东枣庄矿工144张18～69岁X线片，手籽骨92.1%位于掌骨头前，7.9%位于指间关节前，拇指全是内外侧并列2个。手籽骨每只手的数量为2～6个。其出现率和类型见表6-114。

表6-114　不同数量籽骨类型的出现率
Observations of the Percentage of Different Type of Sesamoid Bone

数量类型	出现例数	出现率（%）	类型及出现例数
2个	58	40.3	I_2-58例
3个	41	28.5	$I_2 II_1$-26例，$I_2 V_1$-10例，I_2i_1-5例
4个	35	24.3	$I_2 II_1 V_1$-26例，$I_2i_1 II_1$-7例，$I_2i_1 III_1$-1例，$I_2 iv_1 V_1$-1例
5个	9	6.2	$I_2i_1 II_1 V_1$-8例，$I_2 II_1 V_2$-1例
6个	1	0.7	$I_2 II_1 III_1 IV_1 V_1$-1例

注：（1）掌骨头前方籽骨：Ⅰ-第一掌骨，Ⅱ-第二掌骨，Ⅲ-第三掌骨，Ⅳ-第四掌骨，Ⅴ-第五掌骨。

（2）指间关节前方籽骨：i-拇指，iv-环指；$_1$-1个籽骨，$_2$-内外侧2个籽骨。

如：I_2i_1-第一掌骨头前内外侧2个籽骨，拇指指间关节前1个籽骨，余类推。

第四节　下肢骨的观察　Observation of the Bones of Lower Limb

一、髋骨（Hip bone）

1.耻骨上下支联合部的观察（Observations of the Junction of Pubic Superior & Inferior Rami）　耻骨上下支联合部可分为方形、近方形、三角形和近三角形。邵象清（1979）观察男99副、女112副，发现男性98%为三角形，女性99%为方形。很显然，耻骨上下支联合部可以作为性别鉴定的很好标志。

2.耻骨下支的观察（Observations of the Pubic Inferior Ramus）　耻骨下支下缘可分为圆凸形、凹形和直形。男性多为圆凸形，女性多为凹形。邵象清（1978）发现男性98%为凸形，女性99%为凹形。很显然，耻骨下支的形态也可以作为性别鉴定的很好标志。

3.闭孔的观察（Observations of the Obturator Foramen）　闭孔可分为卵圆形、近卵圆形、三角形和近三角形。沈宗起等（1982）观察天津地区102侧髋骨（男62侧、女40侧），其中卵圆形和三角形，男女分别占9.68%和90.32%，而女性分别占10.0%和90.0%。闭孔内角（耻骨支夹角）分锐角形、直角形和钝角形三种，男性分别占22.58%、62.9%和14.52%，女性分别占70.0%、30.0%和0%，结果说明闭孔内角具有明显的性别差异。

4.耻骨背凹的观察（Observations of the Dorsal Pitting of Pubis）　耻骨背凹只出现于女性，可分为无型、窄沟型、宽沟型和凹陷形，数量可多个。根据Suchey（1979）、Kelly（1979）和张忠尧（1985）的研究：耻骨背凹与分娩有关，产妇的出现率高于未产妇；与足月妊娠次数有关，妊娠次数越多，耻骨背凹出现率越高尺骨背凹也越大；与末次分娩时间有关，末次分娩时间越长，耻骨背凹出现率越高尺骨背凹也越大；与年龄也有关，年龄越大出现率越高尺骨背凹也越多（参见第二章）。

5.耳前沟的观察（Observations of the Preauricular Sulcus）　耳前沟可分无型、细而浅型、中等型和宽而深型。李名扬等（1980）观察东北地区男194例、女182例，耳前沟出现率分别为66.0±3.40%和93.4±1.82%，具有非常显著的性别差异（u值为7.10，$P<0.01$）。沈宗起等（1982）观察天津地区102例：男62例，无型17.8%（18例），细而浅型67.6%（69例），中等型14.5%（15例），深型0%（0例）；女40例，无型5.0%（2例），细而浅型42.5%（17例），中等型22.5%（9例），深型30.0（12例）；各型构成比性别差异$\chi^2=37.896$，$P=000$，说明性别构成比具有非常显著的差异。

6.坐骨大切迹的观察（Observations of the Greater Sciatic Notch）　坐骨大切迹具有明显的性别差异（图6-53），可分宽而浅型、中等和窄而深型。男性宽而浅型最多，女性窄而深型最多。范岳年（1985）观察银川地区成年髋骨男68副136侧、女46副92侧，将坐骨大切迹分为四型：Ⅰ型（切迹的上半弧短于下半弧），男性为73.5%（100侧），女性为34.8%（32侧）；Ⅱ型（切迹的上、下半弧相对称），男性为11.8%（16侧），女性为26.1%（24侧）；Ⅲ型（切迹浅，上半弧明显短于下半弧），男性为0%（0侧），女性为26.1%（24侧）；Ⅳ型（切迹深，上下半弧几乎相等），男性为14.7%（20侧）、女性为13.0%（12侧）；性别差异$\chi^2=56.233$，$P=0.000$，说明三型构成比具有非常显著的性别差异。尹秀秀等（2011）观察长春通辽男131例：深型占81.7±3.38%（107例），中等占18.3±3.38%（24例）；女128例，深型占7.8±2.37（10例）、中等占28.9±4.01（37例）、浅型占63.3±4.26（81例）；性别差异$\chi^2=164.2$，$P=0.000$，说明三型构成比具有非常显著的性别差异，其中深型和浅型尤甚（深型u值为17.9，浅型u值为14.8，P值均<0.01）。

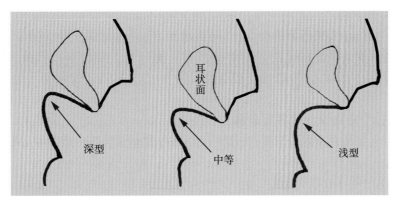

图6-53　坐骨大切迹的类型（右侧，内面）　Types of the Greater Sciatic Notch（right，interior view）

7.髂骨结节的观察（Observations of the Iliac Tubercle）　髂骨结节可分为三角形、弓形和长方形。沈宗起（1990）观察张家口地区450例：三角形占56.9%，弓形占37.1%，长方形占6.0%；李克攻等（1998）观察云南大理男性50例，髂结节的水平位置：平对L_5椎体上缘者占80%。

8.髋臼的观察（Observations of the Acetabulum）　髋臼分型没有统一标准。王永珍等（1988）观察沈阳地区109例：Ⅰ型（髋臼窝与月状面分明）占11.9%，Ⅱ型（髋臼窝上有副窝）占52.3%，Ⅲ型（副窝成窦）占19.3%，Ⅳ型（髋臼窝有孔）占16.5%。王连璞等（1994）观察沈阳地区410例：单弧型38.0%，双弧型39.3%，三弧型1.0%，中断型21.7%。李名扬等（1980）观察东北地区376例：髋臼褶痕出现率为6.65%。

9.耳状面的观察（Observations of the Auricular Surface）　耳状面亦称骶髂关节面（sacroiliac articular surface），其分型没有统一标准。李名扬等（1980）观察东北地区376例，耳状面后关节面的出现率为

11.4%、王永珍等（1988）观察了标本100例，根据关节面后缘的凹陷数量将其分为单凹形（70.0%）、双凹型（22.5%）、三凹型（7.0%）和多凹型（0.5%）。

10.髂骨滋养孔的观察（Observations of the Nutrient Foramen of Iliac Bone） 髂嵴处的髂骨滋养孔在髂嵴及其前后面附近处。冯国平等（1994）观察山东地区80侧：滋养孔位于髂嵴占8.5%，位于内侧面距髂嵴3 cm占5.5%，位于外侧面距髂嵴3 cm占86.0%。

11.髂骨外倾角的观察（Observations of the Iliac Inclined Angle） 髂骨外倾角即髂骨翼向外侧倾斜的角度，两侧并不一定对称。赵文潭（1985）观察南京地区176例，外倾角两侧比较：男89例，右＞左47.2±5.29%，右＝左14.6%，左＞右38.2%；女87例，各型分别占39.1±5.23%、6.9%、54.0%；无性别差异（$P>0.05$）。

二、股骨（Femur）

1.股骨的两侧比较（Comparison of Bilateral Femurs） 股骨两侧往往并非等大，由于人的下肢持重和运动有利别的不同，反映在股骨长度和重量上也有差别，但数据统计结果无显著性。

（1）股骨两侧长度比较的观察（Observations of the comparison of bilateral length of femurs）：综合国人资料300例［包括李逢春等（1982）长春地区100例，王广新（1992）新疆地区200例］：右＞左30.0±2.65%，右＝左31.0±2.67%，左＞右39.0±2.92%；侧别差异u值2.27，$P<0.05$，说明股骨两侧长度比较，左＞右显著多于于右＞左，这与上肢长骨情况相反，其右＞左显著多于左＞右，一般认为是与右利手人比例多有关，股骨之所以与上肢长骨相反，这是否也与右利手人比例多有关？陆成梁（1989）观察南京地区胎儿193例，以上类别分别占37.82%、26.42%和35.75%；胎儿没有侧别差异。

（2）股骨两侧重量比较的观察（Observations of the comparison of bilateral weight of femurs）：综合国人资料282例［任光金等（1989）青岛地区82例，王广新（1992）新疆地区200例］重量比较：右＞左40.07±2.92%，右＝左25.18±2.58%，左＞右34.75±2.84%；性别差异u值为1.31，$P>0.05$，无侧别差异。

2.股骨头凹的观察（Observations of the Fovea of Femoral Head） 股骨头凹是股骨头韧带的附着处，其形态按深浅多属凹型，少部分为浅平型，个别可出现高出股骨头表面；其形状没有统一标准。王连璞等（1997）观察沈阳地区158例：凹的深度，浅型占10.1%，深型占88.0%，凸型占1.9%；凹的位置，顶点位占3.8%，顶点下位占20.2%，顶点后下位占76.0%。李英平等（2000）观察唐山地区股骨250例：凹的深度，浅平型占16.0±2.32%，凹型占80.4±2.51%，凸型占3.6±1.18%；股骨头凹的形态，扇形占18.8±3.16%，椭圆形占30.0±2.90%，球拍形占10.0±1.90%，横嵴型占6.4±1.55%，心形占4.8±1.35%；凹的滋养孔数，0个28.0±2.84%，1个37.2±3.06%，2个16.8±2.36%，（3～7个18.0%）。石世庆等（1982）对126副男性股骨进行两侧比较：等深者占13.5%，右侧深者占39.7%，左侧深者占46.8%。

3.股骨小转子的观察（Observations of the Lessor Trochanter of Femur） 石世庆等（1982）观察252例男性股骨小转子：前面观小转子越出股骨内侧缘者占98.0%，不越出者占2.0%。

4.股骨粗线的观察（Observations of the Linea Aspera of Femur） 股骨粗线可分为五型：无、轻度、中等、显著和粗壮（图6-54）。陈长发等（1992）观察长春地区680侧，分型如下：沟型19.85±1.53%，嵴型47.94±1.92%，粗涩线型1.03±0.38%，混合型31.18±1.77%；股骨粗线内侧唇与转子间线愈合情况（677例）：唇与线连接95.57±0.79%，不连接4.43±0.79%。

5.股骨臀肌粗隆的观察（Observations of the Gluteal Tuberosity of Femur） 按粗隆突出的程度可分为六种类型：无、轻度、壁柱状、嵴状、粗嵴和第三转子（图6-55）。陈长发等（1992）观察长春地区696侧，臀肌粗隆类型（%，$\bar{x}\pm Sp$）：粗涩型占54.31±1.89%，嵴型38.51±1.84%，平坦型5.46±0.86%，第三转子型1.72±0.49%。

6.股骨转子间线的观察（Observations of the Intertrochanteric Line of Femur） 陈长发等（1992）观察长春地区670侧（%，$\bar{x}\pm Sp$）：粗涩型占42.23±1.90%，光滑型占57.76±1.91%。

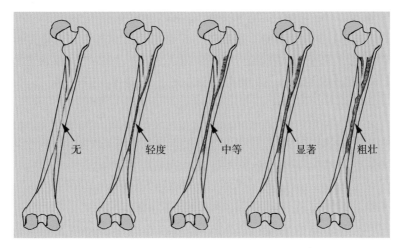

图6-54 股骨粗线的类型（右侧，后面观） Types of the Linea Aspera of Femur（right，posterior view）

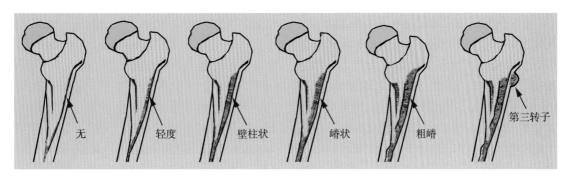

图6-55 股骨臀肌粗隆的类型（右侧，后面观）
Types of the Gluteal Tuberosity of Femur（right，posterior view）

7.股骨滋养孔（Nutrient Foramen of Femur）

（1）股骨滋养孔数量的观察（Observations of the number of nutrient foramen of femur）：可为0～5个。综合国人资料2275例（%，$\bar{x}\pm Sp$）：滋养孔为单孔者（40.79±1.03），双孔者（55.16±1.04），多孔者（3.74±0.40），无孔者（0.31±0.12）。详见表6-115。

表6-115 股骨滋养孔的数量 Observations of the number of nutrient foramen of femur						
作者（年份）	地区	例数	无孔［%（n）］	单孔［%（n）］	双孔［%（n）］	多孔［%（n）］
李名扬等（1980）	东北	200	1.0（2）	39.0（78）	57.0（114）	3.0（6）
许宏基等（1982）	东北	200	0（0）	44.5（89）	51.0（102）	4.5（9）
石世庆等（1982）	吉林	252	0（0）	42.0（106）	53.2（134）	4.8（12）
魏占东等（1982）	长春	400	1.0（4）	49.25（197）	47.50（190）	2.25（9）
肖恒发等（1984）	长春	200	0（0）	44.0（88）	55.0（110）	1.0（2）
沈福彭等（1982）	青岛	483*	0.2（1）	28.2（136）	67.7（327）	3.9（19）
秦月琴等（1984）	上海	340	0（0）	37.94（129）	54.70（186）	7.36（25）
胡贤汉等（1984）	江西	200	0（0）	52.5（105）	46.0（92）	1.5（3）
合计（%，$\bar{x}\pm Sp$）（例数）		2275	0.31±0.12（7）	40.79±1.03（928）	55.16±1.04（1255）	3.74±0.40（85）

*其中包含成年400例，儿童52例，新生儿31例。

（2）股骨滋养孔横向位置的观察（Observations of the transverse position of nutrient foramen of femur）：综合国人资料，股骨滋养孔2653孔［包括李名扬等（1980）326孔，魏占东等（1982）604孔，沈福彭等

（1982）846孔，秦月琴等（1984）579孔，胡贤汉等（1984）298孔］（%，$\bar{x}\pm Sp$）：滋养孔位于股粗线占63.87±0.81%，股粗线内侧占31.54±0.78%，股粗线外侧占3.79±0.32%，股粗线附近无孔占0.51±0.12%，股骨前面占0.23±0.08%，股骨腘平面占0.06±0.04%。许宏基等（1982）观察东北地区股骨200侧，股骨滋养孔主要位于粗线、内侧唇和中线上，占80.5±2.80%，主孔指数在31～40者占53.0%，在51～60者占25.0%。

（3）股骨滋养孔纵向位置的观察（Observations of the longitudinal position of nutrient foramen of femur）：秦月琴等（1984）观察上海地区579孔，按指数的纵向位置：≤30者47.15%，40～49者12.95%，50～59者29.19%，≥60者10.70%。另综合国人资料1084孔［包括魏占东等（1982）197孔，秦月琴等（1984）579孔，肖恒发等（1984）308孔］：滋养孔在股骨中1/3者占69.85±1.39%；魏占东等197孔，位于股骨中部者30.45%，股骨上部者49.23%，在股骨下部者20.31%。

（4）股骨滋养孔两侧比较的观察（Observations of the comparison of bilateral nutrient foramina of femur）：许宏基等（1982）观察东北地区100副，两侧大小比较：右＞左（27.0%），右＝左（45.0%），右＜左（28.0%）；结果显示无侧别差异，右＝左的标准是两侧滋养孔＜0.09 mm。秦月琴等（1984）观察上海地区170副，两侧对称的比较：纵向不对称占47.6%，横向不对称占12.4%，纵横向均不对称占9.4%。

8.股骨下端血管孔的观察（Observations of the Blood Vessels' Foramina on the Lower Part of Femur）　赵章仁等（1988）观察浙江地区成人股骨75副，股骨下端的血管孔主要分布在髁上区、髁区和髁间区3处。髁上5 cm范围内平均左侧61.53个，右侧64.02个；髁区平均左侧73.46个，右侧70.55个；髁间区平均左侧30.22个，右侧28.98个。

9.股骨其他结构的观察（Other Observations of the Structures of Femur）

（1）第三转子出现率的观察（Observations of the percentage of third trochanter of femur）：第三转子位于臀肌粗隆上端。陈笑笑等（2011）观察长春和通辽地区男105例出现率为2.9±1.64%，女70例为1.4±1.40%，无性别差异（$P>0.05$）。李名扬等（1980）观察东北地区男200例出现率为22.0±2.93%，女172例为20.4±3.07%。

（2）转子下窝的观察（Observations of the subtrochanteric fossa）：转子下窝位于臀肌粗隆与股骨外侧缘之间。李名扬等（1980）观察东北地区男200例出现率为34.0±3.35%，女172例为30.1±2.38%。

（3）转子窝内骨疣的观察（Observations of the spur in trochanteric fossa）：转子窝内骨疣是转子窝内出现的骨刺。李名扬等（1980）观察东北地区男200例出现率为60.0±3.46%、女为43.0±3.78%；性别差异u值为3.31，$P<0.01$，男性出现率显著高于女性。

（4）Poirier小面的观察（Observations of the Poirier's facet）：Poirier小面是股骨头关节面向股骨颈延伸的部分。李名扬等（1980）观察东北地区男198例出现率为65.15±3.39%，女162例为48.15±3.93%；性别差异u值为3.25，$P<0.01$，男性出现率显著高于女性。

（5）股骨颈窝的观察（Observations of the femoral neck fossa）：股骨颈窝位于股骨颈前上缘，紧靠股骨头。李名扬等（1980）观察东北地区男198例出现率为63.13±3.43%、女172例为43.21±3.89%；性别差异u值为4.23，$P<0.01$，男性出现率显著高于女性。

（6）股骨颈班的观察（Observations of the femoral neck macula）：股骨颈班位于股骨颈窝和Poirier小面之间的骨面，由骨过度生长而成。李名扬等（1980）观察东北地区男198例出现率为41.92±3.51%，女162例出现率为25.93±3.44%；性别差异u值分别为3.25，P值均＜0.01，男性出现率显著高于女性。

三、髌骨（Patella）

1.髌骨分型的观察（Observations of the Types of Patella）　罗滨等（2004）观察73例髌骨：宽髌型（宽度＞高度）占74.0%，高髌型（宽度＜高度）占23.3%，正髌型（宽度＝高度）占2.7%（图6-56）。

2.髌骨两侧的比较（Comparison of the Bilateral Patellae）　两侧髌骨不论大小或重量均可能存在不一致。任光金等（1981）观察青岛和长春地区60副髌骨标本的重量，右＞左占48.33%、右＝左占10.0%、右＜左占41.67%。

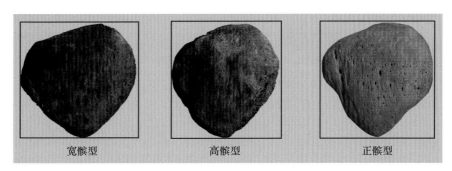

图6-56 髌骨的类型（左侧，前面观） Types of the Patella（left，anterior view）

3.髌骨关节面的观察（Observations of the Articular Surface of Patella） 新鲜髌骨关节面由一层软骨构成，关节面的形态，在中部偏内侧有纵嵴（可称中央纵嵴）与股骨髌面相关节，在近内侧边缘处还有一内侧纵嵴，中央纵嵴的内侧和外侧，又各分出上下两横嵴，分别称为上内侧横嵴、下内侧横嵴、上外侧横嵴和下外侧横嵴。由于上述嵴可将关节面分为7个小关节面。赵英林等（1997）观察上海地区成人髌骨50副100侧：中间纵嵴出现率为100%，内侧纵嵴为62%，上内侧横嵴为34%，上外侧横嵴为92%，下内侧横嵴为62%，下外侧横嵴为96%。

随着全膝关节置换术的发展，临床开始出现不同程度的并发症，Wiberg（1941）通过观察大量的髌骨关节面的X线片，将髌骨根据中央纵嵴所在的关节面位置分为Ⅰ、Ⅱ、Ⅲ型。Ⅰ型中央纵嵴位于关节面的正中矢状面，Ⅱ型中央纵嵴位于髌骨正中。临床和实验研究证实：只有Ⅰ、Ⅱ型属于稳定性髌骨，而Ⅲ型易于导致脱位或半脱位。罗吉伟等（2007）观察华南地区男、女各100侧：Ⅰ型占6%，Ⅱ型占89%，Ⅲ型占5%，没有性别差异。

4.髌骨血管孔的观察（Observations of the Blood Vessel's Foramina of Patella） 髌骨的血液供应广泛，包括髌骨上下动脉、外侧髌旁动脉弓等，上下动脉又分浅深支。姚作宾观察了成人60侧（左17侧，右43侧），前面有11.3±2.5个，髌骨尖处有7.9±1.5个，髌骨底处有6.0±1.2个。

5.先天性髌骨缺如的观察（Observations of the Congenital Defect of Patella） 张明等（1994）报道了一例女52岁先天性髌骨缺如。朱景胜等（1996）报道了1例9岁男性双侧髌骨缺如。王拴科等（1997）报道了1例13岁女童，双侧先天性髌骨缺如。王建民（1998）曾观察到1例17岁女性中专生，双侧先天性髌骨缺如，这是非常罕见的。

6.先天性二分髌骨的观察（Observations of the Congenital Bipartite of Patella） 先天性二分髌骨很容易误诊为髌骨骨折，国内有许多报道：如江德平等（1997）报道1例男28岁，姚龙祥等（1999）报道1例，袁琳等（2002）报道2例，杨增敏等（2004）报道8例，宋一丁等（2006）报道3例，张海宽（2007）报道1例男39岁，纪涛等（2008）报道1例，邓剑锋等（2014）报道1例；何海容等（2015）报道1例（双侧），高海彬等（2015）报道1例，佘晓欣等（2016）报道1例。

四、胫骨（Tibia）

1.胫骨两侧的比较（Comparison of the Bilateral Tibiae） 胫骨两侧往往并非等大，由于人的下肢持重和运动有利别的不同，反映在胫骨长度和重量上也有差别，从国人资料的统计数据也可得到证明，见如下。

（1）两侧胫骨长度比较的观察（Observations of the comparison of bilateral tibial length）：王广新（1992）观察新疆地区200副、李逢春等（1982）观察长春地区胫骨100副，共计300副：左＞右占33.3±2.72%，右＞左占29.0±2.62%；长度侧别比较，u值为1.1，P＞0.05，说明没有差异。陆成梁（1989）观察南京地区193副胎儿胫骨，长度侧别比较：左＞右占56.48±3.57%，右＞左占31.09±3.33%；侧别比较u值为5.2，P＜0.01，这种差异难以解释。

（2）两侧胫骨重量比较的观察（Observations of the comparison of bilateral tibial weight）：王广新（1992）观察新疆地区199副和任光金等（1989）观察青岛地区胫骨82副，共计281副：左＞右34.4±2.83%，右＞左44.0±2.96%；结果显示，重量比较u值为2.3，P＜0.05，结果说明重量具有侧别差异，即右侧较重。

2.比目鱼肌线的观察（Observations of the Soleal Line of Tibia） 比目鱼肌线位于胫骨后面上部，自外上向下内斜行，其上有比目鱼肌附着，稍下有滋养孔。根据线的发育程度可分为三型，没有统一的分型标准，因此即使同属一型，各家观察数据悬殊。综合国人资料1650例（%，$\bar{x}\pm Sp$）：粗涩线型占72.85±1.09%，嵴型占16.73±0.92%，沟型占3.76±0.47%，赘生或结节型占6.67±0.61%。详见表6-116。

表6-116 胫骨比目鱼肌线的观察 Observations of the Soleal Line of Tibia

作者（年份）	地区	例数	粗涩线型［%（n）］	嵴型［%（n）］	沟型［%（n）］	赘生或结节型［%（n）］
王之一等（1993）	山西	450	53.6（241）	38.9（175）	7.6（34）	—
郑靖中等（1988）	西安	200	82.5（165）	3.5（7）	14.0（28）	—
杜韵璜等（1980）	昆明	1000	79.6（796）	9.4（94）	—	11.0（110）
合计（%，$\bar{x}\pm Sp$）（例数）		1650例	72.85±1.09（1202）	16.73±0.92（276）	3.76±0.47（62）	6.67±0.61（110）

3.胫骨体中部断面形状（Shapes of Tibia on Cross Section At Middle） 可分为等边三角形、等腰三角形、菱形、凹槽形、近瓜子形和近半卵圆形（图6-57）。

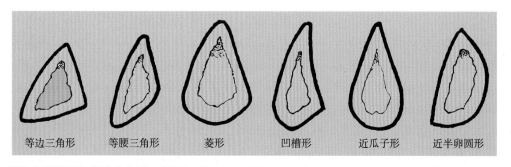

等边三角形　等腰三角形　菱形　凹槽形　近瓜子形　近半卵圆形

图6-57 胫骨中部断面的类型（右侧，上面） Shapes of Tibia on Cross Section At Middle（right, superior view）

4.胫骨外侧髁矢状面轮廓的观察（Observations of the Shapes of Lateral Condyle of Tibia at Sagittal Section） 可分为微凹形、平直形、前平后凸形、圆凸形和甚为圆凸形（图6-58）。单云官等（2007）观察西北地区胫骨标本93根，外侧髁关节面形态分为4种：Ⅰ型（关节面中部凹陷）占20.3%，Ⅱ型（关节面中部平坦）占15.0%，Ⅲ型（关节面中部稍高，前后各有一小凹）占36.5%，Ⅳ型（关节面前中部稍高，后部有浅凹）占28.2%。

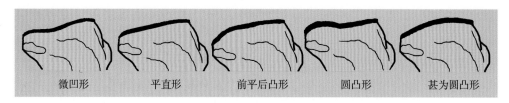

微凹形　平直形　前平后凸形　圆凸形　甚为圆凸形

图6-58 胫骨外侧髁矢状面轮廓的类型（右侧，外侧面观）
Shapes of Lateral Condyle of Tibia at Sagittal Section（right, lateral view）

5.胫骨滋养孔（The Nutrient Foramen of Tibia）

（1）胫骨滋养孔数量的观察（Observations of the number of nutrient foramen of tibia）：胫骨滋养孔可有1～3个。综合国人资料1246例（%，$\bar{x}\pm Sp$）：单孔为95.6±0.58%，双孔为4.3±0.57%，多孔为0.1±0.09%。详见表6-117。

表6-117　胫骨滋养孔的数量
Observations of the Number of the Nutrient Foramen of Tibia

作者（年份）	地区	例数	单孔［%（n）］	双孔［%（n）］	多孔［%（n）］
李名扬等（1980）	东北	200	93.6（187）	6.4（13）	0（0）
许宏基等（1982）	东北	200	92.0（184）	8.0（16）	0（0）
魏占东等（1982）	长春	400	96.0（384）	4.0（16）	0（0）
吴晋宝等（1980）	上海	246	98.37（242）	1.22（3）	0.41（1）
胡贤汉等（1984）	江西	200	97.0（194）	3.0（6）	0（0）
合计（%，$\bar{x}\pm Sp$）（例数）		1246	95.6±0.58（1191）	4.3±0.57（54）	0.1±0.09（1）

孙义清等（1993）观察河北地区250例：胫骨髁间隆起前后窝滋养孔数量，单孔占37.6%，双孔占29.6%，多孔（3～8孔）占38.4%，无孔占4.4%。

（2）胫骨滋养孔大小的观察（Observations of the size of nutrient foramen of tibia）：吴晋宝等（1980）观察上海地区251孔（男156孔、女95孔）（%，$\bar{x}\pm Sp$）：特大型占8.76±1.78%，大型占80.08±2.52%，中型占9.96±1.89%，小型占1.20±0.69%。其中，特大型男性占18.22±2.68%、女性占2.11±1.47%，具有非常显著的性别差异（u值为3.50，$P<0.01$）。

（3）胫骨滋养孔横向位置的观察（Observations of the transverse position of nutrient foramen of tibia）：综合国人资料1086孔［包括李名扬等（1980）东北地区213孔，吴晋宝等（1980）上海地区251孔，魏占东等（1982）长春地区416孔，胡贤汉等（1984）江西地区206孔］（%，$\bar{x}\pm Sp$）：位于胫骨后面占94.84±0.67%，胫骨外侧缘占3.32±0.54%，内侧缘占1.66±0.39%，前面占0.18±0.14%。详见表6-118。

表6-118　胫骨滋养孔横向位置的观察
Observations of the Tansverse Position of Nutrient Foramen of Tibia

作者（年份）	地区	孔数	后面［%（n）］	外侧缘［%（n）］	内侧缘［%（n）］	前面［%（n）］
李名扬等（1980）	东北	213	95.30（203）	3.29（7）	1.41（3）	0（0）
吴晋宝等（1980）	上海	251	95.22（239）	2.39（6）	1.59（4）	0.80（2）
魏占东等（1982）	长春	416	91.81（382）	5.52（23）	2.64（11）	0（0）
胡贤汉等（1984）	江西	206	100.0（206）	0（0）	0（0）	0（0）
合计（%，$\bar{x}\pm Sp$）（例数）		1086	94.84±0.67（1030）	3.32±0.54（36）	1.66±0.39（18）	0.18±0.14（2）

魏占东等（1982）观察长春地区胫骨滋养孔416孔：位于后外侧占45.43%，后内侧占29.81%，正后方占16.59%，其他占8.17%。许宏基等（1982）观察东北地区胫骨200侧，胫骨滋养孔主要位于后面中线外侧占76.5%，主孔指数在31～40者占89%。

（4）胫骨滋养孔纵向位置的观察（Observations of the longitudinal position of nutrient foramen of tibia）：综合国人资料667孔［包括吴晋宝等（1980）上海地区251孔，魏占东等（1982）长春地区416孔］（%，$\bar{x}\pm Sp$）：在股骨中1/3者占64.72±1.90%，在股骨上1/3者占32.76±1.86%，在股骨下1/3者占2.52±0.62%。吴晋宝等观察了251孔：孔在比目鱼肌线上方占94.0%，孔在线下方占6.0%。

（5）胫骨滋养孔朝向的观察（Observations of the direction of nutrient foramen of tibia）：综合国人资料873孔［包括吴晋宝等（1980）上海地区251孔，魏占东等（1982）长春地区416孔，胡贤汉等（1984）江西地区206孔］（%，$\bar{x}\pm Sp$），朝向远侧为99.31±0.28%，朝向近侧为0.57±0.25%，横向为0.12±0.12%。

（6）滋养孔两侧比较的观察（Observations of the comparison of bilateral nutrient foramina of tibia）：综合许宏基等（1982）东北地区100副和郑靖中等（1988）西安地区100副，共200副滋养孔大小比较的

结果：右＞左占24%，右＝左占54%（侧差＜0.09 mm）、右＜左占22%，没有侧别差异。滋养孔朝向的对称性比较：吴晋宝等（1980）观察上海地区123孔：在纵横向均对称者，向远侧为72.36%，向近侧为23.58%，横向为4.07%。

6.胫骨蹲坐面的观察（Observations of the Squatting Facet of Tibia） 胫骨下端下面向内侧、向外侧或向内外两侧延伸形成蹲坐面，当踝关节极度背屈时，胫骨和距骨形成蹲坐面，因此多半合并距骨也出现蹲坐面，此特征具有种族差异，欧洲人很少见（Barnett，1954和Singh，1959）。李名扬等（1980）观察东北地区324副（男178副、女146副）胫骨：胫骨外侧蹲坐面占37.96±2.70%，胫骨内侧蹲坐面占2.78±0.91%，距骨蹲坐面占32.72±2.61%；其中胫骨内侧蹲坐面的出现率具有性别差异，男性为32.02±3.50%、女性为45.21±4.12%，u值为2.43，P＜0.05，女性出现率显著多于男性，这是否与女性较男性更爱蹲姿有关？

五、腓骨（Fibula）

1.腓骨两侧比较（Comparison of Bilateral Fibulae） 腓骨两侧往往并非等大，由于人的下肢持重和运动有利别的不同，反映在腓骨长度和重量上也有差别。

（1）两侧腓骨长度的比较（Comparisons of the bilateral fibular length）：综合国人资料599副腓骨［包括刘正津等（1982）江西、四川和江苏男性300副，李逢春等（1982）长春地区100副，王广新（1992）新疆199副］（%，$\bar{x}\pm Sp$），左＞右为34.8±1.94%，右＞左为40.5±2.00%；侧别比较u值为2.0，P＜0.05，说明右＞左的出现率显著较左＞右为多。陆成梁（1989）观察南京地区193例胎儿，两侧腓骨为长度比较：左＞右为49.47±3.60%，右＞左为34.21±3.41%；侧别比较u值为3.1，P＜0.01，结果与成人相反，这种差异难以解释。

（2）两侧腓骨中部周长比较的观察（Observations of the comparison of bilateral fibular midcircumference）：刘正津等（1982）观察江西、四川和江苏男性300副，左＝右的标准是两侧相差≤2 mm（%，$\bar{x}\pm Sp$）：右＞左为53.7±2.88%，左＞右为23.3±2.44%，u值为8.0，P＜0.01，也说明右侧显著粗于左侧。

（3）两侧腓骨重量比较的观察（Observations of the comparison of bilateral fibular weight）：综合国人资料281副腓骨［包括王广新（1992）观察新疆地区199副、任光金等（1989）观察青岛地区胫骨82副］，共计281副：左＞右为26.6±2.63%，右＞左为56.0±2.96%；侧别比较u值为7.4，P＜0.01，说明右侧重量显著大于左侧。

2.腓骨滋养孔（Nutrient Foramen of Fibula）

（1）腓骨滋养孔数量的观察（Observations of the number of nutrient foramen of fibula）：腓骨滋养孔多为单孔，综合国人资料7174例（%，$\bar{x}\pm Sp$）：单孔为77.17±0.50%，双孔为17.00±0.44%，多孔为3.26±0.21%，无孔为1.41±0.14%。详见表6-119。

表6-119 腓骨滋养孔的观察
Observations of the Number of Nutrient foramen of Fibula

作者（年份）	地区	例数	无孔（n）	单孔（n）	双孔（n）	3孔（n）	4孔（n）	5孔（n）
李名扬等（1980）	东北	200	2	142	52	4	0	0
魏占东等（1982）	长春	400	7	359	33	1	0	0
陈金源等（1984）	河北	500	13	390	84	8	2	3
宋恩旭等（1979）	河北	200	5	149	42	4	0	0
李建西等（1983）	河南	211	0	148	57	6	0	0
罗英男等（1986）	山东	205	5	101	15	1	0	0
韩棣等（1980）	山东	140	8	117	11	4	0	0

续表

作者（年份）	地区	例数	无孔（n）	单孔（n）	双孔（n）	3孔（n）	4孔（n）	5孔（n）
刘方等（1980）	山东	200	6	165	27	1	1	0
郭连魁等（1980）	山西	1531	12	1318	183	18	0	0
陈遥良等（1981）	江苏	500	13	432	54	1	0	0
陈昌富等（1981）	江苏	131	4	76	34	12	2	3
吴晋宝等（1980）	上海	212	5	187	18	2	0	0
郭汾（1978）	上海	295	5	280	10	0	0	0
吴永沐等（1981）	南京	100	8	90	2	0	0	0
夏忠圣（1981）	浙江	200	2	156	37	4	1	0
高雨仁等（1980）	湖北	600	6	496	89	7	1	1[*]
刘正津等（1983）	四川、江西	1000	0	496	366	112	19	7[**]
胡贤汉等（1984）	江西	200	0	168	31	1	0	0
罗裕群（1980）	广西	349	0	266	75	8	0	0
合计（%，$\bar{x}\pm Sp$）（例数）		7174	1.41±0.14 (101)	77.17±0.50 (5536)	17.00±0.44 (1220)	2.70±0.19 (194)	0.36±0.07 (26)	0.20±0.05 (14)

*为7孔；**其中含6孔2例。

程心恒等（1978）观察上海地区106例，单孔占88.2%；许宏基等（1982）观察东北地区腓骨189侧，单孔占75.5±3.04%。

（2）腓骨滋养孔横向位置的观察（Observations of the transverse position of nutrient foramen of fibula）：综合国人资料腓骨滋养孔5073孔（%，$\bar{x}\pm Sp$），后面为66.02±0.66%，内侧缘为16.81±0.52%，骨间缘和内侧面为11.87±0.45%，前面和外侧面为4.14±0.28%，后缘为1.16±0.15%。详见表6-120。

表6-120 腓骨滋养孔横向位置的观察
Observations of the Transverse Position of Nutrient Foramen of Fibula

作者（年份）	地区	孔数	骨间缘和内侧面	内侧缘	后面	后缘	前面和外侧面
李名扬等（1980）	东北	258	13.6（35）	9.7（25）	63.6（164）	4.6（12）	8.5（22）
魏占东等（1982）	长春	428	12.4（53）	33.9（145）	50.0（214）	3.7（16）	0（0）
宋恩旭等（1979）	河北	245	12.6（31）	25.3（62）	60.8（149）	0（0）	1.2（3）
罗英男等（1986）	山东	265	15.5（41）	23.4（62）	60.8（161）	0（0）	0.4（1）
陈昌富等（1981）	江苏	205	36.6（75）	22.0（45）	38.5（79）	0（0）	2.9（6）
陈遥良等（1981）	江苏	487[*]	17.4（85）	14.8（72）	67.8（330）	0（0）	0（0）
吴晋宝等（1980）	上海	229	11.4（26）	25.8（59）	57.6（132）	3.0（7）	2.2（5）
吴永沐等（1981）	南京	94	19.1（18）	26.6（25）	51.1（48）	3.2（3）	0（0）
夏忠圣（1981）	江浙	246	9.8（24）	17.9（44）	68.3（168）	1.2（3）	2.8（7）
高雨仁等（1980）	湖北	706	15.7（111）	6.6（47）	73.4（518）	0（0）	4.2（30）
刘正津等（1983）	江西、四川	1677	4.6（77）	11.5（193）	74.9（1256）[*]	1.1（18）[**]	7.9（133）
胡贤汉等（1984）	江西	233	11.2（26）	31.8（74）	55.8（130）	0（0）	1.3（3）
总计（%，$\bar{x}\pm Sp$）（例数）		5073	11.87±0.45 (602)	16.81±0.52 (853)	66.02±0.66 (3349)	1.16±0.15 (59)	4.14±0.28 (210)

*含胫骨后肌面120例；**为骨间缘。

此外，程心恒等（1978）观察上海地区106例，滋养孔位于腓骨后面者占57.64%。

（3）腓骨滋养孔纵向位置的观察（Observations of the longitudinal position of nutrient foramen of fibula）：综合国人资料腓骨滋养孔6229孔（%，$\bar{x}\pm Sp$），滋养孔位于中部1/3为92.34±0.34，位于上部1/3为4.66±0.34，位于下部1/3为4.63±0.34。详见表6-121。

表6-121　腓骨滋养孔纵向位置的观察
Observations of the Longitudinal Position of Nutrient Foramen of Fibula

作者（年份）	地区	孔数	上1/3 [%（n）]	中上1/3 [%（n）]	中中1/3 [%（n）]	中下1/3 [%（n）]	下1/3 [%（n）]
魏占东等（1982）	长春	359	26.7（96）	62.7（225）			10.6（38）
宋恩旭等（1979）	河北	245	—	48.2（118）	18.8（46）	28.6（70）	—
韩棣等（1980）	山东	151	—	53.6（81）	26.5（40）	14.6（22）	—
刘方等（1980）	山东	226	2.2（5）	54.0（122）	20.3（46）	20.3（46）	3.1（7）
罗英男等（1986）	山东	265***	–	48.3（128）	23.8（63）	21.5（57）	–
郭连魁等（1980）	山西	1745	—	95.1（1659）			—
陈遥良等（1981）	江苏	487*	2.7（13）	81.5（397）			15.8（77）
陈昌富等（1981）	江苏	205	11.7（24）	26.3（54）	42.0（86）	16.1（33）	3.9（8）
郭汾（1978）	上海	300	0（0）	68.7（206）	14.7（44）	16.7（50）	0（0）
吴晋宝等（1980）	上海	229	2.2（5）	90.4（207）			7.4（17）
吴永沐等（1981）	南京	94	5.3（5）	60.6（57）	24.5（23）	9.6（9）	0（0）
夏忠圣（1981）	浙江	246	0.8（2）	44.7（110）	26.8（66）	21.1（52）	6.5（16）
刘正津等（1983）*	四川、江西	1677	1.7（28）	61.6（1034）	35.8（601）	0.8（14）	0（0）
总计（%，$\bar{x}\pm Sp$）（例数）	合		4.66±0.34** （178/3823）	92.34±0.34（5752/6229）			4.63±0.34** （177/3823）

注：陈昌富等原文是按滋养孔指数划分，笔者将指数30～70列为中1/3。
*纵向划分标准为四段；**百分数不含不明确的孔数；***原文为266孔。

此外，李建西等（1983）观察河南地区成人腓骨211侧，滋养孔纵向指数为47.7±0.72。

（4）腓骨滋养孔朝向的观察（Observations of the direction of nutrient foramen of fibula）：综合国人资料腓骨滋养孔1427孔（%，$\bar{x}\pm Sp$），朝向远侧为87.32±0.88%，朝向近侧为8.97±0.76%，垂直为3.36±0.48%，其他为0.35±0.16%。详见表6-122。

表6-122　腓骨滋养孔的朝向
Observations of the Direction of Nutrient Foramen of Fibula

作者（年份）	地区	孔数	向近侧[%（n）]	向远侧[%（n）]	垂直[%（n）]	横向[%（n）]	斜向[%（n）]
魏占东等（1982）	长春	428	6.8（29）	93.2（399）	0（0）	0（0）	0（0）
宋恩旭等（1979）	河北	245	11.0（27）	74.3（182）	14.7（36）	0（0）	0（0）
刘方等（1980）	山东	226	9.7（22）	85.8（194）	4.4（10）	0（0）	0（0）
陈昌富等（1981）	江苏	205	14.6（30）	85.4（175）	0（0）	0（0）	0（0）
吴晋宝等（1980）	上海	229	8.3（19）	89.5（205）	0（0）	1.7（4）	0.4（1）
吴永沐等（1981）	南京	94	1.1（1）	96.8（91）	2.1（2）	0（0）	0（0）
总计（%，$\bar{x}\pm Sp$）（例数）		1427	8.97±0.76（128）	87.32±0.88（1246）	3.36±0.48（48）	0.28±0.14（4）	0.07±0.07（1）

此外，程心恒等（1978）观察上海地区106例，滋养孔朝向远侧占89.52%。

（5）腓骨滋养孔大小两侧比较的观察（Observations of the comparison of bilateral nutrient foramen of fibula）：许宏基等（1982）观察东北地区89副，右＞左占39.3%，右＝左占49.4%，右＜左占11.2%，右＝左的标准是两侧滋养孔大小＜0.09 mm。刘正津等（1983）观察江西和四川腓骨300副：双侧孔纵向对称占61.33%，横向对称占53.67%。

（6）先天性腓骨缺如的观察（Observations of the congenital abscence of fibula）：国内有许多报道，如张镇星等（1984）报道1例，张绪生（1988）报道1例2岁男儿双侧腓骨缺如，双足轻度外翻，右足仅4个跖骨和趾骨，左足3个跖骨和趾骨；潘根宏（1988）报道1例3个月胎儿，姚龙祥（1999）报道1例，薛宝山等（2002）报道1例11岁男童。

（7）先天性腓骨短缩的观察（Observations of the congenital shortened of fibula）：傅强（2002）报道了1例女34岁左侧先天性腓骨短缩。刘勇等（2007）通过六具尸体进行腓骨短缩2、4、6mm测试，证实短缩2mm开始，对于踝关节的接触面积和压力（MP），就与正常不短缩具有统计学差异（$P < 0.05$）。

六、跗骨（Tarsal Bones）

1.跟骨距关节面类型的观察（Observations of the Shapes of Talus Articular Surface of Calcaneous） Gupta等（1977）将其分为四型：Ⅰ型，前距关节面和中距关节面融合；Ⅱ型，前距关节面与中距关节面各自独立；Ⅲ型，只有中距关节面和后距关节面，而无前关节面；Ⅳ型，三个关节融合为一个（图6-59）。综合国人资料1925例（%，$\bar{x} \pm Sp$）：Ⅰ型占66.08±1.08%，Ⅱ型占31.95±1.06%，Ⅲ型占1.66±0.29%，Ⅳ型占0.31±0.13%。性别差异$\chi^2 = 1.244$，$P = 0.537$，说明各种类型构成比不存在性别差异；各型性别差异u值分别为0.88、3.96、1.03、0；只有Ⅱ型$P < 0.01$而具有非常显著的差异外，其他三型均无性别差异，P值均＞0.05。详见表6-123。

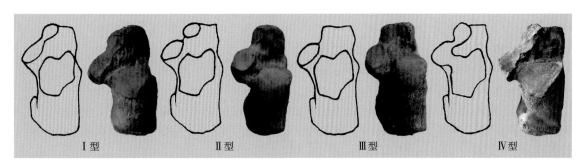

图6-59 跟骨距骨关节面的类型（右侧上面）
Types of the Talus Articular Surface of Calcaneous（right，superior view）

表6-123 跟骨距关节面Gupta类型的观察
Observations of the Gupta's Type of Talus Articular Surface of Calcaneous

作者（年份）	地区	例数	Ⅰ型 [%（n）]	Ⅱ型 [%（n）]	Ⅲ型 [%（n）]	Ⅳ型 [%（n）]
姚万才等（1986）	长春	244	59.4（145）	38.5（94）	0.8（2）	1.2（3）*
尹秀秀等（2011）	长春、通辽	男124	64.5（80）	33.1（41）	2.4（3）	0
		女151	61.6（93）	37.1（56）	1.3（2）	0
薛良华等（1990）	山东	男193	53.89（104）	45.08（87）	0.73（2）	0
		女136	58.52（80）	41.18（56）	0	0
章中春等（1982）	浙江	667	75.71（505）	21.89（146）	2.40（16）	0
康仲涵等（1982）	福州	410	62.19（255）	35.36（145）	1.95（8）	0.50（2）
总计（%，$\bar{x} \pm Sp$）（例数）		男317	58.04±2.77（184）	40.38±2.76（128）	1.58±0.70（5）	0
		女287	54.57±2.80（173）	25.44±2.57（112）	0.70±0.49（2）	0
		1925	66.08±1.08（1272）	31.95±1.06（615）	1.66±0.29（32）	0.31±0.13（6）

*其中2例为中后关节面融合，前关节面独立。

国外El-Eishi（1974）报道埃及人200例，Ⅰ型占49.0±3.53%，Ⅱ型占40.0±3.46%，Ⅲ型占11.0±2.21%，Ⅳ型占0%。与国人比较种别差异：u值分别为4.63、2.22、4.19，各型均具有显著的种别差异。但是按照Bunning等（1965）报道的尼日利亚人492例和英国人194例的数据，没有种别差异（u值均<1.60）。

2.跟骨骨松质的观察（Observations of the Spongy Bone of Calcaneous）　梅炯等（2004）解剖13例26侧成人足部标本，跟骨骨小梁的分布规律从总体上可概括为内、后、上呈致密状，外、前、下呈稀疏状。从水平面上观察，载距突及前、后关节面下方骨小梁密度较高，跟骨中部骨小梁密度明显稀疏，但内侧骨皮质明显较外侧厚，且骨小梁密度内半明显高于外半。从矢状面上观察（图6-60），载距突、前中后关节面下方及跟骨结节处骨小梁致密，骨皮质较厚。在跟骨内2/3，骨小梁可规则地分为压力骨小梁和张力骨小梁，从内向外，密度递减。而在外1/3，骨小梁则呈不规则排列。从冠状面上观察，以跟骨结节处骨小梁密度最高并向前递减，跟骨内侧皮质骨较外侧明显为厚，骨小梁也较致密。在跟骨中部，骨质密度在载距突、中后关节面下方较高，而在前部，则集中在前关节面下方和内1/3。

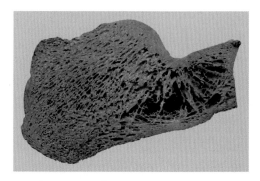

图6-60　跟骨矢状断面　Sagittal Section of the Calcaneous

3.跟骨刺的观察（Observations of the Calcaneal Spur）跟骨刺位于跟骨结节跖面，它是一种骨质赘生物，外侧突出，典型者横径2～2.5 cm，一般认为是由跖腱膜的牵拉骨化所致。Furey（1975）报道68例足部跖腱膜炎患者中跟骨刺出现率高达58.8%。李之琨等（1983）观察广州地区跟骨524只，跟骨刺的出现率为17.37±1.66%。

4.距骨（Talus）

（1）距骨后突外侧结节的观察（Observations of the postero-lateral tubercle of talus）：李忠华（1998）称之为距骨尾（talar cauda）。他观察了广州地区成人距骨200侧：半乳突型占63.5%，钝圆型占17.0%，棘尖型占10.0%，薄嵴型占6.5%，缺如型占3.0%。

（2）距骨蹲坐面的观察（Observations of the squatting surface of talus）：李名扬等（1980）观察东北地区距骨蹲坐面的出现率，男178副为29.78±3.43%、女146副为36.30±3.98%，合计32.72±2.61%，没有性别差异（u值为1.24，P>0.05）。

（3）距骨滑车外踝关节面的观察（Observations of the articular facet of lateral malleolus）：冯元富（1981）观察山东地区200例，距骨滑车外踝关节面形状，三角形占69.0%，四棱形占16.0%，扁形占13.0%，圆形占2.0%。

（4）先天性距骨嘴和舟骨唇的观察（Observations of the congenital talar beak & scaphoid lip）　此类畸形主要是距骨和舟骨连接处有向上的骨突出，X线片显示距骨和舟骨呈向前突出的"鸟嘴"状。患者感觉酸痛，局部肿胀、压痛，踝关节背屈和跖屈受限。冯宝龄等（1997）报道1例60岁女性，双侧距骨嘴。王培信等（2008）报道1例广州55岁女性双侧出现此类畸形。

5.先天性中间楔骨缺如的观察（Observations of the Congenital Absence of Intermediate Cuneiform Bone）　闫建国等（2008）报道1例青年男性右足中间楔骨缺如，他们认为可能是中间楔骨与第二跖骨发生了融合。

6.先天性足副骨（Congenital Accessory Bones of Foot）　足副骨亦称足额外骨，如位于跗骨周围则可称为副跗骨（accessory tarsals），放射科拍足片时经常可见。多围绕在跗骨周围，有些是肌腱内出现的籽骨（图6-61）。

（1）副舟骨的观察（Observation of the accessory navicular bone）：副舟骨亦称外胫骨（external tibial bone）或赘姆（prehallux），一般呈锥体状、圆形或椭圆形，位于舟骨粗隆后内方，与足舟骨有纤维或软骨连接，也可能与足舟骨融合，可被看作是发育过剩的舟骨结节。副舟骨的出现，常导致足内侧纵弓降低，从而产生疼痛，临床称之为副舟骨综合征，有报道其发生率可达4%～21%。大小不定，3mm×4mm～40mm×35mm，多两侧出现，常与胫骨后肌腱相邻，这是出现率最高的足副骨。国内有许多报道，

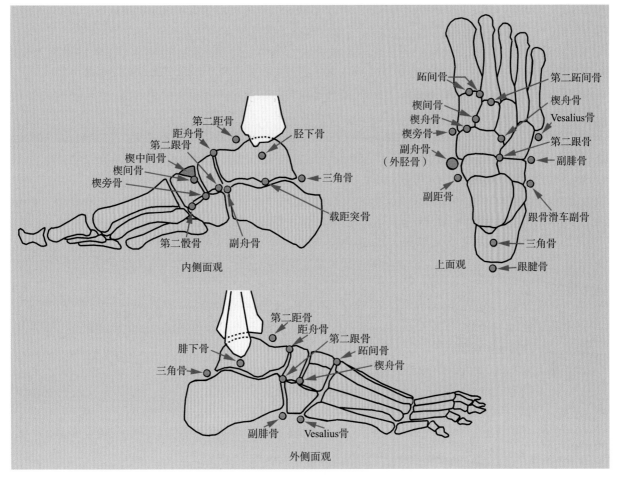

图6-61 先天性足副骨示意图（右侧）
Schematic Diagram of the Congenital Accessory Bones of Foot（right）

如刘保朋（2004）报道治疗135例，王海燕等（2013）报道治疗40例（男29例，女11例，年龄16～42岁，平均25岁）。黄映宏等（2008）报道治疗16例（男11例，女5例），平均年龄31.5岁，其中2例为双足。有学者认为此骨出现时足舟骨结节多缺少或不太明显，因此此骨可能是独立的骨化中心所致，也有学者认为是低等哺乳类动物（单孔，有袋类）的第六趾或前蹬趾的遗迹。

（2）副腓骨的观察（Observation of the accessory fibula）：副腓骨亦称副骰骨（accessory cuboid），此骨系腓骨长肌腱内出现的籽骨，X线片显示位于骰骨外侧或下方与跟骨相邻，呈方形、椭圆形或麦粒状。大小在1 mm×3 mm～15 mm×20 mm。

（3）跖间骨的观察（Observation of the intermetatarsal bone）：跖间骨通常在第一、二跖骨底之间，第一骨间背侧肌附着点之下，与跟骨相邻，呈椭圆形、圆形或近方形。有时可能与第一、二跖骨底或第一楔骨融合，如与第一跖骨底融合，则成为第一跖骨外侧角。大小在1.5 mm×2.5 mm～7 mm×9 mm，多数为左右对称性出现，有学者认为是多趾动物的退化遗迹。在第二跖骨与中间楔骨之间可称作第二跖间骨（secondary intermetatarsal bone）。李强等（1997）报道1例21岁男性右足发现2cm×1cm巨大跖间骨。

（4）三角骨的观察（Observations of the triangular bone）：三角骨亦称副距骨（accessory talus或astragalus），此骨相当于原始的中间跗骨（intermediate tarsal bone），位于距骨后结节的后下缘，与跟骨上面相邻，有时可能与跟骨或距骨融合。此骨在澳大利亚袋熊类是恒定的骨，呈三角形或圆形，大小在7 mm×7 mm～8 mm×10 mm。沈秀兰（1994）报道一例男性左足三角骨。

（5）第二跟骨（secondary calcaneus）：位于跟骨前上缘，紧密与跟骨、距骨、足舟骨和骰骨相邻，适在四骨的空隙内。有时可能与足舟骨或骰骨融合，此骨非常少见。呈不规则四边形，大小在2 mm×4 mm～1 mm×1.1 mm。未见国内报道。

（6）第二骰骨（secondary cuboid bone）：非常罕见，位于足底面骰骨和足舟骨之间，呈圆形，有时可能与舟骨融合。未见国内报道。

（7）维萨利骨（Vesalius bone）：位于第五跖骨底外侧的三角形小骨，可能由于单独的骺发育而成，如与第五跖骨底融合，则成为第五跖骨粗隆，有学者认为此骨系爬行类动物的第六跖骨遗迹。

（8）距舟骨（taloscaphoid bone）：位于足背部足舟骨与距骨之间，通常两侧出现，大小不定，有时可能与足舟骨融合，临床有时可能误诊。

（9）楔间骨（intercuneiform）：位于第一、二楔骨之间，也可能在第二、三楔骨之间，4 mm×5 mm大。有时在第一、二楔骨和足舟骨之间，于足背面形成较大的楔中间骨（intermediate cuneiform）。

（10）距内侧骨（medial talus）：位于距骨内侧。

（11）胫下骨（subtibiale bone）：位于胫骨内踝之下，与距骨之间的角内，大小在1 mm×2 mm～2 mm×2 mm，可能系单独的骨骺与体未融合所致。

（12）楔旁骨（paracuneiform bone，cameron）：非常罕见，位于足内侧足舟骨和第一楔骨的角内。

（13）钩骨（uncinate bone）：非常罕见，位于足底面第三楔骨下方，有时与其融合称为第三楔骨下方的钩状突。

（14）第二距骨（secondary talus）：是一椭圆形小骨，位于距骨颈上方。

（15）载距突骨（sustentacular bone）：跟骨内侧突出的载距骨可以单独成骨，此骨很难在X线片上显示，因为该处可能是胫下骨。

（16）腓下骨（subperoneal bone）：位于腓骨外踝下方。

（17）跟骨结节副骨（accessory bone of calcaneal tubercle）：位于跟骨结节。毛毳等（2011）报道1例61岁女性右足跟骨下缘1.8 cm×1.3 cm大的副骨。

（18）先天性垂直距骨（congenital vertical talus）：又称先天性摇椅形平足，或先天性扁平足，一般单发，男多于女。李增炎等（2000）曾总结41例（1～5岁40例，7岁1例）先天性垂直距骨手术的疗效；刘秉超等（2004）对此骨进行过综述。

国人先天性足副骨的出现率，相关报道见表6-124。

副骨	郭世绂等（1962）（160例）		丁士海（1978）枣庄市（399例）		陈志刚等（1994）*	
	出现率（%）	大小范围（mm）	出现率（%）	大小均值（mm）	儿童出现率（%）（3435例）	成人出现率（%）（181例）
副舟骨	14.4	3×4～40×35	19.3	7.7×10.5	8.97	27.07
副腓骨	8.8	1×8～15×20	8.5	4×7.4	—	—
三角骨	2.5	7×7～8×10	2.0	5.4×8.6	5.82	12.15
跖间骨	4.4	1.5×2.5～7×9	0.8	5.3×8.3	0.44	4.97
第二跟骨	2.5	2×4～10×11	—	—	0.06	0.55
胫下骨	1.3	1×2～2×2	—	—	0.29	0.55
距内侧骨	0.6	1.5×2	0.5	4.5×5.5	0.20	2.21
楔间骨	0.6	4×5	—	—	0.23	1.10
Vesalius骨	—	—	0.3	2×5	0.17	1.66
第二骰骨	—	—	0.3	2×4	0.12	0.55
胫前子骨	—	—	0.3	10×17	—	—
腓下骨	—	—	—	—	0.47	2.76
钩状骨	—	—	—	—	0.03	1.66

表6-124　先天性足副骨的观察　Observations of the Congenial Accessory Bones of Foot

*此外还有成人的舟上骨1.66%，载距骨0.55%，距上骨0.55%，跖楔骨0.55%。

7.跗骨多发畸形的观察（Observations of the Polymalformation of Tarsal Bone）　孟新文等（2011）报道1例

先天性足骨多发畸形：男性10岁，右足距跟骨完全融合，舟骨、中间楔骨、外侧楔骨、第三跖骨及第三趾骨完全缺失，第二跖骨中远段缺失，第一、二趾基节趾骨底融合，与第一跖骨头关节，另外踇趾外翻。

七、跖骨（Metatarsal Bones）

1.跖骨滋养孔数量的观察（Observations of the number of the nutrient foramen of metatarsal bone） 李名扬等（1984）观察大连地区50副100侧，单孔占78.0%，双孔占14.4%，多孔占3.4%，无孔占4.2%。楼亚雄（1995）观察浙江地区609侧，分别占81.4%、13.1%、0.9%、4.6%。

2.跖骨滋养孔横向位置的观察（Observations of the transverse position of nutrient foramen of metatarsal bone） 李名扬等（1984）观察大连地区588孔，内侧面和缘占40.6%，外侧面和缘占53.4%，背面占4.3%，跖缘占1.7%；楼亚雄（1995）观察浙江地区672孔，各型分别占7.7%、85.6%、6.0%、0.7%。

3.跖骨滋养孔纵向位置的观察（Observations of the longitudinal position of nutrient foramen of metatarsal bone） 李名扬等（1984）观察大连地区590孔，上部占3.4%，中部占93.7%，下部占2.9%；楼亚雄（1995）观察浙江地区672孔，分别占2.8%、96.0%、1.2%。李名扬等按孔指数计：第一跖骨165孔为48.17±0.82，第二跖骨106孔为49.71±0.79，第三跖骨106孔为50.07±0.64，第四跖骨97孔为51.83±0.48，第五跖骨116孔为57.87±0.61。

4.先天性跖骨畸形的观察（Observations of the congenial malformation of metatarsal bone） 李荣文等（1997）报道1例35岁女性右足先天性第3跖骨和趾骨短小畸形，同时伴有外侧楔骨缺如。

八、趾骨（Phalanges of Toe）

1.趾骨融合（Fusion of Phalanx） 最为多见的是小趾中节和末节趾骨融合，于是小趾常出现双节趾骨，即中节和末节趾骨融合为一块骨。综合国人资料双节趾骨出现率（%，$\bar{x}\pm S_p$）：第五趾（5024例）为73.27±0.62%，第四趾（4643例）为10.47±0.45%，第三趾（4219例）为1.14±0.16%。详见表6-125。

作者（年份）	地区	例数	第五趾[%（n）]	第四趾[%（n）]	第三趾[%（n）]
丁士海等（1981）	山东	1143	68.7（785）	10.2（117）	1.1（12）
崔习明（1992）	河南	69	47.83（33）	–	–
王之一等（1992）	山西	106	72.64（77）	22.64（24）	1.89（2）
万玉碧（1963）	四川	615	73.33（451）	13.17（81）	3.40（10/294）
沈怀亮（1988）	广东	1223	72.36（885）	6.95（85）	0.49（6）
吴惠城等（1984）	海南	1059	76.20（807）	11.24（84/747）	0.62（4/644）
吴惠城等（1986）	海南	黎族518	78.96（409）	8.49（44）	1.35（7）
		苗族128	89.06（114）	21.09（28）	3.13（4）
		汉族163	73.62（120）	14.11（23）	1.84（3）
总计（%，$\bar{x}\pm S_p$）（出现例数/观察例数）			73.27±0.62（3681/5024）	10.47±0.45（486/4643）	1.14±0.16（48/4219）

表6-125 足趾双节趾骨出现情况 Observations of Two-Phalanx of Toes

陈志刚等（1992）观察西安地区3680例，双节趾骨出现率[%（例数）]：第五趾17.28%（636），第四趾1.77%（65），第三趾0.19%（7）。显然他的结果与国内许多观察结果有较大的出入，且结果均具有统计学差异，难以理解，不知何故，因而未列入以上国人综合资料内。

2.双节趾骨国内、外资料比较的观察（Observations of the Comparison of Two-Phalanx of Toes in Some Countries） 为了了解足趾双节趾骨出现率的种族差异，结果显示小趾为双节趾骨出现率国人与英国人和欧洲人比较（u值分别为34.61，P<0.01），说明我国人的小趾双节趾骨出现率非常显著地高于欧洲人，但同属于黄色人种的日本人比较（u值分别为1.131，P>0.05），与国人无差异；详见表6-126。

表6-126 双节趾骨国内、外资料比较的观察 [%, $\bar{x} \pm S_p$（n）]

Observations of the Comparison of Two-Phalanx of Toes in Some Countries [%, $\bar{x} \pm S_p$（n）]

作　者（年代）	国　别	例数	第 五 趾	第 四 趾	第 三 趾
Venning（1956）	英国人	4632	42.53±0.73（1970）	2.16±0.21（100）	0.45±0.10（21）
Pfitzner（1940）*	欧洲人	838	36.99±1.67（310）	1.55±0.43（13）	0.48±0.24（4）
欧洲人小结		5470	41.68±0.67	2.07±0.19	0.46±0.09
Hasebe（1912）*	日本人	260	73.46±2.74（191）	7.69±1.65（20）	0（0）
Adachi（1905）*	日本人	97	82.47±3.86（80）	3.09±1.76（3）	0（0）
日本人小结		357	75.91±2.26	6.44±1.30	0±0
丁士海综合	中国人	4219～5024	73.27±0.62（3681/5024）	10.47±0.45（486/4643）	1.14±0.16（48/4219）

*引自文献Venning，表内全部标准误由笔者计算出。

吴惠城等（1986）报道1例20岁汉族女性右足五个趾全为双节趾骨变异，从一千多例中发现，十分罕见。趾骨类型及对称性见表6-127和表6-128。趾骨滋养孔的观察见表6-129。

3. 趾骨类型的观察（Observations of the Patterns of Phalanges）　丁士海等（1981）观察山东枣庄地区成年矿工及新生儿1143例：第五趾双节出现率58.53±1.46%，第四、五趾双节出现率9.10±0.85%，第三～五趾为双节出现率1.05±0.30%；除跗趾外均三节趾骨出现率31.32±1.37%。详见表6-127。

表6-127 趾骨类型的观察 Observations of the Patterns of Phalanges

地区	组别	例数	$V_3 IV_3 III_3$[%（n）]	$V_2 IV_3 III_3$[%（n）]	$V_2 IV_2 III_3$[%（n）]	$V_2 IV_2 III_2$[%（n）]
山东枣庄市	成年	男896	33.15（297）	57.37（514）	8.48（76）	1.00（9）
		女35	17.14（6）	57.14（20）	22.86（8）	2.86（1）
	新生儿	男102	28.43（29）	62.75（64）	8.82（9）	0（0）
		女110	23.64（26）	64.54（71）	10.00（11）	1.82（2）
合计（%，$\bar{x} \pm Sp$）（例数）		1143	31.32±1.37（358）	58.53±1.46（669）	9.10±0.85（104）	1.05±0.30（12）

注：类型中罗马字代表第几趾，阿拉伯字代表趾骨节数。

4. 双侧趾骨类型对称性的观察（Observations of the Symmetry of Bilateral Patterns of Phalanges）　丁士海等（1981）观察山东枣庄地区142副（男85副、女57副）双侧趾骨类型的对称性：第五趾双节58.5±4.14%，第五趾三节22.5±3.01%，第四、五趾双节7.7±2.24%，第三～五趾为双节0.7±0.70%；性别差异$\chi^2 = 2.690$，$P = 0.442$，说明各种类型构成比不存在性别差异；两侧不对称类型10.6±2.58%。详见表6-128。

表6-128 双侧趾骨类型对称性的观察

Observations of the Symmetry of Bilateral Patterns of Phalanges

例数	对称型 [%（n）]				非对称型 [%（n）]
	$V_3 IV_3 III_3$	$V_2 IV_3 III_3$	$V_2 IV_2 III_3$	$V_2 IV_2 III_2$	
男85	23.5（20）	56.5（48）	5.9（5）	（0）	14.1（12）
女57	21.0（12）	61.4（35）	10.5（6）	1.8（1）	5.3（3）
总计（%，$\bar{x} \pm Sp$）（例数）	22.5±3.01（32）	58.5±4.14（83）	7.7±2.24（11）	0.7±0.7（1）	10.6±2.58（15）

注：类型中罗马字代表第几趾，阿拉伯字代表趾骨节数。

5.趾骨滋养孔的观察（Observations of the Nutrient Foramen of Phalanx） 任国良等（1995）观察浙江地区趾骨803根：①滋养孔数量：单孔占72.73%，双孔占1.87%，无孔占25.40%；②孔横向位置（共614孔）：跖面占72.31%，跖侧缘嵴占26.38%，背面占1.30%；③孔纵向位置（共614孔）：上部占0.65%，中部占78.50%，下部占20.85%。按孔指数计：姆趾基节共114孔在61.12 ± 7.16，第二～五趾基节共303孔在62.92 ± 6.45，全部中节趾骨共96孔在60.70 ± 9.65，全部末节趾骨共101孔在52.02 ± 12.28。

九、足籽骨（Sesamoid Bone of Foot）

1.每足籽骨数量的观察（Observations of the Number of Sesamoid Bone of Foot） 丁士海等（1981）观察916名山东枣庄矿工的足X线线片，籽骨的数量每足籽骨1～7个不等（%，$\bar{x}\pm Sp$）：1个为0.98 ± 0.33%，2个为77.84 ± 1.37%，3个为16.92 ± 1.24%，4个为3.06 ± 0.57%，5～7个为1.20 ± 0.36%；构成比性别差异$\chi^2=3.855$，$P=0.426$，说明每足籽骨的数量构成比没有性别差异。详见表6-129。

表6-129 每足籽骨数量的观察 Observations of the Number of Sesamoid Bone of Foot

例数	1个[%（n）]	2个[%（n）]	3个[%（n）]	4个[%（n）]	5～7个[%（n）]
男884	1.1（9）	77.7（688）	16.9（148）	3.2（28）	2.5（11）
女32	0（0）	78.4（25）	21.7（7）	0（0）	0（0）
916	0.98 ± 0.33（9）	77.84 ± 1.37（713）	16.92 ± 1.24（155）	3.06 ± 0.57（28）	1.20 ± 0.36（11）

2.第一跖骨头下足籽骨类型的观察（Observations of the Patterns of Sesamoid Bone of Foot Under First Metatarsal Head） 第一跖骨头下籽骨绝大多数分为内外侧各1个，但有时可能内侧或外侧分为2个：丁士海等（1981）观察916名（男884、女32）山东枣庄矿工的足X线线片，第一跖骨头下籽骨的类型（%，$\bar{x}\pm Sp$）：内侧二分26例为2.84 ± 0.55%，外侧二分9例为0.98 ± 0.33%，外侧三分1例为0.11 ± 0.11%，合计36例为3.93 ± 0.64%。Lapidus（1950）曾报道1例双侧足，每个跖骨头下均有籽骨。

3.第一跖骨头下内、外侧籽骨比较的观察（Observations of the Comparison of Sesamoid Bone Under First Metatarsal Head） 丁士海等（1981）观察916例（男884、女32）山东枣庄矿工的足X线线片第一跖骨头下籽骨的性别比较和两侧比较，各型性别构成比$\chi^2=0.782$，$P=0.854$，各型侧别构成比$\chi^2=1.538$，$P=0.674$，说明均无差异；各型的性别或侧别比较也无差异（$P>0.05$）。详见表6-130。

表6-130 第一跖骨头下内、外侧籽骨比较的观察
Observations of the Comparison of Sesamoid Bone Under First Metatarsal Head

性别或两侧比较	外侧＞内侧[%（n）]		外侧＝内侧[%（n）]		外侧＜内侧[%（n）]	
性别比较	男	女	男	女	男	女
（男884，女32）	77.3（683）	71.9（23）	9.4（83）	9.4（3）	13.3（118）	18.7（6）
侧边比较	左	右	左	右	左	右
（左470，右446）	76.8（361）	77.4（345）	10.4（49）	8.3（37）	12.8（60）	14.3（64）

注：一侧籽骨缺如者按小者计，二分或三分籽骨按总面积计。

十、腓肠肌籽骨（Fabella）

腓肠肌籽骨位于腓肠肌外侧头起点肌腱内，有学者认为此骨系种系发生的遗迹，因为在有袋类、啮齿类和肉食类动物是恒定存在的。北原正知（1935）曾观察中国台湾阿米族和高山族男女各50人，按人计出现率为13.5 ± 2.42%（男13.0%，女14.0%），按肢体计出现率为6.75 ± 1.77%（男6.5%，女7.0%）。汪立鑫（1966）解剖200只成年下肢，发现腓肠肌籽骨出现率为44%。其大小长0.85 mm，宽0.84 mm。厚0.54

mm。韩棣等（1988）观察山东地区尸体男44例、女24例，腓肠肌籽骨出现率：男34.1%，女29.2%；左侧14.70%，右7.35%；腓肠肌籽骨均位于外侧头内；形态：圆形10%，椭圆形90%。另对12岁以下儿童X线检查均未发现。

丁士海等（1982）观察山东枣庄X线片男289例、女33例，年龄18～80岁，结果其出现率男性为29.4±2.68%，女性为15.2±6.24%，性别差异u值为2.1，P＜0.05，说明男性出现率显著高于女性，出现率与年龄无关；腓肠肌籽骨87例，测得上下径7.9±0.2mm，前后径5.2±0.2mm。详见表6-131。

表6-131　不同年龄组腓肠肌籽骨的观察　Observations of the Fabella in Age-group

年龄组（岁）	观察例数		出现率[%（n）]		合计
	男	女	男	女	
18～20	13	9	53.8（7）	0（0）	31.8（7）
21～30	126	9	28.6（36）	22.2（2）	28.1（38）
31～40	69	5	27.5（19）	0（0）	25.7（19）
41～50	42	0	33.3（14）	0（0）	33.3（14）
51～60	25	5	64.0（16）	8.0（2）	60.0（18）
61～70	8	2	25.0（2）	0（0）	25.0（2）
71～80	0	1	0（0）	100（1）	100（1）
成　年	6	2	50.0（3）	0（0）	50.0（3）
	289	33	29.4±2.68（85）	15.2±6.24（5）	28.0±2.50（90）

十一、下肢长骨比较（Comparison of the Bilateral Bones of Lower Limb）

1.下肢骨长度两侧比较的观察（Observations of the Length of Bilateral Long Bones of Lower Limb）综合国人资料492例：①股骨长度：左＝右29.3±2.05%，左＞右37.6±2.18%，右＞左33.1±2.12%；②胫骨长度：左＝右27.8±2.02%，左＞右38.2±2.19%，右＞左33.9±2.13%。腓骨长度（392例）：左＝右32.1±2.36%，左＞右37.0±2.44%，右＞左30.9±2.33%。侧别比较，u值分别为1.48、1.41、1.81，P值均＞0.05；因而左长于右或右长于左，均无差异。详见表6-132。

表6-132　下肢骨长度两侧比较的观察
Observation of the Length of Bilateral Long Bones of Lower Limb

作者（年份）	地区	骨骼	例数	左＝右（n）	左＞右（n）	右＞左（n）
李逢春等（1982）	长春	股骨	100	21	45	34
陆成梁（1989）	南京		胎儿193	51	69	73
王广新（1992）	新疆		男155	63	52	40
			女44	9	19	16
李逢春等（1982）	长春	胫骨	100	21	25	54
陆成梁（1989）	南京		胎儿193	24	109	60
王广新（1992）	新疆		男155	77	38	40
			女44	15	16	13
陆成梁（1989）	南京	腓骨	胎儿193	32	95	66
王广新（1992）	新疆		男155	81	35	39
			女44	13	15	16
合计（%，$\bar{x}\pm Sp$）（例数）		股骨	492	29.3±2.05（144）	37.6±2.18（185）	33.1±2.12（163）
		胫骨	492	27.8±2.02（137）	38.2±2.19（188）	33.9±2.13（167）
		腓骨	392	32.1±2.36（126）	37.0±2.44（145）	30.9±2.33（121）

2.下肢骨重量两侧比较的观察（Observations of the Weight of Bilateral Long Bones of Lower Limb）
综合国人资料281例：股骨重量，左＝右25.3±2.59%，左＞右34.9±2.84%，右＞左39.9±2.92%；胫骨重量，左＝右21.7±2.46%，左＞右34.5±2.84%，右＞左43.8±2.96%；腓骨重量，左＝右16.7±2.22%，左＞右27.0±2.65%，右＞左56.2±2.96%；侧别比较u值分别为1.23、3.41、7.36，股骨P值为＞0.05，胫腓骨P值均＜0.01，因而胫腓骨骨重右重于左，具有非常显著的侧别差异。详见表6-133。

表6-133 下肢骨重量两侧比较的观察
Observations of the Weight of Bilateral Long Bones of Lower Limb

作者（年份）	地区	骨骼项目	例数	左＝右[%（n）]	左＞右[%（n）]	右＞左[%（n）]
任光金等（1989）	青岛	股骨	82	17	29	36
王广新（1992）	新疆		男155	44	55	56
			女44	10	14	20
任光金等（1989）	青岛	胫骨	82	17	30	35
王广新（1992）	新疆		男155	35	53	67
			女44	9	14	21
任光金等（1989）	青岛	腓骨	82	10	23	49
王广新（1992）	新疆		男155	29	42	84
			女44	8	11	25
合计（%，$\bar{x}\pm Sp$）		股骨	281	25.3±2.59（71）	34.9±2.84（98）	39.9±2.92（112）
（例数）		胫骨	281	21.7±2.46（61）	34.5±2.84（97）	43.8±2.96（123）
		腓骨	281	16.7±2.22（47）	27.0±2.65（76）	56.2±2.96（158）

参 考 文 献

艾延安，1987. 右侧上颌窦内智齿埋藏并发头痛一例. 口腔医学，7（3）：164.
安 丽，1988. 中国成年男性骨腭的形态观察与测量. 解剖学杂志，11（3）：186-188.
柏蕙英，陈文英，戴棣华，等，1983. 颈椎横突孔与椎动脉的测量及观察. 解剖学报，14（3）：225-231.
北原正知，1935. 台湾省蕃人Fabella ノX线的观察. 台湾医学会杂志，34（5）：533-543.
边冠鹤，王风林，孙风云，等，1982. 国人上肢长骨滋养孔的调查研究. 解剖学通报，5（3）：17-20.
卜国鋐，1949. 华人骶骨之变异与骶骨麻醉之关系. 中华医学杂志，35（3）：95-100.
布仁白乙拉，刘东海，1992. 对内蒙古哲盟地区出土的680例颅骨额中缝的研究. 解剖学杂志，15（增）：10.
蔡梅钦，胡 冰，秦 峰，等. 2010. CT仿真内镜对蝶窦中隔的显示及其应用. 中国临床解剖学杂志，28（2）：146-149.
蔡梅钦，胡 冰，王 辉，等. 2009. CT仿真内镜与多平面重建对垂体瘤患者蝶窦显示情况的比较. 中国临床解剖学杂志，27（4）：412-414，419.
蔡兆明，陈瑞华，1986. 国人眶外侧壁上的孔或沟. 解剖学杂志，9（2）：144-147.
曹焕军，赵华盛，朱世杰，等，1984. 国人卵圆孔的观察与测量. 解剖学通报，7（增）：30.
曾汉宗，张汉洲，卓国棠，1985. 广东地区人颅翼上骨的调查. 广东解剖学通报，7（Z1）：7-9.
曾庆云，丁成蒙，1982. 640块国人听小骨的观察与测量. 解剖学通报，5（3）：4-10.
曾祥荣，柯家珉，1987. 小儿先天性尺桡骨上端融合一例. 临床解剖学杂志，5（4）：213.
曾尧祥，王启华，1985. 锁骨的滋养孔. 临床解剖学杂志，3（3）：152.
柴麦娥，秦清珍，赵 斌，1993. 胎儿鼓环的观察与测量. 解剖学杂志，16（2）：180-181.
常法慎，1979. 茎突过长症一例. 中华儿科杂志，14（1）：38.
车淑琴，1986. 鼻腔副牙一例. 佳木斯医学院学报，9（2）：143.
陈 纲，熊正中. 1988. 800例上海出土之成年男性颅型观测. 四川解剖学杂志，8（3-4）：131.
陈昌富，孙义和，1983. 我国成人上颌窦的观察和测量（国人鼻腔研究之1）. 临床应用解剖学杂志，1（2）：104-107.
陈昌富，万人欣，黄 森，等，1981. 腓骨滋养孔和血管供应的研究. 解剖学通报，4（Z1）：153-157.

陈殿廉，邱洪晟，1965. 下颌骨长度与智齿萌出的关系. 中华口腔科杂志，11（4）：230-231.

陈合新，史剑波，文卫平，等，2005. 额窦开口于上鼻道1例. 中国临床解剖学杂志，23（6）：569.

陈合新，钟世镇，徐达传，等，2000. 乙状窦后进路骨窗和乳突孔定位的解剖学研究. 中国临床解剖学杂志，18（3）：195-196.

陈鸿儒，李　吉，孙尔玉，1982. 颈椎骨测量在临床上的应用. 解剖学报，13（2）：141-147.

陈金源，陈洪斌，付金源，1984. 国人500支腓骨滋养孔调查. 解剖学通报，7（增）：36.

陈茂林，姚大任，姚乃忠，等，1982. 401例骨盆放射片髂嵴连线通过腰椎部位的观察. 解剖学通报，5（5增1下）：125.

陈谟训，李金华，宋翠娥，1964. 中国人翼上骨类型的研究. 中国解剖学会学术讨论会论文摘要，7.

陈谟训，宋翠娥，李金华，1964. 国人蝶窦的形态结构与局部关系的观察.《中国解剖学会学术讨论会论文摘要 I. 大体解剖、人类学及神经解剖学，12.

陈胜华，刘良燊，李保龙，2009. 颈肋2例. 中国临床解剖学杂志，27（3）：封3.

陈吴兴，1992. 蝶骨中床突和颈床孔（管）的调查. 解剖学杂志，15（3）：221-223.

陈晓燕，黄建莲，胡贤汉，1998. 中国人颅骨腭大小孔的观测. 广东解剖学通报，20（1）：1-2.

陈遥良，沈宗文，鲍国正，等，1981. 腓骨的血液供应（带血管蒂游离腓骨移植的解剖学研究）. 解剖学报，12（1）：13-19.

陈义蔚，林鸿仪，1957. 关于国人硬脑膜静脉窦的初步研究. 解剖学报，2（1）：65-73，156-157.

陈长发，王之一，金宝钝，1992. 股骨粗线的形态学观测. 解剖学杂志，15（4）：308-310.

陈长发，王之一，金保纯，1992. 臀肌粗隆的形态学观测. 解剖学杂志，15（3）：225-226.

陈振光，张发惠，刘经南，等，2001. 同种异体带血供肱骨移植的解剖学研究. 中国临床解剖学杂志，19（2）：123-124.

陈振光，郑晓晖，张发惠，等，2006. 腓骨头的形态观测及其临床应用评价. 中国临床解剖学杂志，24（6）：609-611.

陈志刚，郭　琪，马钦华，等，1992. 跖趾骨正常变异的X线研究. 西安交通大学学报（医学版），13（1）：56-59，98.

陈志刚，郭　琪，钱致中，1994. 足副骨的X线观察. 解剖学杂志，17（3）：224-227.

陈志兴，蔡良骏，尤宝芸，1983. 下颌支外侧隆凸的发生率及其与下颌孔的关系. 口腔医学，3（1）：19-21.

陈子为，李名扬，王文贵，等，1980. 国人骨性眶腔的研究（一）. 中国解剖学会1980年学术会议论文摘要汇编（第一集），23.

陈子为，李名扬，张万盛，等，1980. 国人骨性眶腔的研究. 中国解剖学会1980年学术会议论文摘要汇编（第一集），22.

陈子为，王文贵，张万盛，等，1980. 国人骨性泪囊窝及眉弓的观察与测量.《中国解剖学会1980年学术会议论文摘要汇编（第一集）：24-28.

陈子为，张万盛，李名扬，等，1980. 国人骨性眶腔的研究（二）. 中国解剖学会1980年学术会议论文摘要汇编（第一集），23-24.

陈子为，张万盛，王文贵，等，1980. 颅骨盂后突、外耳道上棘和腭圆枕的观察. 中国解剖学会1980年学术会议论文摘要汇编（第一集），8.

陈祖芬，贺炳荣，1985. 蝶窦的应用解剖. 解剖学杂志，8（1）：65-67.

程辉龙，黎屏周，龙人瑞，1988. 颅骨鼻部的观测. 解剖学杂志，11（增）：18.

程其荣，1984. 掌骨及其滋养孔的研究. 解剖学通报，7（1）：39，44.

程心恒，柏慧英，秦月琴，等，1978. 下肢长骨滋养孔的观察. 中国解剖科学会1978年学术年会论文汇编，157.

崔　模，张朝佑，1964. 国人骨性眼眶的测量与观察（第三部分）. 解剖学报，7（1）：116-119.

崔伯瑜，董居富，1987. 茎突过长症误诊"三叉神经痛"1例报告. 口腔医学，7（1）：41.

崔志汉，1958，142例副鼻窦X线摄影与临床诊断之对照. 中华耳鼻咽喉科杂志，6（3）：243-244.

大岛新治，1936. 支那人硬口盖ノ研究 其1口盖缝合."满洲医学杂志"，25（1）：47-50.

大岛新治，1936. 支那人硬口盖ノ研究 其2口盖隆起."满洲医学杂志"，25（3）：575-580.

大岛新治，1936. 支那人硬口盖ノ研究 其3后鼻棘及ビ口盖栉."满洲医学杂志"，25（3）：581-584.

大岛新治，1936. 支那人硬口盖ノ研究 其4口盖ノ孔ト沟."满洲医学杂志"，25（4）：973-982.

大岛新治，1936. 支那人硬口盖ノ研究 其5口盖ノ形态ト诸径."满洲医学杂志"，25（5）：993-1002.

大岛新治，1937. 支那人硬口盖ノ研究 其6口盖皱襞."满洲医学杂志"，26（2）：245-250.

戴成萍，李海军，2014. 下颌骨观察性状的时代间比较. 解剖学杂志，37（6）：791-794.

戴力扬，1995. 胸、腰椎椎体高度的放射学测量及其临床意义. 中国临床解剖学杂志，13（1）：18-20.

戴力扬，贾连顺，1998. 胸腰部移行椎与腰骶部移行椎关系的研究. 解剖学杂志，21（1）：1-3.

戴力扬，贾连顺，1998. 胸腰部移行椎与腰痛的关系. 中国临床解剖学杂志，16（3）：241-243.

单　涛，丁士海，2011. 国人骨骼的观察：眶型和眶口. 内部资料.

单　涛，丁士海，2011. 国人骨骼的观察：锁骨. 内部资料.

单云官，王连鹏，张金波，等，2007. 股胫关节面的形态与扣锁机制的解剖学基础. 中国临床解剖学杂志，25（6）：650-652，655.

单云官，魏焕萍，谷彦军，等，2000. 颈椎前外侧沟的形态观察及临床意义. 中国临床解剖学杂志，18（4）：314-316.

单云官，魏焕萍，杨少华，1992. 颈椎间管壁骨质增生的观察及其意义. 中国临床解剖学杂志，101（1）：21-23，76-77.

单云官，魏焕萍，周进朝，1991. 先天性枢椎齿突缺如一例. 中国临床解剖学杂志，9（3）：182.

但林芝，祁力平，彭庆恩，等. 1985. 肱骨及其滋养孔的观测. 四川解剖学杂志，（3）：19-22.

党汝霖，杜希哲，陶运孝，1983. 下颌支外侧隆凸与下颌孔的关系. 西安交通大学学报（医学版），4（2）：138-141，143.

邓剑锋，高大新，2014. 二分髌骨误诊为髌骨骨折1例. 临床合理用药杂志，7（16）：34.

丁白海，高承文，张　福，1991. 颈静脉孔的放射解剖学. 解剖学杂志，14（3）：202-204.

丁成荣，曾庆云，张耕臣，1985. 颈静脉孔的解剖观察. 中华耳鼻喉科杂志，20（1）：41.

丁家明，1988. 国人下颌骨之测量. 四川解剖学杂志，8（1-2）：74.

丁士海，1957. 中国人翼区的初步观察. 青岛医学院学报，（1）：71-76.

丁士海，1961. 中国人眼眶的测量与观察及几项测量工具的设计. 青岛医学院学报，13（2）：15-24.

丁士海，1979. 中国人导静脉孔的观察（二）乳突孔和枕乳孔. 沂水医专学报，1（1）：5-8.

丁士海，1979. 中国人导静脉孔的观察（三）髁管. 沂水医专学报，1（1）：9-10.

丁士海，1979. 中国人导静脉孔的观察（一）顶骨孔及顶骨后下角孔. 沂水医专学报，1（1）：1-4.

丁士海，丁成钢，1980. 中国成年额窦放射片的观察与测量. 中国解剖学会1980年学术会议论文摘要汇编，14.

丁士海，丁成钢，1981. 国人趾骨的观察. 沂水医专学报，3（1）：71-75.

丁士海，丁成钢，1981. 中国成年足籽骨的放射片观察与测量. 沂水医专学报，3（2）：183-187.

丁士海，丁成钢，1982. 中国成年腓肠肌籽骨的放射片观察. 沂水医专学报，4（1）：9-12.

丁士海，丁成钢，1982. 中国人尾骨的放射片观察. 沂水医专学报，4（2）：145-148.

丁士海，谭允西，1961. 中国人颅骨额缝的观察. 青岛医学院学报，（2）：25-28.

丁士海，谭允西，1978. 中国人翼区的进一步观察. 中国解剖科学会1978年学术年会论文汇编，143-144.

丁士海，薛良华，2005. 颅骨的非对称性及其测量法. 菏泽医专学报，17（4）：10-12.

丁士海，阎　克，尤洪山，2000. 关于肱骨滑车上孔的研究. 解剖学研究，22（2）：83-87.

丁士海整理. 手籽骨的放射片观察，1978. 中国解剖科学会1978年学术年会论文汇编，145.

丁树湘，王　芴，1965. 牙根与上颌窦的关系（110侧国人上颌窦解剖学观察）. 中华口腔科杂志，11（4）：229-230.

丁细藩，莫世泰，张文光，1985. 广西壮族的面颅特征. 人类学学报，4（4）：362-365.

丁细藩，莫世泰，张文光，1988. 广西和广东现代人的面颅特征. 人类学学报，7（4）：324-328.

丁学华，王志潮，廖建春，等，2003. 内窥镜下经鼻蝶切除垂体瘤鞍区应用解剖. 中国临床解剖学杂志，21（5）：419-420.

杜百廉，范天生，杨书善，等，1964. 对颅骨有关结构与麻醉上颌神经及其分支关系的研究.（三）眶下孔、眶下骨、门齿孔、门齿管. 河南医学院学报，（18）：7-13.

杜百廉，范章宪，杨建生，等，1965. 国人颅骨副鼻窦的研究 I. 额窦. 解剖学报，8（2）：189-197.

杜百廉，李瑜如，范天生，等，1964. 对国人颅骨骨缝的研究—额缝. 河南医学院学报，（1）：10-12.

杜百廉，聂正明，李瑜如，等，1963. 对颅骨有关结构与麻醉上颌神经及其分支关系的研究.（一）腭大孔、翼腭窝和翼上颌裂. 河南医学院学报，（12）：1-5.

杜百廉，杨书善，范天生，等，1963. 对颅骨有关结构与麻醉上颌神经及其分支关系的研究（一）腭大孔、翼腭管和翼突上颌裂. 河南医学院学报，（12）：1-5.

杜清太，崔振方，孟昭纯，等，1988. 国人骶管裂孔的测量与观察. 菏泽医药，（3）：47.

杜希哲，杨玉田，1984. 国人切牙孔和切牙管的观察与测量. 西安交通大学学报（医学版），5（3）：291-294.

杜心如，卢世璧，2006. 股骨上段髓腔角度几何形态学研究. 中国临床解剖学杂志，24（5）：506-509.

杜心如，卢世璧，2006. 股骨上段髓腔径线研究及其临床意义. 中国临床解剖学杂志，24（4）：359-363.

杜心如，张一模，赵玲秀，等，2000. 腰椎上关节突外缘与椎弓根中心关系的解剖学观测及临床意义. 中国临床解剖学杂志，18（4）：319-321.

杜心如，赵玲秀，张一模，等，2000. 腰椎横突平分线与椎弓根侧方平分线关系的解剖学观测及其临床意义. 中国临床解剖学杂志，18（4）：317-318.

杜心如，赵玲秀，赵离钟，等，2009. 腰骶移行椎椎体及椎板的形态学特点及临床意义. 中国临床解剖学杂志，27（2）：162-165.

杜韵璜，黎昭洪，1980. 腘线的分型和解剖变异. 中国解剖学会1980年学术会议论文摘要汇编（第一集），66-67.

杜赵康，杨开明，王　勇，等，2014. 卵圆孔和棘孔的形态学观察及其临床意义. 解剖学杂志，37（6）：775-776，803.

段满生，曹　凯，王进华，等，2008. 肱骨远端髓腔内骨嵴的形态特点及其临床意义. 中国临床解剖学杂志，26（5）：500-502.

段满生，蒋电明，舒　勇，等，2004. 肱骨近段髓腔CT测量与假体柄设计的相关研究. 中国临床解剖学杂志，22（1）：67-70.

范静平，廖建春，吴　建，等，1996. 内窥镜蝶窦及蝶鞍区手术应用解剖学研究. 中国临床解剖学杂志，14（2）：95-98.

范静平，陆书昌，吴　建，等，1996. 筛窦顶壁的形态及其临床意义. 中国临床解剖学杂志，14（2）：81-83.

范天生，杜百廉，何国宏．，等，1964. 对国人颅骨骨缝的研究. 中国解剖学会学术讨论会论文摘要，4-5.

范岳年，1985. 国人坐骨大切迹的性差研究. 解剖学杂志，8（1）：61-64.

丰德宽，付海艇，1988. 第十肋软骨游离并肋尖综合征一例. 中国临床解剖学杂志，6（3）：178.

冯宝龄，李荣文，吉　勇，等，1997. 先天性距骨嘴1例. 中国临床解剖学杂志，15（2）：112.

冯宝龄，王树相，王　静，等，1997. 肱骨髁上突3例. 中国临床解剖学杂志，15（4）：280.

冯东侠，叶富华，徐卫东，等，2007. 枕髁形态学分类对下斜坡病变的手术意义. 中华神经外科杂志，23（4）：253-256.

冯光华，1982. 国人160例颅骨乳突的观察与测量机器X线的观察. 解剖学通报，5（增1上）：6.

冯光华，王重周，杨　锶，等，1989. 国人100例颅骨额窦的观察与测量. 四川解剖学杂志，9（1-2）：14.

冯国灿，罗希源，1980. 上肢长骨滋养孔的观察. 中国解剖学会1980年学术会议论文摘要汇编（第一集），50.

冯国平，胡守成，刘　斌，等，1994. 髂骨滋养孔观测与骨瓣移植治疗股骨头颈疾患术式的比较. 中国临床解剖学杂志，12（2）：141-142.

冯元富，朱世杰. 1981，200例腓骨滋养动脉孔的观察. 昌潍医学院学报，（1）：47.

符建元，1992，200眶骨性泪囊窝的观测及其临床意义. 解剖学杂志，15（4）：303-305.

符永育，史桂林，1983. 罕见的下眼睑萌牙一例报告. 口腔医学，3（3）：155，170.

付升旗，范锡印，刘恒兴，等，2010. 上颌窦与上颌后牙的位置关系及临床意义. 中国临床解剖学杂志，28（2）：142-145.

付小勇，张英琦，梅　凌，等，2009. 枢椎解剖学变异及临床意义. 中国临床解剖学杂志，27（5）：508-510.

付旭东，马　林，王新军，等，2009. 骨性颈静脉孔区的应用解剖. 解剖学杂志，32（1）：103-106.

傅成钧，秦志祥，廉爱兰，1999. 腭大孔的观察. 解剖学杂志，22（2）：180.

傅渊源，王华军，李义凯，等，2010. 肩胛冈和肩峰角的骨性观测及临床意义. 中国临床解剖学杂志，28（3）：268-271.

高不倚，1982. 双侧颞骨茎突过长一例. 广东解剖学通报，4（2）：193-194.

高海彬，吕大磊，郭佳琪，等，2015. 二分髌骨误诊为髌骨骨折法医学鉴定1例. 中国法医学杂志，30（4）：443，452.

高希春，1999. 茎突综合征120例X线分析. 滨州医学院学报，22（2）：134.

高雨仁，彭玉兰，宋　伟，等，1980. 腓骨滋养孔及腓骨滋养血管的应用解剖研究. 武汉医学院学报，9（3）：17-21.

高雨仁，王玉海，陈克文，等，1984. 股骨尺骨骨髓腔的应用解剖研究. 解剖学通报，7（3）：243-246.

高雨仁，杨桂姣，阎八一，1993. 人类颅顶骨缝的测量观察. 解剖学杂志，16（4）：330-333.

高玉治，孟令军，1993. 先天性前臂畸形并手畸形二例报告. 局部解剖学与临床，5（2）：26.

宫少青，杜永梁，1965. 中国人颧骨的特征. 解剖学报，8（2）：223-233.

宫少青，关国梁，1966. 南京颅骨的分区研究，I. 眶区第二部分. 解剖学通报，3（2）：50-54.

宫少青，关国梁，1966. 南京颅骨的分区研究，I. 眶区第三部分. 解剖学通报，3（2）：54-59.

宫少青，关国梁，1966. 南京颅骨的分区研究，I. 眶区第一部分. 解剖学通报，3（2）：44-49.

宫下公平，1934. 支那人下颚骨ノ研究.（其二）颐孔形态. "满洲医学杂志"，20（1）：61-68.

宫下公平，1934. 支那人下颚骨ノ研究.（一）颐孔. 二就テ. 满洲医科大学论抄，11：633-647.

宫下公平，1935. 支那人下颚骨ノ研究.（其六）. 各部ノ形态. "满洲医学杂志"，22（6）：985-1000.

宫下公平，1935. 支那人下颚骨ノ研究.（其五）. "满洲医学杂志"，22（4）：617-624.

龚志强，冯　琼，邱慈梧，等，2005. 二分髌骨误诊为髌骨骨折1例. 法医学杂志，21（1）：33.

谷建斌，王新生，张世勋，1996. 眶下孔位置的研究. 解剖学杂志，19（增）：3-4.

顾乃群，林元问，王绍恭，等，1985. 颅底卵圆孔形态观测及对X线投照的影响. 解剖学杂志，8（3）：225-228.

关国发，齐忠权，赵景波，等，1986. 乳突上嵴形态. 解剖学杂志，9（增）：29-30.

关汉川，何丽雄，1960. 鼻腔齿一例. 中华儿科杂志，8（2）：125.

贵　平，周水淼，梁伟平，等，2004. 骨性蝶腭孔的应用解剖. 中国临床解剖学杂志，22（6）：611-614.

郭　汾，1978. 腓骨血液供应的观察. 中华外科杂志，16（6）：347-349.

郭　祥，1988. 先天性桡骨，腕骨和第一掌骨缺损一例. 中国临床解剖学杂志，6（3）：147.

郭连魁，王绍坤，韩西城，1980. 腓骨的营养动脉与腓骨移植. 中国解剖学会1980年学术会议论文摘要汇编，69-70.

郭世绂，1957. 骶骨的畸形变异. 解剖学报，（1）：75-86，158-160.

郭世绂，魏肇安，张集圣，等，1962．足部骨骼之畸形变异及各骨的相互关系．解剖学报，5（2）：150-156．

郭云良，何标鸣，谭允西，等，1990．腰椎间关节的形态曲率及其力学分析．人类学学报，9（3）：255-259．

郭云良，陆光庭，韩　洵，等，1990．腰椎间关节的方位和力学分析．解剖学报，21（1）：5-9．

郭志坤，李　普，1982．国人锁骨的测量，观察及其与软组织的关系．青医学报，18（2）：135-140．

过建生，朱纪吾，1982．先天性桡尺骨发育不全两例报告．南通医学院学报，（3）：55-56．

韩　棣，杜清太，张德书，1980．腓骨滋养孔的位置的测定．中国解剖学会1980年学术会议论文摘要汇编，73．

韩　棣，申荷勤，张德书，等，1988．腓肠豆的观察．山东解剖学会1988年学术会议论文摘要汇编，96-97．

韩连斗，杨占林，1963．国人脊柱骨人类学的研究．山西医学杂志，7（2）：1-7．

韩连斗，杨占林，1965．国人胸骨的形态学研究．解剖学通报，2（2）：21-22．

韩向君，1993．东北地区出土颅骨缝间骨的研究．人类学学报，12（3）：285-286．

韩向君，段秀吉，廖庆平，等，1992．东北地区出土颅骨非测量性研究I．解剖学杂志，15（增）：9-10．

韩向君，段秀吉，廖庆平，等，1992．东北地区出土颅骨非测量性研究II．解剖学杂志，15（增）：10．

韩亚男，扈传午，李芳春，1962．国人足长及足弓高的测量．中国解剖学会1962年学术年会论文摘要I．大体解剖、人类学及神经解剖学，5．

郝　楷，柴麦娥，郭仁棣，1986．国人翼腭管的测量．解剖学通报，9（增）：4-5．

何　帆，尹庆水，马向阳，2006．寰椎后弓形态分类与椎弓螺钉固定的解剖学研究．中国临床解剖学杂志，24（3）：275-278．

何兆洋，王以仁，徐世广，2007．80例茎突综合征手术治疗报道．浙江临床医学，9（5）：673-674．

侯燕红，李学雷，王贵华，等，2004．下颌骨内外侧面副孔的分布．解剖学杂志，27（3）：319-320．

忽那将爱，和田格，1939．台湾省蕃族头骨二於ケル重要ナル血管通过孔ルツイテ．台湾医学会杂志，38（10）：1485-1501．

忽那将爱，和田格，1939．台湾省蕃族头骨二於ケル重要ナル血管通过孔ルツイテ．台湾医学会杂志，38（11）：1525-1542．

胡懋廉，吴学愚，谭惠风，等，1957．中国成人头颅骨的鼻部的测量．中华耳鼻喉科杂志，5（4）：257-261．

胡启仁，1959．国人硬脑膜静脉窦之初步观察．武汉医学院学报，（2）：148-157．

胡声宇，1985．国人颈椎横突孔的形态观察与测量．人类学学报，4（2）：132-137．

胡圣望，胡　勇，杨子琴，等，2004．下颌骨牙槽嵴的观测．解剖学杂志，27（2）：113，130．

胡嗣德，杨庆福，1988．鼻腔多生牙1例报告．现代口腔医学杂志，2（3）：188．

胡松林，胡圣望，丁继固，等，1983．国人翼管及其周围关系的观察与测量．解剖学通报，6（2）：91-95．

胡贤汉，黎屏周，1984．国人长骨滋养孔的观测．江西医学院学报，（1）：13-17．

胡兴宇，罗传富，胡　佳，1995．泸州地区颅骨角度的测量．解剖学杂志，18（1）：70-74．

胡玉婷，韩　卉，2004．翼腭窝的解剖学研究及临床意义．中国临床解剖学杂志，22（1）：104-105，108．

湖北医学院人体解剖学教研组，1963．湖北医学院科研论文选编，117-129．

户井田登，1935．支那人ノ鼻腔研究．第3篇 副鼻腔论 其1 上颌窦二就テ．"满洲医学杂志"，25（1）：113-126．

黄家鼎，白永庆，马洪坤，等，1980．国人寰椎横突后沟或管的观察．四川解剖学杂志，1（1）：36-37．

黄世章，苏丽芳，彭仁罗，等，1957．我国正常成人脑垂体窝的X线观察和分析．中华放射学杂志，5（3）：219-222．

黄伟坤，邱运荣，1964．茎突过长症．江西医学院学报，4（2）：40-42．

黄选兆，周谨文，1966．茎突过长症14例报告（附茎突舌骨韧带骨化一例）．武汉医学杂志，3（2）：131-132．

黄映宏，吴桂丽，黄楚绵，2008．副舟骨痛综合征的临床及X线诊断．中国现代医生，46（32）：141，145．

纪　涛，田　野，李正华，2008．二分髌骨1例分析．中国误诊学杂志，8（4）：986．

贾　勉，1987．青海西宁地区回族人寰椎横突后沟或管的观察．青海医学院学报，8（2）：58-61．

贾立本，1964．麻醉上颌神经和蝶腭节的颅骨解剖学研究．中国解剖学会学术讨论会论文摘要，203-204．

贾尚耿，焦甘泽，欧受禄，等，1984．国人脊柱骨110例的人类学调查．解剖学通报，7（增）：15．

江德平，于春秋，王友强，等，1997．双侧髌骨分离一例报道并文献复习．中国骨伤，10（4）：58．

江世荣，1985．腰椎棘突偏歪与腰腿痛无直接关系．临床应用解剖学杂志，3（3）：151-152．

姜翠华，赵彦文，李建设，1998．德州市儿童与青少年错牙合情况调查．齐鲁医学杂志，13（3）：196．

姜玉全，侯希敏，1989．胎儿骨化学成分分析．潍坊医学院学报，11（2）：53-54．

蒋常文，徐达传，2000．臂后侧手术入路的应用解剖．中国临床解剖学杂志，18（4）：344-345．

蒋美智，黄旋英，1965．国人颧骨眶结节与眶腔壁滑车凹，棘的观察．天津医学院学报，3（1）：50-53．

蒋振芳，韩群颖，王鹤鸣，1997．窦口鼻道复合体的应用解剖．中国临床解剖学杂志，15（3）：171-173．

焦甘泽，欧受禄，林光琪，等，1985．国人男性椎管的测量与观察．解剖学报，16（4）：352-358．

金德山，崔　虎，2011. 对称性双手多指、双足多趾畸形1例. 中国临床解剖学杂志，29（5）：599.

靳　颖，刘津平，李云生，2006. 人颅腭鞘管与犁鞘管的位置形态及断面解剖学观察. 解剖学报，37（3）：346-349.

酒井肇，1935. 支那人小儿下颚骨ノ研究. 其1 颐孔. "满洲医学杂志"，23（5）：971-979.

鞠晓华，鞠学红，王金平，等，2001. 颈椎钩突的解剖观察及临床意义. 潍坊医学院学报，23（3）：164-165,.

鞠学红，冯元富，1989. 山东地区100例成人枕骨大孔的形态学观测. 潍坊医学院学报，11（2）：28.

鞠学红，高培福，冯　蕾，等，2003. 蝶窦的CT与断层解剖比较研究. 中国临床解剖学杂志，21（2）：132-135.

康　健，1988. 成人骨性眼眶上下裂、眶下沟、管、孔、及视神经管的测量. 四川解剖学杂志，8（1-2）：71.

康仲涵，林金土，1982. 国人跟骨的距骨关节面的观察. 解剖学通报，5（增）：14-15.

赖中康，1989. 鼻腔牙伴鼻结石形成1例报告. 口腔医学，9（4）：189.

黎民义，1982. 国人筛孔的测量. 解剖学通报，5（Z1）：13-15.

黎屏周，1963. 中国人颅外耳道上棘的观察（摘要）. 江西医学院学报，3（1）：51-52.

黎屏周，1964. 国人外耳道上棘的观察. 解剖学通报，1（2）：117-119.

黎屏周，1978. 国人颅骨额缝的形态. 中国解剖科学会1978年学术年会论文汇编，165-166.

黎屏周，1978. 髁后管内开口的研究. 中国解剖科学会1978年学术年会论文汇编，163-164.

黎屏周，1980. 额窦表面投影（国人额窦形态学的调查研究之一）. 中国解剖学会1980年学术会议论文摘要汇编，14-15.

黎屏周，1982. 中国人肩胛骨人类学特征（一）. 解剖学通报，5（增1下）：120.

黎屏周，宋永春，张　鲁，等，1988. 国人颅骨鼻中隔畸形的检查报告. 解剖学杂志，11（增）：18.

黎屏周，张生贵，1978. 颅骨的观察. 中国解剖科学会1978年学术年会论文汇编，170-172.

李　珏，张雯君，王寿平，等，2011. 髂嵴连线和肋架下缘连线在椎体或椎间隙中定位的作用及意义. 中国临床解剖学杂志，29（4）：475-477.

李　强，贾树林，1997. 巨大跗间骨1例报告. 实用放射学杂志，9（1）.

李　仁，刘树元，岳家斌，等，1992. 推算成人蝶鞍面积的多元回归方程. 解剖学杂志，15（6）：467-469.

李　毅，徐　峰，1982. 骨性面神经管的形态观察. 解剖学通报，5（增1上）：90.

李宝实，张钟祥，1964. 有关颞骨手术的颞外解剖标志测量法. 中华耳鼻咽喉科杂志，10（2）：67-73.

李才友，代慧珍，2006. 磨牙连体牙1例. 中国临床解剖学杂志，24（2）：250.

李才友，代慧珍，2006. 磨牙牙中牙1例. 中国临床解剖学杂志，24（3）：304.

李才友，代慧珍，2008. 上切牙融合1例. 中国临床解剖学杂志，26（3）：347.

李法军，朱　泓，2003. 河北阳原姜家梁新石器时代遗址头骨非测量性状的观察与研究. 人类学学报，22（3）：206-217.

李官禄，1994. 国人剑突的形态学研究. 局解手术学杂志，3（3）：32-33.

李贵晨，1986. 颈静脉窝的应用解剖学研究. 临床解剖学杂志，4（1）：40-41.

李贵晨，张　荣，1982. 国人下颌骨颏孔的观察与测量. 解剖学通报，5（Z1）：16-20.

李汉云，钟世镇，徐达传，等，1986. 手舟骨的形态、血供及临床意义. 临床解剖学杂志，4（3）：141-144.

李惠民，1956. 中国人颅骨中缝间骨的观察. 中国解剖学会第二届全国会员代表大会宣读论文集，49.

李佳林，胡　滨，姜常勇，2008. 寰枕关节完全骨化2例伴先天脊柱裂1例. 中国临床解剖学杂志，26（5）：封3.

李建西，冯天祥，郭志坤，等，1984，211例腓骨滋养孔的观测. 新乡医学院学报，1（3）：24-27.

李金光，2004. 腰骶部移行椎与腰椎间盘突出症的关系. 苏州大学硕士学位论文，1-22.

李开华，1983. 额中缝的观察. 四川解剖学杂志，（3）：51-53.

李克攻，王　勇，1998. 人体躯干主要平面结构观测. 解剖学报，29（增）：49.

李立峰，2010. MSCT测量成人下颌骨舌下腺窝形态及其临床意义. 浙江大学硕士学位论文.

李名扬，陈子为，刘朝宝，等，1980. 国人长骨滋养动脉孔. 遵义医学院学报，3（1）：30-38.

李名扬，陈子为，王文贵，等，1980. 男女性股骨和髋骨的一些观察. 中国解剖学会1980年学术会议论文摘要汇编（第一集），63.

李名扬，王文贵，1984. 掌骨和跖骨的滋养孔. 解剖学通报，7（1）：58-63.

李名扬，陈子为，张万盛，等，1980. 胫骨和距骨的蹲踞小面. 中国解剖学会1980年学术会议论文摘要汇编（第一集），77.

李逢春，许宏基，1982. 国人下肢双侧长骨的不对称性. 解剖学通报，5（增1）：132-133.

李启明，王振虎，2010. 二分髌骨误诊为髌骨骨折1例. 临床军医杂志，38（5）：710.

李荣文，王克华，王树相，1997. 第3跖趾骨短小畸形伴第3楔骨缺如1例. 中国临床解剖学杂志，15（3）：167.

李沈生，1984. 茎突综合征（附四例报告）. 铁道医学，12（1）：29-30.

李文海，王效杰，藏　晋，等，1995. 镫骨上部结构的局部解剖学研究. 局解手术学杂志，4（2）：20-23.

李旭光，1966. 中国人颅骨翼区的研究（摘要）. 江西医学院学报，3（1）：50.

李旭光，1980. 中国人骨性泪囊窝及鼻泪管的测量. 解剖学报，11（2）：121-129.

李学雷，刘学敏，李和平，等，2003. 下颌骨外侧面副孔的测观及其临床意义. 中国临床解剖学杂志，21（1）：53-54.

李学雷，张建斌，刘学敏，等，2002. 下颌骨内侧面副孔的观测及其临床意义. 中国临床解剖学杂志，20（6）：451-453.

李义凯，叶淦湖，刘晓华，等，2003. 颈椎棘突的形态学特征及在颈部推拿中的临床意义. 中国临床解剖学杂志，21（1）：25-26.

李英平，郭瑞芳，薛景凤，等，2000. 股骨头凹及其滋养孔观察. 解剖学杂志，23（6）：572-574.

李应义，1983. 西北地区国人头骨额中缝的观察. 人类学学报，2（3）：301.

李应义，1985. 国人分裂颧骨的观察. 人类学学报，4（3）：281-285.

李应义，1988. 银川地区现代人肱骨髁上孔的观察. 解剖学杂志，11（增）：25.

李应义，池 皓，1987. 国人颅骨额鼻缝与颅顶缝形态类型的研究. 解剖学杂志，10（2）：148.

李应义，池 皓，1987. 银川地区人群腭型及腭圆枕的观察. 人类学学报，6（2）：167-168.

李应义，党汝霖，1981. 西安地区现代人下颌骨测量. 宁夏医学院学报，（1-2）：105-116.

李应义，党汝霖，1982. 中国人下颌圆枕的观察. 解剖学通报，5（增1上）：99.

李应义，党汝霖，1983. 国人下颌颏形与摇椅式下颌的观察. 解剖学通报，宁夏医学杂志，5（1）：22-23.

李应义，党汝霖，1983. 国人下颌颏形与摇椅式下颌的观察. 宁夏医学杂志，（1）：22.

李应义，党汝霖，1984. 国人下颌颏孔的观察和测量. 解剖学通报，7（4）：340-341.

李应义，郑靖中，1982. 中国人寰椎横突后沟或管的观察. 解剖学报，13（4）：378-380.

李永义，秦熙泉，1986. 国人颅底孔面积的对称性研究及由孔径推算面积的回归方程. 解剖学报，17（1）：22-27.

李永义，王建泽，邓宇和，等，1981. 国人眶下孔，管，沟的测量与改良眶下神经麻醉的探讨. 四川解剖学杂志，2（1）：49-52.

李瑜如，荆健英，聂正明，1965. 千例颅骨骨性眼眶的观测研究. II. 视神经管、眶上裂及眶下裂. 河南医学院学报，（22）：172-178.

李瑜如，牛富文，杨建生，等，1959. 国人骶骨1334例的观察和测量. 河南医学院学报，（6）：166-174.

李瑜如，周祥庭，杨建生，等，1962. 国人颅骨卵圆孔、棘孔、颈静脉孔、舌下神经管和枕骨大孔的初步观察. 中国解剖学会1962年学术年会论文摘要，2.

李瑜如，周祥庭，杨建生，等，1964. 国人颅骨卵圆孔及其周围一些结构的观察和测量. 解剖学报，7（3）：301-311.

李瑜如，周祥庭，杨建生，等，1965. 国人枕骨大孔及其周围某些结构的观察和测量. 解剖学报，8（4）：574-584.

李增炎，于振武，刘葆青，2000. 儿童先天性垂直距骨手术治疗效果分析. 河北医科大学学报，21（5）：291-292.

李珍年，1957. 中国人颅骨诸变异的调查. 沈阳医学院论文集.

李之琨，莫经国，1983. 跟骨骨刺与小趾展肌神经. 临床应用解剖学杂志，1（1）：41-42.

李志军，蔡永强，李筱贺，等，2006. 椎板下棘的解剖学特征及其临床意义. 中国临床解剖学杂志，24（4）：374-377x.

李志军，李筱贺，蔡永强，等，2006. 椎骨横突肋凹的解剖学及其临床意义. 解剖学杂志，29（3）：355-356.

李志军，李筱贺，蔡永强，等，2006. 椎骨肋头关节肋凹的解剖学及其临床意义. 解剖学杂志，29（3）：351-354.

李志军，王 瑞，郭文通，等，1999. 寰椎侧块内侧结节和齿齿侧关节的观测. 解剖学杂志，22（3）：265.

李志军，王 瑞，郭文通，等，1999. 腰椎下关节突的形态观察及其临床意义. 解剖学杂志，22（1）：75-78.

李忠华，石 瑾，王庆荣，等，1998. 距骨尾的形态特点及临床意义. 中国临床解剖学杂志，16（4）：328-330.

李忠周，邱 实，邵兴周，等，1980. 新疆地区维吾尔族正常人枕骨大孔151例X线的测量和分析. 中国解剖学会1980年学术会议论文摘要汇编（第一集），7.

李忠周，邵兴周，邱 实，等，1982. 新疆地区哈萨克族正常人枕骨大孔43例想线的测量. 解剖学通报，5（Z1）：171-172.

李佐顺，刘云波，路玉春，1995. 400例800侧视神经孔形态的X线解剖. 中国临床解剖学杂志，13（4）：280-282.

梁克义，1957. 茎突过长症. 中华儿科杂志，5（3）：227-229.

梁树立，漆松涛，彭 林，等，2001. 颈静脉孔的应用解剖学研究. 解剖学杂志，24（6）：580-583.

廖建春，陈菊祥，王海青，等，1999. 蝶窦的影像解剖学研究. 中国临床解剖学杂志，17（4）：309-311.

廖建春，郎军添，王海青，等，1999. 后筛窦的影像解剖学研究. 中国临床解剖学杂志，17（4）：302-304.

廖建春，李 健，陆书昌，1994. 蝶上筛房的外科解剖. 中国临床解剖学杂志，12（2）：130-131.

廖进民，何丽娜，1993. 茎乳孔及其邻近结构的应用解聘学研究. 广东解剖学通报，15（2）：104-106.

廖进民，彭华山，王爱莲，1993. 卵圆窗龛后隐窝的应用解剖学研究. 中国临床解剖学杂志，11（4）：271-273.

廖立青，李义凯，赵德强，等. 寰椎椎动脉沟的解剖学观测.. 解剖学杂志，2018，41（5）：567-570.

刘 方，李中垫，1980. 国人腓骨滋养孔的观察. 中国解剖学会1980年学术会议论文摘要汇编，73-74.

刘 军，要瑞莉，2008. 枕间骨变异1例. 中国临床解剖学杂志，26（2）：215.

刘 武, 何嘉宁, 吴秀杰, 等, 2006. 山顶洞人与现代华北人头骨非测量性特征比较及中国更新世晚期人类演化的一些问题. 人类学学报, 25 (1): 26-41.

刘 毅, 1990. 先天性双手第一掌骨缺如一例. 中国临床解剖学杂志, 8 (3): 155.

刘保朋, 2004. 副舟骨痛综合症的分型与治疗. 辽宁中医杂志, 31 (11): 919.

刘秉超, 王克来, 2004. 先天性垂直距骨诊治进展. 山东医药, 44 (21): 68-69.

刘东梁, 蔡剑雄, 肖辉南, 1992. 根据女性胸骨形态变化推算年龄的研究. 法医学杂志, 8 (1): 9-14, 48, 50-51.

刘芬兰, 赵建文, 刘远峰, 1998. 成人月骨的观察. 解剖学杂志, 21 (2): 180-181.

刘丰春, 郭云亮, 丁士海, 1992. 颈椎间关节关节面的形态、面积及其力学分析. 解剖学杂志, 15 (2): 339-341.

刘海兴, 李向春. 双侧茎突异常肥大一例. 解剖学杂志, 2002, 25 (2): 121.

刘良发, 王爱莲, 杨月如. 后鼓室的应用解剖学研究. 中国临床解剖学杂志, 1992,, 10 (2): 91-93, 156-157.

刘琳如, 樊晓霞, 陈梦玥, 等, 2019. 六千年前河南淅川下王岗人群下颌骨形态的观察对比. 解剖学杂志, 42 (3): 283-286.

刘美音, 1979. 中国人颏孔的观察. 沂水医专学报, 1 (1): 13-18.

刘美音, 王宏宇, 尹群生, 等, 1986. 国人骨性鼻腔的测量. 解剖学通报, 9 (增): 3.

刘美音, 王宏宇, 尹群生, 等, 1987. 中国人眶下孔的观察与测量. 临沂医专学报, 9 (Z2): 121-124.

刘美音, 王怀经, 段德刚, 1990. 中国人颏孔与下颌孔的研究. 临沂医专学报, 12 (2): 85-87.

刘美音, 张光旨, 王怀经, 等, 1984. 国人骨眶眶下孔的观察与测量. 解剖学通报, 7 (增): 24-25.

刘牧之, 1978. 第七颈椎形态学的调查. 科研资料选编 (一军大), (13): 38-40.

刘牧之, 1978. 国人颅骨部分项目的非测量性观察 (摘要), 第一军医大学科研资料选编, (13): 41-43.

刘牧之, 1978. 国人颅骨部分项目的非测量性观察. 中国解剖科学会1978年学术年会论文汇编, 169-170.

刘庆麟, 曾尧祥, 肖尚英, 等, 1983, 1292例颅骨额缝的观察. 解剖学通报, 6 (4): 321-323.

刘元清, 姜春秋, 杜昌连, 1999. 破裂孔的观测与临床意义. 中国临床解剖学杂志, 17 (2): 117.

刘运泉, 李仲购, 郑达人, 等, 1994. 剑突的临床解剖研究. 局解手术学杂志, 3 (2): 9-12.

刘正津, 何光篯, 陈尔瑜, 等, 1982. 人类腓骨的形态. 解剖学报, 13 (3): 255-261.

刘正津, 何光篯, 程耕历, 等, 1983. 腓骨营养孔的观察. 四川解剖学杂志, 3 (1): 1-7.

刘正宇, 焦红杰, 张承志, 2000. 第四掌骨先天性大部分缺如1例. 大理医学院学报, 9 (2): 84.

柳祥庭, 韩 琢, 1983. 先天性肩胛骨升高. 解剖学通报, 6 (2): 169-170.

柳新华, 卢凤山, 周瑞芳, 1997. 翼腭窝神经阻滞麻醉的临床应用. 现代口腔医学杂志, 11 (3): 204-205.

卢 范, 雷晓寰, 韩文江, 等, 1986. 蝶窦与蝶鞍区的显微外科解剖. 中国神经精神疾病杂志, 13 (6): 338-341.

卢秉文, 陈洪斌, 1986. 国人成人翼突的人类学观测. 解剖学杂志, 9 (增): 30-31.

卢诗军, 2010. 双侧茎突异常1例. 中国临床解剖学杂志, 28 (2): 122.

卢守祥, 蒋振东, 马兆龙, 1981. 国人寰椎形态的观察和测量. 解剖学通报, 4 (Z1): 140-145.

卢守祥, 孙 潮, 1984. 国人腭的形态研究 (四) 102例成年女性硬腭的观察. 解剖学通报, 7 (增): 7-8.

卢守祥, 孙 潮, 1987. 国人腭圆枕的调查. 人类学学报, 6 (1): 78.

陆 宏, 霍正浩, 师志云, 等, 2008. 宁夏回族和汉族群体指长比的研究. 解剖学报, 39 (2): 267-271.

陆 炯, 1986. 鼻腔额外牙1例. 苏州医学, 9 (4): 26.

陆 炯, 1987. 鼻腔额外牙一例. 江苏医药, 13 (4): 224.

陆成梁, 1989. 中国人胎儿四肢长骨的生长发育. 解剖学报, 20 (2): 138-141.

陆有璠, 1987. 寰椎后桥和侧桥的观察. 四川解剖学杂志, 7 (1): 18-22.

陆忠琪, 张奎启, 1983. 新生儿上颌窦的观测. 遵义医学院学报, 6 (2): 19-22.

路振富, 兰行简, 1984. 颏孔的形态与颏神经麻醉的意义. 临床应用解剖学杂志, 2 (3): 152, 163.

罗 滨, 徐能全, 吴东保, 等, 2004. 髌骨测量参数分析及其在髌骨假体设计中的意义. 中国临床解剖学杂志, 22 (6): 608-610.

罗 毅, 计家兴, 何文华, 等, 1986. 髂嵴连线与腰椎的关系 (国人511例X线片的调查). 中华麻醉学杂志, 6 (4): 237-238.

罗吉伟, 黄美贤, 史占军, 等, 2007. 华南地区人髌骨 Wiberg's 和 Baumgartl's 形态学分型的流行性病学研究. 中国临床解剖学杂志, 25 (1): 7-9.

罗颂椒, 段玉贵, 徐 玲, 1985. 先天缺牙和牙颌畸形. 华西口腔医学杂志, 3 (4): 238-241.

罗英男, 尹群生, 1986. 国人205支腓骨滋养孔的观察. 山东解剖学会1986年学术会议论文摘要汇编, 5.

罗映晖, 林元问, 1990. 月骨的血供及其临床意义. 中国临床解剖学杂志, 8 (3): 151-152, 189.

罗裕群, 1980. 国人腓骨滋养动脉孔的调查. 中国解剖学会1980年学术会议论文摘要汇编, 74.

罗裕群, 1982. 广西人颅眶上孔（切迹）、眶下孔及颏孔三者的观察和测量. 广西医学院学报,（3）: 51-57, 61.

罗裕群, 1982. 广西人颅眶上孔（切迹）、眶下孔及颏孔三者的位置关系. 解剖学通报, 5（增1上）: 87.

洛树东, 侯施霈, 傅成钧, 等, 1983. 国人顶间骨的观察. 人类学学报, 2（3）: 247-252, 306.

吕光宇, 陈楚璎, 魏新邦, 等, 1986. 蝶窦骨性开口的解剖. 中华耳鼻咽喉科杂志, 21（1）: 33-34.

吕锦燕, 2007. 现代中国人眼眶的形态变异. 人类学学报, 26（2）: 128-137.

麻林广, 汤世勇, 2012. 二分髌骨误诊为髌骨骨折1例. 刑事技术,（2）: 69-70.

马桦, 张邛, 孙光华, 1988 100例国人蝶腭孔及其邻近结构的解剖. 南京医学院学报, 8（2）: 159-160.

马世峰, 张少杰, 李志军, 等, 2010. 肋骨肋头关节面的解剖学观测及其临床意义. 局解手术学杂志, 19（6）: 468-470.

马玉祥, 宋宇, 杨铭, 等, 2010. 骨性外耳门的形态学. 解剖学杂志, 33（2）: 255.

马兆龙, 薛振东, 卢守祥, 等, 1981. 国人枢椎的形态观察和度量. 解剖学通报, 4（4）: 338-342.

毛矗, 朱永波, 李永华, 等, 2011. 右跟骨结节副骨1例. 中国医学影像技术, 27（9）: 1787.

毛翊章, 王明珠, 陈锡满, 1987. 国人硬腭深度的应用解剖学研究. 解剖学杂志, 10（2）: 113-114.

梅炯, 俞光荣, 朱辉, 等, 2004. 跟骨及其周围结构的临床解剖学研究. 中国临床解剖学杂志, 22（1）: 36-39.

孟新文, 边江, 安勤德, 2011. 右小腿及足多处畸形1例. 中国临床解剖学杂志, 29（2）: 237.

慕明章, 李宝堂, 1995. 误诊先天性二分髌骨4例报告［J］. 临床误诊误治, 8（3）: 108.

穆文新, 1986. 50例茎突综合征的总结. 陕西新医药, 15（4）: 29-30.

穆文新, 1987. 茎突过长导致面瘫一例. 中华耳鼻咽喉科杂志, 22（3）: 136.

倪辉, 刘建航, 朱芳武, 1998. 广西壮族腰椎骨纤维管的观测. 解剖学杂志, 21（1）: 76-79.

欧受禄, 焦甘泽, 林光琪, 等, 1985. 骶骨背面与耳状面的观察与测量. 解剖学杂志, 8（4）: 345.

潘根宏, 1988. 先天性单侧腓骨缺失1例. 陕西医学杂志,（2）.

潘曦东, 张玉和, 单云官, 等, 1993. 腕高率及尺桡骨远端关系的解剖学观察. 广东解剖学通报, 15（1）: 1-3.

潘曦东, 张跃明, 丁士海, 1996. 骨性外耳门的测量研究. 解剖学杂志, 19（1）: 75-77.

庞伟峰, 苏巍, 张绍军, 等, 2013. 双膝二分髌骨1. 例. 中国当代医学, 20（1）: 147-148.

彭珍山, 1996. 国人内耳门的形态观察及测量. 解剖与临床, 1（1）: 10-11.

齐树青, 陈渊辉, 陈明源. 2011. 罕见先天性第1掌骨缺如并重复拇指畸形1例. 中国临床解剖学杂志, 29（2）: 196.

钱月楼, 陈小武, 王秋桂. 1998. 骨性上颌窦的观察与测量. 解剖学杂志, 21（增）: 2.

秦登友, 1984. 国人腭大孔和翼腭管的应用解剖学. 临床应用解剖学, 2（1）: 36-39.

秦小云, 王伯钧, 夏春波, 等, 2004. 下颌骨的显微解剖学特征及其临床意义. 中国临床解剖学杂志, 22（4）: 367-370.

秦月琴, 程心恒, 吴晋宝, 等, 1984. 股骨滋养孔及滋养动脉. 解剖学报, 15（3）: 239.

青海医学院解剖教研室, 1978. 西宁地区回族颅骨额窦的研究. 中国解剖科学会 1978 年学术年会论文汇编, 152-153.

青海医学院解剖教研室, 1978. 西宁地区回族颅骨额窦类型的观察. 中国解剖科学会 1978 年学术年会论文汇编, 152.

邱敬清, 1964. 有关国人鼓鳞裂的探讨. 中国解剖学会学术讨论会论文摘要 I. 大体解剖、人类学及神经解剖学, 13.

曲永松, 吕美玲, 于海萍, 等, 2009. 胸腰椎上关节突棘的观测及临床意义. 中国临床解剖学杂志, 27（1）: 49-51.

任光金, 丁士海, 武传德, 1989. 下肢长骨骨重的非对称性. 人类学学报, 8（2）: 155-157.

任光金, 武传德, 1981. 中国成年髌骨骨重的非对称性. 沂水医专学报, 3（2）: 191-192.

任国良, 姚友生, 姚作宾, 1993. 颈静脉孔骨桥的解剖观察. 中国临床解剖学杂志, 11（1）: 31-33, 82.

任国良, 姚友生, 姚作宾, 等, 1995. 指、趾骨滋养孔的观察. 解剖学杂志, 18（1）: 11-14.

闫培贵, 陈逸琴, 1985. 鼻腔牙形成鼻结石一例. 广西医学, 7（6）: 344-345.

沙明华, 胡晓苏, 2009. 双侧肋变异1例报道. 四川解剖学杂志, 17（3）: 77.

山东龙口北皂矿医院五官科, 1985. 罕见的鼻底部多生齿1例报告. 烟台医学,（1）: 11.

商维荣, 陈克功, 1996. 腭大孔及其毗邻解剖的研究. 解剖学杂志, 19（增）: 4.

尚虹, 韩康信, 李振光, 2003. 广饶新石器时代人类头骨的小变异. 人类学学报, 22（3）: 218-224.

邵象清, 1978. 骨骼性别鉴定的新研究—耻骨的性别鉴定. 中国解剖科学会 1978 年学术年会论文汇编, 173.

邵象清, 张善庆, 1954. 论中国人翼上骨的类型. 解剖学报, 1（2）: 219-230, 287-288.

邵兴周, 崔静, 杨振江, 等, 1988. 洛浦县山普拉出土颅骨的初步研究. 人类学学报, 7（1）: 26-38, 99-100.

佘晓欣, 鄢荣, 2016. 二分髌骨法医学鉴定1例. 中国法医学杂志, 31（4）: 421, 423, 434.

佘永华, 1982. 525例骶骨的测量. 南充医专学报,（1）: 22-27.

沈福彭, 孙启福, 1982. 国人股骨的测量与观察: I 股骨长、扁平指数及嵴指数. 青岛医学院学报, 18（2）: 17-21.

沈怀亮, 1988. 国人趾骨数目X线观察（附 1223 例报告）. 广东解剖学通报, 10（1）: 46.

沈维高, 何欣, 鞠文博, 2008. 双侧六指、趾畸形1例. 中国临床解剖学杂志, 26（6）: 707.

沈秀兰, 1994. 左足三角骨骨髓炎1例报告. 医学影像学杂志.（2）: 70.

沈宗起，1988. 国人下颌骨对称性的观察与测量. 解剖学杂志，11（2）：142.

沈宗起，1990. 国人髋骨的测量及观察. 解剖学通报，13（1）：82.

沈宗起，宋远清，常凤鸣，1982. 国人髋骨的研究（二）对耳前沟、髂结节的观察与测量. 解剖学通报，5（增1下）：128.

盛成，蒋志毅，郁波，等，2003. 额窦筛窦向眶顶气化的应用解剖. 中国临床解剖学杂志，21（2）：156-157.

盛志杰，1988. 颅骨卵圆孔的研究. 临床解剖学杂志，4（3）：173-175.

石世庆，1980. 中国人肱骨滑车上孔之调查. 中国解剖学会1980年学术会议论文摘要汇编（第一集），52-53.

石世庆，蔡奕翰，1982. 中国人股骨滋养孔的调查. 解剖学通报，5（增刊1下）：180.

石世庆，张为龙，戴桂林，1960. 中国人锁骨人类学的研究. 吉林医大学报，2（1）：31-42.

石世庆，张为龙，戴桂林，1960. 中国人锁骨人类学的研究. 吉林医科大学学报，2（1）：31-42.

石献忠，韩卉，赵靖，2005. 筛窦外侧壁显微外科解剖学. 解剖学杂志，28（3）：347-348.

石耀华，万景川，1964. 558例正常青年之鼻窦X线检查. 中华耳鼻咽喉科杂志，10（1）：49.

石义生，吴学愚，胡懋廉，1957. 中国成人乳突之解剖研究. 上海第一医学院学报，（3：）205-2098.

史纪伦，张炳常，1953. 中国成人头骨之翼上骨和额颞缝的观察，解剖学报，1（1）：111-116，144.

舒锦琪，杨仲昆，刘时生，等，1986. 成人脑颅正中矢状面定位的研究. 临床解剖学杂志，4（1）：28-30.

舒先涛，张纯清，1986. 成人下颌第三磨牙阻生和先天性缺失的调查. 临床解剖学杂志，4（4）：244-245，256.

司建忍，马桦，王忠植，1988. 国人骨性蝶腭孔和翼管的应用解剖. 中华耳鼻咽喉科杂志，23（3）：153-155.

四川医学院附属口腔医院口腔颌面外科，1972. 颅骨颌面部神经孔的测量. 四川医学院学报，3（2）：136-144.

宋菲，丁士海，2011. 国人骨骼的观察：肩胛骨. 内部资料.

宋恩旭，王学礼，1979. 腓骨滋养孔的解剖与临床意义. 中华医学杂志，59（5）：261-264.

宋一丁，宋国余，2006. 二分髌骨误诊骨折三例. 中国骨与关节损伤杂志，21（4）：292.

宋振东，1931. 支那人头盖骨ニ於ケル导血管ニ就テ. "满洲医学杂志"，15（3）：335-346.

孙博，程军平，1981. 椎骨棘突末端形态与新医正骨诊治手法的关系. 解剖学通报，4（Z1）：258-264.

孙博，程军平，苍正文，1983. 颈椎X线侧位平片中"双突""双边"征的解剖学研究. 解剖学通报，第一军医大学学报，3（1）：27-30.

孙潮，卢守祥，1986. 国人上颌智牙的研究. 解剖学通报，9（增）：8-9.

孙潮，任国山，席焕久，1992. 中国人肩胛骨脊柱缘的观察. 石家庄医专学报，9（3）：13.

孙潮，任国山，赵和平，等，1991. 国人肩胛下窝的观察和测量. 石家庄医专学报，8（4）：20.

孙潮，席焕久，1986. 国人肩胛冈的观察. 解剖学杂志，9（1）：24，76.

孙潮，席焕久，1986. 中国人肩胛骨的观察. 人类学学报，5（4）：372-376.

孙勇，吴晋宝，1988. 肩胛骨滋养孔及血供的研究. 解剖学杂志，11（3）：163-167.

孙广林，孙义清，吴玉琳，等，1994. 后天性腰椎峡部不连发生机制的解剖学分析. 中国临床解剖学杂志，12（1）：21-23.

孙敬武，汪银凤，陈晓虹，等，2000. 经鼻腔内窥镜蝶窦鞍区手术解剖及其临床应用. 中国临床解剖学杂志，18（3）：199-200.

孙瑞芬，于静红，李志军，等，2016. 腰椎黄韧带肥厚骨化的数字化表现. 中国临床解剖学杂志，34（1）：59-62.

孙善昌，何恩深，1964. 腭大孔—翼腭凹麻醉法对上颌磨牙手术的临床分析（附我国正常头颅腭大孔、翼腭管152侧测量）. 中华口腔科杂志，10（6）：403-405.

孙尚辉，欧永章，1988. 南京现代人颅骨的测量. 人类学学报，7（3）：215-218.

孙树功，宋鹤九，马仁俊，等，1988. 中国人眶外侧沟的研究. 南京医学院学报，8（1）：44-45，94.

孙树功，赵林昌，松鹤九，等，1982. 中国人环椎的形态观察和测量. 解剖学通报，5（增1上）：109-110.

孙义清，1982. 国人颅骨顶孔观察. 解剖学通报，5（3）：1-3.

孙义清，薛景凤，吴玉林，1993. 髁间隆起及髁间前后区的观察与测量. 解剖学杂志，16（1）：85.

孙永华，吉爱国，注生源，等，1984. 颅骨鼻部的研究. 解剖学通报，7（增）：23.

覃励明，徐永清，2006. 头状骨、月骨、三角骨和钩骨的测量及意义. 中国临床解剖学杂志，24（2）：149-152.

谭洪，钱连忠，1991. 男性成年人肋骨变异的X线形态学研究. 解剖学杂志，14（4）：290-293.

谭婧泽，2002. 中国古代人骨眶上孔和舌下神经管二分发生率的调查与日本人起源问题的讨论. 人类学学报，21（1）：14-22.

汤羽，谢大奎，王贵勤，等，2006. 骨性鼻中隔的观测. 解剖学杂志，29（2）：264.

唐军，纪荣明，党瑞山，等，1997. 上颌神经行经结构的应用解剖. 解剖学杂志，20（6）599.

唐国琛，胡新友，姜华山，等，1984. 中国北方人下颌孔与下颌小舌的观察. 解剖学通报，7（增）：29.

唐国琛，王继堂，胡新友，等，1982. 中国北方1000个人颅眶区的研究.（二）眶上裂与眶下裂. 解剖学通报，5（增1上）：84-85.

唐绍德，张泽陶，陈黔南，1984. 523例下颌骨的下颌圆枕、颏形及摇椅椅式下颌骨的观测. 贵阳医学院学报，9（1）：7-10.

唐韫孟，1979. 国人硬脑膜静脉窦窦汇类型的观察. 昌潍医学院学报，（2）：17-26.

唐韫孟.1964. 国人下颌孔及下颌小舌的初步观察. 中国解剖学会学术讨论会论文摘要 I. 大体解剖、人类学及神经解剖学，15.

陶　海，马志中，姜　荔，2000. 视神经管的显微外科解剖及其临床意义. 中国临床解剖学杂志，18（4）：296-298.

陶永松，钟世镇，徐达传，等，1984. 排球运动员冈下肌萎缩症的解剖学研究. 解剖学报，15（1）：1-8.

田　铧，王建华，尹群生，等，2001. 颏管的形态特点及其临床意义. 中国临床解剖学杂志，19（3）：215-216.

田秀春，陈瑞芬，高汝贵，等，1984. 颅骨颅底诸孔的测量. 中国医科大学学报，13（1）：21-25.

佟德顺，郑祥芝，王作刚，1982. 国人颞骨茎突的形态学观察. 解剖学通报，5（4）：1-4.

童荣璋，夏瑞明，夏国园，等，1995. 寰椎后椎动脉沟X线的观察. 中国临床解剖学杂志，13（4）：288.

万玉碧，1963. 中国人第三、四、五趾趾骨数量的观察，解剖学报，6（3）：320-326.

汪　澜，胡兴宇，李友济，1980. 翼区骨缝样式和翼上骨的观察. 泸州医学院学报，（4）：20-28.

汪　澜，胡兴宇，李友济，1981. 100例人枕鳞的观察研究. 泸州医学院学报，1981，4（1）：8-11.

汪　澜，胡兴宇，李有济，1980. 颅骨额中缝的观察. 泸州医学院学报，1980，3（4）：29-33.

汪立鑫，1966. 腓肠肌外侧头的籽骨. 解剖学通报，3（2）：64.

汪兆麟，吴惠城，张生平，1981. 海南岛海口地区中国人110例下颌骨的测量. 广东解剖学通报，3（2）：231-232.

王　衡，王广新，1982. 成年人上肢长骨长度与重量的测量. 新疆医学院学报，5（Z1）：178-179.

王　钦，1995. 颅骨硬腭的观测. 解剖学杂志18（4）：366-367.

王　钦，胡云成，1991. 听小骨的形态及滋养孔观察. 解剖学杂志，14（1）：40-41.

王　煜，陈　坚，吴开华，等. IX X XI脑神经和颈静脉孔的显微解剖研究. 中国临床解剖学杂志，2004，22（3）：237-239.

王爱莲，程华青，1982. 上鼓室窦的应用解剖研究. 解剖学术论文汇编（第一集），1-5.

王爱莲，员彭年，魏治国，等，1983. 鼓室窦的应用解剖研究. 解剖学通报，6（2）：114-118.

王春云，1999. 经腭大孔行翼腭窝注射治疗鼻钮的解剖学基础. 解剖与临床，4（4）：236-237.

王凤林，赵保东，李德荣，1989. 国人颈静脉孔的测量. 人类学学报，8（1）：91-92.

王广顺，娄祖德，1989. 小儿先天性尺桡骨近端融合二例. 中国临床解剖学杂志，7（1）：8.

王广新，1992. 成人四肢长骨的非对称性. 广东解剖学通报，14（1）：10-13.

王广新，王　衡，1982. 成年人下肢长骨长度与重量的测量. 新疆医学院学报，5（Z1）：180-181.

王贵春，曹福成，1960. 鼻腔齿一例. 中华儿科杂志，8（2）：125.

王国巨，刘淑文，张立忠，等，1990. 眶上孔（或切迹）及额内侧孔（或切迹）的调查. 解剖学杂志，13（增）：3.

王国巨，于景龙，2000. 国人舌下神经管的观察. 解剖学杂志，2000，23（增）：4.

王海斌，彭厚诚，吴德昌，1991. 应用Hetson方程式预测国人下颌孔的位置. 中国临床解剖学杂志，9（4）：224-225，255-256.

王翰章，1963. 颅骨和面部神经孔的测量分析，1963年全国口腔学术会议论文汇编，14.

王季勋，夏瑞淦，1986. 先天性巨肢指趾畸形三例报告. 临床解剖学杂志，4（2）：107.

王继堂，胡新友，唐国琛，等，1982. 中国北方1000个人颅眶区的研究.（一）眶区前部. 解剖学通报，5（增1上）：84.

王建民，1998. 先天性双侧髌骨缺如1例. 中国临床解剖学杂志，16（1）：34.

王建平，1985. 双侧腕舟骨二分骨畸形一例. 临床应用解剖学杂志，3（3）：134.

王俊侯，杜　廷页，田　光，1989. 躯干骨一些结构变异的观测. 中国临床解剖学杂志，7（1）：42-43，64.

王俊侯，田　光，杜　廷页，等，1984，100套国人男性骨骼的研究 四、一些躯干骨结构的观测. 中国解剖学会学内蒙古分会1984年学术年后论文汇编，10.

王克钢，姜常勇，1998. 胸椎及肋骨数目增多1例. 中国临床解剖学杂志，16（4）：293.

王连璞，丁晓慧，苏学忠，等，1997. X线髋臼顶皮质中断型及股骨头无凹型的基础研究. 解剖学杂志，20（3）：212-215.

王连璞，赵建，王海东，等，1994. 股骨头凹及髋臼的X线研究. 解剖学杂志，17（6）：473-476.

王令红，1988. 华北人头骨非测量性状的观察. 人类学学报，7（1）：17-25，97-98.

王令红，孙凤喈，1988. 太原地区现代人头骨的研究. 人类学学报，7（3）：206-214.

王培信，谢逸波，李培浩，等，2008. 双侧罕见距骨嘴舟骨唇1例. 中国临床解剖学杂志，26（5）：512.

王启华，刘庆麟，1987. 尺桡骨的形态学研究. 广东解剖学通报，9（2）：7-15.

王启华，刘庆麟，1988. 肱骨结节间沟（二头肌沟）的形态学研究. 解剖学报，19（1）：7-10.

王启华，刘庆麟，1988. 前臂骨的滋养孔和滋养动脉. 解剖学通报，11（增）：41.

王启华，刘庆麟，1989. 桡尺骨滋养孔和滋养动脉的研究. 广东解剖学通报，11（2）：76-81.

王汝信，鲍明新，1984. 青岛汉族颅骨某些角度的测量. 人类学报，3（1）：32-36.

王绍坤，高雨人，洛树东，1980. 国人骶骨几项指标的观察与测量. 中国解剖学会1980年学术会议论文摘要汇编（第一集），46.

王世濬，王绍恭，王健民，1963. 从国人3846具颅骨研究二分颧骨的出现率并分析其出现原因. 南京医学院学报，（3）：145-172.

王淑萍，张洪健，丁士海，2011. 国人骨骼的观察：乳突及乳突上嵴. 内部资料.

王栓科，闵坤山，1997. 双侧先天性髌骨缺如1例. 中国临床解剖学杂志，15（2）：144.

王新生，谷建斌，1996. 眶上切迹（孔）位置的研究. 解剖学杂志，19（增）：3.

王永贵，余哲，李祥瑞，等，1978. 对人腰脊柱的观察测量. 中国解剖科学会1978年学术年会论文汇编，154.

王永豪，翁嘉颖，1964. 中国人下颌骨的非测量性观察. 中国解剖学会学术讨论会论文摘要，14-15.

王永豪，翁嘉颖，王健民，1954. 中国人下颌颏孔的研究. 解剖学报，1（2）：201-210.

王永珍，郭强苏，吴晋宝，等，1988. 国人骶髂关节面测定及其应力与负荷的关系. 解剖学报，19（4）：342-347.

王月初，毕于顺，张光旨，1989. 颞骨茎突的形态. 解剖学杂志，12（1）：60.

王允彦，刘毅，王涛，1993. 先天性尺桡骨骨性连接1例. 中国临床解剖学杂志，11（1）：30.

王之一，陈长发，1991. 肱骨结节间沟的解剖学观测及其临床意义. 中国临床解剖学杂志，9（3）：151.

王之一，陈长发，杜光祖，等，1993. 比目鱼肌线的解剖学观测及其临床意义. 广东解剖学通报，15（2）：114-115.

王之一，顾树华，陈小玲，1992. 新生儿趾骨数目的观察. 解剖学杂志，15（2）：142.

王志敏，时申汉，操和魁，等，1991. 正常国人趾骨节数X线平片分析（附500例报告）. 实用放射学杂志，（2）122-123.

韦丽泉，朱晞，杨最素，等，2002. 颞骨关节后突的形态学研究. 解剖学杂志，25（6）：584-585.

魏博源，陆旭光，1987. 现代华南人恒齿测量和齿尖形态观察研究. 人类学报，6（2）：139-143.

魏焕萍，张金波，单云官，1997. 椎骨骨质增生的形态与组织学观察. 中国临床解剖学杂志，15（4）：273-275.

魏锡云，林元问，1988. 国人（南京地区）颏孔的研究. 人类学报，7（3）：281-283.

魏占东，张平，李泽山，1982. 国人下肢长骨滋养孔的调查研究. 解剖学通报，5（3）：27-32.

文卫平，李健，史剑波，等，2005. 内窥镜下与颅底相关的鼻腔鼻窦解剖标志的研究. 中国临床解剖学杂志，23（4）：381-384.

闻胜华，陈好德，郑放，等，1989. 手舟骨的动脉供应及其临床意义. 解剖学报，20（3）：225-229.

吴建，肖壁君，陆书昌，等，1996. 前筛窦解剖学分型及其临床意义. 中国临床解剖学杂志，14（2）：84-85.

吴恩惠，1956. 正常颅骨的X线分析. 中华放射性杂志，4（3）：226-234.

吴鹤金，1998. 茎突综合征45例报告. 临床耳鼻咽喉科杂志，12（4）：178.

吴惠城，张岳西，1984. 国人趾骨（1059例）的数目观察. 解剖学通报，7（1）：73-75.

吴惠城，张岳西，陈守宏，1986. 海南岛黎、苗、汉族趾骨数量的活体调查. 解剖学杂志，9（4）：314-315.

吴惠城，张岳西，陈守宏，1986. 右足五趾全为两节趾骨一例报告. 广东解剖学通报，8（Z1）：52.

吴晋宝，范冷艳，秦月琴，1980. 胫腓骨滋养孔及滋养动脉. 解剖学报，11（3）：234-245.

吴汝康，1956. 关于颧骨的骨化及生长. 中国科学（Scientia Sinica），5（2）：133-135.

吴汝康，1987. 眶上圆枕的形成及其意义. 人类学报，6（2）：162-166.

吴汝康，吴新智、张振标，1984. 人体测量方法. 北京，科学出版社：71-73.

吴汝康，吴新智，1965. 人体骨骼测量方法. 北京：科学出版社：40-42.

吴献猷，1965. 正常人蝶鞍的X线研究. 中华放射学杂志，10（4）：316-318.

吴秀杰，2003. 脑膜中动脉的形态变异及其在人类进化上的意义. 人类学报，22（1）：19-28.

吴永沐，丁训诏，1981，100侧腓动脉与腓骨血供关系的研究. 解剖学报，12（1）：20-27.

吴友仁，1980. 鼻腔牙1例. 陕西新医药，9（5）：60.

武景望，1985. 中国人骨性外鼻的解剖学. 解剖学报，16（2）：125-130.

席焕久，陈昭，2010. 人体测量方法. 2版，北京：科学出版社：128-130.

席焕久，王志君，夏桂兰，1986. 国人锁骨的测量. 解剖学杂志，9（3）：212-214.

夏忠圣，1981. 国人腓骨滋养孔的调查. 解剖学通报，4（4）：343-345.

夏忠圣，1981. 中国成人颧骨眶结节的观察与测量. 解剖学通报，4（Z1）：136-139.

夏忠圣，1984. 掌骨形态和掌骨体滋养孔. 解剖学通报，7（3）：204，210，217.

肖亮，刘强，李义凯，2010. 桡骨茎突解剖形态学分型及临床意义. 中国临床解剖学杂志，28（5）：507-509，513.

肖　明，丁　炯，韩群颖，等，2001．颈静脉孔的应用解剖学．中国临床解剖学杂志，19（2）：159-161.

肖　明，韩群颖，王鹤鸣，等，2000．颈静脉孔的应用解剖学．解剖学杂志，23（增）：4.

肖恒发，李文海，张富安，等，1984．国人股骨滋养孔的测量与观察．解剖学通报，7（2）：170，167.

肖洪文，江世礼，张明富，1987．中国人舌下神经管骨桥的观察．四川解剖学杂志，7（4）：37.

肖洪文，江世礼，张明富，1988．500个颅骨的非测量性观察（1）．解剖学杂志，11（增）：16.

肖芷江，张纪淮，代生富，等，1981，1000个中国人颅眶上切迹之观测．四川解剖学杂志，2（1）：16-20.

谢拥军，李　鑫，聂　政，等，2010．胸骨形态异常1例．中国临床解剖学杂志，28（1）：57.

邢　松，刘　武，2009．中国人牙齿形态测量分析：华北近代人群臼齿齿冠及齿尖面积．人类学学报，28（2）：179-191.

熊水金，1986．鼻腔齿一例．实用口腔医学杂志，2（2）：128.

熊正中，陈　纲，1990．800例上海出土之成年男性整颅非测量性观察．解剖学研究与教学，（1）：15-17.

徐　胜，朱发亮，1988．鼻中隔偏曲的有关解剖学因素探讨．解剖学杂志，11（2）：124.

徐达传，1985．胸骨剑突的形态学观测．第一军医大学学报，5（2）：99-100.

徐福男，1953．国人颞骨鳞部有关骨缝样式的观察．解剖学报，1（1）：117-122，145.

徐小良，孙辅元，1996．国人顶枕缝、顶间缝的观测．解剖学杂志，19（增）：4.

徐晓明，冯　固，张健民，等，1986．颞下颌关节骨性形态特征．解剖学杂志，9（1）：38-41.

许宏基，李逢春，1982a．国人成人长骨滋养孔观测．广东解剖学通报，4（1）：84-87.

许宏基，李逢春，1982b．国人成人四肢长骨滋养孔口径测量．解剖学通报，5（3）：33-36.

许宏基，李逢春，1982c．国人下肢长骨滋养孔观测．解剖学通报，6（增刊1下）：132.

许宏基，王钟明，1985．国人导静脉孔观测．解剖学杂志，8（4）：342-345.

许家军，杨少华，1989．下位腰椎和骶骨关节突的观测．解剖学杂志，12（3）：208-212.

许树林，1998．颈肋与肋骨形成联合畸形1例．中国临床解剖学杂志，16（3）：288.

续美如，霍益亮，吕冰峰，2003．北京地区青少年恒牙先天数量异常的分析．人类学学报，22（2）：145-149.

薛宝山，赵国宏，黄科峰，等．2002．先天性单侧腓骨缺如一例．放射学实践，17（1）：86.

薛良华，1990．国人眶外侧壁的孔和沟的观察．人类学学报，9（1）：27-30.

薛良华，徐会昶，1990．国人跟骨距关节面的形态研究．临沂医专学报，12（1）：1-3.

薛兴尧，1960．茎突过长症．中华儿科杂志，8（2）：109-110.

薛雁山，1999．鼻中隔偏曲轴位CT形态学的前瞻性研究．解剖学杂志，22（4）：334-337.

闫建国，常玉巧，王松涛，等，2008．中间楔骨缺如1例．中国临床解剖学杂志，26（6）：658.

严望军，黄会龙，周许辉，等，2005．寰枕关节后路经关节螺钉固定的解剖学．解剖学杂志，28（3）：343-346.

颜　闾，宋　熙，1964．国人脑膜中动脉在颅内的分布．中国解剖学会学术讨论会论文摘要．人类学及神经解剖学，81.

杨　钧，路来金，刘志刚，1997．先天性多指畸形的诊治．中华手外科杂志，13（1）：59-60.

杨　琳，李振华，1983．蝶窦深度以及鼻、咽与垂体窝间距的测量．山东医学院学报，21（2）：21-24.

杨登嵩，俞寿民，崔功浩，1988．顶骨凹陷变薄的形态学研究．人类学学报，7（3）：225-229，289-290.

杨劲松，杨元亨，陈水治，1984．鼻腔牙2例报告．福建医药杂志，6（5）：57.

杨军林，陈立龙，龙立峰，等，1996，1273例汉、维族新生儿髋关节超声测量．中国临床解剖学杂志，14（4）：294-296.

杨龙鹤，黄通晓，王福茂，1965．323例正常男性青年鼻窦X线照片的观察．河南医学院学报，郑州大学学报（医学版）：44.

杨圣杰，郭云良，1988．肱二头肌沟的解剖学研究．山东解剖学会1988年学术年会论文摘要汇编，69-70.

杨圣杰，郭云良，1989．肱骨二头肌沟及其腱鞘的观察．中国临床解剖学杂志，7（4）：215-217，251.

杨玉田，杜希哲，1987．国人腭大孔和翼腭管的观察与测量．实用口腔医学杂志，3（2）：113-114.

杨玉田，李应义，1984．中国人肱骨滑车上孔的调查．人类学学报，3（4）：334-340.

杨月如，1982．国人寰椎的观察与测量．青岛医学院学报，3（3）：9.

杨月如，1982．国人枢椎的观察与测量．青岛医学院学报，18（2）：56-62.

杨月如，1987．国人颧骨的观察．昆明医学院学报，8（2）：33-39.

杨月如，1989．寰椎的观察与测量．解剖学杂志，12（4）：314-316.

杨月如，刘崇良，1988．外耳道上棘、外耳道前上棘的观察与测量．解剖学杂志，11（43）：291-296.

杨增敏，王金华，张世华，2004．二分髌骨8例报道．山东中医药大学学报，28（1）：48-49.

姚广宣，万宝瑜，1982．国人颞骨茎突形态的观察与测量．解剖学通报，5（4）：5.

姚龙祥，1999．先天性腓骨缺如1例．河北医药，21（2）.

姚仕康，赵文潭，魏锡云，等，1980．220例中国人腰椎的观察和测量．中国解剖学会1980年学术会议论文摘要汇编（第一集），44.

姚万才，殷万祯，李文海，等，1986. 国人跟骨距关节面的观察. 解剖学杂志，9（3）：194.

姚宗兴，1978. 人胸骨柄两侧不对称性的初步测量与观察. 中国解剖科学会1978年学术年会论文汇编，147.

姚宗兴，孙庆来，刘学革，等，1980. 颅底颈静脉孔非对称性的观测与探讨. 中国解剖学会1980年学术会议论文摘要汇编（第一集），6-7.

姚作宾，1988. 髌骨血供及其临床意义. 中国临床解剖学杂志，6（2）：65-67，121.

姚作宾，赵章仁，1986. 股骨近侧端动脉的分布与吻合. 解剖学报，17（3）：230-236.

叶鸿彪，1992. 颅底卵圆孔的观察. 广东解剖学通报，14（2）：82.

叶丽卿，罗裕群，张文光，等，1986. 腭大孔及翼腭管的观察和测量. 解剖学通报，9（增）：35.

叶鹿鸣，1963. 99个国人下颌骨的观察. 中山医学院科学讨论会汇编.

叶鹿鸣，李　烈，1964. 中国成人头骨的翼上骨出现及其类型. 中国解剖学会学术讨论会论文摘要　I. 大体解剖、人类学及神经解剖学，6-7.

易国柱，1964. 中国人硬脑膜静脉窦窦汇区的形态学特征，中国解剖学会学术讨论会论文摘要　I. 大体解剖、人类学及神经解剖学，83-84.

尹保国，汤志纯，杨振中，等，1986. 颞骨筛区的观察. 临床解剖学杂志，4（1）：16.

尹保国，汤志纯，杨振中，等，1986. 外耳道前上棘的解剖学研究及其临床意义. 临床解剖学杂志，4（1）：36-37.

尹保国，张荣汉，1989. 骨性外耳道和迷路窗的观测及其临床意义. 广东解剖学通报，11（1）：10-12.

尹秀秀，张梦洁，丁士海，2011. 国人骨骼的观察：跟骨距关节面. 内部资料.

尹秀秀，张梦洁，丁士海，2011. 国人骨骼的观察：坐骨大切迹. 内部资料.

于景龙，2006. 国人顶间骨与前顶间骨的观测. 解剖学杂志，29（5）：595，616.

于彦铮，谭守铭，郑思竞，1962. 关于人颅枕骨大孔及其邻近结构的一些观察. 解剖学报，5（2）：216-222.

俞东郁，1980. 延边地区现代人下颌骨的测量与观察（四）几个部位的形态观察. 延边医学院学报，3（4）：23-27.

俞东郁，1980. 延边地区现代人下颌骨的测量与观察（一）下颌骨测量. 延边医学院学报，3（1）：18-28.

俞东郁，1980. 延边地区现代人下颌骨的测量与观察（一）下颌骨测量. 延边医学院学报，3（1）：18-28.

俞东郁，1980. 延边地区现代人下颌骨的测量与观察（一）下颌骨测量. 延边医学院学报，3（2）：18-28.

俞东郁，1984. 长白山东侧图们江流域的人类足迹：发掘的人骨残骸一瞥. 延边医学院学报，7（2）：6-14.

俞东郁，白利赞，1980. 长春地区现代人下颌骨的测量与观察（一）下颌骨测量. 延边医学院学报，3（4）：1-7.

俞东郁，池亨根，1982. 长春地区现代人下颌骨的测量与观察（二）颏孔. 解剖学通报，延边医学院学报，3（4）：14-22.

俞东郁，金龙九，1982. 长春地区现代人下颌骨的测量与观察（四）几个部位的形态观察. 解剖学通报，延边医学院学报，5（2）：10-16.

俞东郁，许家思，1982. 长春地区现代人下颌骨的测量与观察（三）下颌圆枕. 解剖学通报，5（增1上）：93-94.

虞昊，张　毅，金国华，等，2011. 颅眶孔和眶外侧沟的应用解剖学研究. 中国临床解剖学杂志，29（5）：485-488.

袁　春，苟三怀，2009. 先天性第五掌骨缺如一例. 中华手外科杂志，（6）：389.

袁　琳，邓佳鑫，2002. 二分髌骨误诊2例. 中国误诊学杂志，2（7）：1114.

臧洪涛，1961. 茎突过长症15例报告. 山东医刊，1（4）：35.

张　川，赵　婷，杨开元，等. 国人骨骼的观察：齿弓类型、腭横缝和腭圆枕. 内部资料.

张　川，赵　婷，杨开元，等. 国人骨骼的观察：下颌骨颏型. 内部资料.

张　明，张清江，郝　英，1994. 先天性髌骨缺如1例. 中国临床解剖学杂志，12（1）：7.

张　钰，吴淑敏，孙继文，等，1964. 国人骶骨的观察与测量. 中国解剖学会学术讨论会论文摘要I. 大体解剖、人类学及神经解剖学，17.

张　钰，张世勋，于文先，1982. 国人下颌孔200例观察. 解剖学通报，5（增1上）：91.

张　钊，赵和平，刘　柏，1984. 国人骶骨的观察与测量. 华山冶金医专学报，1（4）：3.

张　钊，赵和平，孙　潮，1985. 国人锁骨的观察与测量. 华山冶金医专学报，2（4）：4-7.

张　钊，赵和平，孙　潮，1986. 国人锁骨的观察与测量. 解剖学杂志，9（增）：9-10.

张炳常，1954. 中国人颏孔及下颌孔的观察. 解剖学报，1（2）：211-218.

张布和，太　荣，张海林，等，2000. 颏下嵴的形态学观察. 解剖学杂志，23（增）：4.

张布和，张海林，毕伏龙，等，2000. 颅骨的形态观察. 解剖学杂志，23（增）：2-3.

张布和，张海林，太荣，等，2000. 颅骨的观察. 解剖学杂志，23（增）：3.

张布和，张海林，太荣，等. 颅顶骨缝的观察. 解剖学杂志，2000，23（增）：3-4.

张查理，1953. 颏孔与颏神经之方向在进化中的变化. 解剖学报，1（1）：78-81.

张成成，丁士海，2011. 国人骨骼的观察：顶结节. 内部资料.

张成成，丁士海，2011. 国人骨骼的观察：腭大孔. 内部资料.

张成成，丁士海，2011. 国人骨骼的观察：颧骨. 内部资料.

张富安，王淑新，李凤新，1984. 512例颏棘的观察与测量. 解剖学通报，7（4）：351，355，362.

张根民，王力刚，2006. 双腕二分舟状骨合并右头状骨骨折一例报告. 中华骨科杂志，（12）：797.

张光武，1952. 考察613个中国人头骨额缝的报告. 中华医学杂志，38：537-539.

张海宽，向兴利，2007. 二分髌骨误诊为骨折1例分析. 中国误诊学杂志，（21）：5059.

张和平，刘尚礼，董炘，等，2004. 椎板下棘的形态学特点及其临床意义. 中国临床解剖学杂志，22（3）：254-256.

张洪佳，1985. 多根牙髓室底部形态及临床意义. 临床应用解剖学杂志，3（1）：56-57.

张怀瑶，党汝霖，王正耀，1965. 湖南人颅骨常数及颅型的调查. 解剖学通报，2（4）：8-13.

张纪淮，代生富，肖芷江，等，1983. 1000个中国人颅眶下孔的观察. 四川解剖学杂志，3（2）：31-33.

张纪淮，肖芷江，代生富，等，1981. 1000个中国人颅下颌骨颏孔的观察. 四川解剖学杂志，2（1）：1-6.

张纪淮，易信刚，肖芷江，等，1980. 1100个中国人颅眶上孔（切迹）、眶下孔及颏孔三者位置关系的观察. 中国解剖学会1980年学术会议论文摘要汇编（第一集），25.

张纪淮，易信刚，肖芷江，等，1983. 1100个中国人颅的眶上孔（切迹）、眶下孔及颏孔三者位置关系的观察. 四川解剖学杂志，（1）：23-25.

张继东，严力生，1996. 寰椎后弓先天性部分缺如1例. 中国临床解剖学杂志，14（3）：226.

张美娟，陈文英，柏惠英，1982. 中国人下颌孔位置的观察. 解剖学通报，5（3）：11-16.

张明广，徐启武，王克强，等，2002. 颅骨颈静脉孔及周围结构显微解剖. 解剖学杂志，25（5）：459-462.

张姝婧，高哲，丁士海，2011. 国人骨骼的观察：枕外隆凸. 内部资料.

张年甲，1957. 国人骶骨的观察与测量. 解剖学报，2（1）：87-96，161-165.

张培俭，孙捷英，1983. 鼻腔牙骨质化纤维瘤一例报告. 河北医药，5（4）：21.

张巧德，1986. 颅骨卵圆孔的骨性观测及其应用. 解剖学杂志，9（增）：32-33.

张巧德，刘兴勇，丁慎茂，等，1998. 与蝶窦冲洗及内窥镜术有关的蝶窦口应用解剖. 中国临床解剖学杂志，16（2）：138-140.

张巧德，刘兴勇，孙景成，等，1998. 与鼻内窥镜术有关的中鼻道及窦口应用解剖. 解剖与临床，3（4）：190-192.

张琼珍，1978. 中国人骶骨的观察与骶管的测量. 中国解剖科学会1978年学术年会论文汇编，148.

张琼珍，叶铮，孙静宜，1988. 寰椎椎动脉环的观察及其临床意义的探讨. 昆明医学院学报，9（1）：21-26.

张荣汉，谭卫平，尹保国，等，1985. 500侧颈静脉孔的观察与测量. 医学资料汇编（广州军区军医学校），（3）：7.

张生贵，黎屏周，朱公任，等，1963. 国人外耳道上棘的初步观察. 解剖学报，6（1）：87-89.

张省才，汪万玲，金光善，1986. 多生牙于鼻腔萌出二例报告. 吉林医学院学报，6（2）：52-53.

张万仁，姜兴杰，1984. 对国人肩胛骨之非测量观察. 吉林医学院学报，4（1-2）：17-22.

张万盛，王文贵，陈子为，等，1980. 国人下颌骨颏孔的观察与测量. 中国解剖学会1980年学术会议论文摘要汇编，31.

张万盛，王文贵，陈子为，等，1980. 国人下颌骨形态的观察与测量. 中国解剖学会1980年学术会议论文摘要汇编，31-32.

张万洲，杨寒冰，周士铿，1985. 鼻的活体测量与观察. 人类学学报，4（2）：142-150.

张我华，1984. 颞骨岩部上缘的测量研究. 解剖学报，15（4）：355-363.

张我华，安丽，胡克全，1980. 第10肋前端连接的类型与有关观察. 中国解剖学会1980年学术会议论文摘要汇编，47-48.

张我华，安丽，胡克全，1983. 颅中窝底外面卵圆孔、棘孔和蝶导静脉孔对称性的研究Ⅱ. 相关分析. 解剖学报，14（4）：350-353.

张希印，蔡奕输，1982. 国人颅骨非测量性项目的观察. 解剖学通报，5（增1上）：109.

张显利，何光篪，1982. 中国人掌骨体滋养孔的观察. 解剖学通报，5（3）：21-26.

张绪生，1988. 先天性双侧腓骨缺如一例. 中国临床解剖学杂志，6（4）：215.

张银运，1993. 人类头骨非测量性状述评. 人类学学报，12（4）：394-397.

张银运，理查德·波茨，1994. 枕骨圆枕的变异. 人类学学报，13（4）：285-293.

张银运，刘武，2002. 中国直立人与早期智人的牙齿形态鉴别. 人类学学报，21（2）：87-101.

张永春，丁士海，2011. 国人骨骼的观察：锁骨. 内部资料.

张永春，王勇，丁士海，2011. 国人骨骼的观察：鼻骨、梨状孔和鼻前棘. 内部资料.

张云鹏，汤先忻，袁驾南，等，1991. 骶管阻滞麻醉的解剖学研究. 中国临床解剖学杂志，9（3）：155-157，188.

张泽普，1964. 中国人额中缝的观察. 中国解剖学会学术讨论会论文摘要. I. 大体解剖、人类学及神经解剖学，5.

张镇星，宋乃禄，1984. 先天性腓骨缺如1例报告. 中华小儿外科杂志，5（3）：133.

章军辉，2000. 肩胛骨关节盂切迹的观测. 解剖学杂志，23（2）：184-187.

章中春，单宇定，王培乐，等，1983. 中国人寰椎横突后沟（管）的观察. 解剖学通报，6（1）：6-7.

章中春，丁岳林，俞菊苗，等，1982. 国人跟骨距骨关节面的观察. 解剖学通报，5（增1下）：135.

章中春，夏国园，丁岳林，等，1982. 中国人的顶间骨和前顶间骨. 解剖学通报，5（增1上）：72.

赵宝权，崔　勇，轩先武，等，2000. 先天性腓骨缺如2例. 中华小儿外科杂志，21（6）：338.

赵炳章，尚隋阳，盖金芳，等，1992. 400例胸片肋软骨钙化的调查. 解剖学杂志，15（2）：84-88.

赵洪全，楚庆速，郭喜田，等，2002. 三线影在腰椎X线影像解剖中的意义. 中国临床解剖学杂志，20（1）：24-27.

赵连城，1988. 茎突综合征的X线诊断. 中华耳鼻咽喉科杂志，23（6）：377.

赵玲秀，杜心如，叶启彬，等，2003. 骶骨上关节突关节面5点7点螺钉进钉点的应用解剖学. 中国临床解剖学杂志，21（4）：330-333.

赵素萍，陶正德，1987. 茎突综合征24例临床分析. 湖南医学院学报，12（4）：377-378.

赵文潭，1985. 关于髂骨外倾角的研究. 解剖学杂志，8（4）：332-334.

赵一清，1955. 中国人脑膜中动脉在颅内的分布类型与颅外测定. 解剖学报，1（3）：317-330.

赵一清，1957. 中国人前臂骨的研究. 解剖学报，2（1）：97-105.

赵英林，钱　洁，胡滨成. 1997. 髌骨关节面的应用解剖学研究. 局解手术学杂志，6（4）：2-5.

赵章仁，姚作宾，1988. 股骨下端血管孔的观察. 解剖学杂志，11（3）：178-180.

赵振东，1982. 颅骨顶间骨的观察. 解剖学通报，5（增1上）：72.

正常人体解剖教研组，1965. 硬脑膜静脉窦的观察. 温州医学院学报，（总7）：9-18.

郑　鸣，陈心华，程金妹，等，1998. 解雇乳突管（道）的应用解剖. 中国临床解剖学杂志，16（1）：15-18.

郑　鸣，张　更，戴福珍，等，1996. 鼻甲后间隙的应用解剖学研究. 中国临床解剖学杂志，14（2）：101-104.

郑秉学，张永吉，陈瑞玲，1994. 胸骨剑突形态学及其血供的观察. 解剖学杂志，17（3）：278-280.

郑海宁，吴　樾，吕杨波，等，2009. 翼腭窝手术入路的断层与应用解剖学研究. 中国临床解剖学杂志，27（4）：379-383.

郑季南，1993. 先天性尺骨缺如并桡骨头脱位2例. 中国临床解剖学杂志，11（2）：143.

郑靖中，马茂林，1988. 比目鱼肌线的类型. 解剖学杂志，1988，11（3）：208-209.

郑靖中，张怀瑶，杨玉田，等，1986. 西安现代人颅骨鼻区和上颌区观察. 解剖学杂志，9（增）：3-4.

郑靖中，张怀瑶，杨玉田，等，1986. 西安现代人颅颞颧区观察. 解剖学杂志，9（增）：4.

郑靖中，张怀瑶，杨玉田，等，1988. 西安地区现代人颅骨非测量性研究. 人类学学报，7（3）：219-224.

郑思竟，沈余文，鲍国正，等，1978. 腓骨的滋养动脉研究. 中国解剖科学会1978年学术年会论文汇编，42-43.

郑孙谦，1983. 国人颅骨颈动脉管外口及其周围某些结构的形态观察与测量. 人类学学报，2（2）：152-156.

郑祥芝，王国巨，邢天任，1984. 国人枕骨大孔及其邻近结构的观测. 解剖学通报，7（增）：8.

中国解剖学会体制调查委员会，1990. 中国人体质调查（续集）97.

钟广琦，1995. 先天性颅顶骨发育不全1例. 中国临床解剖学杂志，13（3）：237.

重庆医学院第一医院麻醉科，1980. 一种改良的骶管麻醉方法. 中华外科杂志，18（1）：79.

周凤森，1979. 鼻道副牙二例. 中华儿科杂志，14（3）：191.

周惠英，依　苏，大多吉，等，1998. 西藏现代藏族人颅的颅型及其特点. 解剖学杂志，21（6）：554-557.

周家宝，戴祥麟，1981. 视神经管的显微外科应用解剖学. 解剖学通报，4（2-3）：212-219.

周利永，2005. 蝶窦的气化类型、中隔位置及临床意义. 解剖学杂志，28（5）：598-599.

周文莲，吴新智，2001. 现代人头骨面部几项非测量性状的观察. 人类学学报，20（4）：288-294.

周文莲，吴新智，2002. 中国和西方化石人头骨面部三项非测量性状的比较. 人类学学报，21（2）：111-115.

周浔三，1985. 腰椎半椎体及蝴蝶椎各一例. 临床应用解剖学杂志，3（3）：182.

朱芳武，卢为善，1994. 广西壮族颅骨的非测量性状. 人类学学报，13（1）：39-45.

朱淮成，俞兆基，1979. 鼻腔齿（附二例报告）. 临床医学资料（军七院），（1）：45-47.

朱纪吾，过建生，1984. 肋软骨钙化类型与性别的关系. 临床应用解剖学杂志，2（1）：55-56.

朱建华，李克攻，王艳梅，2000. 茎乳孔及面神经管第三段的解剖观测. 解剖学杂志，23（增）：4-5.

朱景胜，丰佩仁，闫立玉，1996. 双侧髌骨缺如1例. 中国临床解剖学杂志，14（3）：205.

朱久堂，1984. 右鼻腔多生牙1例报告. 河北医药，6（5）：278.

朱世杰，赵恒珂，曹焕军，等，1997. 蝶上筛房与蝶侧筛房的应用解剖观察. 解剖与临床，2（1）：5-7，封2.

朱世杰，赵恒珂，李光宗，等，1999. 岬沟及岬骨管的形态特点及其临床意义. 中国临床解剖学杂志，17（2）：125-127.

朱世杰，赵华盛，王金平，等，1984. 颈静脉孔的应用解剖学观察. 解剖学杂志，7（增）：100.

朱世柱，孙理华，潘伯群，1986. 骶管的应用解剖学观察. 临床解剖学杂志，4（1）：42-44.

朱文仁，2000. 颈动脉管弯曲的观测. 解剖学杂志，23（1）：90.

朱希松，陆锡潮，1997. 寰椎后桥的X线观察及临床意义探讨. 解剖学杂志，20（2）：103-106.

朱习文，孙佳琦，李月峰，等，2010. 蝶窦体积与蝶窦内颈内动脉隆凸相互关系的CT研究. 中国临床解剖学杂志，28（5）：551-553.

朱元业，郝春杰，1983. 腰椎乳突与副突间形态学观察. 徐州医学院学报，3（4）：16-19.

竹内修二，森田茂，1980. 日本人椎骨数について. 解剖学杂志，55（4）：325.

庄惠学，梁树新，王秋苹，等，1991. 鼻外筛：蝶窦进路鞍内肿瘤摘除术的应用解剖. 中国临床解剖学杂志，9（1）：34-36.

卓汉青，1964. 220个颅骨的观察. 中国解剖学会学术讨论会论文摘要. I. 大体解剖、人类学及神经解剖学，1.

卓汉青，1980. 中国成人颅骨翼区的再观察. 中国解剖学会1980年学术会议论文摘要汇编，9-10.

訾　刚，秦登友，秦　梅，等，1997. 泪囊窝的解剖与泪囊鼻腔吻合术. 解剖与临床，2（3）：107-108.

邹宁生，林鸿仪，1954. 乙状沟在颅骨外侧面的投影. 解剖学报，1（2）：239-247.

邹移海，何智明，邓海和，1992. 剑突与脐位置的X线观察. 广东解剖学通报，14（1）：20.

邹移海，汤建华，周建洪，1990. 国人颅骨眶上切迹（孔）观察. 广东解剖学通报，12（2）：190.

左秉申，张为龙，1992. 颈椎横突孔及其附近骨性结构的观察. 解剖学杂志，15（4）：287-291.

Ajmani M L，Mittal R K，Jain S P，1983. Incidence of the metopic suture in adult Nigerian skulls. *J Anat*，137（1）：177-183.

Akabori E，1934. Septal apertures in the humerus in Japanese，Ainu and Koreans. *Am J Phys Anthrop*，18（3）：395-400.

Barnett C H，1954. A comparison of the human knee and avian ankle. *J Anat*，88（1）：59-70.

Barnett C H，Napier J R，1952. The axis of rotation at the ankle joint in man. Its influence upon the the form of the talus and the mobility of the fibula. *J Anat*，86（1）：1-9.

Berry R J，1968. The biology of non-metrical variation in mice and man. In Brothwell DR：*The Skeletal Biology of Earlier Human Populations*. Oxford，Pergamon Press，103-134.

Bertolotti M，1917. Cotributo alla conoscenza dei vizi di differenzazione regionale del rachide con speciale reguardo all assimilazione sacrale della V. lombare. *La Radiologia Medica*，4：113-144.

Bianchi S，Abdelwahab I F，Federici E，1990. Unilateral os hamuli proprium simulating a fracture of the hook of the hamate：a case report. *Bull Hosp Joint Dis Orthop Inst*，50（2）：205-208.

Bilodi A K，Gupta S C，2005. Presence of retro transverse groove or canal in atlas vertebrae. *J Anat Soc India*，54（1）：16-18.

Boyd G I，1934. The emissary foramina of the cranium in Primates. *J Anat*，69（1）：113-117.

Bromley G S，1986. Rare coincidence of bilateral extensor digitorum brevis manus and bilateral capitate-hamate synostosis. *J Hand Surg［Am］*，11（1）：37-40.

Bunning P S C，Barnett C H，1965. A comparison of adult and foetal talocalcaneal articulations. *J Anat*，99（1）：71-76.

Buschkowitsch W J，1927. Über das "Tabereulum orbitale" des Jochbeim des Menschen. *Anat Anz*，63：353-357.

Castellvi A E，Goldstein L A，Chan D P，1984. Lumbosacral transitional vertebrae and their relationship with lumbar extradural defects. *Spine*，9（5）：493-495.

Chang C（张鋆），1934. Some observations on northern Chinese skulls. *Chinese Med J*，48（12）：1282-l288.

Cheverud J M，Buikstra J E，1982. Quantitative genetics of skeletal nonmetric traits in the rhesus macaques of Cayo San tiago，II. Relative heritability of skeletal nonmetric and metric traits. *Am J Phys Anthrop*，59：151-155.

Cho B P，Kang H S，1998. Articular facets of the coracoclavicular joint in Koreans. *Acta Anat（Basel）*，163：56-62.

Choudhry R，Tuli A，Chimmalgi M，et al.，1998. Os capitatotrapezoid：a case report. *Sur Rad Anat*，20（5）：373-375.

Collins H B Jr，1926. The temporo-frontal articulation in man. *Am J Phys Anthrop*，9（3）：343-348.

Collins H B Jr，1930. Notes on the pterion. *Am J Phys Anthrop*，14（1）：41-44.

Corson E R，1908. Fusion of the semilunar and cuneform bones（os lunatum and os triquetrum）in both wrist of an adult male Negro — shown by the X-ray. *Anat Rec*，2：143.

Delaney T J，Eswar S，1992. Carpal coalitions. *J Hand Surg［Am］*，17（1）：28.

Delport E G，Cucuzzella，T R，Kim N，et al，2006. Lumbosacral transitional vertebrae：Incidence in a consecutive patient series. *Pain Physician*，9：53-56.

DeV Minaar A B，1952. Congenital fusion of the lunate and triquetral bones in the South African Bantu. *J Bone Joint Surg［Am］*，34（1）：45.

Didio L J A，1942. Observaçoes sobre o "tuberculo orbitario" de Whitnall no osso zigomatico de homen（com presquisas no vivo）. *Ansis Fac Med S Paulo*，18：43-63.

DiDio L J A, 1962. The presence of the eminentia orbitalis in the os zygomaticum of Hindu skulls. *Anat Rec*, 142（1）: 31-39.

Doman A M, Marcus N W, 1990. Congenital bipartite scaphoid. *J Hand Surg*［*Am*］, 15: 869-873.

Downie I P, Evans B T, Mitchell B, 1995. The middle ethmoidal foramen and the contents: An anatomical study. Clin Anat, 8: 149.

El-Eishi H. Variations in the talar articular facets in Egyptian Calcanei. *Acta Anat*, 1974, 89（2）: 134-138.

Fanibunda K, Matthews J N S, 2000. Relationship between accessory foramina and tumor spread in the lateral mandibular surface. *J An*at, 196（1）: 23-29.

Fanibunda K, Matthews J N S, 2000. The relationship between accessory foramina and tumor spread on the medial mandibular surface. *J Anat*, 196（1）: 23-29.

Furey J G, 1975. Plantar fasciitis, the painful heel syndrome. *J Bone Joint Surg*［*Am*］, 57（5）: 672-673.

Greene M H, Hadied A M, 1981. Bipartite hamulus with ulnar tunnel syndrome-case report and literature review. *J Hand Surg*［*Am*］, 6（6）: 605-609.

Gruber W L, 1870. Uber das aus einer Persistirenden und den Processus styloideus des Metacarpale III reprasentirenden Epiphyse exwickelte, articulirende, neunte Handwurzelknochelchen. *Arch Anat Physiol Wiss Med*, 197.

Gupta S C, Gupta C D, Arora A K, 1977. Pattern of talar articular facets in Indian calcanei. *J Anat*, 124（3）: 651-655.

Gupta S C, Gupta C D, Arora A K, et al, 1979. The retro transverse groove / canal in Indian atlas vertebrae. *Anat Anz*, 145（5）: 514-516.

Howells W W, 1937. The designation of the principle anthrometric landmarks on the head and skulls. *Am J Phys Anthrop*, 22（3）: 477-494.

Hubay C A, 1949. Sesamoid bones of the hands and feet. *Surg Gyn Oper*, 61（4）: 493-505.

Iyer K M, Stanley J K, 1982. Congenital absence of flexor pollicis brevis and abductor pollicis brevis. *Hand*, 14: 313.

Jit I, Kaur H, 1986. Rhomboid fossa in the clavicles of North Indians. *Am J Phys Anthrop*, 70（1）: 97-103.

Kangas T, 1928. Das Vorkommen des "Tuberculum orbitale" in menschlichen Schaedel, insbesondere bei Finnen und Lappen. *Duodecim*（*Helsinki*）, 68-74.

Lane L B, Gould E S, Stein P D, et al, 1990. Unilateral osteonecrosis in a patient with bilateral os centrale carpi. *J Hand Surg*［*Am*］, 15（5）: 751-754.

Lapidus P W, 1940. Seasamoids beneath all the metatarsal heads of both feet. *J Bone Joint Surg*, 22: 1059.

Liberson F, 1937. Os acromiale—A contested anomaly. *J Bone Joint Surg*, 19（3）: 683-689.

Lu C S（陆振山）, 1940. The non-metrical morphological characters of the western Chinese skulls, *Chinese Med J*, 57（1）: 39-46.

Ono R, 1928. Untersuchungen über die orbita von Japaner. *Jap J Med Sci 1. Anatomy*, 1（4）: 307-308.

Pan M T（潘铭紫）, 1935. Septal apertures in the humerus in the Chinese. *Am J Phys Anthrop*, 20（2）: 165-170.

Prado F B, de Santos Mello Santos L S, Caria P H F, et al, 2009. Incidence of clavicular rhomboid fossa（impression for costoclavicular ligament）in the Brazilian population: forensic application. *J Forensic Odonto Stomat*, 27（1）: 12-16.

Richards R R, Ledbetter W S, Transfeldt E E, 1987. Radiocarpal osteoarthritis associated with bilateral bipartite carpal scaphoid bones: a case report. *Can J Surg*, 30（4）: 289.

Rogers N L, Flournoy L E, Mc Cormick W F, 2000. The rhomboid fossa of the clavicle as a sex and age estimator. *J Forensic Sci*, 45: 61-67.

Scapinelli R, 1963. Sesamoid bones in the ligamentum nuchae of man. *J Anat*, 97: 417-422.

Schmitt H P, 1975. Ein Beitrag zum Problem der Sutura Frontalis und Sutura Mendosa persistens. *Virchows Arch Abt Path Anat*, 368（3）: 213-227.

Simmons B P, McKenzie W D, 1985. Symptomatic carpal coalition. *J Hand Surg*［*Am*］, 10: 190.

Singh I, 1959. Varieation in the metacarpal bones. *J Anat*, 93: 262-267.

Sjovold T, 1977. Non-metrical divergence between skeletal populations. *Ossa*, 4（Supp 1）: 1-133.

Tomita S, 1935. On the tuberculum orbitale of the zygomatic bone in Japanese.（in Japanese）. *Kanazawa daigaku igakubu kaibogaku kyoshitsu gyoseki*, 20: 149-154.

Tountas C P, Bergman R A, 1993. Anatomic variations of the upper extremity. New York: Churchill Livingstone, 17-21.

Veleanu C, Barzu S, Panescu S, et al, 1977. The retrotransverse groove or canal of atlas and its significance. *Acta Anat*, 97（4）: 400-402.

Viertel V G, Intrapiromkul J, Maluf F, et al, 2012. Cervical Ribs: A common variant overlooked in CT imaging. *Am J Neuroradiol*, 33（11）: 2191-2194.

Waugh R L, Sullivan R F, 1950. Anomalies of the carpus with particular reference to the bipartite scaphoid. *J Bone Joint Surg[Am]*, 32: 682.

Whitnall S E, 1911. On a tubercle on the malar bone and on the lateral attachments of the tarsal plates. *J Anat Physiol*, 45（4）: 426-432.

Woo J K（吴汝康）, 1942. The atlas and axis in Chinese. *Anthropol J lnst His Philol Sinica*, 2: 45-55.

Woo J K（吴汝康）, 1949. Direction and type of the transverse palatine suture and its relation to the form of the hard palate. *Am J Phys Anthrop*, 7（3）: 385.

Woo J K（吴汝康）, 1949. Racial and sexual differences in the frontal curvature and its relation to metopism. *Am J Phys Anthrop*, 7（2）: 215-226.

Woo T L（吴定良）, 1938. An anthropometric study of the Chinese clavicle based on the Hsiao T'un and Hsiu Chiu Shan specimens. Anthrop,（1）: 1-56.

Woo T L（吴定良）, 1942. On metopism of Chinese skulls from its relation to the size of cranial measurements. *Anthropol J lnst His Philol Sinica*, 2: 83-90.

Woo T L（吴定良）, Yen Y（颜誾）, 1942. On new indices for determining the antero-posterior position of the mental foramen in the mandible. *Anthropol J lnst His Philol Sinica*, 2: 91-96.

Wood-Jones F, 1933. The non-metrical morphological characters of the skull as criteria for racial diagnosis. Part IV. The non-metrical morphological characters of the northern Chinese skull. *J Anat*, 68（1）: 96-108.

Yen Y（颜誾）, 1942. A prelilminary study of the Chinese nasal skeleton with special reference to the Kunming specimens. *Anthropol J lnst His Philol Sinica*, 2: 21-40.

Zheng J Z（郑靖中）, Yang Y T, Fang X Y, 1998. A nomenclatural study on the supraoprital and medial frontal incisura or foramen of the unearthed modern Chinese adult crania in Xi'an Region. Journal of Xi'an Medical University, 10（1）: 90-94.

第七章 骨骼的种族和民族差异
Racial and Ethnic Difference of the Skeleton

第一节　世界的人种　Races of the World

　　种族即人种，所谓人种，是根据遗传的体质特征来区分的，而民族主要根据共同的生活地域、共同的语言和文化、共同的经济生活，以及共同的心理素质的相对稳定的共同体来区分的。种族的体质特征主要表现在皮肤颜色、头发的颜色和形状、眼的形状和虹膜的颜色、胡须和体毛的多少、口唇形状和厚薄、外鼻的宽窄和高低、头形和面形、身材的高低、四肢与身高的比例，以及一些生理和生物化学的特征，如血型等。目前世界上对人种的划分有许多种，但主要为三大或四大人种：约占世界人口的50%，主要分布于亚洲的蒙古人种（Mongoloid）（也称黄色人种或亚美人种）；约占世界人口的40%，分布于欧美的高加索人种（Caucasoid）（也称白色人种或欧亚人种），以及主要分布于非洲的尼格罗人种（Negroid）（也称黑色人种或赤道人种）。如果按四种分法，则包括从黑色人种分出来的大洋洲的澳大利亚人种（Australian）（也称棕色人种），后两者占世界人口的10%。需要指出的是从来没有真正的"纯种"，人种也不是固定不变的，而是在持续变化中，这是因为人种主要是根据人群居住的地区而划分的所谓地理人种。随着人类居住条件的不断变化及人群的混杂和分化，约在十几万年前，人种即开始分化，至四五万年前已分化成明显的现代四大人种，一般是以1600年前的状态为依据的（吴汝康，1991）。Ashley-Montagu（1947）的人种示意图（图7-1），是半个多世纪前的作品，其中些划分方法，如他将非洲南部的人群布西曼人（Bushman）放在黄色人种，将日本北海道的虾夷人（Ainu）放在棕色人种，将中太平洋岛国的波利尼西亚人（Polynesian）放入白色人种，将西太平洋岛国的巴布亚人（Papuan）放入黑色人种，值得商榷。由于人体的外观和骨骼及其相关，先概括介绍一下有关不同人种的基本特征（表7-1）。从面部侧面观，一般比较容易区分三大种族，如图7-2所示，自鼻尖与颏部最向前突出的一点（gn点）连线，称鼻颏线（nasomental line），亦称Ricketts美容线，白色人种的唇多在此线后方，黑色人种多在此线之前，黄色人种多在该线上。国内海向军等（2007）曾观察藏族青年，在线上者男性占62.76%，女性占58.81%，居线后者分别占23.43%和30.41%，居线前者分别占13.81%和10.78%。

　　白色人种又可分为三个亚种，即北欧人、高山人和地中海人。现归纳白种人、黑种人和黄种人的颅骨特征见图7-2、图7-3和表7-2。

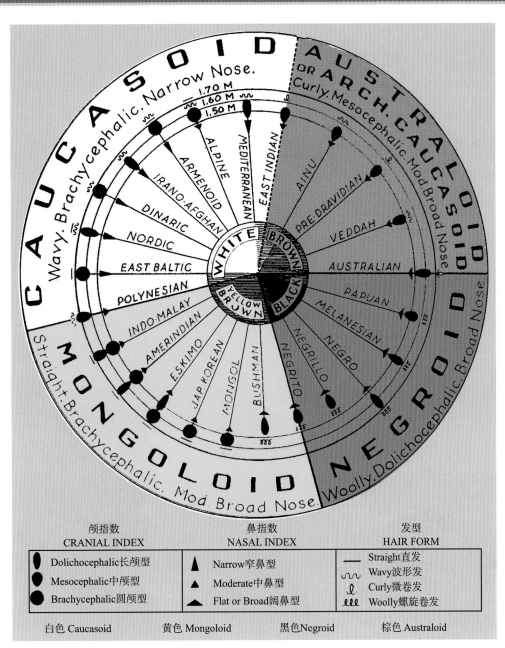

图 7-1　世界四大人种示意图　Schematic Diagram of the Four Races in the World

（引自 Ashley Montagu，1947）

（白色 Caucasoid　黄色 Mongoloid　黑色 Negroid　棕色 Australoid）

表7-1　不同人种的基本特征　Basic Characteristics in Different Races

人体特征	蒙古人种 （黄色人种）	高加索人种 （白色人种）	尼格罗人种 （黑色人种）	澳大利亚人种 （棕色人种）
皮肤颜色	黄	浅	黑	棕或巧克力色
头发	黑、直而粗	波形、浅色	黑而卷曲	棕黑而曲
虹膜颜色	黑或深褐	浅	黑	棕黑
蒙古褶（内眦褶）	多见	无	无	无
胡须及体毛	少	很多	较多	多
鼻的高度宽度	较低、宽度中等	高而窄	宽而扁	极宽、高度中等
鼻孔	圆形	纵径较大	横径较大	横径较大

续表

人体特征	蒙古人种 （黄色人种）	高加索人种 （白色人种）	尼格罗人种 （黑色人种）	澳大利亚人种 （棕色人种）
唇的厚度	中等至厚	薄至中等	特厚而外翻	厚
口的宽度	中等	小	特大	大
铲形上切牙	多见	少见	少见	少见
智齿缺失	多见	少见	少见	少见
头形	中头至短（圆）头	中头至短头	长头	长头
面形	颧骨突出、面平扁、 眉嵴不显	颧骨不突出、面前凸、 眉嵴稍显、正颌	凸颌显著、眉嵴薄	凸颌、眉嵴显著
身高	中等偏低	高大	变异大，极矮到极高	中等
四肢比例	短	适中	长	长
血型	B型多，N型多 Rh（＋）特多（99%）	A型多，M型多 Rh（＋）较少（85%）	B型多，M型多 Rh（＋）较多（93%）	B型多，N型特多 M型几乎没有

（引自吴汝康《今人类学》，1991）

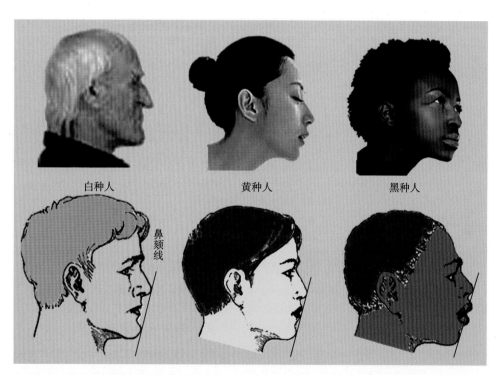

图7-2　三大人种头面部的差异　Different of the Head & Face in Three Major Races

一、颅骨的种族差异（Racial Difference of the Skull）

　　一般说来，骨骼的种族差异是根据骨骼形态和测量，颅骨的鉴别率可达85%～90%，骨盆可达70%～75%。应用İşcan等（1986）的方法判别白种人与黑种人，男性可达79%，女性可高达83%。对骨盆、股骨和胫骨的判别分析法，目前看来是最客观和最简单易行而有效的方法，判别率可高达93.0%～94.9%。用下颌骨、肩胛骨和肋骨一般不能正确区分种族差异。从活体的外观，各种族各自有其形态特征，易于区分开来。反映到骨骼的形态，也有其形态差异，但不像活体外观那样清楚。现从颅骨（图7-3）、骨盆和长骨的种族差异加以介绍。

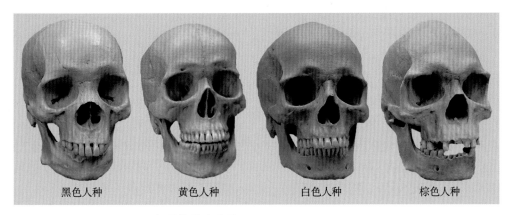

图7-3　颅骨的种族差异　Racial Difference of the Skull

项目	北欧白种人	高山白种人	地中海白种人	黑色人种	黄色人种
颅长	长	短	长	长	长
颅宽	窄	宽	窄	窄	宽
颅高	高	高	适中高	低	中等
矢状轮廓	圆形	弓形	圆形	扁平	弓形
面宽	窄	宽	窄	窄	很宽
面高	高	高	适中高	低	高
眶口	角形	圆形	角形	直角形	圆形
梨状孔	窄	适中宽	窄	宽	窄
梨状孔下缘	锐利	锐利	锐利	槽形或沟	锐利
鼻骨轮廓	直	直	直	向下斜	直
硬腭形状	窄	适中宽	窄	宽	适中宽
颅总体观	重大，粗壮，伸长椭圆形	大，适中粗壮，圆形	小，平滑，拉长的五角形至椭圆	重大，平滑，拉长压缩椭圆形	大，平滑，圆形

表7-2　不同种族颅骨的特征　The Skull Features in Different Races

（引自 Krogman，1955）

Todd（1930）等研究了398个成年美国黑种人颅骨、277个非洲黑种人颅骨和64个欧洲白种人颅骨，发现比较典型的黑种人颅骨表现为U形，即波浪形眶上嵴、锐利的眶上缘、圆形眉间、平坦的额鼻结合及宽阔的眶间距；而白种人颅骨为M形，即方形眶上嵴、钝形眶上缘、凹陷的眉间、突出的额鼻结合及窄的眶间距。详见表7-3。

表7-3　白种人与黑种人颅骨的特征　The Cranial Features in White & Black

特征	眶上嵴		眶上缘		眉间		额鼻结合		眶间距	
	波浪形	方形	锐	钝	圆形	凹陷	平坦	突出	宽	窄
白种人M-型		+	+	+	+	+		+		+
美国黑种人M-型		+	+	+				+		+
东非M-型		+	+	+	+		+	+	+	
西非M-型		+			+		+	+	+	
白种人U-形	+		+		+		+			+
美国黑种人U-型	+		+		+		+		+	
东非U-型	+		+		+		+		+	
西非U-型	+		+		+		+			

（引自 Todd and Tracy，1930）

中国直立人颅骨的特征（The characteristic of the skull of Chinese homo erectus）：目前学术界关于直立人演化，对非洲与亚洲直立人关系的争论，主要集中在亚洲直立人是否具有明显不同于非洲直立人的独有形态特征。一些学者认为在非洲直立人中缺少这些特征并以此来支持亚洲与非洲的直立人分属两个不同的种，将亚洲直立人归入演化旁支，而后期的人类则来自非洲匠人。因而，是否在非洲与亚洲的直立人之间存在可以将他们划分为不同的生物种一级程度的形态差异是这一争论的关键。为此，刘武等（2002，2003）对与此相关的18项颅骨特征进行了观察与对比。这18项特征主要是一些直立人标志性的颅骨特征，其中有些被认为是仅见于亚洲直立人的独有特征并作为将东非的直立人与亚洲的直立人分别归入两个不同种的形态证据。可以想象，如果这些特征确实只出现在中国直立人中，则在很大程度上支持东亚直立人具有与非洲直立人不同的演化模式，甚至支持两地的直立人分属不同种的观点。观察结果见表7-4。

表7-4　中国直立人与非洲直立人颅骨特征对比
Comparison of the Characteristics of the Skull in Chinese & African Homo Erectus

项目	特征		差别
	中国直立人	非洲直立人	
矢状嵴	存在且明显	存在，隆起不明显	程度不同，中国较非洲明显
颅骨厚度	略厚	比中国直立人薄	变异较大
角圆枕	存在	存在	程度不同，中国较非洲明显
乳突裂	存在	存在	程度不同，中国较非洲明显
盂内突与鼓板之间的隐窝	部分出现	部分出现	似乎无差别
前囟隆起	存在	存在	程度不同，中国较非洲明显
额最隆突的位置	靠前	靠后	差别明显
颞上线间最短距离的位置	靠前，颞线不显	靠后，颞线明显	差别明显
顶间沟	部分出现	部分出现	似乎无差别
颅最大宽处的位置	中1/3偏后	后1/3	似乎无差别
印加骨	常见	罕见	差别明显
枕骨隆突	不明显	部分出现	程度不同，中国较非洲明显
枕圆枕	存在	存在	程度不同，中国较非洲明显
项区形态	多平坦，凹陷不明显	凹陷显著	非洲凹陷
上颌颧突的下缘	存在颧切迹	无颧切迹	差别明显
眉嵴形态	粗大	略纤细	程度不同，中国较非洲明显
颅骨侧面观	低平	相对膨隆	程度差别
颅骨后面观	U形，较平直	相对膨隆	程度差别

1955年Ray研究了530例黑种人和白种人男、女颅骨的眶上裂，他认为可能具有性别差异。即黑种人男性眶上裂宽型的较多，而白种人女性窄型的较多，详见表7-5。

表7-5　白种人与黑种人眶上裂形状（%）Shapes of the Superior Orbital Fissure in White & Black（%）

种族和性别	眶上裂形状						两侧比较		
	尖形	方形	圆形	椭圆形	盲管形	宽钝	对称	稍异	不同
白种人男性	38.7	31.5	17.3	7.6	5.2	9.2	66.2	17.7	16.1
白种人女性	57.7	18.6	11.5	3.2	7.7	2.6	74.4	18.0	7.7
黑种人男性	30.4	21.2	36.8	4.6	6.2	9.7	62.5	10.3	27.2
黑种人女性	41.6	24.7	25.2	1.9	7.0	5.8	60.0	11.5	28.8
平均	42.1	22.8	24.0	4.4	6.6	6.8	65.8	14.4	20.0

　　Gill（1984）介绍了一种鉴别颅骨种族的方法，他测量了6个项目（图7-4），其中3个是传统测量的项目，3个是新测项目，均用直脚规测量，通过计算得出3个指数。

（1）前眶间宽（Maxillofrontal Breadth）mf-mf：左右颌额点（mf）的直线距离。

（2）中眶宽（Midorbital Breadth）zo-zo：左右颧眶点（zo）的直线距离。

（3）阿尔法弦（Alpha Cord）a-a：左右鼻颌缝与梨状孔相交点（nm）及颧眶点（zo）的切线之间的最深点直线间距。

（4）鼻额颌弦（Naso-Maxillofrontal Subtense）nb-mf：两侧额颌点（mf）至鼻桥（梁）最深点（nb）的弦。

（5）鼻颧眶弦（Naso-Zygo Orbital Subtense）nb-zo：两侧颧眶点（zo）至鼻桥最深点（nb）的弦。

（6）鼻阿尔法弦（Naso-Alpha Subtense）nb-a：两侧Alpha点（α）至鼻桥最深点（nb）的弦。

（7）额颌指数（Maxillofrontal Index）=（鼻额颌弦/额颌宽）×100。

（8）颧眶指数（Zygo Orbital Index）=（鼻颧眶弦/中眶宽）×100。

（9）阿尔法指数（Alpha Index）=（鼻Alpha弦/Alpha弦）×100。

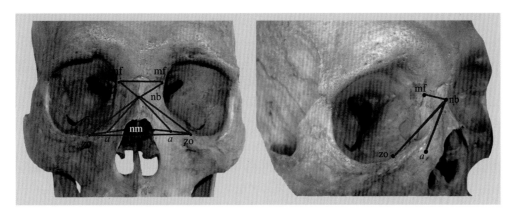

图7-4　颅骨种族差异的测量　Measuring Methods of the Cranial Racial Difference
（mf-mf前眶间宽；zo-zo中眶宽；nb-mf鼻额颌线；nb-zo鼻颧眶弦；nb-a鼻Alpha弦；zo-nm Alpha弦）

　　1.三种颅骨指数的人种判别分析法（Racial Discriminant Function Analysis of Three Cranial Indices）　用判别分析法可较好地区分出白种人与黑种人、印第安人和因纽特人，但后者之间的区分不明显（表7-6）。

表7-6　四种人的各判别指数及白种人与其他三种人的判别值
The Discriminant Value & Indices in Four Races or People

指　数	白种人		判别值	印第安人		黑种人		因纽特人	
	X	SD		X	SD	X	SD	X	SD
额颌指数	0.46	0.09	0.40	0.34	0.05	0.34	0.08	0.31	0.07
颧眶指数	0.43	0.06	0.40	0.34	0.04	0.35	0.09	0.31	0.04
阿尔法指数	0.68	0.09	0.60	0.51	0.06	0.31	0.09	0.50	0.07

　　2.颅骨测量的人种判别分析法（Racial Discriminant Function Analysis of Cranial Osteometry）　此法女性正确判别率达95%，男性可达85%。Giles等（1962）选择美国白种人男性108例、女性79例，美国黑种人男性113例、女性108例，然后从上述随机抽取两组男女各75例为基本组，其余108例为测试组，首先用判别分析法区分颅骨的种族差异他们采用的测量项目、判别系数和判别值如表7-7所示。

表7-7 白种人对黑种人和印第安人等种族判别系数和判别值
Discriminant Function Analysis of the American White，Black & Indians from Skull

测量项目（mm）	白种人男性对		白种人女性对		男对女
	黑种人	印第安人	黑种人	印第安人	
面底长（ba-pr）	3.06	0.10	1.74	3.05	-1.00
颅最大长（g-op）	1.60	-0.25	1.28	-1.04	1.16
颅最大宽（eu-eu）	-1.90	-1.56	-1.18	-5.41	1.66
颅高（ba-b）	-1.79	0.73	-0.14	4.29	3.98
颅底长（ba-n）	-4.41	-0.29	-2.34	-4.02	1.54
最大颧宽（zy-zy）	-0.01	1.75	0.38	5.62	
上面高Ⅱ（n-pr）	2.59	-0.16	-0.01	-1.00	
鼻宽（al-al）	10.56	-0.88	2.45	-2.19	
判别值（Z）	89.27	22.28	92.20	130.10	891.12
正确判别率	基本组	测试组	基本组	测试组	82.9
白种人	80.0	87.9	88.0	100.0	
黑种人	85.3	92.1	88.0	81.8	
印第安人	94.7	76.9	93.3	87.1	

注：男对女，$Z > 891.12$ 应判为男性，反之为女性。

$Z >$ 判别值 89.27 为黑种人，反之为白种人；$Z >$ 判别值 22.28 为印第安人，反之为白种人。

Holland（1986）为了解决破损颅骨和颅骨碎片种族鉴定的难题，提出了以下判别分析式：

$\hat{Y}=-0.0224$ 枕髁最大长 $+0.0345$ 髁间最小距 -0.0236 髁间最大距 -0.0161 枕髁内侧缘间最大距 -0.0185 枕骨大孔宽 $+0.0777$ 基底突长 $+0.669$。判别值为 0.5，判别率为 86%，组外盲测的正确率为 90%，计算值 > 判别值判为白种人，小于者判为黑种人。

3.翼区和腭圆枕类型三人种的观察（Observations of the Pterion & Palatine Torus in Brown，Black & White） 吴新智（1984）曾对美国自然历史博物馆和美国华盛顿史密森研究院的三种族人的颅翼区和腭圆枕的类型进行过观察，可清晰地看出人种的不同。翼区类型的种族差异 $\chi^2 = 24.714$，$P = 0.000$，说明颅骨翼区不同人种类型构成比，具有非常显著的种族差异；腭圆枕类型的种族差异 $\chi^2 = 95.691$，$P = 0.000$，说明腭圆枕不同人种类型构成比，具有非常显著的种族差异；其中的丘型澳大利亚人或白种人与黑种人比，u 值分别是 4.2 和 9.7，P 值均 < 0.01。详见表7-8。

表7-8 澳大利亚人、黑种人和白种人颅骨翼区和腭圆枕的观察
Observations of the Pterion & Palatine Torus in Brown，Black & White

人种	翼区类型［%（例数）］					腭圆枕类型［%（例数）］				
	例数	H型	I型	X型	翼上骨型	例数	嵴型	丘型	缺如	瘤型
棕色人	118	71.2 (84)	9.3 (11)	5.1 (6)	14.4 (17)	62	17.8 (11)	30.6 (19)	51.6 (32)	0 (0)
黑种人	205	80.0 (164)	4.4 (9)	1.5 (3)	14.1 (29)	96	20.8 (20)	4.2 (4)	68.7 (66)	6.3 (6)
白种人	177	88.7 (157)	1.7 (3)	0 (0)	9.6 (17)	94	25.5 (24)	57.5 (54)	16.0 (15)	1.1 (1)

4.眶倾斜度和鼻前棘类型三人种的观察（Observations of the Orbital Inclination Angle & Prenasal Spine in Brown，Black & White） 吴新智（1984）曾对美国自然历史博物馆和美国华盛顿史密森研究院三种族人的颅骨眶倾斜度和鼻前棘类型进行过观察，可清晰地看出人种的不同。眶倾斜度的种族差异 $\chi^2 = 77.475$，$P = 0.000$，说明眶倾斜度不同人种类型构成比，具有非常显著的种族差异；其中前倾型棕色人种最多，黑

种人最少。鼻前棘类型的种族差异$\chi^2=123.913$，$P=0.000$，说明鼻前棘不同人种类型构成比，具有非常显著的种族差异；其中显著型与特显型白种人出现率显著高，白种人与澳大利亚棕色人或黑种人相比，u值分别为7.1和6.9，P值均<0.01。详见表7-9。

表7-9　澳大利亚人、黑种人和白种人眶倾斜度和鼻前棘的观察
Observations of the Orbital Inclination Angle & Prenasal Spine in Brown, Black & White

人种	眶倾斜度类型［%（例数）］				鼻前棘类型［%（例数）］					
	例数	前倾型	垂直型	后倾型	例数	不显型	稍显型	中等型	显著型	特显型
棕色人	67	68.7（46）	23.9（16）	7.5（5）	65	27.7（18）	47.7（31）	16.9（11）	7.7（5）	0（0）
黑种人	101	15.8（16）	29.7（30）	54.5（55）	100	11.0（11）	41.0（41）	38.0（38）	10.0（10）	0（0）
白种人	99	52.5（52）	35.4（35）	12.1（12）	99	1.0（1）	9.1（9）	29.3（29）	50.5（50）	10.1（10）

5.梨状孔下缘类型三人种的观察（Observations of the Lower Border of Piriform Foramen in Brown, Black & White）　吴新智（1984）曾对美国自然历史博物馆和美国华盛顿史密森研究院的三种族人的颅骨梨状孔下缘类型进行过观察，可清晰地看出人种的不同。梨状孔下缘类型构成比的种族差异$\chi^2=250.097$，$P=0.000$，说明梨状孔下缘各型构成比具有非常显著的人种差异；其中的锐型类型，白种人出现率尤甚，白种人与澳大利亚棕色人或黑种人相比，u值均为20.0，P值均<0.01。详见表7-10。

表7-10　澳大利亚人、黑种人和白种人梨状孔下缘观察
Observations of the Lower Border of Piriform Foramen in Brown, Black & White

人种	例数	梨状孔下缘类型［%（例数）］				
		锐型	钝型	鼻前沟	鼻前窝	不对称
棕色人	68	2.9（2）	33.8（23）	41.2（28）	20.6（14）	1.5（1）
黑种人	102	3.9（4）	61.8（63）	7.8（8）	25.5（26）	1.0（1）
白种人	100	85.0（85）	11.0（11）	0（0）	2.0（2）	2.0（2）

6.眶角和鼻颌角（Orbital Angle & Naso-maxillary Angle）　张志敏等（2011）通过对现代中国人和欧洲白种人颅骨的研究，提出以左右眶角（orbit angle）（g-n连线与眶下缘夹角∠g-n-zy）和鼻颌角（naso-maxillary angle）（两侧的zm-n连线夹角∠zm-n-zm）来鉴别人种差异，取得了较好的鉴别率，眶角具有明显的种族差异，详见表7-11。

表7-11　黄种人和白种人面颅角的测量
Measurements of the Orbital Angle & Naso-maxillary Angle in Chinese & European White

项目	中国黄种人		欧洲白种人		种族差异	
	例数	均值（$\bar{x}\pm s$,°）	例数	均值（$\bar{x}\pm s$,°）	t值	P值
左眶角	30	135.25±6.07	27	142.19±4.68	-0.792	0.001
右眶角	30	135.6±6.87	27	142.26±4.46	-4.283	0.001
鼻颌角	30	88.55±5.01	26	89.51±7.01	-0.592	0.557

7.下颌骨的种族差异（Racial Difference of Mandible）　Jankowsky（1930）曾用两指数进行鉴别，即100×（下颌支高÷下颌体长）和100×（下颌支最小宽÷下颌体最小宽），结论是由于下颌角变异较大，因而种族判断不确定。Schultz（1933）指出了白种人和黑种人下颌骨形态上的差异，见表7-12。

表7-12　白种人和黑种人下颌骨的种族差异　Racial Difference of Mandible in White & Black

下颌骨	白种人	黑种人
下颌骨宽度	较大	较小
下颌体	较高	较大
下颌支	较高，较窄	更低更宽，较大
下颌支平面	更平行于正中矢状面	更垂直下颌体，较小
下颌角	向外侧，外翻较大	不明显
颏	更突出	不明显
颏结节	更向外侧	向内侧，较小
咬肌粗隆，翼肌粗隆	更明显	明显

　　8. Howells 数据（Howells' Data）　由于目前国内对颅骨种族差异的研究较少，在此特介绍 Howells 数据。Howells 将其在 1965～1980 年所测量的 28 个民族 87 项，共计 2524 例颅骨数据库，发表于 1996 年美国体质人类学杂志，供世界人类学家应用。笔者下载了全部数据，并利用 SPSS 软件进行了统计，本书选择其中 4 组数据，分别代表黄色人种、白色人种、黑色人种和棕色人种，详见表 7-13。

表7-13　Howells 测量颅骨的项目及其缩写和四人种测量平均值
Howells' Data of the Cranial Measurements in Four Races

项目	名称（测点）	测量数据（$\bar{x}\pm s$, mm；°）			
		中国安阳 男42例	挪威卑尔根人 男56例	南非祖鲁人 男55例	澳大利亚土著 男52例
ASB	星点间宽（biasterionic breadth）	108.24±4.36	113.61±4.34	105.31±4.50	109.75±4.84
AUB	耳点间宽（biauricular breadth）	125.69±4.85	127.52±5.42	116.24±3.16	120.13±4.17
AVR	M₁牙槽半径（alveolus radius）	80.81±3.47	78.48±4.44	82.75±4.65	88.04±3.70
BAA	ba点角（basion angle）(n- ba-pr)	40.76±2.39	41.25±2.93	38.53±2.78	36.33±2.26
BAR	ba点半径（basion radius）	17.79±2.72	12.80±3.39	16.35±3.69	15.37±3.14
BBA	颅底点角（basion angle，n-br）	53.14±2.56	56.05±3.08	54.60±2.64	56.23±2.01
BBH	颅高（cranial height）(ba-b)	140.26±5.33	130.25±4.31	133.67±5.95	129.62±5.36
BNL	颅底长（basion-nasion length）	101.29±4.07	98.59±4.52	102.00±5.00	101.98±3.38
BPL	面底长（basiion-prosthiion length）(ba-pr)	97.50±4.28	93.75±5.70	102.38±6.10	105.50±4.47
DKA	d点角（dacryal angle）	154.83±6.12	149.89±5.25	149.96±5.21	151.62±4.88
DKB	眶间宽（interorbital breadth）	22.45±1.84	22.88±2.50	23.53±2.32	21.69±2.07
DKR	d点半径（dacryon radius）	83.40±2.96	82.57±3.41	83.05±3.99	82.90±2.91
DKS	d点矢高（dacryon subtense）	8.50±2.11	10.41±1.87	10.45±1.86	10.27±1.88
EKB	两眶宽（interorbital breadth）(ek-ek)	98.79±2.96	98.70±3.20	100.95±3.42	101.98±3.33
EKR	ek点半径（ectoconchion radius）	74.50±2.62	71.20±3.05	71.58±4.09	72.46±2.48
FMB	额最小宽（bifrontal breadth）	97.38±3.00	99.59±3.33	101.98±3.47	102.42±3.56
FMR	fm点半径（frontomalare radius）	79.24±2.69	76.96±3.12	76.60±4.47	79.42±3.29
FOL	枕大孔长I（foramen magnum length）	36.67±2.46	38.98±3.08	37.33±2.46	36.65±1.74
FRA	额骨曲角（frontal angle）	130.48±4.21	127.68±3.77	126.33±4.34	131.12±3.64
FRC	n-b点弦（nasion-bregma chord）	113.52±4.70	111.05±3.99	111.69±5.14	111.90±3.74
FRF	n-矢高段（nasion-subtence fraction）	51.45±4.13	50.21±3.23	47.16±3.69	50.23±3.46
FRS	额骨曲高（frontal subtense）	26.02±2.95	27.05±2.56	27.71±2.79	25.23±2.52
GLS	眉间突度（glabella orojection）	3.14±0.93	3.59±1.01	2.16±0.83	5.37±0.97
GOL	颅最大长（glabello-occipital length）	181.00±4.27	180.32±7.35	185.13±5.92	190.31±5.42
IML	颧骨下缘长（inferior malar length）	36.07±2.72	35.70±3.38	38.25±3.63	40.98±3.03
JUB	颧骨点间宽（bijugal breadth）	121.21±3.91	117.14±3.81	116.89±3.97	120.88±3.97
MAB	腭宽（palate breadth）	66.69±3.55	63.87±3.25	65.35±3.03	66.88±3.31
MDB	乳突宽（mastoid breadth）	13.93±1.57	13.11±1.46	11.78±1.64	12.71±1.79
MDH	乳突高（mastoid height）	30.60±2.27	28.34±2.79	28.42±2.82	29.87±3.17
MLS	颧曲高（malar subtense）	12.67±1.28	10.54±1.50	11.76±1.50	11.37±1.41
NAA	鼻根点角（nasion angle）(ba-pr)	66.64±3.10	65.61±4.18	71.13±4.05	74.77±3.24
NAR	鼻根点半径（nasion radius）	93.31±3.22	94.91±3.84	94.44±4.18	96.08±3.16
NAS	n-额曲高（nasion-frontal subtense）	14.29±2.40	18.25±2.33	17.84±2.02	17.54±2.55
NBA	鼻根点角（nasion angle）(∠ba-n-b)	81.19±2.74	76.50±3.28	77.25±3.03	74.33±3.19
NDA	n-d角（naso-dacryal angle）(∠d-n-d)	110.45±10.30	89.73±8.92	100.91±10.03	86.56±8.52
NDS	n-d点矢高（naso-dacrtal subtense）	7.86±1.46	11.52±1.41	9.76±1.57	11.54±1.24
NFA	鼻额角（naso-frontal angle）(∠fm-n-fm)	147.43±4.81	139.82±4.41	141.51±3.89	142.15±4.78

表7-13a　Howells测量颅骨的项目及其缩写和四人种测量平均值
Howells' Data of the Cranial Measurements in Four Races

项目	名称（测点）	测量数据（$\bar{x}\pm s$，mm；°）			
		中国安阳 男42例	挪威卑尔根人 男56例	南非祖鲁人 男55例	澳大利亚土著 男52例
NLB	鼻宽（nasal breadth）（al-al）	28.29±2.10	25.46±1.98	28.65±1.94	27.88±1.73
NLH	鼻高（nasal height）（n-ns）	52.48±2.25	51.71±2.94	50.00±2.56	49.69±2.68
NOL	鼻根点-颅后点长（nasio-occipital length）	178.86±4.59	177.29±7.44	183.36±5.79	185.42±5.41
NPH	上面高Ⅱ（nasion-prosthion height）	69.43±3.09	67.89±4.17	67.33±4.07	64.77±4.16
OBB	左眶宽（orbital breadth）	39.05±1.34	40.14±1.45	40.44±1.91	41.87±1.52
OBH	左眶高（orbit height）	32.79±1.60	33.75±1.83	33.76±1.76	33.46±1.91
OCA	枕骨曲角（occipital angle）	121.79±4.87	117.16±5.54	121.69±6.33	115.06±4.22
OCC	枕骨矢状弦（occipital chord）（l-o）	99.43±5.93	94.00±5.22	96.53±5.79	92.12±4.46
OCF	l-矢高段（lambda-subtense fraction）	48.62±4.65	48.34±6.27	47.13±5.74	43.52±4.73
OCS	枕骨曲高（occipital subtense）（l-o）	27.62±3.38	28.50±3.38	26.85±3.85	29.13±2.77
PAA	顶角（parietal angle）	133.43±4.45	132.59±4.21	134.47±3.87	135.37±3.16
PAC	顶骨矢状弦（parietal chord）（b-l）	113.88±4.52	110.09±4.71	115.31±5.41	116.63±4.76
PAF	b-矢高段（bregma-subtence fraction）	60.26±4.66	58.50±4.49	60.69±4.88	58.40±3.94
PAS	顶骨曲高（b-l subtense）	24.36±2.87	24.09±2.85	24.11±2.67	23.90±2.30
PRA	上面三角（∠ ba-pr-n）	72.64±3.63	73.11±2.85	70.40±3.20	68.90±3.06
PRR	pr点半径（prosthion radius）	101.14±4.01	98.14±4.77	105.04±4.95	108.50±4.12
SIA	鼻骨最窄处角（sijmotic angle）（∠鼻部最窄nd）	118.10±17.34	92.04±8.40	115.55±3.32	104.19±12.88
SIS	鼻骨最小高（sijmotic subtense）	2.37±1.01	4.67±1.39	2.89±0.92	4.07±1.07
SOS	眶上缘中点突度（supraorbital projection）	6.02±0.92	6.73±1.17	6.18±1.26	7.40±1.05
SSA	颧颌角Ⅰ（zygomaxillarry angle）（∠ zm-ss-zm）	132.14±4.03	128.14±5.31	127.09±4.66	127.75±4.29
SSR	ss点半径（subspinale radius）	94.21±3.34	93.21±4.71	96.47±4.70	100.52±3.64
SSS	两上颌曲高（zygomaxillary subtense）	22.38±2.39	22.70±2.65	23.91±2.77	24.13±2.18
STB	冠颞点间宽（bistephanic breadth）	110.21±7.12	122.73±6.11	113.89±5.92	101.35±6.26
VRR	颅顶点半径（vertex radius）	126.38±4.08	120.82±3.56	122.11±4.50	116.19±4.00
WCB	颅骨最小宽（minimum cranial breadth）	74.19±3.30	74.84±4.19	71.98±4.26	71.31±3.04
WMH	面颊高（cheek height）	26.45±2.00	23.10±2.46	20.73±1.98	21.19±2.13
WNB	鼻骨最小弦（simotic chord）	7.78±2.50	9.41±2.05	9.08±2.31	10.33±2.10
XCB	颅最大宽（maximum cranial breadth）	138.79±5.43	147.61±5.52	134.11±5.09	131.94±5.10
XFB	额最大宽（maximum frontal breadth）	114.81±4.98	124.62±5.17	115.84±5.30	110.10±4.25
XML	最大颧骨长（maximum malar length）	54.88±2.66	53.66±3.29	53.65±3.63	55.35±3.15
ZMB	前眶间宽（bimaxillary breadth）	100.83±4.50	93.29±4.31	95.87±4.85	98.35±4.06
ZMR	zm点半径（zygomaxillare radius）	72.86±2.97	71.11±3.70	72.71±3.84	77.29±2.91
ZOR	zo点半径（zygoorbitale radius）	81.10±3.05	79.75±3.68	80.75±4.12	82.83±2.88
ZYB	颧宽（bizygomatic breadth）	135.95±5.07	135.55±4.89	129.95±4.08	136.77±4.17

　　从上述表中数据，很容易计算出人种间的差异：如BBH黄色人种最高（$t>5.74$），DKS黄色人种最低（$t>4.74$），FMB黄色人种最短（$t>3.44$），NAS黄色人种最低（$t>6.35$），NDA黄色人种最大（$t>5.74$），SIS黄色人种最矮（$t>2.61$），SSA黄色人种最大（$t>4.24$），VRR黄色人种最大（$t>4.88$），WMH黄色人种最高（$t>7.43$），WNB黄色人种最小（$t>2.62$），ZMB黄色人种最宽（$t>2.77$）等。

二、盆骨的种族差异（Racial Difference of the Pelvic Bones）

　　1. 13个国家和地区人类的骨盆测量比较（Comparison of the Measurement of Pelvis in Thirteen Nation's People）　Adair（1921）曾对13个国家的女性盆骨进行研究，发现髂前上棘间径和髂嵴间径软白种人大，黑种人小，而黄种人居中，结果显示欧美白种人不论髂嵴间径或髂前上棘间径均大于黄种人、黑种人和棕种人。详见表7-14。

表7-14　13个国家和地区人类骨盆测量结果的比较
Comparison of the Measurements of Pelvis in Thirteen Nation's People

	髂前上棘间径（mm）	髂嵴间径（mm）
雅利安人 Aryan	260	270
美印第安人 Amerindian	226	257
欧洲人 European	222	266
埃及人 Egyptian	224	262
秘鲁人 Peruvian	217	254
新卡里多尼亚人 New Caledonian	204	262
中国人 Chinese	205～226	220～252
日本人 Japanese	202	218
孟加拉人 Bengalese	179	216
黑色人种 Negro	174～217	214～269
澳大利亚人 Australian	182	237
墨西哥人 Mexican	180	221
布什曼人 Bushman	170	215

2.美国白种人和黑种人骨盆测量的比较（Comparison of the Measurements of Pelvis in American White & Black）İşcan等（1986）测量美国白种人100例、黑种人100例的骨盆，结果显示美国白种人的髂嵴间径显著大于美国黑种人，男性t值8.7，女性t值10.8，二者P值均＜0.01，详见表7-15。

表7-15　美国白种人和黑种人骨盆测量的比较
Comparison of the Measurements of Pelvis in American White & Black

项目	美国白种人		美国黑种人	
	男（$\bar{x}\pm s$）	女（$\bar{x}\pm s$）	男（$\bar{x}\pm s$）	女（$\bar{x}\pm s$）
平均年龄（岁）	58.52±13.07	65.24±15.94	49.36±15.40	47.88±20.70
髂嵴间径（mm）	273.96±16.10	277.99±17.11	254.60±15.27	252.81±15.95
入口横径（mm）	123.59±7.95	133.93±8.09	111.96±7.39	120.56±6.82
入口前后径（mm）	108.73±9.62	116.64±10.51	102.01±8.54	110.75±9.26

三、四肢骨的种族差异（Racial Difference of the Bones of Limbs）

1.髋骨和股骨的种族差异（Racial Difference of the Hip Bone and Femur）1983年DiBennardo及Taylor用股骨和髋骨15项测量数据，对美国白种人和黑种人进行了判别，判别率高达92.3%～96.9%。他们所用的测量项目包括髋骨最大高、髋臼最大径、耻骨长Ⅱ、髂骨高Ⅱ（自A点至髂嵴最高点）、坐骨大切迹宽、坐骨大切迹深、坐骨大切迹前段长、髋臼坐骨大切迹宽、耻骨下支高、耻骨下支斜径、耻骨结节联合高、耻骨联合角、股骨最大长、股骨体中部周径、股骨上髁宽和股骨髁体角（图7-5），所得判别式见表7-16。

此法的优点是事先无须了解其性别，判别率可高达97%，缺点是必需测量15项，比较烦琐。

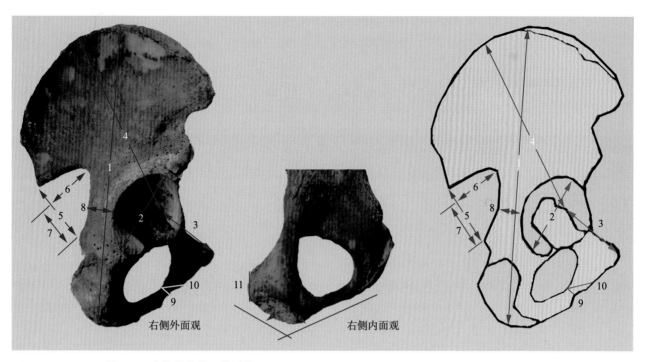

图7-5　髋骨种族差异的测量　Measurements of The Racial Difference in Hip Bone

1.髋骨最大高；2.髋臼最大径；3.耻骨长Ⅱ；4.髂骨高Ⅱ；5.坐骨大切迹宽；6.坐骨大切迹深；7.坐骨大切迹宽前段长；8.髋臼坐骨大切迹宽；9.耻骨下支高；10.耻骨下支斜径；11.耻骨结节联合高；a.耻骨联合角

表7-16　美国白种人与黑种人的髋骨和股骨种族差异判别式 Equations of the Discriminant Function Analyses of Hip Bone & Femur in American White & Black			
测量项目	判别式1（mm）	判别式2（mm）	判别式3（mm）
1.髋骨最大高	0.083 64	0.043 90	0.045 46
2.髋臼最大径	0.108 98	0.045 01	0.088 71
3.耻骨长Ⅱ	-0.145 78	0.080 75	-0.083 50
4.髂骨高Ⅱ	-0.040 05	0.089 37	-0.120 32
5.坐骨大切迹宽	-0.127 07	0.038 79	0.058 62
6.坐骨大切迹宽前段长	0.099 52	-0.048 70	0.023 30
7.髋臼坐骨大切迹宽	-0.015 07	0.082 37	0.052 35
8.耻骨下支高	-0.014 50	0.164 40	0.150 29
9.耻骨联合角	0.059 95	-0.001 11	-0.055 75
10.耻骨下支斜径	-0.117 60	-0.076 68	0.116 18
11.耻骨结节联合高	-0.073 88	0.012 10	-0.075 74
12.股骨最大长	0.004 93	-0.035 12	-0.010 44
13.股骨体中部周径	-0.004 74	-0.077 95	0.097 50
14.股骨下髁宽	0.090 48	-0.011 79	-0.053 10
15.股骨髁体角	0.033 41	0.145 88	-0.025 61
常　数	-18.779 31	-21.487 89	10.133 90
判　别　值	0	0	
判别率	白种人	黑种人	
男性	93.8%	96.9%	
女性	96.9%	92.3%	

注：判别式1计算值＞0判为男性、＜0判为女性；判别式2计算值＞0判为白种人、＜0判为黑种人。

（引自 DiBennardo 等，1983）

2.髋骨、股骨和胫骨的种族差异（Racial Difference of the Hip Bone，Femur and Tibia）

（1）美国白种人与黑种人的髋骨、股骨和胫骨的种族判别分析（Discriminant Function Ananlysis of the hip bone，femur and tibia in American White and Black）：İşcan及Cotton（1986）采用骨盆、股骨和胫骨相互搭配，对美国白种人和黑种人进行判别，判别率可高达93.0%～94.9%。他们选用的测量项目、判别式系数、判别值和判别率，详见表7-17。

表7-17 美国白种人与黑种人的髋骨和股骨判别式
Equations of the Discriminant Function Analyses of Hip Bone & Femur in American White & Black

测量项目	判别式1（mm）	判别式2（mm）	判别式3（mm）
髂嵴间径	−0.029 786 38	−0.024 011 47	−0.024 831 45
骨盆横径	—	−0.025 129 98	−0.029 990 86
骨盆前后径	−0.047 060 68	−0.042 719 74	−0.035 031 42
髋骨高	−0.056 200 39	−0.035 253 13	−0.039 271 15
坐耻宽	−0.058 771 65	−0.086 637 78	−0.047 526 80
股骨长	—	0.043 452 27	—
股骨体前后径	0.167 759 40	0.128 991 30	—
股骨下髁宽	0.135 888 10	0.122 661 00	—
股骨体周径	−0.064 300 72	—	—
股骨头径	—	−0.159 810 70	—
胫骨长	0.053 861 01	0.050 562 49	—
胫骨上端宽	—	—	0.084 052 10
胫骨下端宽	−0.065 832 14	—	—
常数	4.236 635 00	5.379 817 00	2.284 827 00
判别值	0	0	0
判别率	94.9%	93.0%	93.9%

注：判别值＜0判为白种人，＞0判为黑种人。

（2）髋骨、股骨和胫骨不同种族的测量（Measurementrs of the hip bone，femur and tibia in different races）：İşcan及Cotton（1986）测量美国白种人和黑种人的髋骨、股骨和胫骨，并配以国人的资料，可以进行对比，详见表7-18。

（3）股骨体弯曲的种族差异（Racial difference of the curvature of femur）：Krogman等（1986）参考书中的插图很形象，且易记，现引入本书供读者分享（图7-6）。

概括而言，骨骼的种族差异，基于形态和测量颅骨判断正确率可达85%～90%，采用判别分析法对美国白种人和黑种人的判断正确率可达80%～88%，下颌骨难以分辨，盆骨的判断正确率可达70%～75%，应用İşcan的方法男性的判断正确率可达79%，女性的判断正确率可达83%。对盆骨、股骨和胫骨采用判别分析法看来是最好的判断种族的方法（除颅骨外）。黑种人的股骨弯曲特征最高，其后依次为白种人、黄种人和美国印第安人。

表7-18 下肢骨不同种族的测量
Measurements of the Bones of Lower Limb in Different Races

测量项目	白种人		黑种人		黄种人*	
	男49例（$\bar{x}\pm s$, mm）	女48例（$\bar{x}\pm s$, mm）	男48例（$\bar{x}\pm s$, mm）	女47例（$\bar{x}\pm s$, mm）	男（mm）	女（mm）
髂嵴间径	274.4±16.77	270.3±20.18	256.0±14.95	251.3±17.33	—	—
髋骨横宽	124.6±7.41	132.4±9.21	114.8±8.23	122.1±7.28	—	—
髋骨前后高	106.6±8.25	118.4±17.76	103.5±8.54	117.6±9.12	—	—
髋骨高	219.1±0.53	201.3±8.73	214.1±9.61	196.9±9.50	205.4	193.9
髂骨宽	163.1±8.31	159.0±8.57	156.7±8.71	151.5±9.31	156.8	152.5
坐耻骨宽	123.5±5.81	120.3±5.20	117.5±6.45	116.4±6.61	117.3	114.0
股骨长	452.9±2.63	423.9±23.79	479.2±24.42	440.2±24.21	433.0	406.3
股骨双髁长	450.0±2.58	419.8±23.13	475.8±24.91	436.2±24.12	433.1	405.8
股骨前后径	29.1±3.72	26.0±2.46	30.0±3.08	27.3±1.93	27.1	24.5
股骨横径	29.2±2.70	26.0±2.11	28.2±2.99	25.4±2.07	26.3	23.2
股骨下端宽	83.0±4.11	74.0±3.32	83.2±3.83	74.1±3.51	79.9	73.3
股骨中部周长	91.1±4.77	82.0±5.31	91.3±5.88	83.1±4.85	—	—
股骨头径	41.2±2.31	42.1±2.36	47.8±2.36	42.3±2.39	46.2	43.3
胫骨长	363.6±17.88	341.3±21.46	400.4±24.86	363.4±20.96	354.0	331.8
胫骨前后径	35.6±3.15	30.5±3.19	36.3±3.70	31.1±3.10	30.4	26.5
胫骨横径	26.3±2.55	24.0±3.09	28.4±3.39	24.7±2.50	22.4	20.1
胫骨上端宽	76.8±3.68	68.2±3.14	77.9±3.32	69.6±3.35	74.9	69.6
胫骨下端宽	46.7±2.58	41.3±2.98	46.6±2.74	42.6±2.23	41.3	46.4
胫骨滋养孔周径	98.5±4.90	86.1±6.36	101.8±8.07	89.7±6.17	—	—
胫骨最小周径	76.6±3.70	67.7±5.37	79.8±6.83	70.3±4.17	74.2	66.0
胫骨中部周径	84.8±4.88	73.6±5.54	89.1±6.60	76.8±4.61	—	—

*综合我国人均数。

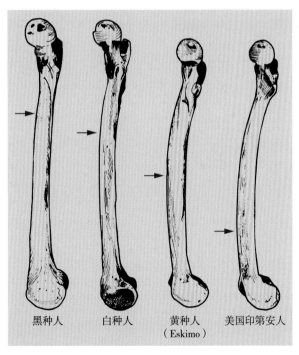

黑种人　白种人　黄种人（Eskimo）　美国印第安人

图7-6 股骨弯曲的种族差异（引自Krogman，1986）
Racial Difference of the Curvature of Femur（Quoted from Krogman，1986）

第二节　我国的民族　Chinese Nationalities

民族不是根据体质特征来区分的，而是根据语言、生活的地域、经济生活和心理素质等共同特征来划分的。民族是由具有这些共同特征在历史上组成的人的共同体（吴汝康，1991）。我国有56个民族，且我国幅员辽阔，不仅存在着民族间的差异，也存在着地区间的差异。

一、头部的地区和民族差异（Ethnic and Regional Differences of the Head）

关于国人颅骨的测量，民族资料甚少，然而与颅骨紧密联系的活体头面部的资料较多，但也还有13个少数民族为空白。现列出与颅骨测量密切相关的头长（g-op）、头宽（eu-eu）、全头高（v-gn）和头耳高（v-t-t）四项数据，从而可间接了解颅最大长（g-op）、颅宽（eu-eu）、颅高和耳上颅高（v-po-po）的情况，因为活体头部的测量包括颅骨该项的皮肤厚度，二者是高度正相关的。详见表7-19。

表7-19　我国少数民族头部的测量
Measurements of the Head in Chinese Minorities

作者（年份）	地区	性别及例数	头长（g-op）($x\pm s$，mm)	头宽（eu-eu）($x\pm s$，mm)	全头高（v-gn）($x\pm s$，mm)	头耳高（v-t-t）($x\pm s$，mm)
施全德等（1987）	黑龙江赫哲族	男52	181.0±7.3	159.1±7.2	242.8±17.9	124.9±8.7
		女58	174.1±8.8	150.1±7.0	230.9±15.6	126.4±13.2
韩向君等（1993）	吉林满族	男114	182.98±8.39	157.04±6.32	235.93±11.15	123.25±9.16
		女100	170.48±7.24	148.74±8.56	224.63±10.28	120.84±10.24
朱钦等（1993）	内蒙古蒙古族	男208	186.2±6.2	156.1±5.9	222.2±11.8	129.7±7.3
		女196	175.6±7.0	148.8±5.3	215.3±11.8	125.4±7.5
朱钦等（1996）	内蒙古达斡尔族	男187	186.5±6.5	154.8±6.3	239.4±16.1	128.8±10.8
		女166	178.4±6.5	147.9±5.4	227.1±18.6	122.8±11.2
邵兴周等（1987）	新疆柯尔克孜族	男110	189.75±7.31	160.63±6.51	231.48±10.02	122.95±7.82
		女105	181.51±8.42	154.50±6.62	220.47±9.87	116.89±6.84
邵兴周等（1990）	新疆塔吉克族	男110	187.79±6.43	49.90±5.64	237.76±10.97	121.43±6.23
		女55	178.17±5.83	143.50±5.18	223.48±11.73	118.27±4.80
邵兴周等（1984）	新疆锡伯族	男130	184.45±7.20	160.58±6.51	253.75±9.70	122.59±9.15
		女90	175.34±5.56	153.20±5.67	241.00±10.50	121.90±12.05
崔静等（1991）	新疆哈萨克族	男152	185.4±6.75	162.2±7.13	233.7±9.60	121.2±7.05
		女106	177.0±5.94	153.6±5.36	223.4±10.57	119.2±6.43
艾琼华等（1993）	新疆维吾尔族	男232	181.4±6.1	160.6±7.7	245.9±8.0	117.9±7.4
		女172	172.9±6.4	153.2±6.0	233.0±7.4	114.3±7.1
杨东亚等（1990）	甘肃保安族	男105	186.91±5.63	148.88±4.92	227.98±11.06	124.59±9.36
		女103	179.41±510	143.28±4.54	212.80±9.91	117.43±7.47
戴玉景等（1991）	甘肃东乡族	男106	188.60±5.57	146.92±5.14	231.83±9.88	127.55±7.08
		女101	180.69±4.93	139.39±5.19	211.53±9.02	121.02±9.79
戴玉景等（1996）	甘肃回族	男105	188.21±6.79	156.22±8.11	240.99±10.13	139.80±11.45
		女128	176.28±6.01	147.80±5.94	218.11±15.61	128.86±10.05
郗瑞生等（1995）	青海撒拉族	男107	190.36±12.25	151.94±5.92	235.68±11.47	142.80±23.26
		女103	176.08±7.96	143.56±5.26	217.46±12.05	134.67±12.20

续表

作者（年份）	地区	性别及例数	头长（g-op） （x±s，mm）	头宽（eu-eu） （x±s，mm）	全头高（v-gn） （x±s，mm）	头耳高（v-t-t） （x±s，mm）
戴玉景	青海	男131	190.32±6.58	147.11±4.62	242.58±7.80	135.64±9.20
（1997）	土族	女120	182.68±5.81	143.11±4.85	231.92±8.05	127.43±11.14
罗远才等*	湖南	男668	183.9±5.63	151.9±5.39	232.9±9.05	124.6±7.39
（1985）	土家族	女370	174.5±6.10	146.0±5.3	223.8±8.46	120.2±6.77
李培春等	贵州	男203	183.44±6.05	151.72±5.21	225.43±10.62	124.30±7.53
（1994）	水族	女204	176.33±5.59	144.60±4.62	214.24±21.11	116.88±7.47
梁明康等	贵州	男198	186.8±6.13	148.0±5.47	224.8±11.11	122.7±7.53
（1994）	仡佬族	女187	179.7±5.88	142.6±5.81	216.5±12.13	116.6±9.38
李明等	云南	男105	189.50±6.62	148.16±5.42	225.09±10.10	130.16±8.11
（1989）	景颇族	女156	181.71±6.50	143.41±4.99	213.68±15.84	123.64±9.81
刘冠豪等	云南	男100	186.37±5.29	149.33±5.10	250.38±9.76	137.15±8.78
（1990）	傈僳族	女70	180.10±4.80	143.44±5.49	239.06±16.53	133.36±7.29
张振标等	广西	男245	184.7±5.76	150.2±5.03	226.5±11.53	126.9±6.74
（1983）	壮族	女61	178.8±5.83	144.4±4.91	218.2±10.64	123.5±8.05
张振标等	广西	男172	187.8±6.73	150.5±5.20	231.43±12.35	128.5±7.15
（1983）	汉族	女83	178.3±5.54	145.2±5.12	218.9±10.48	123.2±6.81
庞祖荫等	广西	男395	184.09±4.60	151.91±4.67	222.83±9.61	118.39±8.50
（1987）	苗族	女181	178.10±5.14	145.49±4.33	215.59±11.66	115.97±8.34
庞祖荫等	广西	男88	189.45±6.59	147.70±4.90	228.60±18.41	123.43±9.33
（1987）	彝族	女90	180.32±5.11	143.22±5.08	221.82±15.63	117.34±8.63
庞祖荫等	广西	男203	182.53±6.06	150.11±4.97	228.71±10.47	124.61±8.23
（1989）	侗族	女201	175.50±5.59	144.32±5.72	217.36±9.27	121.48±7.92
张振标等	海南	男470	183.71±7.06	147.31±6.14	226.28±11.19	124.86±7.77
（1982）	黎族	女141	177.10±6.41	142.00±6.16	221.00±10.29	122.40±6.68

*按原数据的标准误，由本书笔者计算得出标准差。

二、颅骨的地区和民族差异（Ethnic and Regional Differences of the Skull）

刘武等（1991）基于国内长春、抚顺、北京、太原、河南、青岛、内蒙古、西安、藏族、湖南、福建、壮族、海南和中国台湾14组对颅骨16项测量平均值、指数的聚类分析（图7-7），显示中国人颅骨呈明显南北地区差异，总趋势如下：从北方到南方，颅周长、眶宽、眶高、鼻高、上面高等项，均由大到小。颅型比较：从北方到南方，圆颅型（＞80，指数＝颅宽×100/颅长）和中颅型（75～79.9）由少到多，狭面型（90～94.9，指数＝全面高×100/面宽）由多到少、中面型（85～89.9）由少到多，狭鼻型（＜46.9，指数＝鼻宽×100/鼻高）由多到少、而中鼻型（47～59.5）由少到多，高眶型（＞85，指数＝眶高×100/眶宽）由多到少、而中眶型（76～84.9）由少到多。

刘武等（1991）进一步从颅骨的指数进行比较，也可以发现地区间的不同。现代中国人以中颅型为主，由北向南显示圆颅型的比例下降，中颅型比例增加。额颅长高指数显示现代中国人以高颅型为主，其次是正颅型；藏族和蒙古族的正颅型比例较高，显示出和其他地区的颅骨有所差异。刘武等（1991）根据16项颅骨测量数据进行14个组别的聚类分析，显示分两大类，一类包括长春、抚顺、西安、蒙古族、藏族；另一类包括福建、壮族、海南岛、香港、台湾省、基隆、高山族等组，明显显示按南北地理区域分为两个类型。

尚虹等（2002）对11例山东省中南地区的周-汉代颅骨进行测量研究，在颅、面部测量特征的比

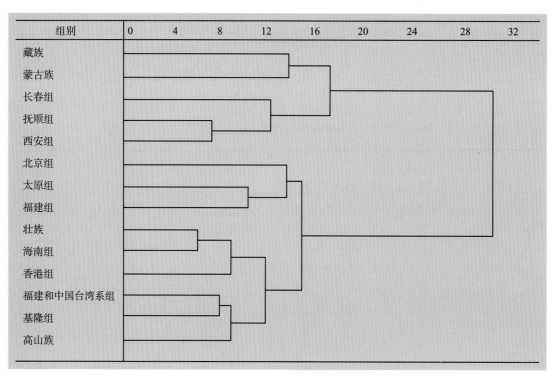

图7-7　我国现代人颅男性14个组别的聚类图（引自刘武等，1991）

较上，其与鲁北地区同时代头骨特征类似，都属于东亚蒙古人种类型。与周邻地区古代人群的聚类分析（图7-8）与主成分分析结果表明，鲁中南周-汉代组人群与黄河流域古代类群的亲缘关系比与华南组的更接近，这组人群与西日本弥生人接近的程度明显大于与绳文人接近的程度。该研究支持在现代日本人的起源中有源自中国大陆特别是华北东部地区的因素。

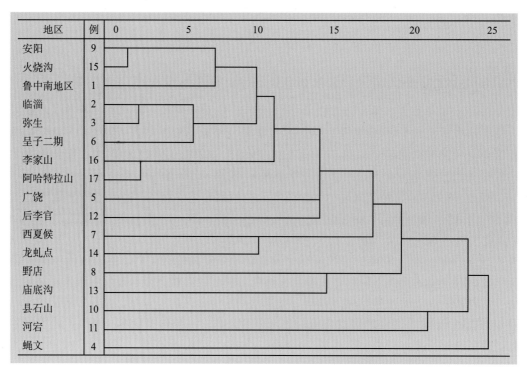

图7-8　我国古代人群聚类分析图（引自尚虹等）

Cluster Analysis of the Ancient Chinese（according to Shang Hong，et al）

何惠琴等（2002）对新疆哈密五堡古墓地出土的3200多年前的人骨进行了研究。结果显示：哈密古代人骨材料中存在东、西方两大人种。根据形态观察，哈密五堡M组为蒙古人种，而哈密五堡C组为欧洲人种。聚类分析和主成分分析结果也显示C组属欧洲人种。

尚虹等（2003）对山东广饶新石器时代大汶口文化墓地发掘的61具成年头骨进行小变异特征出现率的观察与统计并进行聚类分析和主成分分析，研究认为，广饶人群的蒙古人种地区类型属于东亚类型。同时提示，较大的三个小变异特征为下颌舌骨肌线桥、二分舌下神经管和眶上孔。

李法军等（2003）对河北阳原姜家梁新石器时代头骨进行了观察。选择与之相关的12个人群作为研究对比，结果表明，姜家梁新石器时代居民在非测量性状上有比较明显的特点：既与其他人群（特别是与贝加尔人群、华北组）有着某种联系，同时还存在着某些独立的特征（比如其较高的或者较低的非测量性状特征），使之不能完全地归入到某种人群中去。

三、躯干骨的地区和民族差异（Ethnic and Regional Differences of the Bones of Trunk）

从第五章中所列的全部躯干骨也可以看出，民族的测量资料少之又少，现有资料多半是不同地区的汉族资料，因为少数民族的躯干骨资料极度缺乏，这是客观的事实，也没有系统性的对不同地区分析的报道。因此我国的科技工作者，还需要大力进行补缺。现将骶骨的不同地区的测量数据进行比较，大体也可以看出由北向南骶骨弓长有逐渐缩小的趋势，这与身高由北向南逐渐变矮是密切相关的，详见表7-20。

表7-20　骶骨弓长的测量　Measurement of the Length of Sacral Curvature

作者（年份）	地区	男性		女性	
		例数	骶骨弓长骶骨弓长（$\bar{x}\pm s$, mm）	例数	骶骨弓长（$\bar{x}\pm s$, mm）
张万仁等（1982）	长春市	89	120.38±0.77	40	115.03±1.38
邵兴周等（1982）	新疆（汉族）	120	119.75±0.73	51	113.63±1.26
杜清太等（1983）	山东菏泽	58	117.84±1.17	8	107.88±5.71
李瑜如等（1960）	河南省	1296	116.52±0.27	38	112.00±1.41
张钊等（1984）	陕西关中	68	116.34±1.42	59	106.82±1.18
佘永华（1982）	南充市	303	114.28±0.49	189	107.18±0.64
刘正清等（1982）	湖南省	302	111.2±0.33	211	—
欧受禄等（1985）	广西	104	119.63±1.14	—	—
张继宗等（1988）	华南等	108	115.6±8.1	—	—
叶铮（1980）	昆明市	350	108.96±0.43	150	104.51±0.65

四、上肢骨的地区和民族差异（Ethnic and Regional Differences of the Bones of Upper Limb）

由于少数民族的上肢骨资料也极度缺乏，这是客观的事实。从第五章中所列的上肢骨资料，多半是以不同地区的汉族资料，也未见系统性的对不同地区上肢骨资料分析的报道。因此只将上肢三大长骨的不同地区测量数据进行比较，大体也可以看出由北向南，上肢长骨有逐渐缩小的趋势，这与身高由北向南有逐渐变矮是密切相关的。

（一）肱骨最大长的地区和民族差异（Ethnic and Regional Differences of the Maximum Length of Humerus）

肱骨最大长的地区和民族差异参见表7-21。

表7-21 肱骨最大长的测量
Measurement of the Maximum Length of Humerus

作者（年份）	地区	男肱骨最大长（$\bar{x}\pm s$, mm）			女肱骨最大长（$\bar{x}\pm s$, mm）		
		例数	左	右	例数	左	右
来现臣（1983）*	长春	70	310.18±12.72	311.45±13.48	30	294.15±15.56	296.35±15.67
刘武（1989）	长春	100	303.7±19.6		100	283.8±11.8	
段秀吉等（1991）*	长春	172	312.36±13.63	314.73±19.01	173	292.99±17.23	294.58±17.88
王衡（1982）*	乌鲁木齐	155	311.6±14.44	314.0±14.57	45	280.7±11.68	282.8±11.94
赵恒珂等（1984）*	山东	103	310.61±15.73	313.57±15.22	—	—	—
荣海钦等（1988）*	青岛	122	313.67±14.36		46	284.00±14.10	
公安部126研究所（1984）	九省	437	307.72±14.98	309.27±14.86	—	—	—
张继宗（2001）	九省	—	—	—	67	283.54±16.54	286.24±17.72
吴晋宝等（1981）	上海	77	304.5±2.10	308.4±2.70	49	287.1±14.7	288.3±13.3
但林芝（1984）	成都	170	300.29	304.03	130	283.10	285.99
王永豪等（1979）	重庆	80	307.5±14.0		—	—	
王敦林等（2007）*	江西	100	304.08±17.90		—	—	
李应义等（1981）	西安	230	310.1±14.9		170	292.9±19.4	
卓汉青（1982）	宁夏	合	252例301.9				
陈子为等（1978）	贵州	合	左100例301.22		右100例303.65		
王启华等（1985）	广东	合	左124例290.7±18.8		右132例292.6±31.5		
许梦兰（1949）*	台湾	102	311.1±9.70	313.4±9.90	53	291.2±11.94	294.0±11.50

注：九省为江西、山东、云南、贵州、广西、安徽、河北、青海和吉林。

*按原数据的标准误，由笔者计算得出标准差。公安部数据系根据原五个成年年龄组数据由笔者相加。

（二）桡骨最大长的地区和民族差异（Ethnic and Regional Differences of the Maximum Length of Radius）（表7-22）

表7-22 桡骨最大长的测量（$\bar{x}\pm s$, mm）
Measurement of the Maximum Length of Radius

作者（年份）	地区	男桡骨最大长（$\bar{x}\pm s$, mm）			女桡骨最大长（$\bar{x}\pm s$, mm）		
		例数	左	右	例数	左	右
段秀吉等（1991）*	长春	172	238.15±13.80	239.10±10.75	173	218.93±14.33	220.37±14.60
刘武（1989）	长春	100	227.4±16.3		100	208.8±10.4	
王衡等（1982）*	新疆汉族	155	236.7±11.33	237.9±11.08	45	209.0±9.93	210.4±9.86

作者（年份）	地区	男桡骨最大长（x̄±s，mm）			女桡骨最大长（x̄±s，mm）		
		例数	左	右	例数	左	右
公安部126研究所（1984）	九省	437	234.05±12.29	235.55±11.70	—	—	—
张继宗（2001）	九省	—	—	—	65	209.77±11.18	212.22±11.14
吴晋宝等（1981）*	上海	78	228.0±15.89	228.6±16.16	45	212.9±14.23	
张建国等（1986）*	成都	148	223.20±12.78		88	209.50±11.54	
王永豪等（1979）	重庆	80	233.7±12.6		—	—	
王敦林等（2007）*	江西	100	228.97±14.40		—	—	
杨玉田（1988）	西安	100	235.6±11.6		100	221.5±17.2	
赵一清（1957）	南京	153	237.35±10.77	239.42±10.86	26	215.14±9.17	
陈子为等（1978）	贵州	合	100例左227.88		100例右229.54		
王启华等（1987）	广东	合	205例226.9±13.4				
许梦兰（1949）	台湾	100	236.0	237.7	40	222.5	

注：九省：河北、青海、吉林、山东、安徽、江西、广西、云南、贵州。

*按原数据的标准误，由笔者计算出标准差。公安部的数据系按原五个成年年龄组数据由笔者相加所得。

（三）尺骨最大长的地区和民族差异（Ethnic and Regional Differences of the Maximum Length of Ulna）（表7-23）

表7-23 尺骨最大长的测量 Measurement of the Maximum Length of Ulna							
作者（年份）	地区	男尺骨最大长（x̄±s，mm）			女尺骨最大长（x̄±s，mm）		
		例数	左	右	例数	左	右
段秀吉等（1991）*	长春	172	255.45±13.90	256.73±13.77	173	235.44±14.99	237.72±16.96
刘武（1989）	长春	100	243.8±16.9		100	224.4±11.6	
王衡等（1982）*	新疆汉族	155	253.0±11.58	254.5±11.58	45	224.7±10.33	226.5±10.53
公安部126研究所（1984）*	九省**	424	250.15±11.83	251.86±11.69	—	—	—
张继宗（2001）	九省	—	—	—	63	227.72±13.34	228.21±11.80
赵一清（1957）	南京	145	253.15±10.88	255.12±10.24	25	227.70±9.43	231.00±10.80
吴晋宝等（1981）*	上海	73	244.0±15.20	244.9±15.37	39	226.5±12.29	228.3±12.85
王永豪等（1979）	重庆	80	249.0±13.1		—	—	
王敦林等（2007）*	江西	100	245.87±14.50				
杨玉田（1988）	西安	100	253.1±12.9		100	237.7±17.6	
许梦兰（1949）	台湾	91	255.2	256.7	33	236.5	241.1

*按原数据的标准误，由笔者计算得出标准差。公安部的数据系按原五个成年年龄组数据，由笔者相加所得。

**九省：江西、山东、云南、贵州、广西、安徽、河北、青海和吉林。

五、下肢骨的地区和民族差异（Ethnic and Regional Differences of the Bones of Lower Limb）

下肢骨也是由于少数民族的资料也极度缺乏，从第五章中所列的下肢骨资料，多半是以不同地区的汉族资料，也未见系统性的对不同地区下肢骨资料分析的报道。因此也只将下肢三大长骨的不同地区测量数据，进行比较；大体也可以看出由北向南，下肢长骨有逐渐缩小的趋势，这与身高由北向南有逐渐变矮是密切相关的。

（一）股骨最大长的地区和民族差异（Ethnic and Regional Differences of the Maximum Length of Femur）（表 7-24）

表 7-24 股骨最大长的测量 Measurement of the Maximum Length of Femur							
作者（年份）	地区	男股骨最大长（$\bar{x} \pm s$, mm）			女股骨最大长（$\bar{x} \pm s$, mm）		
		例数	左	右	例数	左	右
桥本正武（1936）*	东北	100	434.0±11.90	433.2±11.60	—	—	—
魏占东等（1980）	东北	合	100例左 419±27		100例右 420±31		
韩彤学等（1984）*	长春	144	440.3±28.44		56	408.1±39.05	
段秀吉等（1991）*	长春	172	440.36±19.80	439.74±19.53	173	412.30±23.93	411.37±23.54
刘武等（1989）	长春	74	431.4±25.8		67	394.1±17.5	
郭志坤等（1984）*	长春	合	171例左 423.8±35.32		171例右 417.2±35.32		
高雨仁等（1980）	长春	合	100例左 419±24		100例右 420±31		
高雨仁等（1984）	山西	合	30例左 424.7±25.5		30例右 410.7±26.3		
沈福彭等（1963）	青岛	合	200例左 424.5±9.88		200例右 425.9±8.96		
荣海钦等（1988）*	青岛	120	441.52±21.90		50	403.63±21.42	
	长春	38	432.25±22.98		56	401.30±14.06	
王荫槐（1983）*	南京	合	150例左 422.62±26.95		150例右 417.74±25.72		
秦月琴等（1984）*	上海	200	423.4±25.45		140	401.6±22.48	
王衡（1982）*	新疆汉族	155	439.6±19.55	438.9±19.30	45	396.7±16.71	396.8±16.64
张怀瑶等（1982）	西安	122	437.7±20.2	436.1±20.4	84	410.5±28.4	419.3±28.8
郑靖中等（1988）	西安	100	433.9±21.3		100	410.5±28.8	
胡兴宇等（2000）	四川僰人	8	424.69		6	403.50	
王永豪等（1979）	重庆	80	428.0±20.6		—	—	
沙川华等（1987）	成都	109	423.12±25.92		141	402.75±31.92	
陈子为等（1978）	贵州	合	100例左 426.62		100例右 425.69		
公安部126研究所	九省	441	434.00±21.27	432.72±21.01	—	—	
张继宗（2001）	九省**	—	—	—	63	402.19±20.63	400.81±20.16
刘晓炜等（2009）	十四省**	150	435.42±19.84	436.61±19.86	30	399.87±21.51	400.83±22.16

*按原数据的标准误，由笔者计算出标准差。公安部数据由笔者将原五个成年年龄组的数据相加求得。

**九省：江西、山东、云南、贵州、广西、安徽、河北、青海和吉林。

***十四省：青海、江西、广西、广东、云南、河北、河南、黑龙江、贵州、浙江、四川、山东、吉林、安徽。

（二）胫骨最大长的地区和民族差异（Ethnic and Regional Differences of the Maximum Length of Tibia）（表7-25）

作者（年份）	地区	男例数	胫骨最大长（$\bar{x}\pm S_{\bar{x}}$, mm）	女例数	胫骨最大长（$\bar{x}\pm S_{\bar{x}}$, mm）

表7-25 胫骨最大长的测量（$\bar{x}\pm s$, mm）Measurement of the Maximum Length of Tibia

作者（年份）	地区	男例数	胫骨最大长（$\bar{x}\pm S_{\bar{x}}$, mm）	女例数	胫骨最大长（$\bar{x}\pm S_{\bar{x}}$, mm）
刘武等（1989）	长春	69	351.4±26.3	66	323.5±15.2
魏占东等（1980）	长春	合	100例左340.8±15.0	100例右338.0±16.0	
李逢春等（1982）	长春	合	100例左337.1±7.7	100例右339.9±7.8	
段秀吉等（1991）*	长春	172	357.07±17.83	173	33.57±18.28
张万仁等（1982）*	长春	73左	357.7±17.93	27左	334.4±16.64
		右	359.7±17.93	右	337.1±16.64
方刚等（2010）	内蒙古	合	100例357±17.7		
单涛等（1996）	长春、通辽	142	359.38±17.27	112	333.16±21.41
程心恒等（1984）	上海	合	246例339.7		
吴晋宝等（1980）*	上海	76左	349.9±22.67	47左	329.6±17.56
		右	350.0±26.07	右	329.4±17.56
王衡等（1980）*	新疆汉族	155左	360.6±18.30	45左	323.5±15.50
		右	360.9±18.55	右	323.5±16.04
郑靖中（1987）	西安	50左	352.7±18.3	50左	331.9±23.7
王永豪等（1979）	重庆	80	350.8±18.5	—	—
陈子为等（1978）	贵州	合	100例左339.62	100例右340.80	
杜韵璜等（1980）*	昆明	合	750例左340.9±32.87	750例右343.4±52.04	
张继宗（2001）	九省**	—	—	60左	329.72±19.22
		—	—	右	329.40±18.28
合计（只含有性别项）（$x\pm s$, mm）		1121	356.64±20.06	759	331.49±19.27

*按原数据的标准误，由笔者计算得出标准差。

**九省：河北、青海、吉林、山东、安徽、江西、广西、云南、贵州。

（三）腓骨最大长的地区和民族差异（Ethnic and Regional Differences of the Maximum Length of Fibula）（表7-26）。

表7-26 腓骨最大长的测量（$x\pm s$, mm）Measurement of the Maximum Length of Fibula

作者（年份）	地区	男例数	腓骨最大长（$\bar{x}\pm s$, mm）	女例数	腓骨最大长（$\bar{x}\pm s$, mm）
刘武等（1989）	长春	63	343.0±25.5	56	318.1±15.6
魏占东等（1980）	长春	合	100例左335±39	100例右334±40	
李逢春等（1982）	长春	合	100例左336.1±7.7	100例右336.1±7.7	
段秀吉等（1991）*	长春	172	左356.77±9.44	173	左330.84±19.46
			右356.51±18.62		右331.34±20.12
王衡（1982）*	新疆汉族	155	左354.1±17.55	45	左314.8±15.43
			右354.2±17.43		右315.0±15.70
方刚等（2010）	内蒙古	合	100例352±17.2		

续表

作者（年份）	地区	男例数	腓骨最大长（$\bar{x}\pm s$，mm）	女例数	腓骨最大长（$\bar{x}\pm s$，mm）
王学礼（1978）	河北	合	100例左346.0±22.0		100例右347.1±20.0
孙振夫等（1984）[*]	山东	88	左360.05±20.17 右360.06±20.26	—	—
吴晋宝等（1980）[*]	上海	130	342.5±27.36	82	309.2±16.67
程心恒等（1984）	上海	合		212例325.8	
陈遥良等（1981）[*]	江苏	50	左348.8±27.57 右342.8±17.68	50	左315.8±19.80 右315.8±14.85
陈昌富等（1981）	江苏	合		131例325.1±21.6	
郑思竟等（1978）	江苏	合		500例334.9	
胡兴宇等（2000）	四川僰人	8	336.25	6	321.33
王永豪等（1979）	重庆	80	345.9±18.9	—	—
陈振光等（2009）	武汉	合		73例341.±25	
刘正津等（1982）	中南	合	500例左341.29±22.30		500例右339.54±23.23
陈子为等（1978）	贵州	合		100例左342.97	100例右343.33
张继宗（2001）	九省[**]	—	—	59	左321.26±17.86 右320.03±17.04
合计（只含有性别项）（$\bar{x}\pm s$，mm）		1115	352.05±20.42	792	322.58±19.84

[*]按原数据的标准误，由笔者计算得出标准差。

[**]九省：河北、青海、吉林、山东、安徽、江西、广西、云南、贵州。

第三节　牙齿的人种和民族差异
Racial and Ethnic Differences of the Teeth

一、牙齿的种族差异（Racial Differences of the Teeth）

黄色人种的牙齿，其最大的特征是切牙舌面两侧翘起，形如铲，故称铲形齿（spade incisor）。由于我国汉族铲形齿出现率最高（98%），亦称为中国型牙（Sinodonty），欧洲白色人种出现率为4%，非洲黑色人种出现率为2%，同时黄色人种的日本出现率为92%。早在东亚直立人时就已出现铲形齿。

二、新石器时代人类牙齿（Human Teeth in the Neolithic Age）

李法军等（2006）对河北阳原姜家梁遗址新石器时代居民的牙齿形态特征进行了研究，采用"亚利桑那州立大学牙齿人类学系统"进行牙齿形态观察，应用"平均差异度"（MMD）距离公式计算出姜家梁组与其他各对比组的MMD距离系数以估计群体间的相似程度，并根据MMD矩阵对18组人群进行聚类分析和因子分析。结果表明，姜家梁居民的牙齿形态特征属于中国型牙（Sinodonty），但自身又具有某些独有的特征，如铲形上颌中央门齿和单根上颌第一前白齿等特征的出现率很高（表7-27）。

表7-27　新石器时代人类牙齿的观察　Observations of the Human Teeth in Neolithic Age

亚洲地区	铲形		双铲形		中断沟		齿结节		近中嵴		远中副嵴		次尖	
	N	出现率(%)	N	出现率(%)	N	出现率(%)	N	出现率(%)	N	出现率(%)	N	出现率(%)	N	出现率(%)
姜家梁	34	100	36	50.0	49	65.3	49	55.2	58	5.2	58	48.3	55	100
陇县	15	86.7	19	47.4	31	54.8	31	22.5	22	4.5	15	80.0	45	97.8
下王岗	71	90.1	74	52.7	78	46.2	78	35.9	101	5.9	53	45.3	120	98.3
庙子沟	17	100	19	57.9	20	75.0	20	45.0	24	0	13	46.2	18	88.2
华北蒙古	200	84.0	213	30.0	210	46.7	246	19.1	255	2.4	125	66.4	406	90.4
日本	276	66.0	267	43.8	301	44.5	304	15.5	365	3.0	240	57.9	482	86.5
绳纹	117	25.7	138	1.4	189	64.6	201	23.9	136	2.2	49	69.3	206	82.0
西伯利亚	44	61.4	24	58.3	67	53.7	61	32.8	90	0	22	54.5	138	76.1
黑龙江	17	64.7	19	78.9	27	29.6	27	11.1	27	11.1	13	53.9	52	82.7
贝加尔湖	13	92.4	10	70.0	14	35.7	16	25.0	16	6.3	3	33.3	24	100
华南	35	74.4	33	24.2	44	27.3	44	11.4	55	3.6	26	80.7	93	86.0
中国香港	307	63.8	299	28.5	283	42.8	298	19.1	305	3.0	249	54.6	299	90.3
史前台湾省	22	59.1	21	38.1	15	53.3	14	14.3	10	0	7	42.9	27	85.2
早期东南亚	99	32.3	100	10.0	105	43.8	113	27.4	120	2.5	44	56.8	189	93.1
现代东南亚	13	46.2	14	28.5	16	31.3	17	23.5	39	2.6	17	41.2	102	87.3
泰国	27	37.0	111	9.0	128	30.5	128	19.5	143	7.7	80	47.4	196	89.8
早期马来	71	29.6	67	28.4	84	32.1	84	32.1	103	9.7	63	50.8	156	89.1
东马来	12	8.3	3	0	13	30.8	13	23.1	16	6.3	9	88.9	29	86.2

亚洲地区	第五尖		Carabelli尖		前副尖		釉质延伸		单根		三根		退化	
	N	出现率(%)	N	出现率(%)	N	出现率(%)	N	出现率(%)	N	出现率(%)	N	出现率(%)	N	出现率(%)
姜家梁	52	3.84	56	7.15	24	8.3	62	37.1	61	93.4	59	64.4	62	27.4
陇县	55	3.6	54	5.6	27	0	59	55.9	69	71.0	56	71.4	56	55.4
下王岗	125	4.0	128	0	93	3.2	120	51.7	149	68.5	115	77.4	111	16.2
庙子沟	18	16.7	17	11.8	18	5.6	16	81.3	28	60.7	18	88.9	13	15.4
华北蒙古	295	28.1	374	30.5	131	9.2	514	51.4	419	77.1	390	60.5	380	52.9
日本	390	19.7	458	31.2	234	1.7	522	54.6	506	75.1	495	68.9	504	42.1
绳纹	146	31.5	181	8.3	207	5.3	278	9.7	241	75.5	254	46.9	338	13.1
西伯利亚	63	3.2	109	18.4	104	1.0	239	48.5	264	91.3	170	57.7	256	21.9
黑龙江	42	21.4	60	26.6	27	0	89	52.8	111	97.3	85	36.5	103	41.7
贝加尔湖	3	66.7	10	30.0	15	13.3	32	18.7	30	80.0	28	35.7	32	15.6
华南	62	16.1	99	25.3	68	4.4	107	59.8	113	67.3	109	76.1	124	25.0
中国香港	276	21.7	301	37.6	145	3.4	97	55.6	113	61.9	92	70.7	238	37.4
史前台湾省	9	22.2	15	33.3	18	0	28	50.0	22	81.8	15	66.7	28	14.3
早期东南亚	132	37.1	140	37.1	122	4.9	203	25.6	154	54.5	112	81.3	160	14.4
现代东南亚	74	13.5	93	41.9	74	4.1	116	40.5	119	66.4	114	78.1	125	12.8
泰国	143	28.7	179	40.2	128	7.0	166	38.5	168	66.1	144	80.6	206	18.4
早期马来	90	24.4	100	23.0	93	6.5	87	18.4	62	67.7	74	62.2	104	0
东马来	22	45.5	28	50.0	23	0	31	35.5	30	53.3	29	79.3	32	25.0

续表

亚洲地区	舌侧多尖		Y形沟		六尖		四尖型		转向皱纹		远中三角嵴		原副尖	
	N	出现率（%）	N	出现率（%）	N	出现率（%）	N	出现率（%）	N	出现率（%）	N	出现率（%）	N	出现率（%）
姜家梁	59	67.8	58	6.9	59	50.1	59	22.5	52	65.4	58	43.1	57	63.7
陇县	48	75.0	53	5.7	65	46.2	54	18.5	13	61.9	20	25.0	63	14.3
下王岗	135	77.8	155	5.8	162	14.8	156	27.6	73	60.3	92	37.0	181	23.2
庙子沟	23	87.0	16	12.5	16	31.3	16	18.8	13	100	14	50.0	15	53.3
华北蒙古	276	81.0	338	6.5	211	37.4	258	17.1	89	29.2	158	5.7	332	30.1
日本	341	66.0	352	13.1	314	42.7	345	13.6	262	14.9	334	18.0	353	21.2
绳纹	294	63.6	290	32.1	214	46.7	244	28.7	162	4.9	292	6.8	233	13.3
西伯利亚	66	40.9	89	20.2	46	50.0	86	3.5	43	74.4	83	7.2	87	22.2
黑龙江	39	71.8	56	16.1	44	50.0	52	11.5	38	71.1	49	20.4	53	7.5
贝加尔湖	11	72.7	21	4.8	9	33.0	18	22.2	2	0	5	0	13	30.8
华南	72	77.7	80	12.5	60	40.0	77	19.5	39	17.9	63	7.9	85	24.7
中国香港	319	66.4	228	7.5	267	33.7	296	24.3	215	9.8	227	5.3	274	21.9
史前台湾省	24	79.2	19	10.5	15	46.7	21	19.9	9	44.4	16	25.0	29	6.9
早期东南亚	157	76.5	187	17.1	136	36.8	163	38.7	76	31.6	96	6.3	171	27.5
现代东南亚	52	61.5	83	15.7	61	27.9	79	31.6	36	19.4	65	10.8	74	18.9
泰国	147	63.9	176	19.3	120	28.3	163	25.8	80	18.8	128	10.2	166	28.3
早期马来	105	85.7	139	19.4	99	45.5	130	24.6	66	10.6	116	6.0	124	12.9
东马来	21	71.4	25	20.0	18	38.9	24	45.8	17	0	20	10.0	23	8.7

亚洲地区	七尖		Tome根		双根		三根		单根		牙瘤			
	N	出现率（%）	N	出现率（%）	N	出现率（%）	N	出现率（%）	N	出现率（%）	N	出现率（%）		
姜家梁	57	15.8	62	80.6	62	0	61	11.5	66	21.2	63	3.2		
陇县	60	1.7	57	47.4	76	1.3	76	26.3	70	34.3.	268	1.1		
下王岗	55	2.6	137	70.1	152	0.7	187	36.4	184	31.0	831	0.6		
庙子沟	17	11.8	25	76.0	27	3.7	21	47.6	18	27.8	192	1.6		
华北蒙古	341	9.4	94	5.3	219	0	406	34.0	358	42.2	231	4.0		
日本	382	6.5	200	10.0	335	1.2	429	24.2	407	32.9	462	5.0		
绳纹	285	5.3	282	3.2	203	1.0	377	3.4	336	9.8	260	0.4		
西伯利亚	96	5.2	62	8.1	130	0	164	23.2	143	21.7	54	0		
黑龙江	55	7.3	37	13.5	76	0	74	20.3	77	61.0	40	5.0		
贝加尔湖	21	19.0	12	16.7	27	3.7	30	23.3	25	48.0	6	0		
华南	85	10.6	47	31.9	66	0	100	15.0	92	33.7	94	0		
中国香港	295	8.8	107	14.0	116	0	98	18.4	98	36.7	314	7.6		
史前台湾省	33	6.1	13	7.7	14	0	25	4.0	21	38.1	17	0		
早期东南亚	217	9.7	84	23.8	112	0.9	237	9.7	165	17.0	83	1.2		
现代东南亚	84	7.1	28	25.0	89	0	94	17.0	95	29.5	63	3.2		
泰国	178	6.2	91	18.7	157	1.3	186	10.8	180	31.1	189	4.2		
早期马来	131	4.63	76	18.4	80	0	142	6.3	105	33.3	120	4.2		
东马来	25	4.0	19	36.9	27	0	28	14.3	27	29.6	25	0		

参 考 文 献

艾琼华，陈 晓，江 虹，等，2001．新疆伊犁哈萨克族的体质特征研究．人类学学报，20（4）：295-301．
艾琼华，肖 辉，赵建新，等，1993．维吾尔族的体质特征研究．人类学学报，12（4）：357-365．
艾琼华，赵建新，肖 辉，等，1994．新疆蒙古族体质人类学研究．人类学学报，13（1）：46-55．
陈遥良，沈宗文，鲍国正，等，1981．腓骨的血液供应（带血管蒂游离腓骨移植的解剖学研究）．解剖学报，12（1）：13-19，114．
崔 静，邵兴周，王静兰，等，1991．新疆哈萨克族体质特征调查．人类学学报，10（4）：305-313．
戴玉景，1997．青海土族体质人类学研究．人类学学报，16（4）：274-284．
戴玉景，丁建生，邹占彪，1987．甘肃裕固族体质特征初步研究．人类学学报，6（3）：227-235．
戴玉景，郗瑞生，赵 晋，1996．临夏市回族体质特征的初步研究．人类学学报，15（3）：233-240．
戴玉景，杨东亚，1991．甘肃东乡族体质特征研究．人类学学报，10（2）：127-134．
单 涛，丁士海，丁 洲，1996．国人胫骨的测量及其性别判别分析．人类学学报，15（2）：135-144．
党汝霖，张怀瑶，1987．西安人髋骨的性别差异．西安交通大学学报（医学报），8（3）：238-241．
丁 悦，刘尚礼，马若凡，等，2003．国人股骨假体设计的解剖学基础．中国临床解剖学杂志，21（4）：341-343．
丁士海，1984．国人趾骨的观察．沂水医专学报，3（1）：71-75．
丁士海，任光金，阎锡光，等，1982．中国成年坐骨大切迹的性别差异．沂水医专学报，4（1）：13-20．
丁细藩，莫世泰，张文光，1988．广西和广东现代人的面颅特征．人类学学报，7（4）：324-328．
丁细藩，莫世泰，张文光，1989．华南地区汉族成年男性肢带骨与身高关系的探讨．人类学学报，8（2）：189-190．
杜清太，1983．国人骶骨的测量．山东解剖学会1983年资料．
杜清太，崔振方，孟昭纯，等，1983．国人骶管裂孔的测量与观察．菏泽医药，（3）：47．
段秀吉，宿宝贵，廖庆平，等，1991．上、下肢骨间的相关和回归．法医学杂志，7（3）：16-18，31．
范岳年，1985．国人坐骨大切迹的性差研究．解剖学杂志，8（1）：61-64．
郭道静，杨桂姣，席志宾，等，1986．国人骶骨性差的研究．解剖学杂志，9（增）：15．
郭志坤，李 普，1982．国人锁骨的测量、观察及其与软组织的关系．青岛医学院学报，18（2）：135-140．
海向军，何 烨，马卫红，等，2007．藏族青年头面部特征与美容学．解剖学杂志，30（1）：92-95．
韩 铭，单 涛，2008．股骨偏心距及其与股骨颈干角、股骨颈扭转角的相关性．解剖学杂志，31（2）：239-241．
韩彤学，姜兴杰，1984．国人股骨的人类学测量．解剖学通报，7（增）：11．
韩向君，何 欣，段秀吉，等，1993．吉林省满族体质特征调查．人类学学报，12（1）：55-63．
何惠琴，徐永庆，2002．新疆哈密五堡古代人类颅骨测量的种族研究．人类学学报，21（2）：102-110．
胡兴宇，蓝顺清，2000．"僰人"下肢骨的测量研究．四川解剖学杂志，8（1）：1-5．
花 锋，张继宗，田雪梅，等，1994．用中国汉族男性髋骨推断身高的研究．人类学学报，13（2）：138-142．
黄新美，韦贵耀，刘月玲，等，1985．广州莲花山水上居民体质特征调查．人类学学报，4（2）：173-181．
黄新美，张寿祺，韦贵耀，1988．珠江口水上居民体质特征的研究．人类学学报，7（3）：278-280．
来现臣，张万仁，1983．国人肱骨的测量．沂水医专学报，5（1）：39-42．
李 明，李跃敏，程宏忠，等，1992．云南阿昌族的体质特征．人类学学报，11（1）：20-26．
李 明，李跃敏，余发昌，1995．云南普米族的体质特征．人类学学报，14（3）：227-232．
李 明，李跃敏，余发昌，等，2001．云南拉祜族的体质特征．人类学学报，20（1）：39-44．
李 明，王晓晴，2002．云南少数民族的体质特征．现代人类学国际研讨会论文集，77-78．
李 明，余发昌，刘冠豪，等，1989．云南景颇族的体质特征．人类学学报，8（1）：8-16．
李培春，梁晓康，吴荣敏，等，1994．水族的体质特征研究．人类学学报，13（1）：56-63．
李培春，蒲洪琴，吴荣敏，等，2004．广西那坡黑衣壮族的体质特征．人类学学报，23（2）：152-158．
李应义，杨玉田，1981．国人肱骨的测量（肱骨研究之一）．解剖学通报，4（Z1）：146-152．
李瑜如，牛富文，杨建生，等，1959．国人骶骨1334例的观察与测量．河南医学院学报，（6）：166-174．
李瑜如，牛富文，杨建生，等，1960．国人骶骨1334例的观察与测量．河南医学院学报，1960，（7）：83-88．
李玉玲，陆舜华，陈 琛，等，2012．广东粤语族群汉族体质特征．解剖学报，43（6）：837-845．
梁明康，李培春，吴荣敏，1994．贵州仡佬族体质特征．人类学学报，13（1）：64-71．
刘 武，1989．上肢长骨的性别判别分析研究．人类学学报，8（3）：231-239．
刘 武，Emma Mbua，吴秀杰，2002．非洲和中国直立人某些颅骨特征的比较—中国与非洲人类头骨特征对比之一．人类学学报，21（4）：255-265.

刘　武，Emma Mbua，吴秀杰，等，2003．中国与非洲近代-现代人类某些颅骨特征的对比及其意义— 中国与非洲人类头骨特征对比之二．人类学学报，22（2）：89-104.

刘　武，杨茂有，邵凤久，1989．下肢长骨的性别判别分析研究．人类学学报，8（2）：147-154.

刘　武，杨茂有，王野城，1991．现代中国人颅骨测量特征及其地区性差异的初步研究．人类学学报，10（2）：96-106.

刘冠豪，李　明，余发昌，1990．傈僳族的体质特征研究．人类学学报，9（2）：122-129.

刘冠豪，余发昌，李　明，等，1992．云南纳西族的体质特征研究．人类学学报，11（1）：13-19.

刘配泉，邹锦慧，1988．湖南侗族体质人类学初步研究．人类学学报7（1）：53-59.

刘晓炜，张继宗，乔　勇，等，2009．中国人股骨的性别鉴定．中国法医学杂志，24（2）：103-107.

刘学景，1986．200例国人锁骨的人类学研究．济宁医专学报，9（2）：28-30.

刘正清，佘永华，袁　华，1982．国人骶骨的观察与测量．解剖学通报，5（增1下）：117.

鲁厚祯，谢竞强，李永明，等，1981．国人股骨上端的观察和测量．北京第二医学院学报，（2）：116-124.

陆舜华，郑连斌，索利娅，等，2005．俄罗斯族体质特征分析．人类学学报，24（4）：291-300.

罗远才，韩承柱，肖冠宇，1985．湖南土家族的体质特征．人类学学报，4（2）：160-172.

吕　泉，袁生华，代素娥，等，1998．内蒙古赤峰地区蒙古族成人体质特征的研究．人类学学报，17（1）：32-44.

苗　华，1966．国人股骨颈上端的几种测量及其在临床上的应用．天津医药杂志（骨科附刊），10（2）：123.

莫世泰，张文光，丁细藩，1986．股骨颈干角、扭转角和肱骨扭转角的测量及其应用．广西医学院学报，3（1）：33-36.

庞祖荫，李培春，梁明康，等，1987．广西德峨苗族、彝族体质调查．人类学学报，6（4）：324-335.

庞祖荫，李培春，梁明康，等，1989．广西三江侗族自治县侗族体质调查．人类学学报，8（3）：248-254.

彭书琳，朱芳武，1983．对华南地区男性成年颅骨、锁骨、肩胛骨和髋骨与身高关系的研究．人类学学报，2（3）：253-259.

皮建辉，黎　杰，李　林，等，2011．湖南瓦乡人体质特征研究．人类学学报，30（2）：218-226.

桥本正武，1936．支那人下肢骨ノ人种学的研究 其1 大腿骨．"满洲医学杂志"，25（1）：75-112.

桥本正武，1938．支那人下肢骨ノ人种学的研究 其1 大腿骨（承前）．"满洲医学杂志"，29（1）：117-130.

秦月琴，程心恒，吴晋宝，等，1984．股骨滋养孔及滋养动脉．解剖学报，15（3）：239-244.

任光金，1982．国人骶骨底宽指数的性别差异．沂水医专学报，4（1）：21-26.

任光金，1982．中国成年臼耻指数的性别差异．沂水医专学报，4（1）：27-29.

任光金，1983．肩胛骨的测量及其性别的判别分析．沂水医专学报，5（1）：29-34.

任光金，武传德，1981．中国成年髌骨的测量．沂水医专学报，3（2）：189-190.

任光祥，余跃生，杨胜文，等，2012．贵州土家族体质人类学研究．人类学学报，31（2）：289-298.

荣海钦，来现臣，1983．肱骨髁体角的测量．沂水医专学报，5（1）：35-39.

荣海钦，来现臣，1988．股骨测量之二 骨的长度．山东解剖学会1988年学术年会论文摘要汇编，101-102.

荣海钦，来现臣，1988．股骨测量之一 髁体角与颈体角．山东解剖学会1988年学术年会论文摘要汇编，100-101.

荣海钦，来现臣，1988．青岛长春两地出土肱骨的调查．山东解剖学会1988年学术年会论文摘要汇编，98-100.

沙川华，袁琼嘉，1987．国人股骨的观测．四川解剖学杂志，7（4）：22-27.

尚　虹，韩康信，李振光，2003．广饶新石器时代人类头骨的小变异．人类学学报，22（3）：218-224.

尚　虹，韩康信，王守功，2002．山东鲁中南地区周-汉代人骨研究．人类学学报，21（1）：1-13.

邵兴周，崔　静，王静兰，等，1990．新疆塔什库尔干塔吉克族体质特征调查．人类学学报，9（2）：113-121.

邵兴周，崔　静，朱新安，等，1987．新疆特克斯县柯尔克孜族体质特征．人类学学报，6（4）：315-323.

邵兴周，王　衡，1982．成年骶骨的测量．新疆医学院学报，5（Z1）：175-176.

邵兴周，王笃伦，崔　静，等，1984．新疆察布查尔锡伯族体质特征调查．人类学学报，3（4）：349-362.

佘永华，1982．525例骶骨的测量．南充医专学报，（1）：22.

沈宗起，1990．国人髋骨的测量及观察．解剖学通报，13（1）：82.

盛克标，1984．我国优秀划船运动员肱骨X线测量分析．人类学学报，3（2）：126-131.

施全德，胡俊清，杨宏有，1983．黑龙江省达斡尔族体质特征调查．人类学学报，2（1）：60-71.

施全德，胡俊清，赵贵新，1987．赫哲族体质特征．人类学学报，6（4）：336-342，373.

石世庆，张为龙，戴桂林，1960．中国人锁骨人类学的研究．吉林医科大学学报，2（1）：31-42.

宋　文，祝生源，1998．成人颅骨弧和弦的测量．张家口医学院学报，21（增1）：1-2.

孙尚辉，欧永章，1986．国人坐骨大切迹的测量与性别判别分析．人类学学报，5（4）：368-371.

孙文琢，1988．国人髋骨的测量．人类学学报，7（1）：94.

孙振夫，李光宗，冯元富，1984．88例正常男性腓骨的测量．昌潍医学院学报，6（2）：32-33.

唐立俊，喻晓丹，陈开琴，等，2012. 贵州仁怀苗族头面部体质人类学研究. 人类学学报，31（2）：187-192.

唐立俊，喻晓丹，陈开琴，等，2012. 贵州习水苗族头面部体质特征. 解剖学报，43（3）：425-429.

万玉碧，1963. 中国人第三、四、五趾趾骨数目的观察. 解剖学报，6（3）：320-326.

王　衡，关华中，1982. 由四肢骨长推算骨重的回归方程. 新疆医学院学报，（3-4）：179-180.

王　衡，王广新，1982. 成年人上肢长骨长度与重量的测量. 新疆医学院学报，5（Z1）：178.

王敦林，陈　洪，虞　琴，2007. 男性上肢三大长骨最大长的回归方程. 解剖学杂志，30（6）：793-796.

王静兰，邵兴周，崔　静，等，1993. 新疆蒙古族土尔扈特部体质特征调查. 人类学学报，12（2）：137-146.

王令红，1989. 香港地区现代人头骨的研究--性别和地区类型的判别分析. 人类学学报，8（3）：222-230.

王令红，孙凤喈，1988. 太原地区现代人头骨的研究. 人类学学报，7（3）：206-214.

王齐家，刘配泉，范松青，等，1983. 湖南省江华瑶族自治县瑶族体质人类学初步研究. 人类学学报，2（4）：359-367，406.

王汝信，鲍明新，1984. 青岛汉族颅骨某些角度的测量. 人类学学报，3（1）：32-36.

王永豪，翁嘉颖，胡滨成，1979. 中国西南地区男性成年由长骨推算身高的回归方程. 解剖学报，10（1）：1-6.

王之一，顾树华，陈小玲，1992. 新生儿趾骨数目的观察. 解剖学杂志，15（2）：142.

魏占东，张　平，李泽山，等，1980. 中国人下肢长骨长度、对称性与滋养孔的调查//中国解剖学会1980年学术会议论文摘要汇编，60-61.

吴惠城，张岳西，1984. 国人趾骨（1059例）的数目观察. 解剖学通报，7（1）：73-75.

吴惠城，张岳西，陈守宏，1986. 海南岛黎、苗、汉族趾骨数目的活体调查. 解剖学杂志，9（4）：314-315.

吴晋宝，范冷艳，秦月琴，1980. 胫腓骨滋养孔及滋养动脉. 解剖学报，11（3）：234-245.

吴晋宝，范冷艳，秦月琴，等，1980. 胫腓骨滋养孔及滋养动脉. 解剖学报，11（3）：234-245，337.

吴晋宝，范冷艳，秦月琴，等，1981. 桡尺骨滋养孔和滋养动脉. 解剖学报，12（1）：1-12，113.

吴汝康，1987. 建立今人类学这门新学科. 人类学学报，6（1）：74-75.

吴汝康，1991. 今人类学. 1版. 合肥：安徽科学技术出版社，90.

吴汝康，吴新智，1984. 人体测量方法. 北京：科学技术出版社，2.

吴新智，1984. 澳洲人黑种人和白种人头骨观察. 解剖学通报，7（增）：2-3.

吴新智，邵兴周，王　衡，1982. 中国汉族髋骨的性别差异和判断. 人类学学报，1（2）：118-131.

吴祖尧，吴绍尧，谭富生，等，1980. 279例股骨上段四项测量数值. 中华外科杂志，18（3）：262-263.

郗瑞生，戴玉景，薄　岭，1995. 青海撒拉族体质特征研究. 人类学学报，14（1）：32-39.

席焕久，王志君，夏桂兰，1986. 国人锁骨的测量. 解剖学杂志，9（3）：212-214.

徐国昌，杨　雷，席焕久，等，2012. 河南汉族人群头部7项长度指标与身高的相关性. 解剖学报，43（4）：553-558.

徐兴军，林向党，1986. 国人肩胛骨的测量. 洛阳医专学报，（2）：52.

徐兴军，林向党，1986. 国人锁骨的测量. 解剖学杂志，9（1）：67.

许　彪，王胤涛，马继康，2001. 云南白族头面部微机测量研究. 人类学学报，20（2）：125-129.

许梦兰，1949. 福建系台湾人上肢骨の人类学的研究. 其の3上肢骨に就て. 台湾大学解剖学研究室论文集，8：1.

许梦兰，1949. 福建系台湾人上肢骨の人类学的研究. 其の4桡骨に就て. 台湾大学解剖学研究室论文集，8：77.

许梦兰，1949. 福建系台湾人上肢骨の人类学的研究. 其の5尺骨に就て. 台湾大学解剖学研究室论文集，8：8.

阎文柱，姜　东，刘素伟，等，2010. 辽宁农村汉族成人头面部特征. 解剖学杂志，33（6）：811-815.

杨定焯，黄　林，张纪淮，1980. 中国人股骨颈前倾角的解剖学测量和X线测量的探讨. 成都医药，6（4）：28-38.

杨东亚，戴玉景，1990. 甘肃保安族体质特征研究. 人类学学报，9（1）：55-63.

杨漂渊，王三奎，张学通，等，1984. 200例股骨上段外形曲线X线片的观测. 解剖学通报，7（增）：35.

杨漂渊，王三奎，张学通，等，1984. 股骨上段外形曲线—颈干弧的观测//中国解剖学会河喃分会1984年学术年会论文选编，1.

杨漂渊，王三奎，张学通，等，1984. 由股骨颈干角推算股骨上段曲线平均曲率的回归方程. 解剖学通报，7（增1下）：85.

杨玉田，1988. 西安地区现代人尺骨的人类学研究. 解剖学杂志，11（增）：26.

杨玉田，1988. 西安地区现代人桡骨的人类学研究. 解剖学杂志，11（增）：25-26.

杨玉田，郑靖中，党汝霖，等，1987. 西安现代人面颅. 人类学学报，6（3）：222-226.

杨玉田，郑靖中，党汝霖，等，1989. 西安地区现代人锁骨的人类学研究. 人类学学报，8（1）：92-94.

杨振铎，张培建，刘　建，等，1983. 西宁地区回族股骨的研究 Ⅰ、股骨颈扭转角、颈体角和髁体角的测量. 青海医学院学报，（1）：1-9.

杨振铎，张培建，刘　建，等，1987. 西宁地区回族股骨的研究Ⅰ、股骨颈扭转角、颈体角和髁体角的测量. 青海医学院学报，（2）：39-48.

叶铮，1980. 国人骶骨的测量. 昆明医学院学报，1（3）：17.

殷浩，黄彰，江华，等，2010. 股骨偏心距的测量及其临床意义. 中国临床解剖学杂志，28（1）：10-13.

余发昌，李明，刘冠豪，1994. 云南苗族的体质特征研究. 人类学学报，13（4）：321-326.

张剑，赵和平，刘柏，1986. 国人锁骨的观察与测量. 解剖学杂志，9（增）：9.

张钰，于文光，张世勋，1982. 人体锁骨的测量与观察//中国解剖学会河北分会参加全国解剖学会1982年学术年会资料选编，99.

张钊，赵和平，刘柏，1984. 国人骶骨的观察与测量. 华山冶金医专学报，1（4）：3-7.

张怀瑶，郑靖中，杨玉田，1982. 国人股骨颈干角及扭转角的测量统计. 解剖学报，13（3）：262-270.

张继宗. 2001. 中国汉族女性长骨推断身高的研究. 人类学学报，20（4）：302-307.

张建国，林学军，1986. 国人桡骨的测量. 解剖学杂志，9（4）：312-313.

张年甲，1957. 国人骶骨的观察与测量. 解剖学报，2（1）：87-96，161-165.

张万仁，韩彤学，段秀吉，1982. 国人胫骨人类学调查. 解剖学通报，5（增1下）：131.

张万仁，姜兴杰，1984. 国人肩胛骨之测量. 解剖学通报7（增1上）：8.

张万仁，秦书俭，隋广智，1982. 国人髋骨的测量. 解剖学通报，5（增1下）：127.

张万仁，隋广智，秦书俭，1982. 国人骶骨的测量. 解剖学通报，5（增1上）：116.

张兴华，郑连斌，宇克莉，等，2011. 山东寿光汉族体质特征. 人类学学报，30（2）：206-217.

张兴华，郑连斌，宇克莉，等，2013. 安徽滁州汉族体质特征. 解剖学杂志，36（1）：95-101.

张振标，1985. 藏族的体质特征. 人类学学报，4（3）：250-258.

张振标，1986. 吉林省朝鲜族体质特征. 人类学学报，5（2）：153-161.

张振标，1988. 现代中国人体质特征及其类型的分析. 人类学学报，7（4）：314-323.

张振标，1996. 福建历史时期人骨的种族特征. 人类学学报，15（4）：325-334.

张振标，张建军，1982. 海南黎族体质特征之研究. 人类学学报，1（1）：53-69.

张振标，张建军，1983. 广西壮族体质特征. 人类学学报，2（3）：260-271.

张志敏，张继宗，霍长野，等，2011. 现代人面颅角测量的种族差异性. 中国法医学杂志，26（2）：97-98，103.

赵栋，1984. 满族人股骨角度的研究. 中国解剖学会河北分会1984年学术年会论文摘，6.

赵恒珂，王新明，1984. 国人男性肱骨的测量. 昌潍医学院学报，（2）：30-31.

赵一清，1957. 中国人前臂骨的研究. 解剖学报，2（1）：97-105.

郑靖中，1987. 西安地区现代人胫骨的人类学研究. 人类学学报，6（1）：19-27.

郑靖中，郭士马虎，1988. 西安出土现代人股骨的人类学研究. 解剖学杂志，11（增）：28.

郑靖中，张怀瑶，杨玉田，等，1988. 西安地区现代人颅骨非测量性研究. 人类学学报，7（3）：219-224.

郑连斌，陆舜华，包金萍，等，2012. 江西客家人体质特征. 解剖学报，43（5）：703-711.

郑连斌，陆舜华，丁博，等，2011. 云南蒙古族体质特征. 人类学学报，30（1）：74-85.

郑连斌，陆舜华，张兴华，等，2013. 中国图瓦人体质特征. 人类学学报，32（2）：182-192.

郑连斌，宋璟兰，包金萍，等，2012. 海南文昌汉族体质特征. 人类学学报，31（3）：279-288.

郑连斌，武亚文，张兴华，等，2011. 四川汉族体质特征. 解剖学报，42（5）：695-702.

郑连斌，张兴华，包金萍，等，2012. 海南汉族体质特征. 解剖学报，43（6）：855-863.

郑连斌，朱钦，王巧玲，等，1997. 宁夏回族体质特征研究. 人类学学报，16（1）：11-21.

周立，1992. 国人股骨颈干角的测量与观察. 广东解剖学通报，14（2）：88-89，93.

周惠英，依苏，大多吉，等，1998. 西藏现代藏族人颅的颅型及其特点. 解剖学杂志，21（6）：554-557.

朱芳武，卢为善，1994. 广西壮族颅骨的非测量性状. 人类学学报，13（1）：39-45.

朱芳武，卢为善，雷一鸣，1989. 广西壮族颅骨的测量与研究. 人类学学报，8（2）：139-146.

朱芳武，卢为善，雷一鸣，1990. 广西壮族与广东汉族颅骨特征的比较. 人类学学报，9（2）：178-179.

朱芳武，赵东风，林华栓，等，1992. 广西徕人的体质特征. 人类学学报，11（1）：27-33.

Adair F L, 1921. A comparison by statistical methods of certain external pelvic measurements of French and American women. *Am J Obstet and Gynecol*，2（3）：256-278.

DiBennardo R，Taylor J V，1983. Multiple discriminant function analysis of sex and race in the postcranial skeleton. *Am. J. Phys Anthropol*，61：305-314.

Giles E，Elliot O，1962. Negro-White identification from the skull. *VIe Congres International des Sciences Anthropologiques et Ethnologiques Paris*，1：179-184.

Giles E，Elliot O，1962. Race identification from cranial measurements. *J Forensic Sci*，7：147-157.

Gill G W，1984. A forensic test case for a new method of geographical race determination//Rathbun T A，Buikstra J E. Human identification：Case studies in forensic anthropology. Springfield：Thomas，329-339.

Holland T D，1986. Race determination of fragmentary crania by analysis of the cranial base. *J Foren Sci*，1986，31（2）：719-725.

İşcan M Y，Cotton T S，1986. Race determination from the postcranial skeleton in Gill GW and Rhine JS：Skeletal Race Identification：New Approaches in Forensic Anthropology Albuquerque，Maxwell Museum Technical Series. Albuquerque：University of New Mexico Press.

Jankowsky W，1930. Uber Unterkiefermasse und ihren rassendiagnostischen. *Wert Zeitschrift fur Morphol und Anthropol*，28：347-359.

Krogman W M，1955. The skeleton in forensic medicine. Postgrad Med，17（2）：A48-A62.

Krogman W M，İşcan M Y，1986. The Human Skeleton in Forensic Medicine. Springfield，IL：Caharlesl G Thomas，296-2989.

Montagu M F A，1947. An introduction to physical anthropology. USA：Thomas，178.

Ray C D，1955. Configuration and lateral closure of the superior orbital fissure. Whites and American Negroes of both sexes. *Am J Phys Anthropol*，13：309-321.

Todd T W，Tracy B，1930. Racial features in the American Negro cranium. A*m J Phys Anthropol*，15（1）：53-110.

后记 **Postscript**

本书的撰写之所以能得以完成，是与多人的支持鼓励分不开的，从2004年出版了《丁士海教授从教五十周年纪念册（1954-2004）》后开始着手写作，且主要在夜间，由于白天的教学和社会任务几乎满满的，如教研室一直返聘我任教到2015年，开始为每届唯一的双语班用中、英文双语授课，后十年又为东南亚留学生用全英语授课。此外，社会活动较多，如青岛大学劳模协会，受台湾"宗倬章先生教育基金会"董事长——我中、小学的好友宗成志先生的委托，每年为青岛市五所学校发放奖学金；至今还兼任青岛市公安局法医顾问，先后协助鉴定犯罪嫌疑人年龄187例，碎尸案骨骼鉴定4起。另外，我是个歌唱爱好者，参加了三个合唱团的男低声部，每周需要五个半天的活动。因此，撰写本书基本上是在晚间，而晚间一小时必看新闻和"海峡两岸"的节目，于是经常撰写到午夜，甚至一两点钟才休息。所有家务事完全由老伴包了。她一心希望我尽快完成本书的撰写，2015年的6月4日这天的上午，我在书房打电脑撰写，老伴在客厅边看"健康之路"边做笔记。待近中午时我要到厕所小便，发现老伴仰靠在沙发"睡着"了，近看才知道老伴无声无响、毫无痛苦表情离我而去已两个多小时了。这突如其来地场景让我加快了撰写本书的步伐。于是停止了三个合唱团的活动，教研室也不再聘我任教，全力以赴突击了半年多，完成了初稿，进而校对，本书得以出版是我心情上对老伴的安慰。此书的撰写，还有一层意义，纪念引领我从事解剖学的导师沈福彭教授对我的教导，另外，纪念我父亲对我的养育之恩，他1922年在国立北平医学专科学校毕业，在我出生的前半年，在青岛市创办了寿康医院，由于过度劳累，积劳成疾，1942年他43岁时英年早逝，1966年他的遗骨从青岛市万国公墓取出，一直保留在我身边，本书的几乎全部骨骼插图，就是采用我父亲的遗骨拍照的，以示纪念。

1997年青岛电视台曾经采访过我，记者问：你把你父亲的遗骨也做成了骨骼标本用于教学与科研，使我感到很震惊，你为什么要这样做？我回答：从我父辈就受到过唯物主义教育，尽管我小学、中学都在教会学校，可是我不信教，也不信佛；另外，我从事这个专业需要骨骼标本，我父亲的骨骼标本身高、年龄、性别都是已知的，这是最好的一份科研材料，我死了肯定也会立这么一份遗嘱，把我的遗体捐献出来。

本书初稿原名《中国人骨学》经同行建议改为《人体骨学研究》，经刘树伟教授的推荐，确定由科学出版社出版，同时删除了原稿中的第八章颅面重建和第九章骨学文献索引，因为我颅面重建的工作较少，另感到今日互联网的发达，似乎多此一举。

撰写本书还有一个体会，虽然我已入耄耋之年，本书的全部书稿和插图是在我儿子指导下我自己用电脑打印的，同时学会了photoshop制作插图，Excel进行计算统计。我感到学习一些新知识，应该是不受年龄限制的。

2021.4.于青岛

索 引 Index